ANATOMIE DES MENSCHEN

Erster Teil

ANATOMIE DES MENSCHEN

für Studierende und Ärzte
dargestellt nach systematischen, topographischen und praktischen Gesichtspunkten

von Prof. Dr. med. et phil.
A. WALDEYER
ehemals Direktor des Anatomischen Institutes
der Humboldt-Universität Berlin

unter Mitarbeit von Dr. med.
U. Waldeyer
ehemals 1. Oberarzt am Anatomischen Institut
der Humboldt-Universität Berlin

fortgeführt von Prof. Dr. med.
A. MAYET
Direktor des Anatomischen Institutes
der Universität Mainz

Erster Teil

Allgemeine Anatomie · Rücken · Bauch · Becken · Bein

14., neubearbeitete Auflage
mit 321 meist farbigen Abbildungen

1980
WALTER DE GRUYTER · BERLIN · NEW YORK

CIP-Kurztitelaufnahme der Deutschen Bibliothek

Waldeyer, Anton:
Anatomie des Menschen: für Studierende und Ärzte, dargest. nach systemat., topograph. und prakt. Gesichtspunkten / von A. Waldeyer. Unter Mitarb. von U. Waldeyer. Fortgef. von A. Mayet. – Berlin, New York: de Gruyter.

NE: Mayet, Anton [Bearb.]

Teil 1. Allgemeine Anatomie, Rücken, Bauch, Becken, Bein.– 14., neubearb. Aufl. – 1980.

ISBN 3-11-005733-6

Printed in Germany.

Satz und Druck: F. Bruckmann KG, München.
Bindearbeiten: Lüderitz & Bauer Buchgewerbe GmbH, Berlin.
Einbandgestaltung: U. Hanisch, Berlin.

Vorwort zur 14. Auflage

Für die vorliegende Auflage wurden Text und Abbildungen sorgfältig durchgesehen. Zur Anpassung an die bereits gesicherten Ergebnisse der Forschung waren an vielen Stellen Änderungen notwendig. Dies gilt besonders für das vegetative Nervensystem und für den Bau der Milz. Viele Anregungen kamen auch diesmal von Studierenden. Auf ihren Wunsch wurde das Kapitel über die autochthonen Rückenmuskeln überarbeitet und in eine besser verständliche Form gebracht. Drei Abbildungen wurden durch neue ersetzt.

Dem Verlag Walter de Gruyter danke ich auch diesmal für die großzügige Unterstützung. Für wertvolle Hinweise bedanke ich mich bei den Herren Professoren Dr. med. Dr. rer. nat. *Jürgen Grote* und Dr. med. *Otto Harth* vom Physiologischen Institut der Universität Mainz sowie bei vielen Studierenden. Die zeichnerische Arbeit lag wieder in den bewährten Händen von Herrn *G. Schlich.*

Mainz, September 1980 *A. Mayet*

Vorwort zur ersten Auflage

Es ist nicht die Aufgabe eines Grundrisses der Anatomie, das gewaltige Tatsachenmaterial der großen anatomischen Lehr- und Handbücher auf möglichst engem Raum zusammenzudrängen. Ein Grundriß soll vielmehr eine Sichtung des Stoffes vornehmen, das Wesentliche herausschälen, durch Darstellung, Druck, Bild usw. hervorheben und das weniger Wichtige zurückdrängen. Nur so kann er dem Anfänger, der in der Fülle der systematischen Tatsachen zu ersticken droht, ein Führer sein.

Richtschnur für die Auswahl und Anordnung des Stoffes muß der Gesichtspunkt sein, daß es die vornehmste Aufgabe der Anatomie ist, dem Arzte das nötige Rüstzeug für sein praktisches Handeln zu geben. Es wurde deshalb der Versuch unternommen, schon frühzeitig von der systematischen Anatomie zur topographischen Anatomie, von der Analyse zur Synthese vorzudringen, den Bau des lebenden Menschen zu erfassen.

Es erschien mir notwendig, den spröden Stoff der Anatomie durch Betonung funktioneller Zusammenhänge und durch Hinweise auf Nachbargebiete, auf die Physiologie, Pathologie und Klinik zu beleben. Manchen mag diese Art der Darstellung unwissenschaftlich erscheinen. Doch weiß ich aus Erfahrung, wie gerade der strebsame Student aufhorcht, wenn er auch nur kleine Hinweise auf Anwendungsmöglichkeiten, die er auch ohne genauere Kenntnis des Krankheitsbildes verstehen kann, erhält.

Entwicklungsgeschichtliche und vergleichend anatomische Tatsachen sind nur so weit (meist im Kleindruck) eingeflochten, wie es für das Verständnis endgültiger Formen und zur Erklärung von Varietäten notwendig erscheint. Die Zellen- und Gewebelehre wird in einem allgemeinen Abschnitt über die Baumaterialien des Körpers vorausgeschickt. Die mikroskopische Anatomie der Organe ist nur kurz im Kleindruck abgehandelt und an Hand schematisierter Übersichtsbilder nur dort etwas eingehender besprochen, wo es für das Verständnis der Funktion eines Organes notwendig ist. Zum Studium dieser Gebiete muß der Student im allgemeinen auf die speziellen Lehrbücher zurückgreifen.

Es entspricht der Absicht des Verlages, wenn dem Text eine große Zahl von Abbildungen beigegeben wurde. Sie sollen nicht mit den Abbildungen bewährter Atlanten und Lehrbücher wetteifern. Sie gestatten aber die knappe Fassung des Textes und ermöglichen es, daß der Grundriß auch ohne Zuhilfenahme größerer Werke verwendet werden kann. Größtenteils sind sie nach eigenen Präparaten und solchen der Sammlung des Anatomischen Institutes zu Berlin von den Herren *Eifler*, Dr. *Laabs*, Dr. *Loeschmann*, *Massias*, *Sieland* und *Sprenger* gezeichnet. Ein kleiner Teil wurde unverändert oder umgezeichnet übernommen.

Grundsätzlich werden die neuen anatomischen Namen verwendet. Wo diese stark von den alten Namen abweichen, sind die alten in eckigen Klammern hinzugefügt.

Vielen habe ich für freundliche Hilfe zu danken. Herr Prof. *Stieve* stellte die Mittel des Institutes zur Verfügung, Herr Prof. *Fahrenholz* gab mir manchen wertvollen Rat bei der Herstellung der Zeichnungen, Herr Prof. *v. Herrath* überließ mir sein Schema des Milzkreislaufes und überarbeitete das Milzkapitel, Herr Doz. Dr. *Groth* und Herr Oberpräparator *Seifert* unterstützten mich bei mancher technischen Arbeit, Herr Oberassistent Dr. *Wodtke* und Fräulein Dr. *Redslob* lasen die Korrekturen, Frau *E. Kämmerling* half bei der Aufstellung der Sachregisters.

Den Herren Zeichnern fühle ich mich zu besonderem Dank verpflichtet für die verständnisvolle Zusammenarbeit und große Sorgfalt.

Mit Verehrung und Dankbarkeit gedenke ich meiner anatomischen Lehrer, besonders *Rudolf Ficks* und *Wilhelm v. Möllendorffs*, wenn ich auch in der Art der Darstellung eigenwillige Wege gegangen bin.

Babelsberg, Februar 1942 *A. Waldeyer*

Vorwort zur dritten Auflage

Die 2. Auflage erschien unter denkbar schlechten Auspizien. Durch Kriegs- und Nachkriegswirren bedingt, war das Buch 10 Jahre lang vergriffen und damit in Vergessenheit geraten. Wenn trotzdem $2^1/_2$ Jahre nach dem Erscheinen der 2. Auflage eine neue notwendig ist, so sehe ich darin einen Beweis, daß mein Versuch, in einem Grundriß der Anatomie schon frühzeitig von der systematischen zur topographischen und angewandten Anatomie vorzudringen und die Verbindung zur Physiologie, Pathologie und Klinik herzustellen, eine gewisse Berechtigung hat.

Überarbeitet bzw. vollständig neugefaßt wurden die Kapitel Zelle, Binde-, Muskel- und Nervengewebe, Blut, Herkunft und Gliederung des Baumaterials, Zwerchfell, Pankreas, Niere und die zyklischen und Schwangerschaftsveränderungen am weiblichen Genitale. Einige Abbildungen wurden durch neue ersetzt.

Bei der Überarbeitung, beim Lesen der Korrekturen und der Aufstellung des Sachregisters unterstützen mich meine Mitarbeiter, vor allem Frau Oberarzt Dr. *Ursula Schröder* und die Assistenten Dr. *Hans-Peter Engel*, Dr. *Kurt Groot-Wassink*, Dr. *Brigitte Schröder* und Dr. *Ursula Weiße*. Ihnen, sowie jenen Kollegen, die mich auf Fehler in der letzten Auflage hingewiesen, und dem Verlag, der für eine gute buchtechnische Gestaltung sorgte, möchte ich auch hier meinen verbindlichsten Dank aussprechen.

Berlin-Marienfelde, im September 1956 *A. Waldeyer*

Vorwort zur vierten Auflage

Die Umstellung auf die internationalen Pariser Nomina anatomica (PNA, 1955) machte eine intensivere Überarbeitung des Textes notwendig. Aus diesem Grunde erscheint die neue Auflage erst, nachdem die 3. Auflage seit einem Jahr vergriffen ist. Der älteren Ärztegeneration werden die neuen Namen keine besonderen Schwierigkeiten bereiten, weil sie weitgehend den alten Baseler Namen (BNA, 1895) entsprechen. Um jenen Ärzten, die seit 1937 die Jenaer Namen (JNA) verwenden, das Nachschlagen zu erleichtern, wurde der Jenaer Name bei stärkeren Abweichungen im Text in eckigen Klammern eingefügt und im Sachregister kursiv gedruckt. Auch die in New York (1960) beschlossenen Korrekturen der Pariser Namen fanden weitgehende Berücksichtigung. Lediglich in der Schreibweise habe ich mich stärker an die lateinische gehalten. Da jede Änderung der Nomenklatur die Verständigung erschwert, darf ich im Namen aller Lehrbuchautoren und Ärzte die Hoffnung aussprechen, daß die neuen anatomischen Namen für die nächsten 100 Jahre unverändert bleiben.

Die Kapitel Rücken, Becken und Bein wurden besonders gründlich überarbeitet. Zahlreiche neue schematische Zeichnungen und die Aufnahme von Röntgenbildern unterstreichen den ursprünglichen Gedanken, schon frühzeitig von der systematischen zur topographischen und angewandten Anatomie vorzudringen und unter Betonung der Funktion den Studenten an die Probleme der Klinik heranzuführen. Unter dem Gesichtspunkt, daß für die Untersuchung und die gezielte Massage eine genaue Kenntnis der Topographie der Muskeln unabdingbar ist, wurde der Versuch unternommen, durch Fensterung der oberflächlichen Muskelschichten die schwierig zu erwerbenden Raumvorstellungen zu verbessern. Es wurden deshalb die Muskelbilder von Rücken, Bauch und Bein durch neue, möglichst naturgetreue, ersetzt.

Die neuen Abbildungen entstanden in besonders guter Zusammenarbeit mit meiner langjährigen Mitarbeiterin, Frau Oberarzt Dr. *Ursula Schröder*, und dem Dipl.-wissenschaftlichen Zeichner, Herrn *Horst Link*. Es ist mir deshalb ein besonderes Bedürfnis, Frau Dr. *U. Schröder* für ihre selbstlose Mitarbeit bei der möglichst naturgetreuen Erstellung der Zeichnungen und Herrn *H. Link* für die hervorragende Gestaltung derselben auch an dieser Stelle herzlichst zu danken.

Der um 72 Seiten vermehrte Umfang ist im wesentlichen durch die größeren neuen Muskelbilder und durch 64 zusätzliche Bilder bedingt. Der Text ist kaum umfangreicher geworden. Lediglich bei der Darstellung der Rückenmarksbahnen wurden Abschnitte aus dem II. Band in den I. Band übernommen.

Beim Anfertigen von Präparaten unterstützte mich Frau Dr. *Ursula Weiße*. Beim Lesen der Korrekturen und der Umstellung auf die Pariser Namen leisteten mir neben jüngeren Mitarbeitern vor allen Dingen Herr Oberarzt Dr. *H. H. Loetzke*, Herr Dr. *J. Staudt* und Fräulein *Frieda Trost* wertvolle Hilfe. Ihnen sowie Herrn Prof. Dr. *Ließ*, Direktor des Instituts für Röntgendiagnostik der Charité, der mir die Röntgenbilder und Herrn Doz. Dr. *David*, Oberarzt am Pathologischen Institut der Charité, der mir die elektronenmikroskopische Aufnahme der Mäuseleber überließ, habe ich herzlich zu danken.

Schließlich möchte ich noch zahlreichen Fachkollegen, Referenten und Studenten für ihre Anregungen und ihre wohlwollende Kritik sowie dem Verlag für die gute buchtechnische Ausstattung meinen verbindlichsten Dank aussprechen.

Möge die im neuen Gewande erscheinende 4. Auflage die gleiche Aufnahme finden wie die früheren.

Berlin-Marienfelde, April 1962 *A. Waldeyer*

Vorwort zur sechsten Auflage

Die 5. Auflage ist unerwartet so schnell vergriffen, daß die 6. Auflage nur überarbeitet und ohne größere Änderungen erscheinen kann. Bei dieser Überarbeitung wurden Anregungen von Fachkollegen und Hinweise von aufmerksamen Studenten berücksichtigt. Ihnen allen möchte ich an dieser Stelle herzlich danken. Meine Frau, Dr. med. *Ursula Waldeyer* geb. *Schröder*, die mich als meine langjährige und engste Mitarbeiterin schon bei früheren Auflagen vielseitig und besonders bei der Erstellung der neuen Abbildungen tatkräftig unterstützte, war mir bei der Überarbeitung dieser Auflage durch zahlreiche Hinweise und Anregungen, sowie bei dem sorgfältigen Lesen der Korrekturen eine äußerst wertvolle Hilfe.

Berlin 45, September 1968 *A. Waldeyer*
Hortensienstr. 38

Vorwort zur 10. bis 12. Auflage

Der Aufforderung des Verlages, nach dem Tode von Herrn Prof. Dr. Dr. *A. Waldeyer* das Lehrbuch der Anatomie des Menschen fortzuführen, bin ich gerne gefolgt.

Der Erfolg des Werkes bei Studierenden und Ärzten hat die Richtigkeit seiner Grundkonzeption bestätigt. Auch in Zukunft sollen systematische Anatomie und Propädeutik der topographischen und angewandten Anatomie dem Arzt das Rüstzeug für seine Tätigkeit am Patienten vermitteln.

Seit der 6. Auflage ist der I. Band des Lehrbuches nicht mehr geändert worden. Eine gründliche Überarbeitung des Textes und seine Anpassung an die in der neuen Approbationsordnung vom 28. Oktober 1970 vorgeschriebenen schriftlichen Prüfungen wird deshalb erforderlich sein. Auch sollen alle Abbildungen erneuert werden. Dieses Vorhaben läßt sich nur schrittweise verwirklichen. So ist im vorliegenden Band das Kapitel „Topographische und angewandte Anatomie des Beines" neu geschrieben und bebildert worden.

Mein besonderer Dank gilt dem Verlag, der eine vermehrte Ausstattung durch farbige Abbildungen ermöglichte sowie der Akademischen Rätin Frau Dr. med. *S. Heil* für ihre Mitarbeit bei der Bereitstellung der anatomischen Präparate. Die zeichnerische Gestaltung lag in Händen von Herrn *G. Schlich* und Frau *G. Schmitt-Teßmann*.

Mainz, März 1973/Februar 1974/November 1974 *A. Mayet*

Inhaltsübersicht

Allgemeine Anatomie

Begriff und Einteilung

Der Rücken, Dorsum

Begriff, Grenzen und Oberflächengestaltung

Der Bauch, Abdomen

Das Becken, Pelvis

Die unteren Gliedmaße

Allgemeine Anatomie

Begriff und Einteilung

Die Anatomie ist ein Teil der Lehre vom Lebendigen und gehört zur Biologie. Ihre älteste Methode ist die Zergliederung des toten Körpers (gr. anatemnein, aufschneiden). Sie entsprang dem Bestreben des Menschen, durch Zergliederung einen tieferen Einblick in den Aufbau und in die Organisation eines Lebewesens zu bekommen, als es durch die einfache Betrachtung und Betastung der äußeren Form möglich ist. Auch heute ist die Zergliederung die wichtigste Möglichkeit, durch Studium der Teile (Analyse) auf den Bau des Ganzen zu schließen (Synthese). Obwohl sie nur eine der zahlreichen Forschungsmethoden der Anatomie ist, hat sie dem ganzen Wissensgebiet den Namen gegeben.

Heute verstehen wir unter Anatomie die Lehre vom Bau der Organismen. Entsprechend der Einteilung der Organismen in Pflanzen und Tiere kann man von Pflanzen- und Tieranatomie, Phyto- und Zootomie, sprechen. Ein Teil der letzteren ist die Anatomie des Menschen (Anthropotomie).

Die Lehre vom Bau des Menschen interessiert uns unter erkenntnis-theoretischen und unter praktischen Gesichtspunkten. Wir wollen ein Urteil über die Stellung des Menschen im Naturganzen gewinnen und durch intensives Erfassen der Form des lebenden Menschen die Grundlagen für das ärztliche Handeln schaffen. Denn Kenntnis der Form ist Voraussetzung für das Verstehen der Funktion (Physiologie), Kenntnis der normalen Form und Funktion Voraussetzung für das Erkennen des Krankhaften (pathologische Anatomie und pathologische Physiologie).

Die **makroskopische Anatomie** befaßt sich mit Formen und Strukturen, die mit dem unbewaffneten Auge oder mit der Lupe zu erfassen sind. Analysieren wir den Feinbau des Körpers mit Hilfe des herkömmlichen Mikroskopes und des Elektronenmikroskopes, so sprechen wir von **mikroskopischer Anatomie** und **Elektronenmikroskopie.** Sie gliedert sich in die Zellenlehre **(Cytologie)**, Gewebelehre **(Histologie)** und die **mikroskopische Anatomie der Organe.** Die Beschreibung der durch makro- und mikroskopische Analyse gewonnenen Befunde nennen wir **beschreibende** oder **deskriptive Anatomie.** Werden Teile des Körpers nach funktionellen, entwicklungsgeschichtlichen und vergleichend-anatomischen Gesichtspunkten zu **Systemen** zusammengefaßt, so sprechen wir von **systematischer Anatomie.** Wir unterscheiden folgende Systeme:

1. das Skelettsystem (Knochen, Bänder, Gelenke) = passiver } Bewegungsapparat;
2. das Muskelsystem = aktiver } Bewegungsapparat;
3. das Darmsystem;
4. das Atmungssystem;
5. das System der Harn- und Geschlechtsorgane;
6. das Gefäßsystem;
7. das Nervensystem;
8. das System der Sinnesorgane und der Haut.

Deskriptive und systematische Anatomie sind als analytische Stufen Voraussetzung für die **topographische Anatomie.** Diese übermittelt uns die räumliche Vorstellung über die Lage der Teile im Körper und über ihre gegenseitigen Beziehungen (Synthese). Soweit topographisch-anatomische Kenntnisse dem Arzt bei der Diagnose und bei der Therapie helfen können, nennen wir sie auch **praktische** oder **angewandte Anatomie.** Bezieht sie sich auf die speziellen Erfordernisse des Chirurgen, so heißt sie **chirurgische Anatomie.** Die **plastische Anatomie** lehrt die Gestalt und die Proportionen des menschlichen Körpers, besonders aber die Modellierung seiner Oberfläche. Da die Oberfläche durch die tiefer gelegenen Organe dauernd verändert wird, versucht die plastische Anatomie durch die Haut hindurch Knochen, Muskeln und Sehnen in Ruhe und Bewegung zu erkennen. Ihre Ergebnisse sind besonders für den bildenden Künstler von großem Wert.

Im Bau des menschlichen und des tierischen Organismus gibt es viele Übereinstimmungen **(Homologa),** aber auch Abweichungen **(Heterologa).** Aufgabe der vergleichenden Anatomie ist, Tiere und Menschen miteinander zu vergleichen, gemeinsame und abweichende Formen aufzuzeigen. Sie zeigt, daß beim Menschen Formen als Varietäten vorkommen, die bei bestimmten Tieren stets vorhanden sind, und daß manche Organe beim Verlust ihrer ursprünglichen Funktion nicht vollständig verschwinden, sondern für andere Aufgaben sinnvoll umgebaut werden.

Die **Phylogenese** oder Stammesgeschichte versucht, auf Grund der gewonnenen vergleichend-anatomischen Kenntnisse, die Stammesverwandtschaft der Tierformen zu erforschen, Stammbäume der Arten aufzustellen.

Die **Ontogenese** oder Entwicklungsgeschichte des Einzelwesens verfolgt die Entwicklung von der befruchteten Eizelle bis zum Tode. Besonderer Wert wird dabei auf die **Embryonalentwicklung,** die Differenzierung des Keimes bis zur Ausbildung eines dem fertigen Organismus annähernd gleichen Gebildes, gelegt. Beim Menschen reicht sie bis zur Geburt. Sie untersucht unter anderem, welche Organe aus einem gemeinsamen Material entstehen und stellt den Zeitpunkt des Beginnes der Organentwicklung fest. Beide Faktoren sind für das Verständnis der Entstehung von Mißbildungen wichtig.

Mit der Geburt ist die Entwicklung nicht abgeschlossen. In den knorpeligen Skelettteilen treten neue Knochenkerne auf, die Nerven erhalten ihre Markscheiden, die Geschlechtsdrüsen entwickeln sich bis zur Geschlechtsreife weiter. Auch nachdem der Körper zwischen dem 16. bis 20. Lebensjahr seine Vollendung erreicht hat, gibt es noch keinen Stillstand. An einem Organ früher, am anderen später, treten Rückbildungsvorgänge auf. Die Gesamtheit der Entwicklungsvorgänge nach der Geburt bezeichnen wir als **postembryonale Entwicklung.**

Die Entwicklungsgeschichte beschreibt uns an Entwicklungsstufen und Entwicklungsreihen, wie aus einfachen Formen durch Differenzierung komplizierte entstehen. Wir stellen dabei fest, daß höhere Tiere Entwicklungsstufen durchlaufen, die bei niederen als Dauerformen bestehen (*J. Fr. Meckel* d.J., 1832). Diese Erkenntnis wurde von *E. Haeckel* im biogenetischen Grundgesetz auf die knappste Formel gebracht: Die Ontogenese ist eine kurze Rekapitulation der Phylogenese.

Ontogenese und Phylogenese versuchen beide das Werden einer Form, die Morphogenese, zu erforschen. Nachdem ein Entwicklungsvorgang in seinem Ablauf erkannt ist, bleibt die Frage, warum er so und nicht anders abläuft. Man versucht im Experiment zu ergründen, welche im oder außerhalb des Keimes gelegenen Kräfte die Entwicklung beeinflussen. Diesen Fragen der **kausalen Genese** geht die Entwicklungsmechanik nach.

Jede Zelle, jedes Gewebe, Organ, Organsystem, schließlich jedes Individuum und jede Art ist in eine bestimmte Umwelt gestellt und muß sich in ihr behaupten. Beim Studium der Umwelteinflüsse können wir feststellen, daß die Form nicht starr, sondern in gewissen Grenzen abwandelbar ist. Sie vermag sich gemäß der ihr innewohnenden Reaktionsbreite auf die Umwelt einzustellen und sich zweckentsprechend abzuändern. Nach der Trennung der Physiologie von der Anatomie im vorigen Jahrhundert, gingen beide Disziplinen zunächst eigene Wege. Seit langem hat man wieder erkannt, daß Form und Funktion gemeinsam zu betrachten sind. Man versucht deshalb in Forschung und Unterricht den Beziehungen zwischen Form und Funktion nachzugehen. Die **biologische Anatomie** (*Böker*) und die **Anatomie funktioneller Systeme** (*Benninghoff*) stellen in neuerer Zeit die Abhängigkeit zwischen Form und Funktion besonders stark in den Vordergrund.

A. Die Baumaterialien des Körpers

I. Die Zelle

1667 hat *R. Hooke* im Flaschenkorken und im Holundermark unter dem Mikroskop winzige Kämmerchen („cells") entdeckt. Der Botaniker *M. J. Schleiden* erkannte 1838 in der Zelle das Grundelement des pflanzlichen Organismus und der Anatom *Th. Schwann* übertrug 1839 diese Erkenntnis auf den tierischen Körper. Sie begründeten damit die

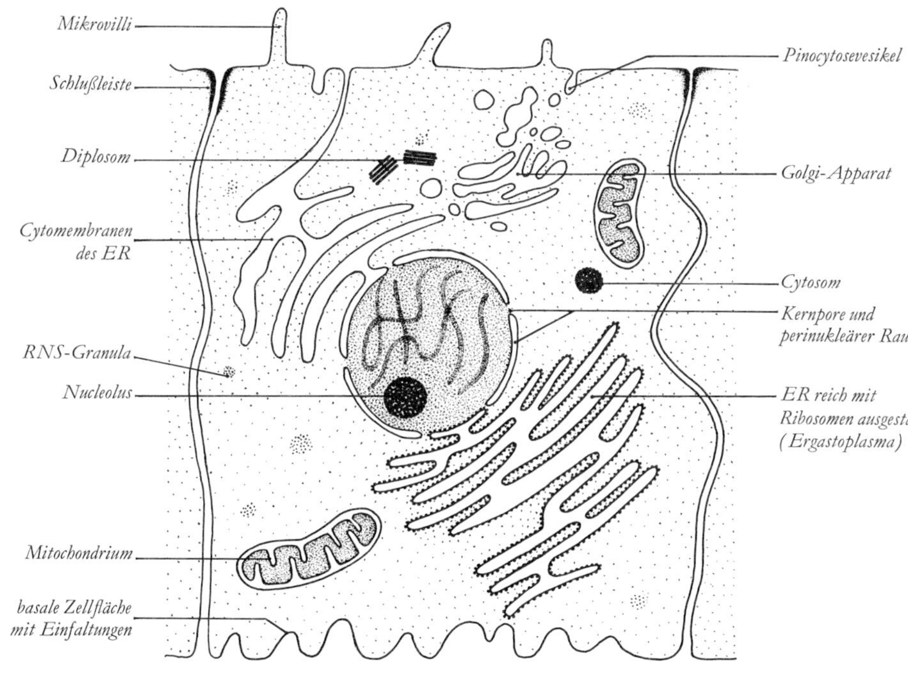

Abb. 1. Elektronenmikroskopisches Schema einer Epithelzelle. Nach *M. Watzka:* Kurzlehrbuch der Histologie und mikroskopischen Anatomie des Menschen, IV. Aufl., F. K. Schattauer Verlag, Stuttgart – New York

moderne **Biologie.** Die Zellenlehre erreichte ihren Höhepunkt in der Feststellung des Pathologen *R. Virchow*, daß die Zelle das kleinste Formelement aller Lebenserscheinungen im Gesunden und im Kranken sei (Zellularpathologie).

Die einfachsten Lebewesen, die Protisten, bestehen nur aus einer Zelle. Alle höheren Organismen, die Metaphyten und Metazoen, bestehen aus Zellverbänden.

Die Zellen sind morphologisch und funktionell die kleinsten selbständigen, aus lebender Masse bestehenden Lebenseinheiten.

Jede Zelle besteht aus dem Zelleib (*Cytoplasma*) und dem Zellkern (*Nucleus, Karyoplasma*). Nur die roten Blutkörperchen (*Erythrocyten*) der meisten Säugetiere und des Menschen haben keinen Zellkern. Die Gesamtheit der lebendigen Materie der Zelle wird als Protoplasma bezeichnet.

1. Der Zelleib

Das Cytoplasma besteht aus einer wasserreichen Grundsubstanz, dem Grundplasma (Hyaloplasma), aus den Zellorganellen (Mitochondrien, Golgi-Apparat, Zentriolen, Ergastoplasma, endoplasmatisches Retikulum), aus dem Metaplasma (sog. Berufsstrukturen: z. B. Myofibrillen) und aus dem Paraplasma (Einschlüsse von wechselnder Form, Zahl und Größe).

Das **Grundplasma** der lebenden Zelle ist lichtmikroskopisch strukturlos. In der zähflüssigen, leicht quellungsfähigen Substanz, treten nach der Einwirkung von Konservierungsmitteln feine körnige Gerinsel auf. Es ist ein Kolloid, dessen Struktur noch nicht hinreichend geklärt ist. Nach der Haftpunkttheorie (*A. Frey-Wyssling*, 1938) besteht es aus Polypeptidketten, deren Seitengruppen an sog. Haftpunkten (schwarze Punkte in Abb. 2) untereinander reagieren. Die Ketten bilden ein Raumgitter, in dessen Maschen vor allem Wasser eingelagert ist. Die Haftpunkte reagieren auf Änderungen der Temperatur, des pH-Wertes und der Salzkonzentration. Das System kann rasch vom Gel- in den Solzustand (und umgekehrt) wechseln, indem Haftpunkte gelöst werden oder neue entstehen. Die Zunahme der flüssigen Anteile führt zu einer Streckung, die Abnahme zu einer Fältelung der Polypeptidketten. An freien Seitenketten finden chemische Reaktionen mit den im Raumgitter liegenden Stoffen statt.

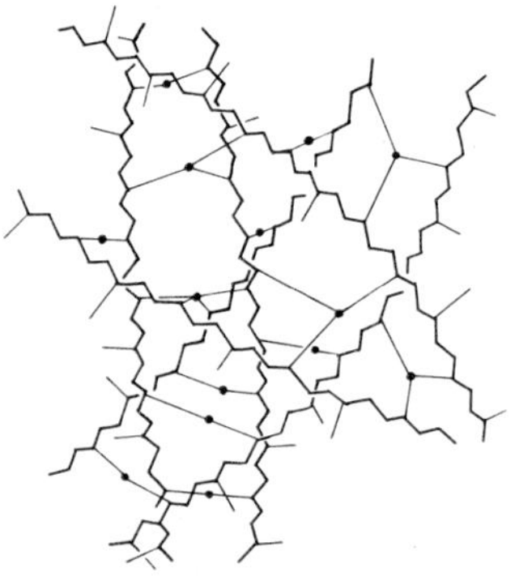

Abb. 2. Molekulargerüst des Grundplasmas. Die Seitengruppen der Polypeptidketten reagieren an Haftpunkten (schwarze Punkte) untereinander. Aus *Frey-Wyssling* 1938.

Mitochondrien kommen im Cytoplasma aller Zellen (kernlose rote Blutkörperchen ausgenommen) in wechselnder Zahl als 0,5–2 μm lange Fäden vor. In embryonalen, sezernierenden und resorbierenden Zellen sind sie besonders zahlreich. In lebenden Zellen zeigen sie bei Betrachtung mit dem Phasenkontrastmikroskop oder im Dunkelfeld stetige Bewegung mit Formänderung.

Elektronenoptisch (Abb. 1) sind sie von einer glatten, aus Lipoproteinen bestehenden Außen- und Innenmembran begrenzt, die durch eine helle Mittelschicht getrennt sind. Von der Innenmembran gehen durch Einfaltungen die *Cristae mitochondriales*, seltener Röhrchen, *Tubuli mitochondriales* oder Bläschen, *Sacculi mitochondriales*, aus. In bezug auf ihre Durchlässigkeit und ihren molekularen Bau sind beide Membranen nicht gleichwertig. Mitochondrien sind reich an Enzymen für biologische Oxydationen und erzeugen Energiespender wie Adenosintriphosphat (ATP). Enzyme und Koenzyme sind in ihnen nach funktionellen Bedürfnissen geordnet. Sie werden deshalb als „geordnete Multienzymsysteme“ bezeichnet.

Der **Golgi-Apparat** (**Binnennetz,** von *C. Golgi* zuerst an Nervenzellen beschrieben) besteht aus einem Netz von Fäden und Körnchen, das wohl allen tierischen Zellen zukommt. Er läßt eine mit Osmiumsäure schwärzbare, lipoidreiche Außenzone (Externum) und einen durch Osmiumsäure nicht geschwärzten, wohl aus Eiweiß bestehenden Innenkörper (Internum) unterscheiden. Bei Drüsenzellen beteiligt er sich an der Sekretbereitung indem er aus dem endoplasmatischen Retikulum (ER) Proteine aufnimmt, in Kondensvakuolen verpackt und deren Ausreifung zu Sekreten bewirkt. Da am *Golgi*-Apparat auch Vitalfarbstoffe, Vitamin C und andere Substanzen angereichert werden, hat er vielleicht die Aufgabe, in das Cytoplasma gelangte Stoffe auszuwählen, weiterzugeben oder zum Aufbau neuer Stoffe zu verwerten. Elektronenoptisch besteht er, in hochdifferenzierten, arbeitenden Zellen, aus glatten Doppellamellen, Vakuolen und Bläschen.

Das **Zentriol** (Zentralkörperchen) liegt in Kernnähe, meist in Form eines oder zweier (*Diplosom*) Körnchen. Während es in der Arbeitszelle gelegentlich schwer nachweisbar ist, bildet es während der Zellteilung mit dem umliegenden Cytoplasma (*Zentroplasma*) das **Mikrozentrum** (**Cytozentrum,** Zentrosom), welches bei der Zellteilung eine wichtige Rolle spielt.

Jedes Zentriol besteht aus einem 0,3–0,5 μm langen Hohlzylinder, in dessen Wand eine stets konstante Zahl von *Mikrotubuli* (9 oder 2 bis 3×9) eingelassen ist. Die Längsachsen der beiden Zentriolen eines Diplosoms stehen senkrecht zueinander. Eine dem Zentriol ähnliche Struktur zeigen die Kinetosomen (Basalknötchen). Sie liegen an der Basis der beweglichen Flimmerhaare (Kinozilien) und sind motorische Zentren der Flimmerbewegung.

Endoplasmatisches Retikulum (ER, Abb. 1), **Ribosomen** und **Ergastoplasma.** Elektronenoptisch finden wir im Grundplasma aller kernhaltigen Zellen ein je nach Differenzierungsgrad und Funktionszustand der Zelle mehr oder minder dichtes dreidimensionales Netz, das sogenannte **endoplasmatische Retikulum.** Es besteht aus doppelten Membranen (Cyto- oder Elementarmembranen), welche ein kommunizierendes Röhrensystem bilden. Dieses Hohlraumsystem hat Beziehungen zum perinukleären Raum und wenigstens zeitweise zum extrazellulären Raum (Abb. 1). Beim endoplasmatischen Retikulum kann man eine seltenere agranuläre von einer häufigeren granulären Form unterscheiden. Bei der letzteren sind die Membranen nicht glatt, sondern an ihrer dem Grundplasma zugewandten Fläche mit ribonukleinsäurehaltigen Körnchen, den **Ribosomen,** besetzt. Plasmabezirke, welche besonders reich an granulärem ER sind, werden als **Ergastoplasma** bezeichnet. Das an der Proteinsynthese beteiligte Ergastoplasma kommt besonders reichlich in gewissen Drüsenzellen, in Plasmazellen und in der Nissl-Substanz der Nervenzellen vor. Da Ribonukleinsäuren eine hohe Affinität zu basischen Farbstoffen haben, erscheint das Ergastoplasma lichtmikroskopisch als basophiles Cytoplasma. Das endoplasmatische Retikulum und die Ribosomen dienen dem Stoffwechsel der Zelle durch ihre Mitwirkung bei der Proteinsynthese. Das verzweigte endoplasmatische Röhrensystem bildet auch einen Transportweg für Stoffwechselprodukte (u. a. zum Golgi-Apparat).

Mikrosomen sind bei der biochemischen Aufarbeitung entstehende Bruchstücke des endoplasmatischen Retikulums. *Mikrotubuli* liegen als mehrere μm lange Röhrchen im Cytoplasma vieler Zellen. Ihre Wand beinhaltet aneinandergereihte *Filamente.* Sie bilden bei der Zellteilung den Spindelapparat und sind an Transportvorgängen in der Zelle beteiligt.

Enzymreiche Granula sind die für Abbauvorgänge wichtigen hydrolasehaltigen Lysosomen und die katalase- und oxydasenhaltigen Microbodies (Peroxysomen).

Das **Metaplasma.** Hat die Zelle spezifische Funktionen zu erfüllen, so bilden sich im Cytoplasma meist fibrilläre Strukturen, die eng mit der Tätigkeit dieser Zelle zusammenhängen („Berufsstrukturen"). Dazu gehören die Myofibrillen der Muskelzellen und die Tonofibrillen der Epithelzellen. Außerhalb der Zelle gelegene Fibrillen (kollagene und elastische Fasern) gehören nicht zum Metaplasma.

Das **Paraplasma.** Im Cytoplasma finden sich stark wechselnde Einlagerungen von Eiweiß, Kohlehydraten, Fetten und Lipoiden. Diese, entweder durch Speicherung aufgenommenen oder beim Stoffwechsel in der Zelle entstandenen Substanzen, kommen in Körnchen-, Tröpfchen- und Kristallform vor. Sie sind teils als wertvolle Nährstoffe, teils als Ballast aufzufassen. Paraplasmatisches **Eiweiß** finden wir in den Leberzellen in Form von Tropfen oder Schollen, und in den Zwischenzellen des Hodens als *Reinke*sche Kristalle. **Kohlenhydrate** kommen als Glykogen in Form von Körnchen oder Schollen in vielen Zellarten, besonders in den Leberzellen vor. **Fette** und

Lipoide lassen sich durch Sudanrot oder Osmiumsäure in Form größerer oder kleinerer Tropfen in vielen Zellen (Nebennierenrinde, Talgdrüsen, Milchdrüse usw.) nachweisen. Die Dotterkörner, stark lichtbrechende, Eisen und Phosphor enthaltende Lipoidgemische, dienen jungen Keimlingen als Nahrung. Sie sind in der Eizelle des Menschen und der plazentaren Säuger spärlich, da der Keimling seine Nährstoffe aus dem mütterlichen Organismus bezieht. Bei jenen Wirbeltieren, die sich lange aus dem eigenen Nahrungsvorrat erhalten und entwickeln müssen, sind sie dagegen reichlicher vorhanden. Auch das **Abnutzungspigment** (Lipofuszin) im Cytoplasma der Nervenzellen und der Herzmuskelfasern ist zu dem lipoidhaltigen Paraplasma zu rechnen. Nach starkem Blutzerfall (z. B. bei Resorption eines größeren Hämatoms) entstehen aus dem Hämoglobin der Erythrozyten eisenhaltige Pigmente, wie das **Hämosiderin** (Nachweis: Berlinerblau-Reaktion). Eisenfreie Abbauprodukte des Hämoglobins, die sogenannten **Gallenfarbstoffe,** können bei bestimmten Krankheiten die Gewebe und die Haut gelb färben (Gelbsucht, Ikterus).

Das dem Eiweißstoffwechsel entstammende braunschwarze endogene Pigment **Melanin** kommt u. a. in manchen Nervenzellen, im Epithel der Haut, in den Haaren, im Pigmentepithel des Auges vor.

Aus der Umwelt gelangt in den Körper das wichtigste exogene Pigment, der Kohlenstaub. Er wird in den Lungenalveolen von Phagozyten aufgenommen und auf dem Lymphwege abtransportiert. Die im Laufe des Lebens zunehmende Pigmentierung der Lungen und der regionären Lymphknoten wird durch verstärkte Einatmung von Ruß (Kohlengruben, Zigarettenrauchen) gefördert.

Die **Zellmembran (Plasmalemm).** Während bei tierischen Zellen lichtmikroskopisch nur selten eine Zellmembran nachweisbar ist (Fettzellen), zeigt das Elektronenmikroskop an allen Zellen eine geschlossene Hülle in Form einer dreischichtigen Elementarmembran (in Abb. 1 vereinfacht dargestellt). Sie kann glatt sein oder oberflächenvergrößernde Ein- und Ausstülpungen aufweisen. Feine, nur elektronenoptisch genauer auflösbare Ausstülpungen, die besonders an der freien Oberfläche vieler Zellarten vorkommen, heißen **Mikrovilli.**

Durch Abschnürung von der Zellmembran **(Membranvesikulation)** entstehen als temporäre Strukturen intrazelluläre Hohlräume und Bläschen (Vesikel). Sie dienen der Aufnahme fester (Phagozytose) oder flüssiger Stoffe (Pinozytose) aus der Umgebung. Die aufgenommenen Stoffe verbleiben in der Zelle eventuell unter Auflösung der Vesikelmembran oder sie werden durch Vesikelwanderung durch die Zelle transportiert und an die Umgebung abgegeben (Zytopempsis). Die Membran der Bläschen wird danach wieder in die Zellmembran eingefügt.

2. Der Zellkern, Nucleus

ist jener Teil der Zelle, in dem während der Zellteilung die Chromosomen sichtbar werden. Er ist meist dichter als das Cytoplasma und läßt sich von diesem gut abgrenzen. Der Zellkern ist für jede vollwertige Zelle lebenswichtig. Wird er mikrochirurgisch entfernt oder durch Röntgenstrahlen abgetötet, so stirbt auch bald die Zelle. Form, Größe und Lage des Kernes sind sehr verschieden. Im allgemeinen sind sie von der Größe, der Form und von der Funktion der Zellen abhängig.

Bei gesteigerter Aktivität der Zelle schwillt der Kern. Dieses funktionelle Kernödem ist reversibel. Auch in rasch wachsenden Geweben (embryonales Gewebe, Tumoren) sind die Zellkerne größer.

In der Regel besitzt die Zelle nur einen Zellkern. Leberzellen, Übergangsepithelien der Harnwege, Belegzellen des Magens und Zellen der apokrinen Schweißdrüsen haben nicht selten zwei Kerne. Mehrkernig sind manche vegetative Ganglienzellen, Osteoklasten, Knochenmarksriesenzellen usw.

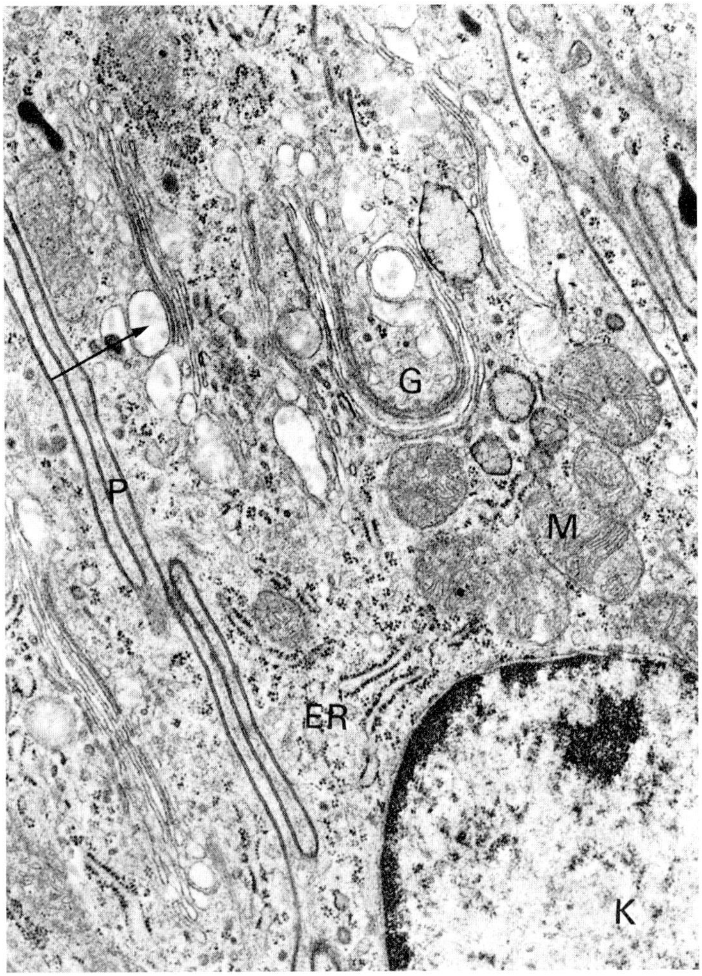

Abb. 3. Elektronenoptische Aufnahme eines Teils einer Darmzelle der Ratte.

K = Zellkern mit Kernmembran, ER = endoplasmatisches Retikulum, M = Mitochondrium, P = Plasmalemm, G = Golgi-Apparat. Fetttropfen in Vakuolen des *Golgi*-Apparates (Pfeil). Vergr. 20500fach. Präparat von Prof. Dr. med. *L. Vollrath*, Anatomisches Institut Mainz

Mehrkernigkeit entsteht entweder durch Kernteilung ohne Zellteilung (Plasmodium, vielkernige Cytoplasmamasse) oder durch Verschmelzung mehrerer einkerniger Zellen (Syncytium).

Chemisch unterscheidet sich der Kern vom Cytoplasma durch den Reichtum an mit basischen Proteinen gekoppelten Desoxyribonukleinsäuren (DNS). Er hat ein höheres spezifisches Gewicht als die übrige Zelle.

An der lebenden Zelle hebt sich der Kern durch stärkere Lichtbrechung und durch eine zarte, doppelbrechende Kernmembran vom Cytoplasma ab. Der Kerninhalt ist entweder optisch homogen, oder er weist einen verschwommenen Gerüstbau auf.

Bei der Fixierung wird das **Kerngerüst** deutlicher sichtbar. Seine nukleinsäurehaltigen Anteile färben sich mit basischen Farbstoffen und werden als **Chromatin** dem achromatischen Kerngerüst gegenübergestellt. Dichte, Anordnung und Teilchengröße (Körnchen, *Chromiolen*, bis zu größeren Klumpen) des Chromatins sind für jede Zellart charakteristisch, hängen aber auch vom Funktionszustand der Zelle und der Art der Fixierung ab. „Chromatinarm" sind die großen Kerne der nicht mehr teilungsfähigen Ganglienzellen. Das Chromatin ist der Träger der Vererbung. Aus ihm entstehen beim Teilungskern die **Chromosomen.**

Die biochemischen Funktionen des Zellkernes sind noch weitgehend unbekannt. Er ist sicher Bildungsstätte für Ribonukleinsäuren. Außerdem beeinflußt er die Bildung des endoplasmatischen Retikulums und steuert die Stoffwechselvorgänge im Cytoplasma.

Sex-Chromatin. Im Arbeitskern weiblicher Säugetiere einschließlich des Menschen liegt unmittelbar unter der Kernmembran ein desoxyribonukleinsäurehaltiges Körnchen (Durchmesser 1 μm), das Sex-Chromatin (*Barr*-Körper). Es beinhaltet eines der beiden X-Chromosomen. An den Kernen weiblicher Granulozyten bildet es einen trommelschlegelförmigen Anhang (drumstick). Beim Menschen hat das Geschlechtschromatin Bedeutung für die Diagnose des wahren Geschlechts bei Verdacht auf Hermaphroditismus. Besonders gut ist es an den Epithelzellen der Mundschleimhaut zu erkennen. Wenn man unter 500 Granulozyten mindestens 6 Trommelschlegel findet, gilt die Diagnose ,,weiblich'' als gesichert.

Das feinfädige **achromatische Kerngerüst** wird mit den *Chromonemen* (S. 11) der Chromosomen in Beziehung gebracht. Der wässerige, schwach oxyphile **Kernsaft** füllt die Lücken des Kerngerüstes aus und vermittelt den Stoffwechsel. Die **Kernmembran** grenzt den Kern vom Cytoplasma ab. Sie ist nur beim Arbeitskern (Interphasenkern) voll ausgebildet. Bei der Zellteilung löst sie sich auf. Sie besteht aus einer doppelten Elementarmembran, die den perinukleären Raum umschließt (Abb. 1). Dieser kommuniziert mit dem Labyrinth des endoplasmatischen Retikulums. Um den Stofftransport zwischen Kern und Cytoplasma zu gewährleisten, ist die Kernmembran mit feinsten Lücken (Poren) ausgestattet.

Die **Kernkörperchen** (*Nucleoli*) sind membranlos und meist von kugeliger Gestalt. In der Hauptsache bestehen sie aus basischen, diaminosauren Proteinen und sollen durch Abschnürung aus bestimmten Chromosomen entstehen (Nukleolarchromosomen). Kernkörperchen geben die für die Eiweißsynthese erforderliche Ribonukleinsäure (RNS) an das Cytoplasma ab. Rasch wachsende Zellen (embryonale Zellen, Tumorzellen), aber auch Ganglienzellen, Eizellen und *Sertoli*zellen des Hodens, besitzen besonders große, charakteristische Nucleoli. Bei der mitotischen Kernteilung verschwinden die Kernkörperchen.

Kern und **Cytoplasma** stehen in einer gewissen Wechselwirkung. Es findet ein Stoffaustausch zwischen beiden statt. Sobald die normale Zelltätigkeit gestört, die Zelle geschädigt ist oder abstirbt, kann der Kern schrumpfen (Pyknose) oder in einzelne Stücke zerfallen (Karyorhexis).

Kern-Plasma-Relation. Als Ausdruck der Zusammenarbeit von Kern und Cytoplasma finden wir meistens ein für jede Zellart charakteristisches und relativ konstantes Verhältnis zwischen der Größe des Zelleibes und des Kernes. Wächst die Zelle, so wird auch der Kern größer und umgekehrt. Die Relation betrifft nur die aktiven Bestandteile des Zelleibes, nicht dagegen die paraplasmatischen Einlagerungen. So hat die durch Fettspeicherung bedingte Volumenzunahme der Fettzellen keine Kernvergrößerung zur Folge.

3. Lebenserscheinungen der Zellen

Der Stoffwechsel. Die Zellen besitzen die Fähigkeit, Stoffe aus der Umgebung aufzunehmen, in der Zelle zu verarbeiten und die Schlacken wieder auszuscheiden.

Die Stoffaufnahme ist nicht immer selektiv. Auch schädliche Stoffe werden aufgenommen, in der Zelle entgiftet oder rasch ausgeschieden. Ist die Entgiftung nicht möglich, so kann die Zelle zugrunde gehen. Auf einer nicht-selektiven Stoffaufnahme beruht auch die **Vitalfärbung** mit nicht oder kaum giftigen Farbstoffen(Trypanblau, Lithiumkarmin, Neutralrot, Brillantkresylblau usw.). Sie ermöglicht uns, physiologische Prozesse innerhalb der lebenden Zelle sichtbar zu machen. Dabei werden die zugeführten Farbstoffe nicht von jeder Zellart in gleicher Intensität aufgenommen. Stoffwechselvorgänge können auch durch die Zuführung radioaktiver Isotope untersucht werden.

Die Aufnahme fester Teilchen lichtmikroskopischer Größenordnung (Kohlenstaub, Bakterien, Zerfallsprodukte von Zellen) wird als **Phagozytose** bezeichnet. Während in Gewebekulturen alle Zellen dazu fähig sind, sind es im Organismus nur bestimmte Zellarten (**Phagozyten:** weiße Blutkörperchen, Zellen des retikuloendothelialen Systems, Alveolarphagozyten der Lunge). Die Partikelchen werden durch amoeboide Bewegung von der Zelle umschlossen, in Vakuolen aufgenommen, verdaut, entgiftet oder gespeichert.

Werden flüssige Stoffe in die Zelle aufgenommen, so spricht man von **Pinozytose.** Durch Invagination und Abschnürung der Zellmembran (Membranvesikulation) können Flüssigkeitsmengen elektronenoptischer Größenordnung ins Zellinnere gelangen (Mikropinozytose).

Die aufgenommenen Stoffe können zu zelleigenen Stoffen umgebaut und zum Aufbau und Wachstum der Zelle verwendet werden **(Baustoffwechsel)** oder als Energiespender für Zellfunktionen dienen **(Betriebsstoffwechsel).** Für die in der Zelle stattfindenden Oxydationsvorgänge ist eine Aufnahme von Sauerstoff und eine Abgabe von Kohlensäure notwendig. Wir sprechen von **Zellatmung.** Der Sauerstoffbedarf ist bei den einzelnen Zellarten sehr verschieden. Er hängt von der Zellarbeit ab.

Bewegung. Bei vielen tierischen Zellen kann man mit Zeitrafferaufnahmen (bei den Pflanzenzellen meist schon durch einfache Beobachtung) eine Bewegung feiner Körnchen (Mitochondrien) im Cytoplasma beobachten. Diese Strömung im Innern des Zelleibes braucht zu keiner Gestaltveränderung der Zelle zu führen.

Manche Zellen im Organismus sind, wie die einzelligen Amoeben, fähig, Scheinfüßchen **(Pseudopodien)** auszustrecken und den übrigen Zelleib nachzuziehen. Diese Art der Gestalts- und Ortsveränderung bezeichnen wir als **amoeboide Bewegung.** Zu solcher Leistung befähigte Zellen heißen **Wanderzellen.** Da sie auch imstande sind, Fremdkörper zu umfassen und aufzunehmen, nennt man sie Freßzellen **(Phagozyten).** Angelockt werden solche Zellen durch chemische Reize, z. B. Zerfallsprodukte bei Entzündungen (Chemotaxis). Bei der amoeboiden Bewegung spielen auch die Temperatur, der pH-Wert und der Ionengehalt des Milieus eine Rolle.

Während die amoeboide Bewegung in der Regel keine besonderen Strukturen der Zelle erfordert, sind die Bewegungen der **Flimmerhaare** und die Bewegungen mit **Geißeln** an bestimmte Differenzierungsprodukte gebunden.

Flimmerzellen tragen an ihrer freien Oberfläche Flimmerhaare **(Kinozilien).** Jedes Haar steht mit einem im Zelleib nahe der Oberfläche gelegenen, stark lichtbrechenden Körperchen (Basalknötchen, Kinetosom) in Verbindung. Dieses Knötchen wird als Motor der Flimmerbewegung aufgefaßt. Die Flimmerhaare schlagen stets in eine Richtung und kehren etwas langsamer in ihre Ursprungslage zurück. Der so entstehende, nach einer bestimmten Richtung erfolgende Flimmerstrom erinnert an ein wogendes Kornfeld. Beim Menschen finden sich Flimmerzellen vor allem in den Luftwegen, weiter in den Eileitern und teilweise in der Gebärmutter. Da der Flimmerstrom in den Atemwegen mundwärts gerichtet ist, können feine Staubteilchen durch ihn wieder nach außen befördert werden. Die Flimmerbewegung erfolgt unabhängig vom Nervensystem. Sie ist rhythmisch und metachron (die Haare schlagen nacheinander). Durch chemische Stoffe (z. B. Medikamente) und andere Reize (Wärme) kann sie gefördert werden.

Zellen, die mit einem, meist längerem Flimmerhaar (Geißel) oder nur mit wenigen Flimmerhaaren versehen sind, bezeichnen wir als **Geißelzellen.** Zu ihnen gehört auch die bewegliche menschliche Samenzelle.

Um häufig und schnell Bewegungen ausführen zu können, bilden tierische Organismen Muskelzellen aus. Im Cytoplasma dieser Zellen finden wir feine, kontraktionsfähige Fäden, die **Myofibrillen** (s. Muskelgewebe S. 36).

Reizaufnahme und **Reizbeantwortung.** Lebende Zellen sind fähig, Reize aufzunehmen, zu verarbeiten und zu beantworten. Die höher differenzierten Zellen antworten auf die verschiedensten Reize meist spezifisch. Eine Muskelzelle wird sich kontrahieren, eine Geschmackszelle wird mit Geschmacks-, eine Riechzelle mit Geruchs-, eine Sehzelle mit Lichtempfindungen auch dann reagieren, wenn der Reiz nicht adäquat ist. So reagieren z. B. die auf Licht eingestellten Sehzellen auch auf mechanische Reize (Schlag gegen das Auge) mit Lichtempfindungen.

Wachstum und Vermehrung. Die Zelle wächst durch Stoffaufnahme und Assimilation und vermehrt so die lebendige Masse. Die Masse der aus einer Zellteilung hervorgegangenen Tochterzellen entspricht zusammengenommen ungefähr der Masse der Mutterzelle. Erst durch **echtes Wachstum,** d. h. durch Bildung arteigener Substanz, erreicht jede der beiden Tochterzellen die für die Zellart charakteristische Größe.

Als Zeichen der gesteigerten Eiweißsynthese haben wachsende Zellen große Nukleolen und sind reich an Ribonukleinsäuren.

Das echte Wachstum ist zu unterscheiden von der Vermehrung der lebendigen Substanz durch **Zellteilung** (Teilungswachstum) und von der Vergrößerung des Zellvolumens durch Einlagerung paraplasmatischer Substanzen (S. 5).

Mit echtem Wachstum reagieren Zellen auch, wenn an sie höhere als die üblichen funktionellen Anforderungen gestellt werden. Herzmuskel- und Skelettmuskelfasern werden bei dauernder Mehrbelastung breiter **(funktionelle Hypertrophie).** Bei diesen nicht mehr teilungsfähigen Zellen ist die Hypertrophie die einzige Möglichkeit, höheren Anforderungen gerecht zu werden. Noch teilungsfähige Zellen reagieren auf erhöhte funktionelle Bedürfnisse durch Zellvermehrung. Diese **Hyperplasie** beruht stets auf Zellteilungen.

Hypoplasie (Unterentwicklung eines Organs) und **Aplasie** (Fehlen eines Organs) sind entwicklungsgeschichtliche Begriffe.

Unter **Atrophie** versteht man eine Verkleinerung der Zellen, Gewebe oder Organe durch Abnahme der lebendigen Substanz ohne Minderung ihrer Qualität. Verminderter Gebrauch z. B. der Muskeln und Knochen führt zur Inaktivitätsatrophie.

Involution ist ein Abbauvorgang, der mit einer Verminderung der Zellzahl einhergeht. Unter **Degeneration** versteht man eine krankhafte Änderung der Zellstruktur und eine damit verbundene Minderung der Funktion.

Zellteilung. Das Wachstum vielzelliger Organismen findet hauptsächlich durch Zellteilungen statt. Die Teilungsfähigkeit kommt ursprünglich allen Zellen zu. Mit der fortschreitenden Differenzierung und Spezialisierung nimmt sie ab. Ausgebildete Nervenzellen haben die Teilungsfähigkeit verloren. Sie sind deshalb langlebig und erreichen meist das Alter des Individuums. Gehen sie früher zugrunde, so können sie nicht durch neue Zellen ersetzt werden.

Die kurzlebigen, weniger differenzierten Zellen behalten ihre Teilungsfähigkeit zeitlebens.

Wir unterscheiden die direkte Zellteilung oder **Amitose** von der indirekten Zellteilung oder **Mitose** (gr. mitos, Faden). Meist entstehen durch Teilung der Mutterzelle zwei gleiche Tochterzellen. Sind die letzteren nicht gleich groß, so sprechen wir von **Knospung.**

Die direkte Zellteilung, Amitose

Wir verstehen darunter eine Durchschnürung des Zelleibes und Zellkernes, ohne Möglichkeit am Kern den komplizierten Vorgang der Chromosomenverteilung zu beobachten. Es ist deshalb auch nicht sicher, ob dabei die Chromosomen gleichmäßig (äquale Amitose) oder ungleichmäßig (inäquale Amitose) auf die beiden Tochterkerne verteilt werden.

Die Amitose beginnt mit einer Streckung und sanduhrförmigen Einschnürung des größer gewordenen Kernes. Der weiteren Durchschnürung des Kernes folgt die des Zelleibes. Bleibt sie aus, so kommt es zur Bildung von zwei- und mehrkernigen Zellen. Während der Amitose bleiben die spezifischen Plasmastrukturen erhalten; die spezifische Zelltätigkeit ist nur gering herabgesetzt. Wir beobachten sie besonders bei hochdifferenzierten Zellen, z. B. in Leber, Niere, Nebenniere und in vegetativen Ganglienzellen.

Die indirekte Zellteilung, Mitose

Von wenigen Zellarten abgesehen (Nervenzellen, Muskelzellen), befinden sich die meisten Zellen des Organismus entweder in der Phase zwischen zwei Zellteilungen (Arbeitsphase, Interphase) oder in der Zellteilung selbst, die fast immer eine indirekte (Mitose) ist. Durch Mitosen entsteht aus der befruchteten Eizelle der Organismus und durch diese werden auch zugrundegegangene Zellen ersetzt (Regeneration).

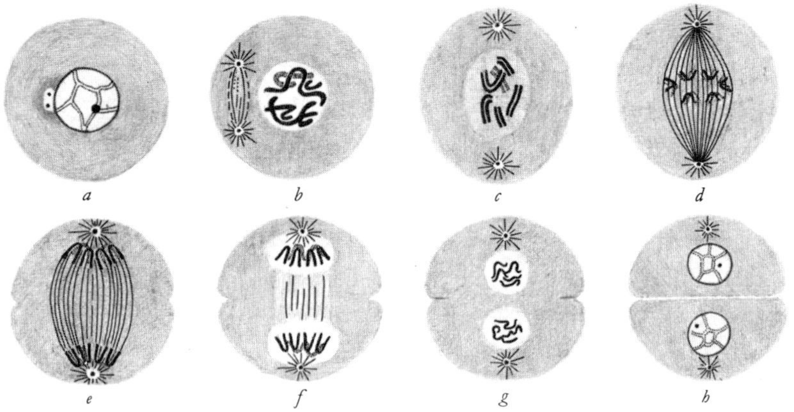

Abb. 4. Indirekte Zellteilung

Die Mitose ist ein komplizierter Vorgang, bei dem, im Gegensatz zur Amitose, am Kern tiefgreifende Veränderungen beobachtet werden. Die chromatische Substanz des Kernes wandelt sich bei ihr in **Chromosomen** (stäbchen-, haken-, faden-, kommaförmige Gebilde) um. Die Chromosomen sind die Hauptträger der Vererbung. Es ist somit sehr wichtig, daß das Chromosomenmaterial möglichst gleichmäßig auf die beiden Tochterzellen verteilt wird. Die Zahl und die Form der Chromosomen ist bei den einzelnen Tierarten sehr verschieden, für jede Tierart aber konstant.

Die Chromosomen zeigen einen Spiralbau. Auf submikroskopisch feinen, achromatischen Spiralfäden, den *Chromonemen*, sind die stark färbbaren *Chromomeren* aufgereiht. Geringere oder stärkere Spiralisierung der Chromonemen ergibt die schmalen Chromosomen der Prophase (Abb. 4b) oder die kurzen, dicken Chromosomen der Metaphase (Abb. 4c).

Die diploiden menschlichen Körperzellen enthalten einen Satz von 22 Chromosomenpaaren (44 sog. **Autosomen**) und 1 Paar Geschlechtschromosomen (2 **Heterosomen**). Die Autosomen eines Paares sind stets von gleicher Größe und Form. Die Geschlechtschromosomen sind nur in weiblichen Zellen gleich (XX = zwei X-Chromosomen). Männliche Zellen beinhalten ein ungleiches Chromosomenpaar (XY = ein X-Chromosom und ein Y-Chromosom). Demnach hat jede menschliche Zelle 46 Chromosomen.

Die langen, fadenförmigen Chromosomen mancher Tiere ordnen sich bei der Vorbereitung der Teilung scheinbar zu einem aufgeknäuelten Faden (Mitos). Dieser Tatsache verdankt der ganze Vorgang der Mitose den Namen.

Für die Zellteilung müssen bestimmte Bedingungen erfüllt sein. Eine teilungsfähige Zelle muß auch teilungsbereit sein. Die Eizelle wird erst durch die Befruchtung teilungsbereit, viele Organzellen erst nach Schädigung des Organs. In der Interphase verdoppelt sich die Chromosomenmasse (DNS-Autoreduplikation, DNS = Desoxyribonukleinsäure), und es sammeln sich Nährstoffe in der Zelle an.

Die **Mitose** teilen wir in 5 Stadien, die Prophase, die Metaphase, die Anaphase, die Telophase und die Rekonstruktionsphase ein.

Prophase. Falls nur ein Zentrosom vorhanden ist, teilt es sich in das Diplosom. Um die beiden Zentrosomen tritt eine sternförmige Strahlung **(Astrosphäre)** des Cytoplasmas auf. Die Zentrosomen weichen auseinander, zwischen ihnen tritt eine aus feinen Fäden bestehende Spindel auf (Abb. 4b).

Der Kern wird dichter, färbt sich dunkler, das Chromatin ordnet sich zu den Chromosomen. Die Kernmembran und die Kernkörperchen lösen sich auf. Kern und Cytoplasma sind nicht mehr scharf getrennt. Durch Vermischung des Kernsaftes mit dem benachbarten Zellplasma entsteht ein dünnflüssiges Medium (*Mixoplasma*), in dem die Materialwanderung während der Zellteilung besser stattfinden kann. Zellen mit Fortsätzen runden sich ab, nehmen durch Flüssigkeitsaufnahme Kugelform an.

Metaphase. Die Zentrosomen rücken an die Pole (Abb. 4c). Die Chromosomen sind durch stärkere Spiralisierung kürzer und dicker geworden und zeigen bereits eine feine Längsspaltung. Unter dem Einfluß der **Metaphasenspindel** ordnen sich die Chromosomen in der Äquatorialebene zu dem Mutterstern, dem **Monaster** (Abb. 4d). Das Cytoplasma verdichtet sich an der Zelloberfläche und verflüssigt sich weiter im Bereich der Spindel, deren Fäden mit den Chromosomen in Verbindung stehen.

Anaphase. Die schon vorher angedeutete Teilung der Chromosomen wird vollständig. Die Teilungshälften wandern auf die Pole zu (Abb. 4e). Aus dem Mutterstern entstehen die Tochtersterne (**Diaster**, Doppelstern). Zwischen den Tochtersternen erscheinen fädige Strukturen, die Verbindungsfasern (Abb. 4f). Am Äquator der Zelle tritt eine leichte Einschnürung des Cytoplasmas auf.

Telophase. Der Zelleib schnürt sich allmählich durch (Abb. 4f, g). Die Chromosomen werden durch Entspiralisierung länger und dünner und ordnen sich in Form zweier Knäuel an (**Dispirem**, Abb. 4g).

Rekonstruktionsphase (Abb. 4h). Durch Wasserverschiebung verschwindet das *Mixoplasma*. Kernmembran und Nukleolen treten wieder auf. Die Färbbarkeit der Chromosomen nimmt ab. Das Chromatin nimmt die Anordnung wie im Arbeitskern an. Zellen, die vor der Teilung Fortsätze hatten (z. B. Fibrozyten), breiten sich wieder aus.

Da bei der Mitose die lebende Substanz gleichmäßig auf die beiden Tochterzellen verteilt wird, sind diese halb so groß wie die Mutterzelle. Sie müssen deshalb durch Wachstum ihre spezifische Größe annehmen.

Endomitose. Verbleiben die längsgespaltenen Chromosomen im ursprünglichen Kern, so behält dieser die doppelte Chromosomenzahl. Läßt sich dieser Vorgang unter dem Mikroskop beobachten, so sprechen wir von **Endomitose.** Läuft er dagegen unsichtbar ab, so heißt er **Endoreduplikation.** Führen Endomitosen (oder auch Endoreduplikationen) zu einer Verdoppelung (4 n) und weiter zur Vervielfachung (8 n, 16 n usw.) des normalen Chromosomensatzes (2 n), so sprechen wir von *Polyploidie* der Kerne. Der Vorgang läuft rhythmisch ab und führt zur Kernvergrößerung. Polyploide Kerne können durch Amitosen auf einen „normalen" Chromosomensatz zurückgeführt werden.

Die Reduktionsteilung, Meiose

Sie ist eine Sonderform der Mitose. Bei der Meiose, im Verlaufe der Reifung der Geschlechtszellen, werden die Chromosomen nicht verdoppelt, sondern je zur Hälfte auf die beiden Tochterzellen in freier Kombination verteilt; aus diploiden Zellen (2 n) werden haploide (n). Bei der Befruchtung, der Vereinigung des männlichen und weiblichen Kernes, wird der diploide Chromosomenbestand (2 n) wieder hergestellt. Ohne die Reduktion würde der Chromosomenbestand von Generation zu Generation verdoppelt. Während der langdauernden Prophase der Meiose kann genetisches Material ausgetauscht werden (*Faktorenaustausch* oder „*Crossing over*"). Dazu lagern sich die homologen, bereits längsgespaltenen, von den beiden Eltern stammenden Chromosomen zu Tetraden aneinander.

Näheres über die feineren Vorgänge, den Rhythmus, die Dauer, die Ursachen der Meiose und ihre Bedeutung für die Vererbung bitte ich, in den Lehrbüchern der Zytologie und der Vererbungslehre nachzulesen.

4. Alter und Tod der Zellen

Das **Alter** der Zellen schwankt in weiten Grenzen. Manche hochentwickelten Zellen (z. B. Nervenzellen, Muskelzellen) leben so lange wie das Individuum. Gehen solche Zellen früher zugrunde, so können sie nicht ersetzt werden. Weniger differenzierte Zellen werden dauernd abgestoßen und durch Zellteilungen ersetzt **(Zellmauserung).**

Zellschädigungen und **Absterbeerscheinungen** führen zum Verlust der selektiven Permeabilität der Zellmembran. Besonders auffällig sind Veränderungen am Zellkern.

Der Kern schrumpft, das Chromatin wird dichter und färbt sich intensiver (**Kernpyknose,** pyknos = dicht) oder es löst sich auf **(Chromatolyse).** Auch die Kernmembran verschwindet, der Kern zerfällt in Fragmente **(Karyorhexis),** um sich alsbald aufzulösen **(Karyolyse).**

Beim Tode des Individuums sterben zunächst die erhöht sauerstoffbedürftigen, hochentwickelten Zellen ab. Weniger differenzierte Zellen können noch stunden- bis tagelang weiterleben.

Unter **Regeneration** verstehen wir Vorgänge, bei denen verlorengegangene Zellen und Gewebe durch Zellteilungen vollwertig ersetzt werden. Sie ist physiologisch beim Ersatz kurzlebiger Zellen (z. B. Epithelien, Erythrozyten) und reparativ nach Verletzungen der Zellen.

Die **Regenerationsfähigkeit** ist abhängig von der Differenzierungsstufe der betroffenen Zellen und vom Lebensalter des Individuums. Hochdifferenzierte Nerven- und Muskelzellen regenerieren nicht. Im Alter läuft die Regeneration langsamer ab.

Ist eine echte Regeneration nicht möglich, so schließt Bindegewebe (im Zentralnervensystem Gliagewebe) die bei einer Verletzung (oder Erkrankung) entstandene Lücke.

II. Die Gewebe

Bei den **einzelligen Lebewesen** leistet die eine Zelle alle für die Erhaltung des Individuums und der Art notwendigen Aufgaben. Sie nimmt die Nahrung auf, verarbeitet sie und scheidet die Schlacken aus. Sie bewegt sich in ihrer Umwelt, bildet dafür eventuell schon eine Art von Muskelfibrillen aus, nimmt die Reize der Umwelt auf, verarbeitet diese und reagiert darauf zweckentsprechend. Durch Teilung sichert sie die Erhaltung der Art. Bei den mehrzelligen Lebewesen, den **Metazoen,** kommt es zu einer Arbeitsteilung und damit auch zu einer morphologischen und funktionellen Differenzierung der Zellen. Die durch Vereinigung von Ei und Samenfaden entstandene befruchtete Eizelle ist zunächst noch omnipotent. Sie ist noch imstande, alle Zellformen des zukünftigen Organismus zu bilden. Diese Vielseitigkeit der Leistung bleibt auch noch im Zweizellenstadium erhalten. Lösen sich die beiden Zellen oder werden sie experimentell getrennt, so kann es noch zur Entwicklung zweier vollständiger Individuen kommen (eineiige Zwillinge). Eine Durchschnürung der Zygote in zwei gleichwertige Teile kann sogar noch im Stadium der Blastozyste stattfinden (siehe auch S. 60). Mit der weiteren Teilung, vor allem mit der Ausbildung bestimmter Zellformen nimmt zwar die Arbeitsleistung der neuen Zellen zu, die Vielseitigkeit der Leistung (die Potenzen) nimmt aber ab.

Die Eizelle und ihre ersten Teilungsprodukte können die gesamte genetische Information verwirklichen. Höher differenzierte Zellen können dies nicht mehr. Nur in Gewebekulturen werden Entdifferenzierungen beobachtet. Hier können aus Zellen höherer Differenzierungsstufe durch Teilungen Zellen einer niedrigeren Stufe entstehen (z. B. aus Herzmuskelzellen – Bindegewebszellen).

Verbände gleichartig differenzierter Zellen und ihre Abkömmlinge bezeichnen wir als **Gewebe.** Im Pflanzenreich unterscheiden wir Epithel- und Stützgewebe. Im Tierreich kommen zu diesen vegetativen Geweben noch die animalen Gewebe, das Muskel- und Nervengewebe.

Die Zellen sind innerhalb eines Gewebes auf verschiedene Weise miteinander verbunden. Die roten Blutkörperchen sind zu einem losen Verband zusammengeschlossen, die Herzmuskulatur dagegen zu einem netzartigen (retikulären) Gefüge. Knorpelzellen werden durch Zwischensubstanz verbunden, Epithelien durch mit Desmosomen ausgestattete Interzellulärbrücken (Plasmodesmen). Benachbarte Zellen können auch zu einem Syncytium verschmelzen.

Mehrere Gewebe vereinigen sich zu einem **Organ,** das mit einer gesetzmäßig aufgebauten Form eine bestimmte Funktion verbindet. Dabei braucht die Funktion nur an eines der zum Aufbau dienenden Gewebe gebunden zu sein. Organe mit gleichgerichteter Funktion werden zu **Organsystemen** oder **Apparaten** zusammengefaßt.

Neben diesen physiologischen Gesichtspunkten werden auch noch morphologische und entwicklungsgeschichtliche bei der Aufstellung der Organsysteme herangezogen.

1. Das Epithelgewebe

Es bedeckt als kontinuierliche Zellage die äußeren und inneren Oberflächen des Körpers und stellt somit die Verbindung mit der Umwelt her. Epithelien sind auch in der Lage, Stoffe aufzunehmen (*Resorption*), Stoffe zu bilden und abzugeben (*Sekretion*). Zur Reizaufnahme ist das Epithel mit dem Nervensystem eng verbunden indem es Nervenendigungen beinhaltet. Epithelzellen können sich auch in spezifische Rezeptoren umwandeln (Sinnesepithelien: Geschmackszellen, Riechzellen, Hörzellen u. a.).

Epithelien können aus allen 3 Keimblättern entstehen. Die innere Auskleidung der Blutgefäße (Endothel) und das Epithel der serösen Häute (Mesothel) sind mesodermaler Herkunft.

Da das Epithel im allgemeinen frei von Blutgefäßen ist, wird es durch einen Saftstrom aus seiner Unterlage ernährt. Zwischen den Zellen liegen **Interzellulärspalten,** die zur Oberfläche hin durch ein **Schlußleistennetz** abgedichtet sind.

Die Abdichtung durch Schlußleisten verhindert einen zu hohen Flüssigkeitsverlust des Körpers. Dieser Schutz kann durch Vermehrung der Zellagen und durch Verhornung der oberflächlichen Zellschichten verbessert werden. Dadurch wird auch die Abschirmung gegen chemische und mechanische Reize erhöht.

Gegen das Bindegewebe sind die meisten Epithelien durch ein lichtmikroskopisch homogenes Häutchen, die **Basalmembran** (Glashaut) abgegrenzt. Sie besteht aus einer homogenen Schicht und einem Filz aus Retikulinfasern und dient der Verankerung des Epithels.

Dem homogenen Anteil der Basalmembran entspricht elektronenoptisch die **Grenzmembran** (*basement membrane, basal lamina*). Sie wird als selektive Membran aufgefaßt und beeinflußt den Stoffaustausch.

Nach der Form und nach der Zahl der Schichten wird das Epithel eingeteilt in:

1. Plattenepithel { einschichtiges / mehrschichtiges
2. kubisches (isoprismatisches Epithel)
3. hochprismatisches Epithel (Zylinderepithel) { einschichtiges / mehrschichtiges (selten) / mehrstufiges (mehrreihiges)
4. Übergangsepithel

Für die Benennung dieser verschiedenen Epithelarten ist meist die Form der äußeren Schicht maßgebend. Die Epithelien können einschichtig, mehrreihig (mehrstufig) und mehrschichtig sein. Bei einschichtigen und mehrreihigen (mehrstufigen) Epithelien sitzen alle Zellen der Basis (meist einer Basalmembran) auf. Die Zellen des mehrreihigen (mehrstufigen) Epithels sind verschieden hoch; die kürzeren erreichen die freie Oberfläche nicht. Dadurch lassen sich oft mehrere Reihen von Kernen durch das ganze Epithel verfolgen. Beim mehrschichtigen Epithel haben nur die Zellen der basalen (inneren) Schicht Kontakt mit der Basalmembran.

Das **einschichtige Plattenepithel** (Abb. 5a) besteht aus polygonalen Zellen, die niedriger als breit sind. Es findet sich an inneren Oberflächen (als Auskleidung der Lungenalveolen, der Körperhöhlen, der Gelenke und Gefäße), die mechanisch nicht stark beansprucht werden. Es ist durchlässig für Gase (Lunge) und für flüssige Stoffe. Seine Zellen sind durch eine Kittsubstanz verbunden, die sich mit Silbernitrat darstellen läßt. Ist das Epithel besonders flach, so können die Zellkerne die freie Zelloberfläche vorwölben.

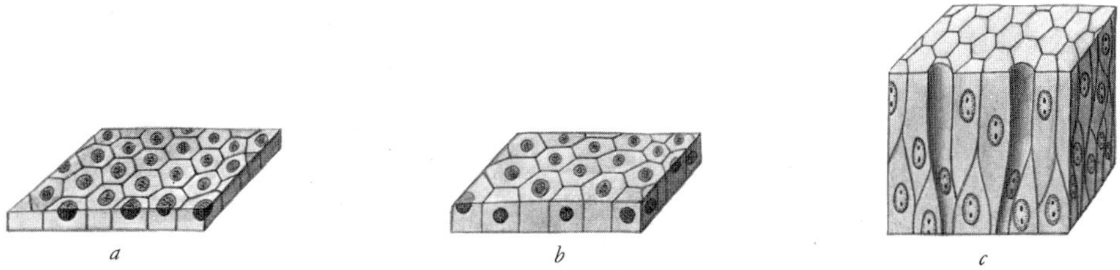

a = einschichtiges Plattenepithel
b = einschichtiges kubisches Epithel
c = mehrreihiges Zylinderepithel (mehrreihiges hochprismatisches Epithel) mit Schleimzellen und Schlußleistennetz

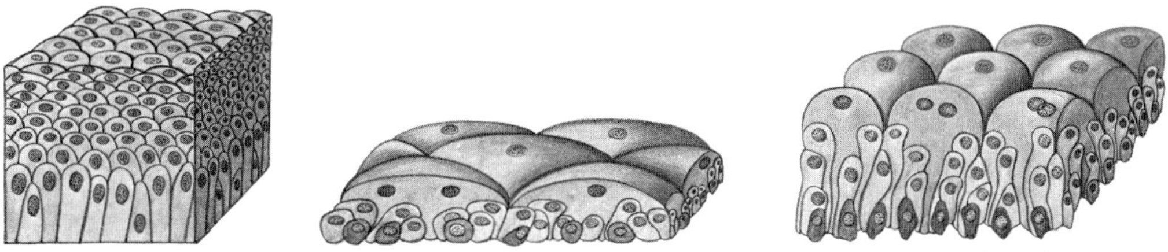

d = geschichtetes Plattenepithel
e = Übergangsepithel bei gefüllter Harnblase
f = Übergangsepithel bei entleerter Harnblase

Abb. 5. Verschiedene Epithelformen

Als **Endothel** wird ein einschichtiges Plattenepithel bezeichnet, das die Gefäße auskleidet. **Mesothel** nennt man dagegen die einschichtige Auskleidung der serösen Räume (Pleura-, Perikard- und Peritonealraum).

Beim **geschichteten Plattenepithel** (Abb. 5d) ist die basale Zellage isoprismatisch oder zylindrisch. Von ihr aus erfolgt die dauernde Erneuerung der Zellen. Mit dem Vorrücken der Zellen gegen die äußere Oberfläche platten sie sich mehr und mehr ab. Die obersten Zellen werden laufend abgestoßen. Bei äußeren Oberflächen kommt es zu einer Verhornung der oberflächlichen Zellagen (verhorntes geschichtetes Plattenepithel der Haut).

Das gegen mechanische Insulte widerstandsfähige mehrschichtige Plattenepithel finden wir auf den Lippen, in der Mundhöhle, in der Speiseröhre, in der Scheide, auf den Schamlippen, in Teilen der Harnröhre, auf der Eichel, auf dem inneren Blatt der Vorhaut und auf der Vorderfläche der Hornhaut. Verhorntes mehrschichtiges Plattenepithel bekleidet die gesamte Körperoberfläche.

Das **kubische** oder **isoprismatische Epithel** (Abb. 5b) steht zwischen dem Platten- und dem hochprismatischen Epithel. Wir finden es auf der Vorderfläche der Linse und in einigen Drüsen und Drüsenausführungsgängen.

Das **einschichtige hochprismatische Epithel** (einschichtiges Zylinderepithel) treffen wir im Magen-Darmkanal, in den Hauptstücken der Niere, in vielen Drüsen. Alle seine Zellen sitzen der Basis auf und die meisten erreichen die freie Oberfläche. Im Magen-Darm-Kanal trägt es einen Kutikularsaum, der sich elektronenoptisch in feinste dicht gelagerte Zytoplasmafortsätze, *Mikrovilli*, auflösen läßt und deshalb besser als Stäbchensaum bezeichnet wird. Mit Flimmerhaaren versehenes einschichtiges hochprismatisches Epithel kommt im Uterus, in den Eileitern und in den kleinen Bronchen vor.

Die Zylinderzellen des Nebenhodenganges tragen starre, den Mikrovilli nahestehende, Fortsätze, die **Stereozilien.** Diese feinen Zellausstülpungen bringt man mit Sekretionsvorgängen in Beziehung.

Beim **mehrstufigen** oder **mehrreihigen hochprismatischen Epithel** (Abb. 5c) sitzen alle Zellen der Basis auf, doch nur die längsten erreichen die Oberfläche. Je nach Länge der Zellen liegen die Kerne in verschiedener Höhe. Kerne der längsten Zellen haben die oberflächlichste Lage. Die bis zur Oberfläche reichenden Zellen tragen häufig einen Flimmerbesatz (Atemwege mit Ausnahme der kleineren Verzweigungen). Als zweistufiges (zweireihiges) Epithel ohne Flimmerhaare kommt es in vielen Drüsenausführungsgängen vor.

Beim **mehrschichtigen hochprismatischen Epithel** (mehrschichtigen Zylinderepithel) sitzen nicht alle Zellen der Basis auf. Die oberflächliche Lage besteht aus Zylinderzellen. Es kommt relativ selten vor. Man findet es am Übergang von geschichtetem Plattenepithel zum mehrstufigen Zylinderepithel und im Scheitel der Bindehaut (*Fornix conjunctivae*).

Das **Übergangsepithel** ist besonders der Dehnung angepaßt. Bei lichtmikroskopischer Betrachtung scheint es bei Dehnung aus einer vielschichtigen Form in eine wenigschichtige überzugehen (Abb. 5e,f). Die oberflächlichen großen, oft zweikernigen Deckzellen sind bei Dehnung flach, in nicht gedehntem Zustande mehr zylindrisch. Die kleineren, kubischen Zellen der basalen Schichten passen sich dem wechselnden Dehnungszustand weniger durch Formveränderung als durch Verlagerung in eine mehr oder minder große Zahl von Schichten an. Lichtmikroskopisch scheint das Übergangsepithel mehrschichtig zu sein. Elektronenoptische Untersuchungen (*G. Petry*) zeigen aber, daß alle Zellen der Basalmembran aufsitzen, und somit eine Mehrreihigkeit (Mehrstufigkeit) vorliegt. Übergangsepithel kommt in den ableitenden Harnwegen (Nierenkelche, Nierenbecken, Harnleiter, Harnblase, *Pars prostatica* der Harnröhre) vor.

Die Differenzierungen des Epithels

Für bestimmte Aufgaben finden sich an den Epithelien besondere Oberflächenbildungen. So tragen die Zylinderzellen des Atmungsapparates (Abb. 5c) feine **Flimmerhaare,** die alle nach einer Richtung flimmern und eingeatmete staubartige Fremdkörper wieder nach außen befördern. Das auf **Stoffaufnahme** (*Resorption*) besonders eingestellte Darmepithel trägt auf der freien Oberfläche einen aus feinen, dichtgelagerten stäbchenförmigen Cytoplasmafortsätzen, Mikrovilli, bestehenden **Stäbchensaum.** Dadurch ist für das Darmepithel ein mechanischer Schutz und gleichzeitig eine erhöhte Resorptionsfähigkeit gewährleistet.

Um die Möglichkeit, **Stoffe aufzunehmen,** weiter zu erhöhen, kann die Oberfläche als **Zotte** vorgebuchtet werden (Abb. 6).

Beim mehrschichtigen Plattenepithel der Haut trocknen die oberflächlichen Zelllagen ein, ihr Kern geht zugrunde. In den Epithelzellen der Haut entsteht eine gegen mechanische und chemische Einwirkungen widerstandsfähige **Hornsubstanz.** Die oberflächlichen Zellen werden dauernd abgestoßen und durch Nachrücken von Zellen aus den tieferen Schichten ersetzt. Andere Epithelzellen schützen ihre freie Oberfläche durch eine Verdichtung der Zellmembran, die ohne scharfe Grenze in das Zellplasma übergeht

(*Crusta*, z. B. bei den Deckzellen des Übergangsepithels). Ein vom Cytoplasma gut abgrenzbares, an der freien Oberfläche gelegenes Ausscheidungsprodukt der Zelle wird als *Cuticula* bezeichnet (z. B. das Zahnschmelz).

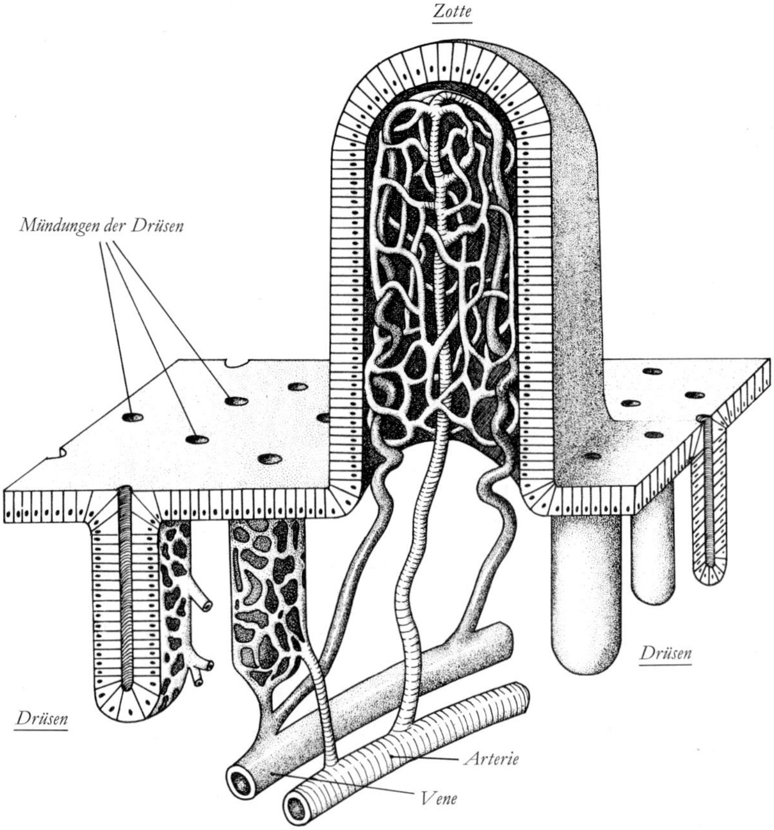

Abb. 6. Schema einer Zotte (aus der Oberfläche herausragend) und mehrerer Drüsen (in die Tiefe versenkt, auf die Oberfläche mündend)

Die **Stoffabgabe** (Sekretion) kann durch Vergrößerung der Oberfläche erleichtert werden. Sie erfolgt durch Einsenkung des sezernierenden Epithels in die Tiefe, in die bindegewebige Unterlage hinein, in Form von Schläuchen und Bläschen (**Drüsen,** vgl. Abb. 6).

Die Drüsen

Bestimmte Epithelien haben die Fähigkeit, Stoffe aus dem Blute aufzunehmen, in der Zelle zu verarbeiten, zu speichern und schließlich als spezifisches Produkt auszuscheiden. Wir nennen die für jede Drüse charakteristischen Produkte **Sekrete,** wenn sie im Organismus bestimmte Aufgaben zu erfüllen haben, **Exkrete,** wenn sie als Stoffwechselschlacken ausgeschieden werden.

Die einfachste Form der Drüse ist die einzellige. Sie kommt als **Becherzelle** an vielen inneren Oberflächen des Körpers vor. In ihrem bauchigen, der Oberfläche zugewandten Teil, speichert sie die Vorstufen des Sekretes in Form von Prämuzinkörnern.

Der Kern liegt vom Cytoplasma umgeben im basalen Teil. Ist die Zelle ganz mit Sekret gefüllt, so platzt sie an der freien Oberfläche und entleert den Schleim. Vom basalen Teil aus erfolgt die Regeneration der Zelle und die Bildung neuen Sekretes.

Liegen sezernierende Zellgruppen (z. B. Becherzellen) im Oberflächenepithel, so bezeichnet man sie als **endoepitheliale Drüsen.** Bei weiterer Vergrößerung der sezernierenden Oberfläche finden die Drüsen im Epithel keinen ausreichenden Platz. Sie senken

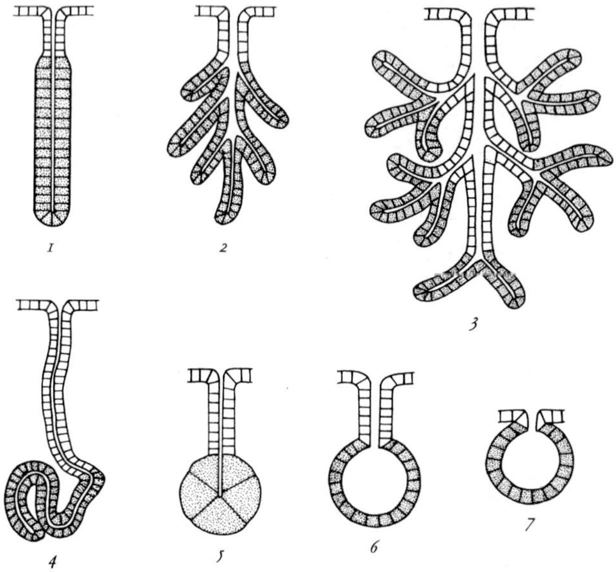

Abb. 7.
Schema der verschiedenen Drüsenformen.

1 einfache Drüse
2 verzweigte Drüse
3 zusammengesetzte tubulöse Drüse
4 tubulöse Knäueldrüse
5 tubuloazinöse Drüse
6 tubuloalveoläre Drüse
7 alveoläre Drüse

Sezernierende Abschnitte sind punktiert

sich deshalb in die Tiefe, in das daruntergelegene Bindegewebe. Man nennt sie dann **hypo-** oder **exoepitheliale Drüsen.** Die in die Tiefe gerückten Drüsen bilden einen ausführenden, nicht sezernierenden und einen das spezifische Sekret liefernden Abschnitt, das Drüsenendstück, aus.

Alle Drüsen, die ihr Sekret mit oder ohne Ausführungsgang auf eine Oberfläche (z. B. Darm, Haut) abgeben, bezeichnen wir als **exokrine Drüsen.** Wird das Sekret direkt an das Blut oder die Lymphe abgegeben **(Inkret, Hormon),** so sprechen wir von **endokrinen, inkretorischen** oder Drüsen mit innerer Sekretion. Diese haben keine Ausführungsgänge.

Nach der Form (Abb. 7) teilen wir die Drüsen in einfache (1), verzweigte (2) und zusammengesetzte (3) ein. Das sezernierende Endstück (in Abb. 7 punktiert) kann schlauchförmig, **tubulös** (1–4), beerenförmig, **azinös** (5) und bläschenförmig, **alveolär** (6, 7) sein.

Mischformen sind die **tubuloazinösen** (5) und die **tubuloalveolären** (6) Drüsen. Auch diese können wieder verzweigt und zusammengesetzt sein; die zusammengesetzten können Ausführungsgänge I., II. und III. Ordnung besitzen.

Die **tubulösen Drüsen** sondern meistens ein dünnflüssiges Sekret ab und haben deshalb eine feine Drüsenlichtung (Lumen). Hierher gehören die Magen-, Darm-, Uterus- und Schweißdrüsen. Ihre Endstücke können gerade verlaufen (Glandulae intestinales im Dünn- und Dickdarm) oder stark geknäuelt sein (Schweißdrüsen).

Alveoläre Drüsen sondern ein dickflüssiges Sekret, Schleim oder Talg, ab. Die Endstückzellen sind nicht besonders hoch, das Lumen ist weit. Auch sie kommen einfach, verzweigt oder zusammengesetzt vor (Schleim-, Talg-, Tarsal- und Milchdrüsen).

Tubuloalveoläre Mischformen sind die Pylorus-, Duodenal-, manche Schleimdrüsen und die Prostatadrüsen.

Abteilungen der zusammengesetzten Drüsen werden durch (interlobuläres) Bindegewebe zu kleineren und größeren **Läppchen** zusammengefaßt. In diesen bindegewebigen Scheidewänden (Septen) liegen die größeren Ausführungsgänge, Blut- und Lymphgefäße.

Die Drüsen können das Sekret direkt oder mittels feiner **Sekretkanälchen** in das Lumen ausscheiden. Diese können zwischen benachbarten Zellen (interzellulär, z.B. Gl. parotis, Gl. lacrimalis) oder in der Zelle (intrazelluläre Sekretkapillaren, z.B. der Belegzellen des Magens) liegen.

Die Drüsenzellen werden durch eine Basalmembran vom umliegenden Bindegewebe getrennt. Zwischen den sezernierenden Endstücken mancher Drüsen (z. B. der apokrinen Schweißdrüsen) und der Basalmembran liegen kontraktionsfähige, myofibrillenhaltige modifizierte Epithelzellen (*Myoepithelzellen*). Ihre Kontraktionen dienen der Sekretbeförderung.

Das Sekret entsteht in den Drüsenzellen über Vorstufen (*Prosekret*) in Form von Körnchen und Tropfen und wandert innerhalb der Zelle zu jenem Teil, an dem die Ausscheidung (*Extrusion*) stattfinden soll (*Apikalteil, Marginalteil*), oder es füllt die Zelle allmählich ganz aus. Die Energie für die Sekretbildung liefern die Mitochondrien. Die Ausstoßung des Sekretes aus der Zelle findet entweder durch eine lichtmikroskopisch sichtbare Lücke an der Zelloberfläche statt oder durch komplizierte submikroskopische Vorgänge. Dabei lösen sich die Membranen der Sekretvakuolen auf und werden in die Zellmembran eingebaut. Die dadurch freigewordenen Sekrete verlassen die Zelle (*Krinozytose*, ein der umgekehrt verlaufenden *Pinozytose* vergleichbarer Vorgang).

Geht bei der Sekretion die gesamte Zelle zugrunde, so sprechen wir von **holokriner Sekretion** (z. B. bei Talgdrüsen). Hier ist ein ständiger Ersatz durch Teilung der erhaltenen basalen Zellen erforderlich. Bei der **merokrinen Sekretion** bleibt der Zelleib ganz oder größtenteils erhalten. Die Zelle ist zur wiederholten Sekretion fähig. Das Sekret wird entweder durch Krinozytose an der freien Oberfläche ohne merkbaren Verlust an Cytoplasma aus der Zelle abgegeben **(ekkrine Sekretion,** bei den meisten exokrinen und endokrinen Drüsen), oder zusammen mit dem apikalen, sekretgefüllten Teil des Zelleibes abgestoßen **(apokrine Sekretion,** z. B. Milchdrüse, apokrine Schweißdrüsen). Bei dieser Sekretionsart ist die Zelle, im Gegensatz zur ekkrinen Sekretion, erst nach einer gewissen Regenerationsphase wieder sekretionsfähig.

Die **Endstücke** der Drüsen sind, je nach chemischer Beschaffenheit des Sekretes, verschieden gebaut. Seröse Endstücke erzeugen ein dünnflüssiges, eiweißhaltiges und fermentreiches Sekret. Ihre Lumina sind eng, die kugeligen Zellkerne sind aus der Zellmitte etwas zur Basis verschoben. Die Zellgrenzen sind leicht verwischt, das Cytoplasma apikal granuliert. Zwischen den Zellen liegen interzelluläre Sekretkanälchen (Sekretkapillaren). Seröse Drüsen sind z. B. die Ohrspeicheldrüse, das Pankreas, die Tränendrüse.

Die mukösen Endstücke erzeugen einen zähflüssigen Schleim. Ihre Lichtungen sind relativ weit, das Cytoplasma hell und wabig gebaut. Die platten Zellkerne liegen im basalen Teil der Zelle. Reine muköse Drüsen sind z. B. die Gll. palatinae.

Liegen die Enden muköser Drüsen seröse Zellen kappen- oder halbmondförmig auf (*v. Ebnersche* Halbmonde), so sprechen wir von gemischten Drüsen (Gl. submandibularis, Gl. sublingualis u. a.).

Die Regeneration des Epithels

Sie erfolgt von den basalen Zellen aus. Geschädigte Zellen werden aus dem Verband ausgestoßen. Nachbarzellen schließen die Lücke. Bei Epitheldefekten der Oberfläche schieben sich die Nachbarzellen über den Defekt, vermehren sich durch Mitosen und epithelisieren die Wundfläche. Das Epithel ist frei von Blut- und Lymphgefäßen. Seine Ernährung erfolgt über ein interzelluläres Spaltensystem durch Diffusion aus dem umliegenden gefäßführenden Bindegewebe.

2. Das Binde- und Stützgewebe

Für das Binde- und Stützgewebe ist die Ausbildung einer Grund- oder **Interzellularsubstanz** charakteristisch. Die Zellen treten ihr gegenüber mehr oder minder zurück. Zusammensetzung und Form der Interzellularsubstanz sind den mechanischen Aufgaben angepaßt. Das Bindegewebe hat die verschiedenen Organe und Organteile zu umhüllen, zu verbinden und Gefäße und Nerven heranzuführen. Es dient aber auch dem Stoffwechsel und der Abwehr.

Alle Binde- und Stützgewebe gehen aus dem embryonalen Bindegewebe oder **Mesenchym** hervor und stammen wie dieses vom mittleren Keimblatt, dem *Mesoderm*, ab.

Wir teilen sie ein in: 1. Bindegewebe, 2. Fettgewebe, 3. Knorpelgewebe und 4. Knochengewebe.

a) Die Bestandteile des Bindegewebes

Das Bindegewebe besteht aus **Zellen** und **Interzellularsubstanz.** Letztere wird von den Zellen ausgeschieden und läßt eine **amorphe Grundsubstanz** und verschiedene Arten von **Fasern** unterscheiden. Die meisten Bindegewebsarten haben keine Eigenform (z. B. retikuläres Bindegewebe, lockeres Bindegewebe, Fettgewebe). Nur das straffe faserige Bindegewebe (z. B. in den Sehnen) bildet eine Ausnahme.

α) Die Zellen des Bindegewebes

Die **Fibrozyten** (Abb. 8a) sind unregelmäßig begrenzte, stark abgeplattete Zellen mit ovalem Kern. In Kantenansicht erscheinen sie spindelförmig. Die feinen, an den meisten mikroskopischen Präparaten nicht sichtbaren, Fortsätze des Cytoplasmas stehen mit

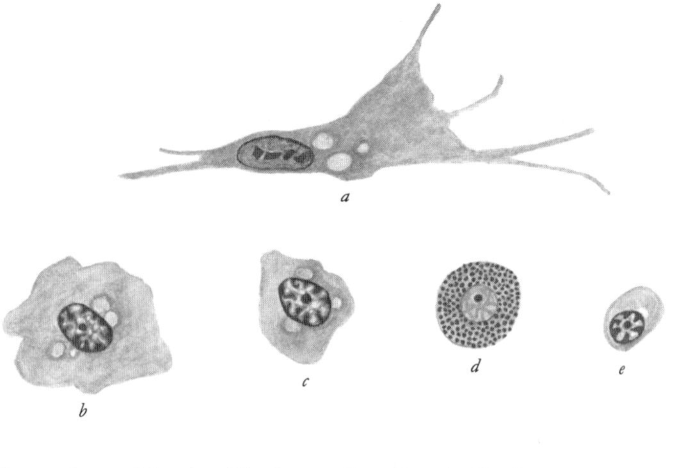

Abb. 8.
Zellen des Bindegewebes

a = Fibrocyt,
b und *c* = Histiocyten,
d = Mastzelle,
e = Plasmazelle

denen benachbarter Bindegewebszellen in Verbindung. Im Zelleib liegen in der Nähe des Kernes Körnchen und Vakuolen. Der Kern enthält mehrere kleine Nukleolen. Die Fibrozyten speichern bei der Vitalfärbung Farbstoffe nur schwer und in Form feiner *Granula*.

Man darf sie nicht als starre Zellformen auffassen. Sie können auf Reize hin ihre Fortsätze einziehen, sich abrunden und vielleicht auch in *Histiozyten* umwandeln. Während die Fibrozyten im bereits ausdifferenzierten Bindegewebsverband die ruhende, inaktive Form der Bindegewebszellen darstellen („fixe Bindegewebszellen"), treten die aktiven Fibroblasten im wachsenden Bindegewebe in Erscheinung. Sie bilden die Interzellularsubstanz und die Bindegewebsfasern.

Histiozyten oder ruhende Wanderzellen (Abb. 8b, c) werden erst nach chemischer Reizung z. B. durch Krankheitserreger amoeboid beweglich. Sie haben eine sehr wechselnde Form. Der Kern ist gewöhnlich dunkler, der Zelleib plumper. Er enthält größere Granula und zahlreiche Vakuolen. In flüssiger Umgebung nimmt er eine rundliche Form an. Durch die amoeboide Bewegung werden Histiozyten zu Wanderzellen und durch Phagozytose zu Makrophagen. Wenn sie in der Nähe von Blutgefäßen liegen, nennt man sie Adventitiazellen.

Die sog. „freien" Zellen des Bindegewebes liegen nicht mehr im Gewebsverband. Zu ihnen können, neben den weiter unten besprochenen Zellarten, auch die nicht ruhenden, amoeboid beweglichen Histiozyten gerechnet werden. Im Bindegewebe findet man auch verschiedene Formen der weißen Blutzellen (s. Blut, S. 53). Man nimmt gewöhnlich an, daß sie aus dem Blut in das Bindegewebe eingewandert sind. Auch wird ihre Bildung im Bindegewebe selbst vermutet (*v. Möllendorff*).

Die **Mastzellen** (Abb. 8d) sind rundlich oder haben grobe, lappige Fortsätze. Ihr Kern ist relativ klein. Das Cytoplasma ist angefüllt mit groben, rundlichen Granula, die in Wasser leicht löslich sind. Diese färben sich mit basischen Farbstoffen **metachromatisch,** d. h. in einem von der Farblösung abweichenden Farbton (z. B. mit Methylenblau-rot). Mastzellen enthalten das die Blutgerinnung hemmende **Heparin** und das Gewebshormon **Histamin.**

Plasmazellen (Abb. 8e) sind nicht teilungsfähige, kurzlebige Zellen. Im Bindegewebe findet man sie nicht regelmäßig. Sie treten einige Tage nach stattgefundener Infektion und bei erhöhtem Stoffwechsel auf (in der Darmwand während der Verdauung und beim Gewebszerfall). Es sind meistens rundliche oder eiförmige basophile Zellen, reich an Ergastoplasma und Ribosomen. Sie zeigen keine deutliche Granulierung. Den exzentrisch gelegenen Zellkern umgibt ein hellerer Cytoplasmahof. Oft ist der Zelleib nur an einer eng umschriebenen Stelle in Nähe des Zellkernes aufgehellt (*juxtanukleäre Vakuole*). Der Kern zeigt ein zentrales, gröberes Chromatinkorn und stärkere Chromatinschollen unmittelbar an der Kernmembran (*Radkern*). In degenerierten Zellen entstehen azidophile, homogene Einschlüsse, die *Russel*schen Körper, die beim Zellzerfall frei werden. Plasmazellen entstehen aus Retikulumzellen und Lymphozyten und sind als Erzeuger der **Gamma-Globuline** an der Bildung von Antikörpern beteiligt.

Monozyten, Lymphozyten, Granulozyten, S. 54–56

Die Retikulumzellen des Bindegewebes (S. 23), die Endothelzellen der Lymphknoten, des Knochenmarks, der Leber und der Nebennierenrinde sind der Phagozytose fähig. Sie dienen der Abwehr und werden als **retikuloendotheliales System** (RES) zusammengefaßt. Auch die Histiozyten (Makrophagen) können in dieses System einbezogen werden. Man bezeichnet es dann als **retikulohistiozytäres System** (RHS). Die Zellen beider Systeme sind zusammen mit den weißen Blutkörperchen nicht nur in der einfachen Abwehr (Phagozytose) und im Stoffwechsel (Eisenstoffwechsel, Fettstoffwechsel u. a.), sondern auch in der speziellen Immunabwehr tätig. (Über immunbiologische Abläufe, wie die Bildung und den Transport der Antikörper, den Abbau der Antikörper-Antigenverbindungen usw., bitte ich in den einschlägigen Lehrbüchern nachzulesen.)

β) Die Fasern des Bindegewebes

αα) Die kollagenen Fasern (Abb. 12a)

In allen Bindegeweben und in Stützgeweben, welche mechanische Funktionen zu erfüllen haben, findet man die beim Kochen leimgebenden **kollagenen Fasern** (gr. kolla = Leim).

Sie sind zusammengebündelt aus 0,3–0,5 μm dicken Fibrillen, die sich elektronenoptisch in noch feinere Mikrofibrillen auflösen lassen und eine Querstreifung zeigen. Unbehandelte kollagene Fasern sind farblos und kaum lichtbrechend. Nach Säurebehandlung quellen sie auf und werden unsichtbar. Im polarisierten Licht sind sie doppelbrechend. Kollagene Fasern haben einen großen Elastizitätsmodul und sind praktisch nicht dehnbar (zugfest). Wegen dieser Eigenschaft finden sie im tierischen und menschlichen Organismus weite Verbreitung. Nur im Zentralnervensystem kommen sie nicht vor. Da sie funktionell hauptsächlich auf Zug beansprucht werden, sind sie stets in Richtung der Zugwirkung angeordnet. Durch ihren oft welligen Verlauf lassen kollagene Fasern eine begrenzte Dehnung bis zu ihrer Entwellung zu (z. B. im Stimmband). In Geweben, die in mehreren Richtungen auf Zug beansprucht werden und begrenzt dehnbar sein sollen (z. B. Haut, Faszien), durchflechten sich die kollagenen Fasern scheinbar regellos in verschiedenen Richtungen. Im Prinzip handelt es sich aber um eine Überkreuzung der Fasern unter mehr oder minder spitzen Winkeln (Prinzip des Scherengitters, „venetianische Schere"). Durch Verstellung der Überkreuzungswinkel bei Zugwirkung wird hier eine begrenzte Dehnbarkeit in verschiedenen Richtungen ermöglicht. Eine Wellung der Fasern ist bei diesem Prinzip nicht erforderlich.

ββ) Die elastischen Fasern (Abb. 12a)

Im Gegensatz zu den zugfesten kollagenen Fasern sind die **elastischen** Fasern wie ein Gummiband bis auf 100–150% ihrer Ursprungslänge dehnbar. Wenn sie nicht überdehnt wurden, nehmen sie nach stattgefundener Dehnung ihre Anfangslänge wieder ein. Durch Überdehnung zerrissene elastische Fasern rollen ihre freien Enden ein (Bischofsstabform).

Elastische Fasern sind stark lichtbrechend und widerstandsfähig gegen Säuren und Alkalien. Wenn im Häutchenpräparat die kollagenen Fasern durch Säurezusatz aufgequollen und unsichtbar geworden sind, treten die elastischen Fasern besonders schön hervor. Mit Orcein und Resorcinfuchsin lassen sich elastische Fasern spezifisch färben. Lichtmikroskopisch erscheinen sie homogen. Elektronenoptisch kann man in ihnen Elastinfibrillen unterscheiden, die ihrerseits wieder aus Protofibrillen bestehen.

Die elastischen Fasern neigen zu Verzweigung und Netzbildung. Sehr dichte elastische Netze gehen kontinuierlich in durchlöcherte elastische Membranen (gefensterte Membranen) über.

Man findet elastische Fasern in größeren Mengen nicht nur im Bindegewebe und im elastischen Knorpel, sondern auch in Kapseln verschiedener Organe, in der Wand der Blutgefäße, in der Lunge, im Stimmband, in den Bändern der Wirbelsäule. Alle an elastischen Fasern reichen Gewebe haben in frischem Zustand eine gelbliche Farbe (z. B. die Ligg. flava der Wirbelsäule).

Das häufig gemeinsame Vorkommen elastischer und kollagener Fasern ist für die Funktion vieler Gewebe und Organe unerläßlich. Das Stimmband kann bei der Phonation so lange gedehnt werden, bis seine in Zugrichtung angeordneten, im Ruhezustand gewellten, kollagenen Fasern entwellt sind. Hört die Dehnung auf, so stellen elastische Fasern die Ausgangslänge des Stimmbandes wieder ein. Wir sprechen von einer funktionellen Koppelung beider Faserarten (kollagen-elastisches System).

γγ) Die Retikulin-, Gitter- oder argyrophilen Fasern (Abb. 11)

Es sind äußerst feine Fasern, die aus Retikulin, das dem Kollagen verwandt ist, bestehen. Durch Silberimprägnation färben sie sich schwarz, kollagene Fasern dagegen braun. Man nimmt an, daß sie Vorstufen der kollagenen Fibrillen sind (präkollagene Fasern). Im Gegensatz zu den kollagenen Fasern sind sie dehnbar. Elektronenoptisch weisen sie wie diese eine deutliche Querstreifung auf.

In lymphatischen Organen bilden sie ein feines Netzwerk (Reticulum), das den Retikulumzellen als Stütze dient. Sie beteiligen sich an der Bildung der Basalmembranen. Muskelfasern, Drüsenendstücke, Blut- und Lymphkapillaren, Fettzellen usw. umspinnen sie in Form von Gittern (Gitterfasern, schön in der Leber darstellbar).

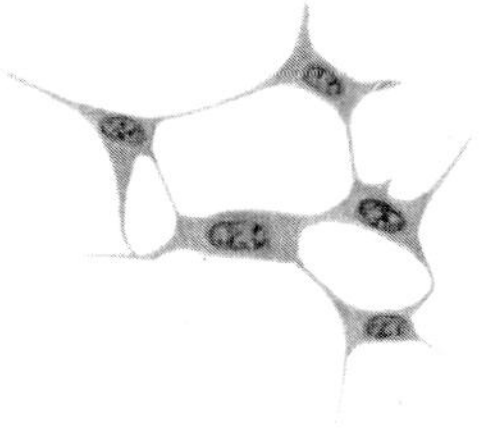

Abb. 9. Mesenchym. Vergr. 350 ×

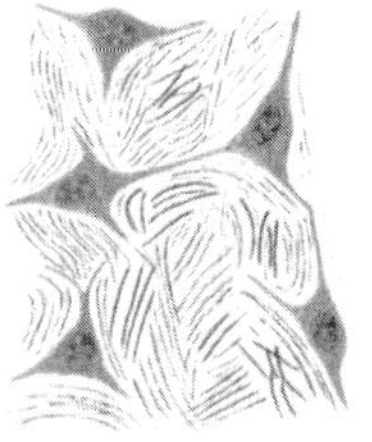

Abb. 10. Gallertiges Bindegewebe. Vergr. 350 ×

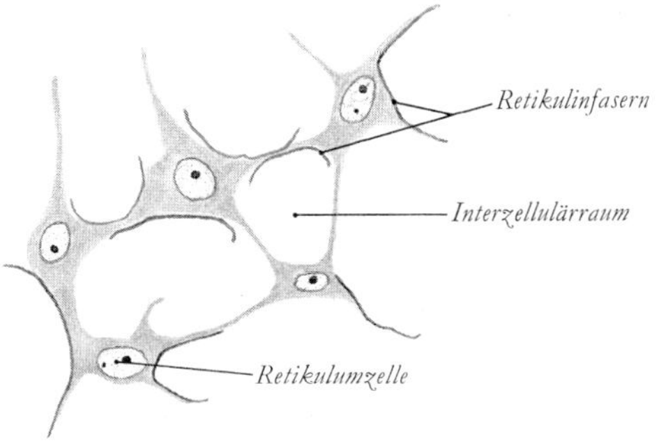

Abb. 11. Retikuläres Bindegewebe. Vergr. 350 ×

Schrumpfung der Bindegewebsfasern. Für längere Zeit entspannte Bindegewebsfasern werden kürzer, gespannte dagegen länger. Diese Tatsache ist bei der Ruhigstellung verletzter Skeletteile und Gelenke zu berücksichtigen.

γ) Die amorphe Grundsubstanz

kann flüssig und mehr oder minder verfestigt sein. Sie hat große Bedeutung für den Transport der Nährstoffe und Abbauprodukte und dient als Reservoir für die extrazelluläre Flüssigkeit. Bei den Stützgeweben (Knorpel, Knochen) hat sie auch mechanische Bedeutung.

b) Die Formen des Bindegewebes

α) Das Mesenchym oder embryonale Bindegewebe (Abb. 9)

Bei jungen Embryonen finden wir zwischen den Organanlagen ein Netzwerk von sternförmig verzweigten Zellen mit relativ großen Kernen. In den Maschen des Netzwerkes liegt eine undifferenzierte, flüssige Interzellularsubstanz. Es fehlt noch jegliche Faserbildung. Die Zellen sind teilungsfähig und können wandern. Das Mesenchym ist das Muttergewebe aller übrigen Binde- und Stützgewebe.

β) Das gallertige Bindegewebe (Abb. 10)

ist bei niederen Tieren weit verbreitet. Beim Menschen kommt es nur in der Nabelschnur vor. Die netzartige Anordnung der Zellen erinnert an das embryonale Bindegewebe. Die Interzellularsubstanz besteht aus einer mukopolysaccharidhaltigen gallertigen Masse, in der kollagene Fibrillen regellos eingelagert sind.

γ) Das retikuläre Bindegewebe (Abb. 11)

Es besteht, wie die beiden vorigen, aus einem Netzwerk von Zellen **(Retikulumzellen).** Diesen liegen feine **Retikulin-** oder **argyrophile** (gr. argyros = Silber; philos = liebend) Fasern eng an. Die Interzellularräume sind mit freien Zellen, vorwiegend Lymphozyten, und Gewebsflüssigkeit gefüllt. Retikulumzellen können Fremdkörper speichern, sich aus dem Zellverband lösen und zu amoeboid beweglichen freien Zellen, *Makrophagen*, werden. Sie dienen der Abwehr und gehören zum retikuloendothelialen System (RES, S. 21).

Retikuläres Bindegewebe bildet das Grundgerüst der lymphatischen Organe (Lymphknoten, Tonsillen, Milz, Thymus) und des Knochenmarkes. Retikulinfasern umspinnen als Gitterfasern Kapillaren, Drüsen, Muskelfasern usw. Durch Speicherung von Fett können Retikulumzellen zu Fettzellen werden.

δ) Das fibrilläre Bindegewebe

In ihm stehen die Fibrillen und Fasern im Vordergrund. Nach der Zahl, Größe und Anordnung der Fasern teilen wir es ein in lockeres (locker verfilztes, interstitielles), in derb verfilztes und in parallelfaseriges Bindegewebe.

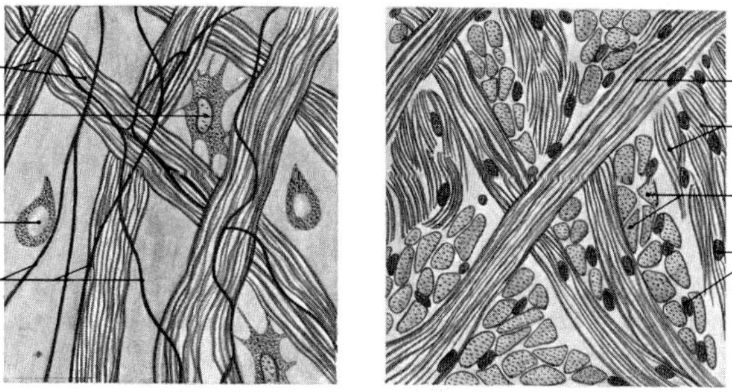

Abb. 12. Fibrillares Bindegewebe
a = lockeres Bindegewebe, *b* = derb verfilztes Bindegewebe

Das **lockere Bindegewebe** (Abb. 12a) ist im Körper weit verbreitet. Es füllt die Räume zwischen den Organen aus, liegt in Organen selbst und hält ihre Teile zusammen. Neben Zellen enthält es verschieden dicke kollagene Fibrillenbündel, die gewellt und in verschiedenen Richtungen angeordnet sind. Auch elastische Fasern beinhaltet es stets in verschiedener Menge. Die Anordnung beider Faserarten ermöglicht eine gute Verschiebbarkeit. Es schiebt sich in die Spalten anderer Gewebe hinein (z. B. zwischen die Muskel-, Nervenfasern usw.) und faßt sie zu kleineren und größeren Einheiten zusammen. Die Fibrillenbündel stehen einerseits mit dem feinen Gitterfasernetz (s. Retikulinfasern) in Verbindung, andererseits stehen sie auch mit dem selbständig verlaufenden, elastischen Raumgitter in funktioneller Wechselwirkung (funktionelle Koppelung, kollagener und elastischer Fasern, S. 22).

Zwischen den Fibrillenbündeln liegen die Zellen (*Fibrozyten*, S. 20) und feine und gröbere mit Gewebslymphe gefüllte Spalten. Das lockere Bindegewebe geht durch Zunahme der Zahl und Dicke der kollagenen Fibrillenbündel fließend in das **derb verfilzte Bindegewebe** (Abb. 12b) über. Man findet letzteres in der Lederhaut (Corium).

Sind die Fibrillenbündel flächenhaft, in Lamellen angeordnet, so sprechen wir von **lamellärem Bindegewebe.** Es umhüllt als *Perimysium externum* die Muskeln, als *Perineurium* die Nerven.

Parallelfaseriges Bindegewebe (Abb. 13, 14) findet sich als Ausdruck einseitiger Zugbeanspruchung in den Sehnen und Bändern. Die parallel verlaufenden kollagenen Fibrillenbündel werden durch feines, lokeres Bindegewebe zusammengehalten. Die Sehnenzellen (Fibrozyten) sind stark abgeplattet. Ihr Cytoplasma schiebt sich mit unregelmäßig gestalteten Fortsätzen zwischen die Fibrillenbündel. Auf Querschnitten erscheinen die Sehnenzellen deshalb sternförmig (Flügelzellen). Die platten Zellkerne sind in Flächenansicht oval, in Kantenansicht stäbchenförmig. Im Ruhezustand des Muskels sind die kollagenen Fibrillenbündel der Sehnen leicht gewellt. Elastische Fasern sind in den meisten Sehnen und Bändern spärlich vorhanden. Nur in den stark dehnbaren Bändern der Wirbelsäule kommen sie in größeren Mengen in Form von Netzen vor

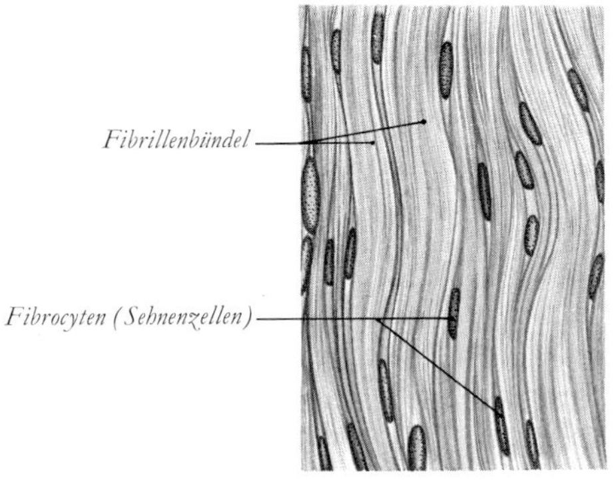

Abb. 13. Längsschnitt durch eine Sehne. Vergr. 500mal

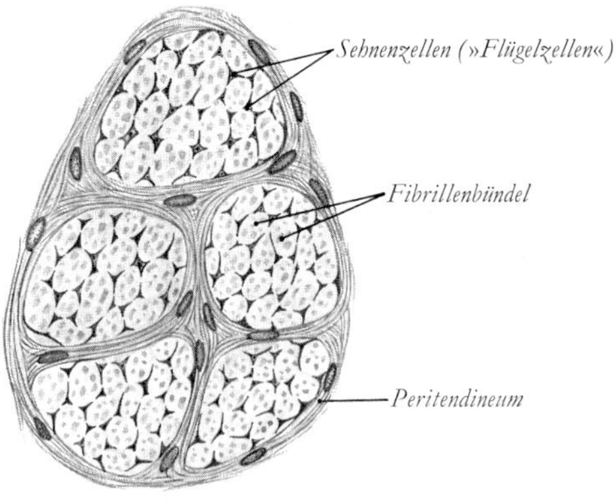

Abb. 14. Querschnitt durch eine Sehne Vergr. 300mal

(elastische Bänder) und bedingen ihre im frischen Zustand gelbliche Farbe („gelbe Bänder"). Beim Menschen werden deshalb die zwischen den Wirbelbögen ausgespannten Bänder als *Ligg. flava* bezeichnet. Das besonders bei Vierfüßlern starke Nackenband (*Lig. nuchae*) und das Stimmband (*Lig. vocale*) sind ebenfalls reich an elastischen Fasern.

ε) Das Fettgewebe

besteht aus großen, blasigen, mit Fett gefüllten Zellen, die von feinen Retikulinfasern umsponnen und durch kollagene und elastische Fasern zu größeren Gruppen, den Fettläppchen, zusammengefaßt werden. Das Fett wird entweder durch Mikropinocytose aus dem Blut aufgenommen oder aus Kohlenhydraten in der Zelle gebildet. Es besteht zunächst aus mehreren Tropfen, welche später zu einem einzigen großen zusammenfließen. Cytoplasma und Kern werden dabei an den Rand der Zelle verdrängt (Siegelringform, Abb. 15). Häufig buchtet sich das Fett auch in den schmalen Kern vor. Er erscheint, nach Auflösung des Fettes, als Lochkern. Eine mit Fett vollbeladene Zelle zieht ihre Fortsätze ein und nimmt Kugelform an. Liegen die Zellen dicht nebeneinander, so deformieren sie sich zu mehr polygonalen Formen.

Bei üblicher Herstellung mikroskopischer Präparate wird das Fett aus den Zellen durch fettlösende Substanzen (Alkohol, Äther, Xylol) herausgelöst. Die Fettzellen erscheinen dann als leere, blasige Räume, an deren Rand der Kern liegt. Der herausgelöste große Fetttropfen hinterläßt in der Zelle eine einzige große Vakuole. Dieses univakuoläre Fettgewebe (auch *weißes* oder gelbes *Fettgewebe*) ist im menschlichen Körper allgemein verbreitet. Enthalten die Fettzellen mehrere Fetttropfen, so sprechen wir von plurivakuolärem Fettgewebe. Dazu gehört beim Menschen das embryonale Fettgewebe und das *braune Fettgewebe*. Letzteres ist beim Menschen selten. Es kommt nur in der Nierenfettkapsel und am Bauchfell vor.

Das Fettgewebe tritt immer in Nähe der Blutgefäße auf. Jedes Fettläppchen hat eine eigene Gefäßversorgung. Die enge Beziehung der Fettzellen zu den Blutgefäßen ermöglicht nicht nur die Speicherung bei Überangebot, sondern auch den raschen Abbau bei nicht ausreichender Ernährung.

Fett hat einen höheren Brennwert (9,3 Kcal/g) als Eiweiß oder Kohlenhydrate. Es wird deshalb im Körper als hochwertige Energiequelle im **Depotfett** gespeichert (Speicherfett). Fettgewebe ist mechanisch verformbar und bildet ein gutes Polstermaterial unter der Haut, besonders an Stellen, die starkem Druck ausgesetzt sind (Fußsohle, Hohlhand u. a.). Als Orbitalfett hält es den Augapfel in seiner Lage; als Wangenfettpfropf des Säuglings (*Bichat*scher Fettpfropf) ist es für den Saugakt lebensnotwendig. Dieses **Baufett** wird, im Gegensatz zu Speicherfett, auch bei stärkerer Abmagerung nicht völlig abgebaut.

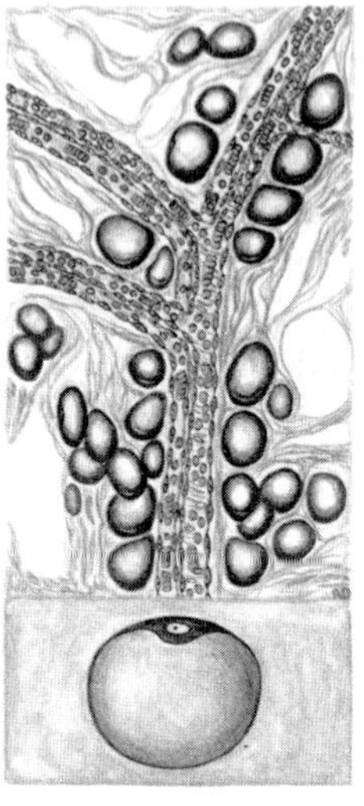

Abb. 15. Oben: Blutgefäßen anliegende Fettzellen (aus dem großen Netz des Menschen).

Unten: Univakuoläre Fettzelle („Siegelringzelle"), stärker vergrößert

Durch sein hohes Wasserbindungsvermögen ist Fettgewebe für den Wasserhaushalt des Körpers von Bedeutung. Schließlich bildet das subkutane Fettgewebe einen gewissen Schutz gegen Unterkühlung.

Der histologische Nachweis des Fettes muß am Gefrierschnitt oder am mit fettlösenden Substanzen nicht vorbehandeltem fixiertem Material erfolgen. *Osmiumtetroxyd* färbt Fettzellen schwarz, *Sudan III* rot.

Regeneration des Bindegewebes. Das Bindegewebe kann durch mitotische Teilungen seiner Zellen und durch Neubildung von Fasern regenerieren. Auch Defekte in verschiedenen Organen heilen oft bindegewebig ab. Solche bindegewebige Narben sind funktionell minderwertig, weil sie die ursprüngliche Funktion der verlorengegangenen Organteile nicht ersetzen können (z. B. in der Leber, im Muskel). Die Regenerationsfähigkeit durchtrennter Sehnen ist gut. Nachdem eine Sehnennaht durchgeführt wurde, wandern aus der bindegewebigen Sehnenhülle (*Peritendineum*) Fibroblasten und Blutgefäße an die Durchtrennungsstelle.

c) Die Formen des Stützgewebes

Die primitive Rumpfstütze niederer Tiere (*Chorda dorsalis*, Rückensaite) wird auch bei menschlichen Keimlingen angelegt. Das **Chordagewebe** besteht aus großen, blasigen, mit Flüssigkeit gefüllten und mit einer festen Membran versehenen Zellen, die durch eine kräftige Schicht kollagener Fasern zusammengehalten werden. Eine Interzellularsubstanz ist nicht ausgebildet. Das Chordagewebe hat eine gewisse Druck- und Biegungsfestigkeit.

α) Das Knorpelgewebe

Der Knorpel entsteht aus Anhäufungen von Mesenchymzellen (Vorknorpel). Die Zellen (*Chondroblasten*) scheiden Knorpelgrundsubstanz (*Chondroid*) aus. In dieser entstehen ebenfalls durch Zellausscheidung aus Vorstufen die kollagenen und elastischen Fasern. Durch Bildung der Grundsubstanz rücken die Zellen auseinander. Sie teilen sich erneut und bilden anschließend weiter Grundsubstanz (interstitielles Wachstum). Das appositionelle Wachstum geht dagegen von Chondroblasten aus, die dem Hüllmesenchym des Knorpels entstammen.

Knorpel ist wesentlich härter als Bindegewebe, druckfest und, wenn das ihn umhüllende Perichondrium intakt ist, auch biegungsfest.

Das **Perichondrium** (Knorpelhaut) umhüllt als Bindegewebshaut den Knorpel (umhüllter Knorpel). Nur die Gelenkknorpel haben keine bindegewebige Hülle (freier Knorpel). Das Perichondrium besteht in seinen äußeren Schichten aus einem Geflecht kollagener und elastischer Fasern. Aus den inneren Schichten biegen die kollagenen Fasern arkadenförmig in den Knorpel ein. Zwischen Perichondrium und Knorpel besteht somit keine scharfe Grenze. Bei der Verbiegung eines Knorpelstückes wird auf seiner Konvexseite die Zugwirkung vom Perichondrium aufgefangen. Erst durch diese Wirkung des Perichondrium als Zuggurtung wird der Knorpel biegungsfest. Das Perichondrium führt Blutgefäße und Nerven. Von ihm aus erfolgt die Ernährung und Regeneration des gefäßlosen Knorpels. Gelenkknorpel regeneriert nicht. Ernährt wird er von der Gelenkschmiere (Synovia).

αα) Der hyaline Knorpel (Abb. 16b)

Er kommt im Respirationsapparat (Nase, Kehlkopf, Luftröhre, große Bronchen), in den Wachstumsfugen (Epiphysenfugen) und als Rippen- und Gelenkknorpel vor. Hyaliner Knorpel ist schneidbar, elastisch, weniger zugfest als druckfest (1–2 kg/mm^2). In dünner Lage ist er durchscheinend (gr. hyalos), in dicker bläulich-weiß.

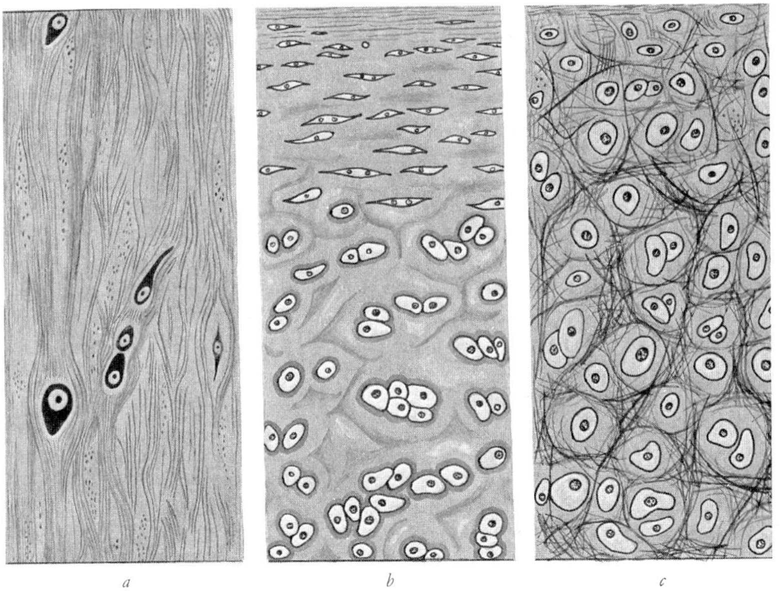

a b c

Abb. 16. *a* = Faserknorpel (Discus intervertebralis), Vergr. 300×; *b* = hyaliner Knorpel (Trachea), Vergr. 100×; *c* = elastischer Knorpel (Ohrmuschel), Vergr. 200×

Die flüssigkeitsreichen **Knorpelzellen** enthalten Fett und Glykogen. Sie liegen einzeln, zu zweien oder in größeren Gruppen in Höhlen der Grundsubstanz, den **Knorpelhöhlen.** Zwei oder mehr in einer Knorpelhöhle liegende Zellen sind durch Teilung aus einer Zelle hervorgegangen.

Mehrere Knorpelzellen umgibt ein stark basophiler Knorpelhof und faßt sie zu einem **Chondron** zusammen. Jede Knorpelzelle ist in der Grundsubstanz mit einer Wicklung zugfester, kollagener Fibrillen umgeben. Zwei oder mehr Zellen werden durch ähnliche Wicklungen zusammengefaßt, mehrere Zellen wiederum durch neue Wicklungen. Es entstehen dadurch kugelartige, druckelastische Polster, die den *Chondronen* entsprechen (Knorpelkugeln, Territorien, Abb. 17). Nahe der Knorpeloberfläche biegen die kollagenen Fibrillen bogenförmig um und bilden die tangential verlaufenden Fasern des Perichondrium. Zwischen den Chondronen, in der weniger basophilen interterritorialen Grundsubstanz, liegen durchlaufende Züge **kollagener Fibrillen.**

Chondrone sind die funktionellen Bauelemente des Knorpels. Ihre Zahl und Anordnung ist, je nach Beanspruchung des Knorpels, verschieden.

Gegen die Oberfläche hin werden die Knorpelzellen zunehmend flacher und gehen kontinuierlich in die Fibrozyten der Knorpelhaut (Perichondrium) über.

Die Grundsubstanz enthält ein Glykoproteid und teils an dieses gebundene, teils freie Chondroitinschwefelsäuren (Mukopolysaccharide). Auf letzteren beruht die Basophilie der Grundsubstanz und die Aufquellung der Kollagenfasern des hyalinen Knorpels. Die kollagenen Fasern sind an gewöhnlichen mikroskopischen Präparaten lichtdurchlässig und nicht sichtbar („maskiert").

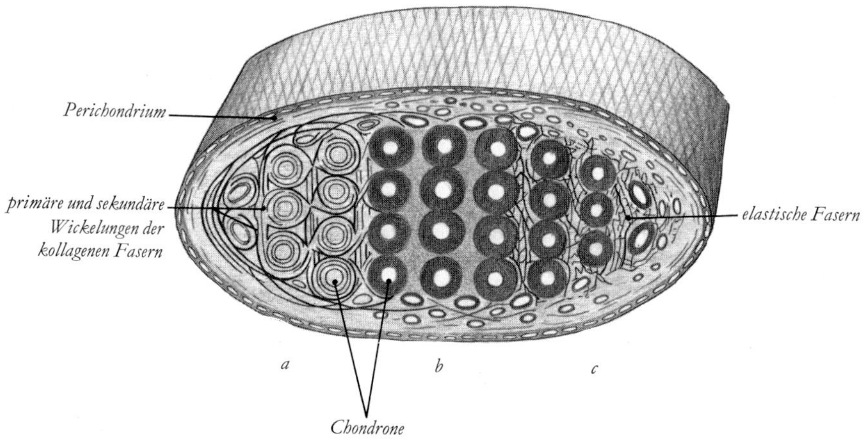

Abb. 17. Funktionelle Struktur des Knorpels (nach *Benninghoff*). *a* = Wickelungen verschiedener Ordnung der kollagenen Fasern, *b* = hyaliner Knorpel (kollagene Faserwickelungen verdeckt), *c* = eingelagerte elastische Fasern beim elastischen Knorpel

Im Alter und bei Ernährungsstörungen des Knorpels verlieren Zellen und Grundsubstanz Wasser; die Chondroitinschwefelsäuren werden stellenweise abgebaut. Zugrundegegangene Zellen sind einige Zeit als „Schatten" zu sehen und die Kollagenfasern werden im Knorpel in kleinen Bezirken sichtbar – demaskiert **(„Asbestfasern").** Relativ früh beginnt auch die **Verkalkung** des hyalinen Knorpels und sein Ersatz durch Knochen (Kehlkopfknorpel, Rippenknorpel).

Der Knorpel enthält keine Blutgefäße und Nerven. Der „umhüllte" Knorpel wird deshalb vom Perichondrium aus durch Diffusion ernährt, der freie Gelenkknorpel von der Synovia aus.

Die Regeneration des voll entwickelten Hyalinknorpels ist schlecht. Lediglich vom Perichondrium aus kann ein Ersatz durch Bildung einer Art Faserknorpel geleistet werden. Häufig wird der Defekt nur durch Bindegewebe verschlossen.

Der **fetale Knorpel** besitzt Blutgefäße. Seine Zellen sind den Mesenchymzellen ähnlich und gleichmäßig im Knorpel verteilt. Eine territoriale Gliederung fehlt.

ββ) Der elastische oder Netzknorpel (Abb. 16c)

Zum Unterschied vom hyalinen, enthält er noch zusätzlich ein Netzwerk von elastischen Fasern. Sie umgeben die meist einzelligen Chondrone und strahlen in die Knorpelhaut ein. Elastischer Knorpel ist gelblich und biegsamer als der hyaline. Er verkalkt selten.

Vorkommen: Ohrmuschel, Kehldeckel, *Processus vocalis* des Gießbeckenknorpels, Ohrtrompete.

γγ) Der Faserknorpel (Bindegewebsknorpel, Abb. 16a)

Die von einem feinen Hof von Knorpelgrundsubstanz umgebenen, meist einzeln vorkommenden Knorpelzellen liegen zwischen Bündeln gut sichtbarer kollagener Fibrillen. In seiner Struktur nähert sich der Faserknorpel dem straffen Bindegewebe und besitzt auch ähnliche mechanische Eigenschaften (vor allem Zugfestigkeit). Er kommt in Zwischenwirbelscheiben und in der Schambeinfuge vor.

In den *Disci* und *Menisci* der Gelenke und in den Pfannenlippen (*Labra glenoidalia*) kommt Faserknorpel nur stellenweise vor. Die übrigen Anteile bestehen aus einem sehnenartigen, faserigen Bindegewebe.

β) Das Knochengewebe

Der Knochen ist, vom Zahnbein und Zahnschmelz abgesehen, das härteste Gewebe. Gesunder Knochen ist nicht schneidbar, kaum biegsam, dagegen druck- und zugfest (Druckfestigkeit 14–16 kg/mm², Zugfestigkeit etwas geringer). Seine Widerstandsfähigkeit gegen Reibung ist gering. Gelenkflächen werden deshalb von hyalinem Knorpel gebildet.

Im Gegensatz zu Knorpel ist der Knochen reich an Blutgefäßen. Er hat einen intensiven Stoffwechsel, ist stets in Umbau begriffen und paßt seine Struktur allen Veränderungen der funktionellen Beanspruchung rasch an (biologische Plastizität). Knochenbrüche heilen gewöhnlich sehr gut.

Die chemische Zusammensetzung des Knochens ist vom Lebensalter abhängig. Im Durchschnitt besteht er zu einem Drittel aus Wasser und zu zwei Dritteln aus einem organischen (ca. 23%) und einem anorganischen Anteil (ca. 44%). Im organischen Anteil überwiegen die kollagenen Fasern (Kollagen).

Durch Glühen des Knochens lassen sich die organischen Anteile entfernen. Der nur aus anorganischen Substanzen bestehende geglühte Knochen behält die ursprüngliche Form, verliert aber die Elastizität und wiegt weniger. Er bricht leicht.

Der anorganische Anteil besteht aus Salzen (Calciumphosphat 85%, Calciumcarbonat 10%, Magnesiumphosphat, Calciumfluorid, Calciumchlorid und Alkalisalze). Sie sind in Form von Mikrokristallen in die Grundsubstanz eingebettet und bedingen die Härte des Knochens.

Normaler Knochen läßt sich mit dem Mikrotom nicht schneiden, jedoch durch Schleifen zu transparenten, dünnen Lamellen verarbeiten (Knochenschliff). In Säuren entkalkter Knochen ist schneidbar. Im Alter sinkt der Wassergehalt des Knochens. Die anorganischen Komponenten nehmen zu. Das Skelett alter Menschen ist mechanischen Beanspruchungen weniger gewachsen und bricht leichter.

An Schnitten durch Knochen kann man bereits makroskopisch zwei verschiedene Bauarten erkennen (Abb. 20). Dichter, kompakter Knochen (*Substantia compacta*, **Kompakta**) bildet die Oberfläche aller Skeletteile (Gelenkknochen ausgenommen) und den

Schaft (*Diaphyse*) der Röhrenknochen, schwammartiger, spongiöser Knochen (*Substantia spongiosa*, **Spongiosa**) liegt im Inneren aller kurzen und flachen Knochen und in den Gelenkenden (*Epiphysen*) der Röhrenknochen.

In die Maschen der Spongiosa ist das blutbildende **rote Knochenmark** eingebettet. In der Markhöhle des Schaftes der langen Röhrenknochen liegt postembryonal als Speicherfett das **gelbe Knochenmark.** Die Ernährung des Knochens erfolgt von der Knochenhaut, dem Periost, aus. Das Knochenmark erhält durch ein bis zwei größere Löcher, die **Foramina nutricia,** eigene Arterienäste, die **Aa. nutriciae.** Näheres über das Periost s. S. 34.

Knochen wird von Abkömmlingen der Mesenchymzellen, den **Osteoblasten,** gebildet. Diese bewahren den für das Mesenchym charakteristischen synzytialen Zusammenhang. Sie mauern sich in Knochensubstanz ein und werden zu Knochenzellen, **Osteozyten.** Es sind dies abgeplattete, ovoide Zellen, die in zwetschgenkernförmigen Höhlen der Grundsubstanz, den **Knochenhöhlen** liegen (Abb. 19). Ihre zahlreichen Fortsätze verlaufen nach allen Seiten, vorwiegend radiär, in 1 μm weiten Knochenkanälchen und bilden mit Fortsätzen benachbarter Knochenzellen ein zusammenhängendes zytoplasmatisches Netzwerk.

Die Knochenbildung

Für die meisten Knochen des menschlichen Skeletts wird embryonal ein Modell aus Knorpel angelegt **(Primordialskelett).** Bereits in der 7. bis 8. Woche beginnt der Abbau dieses Knorpels. An seine Stelle rückt zunächst Mesenchym oder Bindegewebe, von dem aus die Knochenbildung ausgeht. Eine direkte Umwandlung von Knorpel in Knochen ist nicht möglich. Der an Stelle des abgebauten Knorpels entstandene Knochen wird als **Ersatzknochen** bezeichnet, der Vorgang als **indirekte (chondrale) Ossifikation.** Wenige Knochen unseres Skeletts (Knochen des Schädeldaches, Mehrzahl der Knochen des Gesichtsschädels und das Schlüsselbein) durchlaufen die knorpelige Vorstufe nicht. Sie entstehen direkt aus dem embryonalen Bindegewebe **(Deck-** oder **Belegknochen,** auch **Bindegewebsknochen).** Dieser Entwicklungsvorgang wird als **direkte (desmale) Ossifikation** bezeichnet.

1. Die direkte (desmale) Ossifikation

Durch Zellvermehrung und Vaskularisation entstehen im Mesenchym Ossifikationsinseln, von denen die Knochenbildung ausgeht. Mesenchymzellen wandeln sich in Osteoblasten um, welche eine mukopolysaccharidhaltige Grundsubstanz, das Osteoid, und eine Vorstufe der kollagenen Fasern (Tropokollagen) ausscheiden. Durch Verkalkung des Osteoids entsteht ein geflechtartiger Knochen, den man als erhärtetes faseriges Bindegewebe bezeichnen könnte (Faserknochen). Die kollagenen Fibrillenbündel durchflechten sich in ihm in verschiedenen Richtungen. Bald beginnt der Umbau des Bindegewebsknochens in den funktionstüchtigeren Lamellenknochen, der sich in seiner Struktur der Funktion anpaßt.

Mit dem Umbau sind Abbauvorgänge verbunden. Aus Mesenchymzellen entstehen große, vielkernige **Osteoklasten** („Knochenbrecher"), die in Vertiefungen des Knochens (*Howship*sche Lakunen) liegen. Sie können die Knochensubstanz fermentativ zerstören.

Die Bindegewebsknochen des Schädeldaches wachsen zunächst radiär, bis sich zwei Knochenteile berühren (Nahtstelle). Wenn das umwandlungsfähige Bindegewebe an den Nahtstellen verbraucht ist, verschmelzen die benachbarten Knochenteile miteinander (Synostose).

Am Schädeldach des Neugeborenen sind die Stellen, an denen Knochenbezirke zusammenstoßen, relativ große bindegewebige Zwickel **(Fonticuli, Fontanellen)**. Weiteres siehe Bd. II.

Zu frühe Synostosierung der Knochen des Schädeldaches führt zu abnorm kleiner Schädelkapsel, Mikrozephalie. Eine Verzögerung des Nahtverschlusses am Schädel kommt bei Ossifikationsstörungen oder bei erhöhtem intrakraniellem Druck vor (Hydrozephalus, Tumor).

2. Die indirekte (chondrale) Ossifikation

Bei dieser Verknöcherungsart wird der zuerst gebildete Knorpel abgebaut und durch Knochen ersetzt (Ersatzknochen). Sie beginnt etwas später als die direkte Verknöcherung, am frühesten an den Schäften (*Diaphysen*) der langen Röhrenknochen des Armes

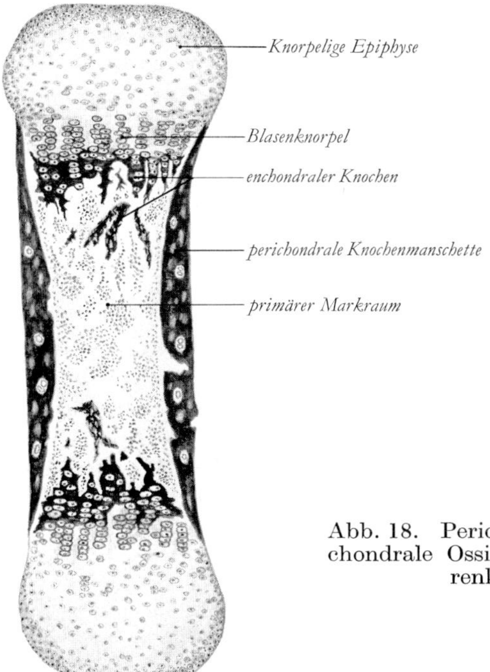

Abb. 18. Perichondrale und enchondrale Ossifikation eines Röhrenknochens

und des Beines. Der Ersatz des Knorpels kann von innen her **(enchondrale)** und von außen **(perichondrale Ossifikation)** erfolgen. Bei den kurzen Knochen tritt gewöhnlich zuerst die enchondrale, bei den langen Knochen die perichondrale Verknöcherung auf.

Die perichondrale Verknöcherung (Abb. 18) läuft grundsätzlich ab wie die direkte (desmale) Ossifikation. Ihr Produkt ist geflechtartiger Bindegewebsknochen, der in Lamellenknochen umgebaut werden muß. Die zell- und gefäßreiche innere Schicht der Knorpelhaut (*Perichondrium*) liefert die Osteoblasten, welche den geflechtartigen Knochen bilden (S. 32). Dieser umhüllt den Schaft des knorpeligen Skelettstückes als perichondrale Knochenmanschette. Sie verleiht dem durch die anschließende enchondrale Ossifikation geschwächten Skelettstück vorübergehend die erforderliche Festigkeit. Die Manschettenbildung beschränkt sich nur auf den Schaft, die beiden Gelenkenden des knorpeligen Skelettstückes ragen aus der Manschette hervor (Abb. 18).

Das frühere *Perichondrium* (Knorpelhaut) wird zum *Periost* (Knochenhaut). Aus diesem wächst ein Blutgefäß (oder mehrere) unter Durchbohrung der Knochenmanschette in das Innere des Skelettstückes hinein.

Die enchondrale Ossifikation der Diaphyse. Bedingt durch das Längenwachstum der Knochenmanschette, ordnen sich im Inneren des Knorpelstückes die Zellen zu Säulen und quellen blasenförmig auf **(Säulenknorpel, Blasenknorpel,** Abb. 18). Die **Knorpelgrundsubstanz verkalkt.** Sie wird anschließend von mit den Blutgefäßen eingewanderten Mesenchymzellen **(Chondroklasten)** teilweise abgebaut. Die dadurch frei gewordenen Knorpelzellen gehen zugrunde und es entstehen knorpelfreie Hohlräume **(primärer Markraum).** Die Wände dieser Räume werden von Abkömmlingen der Mesenchymzellen, den **Osteoblasten,** tapetenartig ausgekleidet. Erfüllt wird der primäre Markraum von Blutgefäßen und Bindegewebe **(primäres Knochenmark).**

Ab dem 5. Fetalmonat kommt die Blutbildung im Knochenmark in Gang. Aus dem mesenchymartigen Bindegewebe im primären Knochenmark entstehen Vorstufen der myeloischen Blutzellen. Das primäre Knochenmark wandelt sich in **sekundäres,** blutbildendes, um.

An den nicht abgebauten Resten der verkalkten Knorpelgrundsubstanz lagern Osteoblasten Knochen ab. Dieser Verknöcherungsvorgang schreitet vom Schaft in Richtung der noch knorpeligen Gelenkenden (Epiphysen) vor.

Die enchondrale Verknöcherung der Epiphysen. Aus dem Perichondrium sprossen in die knorpeligen Epiphysen Blutgefäße ein. In deren Zentrum erfolgen ähnliche Knorpelveränderungen, wie sie in der Diaphyse beobachtet werden (Säulenknorpel, Blasenknorpel, Verkalkung usw.). Es entsteht ein **enchondraler Knochenkern** in der Epiphyse. Er wächst radiär in alle Richtungen, bis vom früheren Knorpel nur eine schmale Zone an der Oberfläche als **Gelenkknorpel,** und eine breitere Zone am Übergang zum Schaft, die **Epiphysenfuge,** übrigbleibt.

Längen- und Breitenwachstum der Röhrenknochen. Die zwischen Schaft und Gelenkenden der Röhrenknochen eingelagerten knorpeligen **Epiphysenfugen (Epiphysenscheiben, Wachstumsfugen)** bleiben bis zum Abschluß des Längenwachstums erhalten. In dieser Zeit erfolgt in ihnen durch interstitielles Wachstum eine rege Knorpelbildung. Der Knorpel wird fortwährend durch enchondralen Knochen ersetzt. Unterbleibt die Knorpelbildung, so verschwindet die Epiphysenfuge (sie synostosiert). Das Längenwachstum des Knochens ist abgeschlossen. Das Breitenwachstum kommt durch Tätigkeit von Osteoblasten aus der inneren Schicht des Periostes (Kambiumschicht) zustande. Sie lagern außen Knochen an. Gleichzeitig wird innen, vom Markraum aus, durch Osteoklasten, Knochen abgebaut.

Bei der Verknöcherung und beim Knochenwachstum spielen u. a. Hormone und Vitamine eine große Rolle. Fördernd wirken Hypophysenvorderlappen und Schilddrüse, hemmend Geschlechtsdrüsen und Nebennieren.

Praktische Bedeutung der Epiphysenfugen und Knochenkerne. Die Schäfte der großen Röhrenknochen sind beim Neugeborenen in der Regel bereits verknöchert, die meisten Epiphysen dagegen noch knorpelig. Ihre Knochenkerne treten in einer bestimmten Reihenfolge in den ersten Lebensjahren (Neugeborener bis 7. Lebensjahr) auf. Röntgenologisch lassen sie sich leicht nachweisen und können für die Bestimmung des Lebensalters von Bedeutung sein. Der Knochenkern in der distalen Femurepiphyse und jener in der proximalen Epiphyse der Tibia sind bereits beim ausgetragenen Neugeborenen vorhanden (Reifezeichen).

Epiphysenfugen sind mechanischen Beanspruchungen gegenüber nicht so widerstandsfähig wie der Knochen. Vor allem übermäßige Zugbeanspruchungen führen bisweilen zu Schädigungen, denen ein Wachstumsstillstand des betroffenen Skelettstückes folgen kann.

Die langen Röhrenknochen haben jeweils zwei Wachstumsfugen, kurze Röhrenknochen (z. B. Phalangen) nur eine.

Die großen Fortsätze der Knochen (z. B. Trochanter major des Femur) entstehen aus eigenen Knochenkernen.

Der geflechtartige Knochen

Jede Verknöcherung führt zunächst zu geflechtartig gebautem Knochen. In ihm durchflechten sich die kollagenen Fibrillenbündel, wie beim verfilzten Bindegewebe, in verschiedenen Richtungen. Der späteren mechanischen Beanspruchung ist er nicht gewachsen. Etwa ab dem 2. Lebensjahr beginnt deshalb sein Umbau in den funktionstüchtigeren lamellären Knochen. Mit diesem Umbau ist eine Umordnung der Blutgefäße, der Knochenzellen und der kollagenen Fasern verbunden.

Geflechtartig gebauter Knochen kommt bei niederen Tieren zeitlebens vor. Bei Säugetieren und beim Menschen finden wir ihn nur noch in der Labyrinthkapsel, an den Nahtstellen der Schädelknochen und an den Ansatzstellen der Bänder und Sehnen.

Nach Knochenfrakturen bildet sich an der Bruchstelle ein bindegewebiger **Kallus,** der sich in geflechtartigen Knochen umwandelt. Nach Ausheilung der Fraktur entsteht unter der funktionellen Beanspruchung an seiner Stelle Lamellenknochen. Geflechtartiger Knochen kann sich auch aus dem Bindegewebe der Muskeln entwickeln („Reiterknochen“, in den Adduktoren des Oberschenkels).

Der Lamellenknochen

Beim erwachsenen Menschen haben wir fast ausschließlich den funktionstüchtigeren Lamellenknochen. Seinen Aufbau können wir am besten an einem Querschnitt durch die Kompakta eines Röhrenknochens erkennen (Abb. 19).

Um einen quer getroffenen Gefäß- oder *Havers*schen Kanal wechseln konzentrische Schichten (Lamellen) der Grundsubstanz (*Havers*sche **Lamellen, Speziallamellen**) mit Lagen von Knochenzellen ab und bilden ein *Havers*sches **System** oder **Osteon.** Bei Röhrenknochen bilden solche, etwa 1 cm lange Systeme, die Hauptmasse der Kompakta (in Abb. 20 sind 3 Osteone räumlich dargestellt).

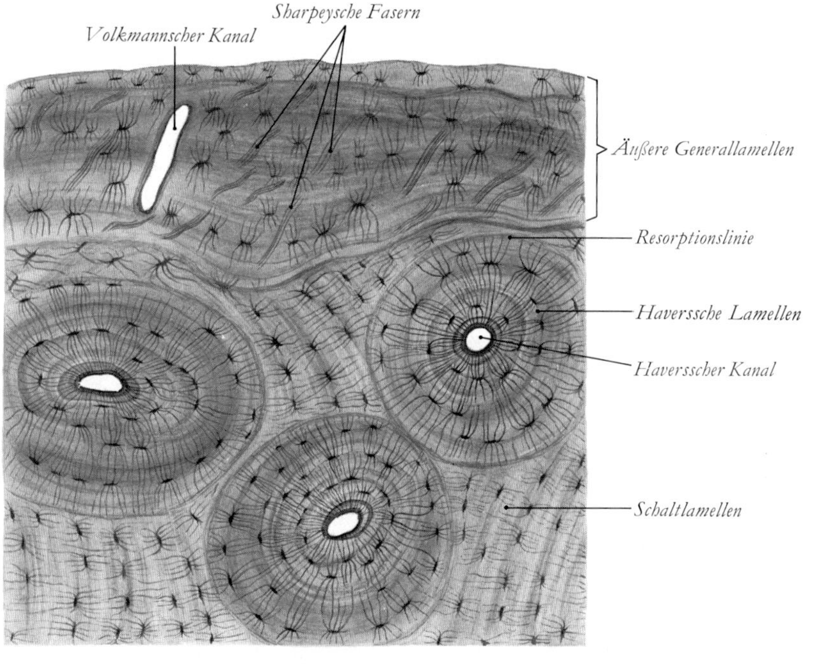

Abb. 19
Querschnitt durch die Kompakta eines Röhrenknochens.
Verg. 150fach

Unter dem Periost, in den äußeren Schichten des Knochens, liegen zur Oberfläche parallel angeordnete **äußere Grundlamellen (äußere Generallamellen)** und in den innersten Schichten, an der Grenze zur Markhöhle, die **inneren Grundlamellen (innere Generallamellen).** Die Zwickel zwischen benachbarten Osteonen werden von Resten alter, zum Teil von Osteoklasten abgebauter Lamellensysteme **(Schaltlamellen),** ausgefüllt.

Die äußerste Lamelle eines Osteons ist durch eine stärker lichtbrechende, wohl fibrillenfreie **Resorptionslinie** gegen die Umgebung abgegrenzt (Abb. 19).

Sehnen, Bänder und das Periost werden durch kollagene Fasern, welche in die äußeren Generallamellen einstrahlen, am Knochen verankert (*Sharpey*sche Fasern).

Die *Havers*schen Gefäße (Arterie und Vene) verlaufen in den Röhrenknochen in deren Längsrichtung. Sie sind untereinander, mit den Gefäßen des Periostes und des Markraumes durch senkrechte, die Osteone perforierende **Volkmannsche Gefäße** verbunden. Diese, in **gleichnamigen Kanälen** verlaufenden Blutgefäße, sind nicht von Lamellen umgeben (siehe den Längsschnitt in Abb. 19).

Die **kollagenen Fibrillen** in den **Lamellen** werden durch **Kittsubstanz** zusammengehalten. Sie verlaufen bereits im unbelasteten Knochen gestreckt und sind „vorgespannt" (mit den Stahleinlagen des Spannbetons vergleichbar). Die Vorspannung der Kollagenfibrillen und der diese umgebende Mantel aus tafelförmigen Hydroxylapatitkristallen ermöglichen die Aufnahme von Druckspannungen und sichern die Knochenfestigkeit (*Knese*).

Die Fibrillen einer Lamelle sind gleichgerichtet, haben einen aufsteigenden, spiraligen Verlauf. Die Fibrillen benachbarter Lamellen überkreuzen sich in verschieden großen Winkeln (vergleiche den in Abb. 20 schematisch eingetragenen Verlauf der Fibrillen in den äußeren Generallamellen und in den Lamellen der 3 herausragenden Osteone).

Das **Periost** (Knochenhaut, Beinhaut) umhüllt als bindegewebige Hülle den Knochen, an dem es durch *Sharpey*sche Fasern befestigt ist. Es besteht aus einer äußeren, kollagenfaserigen Schicht, die mechanische Funktionen zu erfüllen hat (**Stratum fibrosum,** fibroelasticum) und einer inneren zelligen Schicht **(Stratum cellulare).** Diese beinhaltet Blutgefäße und Nerven und besitzt die Fähigkeit, Osteoblasten zu bilden **(Kambiumschicht).** Die Schichtung der Knochenhaut ist bei älteren Menschen nicht mehr vorhanden.

Das Periost ist nicht nur an der Knochenbildung beteiligt (S. 31), sondern auch für die Heilung der Knochenbrüche wichtig (S. 33). Seine Blutgefäße stehen mit jenen im Inneren des Knochens in Verbindung (S. 30) und sind für den Knochen unentbehrlich. Nach Entfernung der Knochenhaut geht der Knochen zugrunde. Schält man ihn vorsichtig aus dem Periost heraus, so kann dieses neuen Knochen bilden.

Unter **Endost** verstand man früher ein Bindegewebshäutchen, das Markräume des Knochens auskleidet. Seine Existenz wird heute verneint.

Der funktionelle Bau des Knochens

Als biologisch außerordentlich aktives Gewebe ist der Knochen sowohl in chemischer als auch in morphologischer Hinsicht in stetem Umbau begriffen. Wird er für längere Zeit ruhiggestellt, so werden ihm nicht nur Mineralsubstanzen entzogen, sondern auch seine innere Struktur wird geändert (Inaktivitätsatrophie).

Jeder Knochen ist nach dem Leichtbauprinzip so konstruiert, daß mit einem Minimum an Material ein Maximum an Leistung erreicht wird („Maximum-Minimum-Prinzip", *W. Roux*, 1895). Alle Knochen haben deshalb nur außen eine feste Schale (Kompakta) und innen ein Balkenwerk (Spongiosa) oder einen größeren Hohlraum. Bei einigen Knochen des Schädels sind die Hohlräume mit Luft gefüllt. An anderen Knochen dienen sie als Speicher für Fett (Markhöhle) und der Blutbildung.

Das Prinzip des Leichtbaues erfordert nicht nur eine Verdickung der Kompakta des Knochens dort wo er besonders stark beansprucht wird und eine Einsparung von Material an weniger beanspruchten Stellen, sondern auch eine strukturelle Anpassung der Spongiosa an die funktionellen Anforderungen. Die Bälkchen in ihr ordnen sich so an, daß sie überwiegend nur auf Druck und Zug und nicht auf Biegung beansprucht werden. In den Wirbelkörpern, die praktisch nur axialen Druckkräften ausgesetzt sind (*Kum-*

mer), sind die Hauptbälkchen der Spongiosa in Richtung der Druckkraft, nämlich in Längsrichtung der Wirbelsäule, angeordnet („Druckbalken"). Sie werden durch dazu senkrecht verlaufende zarte Bälkchen verbunden.

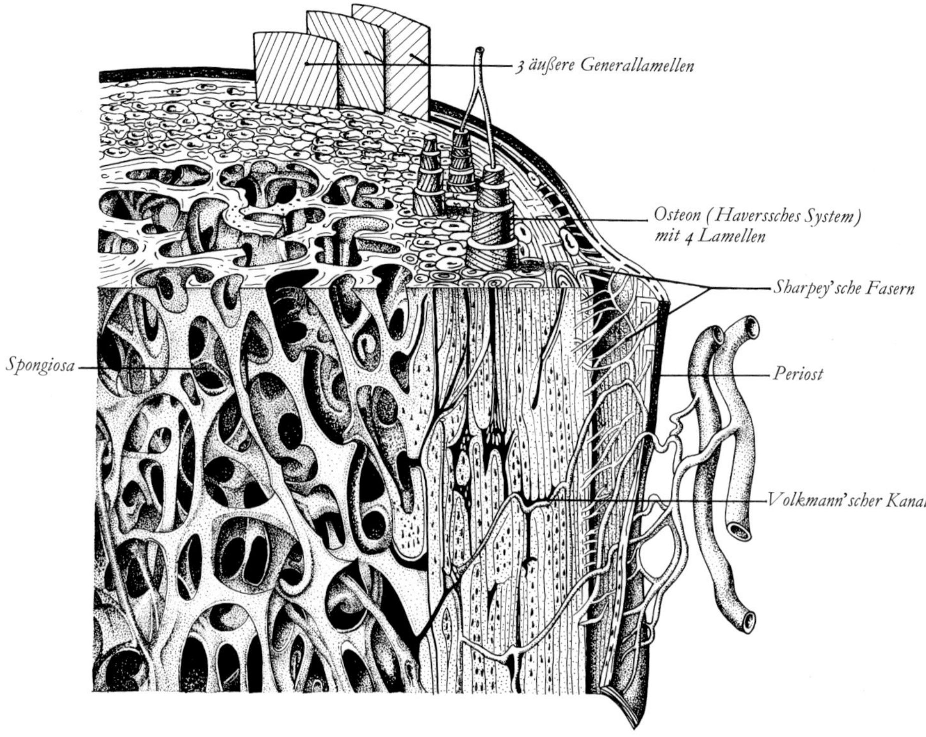

Abb. 20. Schema des Knochenbaues (nach *Benninghoff*). 3 Osteone und 3 äußere Generallamellen sind aus dem Knochen herausragend gezeichnet, um die Anordnung der kollagenen Fasern in benachbarten Lamellen zu zeigen. Vom Periost aus ziehen *Sharpey*'sche Fasern und Blutgefäße in den Knochen

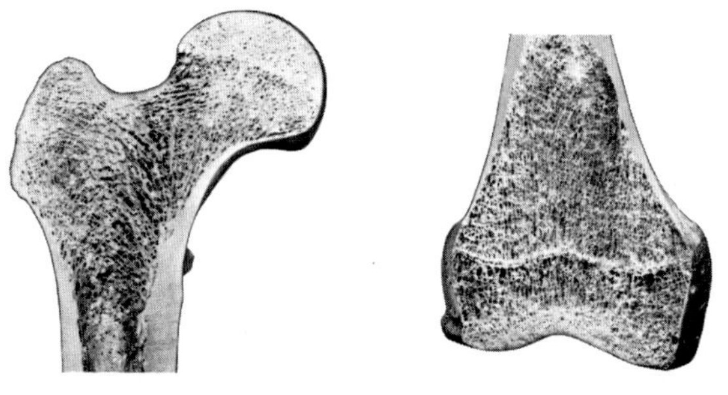

Abb. 21. Spongiosaarchitektur am unteren und oberen Femurende. Foto

Wird ein Knochen nicht auf Druck und Zug, sondern stark auf Biegung beansprucht, wie dies am oberen Femurende geschieht, so überschneiden sich die Spongiosabälkchen (Druck- und Zugbälkchen) spitzbogenartig, um die Biegung zu verhindern (Abb. 21).

In beiden Beispielen entspricht die Anordnung der Spongiosabälkchen den Spannungsrichtungen **(Trajektorien),** die in einem entsprechend belasteten Plexiglasmodell auftreten. Wir sprechen von trajektorieller Struktur des Knochens.

Bei der Coxa valga (zu großer Winkel zwischen Hals- und Schaftachse des Femur) wirken Körperlast und Muskelkräfte fast axial auf diesen Knochen. Die Folge ist eine Umordnung der Spongiosabalken im Schenkelhals parallel zur Halsachse. Die normale Spitzbogenarchitektur fehlt.

Die Grundlagen für das Verständnis des trajektoriellen Knochenbaues haben moderne spannungsoptische Versuche, klinische Beobachtungen und vergleichend anatomische Untersuchungen geliefert (*F. Pauwels, B. Kummer*).

Die Kompakta der Knochen hat keine trajektorielle aber eine funktionelle Struktur. Verbiegungen werden hier vermieden durch Dickenzunahme, bei Röhrenknochen durch Abweichungen vom ursprünglich runden Querschnitt und Verstärkung durch Leisten (Cristae, z. B. Linea aspera femoris). Mit der Spaltlinienmethode kann die Längsorientierung der Osteone in der Kompakta langer Röhrenknochen nachgewiesen werden.

Der Knochen hat eine gute Regenerationsfähigkeit. Bei Knochenbrüchen entsteht aus dem Periost, meist im Überschuß, ein bindegewebiger Kallus, der sich in geflechtartigen Knochen umwandelt. Aus diesem entsteht später Lamellenknochen. Ist die Heilung des Knochenbruches gestört, so kann an den Bruchenden eine bewegliche bindegewebige Pseudoarthrose entstehen.

Im Alter verläuft die Knochenheilung langsamer als bei jungen Menschen.

Knochenspäne (oft aus der Tibia des gleichen Menschen, Autotransplantation) werden an Knochenverletzungen und Knochenbrüche transplantiert. Das übertragene Knochenstück wird zwar abgebaut, jedoch gleichzeitig durch neuen Knochen ersetzt. Die Frage, ob an Knochenbrüche übertragenes Periost Erwachsener noch die Fähigkeit hat, Knochen zu bilden, ist umstritten.

Auch Transplantate aus Bindegewebe, Knorpel und Knochen fremder Individuen (Homoiotransplantation) werden relativ gut vertragen. Im Alter nimmt die Aktivität des Knochens stetig ab. Die Tätigkeit der Osteoblasten läßt nach, die Kompakta wird dünner, die Spongiosa grobmaschiger. Auch seine chemische Zusammensetzung ändert sich. Durch ein ungünstiges Verhältnis zwischen den organischen und anorganischen Anteilen bricht der Knochen alter Menschen leichter.

3. Das Muskelgewebe

Im tierischen Organismus haben spezialisierte Zellen die Fähigkeit sich zu kontrahieren und damit Bewegung zu verursachen.

Die Eigenschaft der Bewegung kommt im Prinzip allen Zellen zu. Cytoplasmaströmungen führen im allgemeinen nicht zur Fortbewegung der Zelle. Sind sie aber mit Bildung von Cytoplasmafüßchen (Pseudopodien) verbunden, so resultiert daraus die amoeboide Bewegung.

Das Muskelgewebe besteht im wesentlichen aus Zellen, in die feine, intraplasmatische, in der Längsrichtung der Zelle angeordnete Fäserchen, die **Myofibrillen,** eingelagert sind. Diese sind Träger der Kontraktilität der Muskelzellen.

Die Mehrzahl der Muskelzellen ist mesodermaler Herkunft. Sie entstehen aus einkernigen Myoblasten. Nur der M. sphincter pupillae, der M. dilatator pupillae und die „Myoepithelzellen" der Endstücke mancher Drüsen entstehen aus dem Ektoderm.

Nach der Struktur und Funktion unterscheidet man: 1. glatte, 2. quergestreifte Skelettmuskulatur und 3. quergestreifte Herzmuskulatur.

a) Die glatte Muskulatur (Abb. 22a, b, b_1)

Glatte Muskelzellen sind meist langgestreckt (Länge 15 μm in Blutgefäßen, 800 μm im Uterus während der Schwangerschaft) und spindelförmig. In der Mitte der Zellen liegen die länglichen Kerne. In der kontrahierten Zelle sind sie oft korkenzieherartig gewunden. Die Breite der Zellen schwankt zwischen 5 und 20 μm. Eine **Zellmembran (Plasmalemm)** läßt sich nur elektronenoptisch nachweisen.

Die bei entsprechender Färbung unter dem Mikroskop sichtbaren **Myofibrillen** sind im Cytoplasma (**Sarkoplasma,** gr. sarx = Fleisch) der Muskelzellen in Längsrichtung angeordnet. Sie sind doppelbrechend und zeigen keine Querstreifung. Das Cytoplasma ist in der unmittelbaren Umgebung des Zellkernes fibrillenfrei.

Verzweigte glatte Muskelzellen findet man im Endokard, in der Intima der Aorta, in der Gallenblase und im Wurmfortsatz. Sie bilden dort Netzwerke. Häufiger ordnen sich die glatten Muskelzellen zu Bündeln und Platten, die im Querschnitt (Abb. 22 b_1) eine polygonale Felderung zeigen.

Glatte Muskelzellen werden von einem Geflecht aus Gitterfasern umhüllt und untereinander und mit dem Bindegewebe verbunden. Scherengitterartig überkreuzte kollagene Fasern können sie zu Büscheln oder zu Platten (z. B. in der Tunica muscularis der Hohlorgane) zusammenfassen. An ihren Enden gehen glatte Muskelzellen in eine kleine kollagene oder elastische Sehne über.

Die Tätigkeit der glatten Muskulatur ist vom Willen **unabhängig.** Man findet sie im Magen-Darmkanal von der unteren Hälfte der Speiseröhre bis zum After, in der Gallenblase, in den tiefen Atemwegen, in den ableitenden Harnwegen, in den Geschlechtsorganen, in der Wand der Gefäße, in den inneren Augenmuskeln (M. ciliaris, M. sphincter- und M. dilatator pupillae), in der Haut und in den Organkapseln.

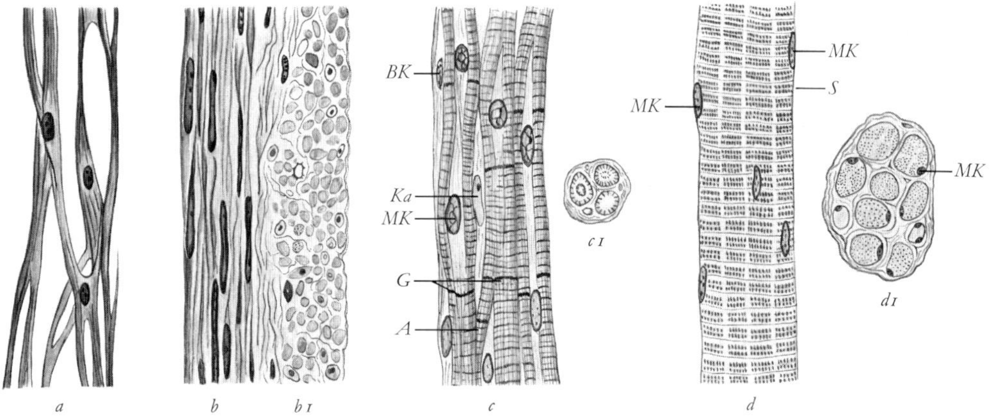

A = netzartige Verbindung; *Ka* = Kapillare;
BK = Bindegewebskern; *S* = Sarkolemm;
G = Glanzstreifen; *MK* = Muskelkern

Abb. 22. Muskelgewebe. Netzwerk glatter Muskulatur (*a*) (nach *Benninghoff*). Glatte Muskulatur der Darmwand, längs- (*b*) und quergeschnitten (b_1). Herzmuskulatur, längs- (*c*) und quergeschnitten (c_1). Skelettmuskelfaser längsgeschnitten (*d*). Bündel quergestreifter Skelettmuskelfasern (d_1) quergeschnitten. Vergr.: $a = 200\times$; $b, b_1 = 500\times$; $c, c_1 = 300\times$; $d = 700\times$; $d_1 = 200\times$.

Innervation der glatten Muskelzellen. Für ihre Tätigkeit scheint eine direkte Innervation nicht immer erforderlich zu sein. So kontrahiert sich der Darm nach passiver Dehnung auch ohne Einwirkung des Nervensystems. Trotzdem ist in vielen Organen eine enge Verbindung des glatten Muskelgewebes mit dem vegetativen Nervensystem nachweisbar. Vegetative Nerven verzweigen sich zwischen den Muskelzellagen. Durch teilweise Ausfaltung aus der Schwannschen Zelle tritt das Axon mit dem Plasmalemm der Muskelzelle in synaptische Verbindung (*Brettschneider*, *Ruska*).

Innerviert werden bei weitem nicht alle glatten Muskelzellen. Auf nicht innervierte Zellen des Verbandes wird die Erregung vermutlich durch Ausbreitung spezifischer Substanzen weitergeleitet oder auch ohne diese einfach von einer Zelle an die nächste weitergegeben.

Hypertrophie des glatten Muskelgewebes. Bei zu starker Beanspruchung, z. B. bei mangelhafter Durchgängigkeit der Hohlorgane (Magen, Darm) oder bei Abflußbehinderung (Harnblase bei Hypertrophie der Prostata), beim Uterus in der Schwangerschaft nehmen die glatten Muskelzellen rasch an Länge und Breite zu.

Die Regenerationsfähigkeit des glatten Muskelgewebes ist schlecht. An der Verletzungsstelle (auch an der Durchtrennungsstelle bei Operationen) entstehen bindegewebige Narben.

b) Die quergestreifte Skelettmuskulatur

Der größte Anteil der Weichteile des menschlichen Körpers besteht aus Skelettmuskulatur. Ihr Grundelement ist die vielkernige, 10–100 μm dicke und bis über 10 cm lange Muskelfaser. Sie entsteht aus einkernigen, langgestreckten Myoblasten zunächst durch Mitosen, dann durch Kernteilung ohne Teilung des Zelleibes (**Plasmodium,** Symplasma). Jede Skelettmuskelfaser enthält Hunderte elliptischer Zellkerne. Im Gegensatz zu glatten Muskelzellen liegen die Kerne randständig. Sie sind in der Längsachse der Muskelfaser angeordnet.

Umhüllt wird jede Muskelfaser von einem 0,1 μm dicken Häutchen, dem **Sarkolemm.** Dieses hat Membran-Charakter und besteht aus dem Plasmalemm der Muskelfaser, einer schwachen Basalmembran und aus einer Schicht von Gitterfasern.

Das **Sarkoplasma** der quergestreiften Muskelfasern enthält ein endoplasmatisches Reticulum, Mitochondrien (Sarkosomen), Ribosomen, den *Golgi*-Apparat, Myofibrillen, Glykogen- und Lipidtropfen. Die rote Farbe der Muskulatur wird bedingt durch einen dem Hämoglobin des Blutes nahestehenden Farbstoff **(Myoglobin).** Je nach Gehalt an Myoglobin und unabhängig vom Verhältnis Sarkoplasma: Myofibrillen, ändert sich die Farbe der Muskelfasern. Dabei spielt auch der Wassergehalt eine Rolle. Sarkoplasmareiche, myofibrillen- und wasserarme Muskelfasern erscheinen trübe, der aus ihnen aufgebaute Muskel rot. Er ist für Dauerleistungen besonders geeignet (Atmungsmuskeln). Wasser- und fibrillenreiche Fasern findet man dagegen gehäuft bei schnell arbeitenden (und rascher ermüdenden) Muskeln (z. B. M. biceps brachii). Solche Fasern sind etwas heller. Beim Menschen kommen helle und trübe Muskelfasern gemischt vor, bei Tieren können ganze Muskeln aus nur einer Faserart bestehen (helles und dunkles Fleisch).

Die **Myofibrillen** durchziehen die Muskelfaser in Längsrichtung und sind meist so lang wie diese. Ihre Verteilung ist entweder gleichmäßig (Fibrillenfelderung) oder sie sind in Bündeln angeordnet (*Cohnheim*sche Felderung).

Die 0,5–1 μm dicken Myofibrillen zeigen eine deutliche **Querstreifung.** Sie kommt dadurch zustande, daß helle **(I-Streifen)** mit dunklen **(A- oder Q-Streifen)** periodisch abwechseln. Die parallelen Fibrillen sind so angeordnet, daß gleiche Streifen nebeneinander liegen.

Die anisotropen doppelbrechenden A-Streifen werden in ihrer Mitte durch einen schmalen, isotropen (einfachbrechenden) **H-Streifen** (*Hensen*scher Streifen), die isotropen I-Streifen durch einen anisotropen **Z-Streifen** unterteilt (Abb. 23).

Der zwischen zwei Z-Streifen gelegene etwa 2–3 μm lange Abschnitt der Myofibrille wird **Sarkomer** genannt. Er besteht aus $\frac{I}{2} + \frac{A}{2} + H + \frac{A}{2} + \frac{I}{2}$ (Abb. 23).

Bei der Kontraktion ändert sich die Querstreifung insofern, als der A (Q)-Streifen heller und sein H-Band enger wird. Aus I + Z entsteht ein stark lichtbrechender C-Streifen („contraction band“).

Die Myofibrillen sind, elektronenoptisch betrachtet, keine einheitlichen Strukturen. Sie bestehen aus **Myofilamenten,** deren Bestandteil Aktomyosin sich durch Einwirkung von ATP (Adenosintriphosphorsäuren) verkürzt. Man kennt zwei Arten von Myofilamenten. Die I-Streifen beinhalten parallel geordnete, dünnere Aktinfilamente, die A-Streifen dickere Myosinfilamente. Die Aktinfilamente ragen so in den A-Streifen hinein, daß der H-Streifen freibleibt (Abb. 23). Bei der Muskelkontraktion gleiten die Aktinfilamente tiefer in die A-Bänder hinein. Durch diesen Vorgang wird der H-Streifen enger.

In der Erschlaffungsphase wird die ATP resynthetisiert. Glykogen dient dabei als Energiequelle.

Als M-Streifen bezeichnet man eine elektronenoptisch im H-Streifen sichtbare Mittelmembran.

Zwischen die Myofibrillen sind **Mitochondrien** (Sarkosomen) eingelagert. Das engmaschige endoplasmatische Retikulum (Sarkoplasmaretikulum) hat enge Beziehungen zum Sarkolemm und zu den Myofibrillen. Es dient dem Stoffaustausch und der Erregungsleitung.

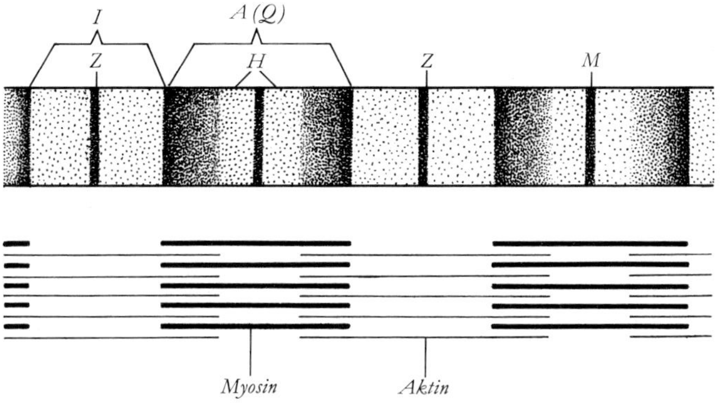

Abb. 23. Querstreifung einer Myofibrille. Schema nach *M. Watzka,* F. K. Schattauer Verlag, Stuttgart

Bau des Muskels. Jede einzelne Muskelfaser wird von einem mit dem Sarkolemm verbundenen Gitterfasernetz umhüllt. Eine von Muskel zu Muskel sehr verschiedene Anzahl von Muskelfasern wird durch zartes kapillarreiches Bindegewebe **(Endomysium)** zu Primärbündeln zusammengefaßt. Diese werden von einer mit scherengitterartig angeordneten kollagenen Fasern ausgestatteten Bindegewebsmembran umhüllt **(Perimysium internum).** Sie gewährleistet die Verschiebung der benachbarten Primärbündel gegeneinander. Die Primärbündel sind die kleinsten selbständig wirkenden Funktionseinheiten des Skelettmuskels. Das **Perimysium externum** umhüllt schließlich Gruppen von Primärbündeln. Es geht in die äußere derbere Muskelhülle, die **Faszie,** über.

Blutgefäße und Nerven der Skelettmuskulatur. Der große Energiebedarf des quergestreiften Muskels erfordert eine entsprechend gute Blutgefäßversorgung. Die zahlreichen feinen, im Erschlaffungszustand des Muskels geschlängelten Blutkapillaren liegen im Endomysium dem Sarkolemm der Muskelfasern unmittelbar an. Sie sind im Muskel längsgerichtet und durch zahlreiche Queranastomosen untereinander verbunden. Aus den größeren Gefäßen des Perimysium internum treten quer zur Faserrichtung orientierte Arteriolen in die Primärbündel ein. Die Gesamtlänge der Kapillaren in der Muskulatur des Menschen wird auf ca. 100000 km geschätzt.

Nerven (Rr. musculares) treten zusammen mit Blutgefäßen am Hilus in den Muskel ein. Die Lage dieser Haupteintrittspforte ist von der Form des Muskels abhängig. Bei gleichmäßig dicken Muskeln liegt sie ungefähr in deren Mitte, bei nicht gleichmäßig geformten verschiebt sie sich etwas in Richtung des dickeren Teiles. In den Verschiebeschichten des Perimysium externum und internum sind die Nervenäste vor Zerrungen bei Kontraktionen geschützt. Jeder Muskel hat eine motorische, eine sensible und eine vegetative (sympathische) Innervation. Motorische und sensible Fasern gelangen über die Rr. musculares, die sympathischen Fasern mit den Blutgefäßen in den Muskel.

Die motorischen Nervenfasern bilden am Muskel entweder die üblichen motorischen Endplatten (S. 48) oder wesentlich kleinere Endplatten an den intrafusalen Fasern der **Muskelspindeln.** Eine motorische Vorderhornzelle des Rückenmarkes kann 100 und mehr Muskelfasern versorgen. Je differenzierter die Funktion eines Muskels ist, umso weniger Muskelfasern werden aus einer Nervenzelle motorisch versorgt. Bei den Stimmuskeln erhalten jeweils nur einige Muskelfasern ihre motorischen Impulse aus einer Nervenzelle.

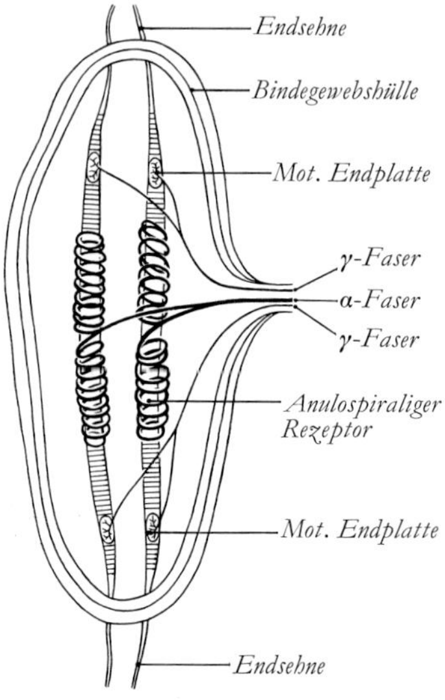

Abb. 24. Vereinfachtes Schema einer Muskelspindel mit 2 intrafusalen Muskelfasern

Die **rezeptorischen (sensiblen) Nervenausbreitungen** in Muskeln liegen alle außerhalb des Sarkolemms der Muskelfaser **(„epilemmal")**. Sie sind entweder mit einer bindegewebigen Hülle ausgestattet, oder auch hüllenlos und bilden Netzkörperchen im Bindegewebe zwischen den Muskelfaserbündeln, oder sie umwinden wendelartig einzelne Muskelfasern (sensible Wendel, anulospiralige Endigung).

Die 1863 (*Kühne*) entdeckten **Muskelspindeln** (Abb. 24) sind spezifische Organe der Tiefensensibilität. Sie liegen im Perimysium internum vieler Muskeln, die funktionell gedehnt werden. Besonders häufig sind sie in den Kaumuskeln und in den Mm. lumbricales. Durchschnittlich sind sie 2–3 mm, nicht selten bis 10 mm lang, sehr schmal und in der Arbeitsrichtung des Muskels ausgerichtet. Eine bindegewebige, lamellär gebaute Hülle umschließt einen Flüssigkeitsraum, in den wenige (3–5) dünne Muskelfasern mit mittelständigen Kernen eingelagert sind. Diese **„intrafusalen Fasern"** unterscheidet man von den üblichen Muskelfasern **(„extrafusale Fasern")**. Ihre Enden durchbohren mit kleinen Sehnen die bindegewebige Hülle der Spindel und verankern sich im umliegenden Bindegewebe. Eine Querstreifung und somit eine Kontraktionsfähigkeit besitzen nur ihre Endabschnitte, das mittlere Drittel ist streifenfrei und nur dehnungsfähig.

An der dicksten Stelle der Spindel durchbohren markhaltige Nervenfasern die Bindegewebshülle und treten unter Verzweigung und unter Verlust der Markscheide an die intrafusalen Muskelfasern heran. Dünne, langsamleitende γ-Fasern (Kaliber 4–8 μm), die kleinen motorischen Vorderhornzellen des Rückenmarkes (γ-Motoneurone) entstammen, bilden im Anfang- und im Enddrittel jeder intrafusalen Faser winzige motorische Endplatten („Endtrauben", Abb. 24). Im mittleren Drittel bilden kräftigere $A\alpha$-Fasern (Kaliber 10–20 μm, Leitungsgeschwindigkeit bis 120 m/sec), kräftigere $A\alpha$-Fasern (Kaliber 10–20 μm, Leitungsgeschwindigkeit bis 120 m/sec) wendelartige („anulospiralige") Rezeptoren. Ihre Nervenzellen liegen in den Spinalganglien.

Als weitere Form werden in manchen Muskelspindeln „blütendoldenartige" Rezeptoren beschrieben.

An der Grenze zwischen Skelettmuskulatur und Sehne liegen als spezielle Rezeptoren die **Sehnenspindeln (Golgi-Organe).** Sie bestehen aus den Sehnenfasern gleichgerichteten kollagenen Faserbündeln, an denen sich $A\alpha$-Fasern bäumchenartig verästeln. Der Rezeptor wird von einer Bindegewebshülle umgeben. Sehnenspindeln sprechen auf Erhöhung der Sehnenspannung bei Kontraktion des Muskels oder passiver Dehnung an (Tensorezeptoren). Die dabei ausgelösten Erregungen steigen zum Rückenmark auf und hemmen die α-Motoneurone des Vorderhornes, welche die extrafusalen Muskelfasern versorgen.

Sehnenspindeln haben eine relativ hohe Reizschwelle und reagieren erst bei einer stärkeren passiven Dehnung oder Kontraktion des zugehörigen Muskels. Durch ihre Bremswirkung auf die α-Motoneurone dienen sie der Spannungsregulierung.

Muskelspindeln sind Dehnungsrezeptoren. Die anulospiraligen Rezeptoren der intrafusalen Muskelfasern werden durch Zug in Längsrichtung des Muskels erregt. Dies geschieht z. B. bei Dehnung eines Muskels durch Schlag auf seine Sehne. Sie messen also die Länge des Muskels. Die rasch leitenden Aα-Fasern ziehen über die hintere Wurzel des Spinalnerven ins Rückenmark und führen die Erregungen den α-Motoneuronen des Vorderhornes zu. Diese veranlassen eine Kontraktion des gedehnten Muskels. Die Aktivität der Rezeptoren in der Muskelspindel wird danach geringer oder erlischt sogar. Die anulospiraligen Rezeptoren werden aber auch durch Kontraktion der Endteile der intrafusalen Muskelfasern aktiviert. Ausgelöst wird diese Kontraktion von speziellen motorischen Vorderhornzellen des Rückenmarkes (γ-Motoneurone, fusimotorische Neurone). Ihre Folge ist wiederum eine Kontraktion der extrafusalen Fasern (des Muskels). Daraus ergibt sich, daß Muskelkontraktionen nicht nur auf direktem Wege, durch Erregung der α-Motoneurone, sondern auch indirekt über das γ-System hervorgerufen werden. Beide Möglichkeiten können gleichzeitig wirksam werden, sich gegenseitig ergänzen oder abschwächen. Der Körper benutzt sie auch dauernd, um z. B. den Einfluß der Schwerkraft zu überwinden und um durch einen ausreichenden Spannungszustand der Muskeln bei aufrechter Körperhaltung das Einknicken der Gelenke zu verhindern (Haltetonus).

Übermäßige Muskelkontraktionen werden durch die Sehnenspindeln und die sog. *Renshaw*-Hemmung verhindert. Es handelt sich dabei um Schaltzellen (Renshaw-Zellen) in der grauen Substanz des Rückenmarkes, die einerseits mit einer Kollaterale des Neuriten eines Motoneurons, andererseits mit dem Zelleib des gleichen Neurons und mit spinalen und supraspinalen Hemmungsbahnen verbunden sind.

Die Regenerationsbereitschaft der quergestreiften Muskulatur ist schlecht. Größere Defekte heilen meist nur unter Bildung von Bindegewebsnarben aus.

Der erhöhten Dauerbeanspruchung passen sich die Muskeln durch Vergrößerung ihrer Faserquerschnitte (Hypertrophie) an. Bei längerer Ruhigstellung und im Greisenalter werden sie dünner (Atrophie). Schließlich werden völlig abgebaute Fasern durch Bindegewebe und Fett ersetzt.

c) Die quergestreifte Herzmuskulatur

Die Herzmuskelfasern sind meist dünner als Skelettmuskelfasern, reich an Sarkoplasma und ärmer an Myofibrillen. Ihre Oberfläche umhüllt ein Gitterfasernetz. Die Zellkerne sind länger als jene der Skelettmuskelfasern und liegen zentral. Die Myofibrillen sind deutlich quergestreift, die Sarkomeren (S. 38) kürzer.

Herzmuskelfasern verzweigen sich und bilden ein Netzwerk. Stark lichtbrechende, an frischem Material glänzende, Streifen durchsetzen quer oder treppenartig die Herzmuskelfasern (Abb. 22c). Diese **Glanzstreifen** oder *Disci intercalares* werden von den Myofibrillen nicht überschritten und stellen Zellgrenzen dar. Die Zellen der Herzmuskulatur sind an den Glanzstreifen miteinander verzahnt. Jeder Abschnitt zwischen zwei Glanzstreifen besitzt einen Zellkern. Der Herzmuskel ist somit kein Syncytium.

Die Myofilamente sind in der Herzmuskulatur im Prinzip wie bei der Skelettmuskulatur gestaltet. Sie sind lediglich nicht zu Bündeln zusammengefaßt.

Die Herzmuskulatur ist reich an Mitochondrien, Glykogen und Lipiden.

Bereits im Kindesalter tritt in den Herzmuskelfasern das Pigment Lipfuszin auf und nimmt mit fortschreitendem Lebensalter zu. Im hohen Alter durchsetzt es oft die ganze Muskelfaser (braune Atrophie). Gleichzeitig werden die Muskelfasern dünner (Altersatrophie).

Erhöhte Dauerleistung führt zu Verlängerung und Verbreiterung der Herzmuskelfasern (Hypertrophie). Auch die Zahl der Blutkapillaren wird dabei größer.

Der Erregungsbildung und der Erregungsleitung im Herzen dient ein System modifizierter Muskelfasern. Der Sinusknoten (*Keith-Flack*) und der Atrioventrikularknoten (*Aschoff-Tawara*) bestehen aus dichten, bindegewebsreichen Muskelfasernetzen. Die Muskelfasern des **Erregungsleitungssystems** (*His*'sches oder atrioventrikuläres Bündel) und seine Endausläufer, die *Purkinje-Fasern*, sind reich an Glykogen und Sarkoplasma. Ihre wenigen Fibrillen liegen mehr an der Oberfläche. Sie sind oft um ein Mehrfaches dicker als die Arbeitsfasern.

4. Das Nervengewebe

Erregbarkeit, Erregungsleitung und Erregungsverarbeitung sind vorwiegend an **Nervenzellen** (*Neurozyten*, **Ganglienzellen**) gebunden. Sie bilden in ihrer Gesamtheit das Nervengewebe. Mit den Nervenzellen eng verknüpft ist das **Gliagewebe (Neuroglia).** Ähnlich dem Bindegewebe hat es stützende, ernährende, isolierende und Defekte heilende Funktionen zu erfüllen.

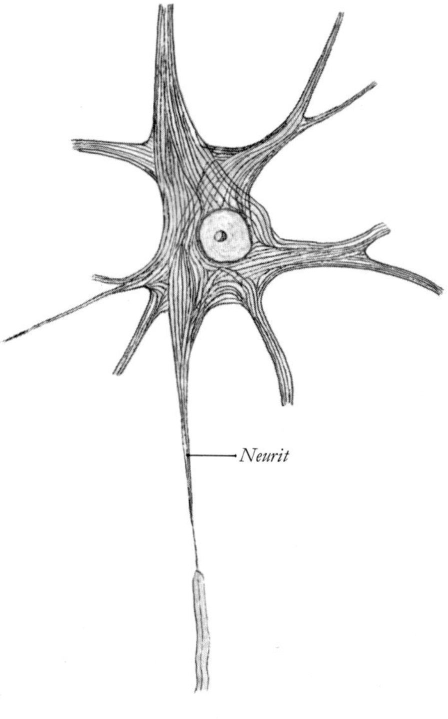

Abb. 25. Riesenpyramidenzelle aus der motorischen Großhirnrinde, Neurofibrillendarstellung

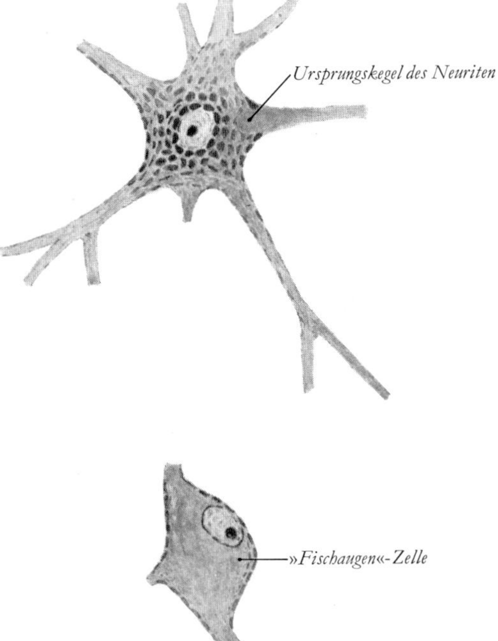

Abb. 26 oben: multipolare Nervenzelle mit NISSL-Schollen. Unten: degenerierte Nervenzelle („Fischaugenzelle")

a) Die Nervenzellen

Nervenzellen und die Mehrzahl der Gliazellen gehen aus dem äußeren Keimblatt, dem Ektoderm, hervor, in dem bereits im 2. Embryonalmonat die Vorstufen **(Neuroblasten** und **Glioblasten)** entstehen. Die Nervenzellen bilden die graue Substanz (*Substantia grisea*) im Gehirn und im Rückenmark. Ihre Verteilung ist entweder

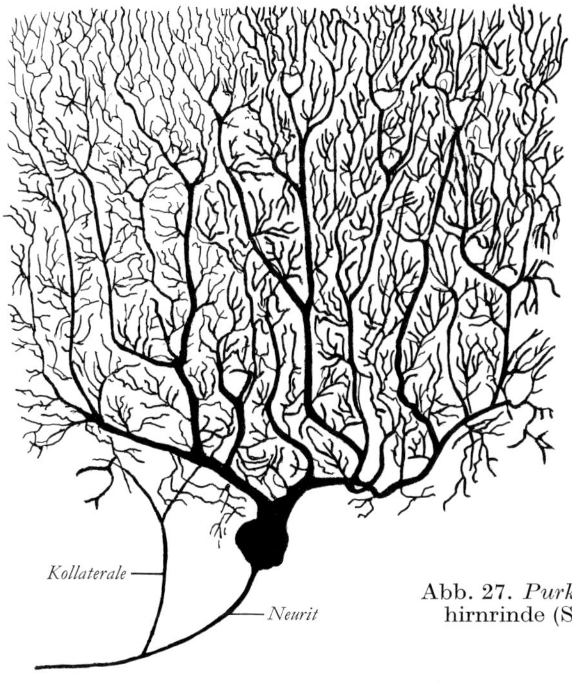

Abb. 27. *Purkinje*-Zelle der Kleinhirnrinde (Silberimprägnation)

diffus oder sie bilden dichtere, abgrenzbare Anhäufungen (Kerne, **Nuclei**). Außerhalb des Zentralnervensystems kommen Nervenzellen in den Kopf- und Spinalganglien, in den Grenzstrang- und intramuralen Ganglien des vegetativen Nervensystems und in den Sinnesorganen vor.

Größe und Form der Nervenzellen schwanken beträchtlich. Sie sind abhängig von der Lage und der Funktion der Zellen sowie von der Zahl und Länge der Fortsätze. Das Perikaryon (kernhaltiger Teil der Zelle, Soma, Zelleib) kann kugelförmig (z.B. bei Spinalganglienzellen) oder mehr oder minder stark verzweigt sein. Die Körnerzellen des Kleinhirns sind sehr klein (5 μm), die multipolaren Vorderhornzellen im Rückenmark haben dagegen Perikarya in der Größenordnung von 150 μm und mehr. Sie gehören mit den Spinalganglienzellen und der Eizelle zu den größten Zellen des Körpers. Berücksichtigt man nicht nur die Perikarya der Nervenzellen, sondern auch ihre Fortsätze, so ergeben sich z.B. bei den motorischen Vorderhornzellen des Rückenmarkes, deren Neuriten die Muskeln der Hand oder des Fußes erreichen, Längen von 1 m und mehr.

Die Nervenzellen haben einen meist mittelständigen, hellen und „chromatinarmen" Kern, der einen großen, dunklen **Nucleolus** beinhaltet.

Im Zelleib sind neben Mitochondrien (*Neurosomen*) und dem *Golgi*-Apparat für Nervenzellen spezifische Strukturen nachweisbar. Mit basischen Farbstoffen (Methylenblau, Toluidinblau) färben sich, je nach Nervenzellart verschiedenförmige Granula, die **Nissl-Schollen (Nissl-Substanz, Tigroidsubstanz).** Sie liegen im Zelleib und in den Dendriten. Der Neurit und der Teil des Zelleibes aus dem der Neurit entspringt (Ursprungskegel des Neuriten, Abb. 26) sind frei von Nissl-Schollen. Die zum Ergastoplasma zu rechnenden, ribonukleinsäurereichen Nissl-Schollen dienen der Eiweißsynthese. Sie sprechen rasch auf Schädigungen der Nervenzelle an, zerfallen und lösen sich auf **(Chromatolyse, Tigrolyse).**

Die Chromatolyse beginnt in der Umgebung des Zellkernes. Später findet man die restliche Nissl-Substanz nur an der Peripherie der Zelle. Der Kern solcher zugrundegehender Nervenzellen verlagert sich ebenfalls an den Zellrand („Fischaugenzellen", Abb. 26). Durch physiologische Ermüdung verbrauchte Nissl-Substanz wird rasch regeneriert (*Kulenkampff*).

Durch Imprägnation mit Silbersalzen stellen sich in Nervenzellen und in allen Fortsätzen die **Neurofibrillen** dar (Abb. 25). Sie sind bereits in den Vorstufen der Nervenzellen (*Neuroblasten*) vorhanden und auch in Nervenzellkulturen phasenkontrastoptisch nachweisbar. Elektronenoptisch sind sie röhrenartige Strukturen (*Mikrotubuli*) oder fadenförmig angeordnete Proteinmoleküle (*Filamente*).

Den Neurofibrillen wurde lange Zeit die wichtigste Rolle bei der Erregungsleitung zugeschrieben. Heute wissen wir, daß diese an die Zelloberfläche (Plasmalemm) gebunden ist. Die Neurofibrillen haben vielleicht etwas mit dem Stofftransport innerhalb der Nervenzelle und ihrer Fortsätze zu tun.

In den Nervenzellen findet man häufig **Pigmente.** Die Zellen der *Substantia nigra* (Nucleus niger) des Mittelhirns beinhalten z. B. Melanin, der *Nucleus ruber* dagegen Eisen. Diese Kerne des Gehirns sind deshalb bereits makroskopisch durch ihre Färbung erkennbar. Das als Abnutzungspigment bezeichnete Lipofuszin findet sich besonders in Nervenzellen älterer Menschen.

Als **Dendriten** (gr. dendron = Baum) bezeichnet man die meist mehrfach vorhandenen, kürzeren Fortsätze der Nervenzellen. Sie beinhalten Mitochondrien und Nissl-Schollen und verästeln sich baumartig. Gemeinsam mit dem Zelleib stellen sie die Verbindungen (*Synapsen*) mit anderen Nervenzellen (*Neuronen*) her.

Jede Nervenzelle hat in der Regel nur einen **Neuriten (Achsenzylinder, Axon).** Er entspringt relativ schmal am Zelleib und gibt oft, ohne sich dabei zu verjüngen, noch im Zentralnervensystem senkrecht abgehende Äste **(Kollateralen)** ab. Neuriten mit ihren Hüllen bilden den Hauptteil der weißen Substanz des Zentralnervensystems und die Nerven.

b) Die Nervenfaser

Der Neurit besitzt an seiner Oberfläche ein *Plasmalemm* (*Axolemm*), welches sein Cytoplasma (*Axoplasma*) umhüllt. Er beinhaltet Neurofibrillen und Mitochondrien, nicht dagegen Nissl-Schollen und Pigmente. Im Zentralnervensystem und in den peripheren Nerven werden die Neuriten von Gliazellen umgeben. Diese gehören im Zentralnervensystem zur Oligodendroglia. Im peripheren Nerven werden sie als zur peripheren Glia gehörige **Schwannsche Zellen** (**Schwannsche Scheide,** *Lemnozyten, Neurilemm*) bezeichnet. Sie entstehen aus der *Neuralleiste* und können in ihrem Zelleib ein Gemisch aus Proteinen und Lipiden, das **Myelin** (Nervenmark), bilden.

Unter dem Mikroskop erscheint dieses Myelin als eigene, dem Neuriten aufliegende Scheide **(Myelinscheide, Markscheide).** Elektronenoptisch betrachtet, liegt das Myelin innerhalb der *Schwann*schen Zellen.

Die Umhüllung der Neuriten durch die *Schwann*schen Zellen (*Schwann*sche Scheide) und die **Myelinbildung (Myelogenese, Markreifung)** beginnt bereits im 4. Fetalmonat in den peripheren Nerven. *Schwann*sche Zellen lagern sich dem Neuriten aneinandergereiht an und umschließen ihn spiralig unter gleichzeitiger Myelinbildung. Durch diesen Einrollungsvorgang entsteht der Schichtenbau des Myelins. Am Ende des

Vorganges ist der Neurit von myelinisierten *Schwann*schen Zellen völlig umgeben, deren Zellkerne und das Cytoplasma an den Rand gedrängt sind.

Ein in hintereinandergereihte, markhaltige *Schwann*sche Zellen eingeschlossener Neurit wird in peripheren Nerven als periphere markhaltige Nervenfaser bezeichnet. Im Gehirn und im Rückenmark haben die Neuriten keine *Schwann*sche Scheide. Ihre Markscheide wird von der *Oligodendroglia* gebildet (zentrale markhaltige Nervenfasern). Diese bilden die Leitungsbahnen (*Tractus*) im Zentralnervensystem.

Wird in den *Schwann*schen Zellen nur wenig Myelin gebildet, so sprechen wir von markarmen Nervenfasern.

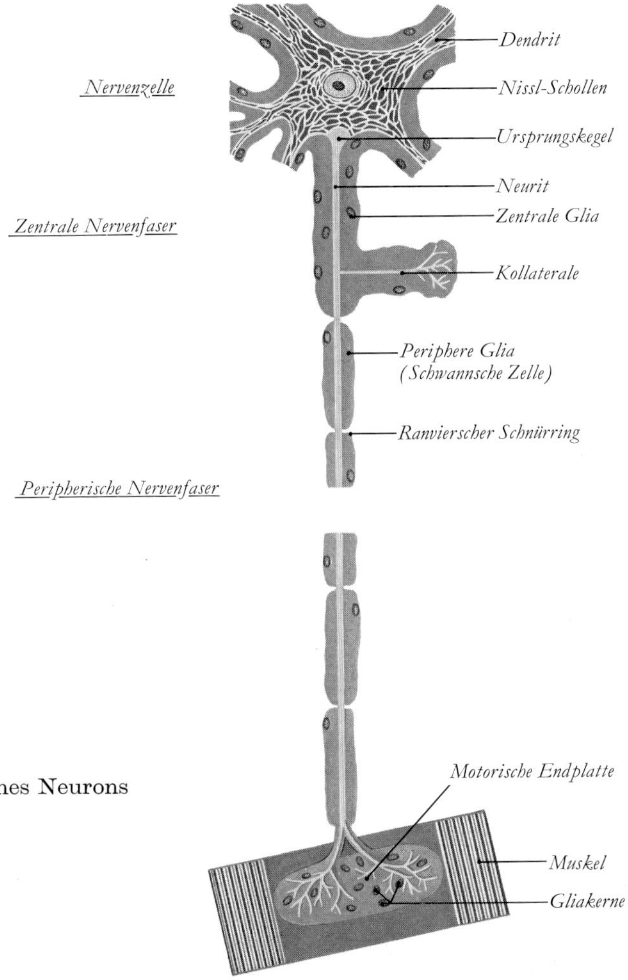

Abb. 28. Schema eines Neurons

Bei den marklosen Nervenfasern entsteht kein Myelin in den *Schwann*schen Zellen. Auch findet keine spiralige Umwicklung der Neuriten statt. Im Gegensatz zu den markhaltigen Nervenfasern, umhüllt eine *Schwann*sche Zelle mehrere Neuriten. Marklose Nervenfasern haben keine Schnürringe. Der Zellkern behält seine Mittellage. Marklose Nervenfasern kommen im peripheren und zentralen, vor allem im vegetativen Nervensystem vor.

Ranvierscher Schnürring (Abb. 28). Der Schwannschen Zelle liegt außen eine durchgehende Membran (Gitterfaserhäutchen, *Henlesche Scheide*, Basalmembran) auf. Bei markhaltigen peripheren und zentralen Nervenfasern mit einem Durchmesser von mehr als 2 μm ist die Schwannsche Scheide (bzw. die Gliahülle) mit dem Myelinmantel in Abständen von 0,8–1,5 mm unterbrochen (*Ranvier*scher **Schnürring**). Der Neurit wird hier nur von seinem Plasmalemm (Axolemm) und der oben erwähnten Basalmembran der Schwannschen Zelle (Gliahülle) überzogen. Die Strecke zwischen zwei benachbarten Schnürringen der segmentierten Nervenfasern wird als **Internodium** (interanuläres Segment) bezeichnet. Ein Internodium entspricht einer Schwannschen Zelle mit einem Kern. Die Länge der Internodien wächst mit dem Durchmesser der Nervenfasern.

Die Erregung durchläuft das Internodium rasch, am Schnürring wird die Leitung verzögert: Sie springt von Schnürring zu Schnürring (Saltatorische Erregungsleitung). In marklosen, von Schnürringen freien (nicht segmentierten) Nervenfasern, ist die Leitung kontinuierlich.

Die Leitungsgeschwindigkeit einer Nervenfaser ist abhängig vom Kaliber des Achsenzylinders, vom Grad der Myelinisierung und von der Länge der Internodien. Je größer diese Faktoren sind, um so schneller leitet der Neurit.

Eine der gebräuchlichsten Einteilungen der Nervenfasern nach Kaliber und Leitungsgeschwindigkeit unterscheidet drei Gruppen (A, B, C).

I. Gruppe A (Faserdurchmesser: 2,5–20 μm, Leitungsgeschwindigkeit: 15–120 m/sec.). In ihrer Untergruppe Aα (Faserdurchmesser 10–20 μm, Leitungsgeschwindigkeit 60–120 m/sec.) versorgen Fasern mit dickem Markmantel die extrafusale Muskulatur motorisch und leiten Afferenzen aus den anulospiraligen Rezeptoren der Muskelspindeln. Aβ-Fasern (Durchmesser: 7–15 μm, Leitungsgeschwindigkeit 40–90 m/sec.) leiten aus den Berührungsrezeptoren der Haut. Aγ-Fasern (Durchmesser: 4–8 μm, Leitungsgeschwindigkeit: 30–45 m/sec.) versorgen die intrafusalen Fasern der Muskelspindeln motorisch. Schließlich leiten Aδ-Fasern (Durchmesser: 2,5–5 μm, Leitungsgeschwindigkeit 15–25 m/sec.) von den Temperatur- und Schmerzrezeptoren der Haut.

II. Dünne, aber noch markhaltige Fasern der Gruppe B (Durchmesser 1–3 μm, Leitungsgeschwindigkeit: 3–15 m/sec.) bilden präganglionäre vegetative Leitungen.

III. Schließlich gehören postganglionäre Fasern des Sympathicus und bestimmte schmerzleitende Fasern zur Gruppe C (Durchmesser 0,5–2 μm, Leitungsgeschwindigkeit: 0,5–2 m/sec.).

Die Neuronenlehre. Die Nervenzelle bildet mit ihren Fortsätzen eine genetische, morphologische, funktionelle und trophische Einheit (*Ramon y Cajal*, 1852 bis 1934), das **Neuron.** Das Nervensystem ist aus einer Vielzahl von Neuronen aufgebaut, welche die Grundlage seiner Funktion bilden.

Die alte Streitfrage, ob Neurone kontinuierlich ineinander übergehen (Kontinuitätslehre), oder ob zwischen ihnen lediglich ein Kontakt besteht (Kontiguitätstheorie), wurde durch die Elektronenmikroskopie eindeutig zugunsten der Kontakttheorie entschieden.

Seit *Sherrington* (1897) bezeichnet man die Kontaktstelle, an der die Erregung von einem Neuron auf das andere übergeleitet wird, als **Synapse.** Unter diesen Begriff werden auch die Verbindungen eines Neurons mit dem Erfolgsorgan, z.B. die motorischen Endplatten, eingeordnet.

Bei den Synapsen zwischen Neuronen (neuro-neuronale Synapsen) verbindet sich das Axon (der Neurit) eines Neuron entweder mit den Dendriten eines anderen (axodendritische Synapse) oder mit dem Zelleib (*Soma*) einer Nervenzelle (axosomatische Synapse). Verbindungen eines Neuriten mit dem Anfangsteil eines anderen (Synapsen am Initialsegment) sind selten. Kollateralen der Neuriten (S. 44) können ebenfalls mit anderen Neuronen Synapsen eingehen. Echte axo-axonale Synapsen sind bislang nur bei Tieren beschrieben worden.

Die Synapsen sind im Prinzip alle gleich gebaut. Ist die Nervenfaser markhaltig, so verliert der verzweigte oder unverzweigte Neurit im Bereich der präsynaptischen Strecke seine Markhülle. Auch die Neurofibrillen enden in diesem Bereich mit knötchenartigen Verdickungen (Abb. 29). In der synaptischen Endstrecke des Neuriten liegen zahlreiche Mitochondrien und mit Flüssigkeit gefüllte synaptische Bläschen. Diese werden als Depots oder als Bildungsstätten für Überträgerstoffe (Transmitter) aufgefaßt. Das Ende des Neuriten ist oft kolbenartig aufgetrieben (Endkolben). Sein Axolemm ist an der Kontaktstelle verdickt: präsynaptische Membran. Auch

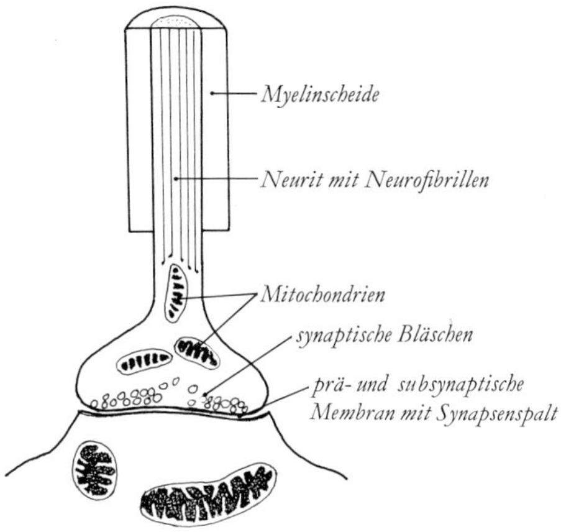

Abb. 29. Schema einer Synapse (nach *W. Bargmann*)

das Plasmalemm des anderen Neuron weist an dieser Stelle eine Verdickung, die subsynaptische Membran, auf. Der unmittelbar an die subsynaptische Membran angrenzende nicht verdickte Bezirk des Plasmalemms des Empfängerneurons wird als postsynaptische Membran bezeichnet. Zwischen prae- und subsynaptischer Membran liegt der synaptische Spalt (Synapsenspalt).

Degeneration und Regeneration der Nerven. Da Nervenzellen nicht teilungsfähig sind, können sie nach Zerstörung auch nicht ersetzt werden. Regenerationsfähig sind dagegen zugrundegegangene Neuriten.

Nach Durchtrennung eines Nerven zerfallen im peripheren Stumpf alle Neuriten und, wenn sie markhaltig sind, auch ihre Myelinhüllen (*Waller*sche, *absteigende Degeneration*). Die *Schwann*schen Zellen bleiben erhalten. Auch am zentralen Stumpf können unmittelbar im Anschluß an die Durchtrennungsstelle ähnliche Zerfallserscheinungen auftreten (*aufsteigende, retrograde Degeneration*). Sie betreffen aber meist nur eine kurze Strecke des zentralen Stumpfes und kommen an einem Ranvierschen Schnürring zum Stillstand.

Wird der Neurit unmittelbar nach seinem Ursprung aus der Nervenzelle durchtrennt, so kann das gesamte Neuron zugrunde gehen.

Im peripheren Stumpf eines durchtrennten Nerven zerfällt das Myelin in Markballen, deren einfache Fette sich mit Osmiumsäure schwärzen lassen (*Marchi*-Stadium). Ihr weiterer Abbau zu Neutralfetten ermöglicht etwa 6 Wochen nach der Läsion des Nerven eine Anfärbung mit Fettfarbstoffen (Sudan, Scharlachrot). Erhalten gebliebene Schwannsche Zellen und Bindegewebszellen räumen die Trümmer ab.

Die *Schwann*schen Zellen des peripheren und des zentralen Stumpfes teilen sich mitotisch und trachten den Defekt an der Durchtrennungsstelle zu überbrücken, indem sie sich zu Zellbändern anordnen (*Büngner*sche Bänder). Aufgabe dieser Leitstrukturen ist, den aus dem zentralen Stumpf herauswachsenden Neuriten die Wegfindung in den peripheren Stumpf zu erleichtern.

Ist bei der Verletzung ein größeres Stück des Nerven verlorengegangen, so erreichen die herauswachsenden Neuriten den peripheren Stumpf nicht und bilden am Ende des zentralen Stumpfes mit Glia- und Bindegewebszellen eine Geschwulst (*Amputationsneurom*).

Bei der Nervennaht werden die durchtrennten Nervenenden zusammengefügt oder, bei größeren Defekten, durch ein Nervenstück miteinander verbunden. Durch den Eingriff wird die Wegfindung für die aus dem zentralen Stumpf herauswachsenden Neuriten erleichtert.

c) Die Endausbreitungen der Nerven („Nervenendigungen")

In der Peripherie des Körpers, aber auch in seinem Innern, enden die Nerven im Prinzip auf gleiche Weise: durch Verästelung des Neuriten wird die Oberfläche der nervösen Substanz vergrößert. Noch vor Bildung der Nervenendigung verlieren die Neuriten ihre Markhülle. Die *Schwann*schen Zellen sind an der Bildung der Endformation beteiligt.

α) Endausbreitungen efferenter Nervenfasern

Vegetative Nervenfasern sind markarm oder marklos. Sie enden an den vom Willen unabhängigen glatten Muskelzellen der Eingeweide, Blutgefäße, Drüsen und an der Herzmuskulatur. Mikroskopisch stellen sich ihre Synapsen oft als feinste Endknöpfe und Endösen dar. Den Synapsen sind meist periphere Netze vorgeschaltet (z.B. *Plexus myentericus, Plexus submucosus*).

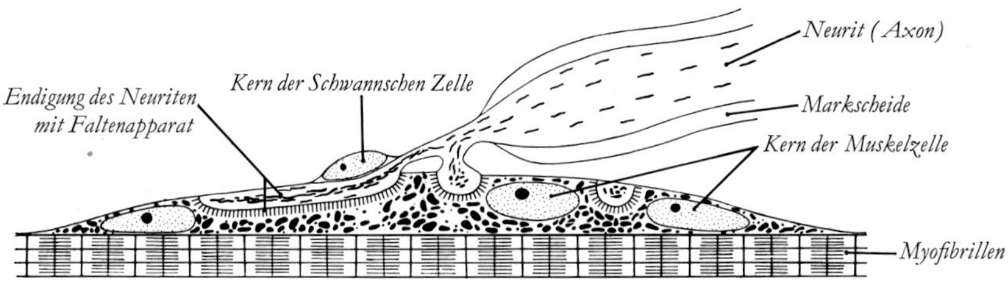

Abb. 30. Elektronenmikroskopisches Bild einer motorischen Endplatte. Schema nach *Couteaux* 1958

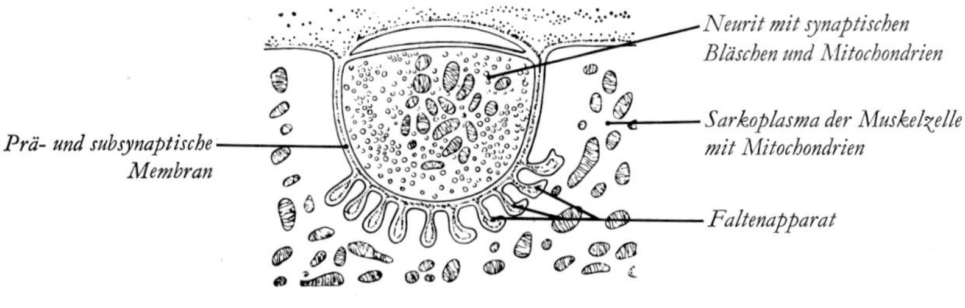

Abb. 31. Elektronenmikroskopisches Bild einer Synapse im Bereich einer motorischen Endplatte Schema nach *Couteaux* 1958

An quergestreiften (extrafusalen und intrafusalen) Skelettmuskelfasern bilden Aα- und Aγ-Motoneurone größere und kleinere **motorische Endplatten.** Nach Verlust des Myelins verzweigt sich der Neurit und dringt mit knopfartig verdickten Enden in Vertiefungen des Sarkolemm der Muskelzelle ein (Abb. 30, 31). An der Kontaktstelle ist keine Querstreifung der Muskelfasern erkennbar. Die *Schwann*schen Zellen liegen den Muskelfasern flächenhaft auf und bilden mit den Neuritenaufzweigungen eine, im Mikroskop nur an silberimprägnierten Präparaten sichtbare, ovale Platte. Elektronenoptisch erkennt man in dem verdickten, vom Axolemm begrenzten Ende des Neuriten zahlreiche Mitochondrien und synaptische Bläschen. Letztere beinhalten den Überträgerstoff *Acetylcholin*. Das Sarkoplasma der Muskelfaser ist im Bereich der Endplatte fibrillenfrei und reich an Mitochondrien. Das Sarkolemm bildet subsynaptische Mikrofalten (*Faltenapparat*), in denen die für den Acetylcholinabbau wichtige *Acetylcholinesterase* nachgewiesen wurde.

In großen Skelettmuskeln kann eine Nervenfaser bis zu 100 Muskelfasern motorisch versorgen. In Muskeln mit präziser Funktion sind die motorischen Endplatten dagegen viel zahlreicher. Beim M. vocalis sind mehrere Endplatten an einer Muskelfaser beschrieben worden.

An den intrafusalen Muskelfasern der Muskelspindeln sind die Zellmembranen nicht konduktil. Jede Muskelfaser muß deshalb von mehreren Endplatten versorgt werden.

β) Endausbreitungen afferenter Nervenfasern

Von der Haut, von den Schleimhäuten, aus den Muskeln, Sehnen und Knochen, aus dem Bindegewebe, aus serösen Häuten, aus Blutgefäßen und aus den inneren Organen leiten zentripetale, afferente markhaltige und marklose Nervenfasern des zerebrospinalen und vegetativen Nervensystems ins Zentralnervensystem. Sie beginnen alle an „sensiblen Nervenendigungen“ einfacher oder komplizierter Bauart.

Den Formenreichtum dieser Endausbreitungen haben die Silberimprägnationsmethoden aufgezeigt. Die Frage nach der spezifischen Funktion der vielen, oft nach dem Entdecker benannten Formen, ist bis heute noch nicht geklärt. Wegen der zahlreichen Übergangsformen ist auch ihre morphologische Einordnung schwierig. Die Rezeptorenfunktion ist sicher nicht nur an kompliziert gebaute Endkörperchen gebunden. Auch einfache Nervennetze und Schlingenbildungen können diese Funktion gewährleisten.

„Freie Nervenendigungen“ (Abb. 32) werden gebildet von markarmen oder marklosen Nervenfasern, die nicht an Endkörperchen, sondern an feinen Endösen oder Endknöpfen enden. Nach neueren Erkenntnissen lösen sie Wärme-, Kälte-, Schmerz-, Juck- und Kitzelempfindungen aus. Man findet sie nicht nur im Epithel der Haut und der Schleimhäute, sondern auch im Bindegewebe, in Muskeln, Sehnen und in Faszien. Ihre afferenten Fasern sind stets dünn (1–6 μm).

Markarme Fasern der A-Gruppe (2,5–5 μm) leiten aus der Haut den sog. hellen, wenig affektbetonten und gut lokalisierbaren Oberflächenschmerz, dünnere marklose Fasern (1–2 μm) dagegen den dumpfen, unlustbetonten, ausstrahlenden Tiefenschmerz.

In der Wurzelscheide der Haare bilden dünne, in einer Längsschicht und einer Ringschicht („Nervenmanschette“) angeordnete Nervenfasern, Mechanorezeptoren, welche den bei der Berührung des Haares entstandenen Druck wahrnehmen.

Eingekapselte Nervenendigungen haben eine bindegewebige Hülle. Innerhalb dieser Umhüllung verzweigt der Neurit, nach Verlust der Myelinscheide, entweder unter Bildung von Schlingen („Schlingenkörperchen“) oder mehr netzartig („Netzkörperchen“). Zu dieser Gruppe gehören die *Meißner*schen **Tastkörperchen** (Abb. 32) in den Papillen der unbehaarten Haut (vor allem der Hohlhand und der Fingerbeeren), die **Genitalkörperchen** (*Dogiel*sche Körperchen) im Corium der äußeren Geschlechtsorgane und viele andere, früher nach ihren Entdeckern benannte, Übergangsformen. Sie sind alle Mechanorezeptoren.

Schlingen- und Netzkörperchen kommen auch ohne bindegewebige Hülle im Bindegewebe der Haut und der Schleimhaut vor. Sie sind oft hintereinander geschaltet und werden von mehreren Neuriten gebildet.

Lamellenkörperchen (Abb. 33) sind ovale oder rundliche, oft mit unbewaffnetem Auge sichtbare, 0,5–5 mm lange Endkörperchen, welche aus zwiebelschalenartig geschichteten Zellen bestehen. Diese umschließen einen zelligen **Innenkolben,** in dem sich

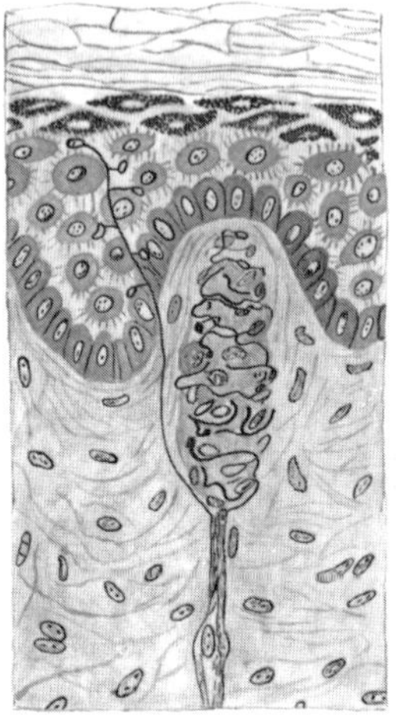

Abb. 32. „Freie Nervenendigung" im Epithel und *Meißner*sches Körperchen in einer Papille der Lederhaut. Vergr. 200fach

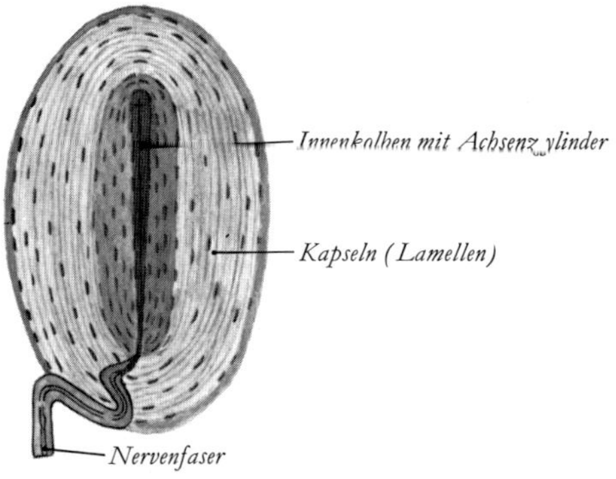

Abb. 33. *Vater-Pacini*sches Körperchen (nach *Sobotta*). Vergr. 36fach

der marklose Neurit und Blutgefäße ausbreiten. Wichtigste Vertreter dieser Rezeptorenart sind die *Vater-Pacini-Körperchen.* Sie liegen in der Subkutis, in Faszien, in Gelenkkapseln, im Periost aber auch im Bauchfell, in Pankreas und in der Wand größerer Blutgefäße (Mechanorezeptoren für Druck und Vibration).

Muskelspindeln, Sehnenspindeln, S. 40, 41

Bei **Nervenendigungen an Sinneszellen** treten Nervenfasern mit hochdifferenzierten Zellen, die nur spezifische Reize aufnehmen, in Verbindung. Unter diesen sind die Riechzellen und die Stäbchen und Zapfen der Netzhaut des Auges in die Peripherie verlagerte Neurone des Gehirns (*primäre Sinneszellen*). Ihnen werden die folgenden *sekundären Sinneszellen* gegenübergestellt. Die Tastzellen (Tastscheiben) der tiefen Schichten der Epidermis haben an ihrer Unterfläche ein scheibenartig ausgebreitetes Neurofibrillennetz und werden außerdem von einer markarmen Nervenfaser umsponnen. Ein ähnlich inniger Kontakt zwischen Nervenfasern und Zellen besteht bei den Geschmacksknospen (Chemorezeptoren) und den Sinneszellen im Gehör- und Gleichgewichtsorgan (Mechanorezeptoren).

d) Die Ganglien

In den Verlauf zerebrospinaler und vegetativer Nerven sind Ansammlungen von Nervenzellen (Ganglien) eingeschaltet. Sensible und sensorische Ganglien besitzen eine Bindegewebshülle und beinhalten neben Nervenfasern kugelige Nervenzellen, die von einem

Mantel aus Zellen der peripheren Glia **(Mantelzellen, Satelliten)** umgeben sind (Abb. 34). Jede, ursprünglich bipolare, Ganglienzelle hat nur einen Fortsatz, der sich, nach ein- oder mehrmaliger Umwindung des Zelleibes T-förmig teilt **(pseudounipolare Zelle).**

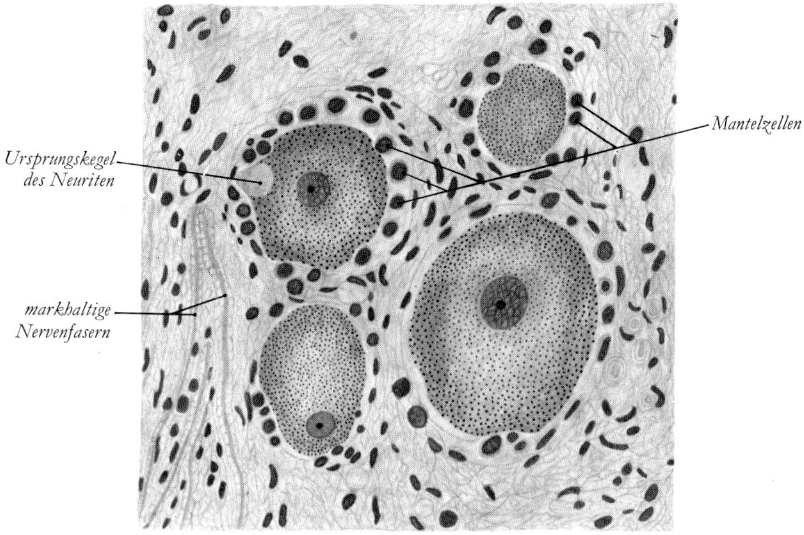

Abb. 34. Spinalganglienzellen

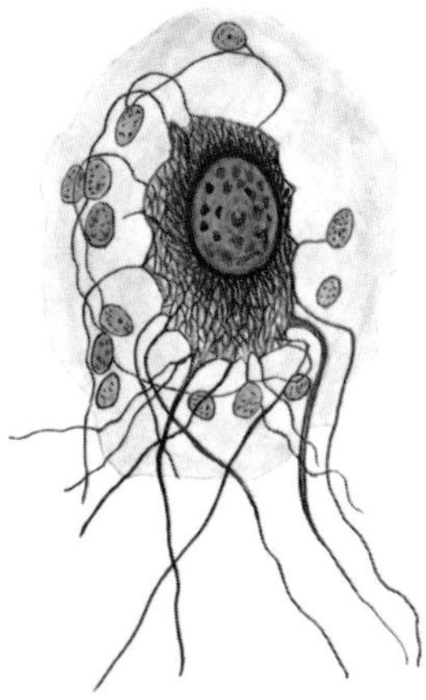

Abb. 35. Multipolare, sympathische Ganglienzelle, umgeben von Mantelzellen (Satelliten). Nach *Bielschowsky*

Die vegetativen Ganglien werden von multipolaren Ganglienzellen gebildet (Abb. 35). Ihr Gliamantel ist spärlicher, soll aber trotzdem eine geschlossene Hülle bilden. Auch eine bindegewebige Kapsel ist meist vorhanden.

e) Die Neuroglia (Glia, Abb. 36)

Sie entsteht aus den Glioblasten des Neuralrohres (und aus der Neuralleiste) und ist überwiegend ektodermaler Herkunft. Aus dem Mesoderm entwickeln sich nur die in Nachbarschaft der Blutgefäße des Zentralnervensystems liegenden *Hortega*-Zellen.

Gliazellen haben mannigfaltige Aufgaben zu erfüllen. Mit ihren Fortsätzen bilden sie das Gerüst, in das die Nervenzellen eingelagert sind. Sie isolieren Nervenzellen und ihre Fortsätze und spielen bei deren Stoffwechsel eine Rolle. Ihre Funktion bei der Erregungsleitung ist noch nicht ganz geklärt. Bei Erkrankung und Zerstörung des Nervengewebes erfüllen sie die wichtige Aufgabe des Abtransports der Trümmer (Phagozytose und amoeboide Bewegung) und der Narbenbildung (Glianarbe). Auch die Regeneration der Nerven wäre ohne die Glia nicht möglich. Die Glia bildet das Myelin der zentralen und peripheren Nervenfasern.

Zentrale Glia. Im Zentralnervensystem sind mehr Gliazellen als Nervenzellen vorhanden. Man teilt sie ein in: **Ependymzellen, Makroglia, Mikroglia** (*Hortega*zellen) und **Oligodendroglia** (gr. oligos = wenig; dendron = Baum).

Ependymzellen überkleiden in einfacher Schicht die liquorgefüllten Hohlräume des Zentralnervensystems.

Die **Makrogliazellen** (*Astrozyten,* Abb. 36) sind groß und sternförmig verästelt. Ihre Fortsätze bilden ein Netzwerk. Der große Kern ist rund und chromatinreich. An der Gehirnoberfläche und an der Wand der Hirngefäße verbreitern sich die Fortsätze der Makrogliazellen zu **Gliafüßchen,** welche in ihrer Gesamtheit als **Grenzmembranen** (*Membrana limitans gliae superficialis, Membrana limitans gliae perivascularis*) aufzufassen sind.

Zusammen mit der Basalmembran der Hirnkapillaren bildet die *Membrana limitans gliae perivascularis* eine Schranke (Barriere), welche das Eindringen schädlicher Stoffe aus den Blutgefäßen ins Gehirn verhindert **(Blut-Hirn-Schranke).**

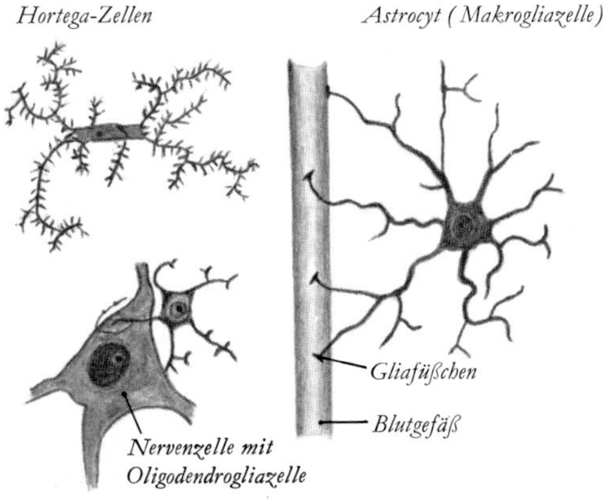

Abb. 36. Gliazellen

Mikrogliazellen (*Hortega*-Zellen, Abb. 36) haben einen länglichen, dunklen Kern und zahlreiche verzweigte Fortsätze. Sie entwickeln sich aus dem *Mesenchym,* das mit den Blutgefäßen ins Gehirn eingewandert ist (*Mesoglia*). Sie sind Phagozyten, Wander-, Speicher- und Transportzellen.

Oligodendrogliazellen sind klein und wenig verzweigt. Sie liegen den Nervenzellen und ihren Fortsätzen unmittelbar an (Satelliten, Mantelzellen).

Periphere Glia. Glioblasten der Neuralleiste wandern mit den Neuriten der Nervenzellen in die Peripherie. Sie umhüllen die Neuriten (**Lemnozyten, Schwannsche Zellen)** und umgeben als Mantelzellen (Satelliten) die peripheren Ganglienzellen. Die periphere Glia ist an der Bildung peripherer Synapsen (z. B. motorischer Endplatten) und peripherer Rezeptoren beteiligt.

f) *Der periphere Nerv*

Der (periphere) Nerv besteht aus Neuritenbündeln. Die zugehörigen Nervenzellen liegen entweder im Zentralnervensystem oder in peripheren Ganglien.

Lockeres Bindegewebe, das **Endoneurium**, umgibt die einzelnen Nervenfasern (Abb. 37). Es enthält Blut- und Lymphkapillaren und bildet mit der Basalmembran der *Schwann*schen Scheide (*Schwann*schen Zelle) die Endoneuralscheide.

Eine verschieden große Zahl von Nervenfasern wird durch das derbere **Perineurium** zu Bündeln (Kabeln) zusammengefaßt. Seine in Spiraltouren angeordneten kollagenen Fasern erlauben eine geringe Dehnung der Nerven.

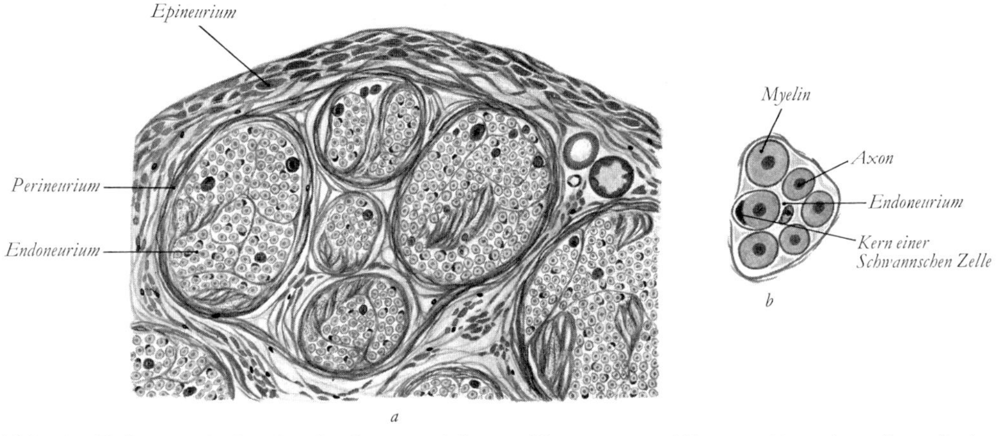

Abb. 37. Teilquerschnitt durch einen peripheren Nerven. a = Vergr. 100×, b = Ausschnitt aus a, Vergr. 700×

Das **Epineurium** verbindet die vom Perineurium umhüllten Nervenkabel untereinander und bildet auch die äußere Bindegewebshülle des Nerven. Die Kollagenfasern sind in ihm gewellt und mit elastischen Fasern vermengt. Nach Dehnung des Nerven stellen die elastischen Fasern seine ursprüngliche Länge ein (kollagen-elastisches System). Im Epineurium verlaufen die größeren Blutgefäße des Nerven **(Vasa nervorum).**

Die Endoneuralscheide und das Perineurium bilden für die meisten Ionen und für andere Stoffe wirksame Diffusionsbarrieren.

Die Leitungsbahnen (*Tractus*) der weißen Substanz des Gehirns und des Rückenmarkes bestehen aus Nervenfasern, deren Myelinhülle von der Oligodendroglia gebildet wird. Das Bindegewebe fehlt im Zentralnervensystem. Seine Funktionen werden hier von der zentralen Glia wahrgenommen.

III. Blut, Gewebsflüssigkeit und Lymphe

Der Inhalt der Blutgefäße, das Blut, hat u. a. folgende Aufgaben zu erfüllen:

a) Es verbindet alle Organe des Körpers zu einer sinnvoll funktionierenden Einheit, indem es den Zellen Nährstoffe, Sauerstoff, Hormone, Salze zuführt und für den Abtransport der Stoffwechselschlacken und des Kohlendioxyds sorgt.

b) Es transportiert Wärme und ist am Wärmeaustausch und an der Regulation der Körpertemperatur beteiligt.

c) Es enthält Antikörper und dient zusammen mit bestimmten Blutzellen der Abwehr.

d) Seine Fähigkeit zu gerinnen ermöglicht einen raschen Verschluß kleinerer Verletzungen an Blutgefäßen.

Die Gesamtblutmenge im menschlichen Körper beträgt 7–8 % des Körpergewichtes.

Das Blut (gr. haima, lat. sanguis) ist wie folgt zusammengesetzt:

- Blut
  - Blutplasma (flüssiger Teil)
    - Blutserum
    - Fibrinogen
  - Blutkörperchen (geformter Teil)
    - weiße Blutkörperchen (Leukozyten)
      - Granulozyten
        - neutrophile,
        - eosinophile (azidophile),
        - basophile
      - Agranulozyten
        - Lymphozyten (kleine, große),
        - Monozyten
    - rote Blutkörperchen (Erythrozyten)
    - Blutplättchen (Thrombozyten)

1. Das Blutplasma

Das **Blutplasma** besteht zu mehr als 90 % aus Wasser. Den Rest bilden körpereigene Eiweiße (Albumine, β-Globuline, γ-Globuline), Lipoide, Salze, das Fibrinogen in wechselnder Menge, Nährstoffe (Blutzucker, Fett, Eiweiß) und Stoffwechselprodukte (Aminosäuren, Harnstoff, Ammoniak und Hormone usw.).

Die **Blutgerinnung** ist eine Schutzeinrichtung des Körpers, wobei durch Gerinnung und Schorfbildung Wunden geschlossen werden und ein weiterer Blutverlust verhindert wird. Der Gerinnungsvorgang wird bei gesunden Menschen ausgelöst durch Verletzung der Gefäßwand und durch das Ausströmen des Blutes. Das im Blutplasma gelöste **Fibrinogen** wird zu Fibrinfäden. Diese bilden unter Verkürzung ein Netzwerk, in dessen Maschen die Blutzellen eingeschlossen sind (**Blutkuchen,** *Cruor sanguinis*). Der flüssige Rest des Blutplasmas setzt sich als gelbliches **Serum** ab (Serum = Plasma—Fibrin).

Der Vorgang der Blutgerinnung ist außerordentlich kompliziert. Bisher sind 13 Gerinnungsfaktoren bekannt. Das Fehlen eines oder mehrerer Faktoren verursacht eine Störung der **Blutungszeit.** Sie beträgt, nach einem Einstich in das Ohrläppchen, normalerweise 1–3 min. Eine erhöhte Gerinnungsbereitschaft des Blutes, aber auch eine fehlende oder verzögerte Blutgerinnung kommen bei vielen Krankheiten vor. Bei fehlender Blutgerinnung (*Hämophilie,* Bluterkrankheit) können kleine Wunden zu lebensbedrohenden Blutungen führen.

2. Die geformten Bestandteile des Blutes, die Blutkörperchen

a) Die weißen Blutkörperchen (Leukozyten)

Die Mehrzahl der weißen Blutkörperchen hat eine kurze Lebensdauer (etwa 1½ Wochen). Sie werden deshalb aus den Blutbildungsstätten ständig ersetzt. Ihre Zahl ist Tagesschwankungen unterworfen und beträgt ca. 4000–8000 im mm^3 Blut. Im Gegensatz zu den gelblichen Erythrozyten erscheinen sie in frischen Präparaten weiß (gr. leukos = weiß). Mit bestimmten Färbemethoden kann man bei einem Teil der Leukozyten im Cytoplasma feine und grobere Körnchen, *Granula,* nachweisen. Solche **Granulozyten** werden den weißen Blutzellen ohne Granula, den **Agranulozyten** (Lymphozyten, Monozyten) gegenübergestellt.

Die **Granulozyten** (Abb. 38) stellen 65–75 % aller weißen Blutkörperchen. Die im strömenden Blut mehr oder minder kugelförmigen Zellen haben einen Durchmesser von 8–14 μm. Sie besitzen die Fähigkeit der amoeboiden Bewegung. Je nach dem Verhalten ihrer Cytoplasmagranula basischen und sauren Farbstoffen gegenüber, unterscheiden wir

azidophile (eosinophile, nach dem Farbstoff Eosin), **basophile** und **neutrophile Granulozyten.** Der Kern aller reifen Granulozyten ist vielgestaltig gelappt (deshalb polymorphkernige Leukozyten), nukleolusfrei und chromatinreich.

Bei den neutrophilen Granulozyten (Abb. 38a, b, 55–70% der weißen Blutkörperchen) bilden die Cytoplasmagranula feinste Körnchen. Die Granula färben sich mit basischen und mit sauren Farbstoffen. Der polymorphe Kern ist stark gelappt und zeigt tiefe Einschnürungen, die ihn in 2–4 zusammenhängende „Segmente" gliedern (segmentkernige Neutrophile). Daneben kommen normalerweise etwa 3% Neutrophile vor, deren Kern keine Einschnürungen zeigt (stabkernige Neutrophile).

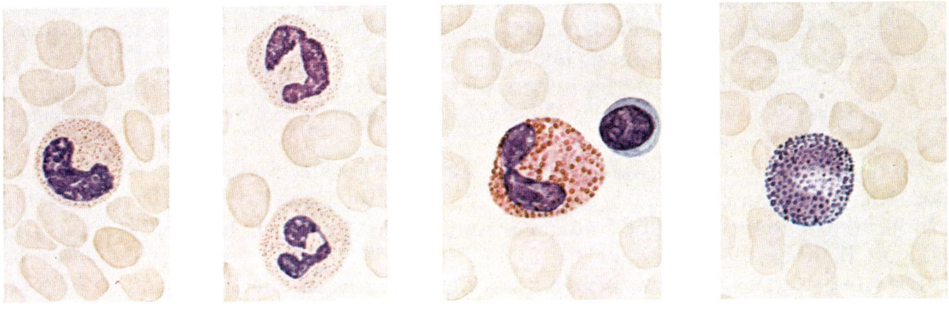

a *b* *c* *d*

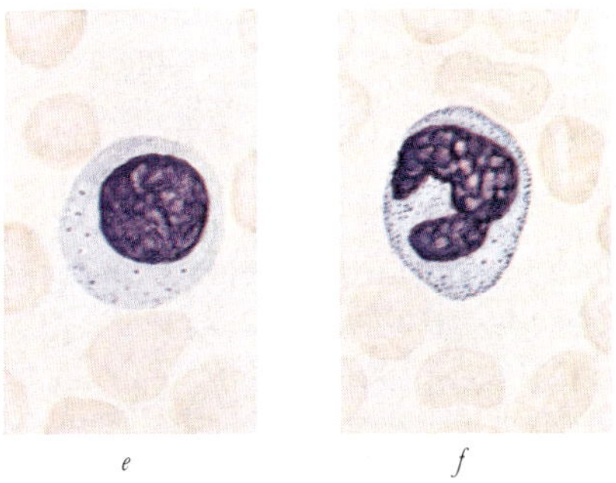

e *f*

Abb. 38. Blutausstrich. Vergr. etwa 900mal. Nach *v. Herrath* und *Abramow*, Stuttgart 1950. Neben Erythrozyten sind dargestellt:

a ein stabkerniger neutrophiler Granulozyt;
b zwei segmentkernige neutrophile Granulozyten;
c ein eosinophiler Granulozyt und ein kleiner Lymphozyt;
d ein basophiler Granulozyt;
e ein großer Lymphozyt
f ein Monozyt

Stabkernige Neutrophile (Abb. 38a) sind stets aus dem Knochenmark frühzeitig ausgestoßene, nicht ausgereifte Jugendformen. Übersegmentierte Neutrophile (Zellkerne mit mehr als 5 Segmenten) findet man bei bestimmten Krankheiten. Eine Vermehrung der nicht ausgereiften stabkernigen Neutrophilen wird als Linksverschiebung bezeichnet, eine Vermehrung der übersegmentierten als Rechtsverschiebung.

Beim weiblichen Geschlecht findet man trommelschlegelartige Anhänge („*Drumsticks*") an den Kernen der neutrophilen Granulozyten. Sie beinhalten das **Sex-Chromatin** (eines der beiden x-Chromosomen) und können in Zweifelsfällen der Geschlechtsbestimmung dienen (S. 8).

Neutrophile Granulozyten sind bewegungsfähig (amoeboide Bewegung). Sie verlassen bei Bedarf die Blutkapillaren (Diapedese) und phagozytieren Fremdkörper und Krankheitserreger. Im Eiter (*Pus*) wandeln sich phagozytierende Neutrophile in sog. „Eiterkörperchen" um. Dabei freiwerdende proteolytische Fermente schmelzen die umliegenden Gewebe ein.

Eosinophile (azidophile) Granulozyten (Abb. 38c, 2–4% der weißen Blutkörperchen) besitzen im Cytoplasma grobe, mit sauren Farbstoffen (Eosin) gut anfärbbare Körnchen. Der Zellkern ist oft hantelförmig und besteht aus 2 oder 3 Segmenten.

Eine Vermehrung der Eosinophilen (*Eosinophilie*) findet man u. a. bei den sog. allergischen Erkrankungen (Asthma bronchiale, Heuschnupfen) und bei Befall des Körpers mit Parasiten (Würmer) als Zeichen einer gesteigerten Abwehr.

Basophile Granulozyten („Basophile", Abb. 38d) kommen im Blut selten vor (bis zu 1% der weißen Blutkörperchen). Ihre Cytoplasmagranula färben sich mit basischen Farbstoffen und verdecken den mehr kugeligen Kern. Basophile sind den Gewebsmastzellen ähnlich und enthalten wie diese Heparin. Außerdem haben sie einen hohen Histamingehalt.

Die **Lymphozyten** in den Blut- und Lymphgefäßen, in den Geweben und in den Organen teilt man ein in **kleine Lymphozyten** (Durchmesser wie bei Erythrozyten: 7–10 μm) und **große Lymphozyten** (Durchmesser 10–16 μm). Ihr Anteil an der Gesamtzahl der weißen Blutkörperchen beträgt 20–35% (bei kleinen Kindern ist er viel höher). Die Kern-Plasmarelation ist bei kleinen Lymphozyten so zugunsten des fast kugeligen, nicht gelappten, Kernes verschoben, daß er normalerweise nur von einem schmalen Saum basophilen Zytoplasmas umgeben ist.

Bei den seltenen großen Lymphozyten ist der Kern weniger chromatinreich, heller und oft an einer Seite eingebuchtet. Alle Lymphozyten sind nur wenig amoeboid beweglich (Mangel an Zytoplasma!).

Bildungsstätten der Lymphozyten sind in der Fetalzeit der Dottersack und die Leber, später das Knochenmark und die lymphoretikulären Organe (Milz und Lymphknoten). Sie befinden sich auf ständiger Wanderschaft zwischen Bildungsstätten, Blut- und Lymphbahnen, Geweben und Organen.

Die kleinen Lymphozyten sind teilungsfähig und können auch andere Zellarten bilden (z. B. Plasmazellen). Ein Teil wandert aus den Bildungsstätten in den Thymus. Hier reifen sie zu T-Lymphozyten heran. Andere kleine Lymphozyten benötigen bei ihrer Ausreifung die Mitwirkung des Thymus nicht. Sie entstehen z. B. im Knochenmark und werden B-Lymphozyten genannt. B- und T-Lymphozyten spielen in der Immunabwehr eine Rolle, ihre Lebensdauer ist sehr unterschiedlich (10 bis 500 Tage).

Die **Monozyten** (ca. 6% aller Leukozyten, Abb. 38f) sind nicht nur im Blut, sondern in viel größerer Zahl in verschiedenen Geweben vorhanden. Ihre Größe (Durchmesser 12–20 μm), ihre Form und die Form des Kernes (nierenförmig, kugelig gelappt) schwanken. Das Cytoplasma ist leicht basophil, der Kern lockerer gebaut als bei Lymphozyten. Monozyten sind beweglich und können phagozytieren und speichern.

Weißes Blutbild. Die Zahl der weißen Blutkörperchen (beim Erwachsenen 4000–8000 im mm^3 Blut) wird, von Tagesschwankungen und Funktionsschwankungen (z. B. Verdauung, extreme körperliche Leistungen) abgesehen, konstant gehalten. Eine Zunahme der Gesamtzahl der Leukozyten (Leukozytose), oder eine Verminderung (Leukopenie) kommen bei verschiedenen Krankheiten vor. Die Abweichungen von der Norm betreffen oft nur einzelne Leukozytenarten (Granulozytose – Agranulozytose, Lymphozytose – Lymphopenie, Eosinophilie, Monozytose usw.) und sind für die Diagnose vieler Krankheiten von großer Bedeutung. Im Ablauf der Krankheiten treten in einzelnen Phasen bestimmte Leukozytenarten vermehrt auf.

Normales Zahlenverhältnis der Leukozyten zueinander:

Neutrophile Granulozyten	55–70%
Eosinophile Granulozyten	2– 4%
Basophile Granulozyten	0,5– 1%
Stabkernige Granulozyten	3%
Lymphozyten	20–35%
Monozyten	5– 8%

Beim Neugeborenen ist die Zahl der Granulozyten erhöht. Einige Tage nach der Geburt beginnt deshalb ein starker Abbau.

b) Die roten Blutkörperchen (Erythrozyten)

Erythrozyten (Gr. erythros – rot) sind bikonkave runde Scheiben (Meniscus), die sich aktiv nicht bewegen können, sondern vom strömenden Blut fortbewegt werden. Sie besitzen keinen Zellkern und sind so verformbar, daß sie auch feinste Blutkapillaren passieren können. Ihr Durchmesser beträgt im Durchschnitt 7,5 μm (Normozyten).

Bei Säugetieren sind die Erythrozyten mit geringen Ausnahmen (Kamel, Lama) rund und kernlos. Andere Tiere haben meist ovale, kernhaltige rote Blutkörperchen.

Einzelne Erythrozyten sind von gelblicher Farbe, die von ihrem Farbstoff Haemoglobin (einem eisenhaltigen Proteid) herrührt. Er ist ein Sauerstoff- und Kohlendioxyd-Überträger.

Rote Blutkörperchen dienen der inneren Atmung, indem sie in den Lungen Sauerstoff aufnehmen, in die Gewebe transportieren, dort gegen Kohlendioxyd austauschen, diesen in die Lungen bringen und an die Atmungsluft abgeben.

In einem mm³ Blut zählt man beim Erwachsenen normalerweise 4,5–5,5 ($\pm$ 0,5) Millionen Erythrozyten. Beim Neugeborenen ist ihre Zahl höher (6–7 Millionen im mm³). Ihr Abbau beginnt deshalb einige Tage nach der Geburt. Dabei entstehen Farbstoffe, die die Haut des Säuglings gelb färben können (*Icterus neonatorum*).

Im Gegensatz zu den weißen Blutkörperchen ist die Zahl der Erythrozyten ziemlich unabhängig von Tagesschwankungen. Lediglich der Sauerstoffbedarf des Körpers und das Sauerstoffangebot wirken auf ihre Zahl regulierend (Vermehrung bei angestrengter Körpertätigkeit und bei längerem Aufenthalt in großen Höhen).

Ein Geschlechtsunterschied in der Erythrozytenzahl besteht nicht. Nur bei Frauen mit starken Blutungen während der Menses kann sie geringfügig und vorübergehend absinken.

Vermehrte Bildung roter Blutkörperchen (Erythrozytose, Polyglobulie) finden wir bei äußerem Sauerstoffmangel (Hochgebirge, Flug in großen Höhen), bei innerem Sauerstoffmangel (Lungenkrankheiten, Herzkrankheiten), bei Erkrankungen der blutbildenden (Knochenmark) und blutabbauenden Organe (Milz) sowie bei Störungen der inkretorischen Drüsen und des vegetativen Nervensystems (nervöse Steuerung der Erythrozytenbildung). Eine Verminderung der Erythrozytenzahl (Erythrozytopenie) kann neben Blutverlusten viele Ursachen haben.

Die Anämie („Blutarmut") beruht entweder auf einer Verminderung der Erythrozytenzahl oder auf einem Mangel an Hämoglobin.

Als *Retikulozyten* bezeichnet man nicht ausgereifte Erythrozyten (5–15‰ der Erys).

Rote Blutkörperchen reagieren rasch auf Milieuänderungen. Verminderung der Blutflüssigkeit und Zugabe hypertoner Salzlösungen führt zu ihrer Schrumpfung (Maulbeer- und Stechapfelformen). In hypotonischen Lösungen quellen sie auf und geben das Haemoglobin an das Blutplasma ab. So entfärbte Erythrozyten werden als „Blutschatten" bezeichnet.

In frischen Ausstrichpräparaten legen sich rote Blutkörperchen oft in Geldrollenform aneinander.

Bluttransfusion (Blutübertragung von Mensch zu Mensch), Blutgruppen siehe Lehrbücher der Physiologie.

c) Die Blutplättchen (Thrombozyten)

Thrombozyten sind außerordentlich labile, 1–3 μm große, in frischem Blut runde Körperchen. Sie besitzen keinen Zellkern und sind Fragmente der *Megakaryozyten* des Knochenmarks. In 1 mm³ Blut findet man normalerweise 200000–300000 Blutplättchen. Bereits einige Tage nach ihrer Ausschüttung aus dem Knochenmark werden sie vor allem in der Milz zerstört.

Sie bestehen aus einer körnigen, mitochondrien- und vakuolenhaltigen zentralen Zone (*Granulomer*) und einer helleren, strukturlosen Zone (*Hyalomer*). Außen umgibt sie ein Plasmalemm. Ihre für die Blutgerinnung wichtige Funktion beruht auf ihrer Labilität. Wird die Gefäßwand verletzt, so ballen sie sich zusammen und verstopfen kleine Lücken im Gefäß. Bei ihrem Zerfall wird *Trombokinase* frei, die mit anderen Faktoren eine wichtige Rolle bei der Blutgerinnung spielt. Eine starke Verminderung der Thrombozytenzahl im Blut (*Thrombopenie*) kann zu Gerinnungsstörungen und kapillaren Blutungen führen.

3. Die Gewebsflüssigkeit und die Lymphe

Der menschliche Körper besteht zu etwa 60–70% aus Wasser. Ungefähr 15% dieses Wassers befinden sich nicht in den Zellen und in den Blutgefäßen, sondern extrazellulär vor allem im Bindegewebe (Gewebswasser). Diese Gewebsflüssigkeit steht mit den Blutkapillaren in enger Verbindung. Vor allem aus den durchlässigeren Venulen treten Wasser und Salze in die Gewebe über. Diese „Ernährungsflüssigkeit" nimmt aus den Geweben Stoffwechselprodukte und Kohlensäure auf und gibt sie in die Blutbahn ab.

Ein Teil der Gewebsflüssigkeit wird zusammen mit gelösten Molekülen durch Diffusion in die Lymphkapillaren aufgenommen. Von hier gelangt sie in die postkapillaren, bereits mit Klappen ausgestatteten, Lymphgefäße und wird durch die großen Lymphgänge letztlich dem Venensystem zugeführt. Der Inhalt der Lymphgefäße, die **Lymphe,** ist farblos und gerinnungsfähig. Sie ist wichtiger Transporter der Lymphozyten aus den lymphatischen Organen und aus dem Bindegewebe in das Blut. Sie befördert außerdem Zerfallsprodukte, Eiweiß, Fett aus dem Dünndarm (**Darmlymphe,** *Chylus*) und Hormone.

Besonders reich an Lymphozyten ist die Lymphe der Vasa efferentia der Lymphknoten.

Krebszellen gelangen mit der Lymphe in die Lymphknoten und bilden dort *Metastasen* (Tochtergeschwulste).

IV. Die Blutbildung

Lebensdauer der Blutzellen. Durch Markierung mit radioaktiven Isotopen wurde für die Erythrozyten eine Lebensdauer von ca. 4 Monaten festgestellt. Ihr Zerfall beginnt schon im Blut. Zerstört werden sie von den Zellen des retikuloendothelialen Systems in der Milz, in der Leber und im Knochenmark. Der Eisenanteil des Hämoglobins wird bei der Neubildung von roten Blutkörperchen wieder verwendet, seine übrigen Anteile in Gallenfarbstoff umgewandelt und ausgeschieden.

Die weißen Blutkörperchen gehen früher zugrunde als die roten (neutrophile Granulozyten bereits nach einigen Tagen, eosinophile Granulozyten nach 2 Wochen). Auch ihr Abbau erfolgt im retikuloendothelialen System (vor allem in der Milz). Ebenso kurz ist auch die Lebensdauer von Thrombozyten (bis zu einer Woche).

Im Bindegewebe des Dottersackes und des Embryos entstehen bis zum 2. Fetalmonat kernhaltige Myeloblasten (Myeloblastische Periode der Blutbildung).

Die intraembryonale Blutbildung beginnt im 2. Fetalmonat im Mesenchym der Leber, der Milz und der Lymphknoten (hepatolienale Periode). Vom 5. Fetalmonat an hört die Blutbildung in diesen Organen allmählich auf, um am Ende der Fetalzeit abzuklingen.

In der Mitte der Fetalzeit (5. Fetalmonat) setzt die Blutbildung im Knochenmark aller Knochen ein (medulläre Periode). Nach Abschluß des Körperwachstums finden wir blutbildendes, rotes (aktives) Knochenmark nur in spongiösen Knochen (Epiphysen der Röhrenknochen, kurze und platte Knochen).

Die Diaphysen der Röhrenknochen enthalten beim gesunden Erwachsenen das fettreiche gelbe, inaktive Knochenmark (Fettmark). Nach großen Blutverlusten und bei mit Blutzerfall einhergehenden Krankheiten kann sich das gelbe Knochenmark wieder in rotes zurückverwandeln.

Das rote Knochenmark ist die **Hauptbildungsstätte** der **Erythrozyten** und der **Granulozyten.**

Es enthält weite Venensinus, die mit stark speicherungsfähigen Endothelien (Uferzellen) ausgekleidet sind. Das Gewebe zwischen den Sinus zeigt ein Netzwerk aus sternförmig verzweigten **Retikulumzellen.** In den Maschen dieses Retikulums finden wir verschiedene Formen der Blut- und Blutbildungszellen. Neben Zellen des strömenden Blutes (Erythrozyten, Granulozyten und wenigen Lymphozyten) treffen wir als Vorstufen der Erythrozyten die Proerythroblasten, Makro- und Normoblasten und als die der Granulozyten, die Myeloblasten, Promyelozyten und Myelozyten an. Die **Proerythroblasten** haben große feingranulierte Kerne und ein basophiles Cytoplasma. Die bereits kleineren **Makroblasten** besitzen einen kleinen aufgelockerten Kern. Die **Normoblasten** sind so groß wie die Erythrozyten. Sie haben einen kleineren, dichten, oft schon pyknotischen Kern, sind aber noch teilungsfähig. Durch Entkernung entstehen aus ihnen die Erythrozyten. Das Auftreten metachromatischer Farbtöne in den Makroblasten und Normoblasten zeigt den Beginn der Hämoglobinbildung an.

Myeloblasten kommen im normalen Knochenmark spärlich vor. In ihrem basophilen Cytoplasma liegen die großen, runden, feinstrukturierten Zellkerne mit mehreren Nukleolen. Im ebenfalls basophilen Cytoplasma der **Promyelozyten** treten grobe Azurgranula auf, die bereits eine starke Oxydasereaktion zeigen. Die **Myelozyten** sind etwas kleiner als ihre Vorläufer. Mit zunehmender Reifung wird das basophile Cytoplasma azidophil. Es ist neutrophil, basophil und acidophil granuliert. Ihre Kerne sind noch oval bis nierenförmig. Über eine Zwischenstufe mit länglichem Kern (*Metamyelozyt*) entstehen aus Myelozyten stabkernige (unreife) Granulozyten. Aus diesen entwickeln sich die reifen segmentkernigen Formen.

Aus den Maschen des Knochenmarkretikulum gelangen normalerweise nur reife Erythrozyten und Granulozyten in die Sinus und somit in die Blutbahn.

Außer den beschriebenen Zellen finden wir im roten Knochenmark noch **Fettzellen,** Plasmazellen und **Riesenzellen.** Letztere besitzen mehrere Kerne **(Polykaryozyten)** oder einen großen tiefgelappten Kern **(Megakaryozyten).** Aus Megakaryozyten entstehen durch Abschnürung die Thrombozyten (Blutplättchen).

Für die klinische Untersuchung wird das rote Knochenmark meist durch Punktion des Brustbeines gewonnen (Sternalpunktion).

V. Herkunft und Gliederung des Baumaterials des menschlichen Körpers

Bei vielzelligen Lebewesen (Metazoen) kommt es durch Teilung der befruchteten Eizelle bald zu einer **morphologischen Differenzierung** der Zellen, die eine **funktionelle Differenzierung (Arbeitsteilung)** zur Folge hat.

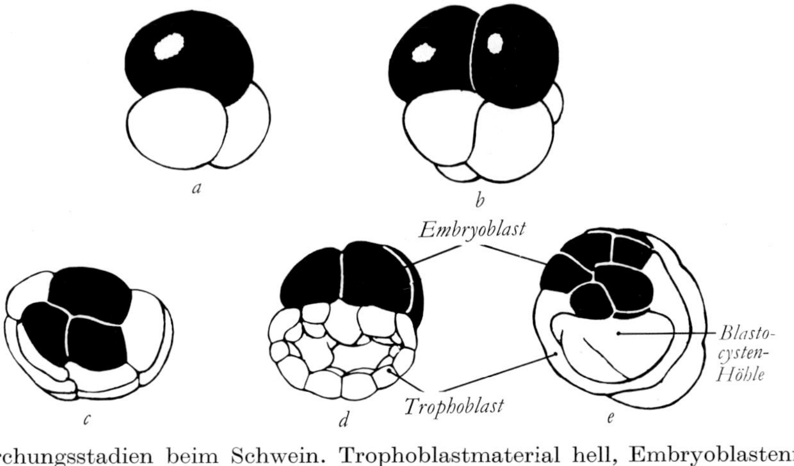

Abb. 39. Furchungsstadien beim Schwein. Trophoblastmaterial hell, Embryoblastenmaterial schwarz. Nach *Heuser* und *Streeter* aus *Starck*, Thieme Verlag, Stuttgart 1955

Bei den verschiedenen Tieren verlaufen die Differenzierungsvorgänge sehr unterschiedlich. Hier soll nur die Primitiventwicklung des Menschen kurz skizziert werden.

Die in der Tube befruchtete Eizelle **(Zygote)** wandert beim Menschen wahrscheinlich in 4–5 Tagen in den Uterus, wo etwa am 6. Tag die Einbettung **(Implantation)** in die Schleimhaut erfolgt. Die Teilung der fast dotterfreien Eier der Plazentalier ist total und adäqual, aber nicht synchron. So kann man neben 2-, 4-, 8-Zellenstadien auch 3-, 5- und 7-Blastomerenstadien finden. Der jüngste bisher beobachtete, 3 Tage alte menschliche Keimling besteht aus 12 Zellen (12-Zellen-Morula). Beim Schwein fand man bereits im 3-Zellen-Stadium (Abb. 39) eine Differenzierung in eine dunklere **Embryoblast-** und zwei hellere, kleinere **Trophoblast-Zellen.** Die Embryoblastzellen bleiben undifferenzierter und teilen sich langsamer (Abb. 39b–e). Die sich schneller teilenden Trophoblastzellen sind kleiner, füllen mit ihrem Sekret die im Innern der Blastozyste auftretende **Blastozystenhöhle** und umwuchern schließlich die Embryoblastzellen.

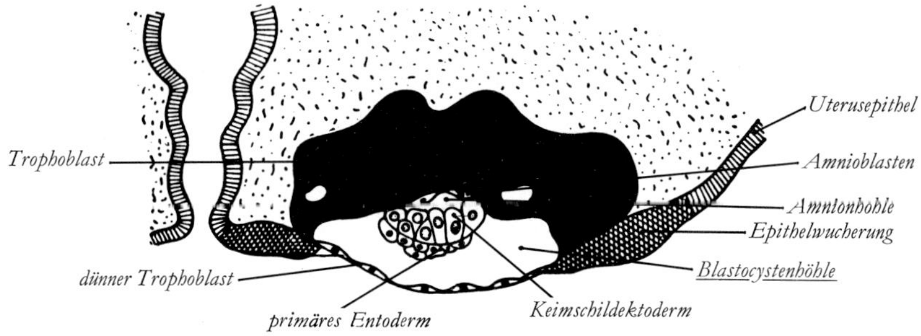

Abb. 40. Menschlicher Keim, Carnegie Nr. 8020, $7^1/_2$ Tage alt. Beginn der Implantation. Spaltamnionbildung im Embryonalknoten. Nach *D. Starck*, Georg Thieme Verlag, Stuttgart 1955

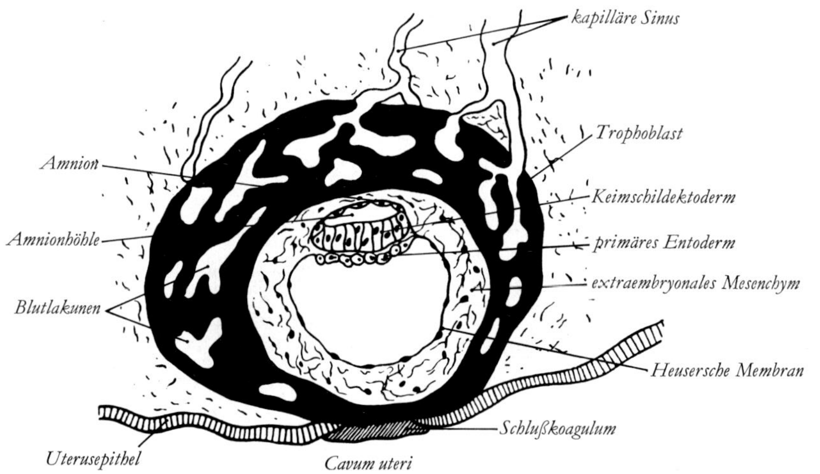

Abb. 41. Schema eines menschlichen Keimes, Carnegie Nr. 7700, 12 Tage alt. Nach *Starck*, Georg Thieme Verlag, Stuttgart 1955

Die Embryoblastzellen sind zunächst noch gleichwertig. Teilt sich der Embryoblast in zwei getrennte Zellhaufen, so entstehen eineiige Zwillinge (siehe auch S. 13).

Der $7^1/_2$ Tage alte menschliche Keim (Abb. 40) liegt nach Zerstörung des Uterusepithels, bereits im Endometrium. Seine äußere Zellhülle, der Trophoblast **(Nährblatt)** ist gegen das mütterliche Gewebe hin stark verdickt, gegen das Uteruslumen hin dagegen dünn. Er besitzt die Fähigkeit, durch Fermente das Uterusgewebe aufzulösen. Die vom Trophoblast umschlossene innere Zellmasse, der Embryoblast **(Embryonalknoten)** ragt in die Blastozystenhöhle hinein. In ihm sind bereits große **Ektoderm-** und kleine **Entodermzellen** sowie eine durch Spaltbildung entstandene **Amnionhöhle** zu unterscheiden.

Beim 12 Tage alten menschlichen Keim (Abb. 41) sind die inzwischen im Trophoblast entstandenen Blutlakunen schon mit den mütterlichen kapillären Sinus in Verbindung getreten. Die hohen Keimschildektoderm- und die platten Amnionektodermzellen umschließen die kleine Amnionhöhle. Dem Keimschildektoderm liegt die **Entodermplatte** (*primäres Entoderm*) eng an. Diese setzt sich in die dünne, mesotheliale Heusersche Membran fort. Die Membran und das zwischen ihr und dem Trophoblasten liegende **extraembryonale Mesenchym** (Morulamesenchym) werden vom Trophoblasten gebildet.

Die frühzeitige Ausbildung des Mesenchyms, das die Fähigkeit zur Blut- und Gefäßbildung besitzt, zielt darauf ab, den Keimling möglichst früh mit dem mütterlichen Blutkreislauf in Verbindung zu bringen.

Durch Spaltbildung in der Entodermplatte (*Strauss* und *Strack*, Abb. 42) entsteht ein neuer Hohlraum, der definitive (sekundäre) Dottersack. Er ist kleiner als die frühere Exozoelblase (primärer Dottersack). Bei weiterem Wachstum wird die von der *Heuser*schen Membran umschlossene Exozoelblase durch den definitiven Dottersack verdrängt und in Exozoelzysten aufgespalten.

Das zwischen Amnionhöhle, Dottersack und Exozoel einerseits und Trophoblast andererseits gelegene **extraembryonale Mesenchym (Morulamesenchym)** hat sich durch Flüssigkeitsaufnahme zum *Magma reticulare*, einer von feinen Fäserchen durchzogenen, dünnflüssigen Gallerte, differenziert.

Am Ende der zweiten Entwicklungswoche wird am kaudalen Teil der etwa 1 mm langen Keimscheibe der **Primitivstreifen** sichtbar (Abb. 43). Seine Ränder sind leicht erhöht **(Primitivrinne)**. Sein Vorderende ist zu einem Knoten verdickt **(Primitivknoten)**, welcher grubenförmig vertieft ist (**Primitivgrube**, Abb. 42).

Am Primitivstreifen wandern Ektodermzellen in die Rinne hinein (Invagination) und schieben sich zwischen Ektoderm und Entoderm nach lateral. Auf diese Weise entsteht das mittlere Keimblatt **(intraembryonales Mesoderm)**. Durch weitere Flüssigkeitsaufnahme in das Magma reticulare wird das extraembryonale Mesenchym auseinandergedrängt; es bildet den Haftstiel, überzieht als „*Hüllmesoderm*" Dottersack und Amnionhöhle und als „*Randmesoderm*" den Trophoblasten, an dem sich bereits Chorionzotten gebildet haben (Abb. 44).

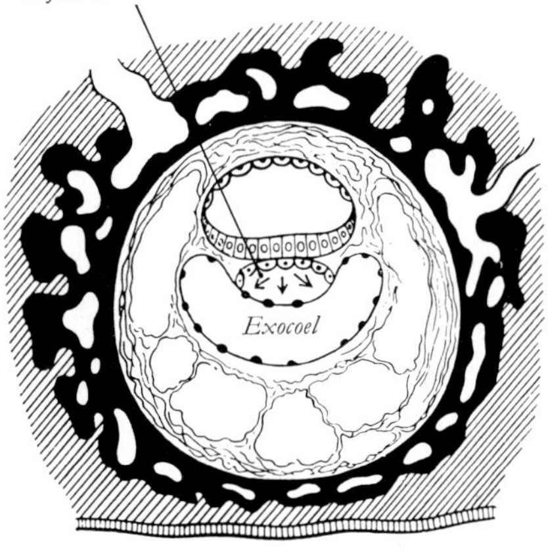

Abb. 42. Bildung des definitiven Dottersacks durch Spaltbildung in der Entodermplatte. Nach *Strauss-Starck*, G. Thieme Verlag, Stuttgart 1955

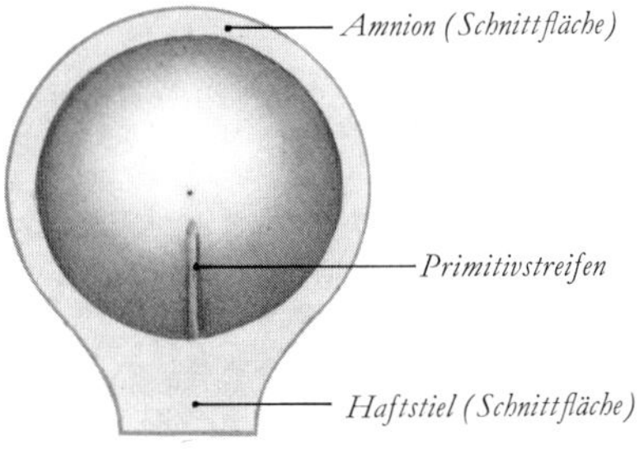

Abb. 43. Keimschild mit Primitivstreifen eines etwa 12 Tage alten menschlichen Keimlings. Nach *Stieve* aus *Boenig*, Georg Thieme, Leipzig, 1954

Die weitere Differenzierung des mittleren Keimblattes **(Mesoderm)** sei an einem 2,6 mm langen Keimling (Abb. 45) erörtert. Zu beiden Seiten der durch Ausfaltung des Ektoderms entstandenen **Medullarrinne** liegt zwischen Ektoderm und Entoderm das intraembryonale Mesoderm. Es ist bereits in einen medialen, segmentierten **(Ursegment, Somit)** und einen lateralen, nicht segmentierten Abschnitt gegliedert. Ursegmente und laterales unsegmentiertes Mesoderm sind durch die **Ursegmentstiele** verbunden. Am Anfang der 4. Woche tritt das erste, an ihrem Ende das achte Ursegmentpaar auf. Im ganzen werden von kranial nach kaudal 40–43 Ursegmentpaare gebildet. Im unsegmentierten, lateralen Mesoderm treten Hohlräume auf, die zu einem gemeinsamen Hohlraum, dem **Zölom** (der embryonalen Leibeshöhle), zusammenfließen. Das laterale Mesoderm wird dadurch in ein parietales, dem Ektoderm anliegendes und ein viszerales, dem Entoderm anliegendes Blatt gespalten (Abb. 46). Die mesodermale **Chordaplatte**, die nach dem Auftreten der ersten Ursegmente mit dem Entoderm verschmilzt und anschließend aus dem Verband des Entoderms wieder her-

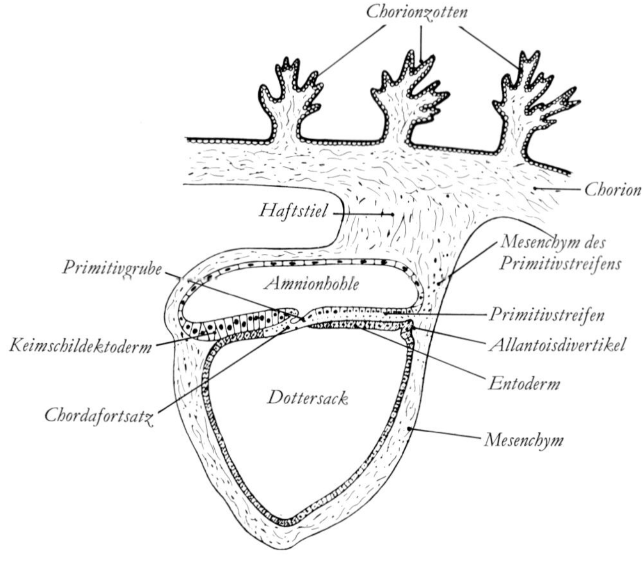

Abb. 44. Schema eines menschlichen Keimlings, 15–16 Tage alt, Primitivstreifen und Kopffortsatz (Chordafortsatz). Nach *Starck*, Georg Thieme Verlag, Stuttgart 1955

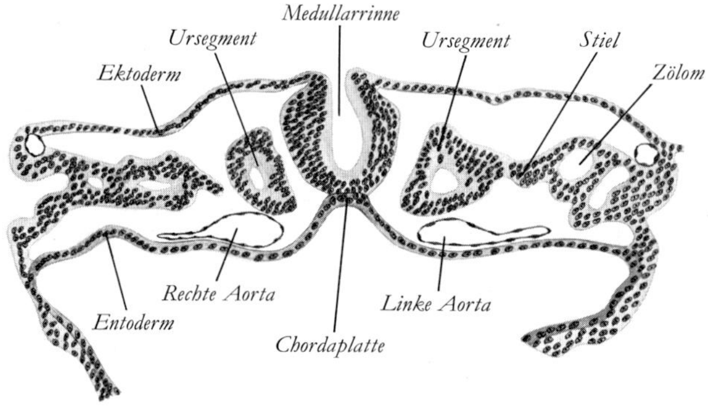

Abb. 45. Querschnitt durch einen 2,6 mm langen menschlichen Keimling. Leicht schematisiert. Nach *Keibel* aus *Boenig*, Georg Thieme, Leipzig 1954

ausgelöst wird, liefert die primitive Rumpfstütze (Rückensaite, **Chorda dorsalis**). Die Medullarrinne schließt sich zum **Medullar-** oder **Nervenrohr.** Die **Ursegmentstiele** lösen sich vom Ursegment und verschmelzen zu einem längsverlaufenden Strang, der den primären Harnleiter liefert.

Die schematisierte Abb. 46 zeigt rechts die weitere Differenzierung des Ursegmentes. Die der Chorda dorsalis und dem Medullarrohr anliegenden Zellen liefern als Muskelsegment **(Myotom)** die Skelettmuskulatur und als Skelettsegment **(Sklerotom)** die

Knochen des Körpers. Der dem Ektoderm anliegende Teil des Ursegmentes, das **Dermatom (Kutisplatte),** liefert das Bindegewebe und die glatte Muskulatur der Haut. Die **Ursegmenthöhle** steht durch einen feinen Kanal, dem **Ursegmentstiel,** mit der Leibeshöhle in Verbindung.

Die Abb. 46 zeigt links ein Stadium, in dem das Ursegment weitgehend aufgelöst ist. Die Zellen des Sklerotoms haben um die *Chorda dorsalis* die Wirbelanlage gebildet. Das *Myotom* ist nach ventral gewachsen und hat sich bereits in einen *dorsalen* und einen *ventralen Teil* gegliedert. Der *dorsale* Teil liefert die bodenständige, autochtone Rükkenmuskulatur. Diese wird von Rr. dorsales der Spinalnerven versorgt. Der ventrale Teil liefert die Muskulatur der ventrolateralen Rumpfwand. An dieser entstehen die Extremitätenknospen mit den Anlagen der Gliedmaßenmuskulatur. Die ventro-laterale Rumpfwand- und Extremitätenmuskulatur wird von Rr. ventrales der Rückenmarksnerven versorgt.

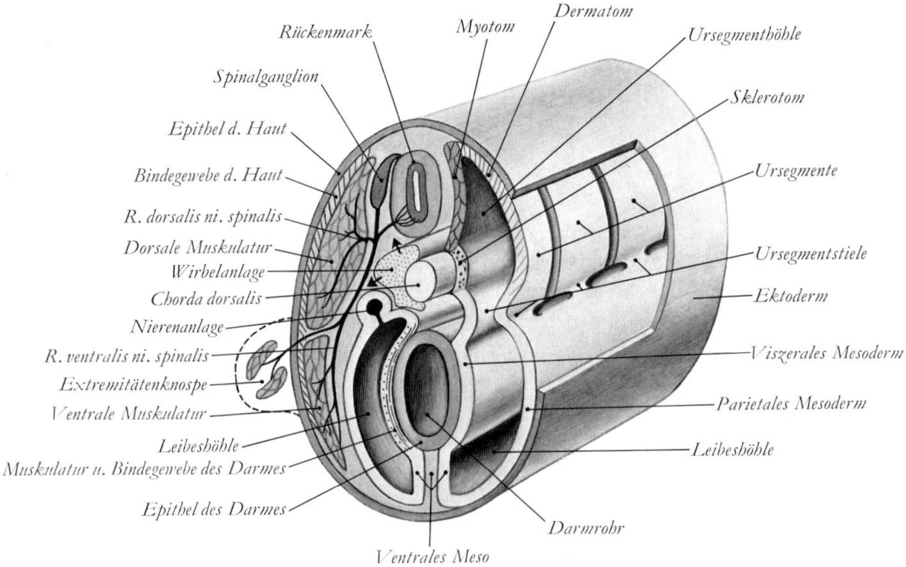

Abb. 46. Stück aus dem Rumpf eines Wirbeltierkeimlings (schematisiert nach *Hesse-Doflein* und *Braus*). Rechts vom Beschauer ist ein jüngeres, links ein älteres Entwicklungsstadium eingetragen

Die Zellen des Dermatoms, der Kutisplatte, sind unter das Ektoderm ausgewandert und haben die bindegewebigen Bestandteile der Haut gebildet.

Die Ursegmentstiele bilden das Exkretionssystem.

Der nicht segmentierte, ventrale Teil des Mesoderms (die Seitenplatten) liefert die epitheliale Auskleidung der Leibeshöhle (der späteren *Perikard-*, *Pleura-* und *Peritonealhöhle*). Aus dem parietalen Blatt wandern Mesenchymzellen unter das Ektoderm der Gliedmaßen und der Seiten- und Ventralfläche des Körpers und bilden das *parietale Bindegewebe.* Aus dem viszeralen Blatt bilden Mesenchymzellen die Muskel- und Bindegewebsschichten der Darmwand.

Das mittlere Keimblatt, das *Mesoderm,* ist somit in seinen Leistungen vielseitig. Es bildet die glatte und quergestreifte Muskulatur, die Binde- und Stützgewebe (Knorpel, Knochen) und die Epithelien der Vor-, Ur- und Nachniere, der Harnleiter, der Nebennierenrinde, der Keimdrüsen, der Samen- und Eileiter, der Gebärmutter und der Scheide, schließlich noch Blut- und Lymphzellen und das Gefäßsystem.

Das äußere Keimblatt, das *Ektoderm,* liefert das Epithel der äußeren Haut und des Anfangs- und Endteiles des Darmkanales. Das Hautepithel differenziert Schweiß-, Talg- und Milchdrüsen, Haare und Nägel. Als Einstülpungen des Hautektoderms (siehe Auge und Ohr) entstehen die Linse und das Epithel des inneren Ohres. Der als Neuralrohr in die Tiefe verlagerte Teil des Ektoderms liefert zusammen mit der Neuralleiste das gesamte Nervensystem: sämtliche Nervenzellen und die Mehrzahl der Gliazellen im Gehirn und im Rückenmark, die Spinalganglien und sympathischen Ganglien, die peripherischen Nerven und die peripherische Glia, die Netzhaut und den größten Teil des Glaskörpers.

Das **innere Keimblatt,** das *Entoderm,* hat die Aufgabe der Stoffaufnahme und -verarbeitung. Es liefert das Epithel des Darmrohres (mit Ausnahme kleiner Gebiete am Anfang und am Ende) und die vom Darmepithel ausgestülpten Drüsen (Schilddrüse, Epithelkörperchen, Thymus, Leber, Bauchspeicheldrüse, Kehlkopf, Luftröhre und Lungen).

Da Harnblase, weibliche Harnröhre, Scheidenvorhof und der kleinere Teil der männlichen Harnröhre Bildungen des Enddarmes sind, werden auch ihre Epithelien und die von den Epithelien gebildeten Drüsen (Vorsteherdrüse, Bulbourethraldrüsen, Scheidenvorhofdrüsen, Paraurethraldrüsen) vom Entoderm geliefert.

B. Der Bauplan des menschlichen Körpers

I. Achsen und Ebenen des Körpers

Der Mensch ist wie die meisten Wirbeltiere **bilateralsymmetrisch** gebaut, d. h. die von der Rückenfurche durch die Wirbeldornen zur Mitte des Bauches (durch den Nabel) gehende **Medianebene** oder **Mediansagittale** (Abb. 47) teilt den Körper in zwei spiegelbildlich gleiche Hälften, die **Antimeren.**

Gewisse Asymmetrien (Lage des Herzens, der Leber, Milz usw.) kommen schon in früher Entwicklungszeit vor. Feinere Abweichungen von der Symmetrie (Stellung der Nase, Größe

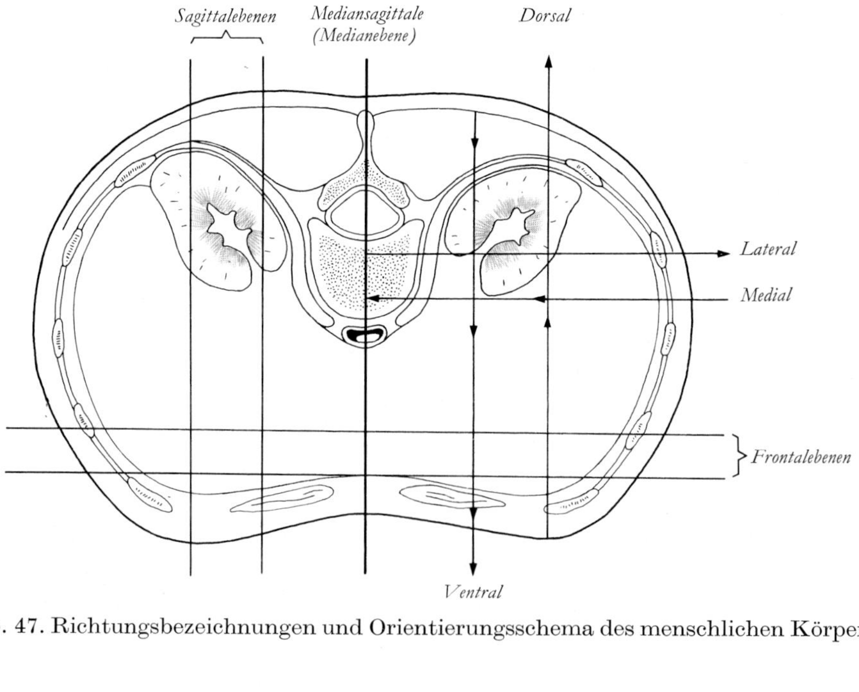

Abb. 47. Richtungsbezeichnungen und Orientierungsschema des menschlichen Körpers

der Gesichtshälften, Größe der Augen, Größe, Stellung und Form der Ohren, seitliche Verbeigungen der Wirbelsäule usw.) sind charakteristisch für das jeweilige Individuum.

Längs der kranial-kaudalen **Hauptachse** stellen wir eine **segmentale Gliederung (Segmentierung)** fest. Diese Gliederung tritt schon frühzeitig (S. 61) in Form der Ursegmente auf. Sie betrifft das Skelett (Wirbel und Rippen), die Muskulatur, die Haut (Dermatome), die Gefäße, Nerven usw. In der weiteren Entwicklung geht diese Segmentierung wieder etwas zurück, indem z. B. segmentale Muskeln und Nerven wieder zu höheren Muskeleinheiten und Nervengeflechten verschmelzen. An der Wirbelsäule und im Brustgebiet (Rippen, Zwischenrippenmuskeln, -nerven, -arterien und -venen) bleibt diese ursprüngliche Gliederung am besten erhalten. Wir bezeichnen die kranial-kaudal aufeinanderfolgenden gleichartigen Abschnitte als **Metameren.**

Achsen des Körpers:

1. Die kranial-kaudale Hauptachse,
2. die dorso-ventrale Nebenachse,
3. die quere oder transversale Nebenachse.

Die drei Achsen stehen aufeinander senkrecht.

Ebenen des Körpers:

1. Die Medianebene oder Mediansagittale (Abb. 47) verläuft vom Rücken zum Bauch und teilt den Körper in zwei spiegelbildlich gleiche Hälften (*Antimeren*).
   Die übrigen Sagittalebenen verlaufen parallel zur vorigen dorso-ventral (Abb. 47).
2. Die Frontalebenen verlaufen parallel zur Stirn, stehen senkrecht auf den vorigen (Abb. 47).
3. Die Transversal- oder Horizontalebenen verlaufen quer durch den Körper und stehen senkrecht auf den Sagittal- und Frontalebenen.

Die Richtungsbezeichnungen. Sie sind so gewählt, daß sie nicht nur für den stehenden, sondern auch für den liegenden Menschen und die Vierfüßler gültig sind.

Am Rumpf unterscheiden wir:
cranialis, kopfwärts (schädelwärts) – *caudalis*, schwanzwärts (steißwärts);
superior, oben – *inferior*, unten;
dorsalis, rückenwärts – *ventralis*, bauchwärts;
posterior, hinten – *anterior*, vorn;
medialis, zur Medianebene hin – *lateralis*, weiter von der Medianebene weg;
medianus, genau in der Mitte gelegen;
dexter, rechts – *sinister*, links;
superficialis, oberflächlich (der Haut näher) – *profundus*, tief;
internus, innen – *externus*, außen.

An den Gliedmaßen, die ihre Lage im Raum stark ändern können, unterscheiden wir:
proximalis, rumpfwärts – *distalis*, auf das freie Ende der Gliedmaßen zu;
radialis, speichenwärts – *ulnaris*, ellenwärts;
tibialis, schienbeinwärts – *fibularis*, wadenbeinwärts;
palmaris, hohlhandwärts – *dorsalis*, handrückenwärts;
plantaris, fußsohlenwärts – *dorsalis*, fußrückenwärts.

II. Gliederung des Körpers

Wir unterscheiden am menschlichen Körper einen **Stamm** und zwei Paar **Gliedmaßen,** Arme und Beine. Der Stamm besteht aus dem **Kopf,** *Caput*, dem **Hals,** *Collum*, und dem **Rumpf,** *Truncus*. Der Rumpf läßt sich wieder in Brust, *Thorax*, **Bauch,** *Abdomen*, und **Becken,** *Pelvis*, gliedern. Diese Einteilung betrifft aber nur die äußere Oberfläche des Körpers. In seinem Inneren greifen Organe des einen Abschnittes in den anderen über. Zur topographischen Beschreibung unterscheiden wir an den großen Körperabschnitten noch Gegenden, **Regiones.** Die Abgrenzung der großen Körperabschnitte bzw. der Regionen wird zu Anfang jedes Kapitels gegeben. Sie geschieht aus Gründen der Didaktik und ist mehr oder minder willkürlich.

III. Die Maßverhältnisse, Proportionen des menschlichen Körpers

Schon die griechischen Künstler suchten nach einem **Grundmaß,** um ein Gesetz der Proportionen zu finden. Nach ihnen ist die Körperlänge das Achtfache der Kopfhöhe. Seit dieser Zeit haben sich Künstler und Naturwissenschaftler, (*A. Dürer*, *Michelangelo*, *Leonardo da Vinci*, *Carus* und andere), um ein solches Grundmaß bemüht. Sie konnten zu keinem allgemeingültigen Ergebnis kommen, weil die Proportionen in den verschiedenen Lebensaltern (Abb. 48), bei den beiden Geschlechtern, den einzelnen Rassen und Konstitutionstypen außerordentlich schwanken.

Das Schönheitsideal läßt sich nicht normen, sondern wird von dem Schönheitsempfinden, der Rasse und der Umwelt des Künstlers abhängen. Der Wissenschaftler hat dagegen gewisse Meßpunkte (s. Lehrbücher der Anthropologie) festgelegt, um die Unterschiede der Menschenrassen, ihre Geschlechtsunterschiede, die Konstitutionstypen, den Wechsel der Proportionen während des Wachstums usw. zu erfassen.

Ein Blick auf Abb. 48 zeigt uns die **Proportionsverschiebungen** während des Wachstums. So ist die Kopfhöhe beim Erwachsenen ein Achtel der Körperlänge, beim Neugeborenen dagegen ein Viertel. Der Gehirnschädel ist beim Neugeborenen verhältnismäßig größer als der Gesichtsschädel. Mit der Ausbildung des Gebisses wächst der Gesichtsschädel stärker. Der Nabel liegt beim Neugeborenen ungefähr in der Körpermitte und rückt allmählich höher. Die Körpermitte liegt beim Erwachsenen in der Höhe der Schambeinfuge. Die Gliedmaßen, besonders die Beine, sind beim Neugeborenen relativ kurz. So ist z. B. die Entfernung Schambeinfuge–Fußsohle beim Neugeborenen drei Achtel, beim Erwachsenen die Hälfte der Körperlänge.

Auch **rassenmäßig** bestehen hinsichtlich der Proportionen große Unterschiede. So besitzt der Japaner einen langen Rumpf und kurze Gliedmaßen, der Neger relativ lange Gliedmaßen und einen kurzen Rumpf.

Die Körpergröße des Erwachsenen schwankt außerordentlich. Die Extreme, Zwergwuchs (unter 120 cm) und Riesenwuchs (über 2 m), sind oft krankhaft, durch falsches Zusammenspiel der wachstumsfördernden und -hemmenden Hormone bedingt. Innerhalb der normalen Schwankungsbreite (1,20–2,00) können wir Geschlechts-, Konstitutions- und Rassenunterschiede feststellen. Die Frau ist im Mittel 10 cm kleiner als der Mann. Großwüchsig sind in Europa die nordische, fälische und dinarische Rasse, kleinwüchsig die westische Rasse. Das kleinste Rassenmittel haben die Pygmäen und Buschmänner in Afrika, das größte die Patagonier. Auch innerhalb derselben Rasse gibt es noch große Unterschiede. Sie sind erb- und umweltbedingt. So wird in Europa ein beschleunigtes Wachstum der Kinder und eine Zunahme der Endgröße bei beiden Geschlechtern beobachtet (Akzeleration).

Körperbautypen. Bei allen Völkern und Rassen besteht eine große Mannigfaltigkeit hinsichtlich ihres Körperbaues, des geistigen Verhaltens, der Anfälligkeit für Krankheiten usw. In diese bunte Fülle versuchte man eine gewisse Ordnung zu bringen, indem man Körperbautypen festlegte. Aus der großen Zahl der Typeneinteilungen sei hier nur auf die *Kretschmer*sche Einteilung verwiesen. Er unterscheidet drei Haupttypen:

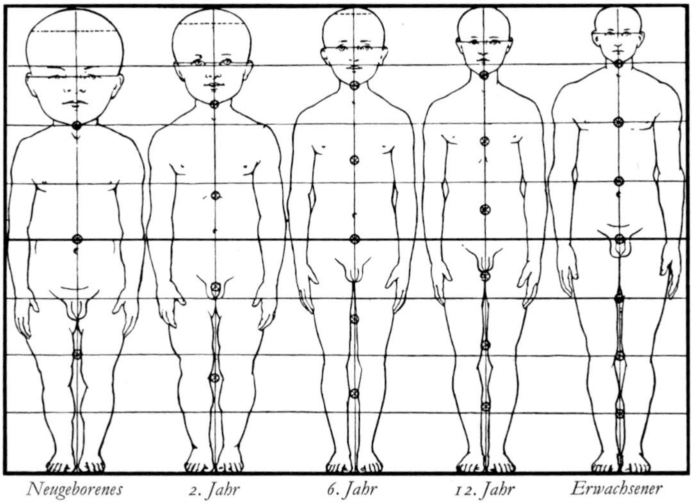

Abb. 48. Veränderungen der Körperproportionen während des Wachstumsalters. 5 Altersstufen sind gleich groß gezeichnet. Nach *Stratz*

1. Der leptosome Typ (gr. leptos = zart, schlank) ist hager und schlank, hat lange Gliedmaßen, ein schmales Gesicht und eine scharf vorspringende Nase. Der Leptosome neigt nicht zum Fettansatz, hat ein relativ kleines Körpergewicht, ist aber zäh und ausdauernd. Den übertriebenen leptosomen Typ (mager, hoch aufgeschossen, mit schmalen Schultern, dünnen Armen und Beinen, langem, flachem Brustkorb mit spitzem Rippenwinkel) bezeichnen wir als Astheniker.

2. Der athletische Typ ist mittelgroß bis hochgewachsen und besitzt starke Knochen, kräftige Gelenke und eine massige Muskulatur. Diese ist besonders kräftig im Bereich der Schultern und der Arme und ergibt zusammen mit dem gutgewölbten Brustkorb eine große Schulterbreite. Ihr gegenüber erscheint das Becken verhältnismäßig schmal. Ein kräftiger Hals trägt einen derben, hohen Schädel. Die Haut ist dick und straff. Die gering entwickelte Fettschicht läßt die gutentwickelte Muskulatur plastisch hervortreten.

3. Der pyknische Typ (gr. pyknos = solide) ist erst zwischen dem 30. und 60. Lebensjahr gut ausgeprägt. Kennzeichnend für ihn ist das große Volumen der Körperhöhlen (Kopf, Brust, Bauch). Der mittelgroße, gedrungene Pykniker neigt zum Fettansatz am Rumpf. Ein breiter Kopf sitzt mit einem kurzen, dicken Hals zwischen den etwas hochgezogenen Schultern. Der gewölbte, tiefe Brustkorb setzt sich nach unten in einen stattlichen Bauch fort. Die Gliedmaßen sind kurz, oft zierlich und haben eine mittlere Muskulatur und geringen Fettansatz.

Nach *Kretschmer* soll dem leptosomen Körperbautyp eine *schizothyme* und dem pyknischen eine *zyklothyme* seelische Struktur eigen sein.

Es liegt im Wesen jeder Typisierung, daß reine Typen selten, Mischungen und Übergänge vorwiegend vorkommen. Das gilt sowohl für die Körperbautypen als auch für die ihnen entsprechenden seelischen Typen.

C. Allgemeine Skelett- und Gelenklehre

Stützgerüste dienen der Erhaltung der Körperform. Bei den Protozoen kommen bereits zierliche Kalkskelette vor. Bei den niederen Metazoen können Stützgerüste den ganzen Körper durchsetzen, axiale Stränge bilden oder als Hautskelett dem Organismus die nötige Festigkeit geben. Tieren mit einem metamer gegliederten Achsenskelett gab *Lamarck* (1744–1829) den Namen **Wirbeltiere.** Die einzelnen Glieder dieses Skeletts, die Wirbel, sind bei den niederen Formen knorpelig. Bei den nächst höheren bestehen sie aus verkalktem Knorpel. Zuletzt tritt der echte Knochen auf.

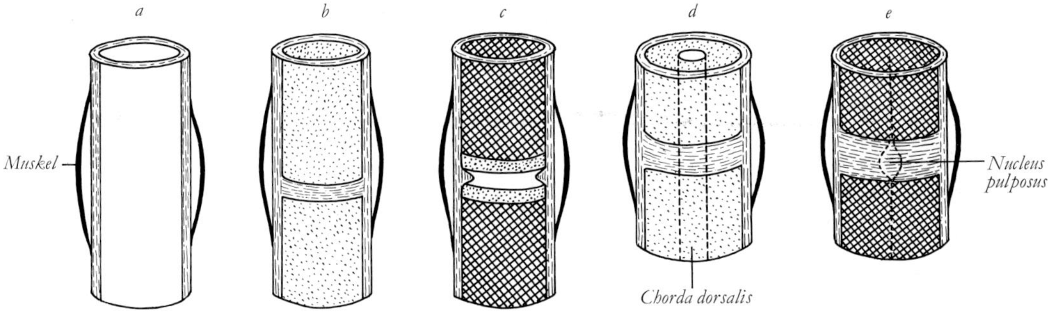

Abb. 49 *a–e*. Schematische Darstellung der Bewegungsmöglichkeiten des Skeletts

a) Ein Stab aus Chordagewebe kann gleichmäßig durchgebogen werden
b) Zwei knorpelige Skelettstücke sind durch Bindegewebe miteinander verbunden (Syndesmosis) und können an dieser Stelle gegeneinander bewegt werden
c) Der Knorpel ist bis auf den Gelenkknorpel in Knochen umgewandelt. Eine Gelenkhöhle ermöglicht ausgiebige Bewegungen der Skelettstücke
d) und *e*) Bewegungen der Wirbelsäule. d = früheres Stadium mit knorpeligen Wirbeln und einer bindegewebigen Zwischenwirbelscheibe. Die Chorda dorsalis ist noch als durchgehender Stab nachweisbar. Die Wirbelsäule ist noch in allen Abschnitten biegsam. e = späteres Stadium mit knöchernen Wirbeln und knorpeliger Zwischenwirbelscheibe (in dieser Nucleus pulposus als Rest der Chorda dorsalis). Wirbelsäule nur an den Zwischenwirbelscheiben biegsam

Dieselbe Entwicklungsreihe haben wir auch in der Ontogenese. Zuerst tritt bei Embryonen die mesodermale Chorda dorsalis auf. Um diese herum entwickelt sich im Mesenchym Knorpel. Das Knorpelskelett wird dann größtenteils in Knochen umgewandelt.

In der Reihenfolge Chorda – Knorpel – verkalkter Knorpel – Knochen nimmt die Festigkeit des Skelettes zu, die Biegungsmöglichkeit ab. Die **Chorda dorsalis** ist noch ein einheitlicher Stab, der durch die angreifenden Muskeln durchgebogen werden kann. Beim **Knorpelskelett** ist die Biegungsmöglichkeit nicht mehr ausreichend, um größere Bewegungen zu ermöglichen. Es müssen deshalb im Knorpelskelett Teile bindegewebig bleiben oder Spalten (Gelenkhöhlen) auftreten, um die Bewegung der Skelettstücke gegeneinander sicherzustellen. Die **Knochen** sind, soweit eine Bewegung gegeneinander notwendig ist, meist gelenkig verbunden.

I. Die Form der Knochen

Die Form der Knochen ist durch Vererbung festgelegt. Doch besitzt die Funktion einen gewissen gestaltenden Einfluß auf sie. Außerdem bestehen individuelle, Rassen- und Altersunterschiede.

Nach der Form unterscheiden wir:

1. lange oder Röhrenknochen (die langen Knochen der Gliedmaßen), Ossa longa,
2. kurze Knochen (Hand- und Fußwurzelknochen), Ossa brevia,
3. platte Knochen (die meisten Schädelknochen, Schulterblatt, Hüftbein), Ossa plana,
4. lufthaltige Knochen (Siebbein, Keilbein, Stirnbein, Oberkiefer), Ossa pneumatica.

Die Röhrenknochen bestehen aus einem Mittelstück, dem Schaft **(Diaphyse),** und den beiden mehr oder minder verdickten Enden, den **Epiphysen.**

Die Diaphyse ist ein Rohr aus fester, kompakter Knochensubstanz (daher der Name *Röhrenknochen*). Das Lumen der Röhre, **die Markhöhle,** *Cavum medullare,* ist in der Entwicklungszeit mit rotem (blutbildendem, aktivem), beim Erwachsenen mit gelbem Knochenmark (inaktivem Fettmark) ausgefüllt.

Die Epiphysen bestehen vorwiegend aus einem feinen Maschenwerk von Knochenbälkchen, der spongiösen, schwammartigen Knochensubstanz. Nur an der Oberfläche ist eine kompakte Knochenschicht vorhanden. In der Spongiosa der Epiphysen bleibt auch beim Erwachsenen das rote Knochenmark erhalten.

Die Röhrenform gibt dem Knochen eine hohe Biegungsfestigkeit. Auch in der Technik verwendet man häufig Rohre statt massiver Stäbe, weil ein Rohr eine größere Festigkeit besitzt als ein massiver Stab von gleichem Gewicht.

Die kurzen Knochen bestehen wie die Epiphysen der Röhrenknochen aus Spongiosa und einer dünnen, kompakten Außenschicht.

Die platten Knochen lassen eine kompakte Außen- und Innenschicht **(Lamina externa** und **interna)** und zwischen beiden eine *Spongiosa,* die hier **Diploë** genannt wird, unterscheiden. Bei den dünnen, platten Knochen fehlt die Spongiosa. Es ist dann eine einheitliche *Kompakta* vorhanden.

Die lufthaltigen Knochen enthalten mit Schleimhaut ausgekleidete Hohlräume.

Modellierung der Knochen. Für den Ansatz von Sehnen, Bändern und bindegewebigen Scheidewänden besitzen die Knochen Fortsätze **(Processus),** Vorsprünge **(Apophysen),** Höcker **(Tubera, Tubercula),** Dornen **(Spinae),** Leisten **(Cristae)** und Rauhigkeiten **(Tuberositates).**

Durch anliegende Sehnen, Gefäße, Nerven usw. erhalten die Knochen Vertiefungen, z.B. Gruben **(Fossae, Foveae),** Eindrücke **(Impressiones),** Furchen **(Sulci)** und Einschnitte **(Incisurae).**

Diese Modellierungen sind als solche meistens vererbt, unterliegen aber auch gestaltenden Einflüssen der Funktion.

II. Die Knochenverbindungen (Juncturae ossium)

Nach der internationalen Nomenklatur unterscheidet man faserige, knorpelige und gelenkige Knochenverbindungen, *Juncturae fibrosae, cartilagineae* (Synarthrosen: bindegewebige und knorpelige Fugen) und *synoviales* (Diarthrosen, Articulationes, Gelenke).

1. Junctura fibrosa

Die Verbindung durch Bindegewebsfasern läßt nur sehr geringe Verschiebungen, jedoch eine erwünschte Federung zwischen den Knochen zu. Wir unterscheiden:

a) Syndesmosis, Bandhaft

Aneinandergrenzende Knochen sind durch kollagene (z.B. die unteren Enden des Schien- und Wadenbeines) oder elastische Bänder (z.B. die Bogen benachbarter Wirbel) verbunden. Gelenkknorpel und -kapsel fehlen.

b) Sutura, Naht

Kurze kollagene Faserzüge verbinden die Ränder benachbarter Schädelknochen. Dieses Bindegewebe ermöglicht gleichzeitig das Wachstum der Schädelknochen (S. 30). Ver-

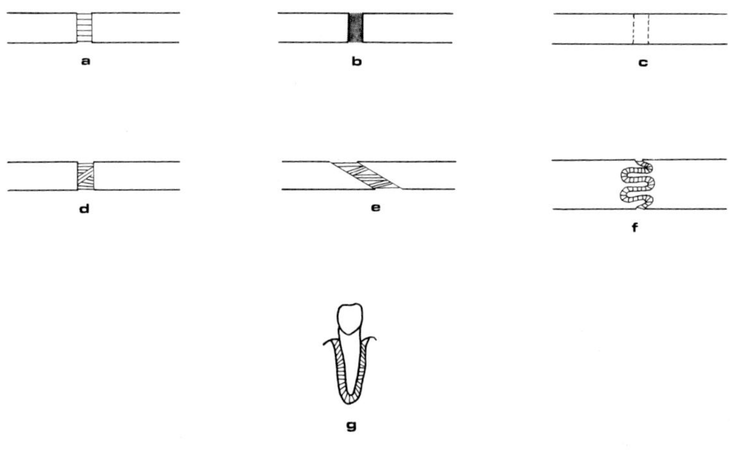

Abb. 50. Schematische Darstellung der Knochenverbindungen und der Verankerung der Zähne

a Syndesmosis; *b* Synchondrosis; *c* Synostosis; *d* Sutura plana; *e* Sutura squamosa; *f* Sutura serrata; *g* Gomphosis

schwindet es vollständig, so kommt es zur knöchernen Vereinigung (Synostose). Nach der Form der angrenzenden Knochen unterscheiden wir:

1. *Sutura plana* (Abb. 50d) z. B. zwischen Tränenbein und Lamina orbitalis des Siebbeins.
2. *Sutura squamosa*, die Schuppennaht. Zugeschärfte Ränder (z. B. Schuppe des Schläfenbeines und Scheitelbein) decken sich schuppen- oder dachziegelförmig (Abb. 50e).

3. *Sutura serrata*, die sägeförmige Naht. Reichgezackte Ränder zahlreicher benachbarter Schädelknochen greifen verzahnt ineinander (Abb. 50f). In besonders stark verzahnten Sägenähten treten nicht selten Nahtknochen auf. Alle Suturen sind im Prinzip Syndesmosen.

c) Gomphosis, Einzapfung

Die Zähne sind in den Alveolen der Kiefer durch Bindegewebszüge beweglich aufgehängt (Abb. 50g).

Der Begriff Gomphosis ist nicht korrekt, da gomphos im Griechischen Nagel heißt.

2. Junctura cartilaginea, Knorpelhaft

Nach der Art des verbindenden Materials unterscheiden wir:

a) Synchondrosis

Sie ist eine Verbindung durch hyalinen Knorpel, der später meistens verknöchert (z. B. die *Synchondrosis epiphyseos*, Epiphysenfuge, Abb. 51).

b) Symphysis

Sie ist eine vorwiegend aus Faserknorpel bestehende Verbindung benachbarter Knochen (z.B. der Wirbelkörper durch die Zwischenwirbelscheiben und der Schambeine durch die Symphyse).

3. Junctura synovialis, Articulatio, Gelenk

Sie wird nach der innersten Schicht der Gelenkkapsel, der *Membrana synovialis* benannt.

a) Die Bestandteile der Gelenke
(Abb. 51)

1. Die Gelenkflächen, Facies articulares. Sie sind meist von hyalinem, seltener (z.B. Schlüsselbein-Brustbeingelenk, Kiefergelenk) von Faserknorpel überzogen. Der auf Druckfestigkeit konstruierte Gelenkknorpel, **Cartilago articularis,** ist bei den einzelnen Gelenken und auch innerhalb desselben Gelenkes verschieden dick (0,2 bis 6 mm). Die am stärksten druckbelasteten Stellen haben den dicksten Knorpel. Wird ein Gelenk längere Zeit ruhiggestellt, so atrophiert der Knorpel.

Die Formbarkeit des Knorpels ermöglicht die Anpassung der gegeneinander bewegten Gelenkkörper. Sie ist erforderlich, weil die tierischen Gelenke meist keine genau geometrischen Gelenkkörper besitzen. Durch die Verformung der Gelenkknorpel bei der Bewegung wird eine möglichst große Kontaktfläche zwischen den Gelenkenden und damit eine möglichst gute Druckverteilung erreicht.

Zu starke und unphysiologische Druckbelastungen führen zu Knorpelabnützung, Auffaserung und weiteren pathologischen Veränderungen.

2. Die Gelenkkapsel, Capsula articularis, verbindet die Skelettstücke miteinander und schließt die Gelenkhöhle gegen die Umgebung ab. Sie setzt meist in der Nähe der überknorpelten Gelenkflächen an. Sie besteht aus einer festen, äußeren Faserschicht, der **Membrana fibrosa** (Stratum fibrosum), und der Gelenkinnenhaut, der **Membrana synovialis** (Stratum synoviale).

Die gefäß- und nervenreiche Gelenkinnenhaut kann feine, gefäßreiche Zotten, **Villi synoviales,** gefäßreiche Falten, **Plicae synoviales,** und fettreiche Falten, **Plicae adiposae,** tragen. Sie enthält zahlreiche elastische Fasern. **Die Membrana synovialis** gleicht im Bau den serösen Häuten, hat wie diese sezernierende (Absonderung der Gelenkschmiere – **Synovia**) und resorbierende Aufgaben.

Ist das Gleichgewicht zwischen Sekretion und Resorption gestört, so kommt es zum Gelenkerguß.

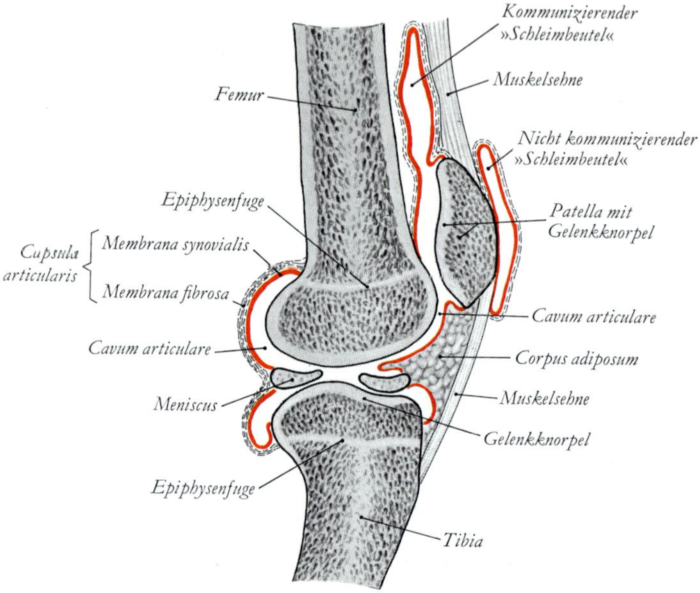

Abb. 51. Schema eines Gelenkes (Sagittalschnitt durch das Kniegelenk). Membrana synovialis rot

Die **Membrana fibrosa** besteht vorwiegend aus kollagenen und wenigen elastischen Fasern und ist sehr variabel in der Dicke.

Die Gelenkkapsel setzt näher oder weiter vom Knorpelrand an, geht in das Periost über. Sie ist nicht gleichmäßig dick. Kräftigere in die Gelenkkapsel eingebaute Faserzüge werden als Bänder, **Ligamenta,** bezeichnet.

3. Die Gelenkhöhle, Cavum articulare, ist ein kapillarer, spaltförmiger, oft recht kompliziert gestalteter Raum zwischen den Gelenkenden und eventuellen Hilfsapparaten (s. u.). Sie ist mit der Gelenkschmiere, **Synovia,** einer fadenziehenden, Schleim, Zellreste, Fettkörnchen und abgerissene Zotten enthaltenden Flüssigkeit, gefüllt. Die Synovia dient vor allem auch der Ernährung des Gelenkknorpels.

Sie ist deshalb bei der operativen Eröffnung eines Gelenkes möglichst zu erhalten.

4. Besondere Einrichtungen der Gelenke.

a) Zwischenscheiben, Disci und Menisci articulares. Sie bestehen aus derb verfilztem Bindegewebe oder Faserknorpel, schieben sich zwischen manche Gelenkenden und teilen die Gelenkhöhle in

α) vollständig getrennte Höhlen **(Disci articulares)** oder

β) unvollständig getrennte Höhlen **(Menisci articulares).**

Die Zwischenscheiben dienen als Puffer zum Abfangen heftiger Stöße, zum Ausgleich inkongruenter Gelenkflächen und als bewegliche Gelenkflächen.

b) Die Pfannenlippen, Labra glenoidalia, sind faserknorpelige Ringwülste, die Gelenkpfannen (Schulter-, Hüftgelenk) vergrößern und vermöge ihrer Biegsamkeit bei größeren Exkursionen des Knochens nachgeben können.

c) Synovialbeutel („Schleimbeutel") und **Sehnenscheiden, Bursae** und **Vaginae synoviales,** sollen das Gleiten von Sehnen und Muskeln, das Verschieben von Schichten gegeneinander erleichtern. Sie kommen an den verschiedensten Stellen vor. Die mit der Gelenkhöhle in Verbindung stehenden Schleimbeutel können als Ausstülpungen der Gelenkkapsel aufgefaßt werden. Sie besitzen dieselben, aber meist schwächere Schichten und enthalten ebenfalls Gelenkschmiere.

Die Bezeichnung „Schleimbeutel" ist falsch, weil die Bursae nicht Schleim, sondern Synovia beinhalten. Bei Entzündung einer Bursa (Bursitis), welche mit einer Gelenkhöhle zusammenhängt, ist das betreffende Gelenk gefährdet.

d) Kapselspanner. An der Kapsel vieler Gelenke setzen Muskeln an, die die Kapsel spannen und ihre Einklemmung verhindern.

e) Die Gelenkbänder, Ligamenta. In die Kapsel eingewebt („Kapselbänder") oder auch durch lockeres Gewebe von ihr getrennt („freie Bänder"), können

α) die Kapsel verstärken (Verstärkungsbänder),
β) die Führung des Gelenkes sichern (Führungsbänder),
γ) zu ausgiebige Gelenkbewegungen hemmen (Hemmungsbänder).

Zusammenhalt der Gelenkflächen

Gelenke werden hauptsächlich durch Muskeln zusammengehalten. Bänder, Faszien und die Kapillaradhäsion (Synovialfilm) spielen dabei eine geringere Rolle. Die Rolle des Luftdruckes beim Zusammenhalt der Gelenkflächen ist umstritten.

b) Die Einteilung der Gelenke

Wir können die Einteilung der Gelenke nach verschiedenen Gesichtspunkten, z. B. nach der Zahl der zusammentretenden Skelettstücke, nach dem Grade der Beweglichkeit, nach der Form der Gelenkkörper, nach der Zahl der Hauptbewegungsachsen usw. vornehmen.

I. Nach der Zahl der Skelettstücke unterscheiden wir:

1. das einfache Gelenk, **Articulatio simplex.** Es artikulieren nur 2 Skelettstücke (z.B. Schultergelenk);
2. das zusammengesetzte Gelenk, **Articulatio composita.** Es artikulieren mehr als 2 Skelettstücke (z.B. Ellenbogengelenk).

II. Nach der Form der Gelenkkörper unterscheiden wir:

1. Das Kugelgelenk, **Articulatio sphaeroidea,** mit kugelförmigem Gelenkkopf und einer konkaven Gelenkpfanne (z.B. Schultergelenk). Es ermöglicht Bewegungen in 3 aufeinander senkrecht stehenden Bewegungsachsen (drei Freiheitsgrade, dreiachsiges Gelenk).
2. Das Nußgelenk, **Articulatio cotylica** (Enarthrosis sphaeroidea), eine Abart der Gelenkpfanne umfaßt (z. B. Hüftgelenk). Der Bewegungsumfang ist gegenüber dem eigentlichen Kugelgelenk etwas eingeschränkt. Das Gelenk ist ebenfalls dreiachsig.

Bewegungsmöglichkeiten in den dreiachsigen Gelenken:

a) Um die in einer Frontalebene liegende Hauptachse („Beuge-Streckachse"): Beugung (Flexion) – Streckung (Extension).

b) Um die in einer Sagittalebene liegende Hauptachse: Adduktion – Abduktion (zur Medianebene des Körpers hinführen und von dieser Ebene wegführen).

c) Um die annähernd in der Längsachse eines Skelettstückes liegende Achse (Rotationsachse): Außenrotation (-rollung, -kreiselung) – Innenrotation (-rollung, -kreiselung).

Unter **Zirkumduktion** („Kreisen") versteht man eine Kombinationsbewegung um die unter a) und b) angegebenen Achsen. Sie ist in allen dreiachsigen und zweiachsigen Gelenken möglich.

3. Das Walzengelenk, **Articulatio cylindrica.** Ein walzenförmiger, oft mit einer Führungsrinne versehener Gelenkkörper bewegt sich in einer entsprechend gestalteten Hohlform. Es gestattet nur Bewegungen um eine Achse (einachsiges Gelenk, ein Freiheitsgrad).

   a) Scharniergelenk, **Ginglymus** (gr. ginglymos = Türangel). Die Bewegungsachse steht ungefähr senkrecht auf der Längsachse der artikulierenden Knochen (z.B. Ellen-Oberarmgelenk, Bewegungen: Beugung – Strekkung).

   b) Radgelenk, **Articulatio trochoidea.** Die Bewegungsachse (Rotationsachse) fällt ungefähr mit der Längsachse eines Skelettstückes zusammen (Ellen-Speichengelenk, Bewegungen: Außenrotation – Innenrotation).

4. Das Eigelenk, **Articulatio ellipsoidea.** Die elipsoidischen Gelenkflächen gestatten Bewegungen um zwei Hauptachsen (Speichen-Handwurzelgelenk, Hauptbewegungen: Flexion – Extension, Adduktion – Abduktion).

5. Das Sattelgelenk, **Articulatio sellaris.** Zwei sattelförmige Gelenkflächen greifen ineinander und ergeben einen ähnlichen Bewegungsumfang wie beim Eigelenk. (Handwurzel-Mittelhandgelenk des Daumens, Hauptbewegungen: Adduktion – Abduktion, Opposition – Reposition.)

6. Ebenes Gelenk, **Articulatio plana.** Es artikulieren nahezu ebene Gelenkflächen ohne feststehende Bewegungsachse (Gleitgelenk, Schiebegelenk, z.B. Zwischenwirbelgelenke der Halswirbelsäule).

7. Straffes Gelenk (**Amphiarthrosis,** „Wackelgelenk"). Die oft unebenen Gelenkflächen werden durch eine straffe Kapsel und straffe Bänder so fest zusammengehalten, daß nur eine geringe (federnde) Bewegung möglich ist (z.B. Hüftbein – Kreuzbeingelenk).

Hemmung der Gelenkbewegungen. Bewegungen in Gelenken können durch verschiedene Faktoren gehemmt werden.

a) Durch Knochen: Eine Überstreckung des Ellenbogengelenkes wird durch das in die Fossa olecrani hineingelagerte Olecranon verhindert.

b) Durch Bänder: Eine Überstreckung im Hüftgelenk verhindert das gespannte Lig. iliofemorale.

c) Durch Weichteile: Das Heranführen (Opposition) des gestreckten Daumens an den Handteller wird durch den gestauchten Daumenballen behindert.

d) Durch Muskeln: Bei stärkster Beugung der Hand im Radiokarpalgelenk ist die Faustbildung erschwert, weil die Extensoren der Finger maximal gedehnt sind.

Nerven- und Gefäßversorgung der Gelenke. Nerven, welche in unmittelbarer Umgebung der Gelenke liegen, versorgen durch Rr. articulares deren Bänder und Kapsel. Sie bilden korpuskuläre, eingekapselte oder kapselfreie Mechanorezeptoren in den Gelenkbändern und in der Membrana fibrosa der Gelenkkapseln. Dickere Nervenfasern der Aα-Gruppe (15–18 μm) leiten aus ihnen teils über die Hinterstrangbahnen (Tractus spinobulbaris), teils über die Kleinhirnseitenstrangbahnen (Tractus spinocerebellaris anterior, posterior) die Tiefensensibilität zum Zentralnervensystem. Freie Nervenendigungen kommen in beiden Schichten der

Gelenkkapseln vor, in der Membrana synovialis jedoch spärlicher. Mit den Blutgefäßen gelangen auch vegetative Nerven in die Gelenkkapseln. Gelenke sind sehr schmerzempfindlich.

In der Nachbarschaft größerer Gelenke bilden untereinander anastomosierende Arterien oft Gefäßkränze oder Gefäßnetze **(Rete articulare).** Aus diesen werden die Epiphysen und die Gelenkkapseln versorgt. In der Membrana synovialis liegt ein dichtes Kapillarnetz mit präkapillaren arteriovenösen Anastomosen.

Die Lymphe aus den Lymphgefäßnetzen der Gelenkkapseln fließt meist in größere Sammelgefäße auf der Beugeseite der Gelenke ab.

Degeneration und Regeneration an Gelenken. Obwohl die Form der Gelenke ererbt ist, spielt ihr Gebrauch im postnatalen Leben für die endgültige Ausformung eine wesentliche Rolle. Abnorme Beanspruchung einzelner Gelenkteile, wie z. B. bei Fehlstellungen des Kniegelenkes (X-Bein, O-Bein) führen zu frühzeitigen Abnutzungserscheinungen am Gelenkknorpel und schließlich zu dessen Abbau. Ähnliches gilt für die in Gelenken eingelagerten Zwischenscheiben. Dabei scheint eine nicht gleichmäßige Druckbelastung der Knorpelteile eine wesentliche Rolle zu spielen. Wird ein Gelenk für längere Zeit stillgelegt, so wächst von der Gelenkkapsel her gefäßreiches Bindegewebe in den Gelenkspalt hinein und verbindet schließlich die Gelenkenden (Gelenkversteifung).

Im Alter verlieren die Gelenkknorpel Wasser und Mukopolysaccharide. Auch die Zahl der Knorpelzellen nimmt ab. Die kollagenen Fasern des hyalinen Knorpels werden stellenweise sichtbar (Asbestknorpel).

Lockert sich infolge von degenerativen Prozessen die Verbindung des Gelenkknorpels mit dem Knochen, so können Knorpelteile abgesprengt werden (Gelenkmaus) und durch Einklemmung zur Gelenksperre führen.

Eine echte Regeneration zugrundegegangenen Gelenkknorpels gibt es nicht. Die Bildung eines faserigen Ersatzgewebes ist dagegen möglich.

D. Allgemeine Muskellehre

Über das Muskelgewebe s. S. 36.

Die quergestreifte Skelettmuskulatur gliedert sich in einzelne **Muskeln.** An jedem Muskel unterscheiden wir einen Urpsrung, **Origo,** einen Muskelbauch, **Venter,** und einen Ansatz, **Insertio.** Der Ursprungsteil wird auch als Kopf, **Caput,** bezeichnet. An den Enden geht der Muskel meist in eine Sehne, **Tendo,** über. Doch kann ein Muskel auch fleischig entspringen bzw. ansetzen. Ursprung bzw. Ansatz erfolgt am Periost und unter Vermittlung der *Sharpey*schen Fasern am Knochen. Nur dünne Sehnen, die an Knochenvorsprüngen ansetzen, sind direkt mit dem Knochen verbunden.

Als **Ursprung** bezeichnen wir gewöhnlich die Befestigung an dem festen oder weniger beweglichen Skeletteil. Der **Ansatz** ist die Befestigung an dem stärker beweglichen oder bei den Gliedmaßen an dem rumpfferneren (distalen) Skelettstück.

I. Muskelmechanik und Muskelformen

Ein Muskel kann sich durch Veränderung seiner Länge und seiner Spannung betätigen.

Verändert ein Muskel seine **Länge,** zieht er sich zusammen, so werden Ursprung und Ansatz genähert, die Skeletteile bewegt (z. B. Beugung im Ellenbogengelenk).

Ändert ein Muskel seine **Spannung,** so setzt er bei gleichbleibender Länge (isometrische Kontraktion) einer Dehnung größeren oder geringeren Widerstand entgegen. Vorwiegend isometrisch, durch Spannungserhöhung arbeiten z. B. die Fußsohlenmuskeln. Sie setzen der Abflachung des Fußgewölbes bei der Belastung einen Widerstand entgegen.

Die Spannung des Muskels (der Tonus) kommt dadurch zustande, daß den α-Motoneuronen aus der Peripherie dauernd Afferenzen zufließen, die die Muskeln in einer reflektorischen Dauerspannung (Reflextonus) halten. Dieser allgemeine Muskeltonus ist individuell verschieden, bestimmt die schlaffere oder straffere Haltung des Menschen.

In „parallelfaserigen" Muskeln (Muskeln, deren Sehne die Verlaufsrichtung der Muskelfasern scheinbar geradlinig fortsetzt) setzen die Fasern an der Sehne in einem nur geringen, kaum erkennbaren, Winkel an **(Fiederungswinkel).** Dies trifft beim spindelförmigen Muskel, **M. fusiformis,** zu. Seine langen, aber relativ wenig zahlreichen Fasern sichern eine ausgiebige, aber nicht kraftvolle Bewegung.

Beim einfachgefiederten **(M. unipennatus)** und beim doppeltgefiederten Muskel **(M. bipennatus)** ist der Fiederungswinkel auch makroskopisch erkennbar. Die Muskelfasern strahlen nach kurzem Verlauf von einer oder auch von der anderen Seite in die Sehne ein. Ein großer Teil der Sehne liegt entweder an einer Seite des Muskels (M. unipennatus) oder im Muskel (M. bipennatus). Größere Muskeln können auch aus mehreren gefiederten Einheiten zusammengesetzt sein (z.B. der M. subscapularis). Die kurzen, aber relativ zahlreichen Fasern der gefiederten Muskeln ermöglichen kraftvolle, wenig ergiebige Bewegungen.

Die **absolute Muskelkraft,** d.h. die Kraft, die alle Fasern eines Muskels entfalten können, ist vom **physiologischen Querschnitt** abhängig. Man versteht darunter die Summe der Querschnitte aller Muskelfasern. **Sehnenkraft** ist jener Teil der Muskelkraft, der ohne

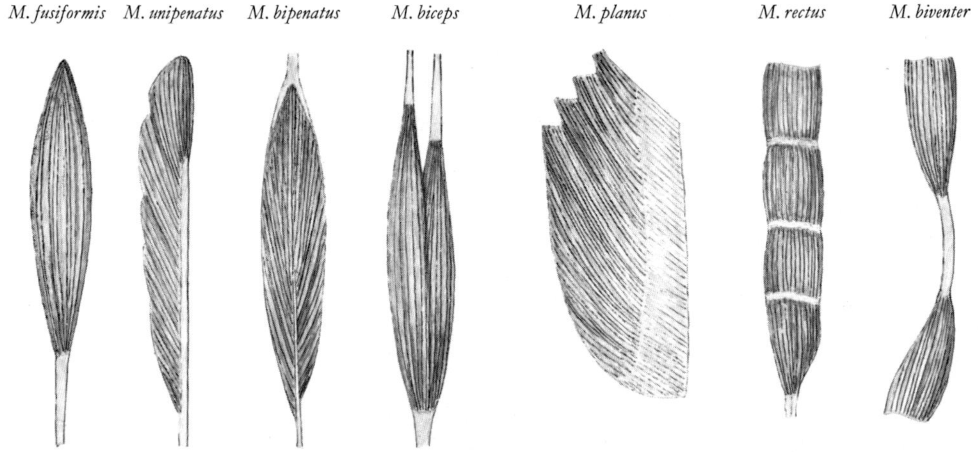

Abb. 52. Muskelformen (Schema)

Verlust auf die Sehne übertragen wird, d.h. der voll in Zugrichtung der Sehne wirkt. Die Sehnenkraft ist vom Fiederungswinkel abhängig. Sie ist, im Vergleich zur Muskelkraft, um so geringer, je größer der Fiederungswinkel ist. Bei den sog. parallelfaserigen Muskeln, die sehr kleine Fiederungswinkel haben, sind Sehnenkraft und Muskelkraft praktisch gleich groß.

Schneidet man einen Muskel in seiner Mitte, senkrecht zur Längsachse durch, so erhält man den anatomischen Querschnitt. Dieser ist nur bei den „parallelfaserigen" Muskeln mit dem physiologischen Querschnitt identisch.

Die **Hubhöhe** oder Verkürzungsgröße ist bei „parallelfaserigen" Muskeln abhängig von der Länge der Muskelfasern, bei gefiederten Muskeln noch zusätzlich vom Fiederungswinkel.

Gedehnte Muskeln können sich maximal auf die Hälfte ihrer Anfangslänge zusammenziehen.

Hat ein Muskel mehrere selbständige Ursprünge, die einer gemeinsamen Ansatzsehne zustreben, so sprechen wir von einem zweiköpfigen **(M. biceps),** dreiköpfigen **(M. triceps),** einem vierköpfigen **(M. quadriceps)** Muskel.

Zweibäuchig **(M. biventer)** nennen wir einen Muskel, bei dem 2 Bäuche hintereinandergeschaltet, durch eine längere Zwischensehne **(Tendo intermedius)** verbunden sind.

Kurze, sehnige Unterbrechungen, die einen Muskel (z.B. **M. rectus abdominis**) ganz oder teilweise durchsetzen, bezeichnen wir als **Intersectiones** [Inscriptiones] **tendineae.**

Flächenhafte Anordnung der Muskelfasern (**M. planus,** platter Muskel) kommt besonders am Rumpf vor (Bauch-, Brust- und oberflächliche Rückenmuskeln). Ihre platten Sehnen bezeichnen wir als **Aponeurosen.**

Die Bedeutung des Hebelarmes. Neben den im Muskel liegenden Faktoren der Arbeitsleistung (Länge und Zahl der Muskelfasern) ist die **Länge des Hebelarmes** (Entfernung des Muskelansatzes vom Drehpunkt des Gelenkes, Abb. 53) von großer Bedeutung für die Leistung. Ist der Hebelarm lang, so ist eine starke Verkürzung (lange Fasern) des Muskels notwendig, um eine ergiebige Bewegung auszuführen. Ist dagegen der Hebelarm kurz, so genügt schon eine geringe Verkürzung des Muskels, um denselben Bewegungsausschlag zu erzielen. Doch ist dafür eine größere Kraft (größerer physiologischer Querschnitt, zahlreichere Fasern) notwendig.

Die Stellung des Hebelarmes ist ein weiterer Faktor für die Arbeitsleistung. Stehen die beiden Knochen in einer Linie (Abb. 54, a), so wird die ganze Muskelkraft dazu verbraucht, die beiden Knochen im Gelenk gegeneinander zu pressen. Mit zunehmender Beugung (Abb. 54, b, c) wird der virtuelle Hebelarm (*v. H*) (senkrechte Entfernung des Drehpunktes von der Hauptlinie) und damit die beugende Kraft größer, der Druck auf das Gelenk geringer.

Zwei- und mehrgelenkige Muskeln ziehen über zwei und mehr Gelenke hinweg (z.B. die langen Fingerbeuger). Sie können gleichzeitig mehrere Glieder in Bewegung setzen.

Nach der Wirkung der Muskeln auf die 3 Hauptachsen unterscheiden wir:

Beuger oder *Flexoren*	Abzieher oder *Abduktoren*
Strecker oder *Extensoren*	Innendreher oder *Innenroller, Innenrotatoren*
Anzieher oder *Adduktoren*	Außendreher oder *Außenroller, Außenrotatoren*

Ferner können Muskeln Öffnungen erweitern oder schließen, Weichteile heben, senken, spannen usw. Entsprechend unterscheiden wir Schließer oder *Sphinkteren,* Öffner oder *Dilatatoren,* Heber oder *Levatoren,* Herabzieher oder *Depressoren,* Spanner oder *Tensoren* usw.

Meistens hat ein Muskel eine **Haupt-** und eine oder mehrere **Nebenwirkungen.** Entscheidend für die Art der Wirkung ist die Lage des Muskels zu den Achsen des Gelenkes. So ist der schräg verlaufende *Pronator teres* gleichzeitig Einwärtsdreher des Unterarmes und Beuger im Ellenbogengelenk. Der fächerförmig angeordnete, mittlere Gesäßmuskel hat z. B. als Hauptwirkung die Abduktion des Beines. Außerdem können seine vorderen Fasern beugen und einwärtsdrehen, seine hinteren Fasern strecken und auswärtsdrehen.

Ändern Muskeln ihre Lage zu den Gelenkachsen, so können sie entgegengesetzte Bewegungen ausführen. So kann z. B. der *M. brachioradialis* des Armes sowohl pronieren als auch supinieren.

Zusammenwirken verschiedener Muskeln. Wenn wir auch die Wirkung jedes einzelnen Muskels beschreiben, so muß doch betont werden, daß ein Muskel kaum allein, sondern immer mit anderen zusammenarbeitet. Gleichsinnig wirkende Muskelgruppen bezeichnen wir als **Synergisten,** entgegengesetzt wirkende als **Antagonisten.** So sind z.B. die tiefen Rückenmuskeln die Antagonisten der Bauchmuskeln. Beugen wir den Rumpf mit den Bauchmuskeln, so müssen die Rückenmuskeln langsam nachgeben. Würden sie sofort jegliche Spannung verlieren, so würde der Rumpf nach vorn zusammenknicken; würden sie aber überhaupt nicht nachgeben, so wäre ein Rumpfbeugen unmöglich. Erst das Zusammenspiel von Synergisten und Antagonisten ergibt die Harmonie der Bewegungen.

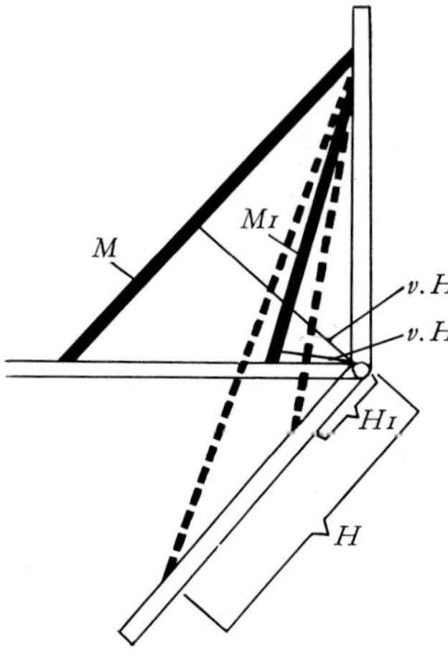

Abb. 53. Schema eines Knochenpaares, das im Gelenk durch den Muskel M mit dem langen Hebelarm H und durch den Muskel M_1 mit dem kurzen Hebelarm H_1 bewegt werden kann. $v. H$ = virtueller Hebelarm für den Muskel M, $v. H_1$ = virtueller Hebelarm für den Muskel M_1. Gestrichelt sind dieselben Muskeln in geringerer Beugestellung

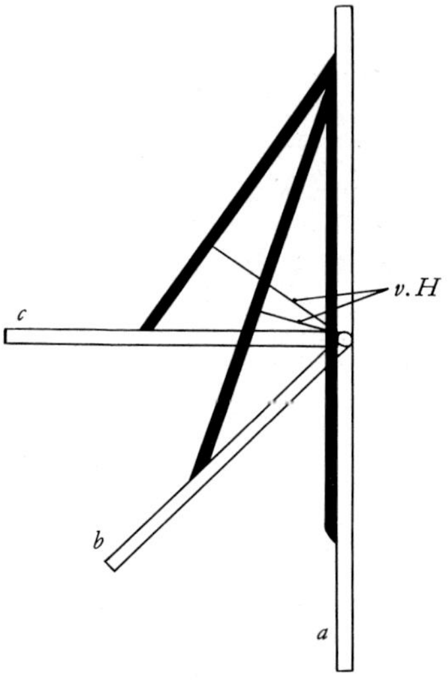

Abb. 54. Schema eines Knochenpaares, das durch den dick ausgezogenen Muskel von der Stellung a in die Stellung c gebracht wird. Von a–c ist eine Vergrößerung der virtuellen Hebelarme festzustellen

Die Nervenversorgung des Muskels. Die Eintrittsstelle des Nerven in den Muskel, der **Hilus,** liegt nach der *Schwalbe*schen Regel im geometrischen Mittelpunkt. Da die Muskelbäuche meist proximal dicker sind, liegt auch der Nerveneintritt proximaler. Der in den Muskel eintretende Nerv enthält verschiedene Arten von Fasern. Die **motorischen Nerven** endigen mit motorischen Endplatten (S. 48) unter dem Sarkolemmschlauch. Jede Muskelfaser wird außerdem noch von einer marklosen Nervenfaser versorgt (*Boeke*). **Sensible Nerven** (cerebrospinale und vegetative) ziehen zu speziellen Sinnesendigungen, den **Muskel-** und **Sehnenspindeln,** die über die Spannung des Muskels bzw. der Sehne und damit über die Stellung der Glieder orientieren (Tiefensensibilität).

Die dünnen, sarkoplasmareichen und myofibrillenarmen Fasern der Muskelspindeln werden von den motorischen γ-Fasern versorgt.

Der **adäquate** Reiz ist für die Muskelspindel die Kontraktion des Muskels, für die Sehnenspindel die Dehnung der Sehne.

Durch den Nerven fließen dem Muskel 1. dauernd kleine Impulse, die ihn in einer Art Dauererregung halten und den **Ruhetonus** bedingen, und 2. stärkere Impulse zu, die **Bewegungen** auslösen. Der Ruhetonus wird im Schlaf herabgesetzt und erlischt in tiefer Narkose. Die stärkeren, Bewegungen auslösenden Impulse treffen in der Regel nicht einen einzelnen Muskel, sondern fein abgestuft alle an einem Bewegungsablauf beteiligten Muskeln, Synergisten und Antagonisten. Fällt ein Muskel oder eine Muskelgruppe aus (z. B. durch Nervenschädigung), so bekommen die Antagonisten das Übergewicht, und wir erhalten das charakteristische Bild einer Lähmung.

II. Hilfseinrichtungen des Muskels

Muskelbinden, Fasciae. Muskelbinden sind bindegewebige Häute, die einen Muskel, eine Gruppe von Muskeln oder ein ganzes Glied einschließen. Die Faszien sind dehnbar, weil sich in ihnen die kollagenen Faserbündel unter Winkelbildung überkreuzen. Sie dienen als **Führungsröhren** für Einzelmuskeln und Muskelgruppen, häufig auch als **Ursprungs-** und **Ansatzfläche** für Muskelfasern. Die Binden der einzelnen Muskeln sind identisch mit dem *Perimysium externum.* Wenn Muskeln sich innerhalb ihrer Binden verkürzen und gleichzeitig verdicken, so üben sie damit einen Druck auf die Umgebung aus und unterstützen die **Fortbewegung des Blutes** in den Venen und **der Lymphe** in den Lymphgefäßen.

Die oberflächlichen Faszien haben praktische Bedeutung als Barrieren, welche ein rasches Eindringen oberflächlicher Entzündungen und Eiterungen in tiefere Schichten verhindern. Bei Erkrankung tieferer Schichten können sich Flüssigkeitsergüsse (Blut, Eiter) innerhalb der von den Faszien gebildeten Kanälen rasch ausbreiten.

Sehnenscheiden, Vaginae synoviales tendinum. An Stellen, wo stärkere Verschiebungen der Sehnen gegen die Unterlage erfolgen, bilden sich Sehnenscheiden aus. Es sind (Abb. 55) doppelwandige, an beiden Enden geschlossene Röhren, die eine schlüpfrige Flüssigkeit, die **Synovia,** enthalten. Ihr Aufbau ähnelt dem der Gelenkkapsel (S. 71). Eine zarte **Vagina synovialis** (Stratum synoviale) wird außen von einer starken **Vagina fibrosa** (Stratum fibrosum) verstärkt. Ein viszerales Blatt umhüllt die Sehne, ein parietales Blatt schließt den mit *Synovia* gefüllten Raum nach außen ab. Beide gehen an den Enden der Scheide und teilweise auch mittels eines **Mesotendineum** (Abb. 55) ineinander über. Das *Mesotendineum* führt die Nerven und Gefäße an die Sehne heran (siehe Bd. II: Vincula tendinum).

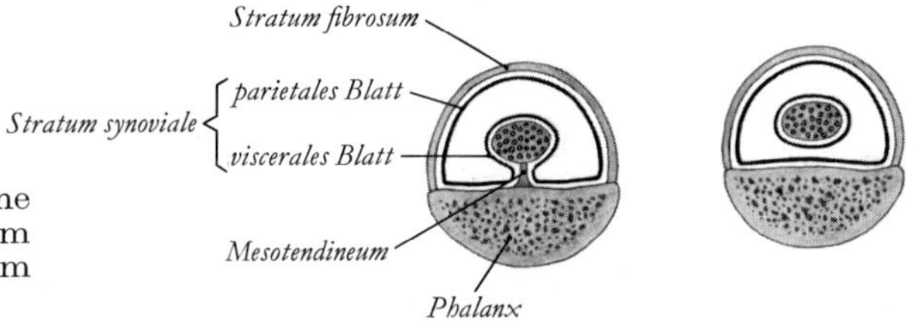

Abb. 55. Querschnitt durch eine Sehne mit und ohne Mesotendineum. Stratum synoviale schwarz, Stratum fibrosum grau

Schleimbeutel, Bursae synoviales, sind ebenfalls mit Synovialhaut ausgekleidete und mit *Synovia* gefüllte Räume. Sie kommen entweder an besonders dem Druck ausgesetzten Stellen oder an Orten vor, wo größere Gewebsverschiebungen gegeneinander erfolgen. Entsprechend sollen sie entweder als eine Art Wasserkissen den Druck gleichmäßig verteilen oder die Verschiebung der Schichten erleichtern. Sie können mit den Gelenken in Verbindung stehen, aber auch unabhängig von ihnen vorkommen.

Entzündungen der Sehnenscheiden (Tendovaginitis) und der Schleimbeutel (Bursitis) sind relativ häufig.

Bandrollen (z.B. *Trochlea* des *M. obliquus oculi superior*) oder **Knochenrollen** (überknorpelte Knochenflächen) sind Einrichtungen, die Verlaufs- und Zugänderungen eines Muskels ermöglichen. Wird ein Muskel oder eine Sehne um ein solches Hypomochlion herumgeführt, so wird die Richtung des Muskelzuges allein von der Strecke zwischen Hypomochlion und Ansatz bestimmt.

E. Allgemeine Gefäßlehre

I. Aufgaben und Einteilung des Gefäßsystems, Blutkreislauf

In einem vielzelligen Organismus kann die Aufnahme und Verteilung der Nährstoffe und des für die Zellatmung notwendigen Sauerstoffes nicht mehr von den äußeren und inneren Oberflächen aus erfolgen. Es bildet sich ein System von größeren und kleineren Kanälen, in denen das Blut oder die Lymphe zirkuliert. Das Kanalsystem gliedert sich schon frühzeitig in ein **Pumpwerk** (das Herz), in ein **leitendes Röhrensystem** (die größeren und kleineren Blut- und Lymphgefäße) und in ein feines **Netzwerk von Haargefäßen** oder Kapillaren, die durch ihre dünne Wand hindurch den Stoffaustausch mit den Geweben ermöglichen.

Die vom Herzen zu den Organen ziehenden Blutgefäße nennen wir **Puls-** oder **Schlagadern,** weil wir an ihnen den Schlag des Herzens, den Puls, fühlen können. Sie heißen auch **Arterien** (gr. aer = Luft). An der Leiche findet man sie meistens blutleer, weil durch die Kontraktion ihrer kräftigen Wände das Blut in die Blutadern oder Venen getrieben wird. Man hielt sie deshalb ursprünglich für luftführende Gefäße.

Die das Blut zum Herzen zurückführenden Gefäße bezeichnen wir als **Blutadern** oder **Venen.**

Zwischen Arterien und Venen sind die feinen Haargefäße oder **Kapillaren** zwischengeschaltet. Sie dienen dem Stoffaustausch mit den Geweben und bilden, je nach dem Blutbedarf des Organs, ein engeres oder weiteres, verschieden geformtes Netzwerk. So haben wir in Muskeln und Nerven, die aus parallel geordneten Teilen bestehen, ein langgestrecktes, in Drüsen, die aus mehr rundlichen Teilen bestehen, ein rundliches Maschenwerk von Kapillaren.

Bei den Wirbellosen, z. B. den *Anneliden* (Ringelwürmer), pulsieren noch verschiedene Teile des Gefäßrohres. Bei den Wirbeltieren bildet sich dann das Herz als Motor des Kreislaufs in immer größerer Vollkommenheit aus. Bei den kiemenatmenden Kranioten (Abb. 56) ist das Herz in hintereinander gelegene Abschnitte, den Sinus, der kontinuierlich das zum Herzen strömende Blut aufnimmt, in den Vorhof oder das *Atrium,* der schubweise das Blut weiterbefördert, und die Kammer oder den *Ventriculus* gegliedert. Die Kammer hat das Blut zunächst durch den Kiemenkreislauf, wo das Blut mit Sauerstoff beladen, arterialisiert wird, und anschließend durch den Körperkreislauf zu treiben. Bei diesem rein venösen (blauen) Herzen sind der *regenerative* oder Kiemenkreislauf und der *nutritive* oder Körperkreislauf hintereinandergeschaltet.

Mit dem Auftreten der Lungen tritt zu der Querteilung des Herzens die Längsteilung. Bei den *Amphibien* finden wir die Teilung des Vorhofes, bei den *Reptilien* die allmähliche Ausbildung einer Kammerscheidewand und bei den *Vögeln* und *Säugern* die vollständige Trennung von rechtem und linkem, venösem und arteriellem Herzen (Abb. 56).

In dem vereinfachten Schema der Abb. 56 strömt das venöse, aus der Peripherie kommende Blut in den **rechten Vorhof** und wird von diesem in die **rechte Kammer** getrieben. Die Kontraktion der rechten Kammer treibt nach dem Verschluß der Vorhofkammerklappen das Blut durch die **Lungenarterien** in den Lungenkreislauf. Nachdem es hier die Kohlensäure an die Atmungsluft abgegeben und Sauerstoff aus ihr entnommen hat, strömt es durch die **Lungenvene** (rot) dem **linken Vorhof** zu. Dieser treibt es schubweise in die **linke Kammer.** Von dieser wird es nach Verschluß der linken Vorhofkammerklappen durch die **Aorta,** die Hauptschlagader des Körpers, in den Körper zur Versorgung der verschiedenen Organe gepumpt. Von dort strömt es durch die **großen Körpervenen** wieder dem rechten Vorhof zu.

Ein Teil des durch die Kapillaren an die Gewebe abgegebenen Blutplasmas wird nicht durch die Blutadern, sondern als Gewebsflüssigkeit, **Lymphe,** durch eigene Gefäße,

das zukünftige Potential des gesamten Selbstmedikations-Marktes.

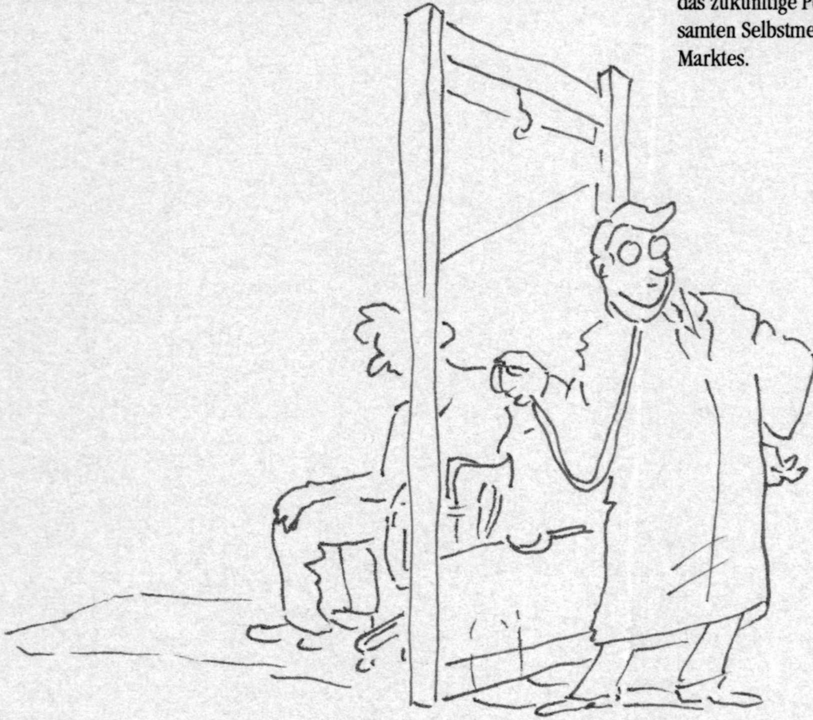

Märkten in Zukunft auf aktive Marktchancen eröffnen. Doch zunächst einmal bedeutet dies für alle Unternehmen: Die nationalen Unterschiede erfordern ein nationales Marketing, und dies wird auch in der näheren Zukunft so bleiben.

Die STADA ist derzeit in fünf europäischen Märkten präsent: Deutschland, Niederlande, Belgien, Österreich und Schweiz. In naher Zukunft wird auch Großbritannien dazugehören. Was diese Länder besonders im STADA-relevanten Bereich Generika und Selbstmedikation an nationalen Eigenheiten aufweisen, soll im folgenden ein wenig näher betrachtet werden – es bestehen zum Teil gravierende Unterschiede.

die Lymphkapillaren und Lymphgefäße, *Vasa lymphatica* oder **Saugadern,** gesammelt und weiter herzwärts den Körpervenen zugeführt. In den Verlauf der Lymph-

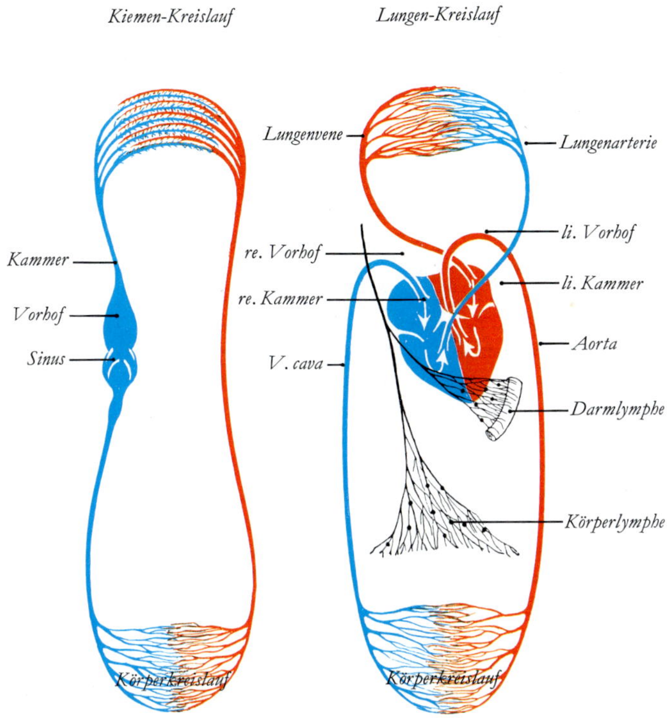

Abb. 56. Schema des Kreislaufes bei kiemenatmenden Kranioten (links) und bei Säugetieren (rechts) venöser Teil blau, arterieller Teil rot, Lymphgefäße schwarz

gefäße sind von Zeit zu Zeit Lymphknoten, *Nodi lymphatici*, eingeschaltet. Die vom Darm kommenden Lymphgefäße führen während der Verdauung die mit Fett beladene Lymphe, eine milchigweiße Flüssigkeit, den **Chylus.** Sie heißen deshalb auch Chylusgefäße.

Blutgefäße, die nur der eigenen Ernährung eines Organs dienen, bezeichnet man als **Vasa privata** (z. B. Bronchialgefäße, Koronargefäße). **Vasa publica** dienen dagegen dem Gesamtorganismus (z. B. Vasa pulmonalia, Aorta, Hohlvenen).

II. Mechanik des Gefäßsystems

Die Gefäße sind kein starrwandiges Röhrensystem, durch das eine Flüssigkeit bei einem bestimmten Druck in einer bestimmten Geschwindigkeit gepumpt wird, sondern ein System dehnungs- und kontraktionsfähiger, lebender Röhren, die sich der Herzarbeit und dem Blutbedarf der Organe in idealer Weise anpassen können. Der Kreislauf ist darauf eingestellt, bei möglichst geringer Herzarbeit den derzeitigen Blutbedarf der einzelnen Teile des Körpers sicherzustellen. Zu diesem Zweck werden ruhende Organe weniger durchblutet als tätige. Auch die Blutmenge wird dem Bedarf angepaßt. So sind in das Röhrensystem Speicher (Leber, Milz) eingebaut, die in der Ruhe einen großen Teil des Blutes aus dem Kreislauf nehmen und bei erhöhtem Bedarf wieder an ihn abgeben.

Die Anpassung des Kreislaufes an die Bedürfnisse des Organismus erfolgt sowohl durch das Herz als auch durch die Arterien, Venen und das Kapillargebiet. Das Herz kann seine Arbeit, die Menge des pro Minute bewegten Blutes, das Minutenvolumen, steigern oder vermindern. Die Arterien und Venen können durch Weiterstellung des Lumens den Strömungswiderstand herab- bzw. durch Verengerung heraufsetzen. Die Kapillaren können sich erweitern und verengern, zeitweise verschwinden und wieder auftreten. Entsprechend wird ihre Austauschfläche in den Geweben und damit der Stoffaustausch vergrößert bzw. verkleinert.

Gesteuert wird diese Anpassung an den Bedarf durch Nerven, Stoffwechselendprodukte und spezifische, körpereigene Stoffe (Adrenalin, Acetylcholin).

Das Herz treibt während der Systole das Blut in die Aorta. Dabei wird besonders der starkelastische Anfangsteil der Aorta nach Art eines Windkessels gedehnt und dabei in ihm Energie gespeichert. Beim Nachlassen der dehnenden Kraft, also mit dem Aufhören der Systole, wird die in der Aortenwand gespeicherte, elastische Kraft das Blut weiterbewegen. Auf diese Weise wird der diskontinuierliche Blutstrom in einen kontinuierlichen umgewandelt. Die Ausweitung und nachträgliche Kontraktion des Anfangsteiles der Aorta läuft von dort wellenförmig über die übrige Aorta und die anderen Arterien. Sie kann in der Peripherie an den oberflächlichen Gefäßen als Puls gefühlt werden.

Mit der immer stärkeren Verzweigung der Arterien wird die Wandfläche und damit der Reibungswiderstand größer. Gleichzeitig nimmt auch der Gesamtquerschnitt aller Gefäße zu. Querschnittsvergrößerung und erhöhter Reibungswiderstand setzen die Strömungsgeschwindigkeit herab, die in den Kapillaren am kleinsten ist. Die Stromverlangsamung in ihnen ermöglicht aber gerade den besonders intensiven Stoffaustausch mit den Geweben.

Mit der Verkleinerung des Stromquerschnittes gegen die Venen hin muß die Strömungsgeschwindigkeit wieder zunehmen.

Der Blutdruck fällt von der Aorta peripheriewärts zunächst allmählich, in den den Kapillaren vorgeschalteten Arteriolen besonders stark, in den Kapillaren und den Venen wieder allmählich, um bei der Einmündung der großen Körpervenen ins Herz gleich Null zu sein.

Das geringe Druckgefälle in den Venen genügt wohl nicht, das Blut dem rechten Vorhof zuzuführen. Unterstützend wirken der intrathorakale Sog, die Kontraktion der Venenwand, die arteriovenöse Koppelung (S. 85), die Ventilebene des Herzens (s. Bd. II) und vor allem die Kontraktionen benachbarter Muskeln (Muskelpumpe).

Als Ausdruck der mannigfachen Aufgaben der einzelnen Teile des Gefäßsystems finden wir einen recht verschiedenen Aufbau, der im folgenden kurz geschildert werden soll.

III. Der Aufbau der Gefäßwand

1. Die Kapillaren (Haargefäße)

Die Kapillaren sind äußerst dünnwandige, enge Röhren, die den Stoffaustausch mit den Geweben regeln. Ihre Wand (Abb. 57d) besteht aus einer Endothelschicht. einem Grundhäutchen, einer Gitterfaserschicht und einer Perizytenschicht. Die platten **Endothelzellen** sind mit ihrer Längsachse in der Richtung des Gefäßes eingestellt. Das stark dehnungsfähige, sehr dünne **Grundhäutchen** (Basalmembran) dient den anderen Schichten als Befestigung und Stütze. Es wird außen von einem feinen **Gitterfasergeflecht** umsponnen. In vielen Kapillaren umfassen die **Perizyten** mit zahlreichen Ausläufern das Kapillarrohr. Sie bilden keine Myofibrillen und sind wohl differenzierte Bindegewebszellen.

Das **Lumen** der Kapillaren ist sehr schwankend (4–15 μm). Gewöhnlich können nur 1–2 Blutkörperchen gleichzeitig durchtreten. Untereinander bilden sie ein reichliches Netzwerk, das in der Dichte und Form von dem Blutbedarf und den Strukturelementen des Organs abhängig ist (S. 80).

Nach elektronenoptischen Untersuchungen zeigen die Kapillaren je nach Organ und Funktionszustand hinsichtlich der Endothelien, der Basalmembran, der Gitterfasern und Perizyten unterschiedliche Befunde (s. Lehrbücher der Histologie!).

Die Frage nach der Kontraktionsfähigkeit der Blutkapillaren ist noch umstritten. Die früher angenommene Kontraktionsfähigkeit der Perizyten wird heute abgelehnt. Änderungen des Lumens der Haargefäße werden verursacht entweder durch Schwellung des Kapillarendothels oder durch feine muskuläre Sphinkteren, die am Ursprung der Kapillaren liegen **(Sphinkterkapillaren)**.

2. Die Arterien

Nach dem Aufbau unterscheiden wir einen elastischen und einen muskulären Typ. Zum elastischen Typ gehören die großen, herznahen Gefäße (*Aorta, Truncus brachiocephalicus, A. carotis* usw.). Sie haben, wie oben beschrieben, eine Windkesselaufgabe und werden auf Dehnung beansprucht. Wegen ihres großen Gehaltes an elastischen Fasern erscheinen sie gelblich. Mit der Entfernung vom Herzen prägt sich der muskuläre Typ stärker aus, die Kontraktion der Wand unterstützt die Blutströmung. Nach der Größe teilen wir die Arterien in große, mittelgroße, kleine und präkapillare Arterien (Arteriolen) ein.

An der **Arterienwand** können wir 3 Schichten, eine *Tunica intima* oder *Intima*, eine *Tunica media* oder *Muscularis* und eine *Tunica externa* oder *Adventitia* unterscheiden. Die Intima wird durch den Blutstrom vorwiegend in der Strömungsrichtung beansprucht. Die Strukturelemente sind deshalb vorwiegend in der Längsrichtung angeordnet. Die Muscularis ist auf Dehnung und Pulsation eingestellt und verläuft vorwiegend ringförmig. Die Adventitia vermittelt die Verbindung zur Umgebung und muß bei den pulsatorischen Volumenschwankungen nachgeben können. Ihre Bauelemente sind nach Art eines Scherengitters mit vorwiegend längsverlaufenden Maschen angeordnet.

Die drei Wandschichten sind bei **mittelgroßen Arterien** vom **muskulären Typ** am besten ausgebildet (Abb. 57b).

Die Tunica intima besteht aus Endothelzellen und feinen, elastischen und kollagenen Fasern.

Die Elastica interna, eine gewellte, gefensterte, elastische Membran, bildet die Grenze gegen die *Muscularis*.

Die Tunica media besteht aus einer dicken Lage dicht gelagerter, schraubenförmig verlaufender, glatter Muskelzellen. In der Muskulatur findet sich nur wenig elastisches und kollagenes Bindegewebe.

Die Tunica externa besteht aus vorwiegend längs verlaufenden, elastischen und kollagenen Fasern, denen auch glatte Muskelzellen beigemischt sein können. Gegen die *Muscularis* hin liegen die elastischen Fasern dichter. Wir sprechen hier von einer **Elastica externa.** Alle elastischen Fasern der Gefäßwand hängen untereinander und mit den elastischen Fasern der Umgebung zusammen und bilden ein Raumgitter.

Mit der Größenabnahme der Arterien gegen die Peripherie hin nehmen alle Schichten, vorwiegend aber die *Tunica media*, ab. Die kleinsten, präkapillaren Arterien oder **Arteriolen** haben schließlich nur noch eine, oft nicht mehr geschlossene, Muskellage, ein Endothel und zwischen beiden eine homogene Grenzhaut, die aber keine typische Elasticafärbung mehr gibt.

Die **großen, herznahen, elastischen Arterien** (Abb. 57a) zeigen im Gegensatz zu den mittleren eine dickere *Intima*, keine besonders ausgeprägte *Elastica interna* und in der *Tunica media* zahlreiche gefensterte, elastische Membranen. Diese sind wieder durch feinere, elastische Fasern untereinander verbunden. Zwischen den Membranen spannen sich noch glatte Muskelzellen und feine, kollagene Fasern aus.

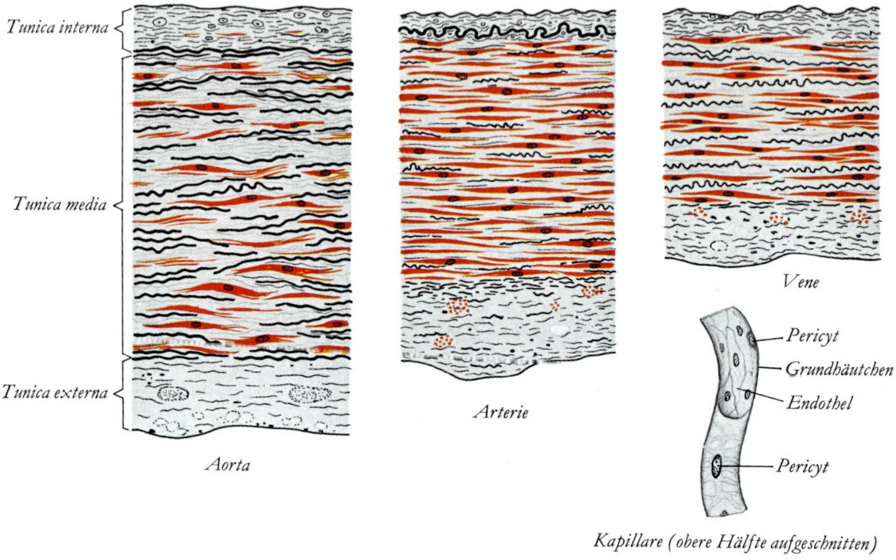

Abb. 57. Schematisierte Querschnitte durch Blutgefäßwände. Glatte Muskulatur rot, elastisches Bindegewebe schwarz, kollagenes Bindegewebe grau

Man muß sich vorstellen, daß diese Muskeln die elastischen Membranen spannen und durch Tonuserhöhung den Widerstand bei der Dehnung erhöhen können. Vom Herzen gegen die Peripherie hin nehmen Stärke und Zahl der gefensterten Membranen sehr bald ab. In den größeren Arterien haben wir **Vasa vasorum,** kleine Gefäße für die Ernährung der Gefäßwand.

3. Die arteriovenösen Anastomosen

Im allgemeinen finden wir zwischen Arterien und Venen das Kapillarnetz eingeschaltet. An vielen Stellen des Körpers treffen wir aber noch eine Art Nebenschaltung, direkte, speziell gebaute Verbindungen, die **arteriovenösen Anastomosen.**

Man hat sie zunächst in der Haut dünner und peripher gelegener Körperteile, an den Fingern und Zehen, am Schwanzende langschwänziger Tiere und an den Ohrmuscheln langohriger Tiere beschrieben. Besonders der wechselnden Außentemperatur ausgesetzt, bedürfen diese einer Wärmeregulierung, einer verschieden starken Durchblutung. Es kann das Blut direkt aus den Arterien in die Venen oder bei Verschluß dieser Anastomosen ganz durch das Kapillarnetz strömen. Auch Stauungen, die in diesen peripherischen Teilen leicht auftreten, können durch diesen direkten Weg behoben werden. Neuerdings hat man in vielen Organen, den Nieren (*Becher*), dem Darm und den Speicheldrüsen (*Spanner*), in der Schilddrüse, in den Mesenteriallymphknoten (*Watzka*) usw. solche direkte Verbindungen gefunden. Sie regeln hier den Blutbedarf des ruhenden bzw. tätigen Organs.

Die Wand der arteriovenösen Anastomosen besteht aus einer inneren Endothellage und einer mehrschichtigen Lage polyedrischer, epithelähnlicher (*epitheloider*) Zellen, die keine Fibrillen enthalten. Außen können ihnen noch ringförmig angeordnete Muskelzellen aufliegen. Durch Flüssigkeitsabgabe sollen die epitheloiden Zellen das Lumen erweitern, durch Quellung (Flüssigkeitsaufnahme) verengern können. Nach *v. Schumacher* sondern sie wahrscheinlich auch noch das für den Kreislauf wichtige *Acetylcholin* ab. *Luckner* und *Staubesand* wiesen 1950 an Testobjekten nach, daß Extrakte aus den an epitheloiden Zellen reichen *Glomera coccygica* die gleiche Wirkung wie Acetylcholin haben.

Ähnliche Aufgaben wie die arteriovenösen Anastomosen erfüllen auch die Polsterarterien. Sie besitzen nach innen von der *Elastica interna* noch Längsmuskelzüge, die sich bei kontrahierter Ringmuskulatur so gegen das Lumen vorwulsten, daß nur wenig Blut vorbeiströmen kann. Erschlafft aber die Ringmuskulatur (wie bei der Erektion des männlichen Gliedes), so kann sehr viel Blut an den Polstern vorbeifließen.

4. Die Venen

Die Venen haben eine wesentlich dünnere Wand als gleichgroße Arterien. Bei blutleeren Venen ist die Wand meistens zusammengefallen. Die Variabilität im Aufbau der Venenwand ist besonders groß. Da auf den Venen der unteren Extremität die Blutsäule lastet und sie dem Druck dieser Blutsäule entgegenarbeiten müssen, ist ihre Wand dicker als bei entsprechenden Gefäßen des Kopfes und Halses. Die Dicke der Venenwand geht keineswegs mit der Größe des Lumens parallel. Die Verankerung der Venenwand mit der Umgebung ist sehr verschieden. Nach *v. Kügelgen* (1951) bildet die Elastica vorwiegend Längsnetze, deren Fasern in der Intima dünn und außen dick sind. Zartere radiäre und tangentiale Fasern verbinden die Längsnetze. Arterien begleitende, meistens paarige Venen haben mit den Arterien eine gemeinsame Gefäßscheide. *H. Schade* konnte 1936 in Modell- und Tierexperimenten den Nachweis erbringen, daß die Pulsation der Arterie auf die Venenwand übertragen wird und den Rückstrom des venösen Blutes fördert **(arteriovenöse Koppelung).** Besonders variabel in ihrem Aufbau sind die kleinen Venen in vielen Organen (z. B. Nebennieren). Am gleichförmigsten sind noch die mittelgroßen Extremitätenvenen.

Man kann auch bei Venen (Abb. 57c) eine Intima, Media und Adventitia unterscheiden. **Die Media** ist dünner und aufgelockerter als bei Arterien. Durch eine Zunahme des elastischen und kollagenen Bindegewebes sind die Muskelzellen zu einzelnen Bündeln auseinandergedrängt.

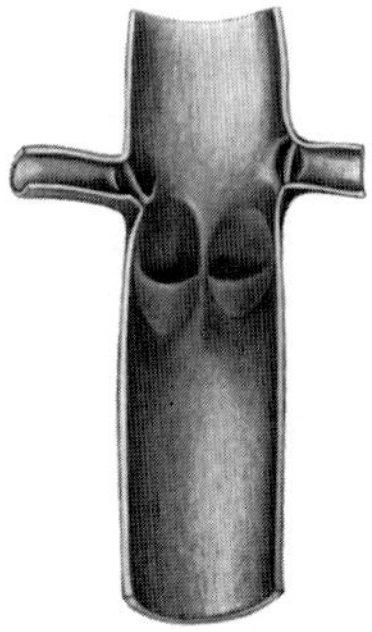

Abb. 58. Stück einer V. saphena magna (aufgeschnitten) mit Venenklappen und Falten an der Einmündung kleinerer Venen

Die Intima besteht aus einer Endothellage und einer wechselnd dicken Lage von feinen, kollagenen und elastischen Fasern, in die bei manchen Venen, besonders denen der unteren Extremität und der Geschlechtsorgane, noch größere Mengen längsverlaufender, glatter Muskelzellen eingelagert sein können.

Die Adventitia ist sehr wechselnd in der Dicke und ähnlich wie die der Arterien gebaut. Sie enthält häufig Bündel längsverlaufender, glatter Muskelzellen. Die *V. cava inferior* und *Vv. suprarenales* haben fast ausschließlich Längsmuskulatur.

Die meisten Venen besitzen **Venenklappen** (Abb. 58). Diese sind meist paarig und liegen besonders unterhalb der Einmündung anderer Venen. Sie verhindern den Rückstrom des Blutes und sind deshalb an der unteren Körperhälfte besonders zahlreich. Die Venenwand ist im Bereich der Klappen sinusartig ausgeweitet. Stehen die Klappen besonders dicht, so bekommt die gefüllte Vene ein perlschnurartiges Aussehen. Die Venenklappen haben eine bindegewebige Grundlage aus elastischen und kollagenen Fasern und werden an beiden Seiten von Endothel überzogen.

Ist die Venenwand (bei angeborener Venenschwäche, bei Behinderungen des venösen Rückflusses) erweitert, so werden die Venenklappen passiv insuffizient und können die Venenlichtung nicht mehr verschließen. Das Blut staut sich in den erweiterten und oft geschlängelten Venen (Varizen, Krampfadern). Erweiterte Venen und insuffiziente Venenklappen sind nur bei venösen Kollateralkreisläufen von Nutzen. Sie ermöglichen einen venösen Blutstrom auch in umgekehrter Richtung (siehe **portocavale Anastomosen**, S. 235).

Die kleinsten, postkapillären Venen werden als **Venulen** bezeichnet.

5. Die Lymphgefäße

Lange Zeit ist darüber gestritten worden, ob die nicht mit Endothel ausgekleideten Gewebsspalten direkt mit dem Lymphgefäßsystem in Verbindung stehen oder nicht. Heute ist man vorwiegend der Auffassung, daß dieses nicht zutrifft, sondern daß die **Lymphkapillaren** als Endothelröhren blind in der Peripherie beginnen. Die Lymphe gelangt durch Filtrationsdruck aus dem Gewebssaft in die Lymphkapillaren. Diese sind gewöhnlich weiter als die Blutkapillaren und bilden ein weitmaschigeres Netzwerk. Sie sammeln sich zu den Lymphgefäßen.

Die **Lymphgefäße** (*Vasa lymphatica*) sind kontraktionsfähig und im Aufbau den Venen ähnlich, haben aber eine wesentlich dünnere Wand. Die Klappen sind zahlreicher. Da oberhalb der Klappen die Wand stärker ausgebuchtet ist, haben sie das bekannte, perlschnurartige Aussehen. Der Verlauf der Lymphgefäße ist unabhängig von den Blutgefäßen und für jedes Organ charakteristisch. Untereinander gehen sie häufig Verbindungen ein. In den Verlauf der Lymphgefäße sind mehrfach besondere lymphatische Hilfsapparate, die **Lymphknoten,** eingeschaltet. Den einzelnen Lymphknoten bzw. Lymphknotengruppen sind ziemlich gesetzmäßig bestimmte Zuflußgebiete (Hautbezirke, Organe usw.) zugeordnet. Wir bezeichnen die einem bestimmten Körpergebiet zugeordneten Lymphknoten als die **regionären Lymphknoten.** Diese gesetzmäßige Anordnung hilft dem Arzt bei mancher Diagnose, weil eine Schwellung, Verhärtung oder Schmerzhaftigkeit bestimmter Knoten auf eine Entzündung, Krebsgeschwulst usw. in dem zugehörigen (regionären) Körpergebiet schließen läßt. Bei der Beschreibung der einzelnen Körpergebiete gehen wir deshalb auf die Lage der Lymphgefäße und -knoten besonders ein.

IV. Die lymphatischen Apparate

Sie dienen hauptsächlich: 1. der Filtration der Lymphe, 2. der Neubildung von Lymphozyten und der Abwehr.

Sie bestehen aus retikulärem Bindegewebe (S. 23) und zahlreichen eingelagerten, weißen Blutzellen, vorwiegend Lymphozyten.

Beim Kind finden wir an vielen Stellen des Körpers in der Nähe der Gefäße Ansammlungen von Lymphozyten im Gewebe. Ein Keimzentrum fehlt ihnen noch. Dieses **diffuse lymphatische Gewebe** wird mit zunehmendem Alter auf bestimmte Stellen zusammengedrängt.

1. Die Lymphknötchen, Folliculi lymphatici

Sie kommen als rundliche, nicht scharf abgegrenzte Knötchen vorwiegend in den Schleimhäuten vor. Lymphfollikel können neu auftreten und wieder verschwinden. Das erklärt wohl ihr verschieden starkes Vorkommen. Sie können einzeln **(Folliculi lymphatici solitarii)** oder in Gruppen dicht nebeneinander **(Folliculi lymphatici aggregati)** liegen. Die letzteren kommen als *Peyer*sche Platten im Ileum, als Zungenbälge am Zungengrund und als Mandeln (Gaumen, Rachen, Wurmfortsatz) vor.

In den *Primärknötchen* (*Primärfollikeln*) sind, beim noch nicht infizierten Neugeborenen, kleine Lymphozyten gleichmäßig verteilt. Nach Infektionen treten in den Primärfollikeln als Ausdruck der Auseinandersetzung mit Krankheitserregern zentrale Aufhellungen auf, die von einem Lymphozytenwall umgeben sind **(Reaktionszentren).** Die so veränderten Knötchen nennt man *Sekundarknötchen* (*Sekundärfollikel*). Die früher als **Keimzentren** bezeichneten zentralen Aufhellungen dienen nicht der Lymphopoese, sondern der Immunisierung. In ihnen werden auch Plasmazellen gebildet.

2. Die Lymphknoten, Nodi lymphatici

(Abb. 59)

Die Nodi lymphatici sind 2–30 mm lange, meist abgeplattete, bohnenförmige, durch eine bindegewebige Kapsel abgegrenzte Knoten, die im gesunden Zustande weich und deshalb an den meisten Stellen nicht tastbar sind. Nur bei dünner Haut, geringem Unterhautfettgewebe und festem Widerlager kann man auch die normalen Lymphknoten durchtasten (Leistengegend). Sie schwellen bei Entzündung an, werden konsistenter und schmerzhaft.

An einer Seite sind sie nabelartig eingezogen. In diesen **Hilus** treten die Arterien ein, die Venen und das abführende Lymphgefäß **(Vas efferens)** aus. Zahlreiche zuführende Lymphgefäße **(Vasa afferentia)** ziehen an die konvexe Oberfläche heran, durchbohren die Kapsel und ergießen die Lymphe in den Randsinus. In die derbe, bindegewebige **Kapsel** sind glatte Muskelzellen eingelagert. Durch ihre Kontraktion wird der Lymphknoten entleert. Von der Kapsel ziehen zahlreiche Bindegewebsbalken, die **Trabekel,** zentralwärts und bilden dort untereinander ein grobmaschiges Netzwerk. In den Trabekeln verlaufen die größeren Blutgefäßäste. Die Hauptbestandteile des Lymphknotens sind die charakteristischen, vielfach anastomosierenden Hohlräume, die **Sinus,** und das **lymphatische Gewebe.** Das letztere besteht aus einer peripherischen Rinden- und einer zentralen Markzone. In der **Rinde** zeigt das lymphatische Gewebe meist Verdichtungszentren, die **Rindenknötchen (-follikel).** Die Zahl und der Ausbildungsgrad der Rindenknötchen schwanken in weiten Grenzen, sind vor allem von der im Augenblick zu leistenden Arbeit abhängig. Rindenknötchen ohne Reaktionszentrum bezeichnen wir als **primäre,** mit Reaktionszentrum als **sekundäre** Rindenknötchen. Sprossen unter der Einwirkung von Reizstoffen aus einem Rindenknötchen mehrere junge Knötchen hervor, so sprechen wir von **tertiären Rindenknötchen.** Im **Mark** ist das lymphatische Gewebe gleichmäßig in den Maschen eines retikulären Bindegewebes verteilt. Es liefert die zwischen den Marksinus gelegenen **Markstränge.** Markstränge, Marksinus und Trabekel bilden je ein grobmaschiges Raumgitter.

Die zuführenden Lymphgefäße ergießen ihren Inhalt in den zwischen Kapsel und Rindensubstanz gelegenen **Rand-** oder **Marginalsinus.** Von hier strömt die Lymphe radiär zum Zentrum in die **Intermediär-** und **Marksinus.** Diese liegen, vielfach anastomosierend, zwischen den Marksträngen. In allen Sinus findet sich ein feines Netzwerk von **Retikulinfasern** und **Retikulumzellen.** An den Wänden der Sinus bilden die Retikulumzellen einen endothelartigen Belag und damit einen gewissen Abschluß gegen das lymphatische Gewebe (*Uferzellen*).

In dem weiten, schwammartigen Netzwerk der Sinus wird der Lymphstrom stark verlangsamt. Die Retikulumzellen finden Zeit, aus der Lymphe Fremdkörper (Staub, Ruß auch Fett) aufzunehmen und diese unter Abrundung des Zelleibes zu speichern

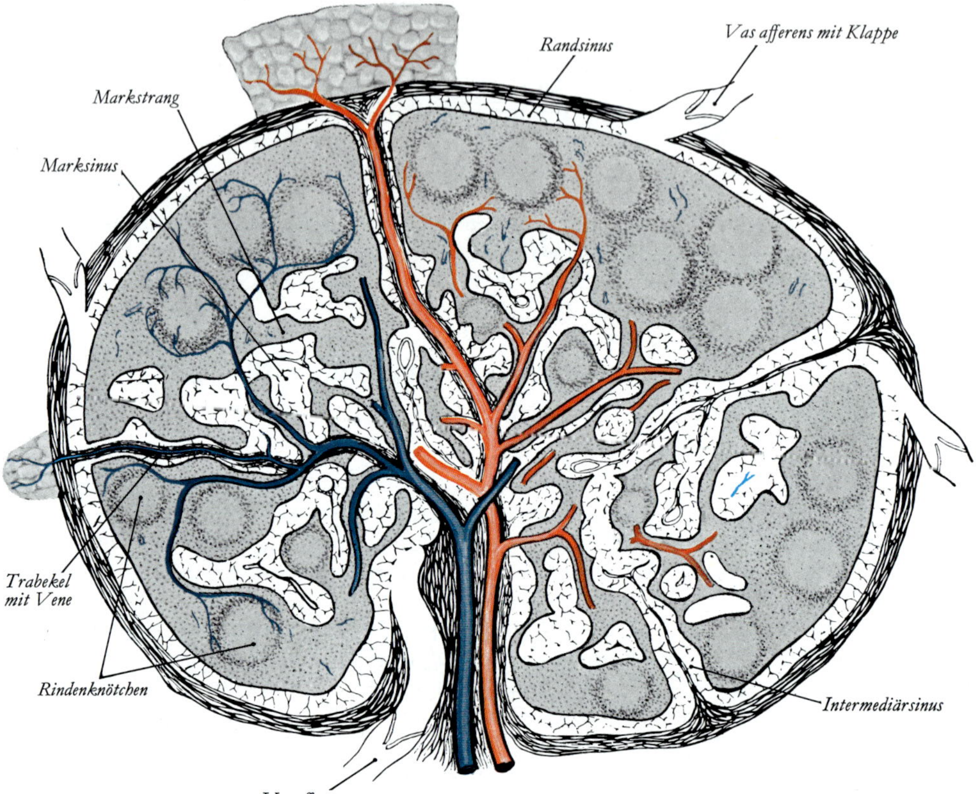

Abb. 59. Schema eines Lymphknotens (verändert nach *Heudorfer*). Rechts ist die Arterien-, links die Venenverzweigung dargestellt. Die Blutgefäße ziehen mit ihren Endästen durch die bindegewebige Kapsel (schwarz) zum umgebenden Fettgewebe

(Makrophagen). Ein Teil der Lymphozyten entstammt dem Thymus **(T-Lymphozyten).** Sie liegen hauptsächlich in einer Zone zwischen Rinde und Mark (parakortikale Zone). Ein anderer Teil kommt aus dem Knochenmark **(B-Lymphozyten)** und besiedelt die Lymphfollikel in der Nähe des Randsinus. In den Keimzentren der Lymphfollikel werden Lymphozyten und Plasmazellen gebildet aber auch vernichtet. Die mit Lymphozyten angereicherte und gereinigte Lymphe wird vom **Vas efferens** durch den Hilus abgeführt.

V. Allgemeines Verhalten der Gefäße

Das Gefäßsegment. Noch beim Erwachsenen können wir im Brust- und Lendengebiet eine metamere, segmentale Gliederung des Gefäßsystems feststellen. Das Schema (Abb. 61) zeigt hintereinander gelegene, ungefähr gleich starke, paarige Gefäße, die im Brustgebiet als *Aa. intercostales* zwischen den Rippen und im Bauchgebiet als *Aa. lumbales* zwischen den Bauchmuskeln verlaufen.

In frühen Entwicklungsstadien ist die Segmentierung noch viel deutlicher. So zeigt die große Körperschlagader, die *Aorta*, zunächst segmentale Ausweitungen, die bald verschwinden. Von jedem solchen *Aortensegment* gehen ursprünglich 3 Arterienpaare, ein dorsales, ein laterales und ein ventrales Paar, ab. Die **dorsalen Arterienpaare** liefern die oben erwähnten *Aa. intercostales posteriores* (Abb. 60) und *Aa. lumbales*. Ihr **Ramus dorsalis** gibt einen **Ramus spinalis** in den Wirbelkanal (für den Knochen, das Rückenmark und die Rückenmarkshäute), zieht weiter nach dorsal zur Muskulatur und Haut des Rückens, wo er sich weiter in einen *Ramus cut. medialis* und *lateralis* teilt. Der

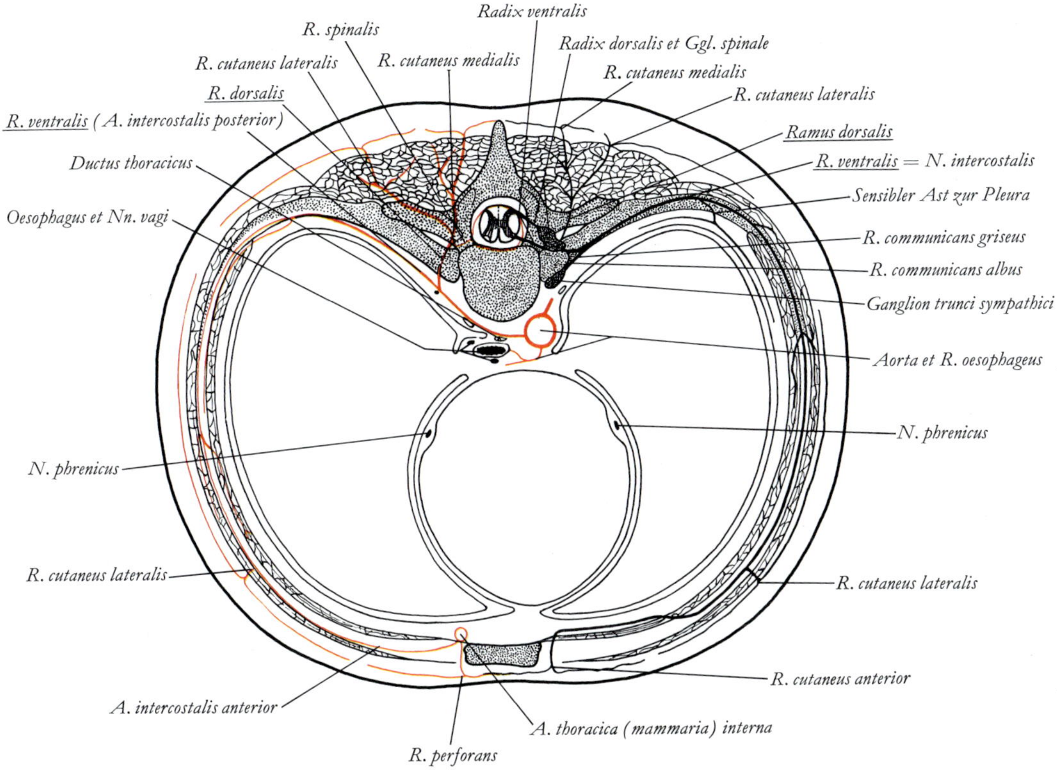

Abb. 60. Verzweigung einer segmentalen Rumpfwandarterie (*A. intercostalis posterior*) und eines (segmentalen) Spinalnerven (*N. thoracicus*). Schematischer Querschnitt durch den Brustkorb

Hauptast verläuft in der seitlichen Brust- und Bauchwand nach ventral, gibt den *Ramus cutaneus lateralis* zur Haut ab und verbindet sich mit dem *Ramus intercostalis anterior* der **A. thoracica interna** zu einem Gefäßring. Die letztere entsendet einen *Ramus perforans* zur Haut der vorderen Rumpfwand.

Die **lateralen Arterienpaare** verlaufen zur Urniere, werden später größtenteils zurückgebildet und bleiben nur als paarige Eingeweide-(Zwerchfell-, Nebennieren-, Nieren- und Keimdrüsen-)Arterien, als *Aa. phrenicae*, *Aa. suprarenales mediae*, *Aa. renales* und *Aa. testiculares* (*ovaricae*), erhalten.

Die **ventralen Arterienpaare** verlaufen zum Darmrohr, verschmelzen bald zu je einem unpaaren Gefäß. Diese unpaaren Gefäße gehen dann untereinander Verbindungen ein. Von ihnen bleiben definitiv aber nur die drei großen, unpaaren Gefäße der Bauchaorta, der *Truncus coeliacus*, *A. mesenterica superior* und *A. mesenterica inferior*, erhalten.

Verzweigungsart der Gefäße. Die Gefäße verzweigen sich meist *monopodial*, d. h. ein Hauptstamm gibt zahlreiche kleinere Arterien ab (siehe in Abb. 61 die Äste der Bauchaorta). Teilt sich der Hauptstamm in zwei ungefähr gleich starke Äste, so sprechen wir von *dichotomischer* Teilung.

Abgangswinkel. Die Gefäße gehen meist in spitzem, seltener in rechtem und stumpfem Winkel vom Hauptstamm ab. Die letzteren bezeichnen wir als rückläufige Gefäße, *Aa. recurrentes.*

Anastomosen. Verbindungen zwischen Gefäßen bezeichnen wir als Anastomosen. Sie kommen bei Arterien, Venen und Lymphgefäßen vor und haben eine große praktische Bedeutung. Sie sichern die Zirkulation, wenn ein anderer Ast zeitweise oder auch dauernd verlegt ist. Als feinste Anastomosen können wir die zwischen Arterien und Venen eingeschalteten Kapillaren auffassen. Anastomosen größerer Arterienäste finden wir vorwiegend zwischen den Darmarterien, aber auch an den Gliedmaßen (im Bereich der Gelenke), am Hals und Kopf. Besonders zahlreich sind die Anastomosen zwischen den größeren Venenästen. Sie sind für den Rumpf in Abb. 129 und 158 schematisch dargestellt, haben gerade hier eine große praktische Bedeutung (S. 235). Bei den paarigen Begleitvenen der Arterien sind die Anastomosen häufig so zahlreich, daß die Arterien von einem Venennetz eingeschlossen erscheinen. Kleinere Gefäße, die in einer Fläche häufig miteinander in Verbindung stehen, bezeichnen wir als Gefäßnetz, **Rete.** Liegen die Gefäßnetze in mehreren Ebenen und stehen diese untereinander in Verbindung, so sprechen wir von einem Gefäßgeflecht, **Plexus vasculosus.**

Wundernetz, Rete mirabile. Teilt sich eine Arterie plötzlich in zahlreiche feine Äste, die untereinander weitere Anastomosen eingehen und sich schließlich wieder zu einem arteriellen Gefäß sammeln, so sprechen wir von einem Wundernetz. Beim Menschen finden wir es in den Nieren-(*Malpighi*schen)Körperchen.

Kollateralen und Kollateralkreislauf. Kollateralen sind Äste, die von einem Hauptstamm seitlich abgehen und im allgemeinen die Richtung des Stammes beibehalten. Sie können, wenn der Hauptstamm verlegt ist, mit anderen Kollateralen oder auch mit rückläufigen Gefäßen eine Verbindung eingehen und zum Hauptstrombett ausgeweitet werden. Kollateralkreisläufe spielen im normalen und pathologischen Geschehen des Körpers eine wichtige Rolle.

Endarterien. Als Endarterien bezeichnen wir jene Arterienäste, denen präkapillare, arterielle Anastomosen fehlen. Sie kommen im Gehirn, in der Milz, Niere, Schilddrüse usw. vor. Sind solche Endarterien verstopft, so muß es zum Absterben des zugehörigen Gewebsgebietes kommen, da eine kompensatorische Versorgung durch eine benachbarte Arterie nicht erfolgen kann.

Gefäßvarietäten. Sie sind sehr häufig und meist aus der Entwicklungsgeschichte zu erklären. Im allgemeinen sind die Arterien in ihrem ganzen Verhalten (Größe, Verlauf usw.) konstanter als die Venen.

Anordnung der Gefäße. Die größeren Gefäßstämme (Arterien, Venen, Lymphgefäße) laufen meist mit den großen Nervenstämmen zusammen und werden durch eine gemeinsame bindegewebige **Gefäß-Nervenscheide** zusammengehalten. Die meisten Arterien werden von paarigen Begleitvenen, **Vv. comitantes,** begleitet. Nur die großen Arterien (z. B. *A. iliaca ext.*, *A. femoralis*, *A. poplitea*) haben nur eine Begleitvene.

Unabhängig von den Arterien verlaufen die Hautvenen, die **Vv. subcutaneae.** Sie liegen unter der Haut auf der Faszie und werden häufig von oberflächlichen Lymphgefäßen begleitet. Sie sind sehr variabel in ihrem Verlauf und anastomosieren oft mit tiefer gelegenen Begleitvenen.

Verlauf der Gefäße. Im allgemeinen wählen sie den kürzesten Weg zu ihrem Organ. Wenn Gefäße einen langen Weg bis zu ihrem Organ zurücklegen müssen, so ist das meist durch Verlagerungen während der Entwicklung zu erklären. So beziehen die Keimdrüsen, die ursprünglich in der Lendengegend angelegt wurden, ihre Arterien (*Aa.*

testiculares bzw. *ovaricae*) noch direkt aus der Bauchaorta. In Organen, die großen Volumschwankungen unterworfen sind, verlaufen die Arterien geschlängelt (Rankenarterien, *Aa. helicinae*, des männlichen Gliedes). Auch an Orten, wo die Arterien durch Bewegungen stark gedehnt werden (z.B. Gesichtsarterie, *A. facialis*, beim Öffnen und Schließen des Mundes) ist eine stärkere Schlängelung anzutreffen.

Dehnbarkeit der Gefäße. Die Venen können leichter als die Arterien gedehnt werden. Die Arterien sind besonders der Länge, die Venen der Quere nach dehnbar. Läßt die Dehnbarkeit der Arterien im Alter nach, so beobachten wir eine stärkere Schlängelung (z.B. die gut sichtbaren Schläfenarterien). Venen werden bei starker Füllung wesentlich dicker.

Lage der Gefäße. Die großen Gefäß-, vor allem die Arterienstämme, sind so im Körper untergebracht, daß sie möglichst geschützt sind und möglichst wenig bei Gelenkbewegungen gedehnt werden. So liegen die große Körperschlagader, die *Aorta*, und die großen Venenstämme, die obere und untere Hohlvene, *V. cava superior* und *inferior*, vor der Wirbelsäule, möglichst zentral.

An den Gliedmaßen verlaufen die großen Gefäß-Nervenstämme meist geschützt zwischen den Knochen und Muskeln in besonderen Gefäß-Nervenstraßen. Die größeren Arterien verlaufen stets über die Beugeseite der Gelenke. Vor Gelenken, die spitzwinklig gebeugt werden können (z. B. Ellenbogengelenk), kann durch starke passive Beugung eine temporäre Blutstillung erreicht werden.

VI. Kurze Übersicht über die großen Arterienstämme des Körperkreislaufes

Aus dem Herzen (Konturen in Abb. 61 gestrichelt) geht die spazierstockähnliche Hauptschlagader, die Aorta, hervor. Sie steigt zunächst aufwärts **(Aorta ascendens)**, wendet sich dann im Bogen **(Arcus aortae)** nach dorsal und links und zieht als Brust- und Bauchaorta fast geradlinig abwärts bis zum 4. Lendenwirbel. Hier gibt sie die beiden großen Äste für die unteren Gliedmaßen und das Becken, die **Aa. iliacae communes,** ab. Der verbleibende dünne Endast zieht als **A. sacralis mediana** vor dem Kreuzbein abwärts.

Vom **Arcus aortae** gehen drei große Arterienstämme ab, der **Truncus brachiocephalicus** für den rechten Arm und die rechte Hals- und Kopfhälfte, die **A. carotis communis sinistra** für die linke Hals- und Kopfhälfte und die **A. subclavia sinistra** für den linken Arm. Der *Truncus brachiocephalicus* teilt sich in die **A. carotis communis dextra** und die **A. subclavia dextra.** Die A. carotis communis teilt sich wieder in die **A. carotis externa** und die **A. carotis interna.** Die zum Arm ziehende *A. subclavia* setzt sich in die **A. axillaris** fort, die durch die Achselhöhle verläuft und in die **A. brachialis** übergeht. Die letztere gabelt sich in der Ellenbeuge spitzwinklig in die an der Speichen-(*Radius*-)Seite verlaufende **A. radialis** und die an der Ellen-(*Ulna*-)Seite verlaufende **A. ulnaris.**

Die Brustaorta, **Aorta thoracica,** gibt die paarigen Zwischenrippenarterien, **Aa. intercostales posteriores,** ab und geht im Zwerchfellschlitz, *Hiatus aorticus*, in die Bauchaorta über.

Die Bauchaorta **(Aorta abdominalis)** entsendet die paarigen Lendenarterien, *Aa. lumbales*, und die ebenfalls paarigen Eingeweidearterien zum Zwerchfell (*Aa. phrenicae*), zu den Nieren (*Aa. renales*) und zu den Keimdrüsen (*Aa. testiculares* bzw. *ovaricae*). Schließlich gibt die Bauchaorta noch drei große unpaare Eingeweideäste ab, den **Truncus coeliacus** für den Magen, die obere Hälfte des Zwölffingerdarmes, die Leber, Milz und Bauchspeicheldrüse, die **A. mesenterica superior** für den Dünndarm, Blinddarm, aufsteigenden und queren Teil des Dickdarms und die **A. mesenterica inferior** für den restlichen Teil des Dickdarms.

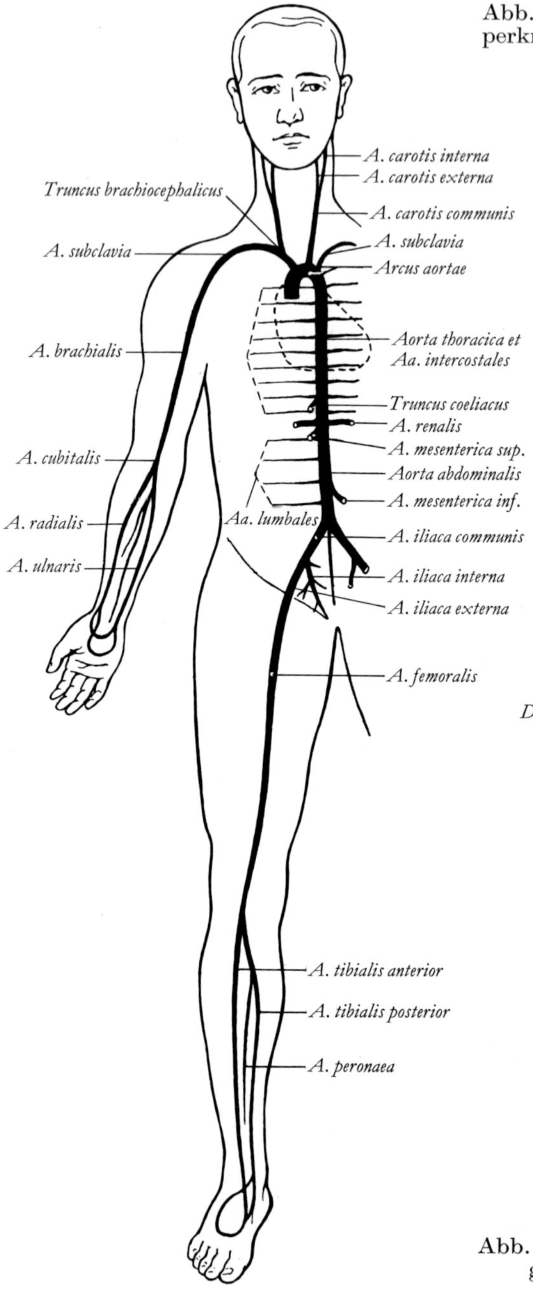

Abb. 61. Schema der großen Arterien des Körperkreislaufs (verändert nach *Pansch*)

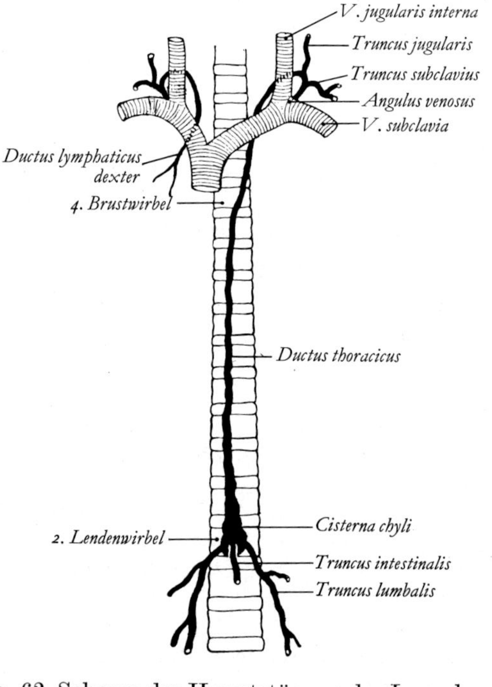

Abb. 62. Schema der Hauptstämme des Lymphgefäßsystems (in Anlehnung an *Pansch*)

Die **Aa. iliacae communes** teilen sich vor dem Kreuzbein-Darmbeingelenk in die **Aa. iliacae externae** und **internae.** Die letzteren ziehen ins kleine Becken, versorgen die Beckeneingeweide, das Gesäß und Teile des Oberschenkels. Die A. iliaca externa versorgt mit Ästen die Bauchwand und geht unter dem Leistenbande in die Oberschenkelarterie, **A. femoralis,** über. Diese verläuft an der ventralen und medialen Seite des

Oberschenkels und gelangt dann als **A. poplitea** zur Kniekehle. Hier gabelt sie sich spitzwinklig in die vordere und hintere Schienbeinarterie, **A. tibialis anterior** und **posterior.** Die letztere entsendet noch die Wadenbeinarterie, **A. peronaea.**

VII. Kurze Übersicht über die großen Venenstämme des Körperkreislaufes

(Abb. 129)

Das von Kopf und Hals **(V. jugularis interna)** und der oberen Gliedmaße **(V. subclavia)** zurückströmende Blut sammelt sich jederseits zu der Arm-Kopf-Vene, **V. brachiocephalica.** Die beiden *Vv. brachiocephalicae* vereinigen sich zu der rechts gelegenen oberen Hohlvene, **V. cava superior.**

Das Blut der unteren Gliedmaße strömt durch die Oberschenkelvene, **V. femoralis,** in die **V. iliaca externa.** Diese vereinigt sich mit der aus dem Becken kommenden **V. iliaca interna** zur **V. iliaca communis.** Die beiden *Vv. iliacae communes* fließen zur unteren Hohlvene, **V. cava inferior,** zusammen. Diese nimmt die segmentalen Venen der Bauchwand, die *Vv. lumbales*, und die Venen der **paarigen Baucheingeweide** auf.

Das Blut der unpaaren Bauchorgane (Magen-Darm-Kanal, Milz, Bauchspeicheldrüse) sammelt sich in der Pfortader, **V. portae,** durchströmt darauf die Leber und fließt durch die Lebervenen, *Vv. hepaticae*, ebenfalls in die *V. cava inferior.*

V. cava superior und *inferior* ergießen ihr Blut in den rechten Vorhof des Herzens. Die segmentalen Venen der Rumpfwand (*Vv. intercostales* und *lumbales*) bilden an der ventralen und dorsalen Rumpfwand Längsanastomosen (s. Abb. 129), die einen Kollateralkreislauf zwischen *V. cava superior* und *inferior* ermöglichen. Näheres über diese und andere praktisch wichtige Venenanastomosen s. S. 235.

VIII. Die großen Lymphgefäßstämme

(Abb. 62)

Vor dem 2. Lendenwirbelkörper vereinigen sich die drei großen Lymphstämme der unteren Körperhälfte, die paarigen **Trunci lumbales** und der unpaare **Truncus intestinalis** zu einem größeren Lymphraum, der **Cisterna chyli.**

Der **Truncus intestinalis** entspricht dem Stromgebiet der Pfortader (s. oben) und nimmt somit die Lymphe aus den unpaaren Bauchorganen auf. Nach einer Fettmahlzeit ist sein Inhalt durch die vom Dünndarm in das Lymphgefäßsystem resorbierten Fette milchigweiß gefärbt. Wir bezeichnen diese Fettemulsion als **Chylus.**

Die **Trunci lumbales** sammeln die Lymphe von den unteren Gliedmaßen, vom Becken und den paarigen Bauchorganen. Sie entsprechen also dem Stromgebiet der V. cava inferior (s. oben).

Aus der Cisterna chyli, die übrigens auch in mehrere Stämme geteilt sein kann, entspringt der Hauptlymphstamm, der **Ductus thoracicus.** Er heißt **„Milchbrustgang"**, weil sein Inhalt nach einer Fettmahlzeit milchigweiß ist (s. oben). Er zieht rechts und dorsal von der Aorta durch den *Hiatus aorticus*, verläuft zunächst rechts von der Mittellinie, neben der Aorta, vor der Wirbelsäule aufwärts bis zum 4. Brustwirbel, wendet sich dann allmählich hinter der Speiseröhre nach links und zieht in einem nach oben konvexen Bogen hinter den großen Venen- und Arterienstämmen zum **linken Angulus venosus,** dem Zusammenfluß der V. jugularis interna und der V. subclavia. Hier nimmt er vom Kopf und Hals den **Truncus jugularis sinister** und vom Arm her den **Truncus subclavius sinister** auf und mündet in das Venensystem.

Der entsprechende Gang der rechten Seite **(Ductus lymphaticus dexter)** hat ein wesentlich kleineres Stromgebiet. Er entsteht aus dem **Truncus bronchomediastinalis** (aus der rechten Brusthälfte), dem **Truncus jugularis dexter** (rechte Kopf- und Halshälfte) und dem **Truncus subclavius dexter** (rechter Arm) und mündet in den **rechten Angulus venosus.**

F. Übersicht über das Darmsystem

(Abb. 63)

Das Darmsystem hat die **Aufgabe,** die Nahrung aufzunehmen, mechanisch und chemisch zu verarbeiten und die Schlacken auszuscheiden.

Entwicklung. Die erste Anlage des Darmsystems, die Entwicklung des Urdarmes und des bleibenden Darmes wurde bereits (S. 63) besprochen. Der Urdarm entsteht durch die Gastrulation, der bleibende Darm durch die Ausschaltung des Mesoderms und der *Chorda dorsalis* aus dem Urdarmdach.

Das Darmrohr ist zunächst rein entodermal, durchzieht als gerades Rohr den ganzen Keimling von kranial nach kaudal. Durch besondere Wachstumsvorgänge entstehen am kranialen und kaudalen Ende des Keimlings Einstülpungen des Ektoderms, die kraniale Mundbucht und die kaudale Kloake. Die ektodermale Mundbucht ist zunächst noch durch die Rachenmembran, die Kloake durch die Kloakenmembran gegen das Entodermrohr abgeschlossen. Nachdem die Rachenmembran und die Kloakenmembran eingerissen sind, haben wir ein kranial und kaudal offenes Darmrohr. Ektodermale Anteile, die Mundbucht und die Kloake, sind jetzt in das Darmrohr einbezogen.

Im Bereich des Kopfes treten bei den kiemenatmenden Wirbeltieren bald Aussackungen des entodermalen Darmrohres, die Schlundtaschen, auf. Ihnen stülpen sich von außen die ektodermalen Kiementaschen entgegen. Durch Einreißen der feinen Scheidewände zwischen Schlund- und Kiementaschen entstehen die Kiemenspalten. Sie werden von den stützenden Kiemenbogen begrenzt. An diesen bilden sich die der Atmung dienenden Kiemen aus.

Auch bei den höheren, lungenatmenden Wirbeltieren bilden sich noch Schlund- und Kiementaschen aus. Da bei ihnen die Kiemenatmung überflüssig geworden ist, werden die Kiemenbogen zu wichtigen Bestandteilen des Viszeralskelettes. Aus und in den Schlundtaschen entwickeln sich die Ohrtrompete, das Mittelohr, die Gaumenmandeln und wichtige innersekretorische Drüsen.

Den mit Schlundtaschen, Kiementaschen und Kiemenbogen versehenen **Kopfdarm** bezeichnen wir auch als **Kiemendarm** und stellen ihn dem Rumpfdarm gegenüber. Der **Rumpfdarm** gliedert sich wieder in Vorderdarm, Mitteldarm und Enddarm. Am kranialen Ende des Rumpfdarmes stülpt sich ventral die Anlage der unteren Luftwege (Kehlkopf, Luftröhre, Lungen) aus. Der Anfangsteil des Kiemendarmes, die primäre Mundhöhle, wird durch eine horizontale Scheidewand, den Gaumen, in zwei übereinander gelegene Stockwerke, die sekundäre Mundhöhle und die Nasenhöhle, geteilt. Der hintere Teil des Kiemendarmes bleibt unpaar und liefert den Schlundkopf. Auch das Ende des Darmrohres wird durch eine Scheidewand, das *Septum urorectale,* in eine dorsale und ventrale Röhre geteilt. Die dorsale Röhre liefert den Mastdarm, die ventrale Röhre Bestandteile des Harn- und Geschlechtsapparates.

I. Gliederung des Darmsystems

Durch die kurz angedeuteten Entwicklungsvorgänge gliedert sich das Darmsystem in:

I. Kopfdarm:

1. Mundhöhle,
2. Nasenhöhle,
3. Schlundkopf.

II. Rumpfdarm:
1. Untere Luftwege (Kehlkopf, Luftröhre, Lungen),
2. Verdauungsrohr,
   a) Vorderdarm (Speiseröhre und Magen),
   b) Mitteldarm (Zwölffingerdarm, Leerdarm, Krummdarm),
   c) End- oder Dickdarm (Blind-, Grimm- und Mastdarm),
3. Anteile des Harn- und Geschlechtsapparates (*Sinus urogenitalis*, Harnblase).

Beim Erwachsenen (Abb. 63) beginnt das Verdauungsrohr mit der **Mundhöhle,** dem *Cavum oris*. In ihr werden die Speisen durch die Zähne zerkleinert und mit dem Sekret der Speicheldrüsen, dem Speichel, vermischt. Die Zahnreihen teilen den von

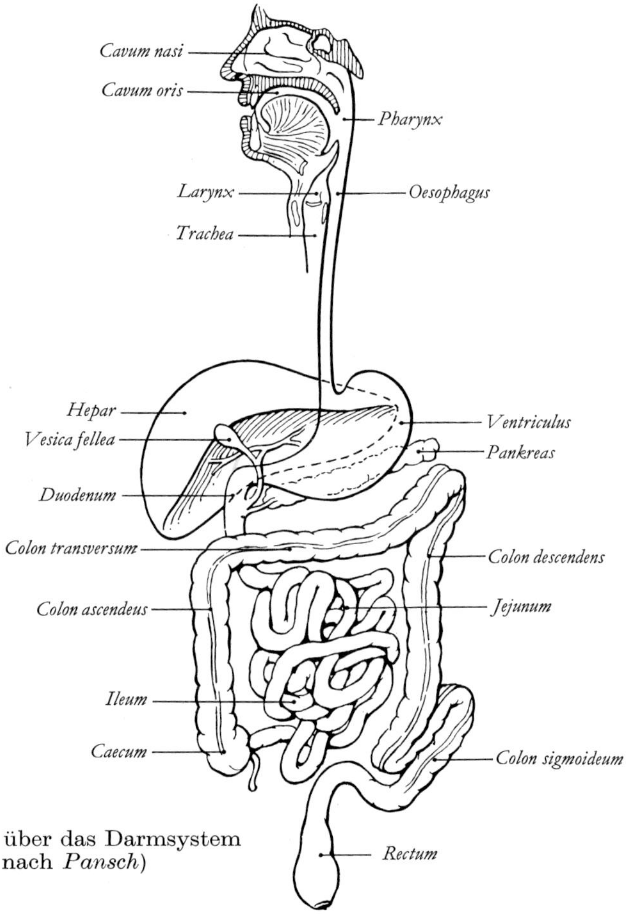

Abb. 63. Übersicht über das Darmsystem (verändert nach *Pansch*)

Lippen und Wangen begrenzten **Vorhof der Mundhöhle,** *Vestibulum oris,* von der **eigentlichen Mundhöhle,** dem *Cavum oris proprium,* ab. Am Boden der Mundhöhle liegt die Zunge. Sie hilft beim Zerkleinern und Verschlingen der Nahrung, dient als Geschmacks- und Tastorgan und ist wichtig für die Sprache. Das Dach der Mundhöhle, der **Gaumen,** ist gleichzeitig der Boden der **Nasenhöhle,** *Cavum nasi.* Nach hinten führen die Mundhöhle durch die **Rachenenge,** den *Isthmus faucium,* die Nasenhöhlen durch die *Choanen* in den **Schlundkopf,** *Pharynx.* In ihm überkreuzen sich Luft- und Speiseweg, indem der

Luftweg sich in den ventral gelegenen **Kehlkopf,** *Larynx*, der Speiseweg in die dorsal gelegene **Speiseröhre,** *Oesophagus*, fortsetzt. Die Speiseröhre zieht vor der Wirbelsäule durch den Brustraum, gelangt durch das Zwerchfell in die Bauchhöhle und mündet dort in den sackartig erweiterten **Magen,** *Ventriculus*. Der Magen geht in den eigentlichen Darm über. An diesem lassen sich zwei charakteristische Abschnitte, der **Dünndarm** und der **Dickdarm,** unterscheiden. Der Anfangsteil des Dünndarmes, der **Zwölffingerdarm,** das *Duodenum*, ist hufeisenförmig gebogen und größtenteils fest an die hintere Bauchwand angeheftet. In das *Duodenum* münden zwei große Drüsen, die **Leber,** *Hepar*, und die **Bauchspeicheldrüse,** das *Pancreas*. Der restliche Teil des Dünndarmes, das *Jejunoileum*, ist durch eine Bauchfellduplikatur, das **Gekröse des Dünndarmes** (*Mesenterium*), frei beweglich an der hinteren Bauchwand aufgehängt und bildet zahlreiche Schlingen. Er besteht aus dem vorwiegend links oben gelegenen **Leerdarm,** *Jejunum*, und dem vorwiegend rechts unten gelegenen **Krummdarm,** *Ileum*. Das *Ileum* mündet in den **Dickdarm,** *Colon*. Eine Klappe verhindert hier das Zurücktreten des Dickdarminhaltes in den Dünndarm. Der Dickdarm bildet um das Paket der Dünndarmschlingen einen viereckigen Rahmen, gliedert sich in einen Blindsack, den **Blinddarm,** das *Caecum*, an dem der dünne **Wurmfortsatz,** *Appendix vermiformis*, hängt, einen **aufsteigenden Schenkel,** das *Colon ascendens*, einen **queren Schenkel,** *Colon transversum*, einen **absteigenden Schenkel,** *Colon descendens*, das S-förmig gekrümmte, frei bewegliche **Colon sigmoideum** und den im kleinen Becken gelegenen **Mastdarm,** *Rectum*. Der Mastdarm ist bei vielen Tieren ein gerades Rohr (*Rectum*). Beim Menschen zeigt er schon in der Entwicklung charakteristische Biegungen. Er mündet mit dem **After,** *Anus*, nach außen.

II. Aufbau des Darmsystems

(Abb. 164, 166)

Wir haben hier zwischen dem abwechselnd engen und weiten Rohr und den kompakten, soliden, drüsigen Organen zu unterscheiden. Die letzteren, auch **parenchymatöse Organe** genannt, bestehen aus einem bindegewebigen Gerüst, dem Stroma, und dem eigentlich funktionierenden Gewebe, das gleichsam einen Ausguß (gr. *chyma*) des Bindegewebsgerüstes darstellt.

Die röhrenförmigen Anteile des Darmsystems zeigen eine weitgehend gleiche Schichtenfolge. Sie bestehen aus: 1. der **Schleimhaut,** *Tunica mucosa*, 2. der **Muskelhaut,** *Tunica muscularis*, 3. der **serösen Haut,** *Tunica serosa* (bei nicht von *Serosa* überzogenen Organen *Tunica externa* oder *adventitia* genannt, Abb. 164).

1. **Die Schleimhaut.** An den Körperöffnungen geht die relativ trockene, äußere Haut allmählich in die feuchte, von Schleim überzogene „Schleimhaut" über. Sie kleidet alle Binnenräume des Darmsystems, d. h. das eigentliche Darmrohr und seine Ausstülpungen, aus. Nach den zu leistenden Aufgaben ist der Feinbau in den einzelnen Abschnitten etwas verschieden. Allen Abschnitten gemeinsam sind aber ein **Epithel** und eine bindegewebige Unterlage. Die letztere läßt meist eine festere, das Epithel tragende **Lamina propria mucosae** und eine lockere **Tela submucosa,** die die Verschiebung der Schleimhaut gegen die Muskelhaut ermöglicht, unterscheiden. Die Schleimhaut des eigentlichen Darmrohres besitzt in den meisten Abschnitten noch eine feine Lage glatter Muskulatur, **Lamina muscularis mucosae,** zwischen Lamina propria und Tela submucosa. In die Schleimhaut eingebettet finden wir Drüsen, Gefäße und Nerven. Zahl, Größe und Form der Drüsen wechseln in den einzelnen Abschnitten. Die Gefäße reichen mit ihren Schlingen bis unter das Epithel und geben je nach der Dicke des Epithels der Schleimhaut ein blasseres oder rötlicheres Aussehen. Auch Lymphknötchen, *Folliculi lymphatici*, sind in wechselnder Zahl in die Schleimhaut eingestreut.

2. **Die Muskelhaut.** Sie dient der Fortbewegung und Durchmischung des Darminhaltes, besteht vorwiegend aus glatter Muskulatur und läßt eine äußere Längs- und eine innere Ringmuskellage **(Stratum longitudinale** und **Stratum circulare)** unterscheiden. Nur am kranialen und kaudalen Ende ist quergestreifte Muskulatur eingewandert. Wir finden sie beim Menschen in der Zunge, im weichen Gaumen, im Schlundkopf, im Anfangsteil der Speiseröhre und als äußeren Schließmuskel (*Sphincter ani externus*) des Mastdarmes.

3. **Die Serosa** ist eine glänzende, spiegelnde Haut. Sie besteht aus einer oberflächlichen Lage platter Serosaepithelzellen (Mesothelzellen), die an der Oberfläche feine Mikrovilli tragen, und einer bindegewebigen Grundlage aus kollagenen und elastischen Fasern. Durch eine lockere *Subserosa* ist sie auf der Muskelhaut verschieblich befestigt. Eine klare, seröse Flüssigkeit hält die epitheliale Oberfläche schlüpfrig und begünstigt die Verschiebung der Eingeweide gegeneinander. Die Serosa überzieht mit einem viszeralen Blatt die Eingeweide, mit einem parietalen Blatt kleidet sie die Körperhöhlen aus.

Die Anlage der **serösen Blätter** und der **Leibeshöhle** wurde bereits auf S. 63 geschildert. Die ursprünglich einheitliche **Leibeshöhle** (*Zölom*) läßt schon frühzeitig ein Kopfzölom und ein Rumpfzölom unterscheiden. Das **Kopfzölom** erhält sich nur in der Umgebung der Herzanlage und liefert die Herzbeutel- oder Perikardialhöhle. Das **Rumpfzölom** wird durch das Zwerchfell in die paarigen Brust- oder Pleurahöhlen und die unpaare Bauch- oder Peritonealhöhle geteilt. Die sie auskleidenden, serösen Häute bezeichnen wir als **Pleura** (Brustfell) und **Peritonaeum** (Bauchfell).

Die serösen Häute bilden zahlreiche Falten, *Plicae serosae* (s. Bauchhöhle).

G. Übersicht über das Nervensystem

Das Prinzip der Arbeitsteilung führte bei den Metazoen zur Differenzierung der verschiedensten Organe und Organsysteme. Um die verschiedenen Organe und Systeme zu einem harmonisch tätigen Ganzen zusammenzufassen, mußte eine Einrichtung geschaffen werden, die sie reguliert, koordiniert und zum Wohle des Individuums kontrolliert. Diese Aufgabe übernimmt das Nervensystem.

Entwicklung. Es entsteht schon frühzeitig an der Dorsalseite des Keimlings als eine Verdickung des Ektoderms (Medullarplatte). Die Ränder der Medullarplatte wulsten sich auf und bilden die Medullarrinne. Diese schließt sich zum Medullarrohr. Aus dem kranialen Teil des Medullarrohres entsteht das **Gehirn,** aus dem kaudalen das **Rückenmark.** Schon vor dem Verschluß des Neuralrohres wandern an der Grenze von Neuralrinne (*Neuroderm*) und *Hautektoderm* Zellen aus, die die **Neuralleiste** (Ganglienleiste) bilden. Sie liefert u. a. alle Ganglien des Körpers (s. Bd. II u. Abb. 209).
Die **Nerven** wachsen 1. aus dem Neuralrohr in die Peripherie, zu den Muskeln und Drüsen **(motorische Nerven),** 2. aus den Ganglien a) ins Rückenmark bzw. Gehirn, b) in die Peripherie **(sensible Nerven).**

Jener Teil des Nervensystems, der mittels der Sinnesorgane über die Vorgänge der Umwelt unterrichtet und die quergestreifte Muskulatur versorgt, wird als **animalisches Nervensystem** bezeichnet und dem **vegetativen Nervensystem** gegenübergestellt. Das vegetative Nervensystem heißt auch **viszerales Nervensystem,** weil es die Vorgänge in den inneren Organen, den Eingeweiden (*viscera*), steuert, ihre glatte Muskulatur und ihre Drüsen versorgt. Es ist morphologisch und funktionell weitgehend selbständig und wird deshalb auch **autonomes Nervensystem** genannt.

Das Nervensystem gliedert sich somit in:

I. das cerebrospinale Nervensystem:

1. das zentrale Nervensystem, *Systema nervosum centrale.* Es besteht aus dem in der Schädelhöhle untergebrachten **Gehirn** (*Encephalon*) und dem im Wirbelkanal befindlichen **Rückenmark** (*Medulla spinalis*);

2. das peripherische Nervensystem, *Systema nervosum periphericum.* Es besteht aus:

a) den **Nerven,** *Nervi,* die als doppelwegige Kabel die Peripherie mit der Zentrale und umgekehrt verbinden,

b) aus Knoten, **Ganglien,** die in den Verlauf der Nerven eingeschaltet sind und Ganglienzellen enthalten (S. 50).

II. Das autonome Nervensystem, *Systema nervosum autonomicum.* Wir unterscheiden:

1. das sympathische Nervensystem, *Pars sympathica,*

2. das parasympathische Nervensystem, *Pars parasympathica.*

I. Das cerebrospinale Nervensystem

1. Das Zentralnervensystem

Das Zentralnervensystem, **Gehirn** (*Encephalon*) und **Rückenmark** (*Medulla spinalis*), gehen kontinuierlich ineinander über. Als äußere Grenze geben wir gewöhnlich den Austritt des 1. Halsnervenpaares an. Das Gehirn ist in der Schädelkapsel, das Rückenmark im Wirbelkanal untergebracht. Beide stehen durch das große Hinterhauptsloch, *Foramen magnum,* miteinander in Verbindung. Umgeben ist das Zentralnervensystem von **drei** verschiedenen **Hüllen,** den Hirn-Rückenmarkshäuten, der festen, harten Hirnhaut, **Dura mater,** der zarten Spinngewebshaut, **Arachnoidea,** und der sehr gefäßreichen **Pia mater.** Die *Dura mater* bildet im Bereich der Schädelkapsel mit einem äußeren Blatt das innere Periost des Knochens und enthält zwischen ihren beiden Blättern die großen Blutleiter, *Sinus durae matris*; im Bereich des Wirbelkanals befindet sich zwischen ihr und der Wand des Kanals der Epiduralraum. Die *Pia mater* liegt der Oberfläche des Zentralnervensystems fest an, schiebt sich in die feinen Furchen und Spalten und schickt ihre größeren und feineren Gefäßäste zur Ernährung des Gehirns und des Rückenmarkes in die Tiefe. Der Raum zwischen den weichen Hirnhäuten (Pia mater und Arachnoidea) ist mit der Hirn-Rückenmarksflüssigkeit, dem **Liquor cerebrospinalis,** gefüllt.

Auf Schnitten durch Gehirn und Rückenmark kann man schon mit freiem Auge **Farbverschiedenheiten** in gesetzmäßiger Anordnung feststellen. Bestimmte Anteile sind **grau,** andere **blendend weiß. Im Rückenmark** (Abb. 106) liegt die graue Substanz zentral, die weiße an der Oberfläche. **Im Gehirn** finden wir die graue Substanz an der Oberfläche (als Rinde) und im Innern (als zentrale, graue Kerne). Zwischen beiden liegt die weiße Substanz (Bd. II).

Die graue Substanz des Zentralnervensystems besteht vorwiegend aus Nervenzellen, die weiße aus markhaltigen Nervenfasern, den Neuriten der Ganglienzellen.

Der Hohlraum des Neuralrohres wird im Bereich des Rückenmarks zu dem feinen **Zentralkanal.** Im Bereich des Gehirns weitet er sich stellenweise aus und bildet Hirnkammern, die **Hirnventrikel.** Sie enthalten feine Adergeflechte, die **Plexus chorioidei,** die die Hirn-Rückenmarksflüssigkeit, den *Liquor cerebrospinalis*, absondern.

Über den weiteren Aufbau des Hirnes, den Verlauf der Leitungsbahnen usw. s. Kopf, Bd. II.

Näheres über das Rückenmark und seine wichtigsten Bahnen s. S. 153–173.

2. Das peripherische Nervensystem

a) Die Nerven

Nerven sind die zu mehr oder minder starken Bündeln zusammengefaßten Neuriten der Ganglienzellen (S. 53). Nach der Funktion unterscheiden wir **sensible, motorische** und **gemischte** Nerven. Die sensiblen Nerven leiten die spezifischen Sinnesempfindungen (Afferenzen) zum Zentralnervensystem. Ihre Zelleiber liegen neben dem Rückenmark, in den Spinalganglien oder den ihnen entsprechenden Ganglien der sensiblen Hirnnerven. Die motorischen Nerven führen vom Rückenmark bzw. Gehirn den Muskeln Impulse zu (Efferenzen) und lösen Bewegungen aus. Ihre Zelleiber liegen in der grauen Substanz des Rückenmarkes und den entsprechenden motorischen Kernen des Gehirnes. Die gemischten Nerven enthalten sensible und motorische Fasern.

Nach dem Versorgungsgebiet bzw. nach dem Ort des Abganges unterscheiden wir **12 Kopf-(bzw. Gehirn-)Nervenpaare** (*Nervi craniales*) und **31 Paare** von **Rückenmarksnerven** (*Nervi spinales*).

Kopfnerven und Rückenmarksnerven werden als **cerebrospinale Nerven** zusammengefaßt und den **autonomen** Nerven gegenübergestellt.

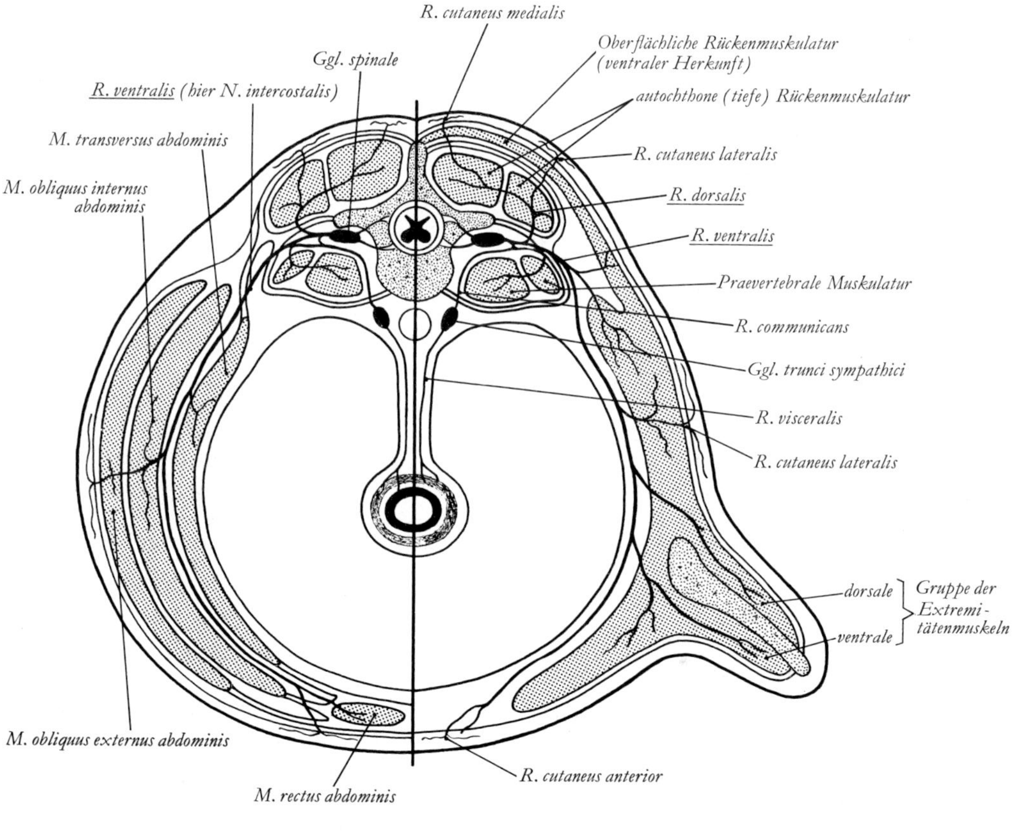

Abb. 64. Schema der Entwicklung der Muskulatur und der sie versorgenden Nerven. Links im Bereich des Rumpfes, rechts im Bereich der Extremitäten. (Mit Benutzung einer Abbildung von *Clara*)

Die Spinalnerven zeigen noch eine segmentale Anordnung. Die Nervensegmente versorgen die ihnen entsprechenden Muskel- und Hautsegmente, die *Myotome* und *Dermatome*. Den Kopfnerven fehlt eine segmentale Anordnung, da die Metamerie des Mesoderms verlorengegangen ist.

α) Aufzweigung des Spinalnerven

Die motorischen Fasern verlassen zu kleinen Bündeln, den **vorderen Wurzeln** oder *Radices ventrales*, zusammengefaßt, ventrolateral das Rückenmark. Die sensiblen Fasern (in Abb. 104 von dorsal her freigelegt) ziehen vom Spinalganglion, ebenfalls zu Bündeln, den **hinteren Wurzeln** oder *Radices dorsales*, zusammengefaßt, zum Rückenmark. Lateral vom Spinalganglion, in dem die Ganglienzellen der sensiblen Fasern liegen (die motorischen Fasern legen sich nur dem Ganglion an), vereinigt sich die motorische *Radix ventralis* mit der sensiblen *Radix dorsalis* zum **gemischten N. spinalis.**

Der nur kurze Stamm des Spinalnerven teilt sich bald in 4 Äste (Abb. 64).

1. Ramus ventralis. Der stärkste der 4 Äste verläuft in der vorderen Rumpfwand, im Brustgebiet zwischen den Rippen, im Bauchgebiet zwischen den Bauchmuskeln. Als gemischter Nerv versorgt er mit dem **motorischen Anteil** die **ventrale** Rumpfmuskulatur. Da die **Extremitäten** Ausstülpungen der ventralen Rumpfwand sind, werden auch sie von den Rami ventrales versorgt. **Der sensible Anteil** versorgt die vordere und seitliche Bauchwand (besonders die Haut) sensibel, indem er zu ihr **Rr. cutanei laterales** und **anteriores** schickt.

2. Ramus dorsalis. Der wesentlich kleinere, gemischte, hintere Ast zieht zum Rücken, teilt sich bald in einen medialen und lateralen Zweig, versorgt die tiefe oder **autochthone Rückenmuskulatur** und mit den **Rami cutanei** mediales und laterales die Haut des Rückens (Abb. 60, 64).

3. Ramus meningeus. Ein kleiner, zarter Ast mit sensiblen und sympathischen (vasomotorischen) Fasern läuft ventral vom N. spinalis wieder in den Wirbelkanal zurück, wo er mit Ästen der Gegenseite und benachbarter Segmente ein feines Geflecht für den Wirbelkanal und die Rückenmarkshäute eingeht.

4. Ramus communicans. Er geht eine „Verbindung" zu den paravertebralen, neben der Wirbelsäule gelegenen Grenzstrangganglien des Sympathicus ein. Bei Tieren besteht er meistens aus einem weißen und einem grauen Ast. In dem weißen, markhaltigen Ast, *Ramus communicans albus*, verlaufen die Fasern des I. sympathischen Neurons, das von der Seitensäule des Rückenmarkes über die vordere Wurzel bis zum Grenzstrangganglion zieht. Nachdem der größere Teil der Fasern im Ganglion auf das II. Neuron umgeschaltet ist, zieht die **postganglionäre,** graue, marklose oder markarme Faser im *Ramus communicans griseus* wieder zum Spinalnerven, um diesem sympathische Fasern für die Gefäße, Drüsen der Haut usw. zuzuführen. (Vgl. Abb. 68.)

Beim Menschen ist eine scharfe Trennung zwischen R. communicans albus und R. communicans griseus oft nicht möglich.

β) Anastomosen

Eine Anastomose, ein Faseraustausch zwischen verschiedenen Nerven kann einfach **(Anastomosis simplex)** oder gegenseitig sein **(Anastomosis mutua).**

Da Anastomose (gr. stoma = Mund), Einmündung, aus der Gefäßlehre entnommen ist, ersetzen wir besser die Bezeichnung *anastomoticus* durch *communicans*.

Rami communicantes kommen normal und als Varietäten in der Peripherie zwischen den verschiedenen Nerven vor. Ein ausgedehnter Faseraustausch führt zur Bildung von Geflechten, *Plexus*.

γ) Plexusbildung

Nur im Bereich der Brust bleibt die Segmentierung in klarer Form erhalten. Die Spinalnerven verlaufen hier zusammen mit den segmentalen Gefäßen, den *Aa.* und *Vv. intercostales posteriores*, in den Zwischenrippenräumen zu den segmentalen *Mm. intercostales*. Ihre Hautäste, die *Rami cutanei dorsales*, *laterales* und *anteriores*, versorgen gürtel- oder ringförmige Hautzonen, Dermatome (Abb. 66, 67), am Rumpf.

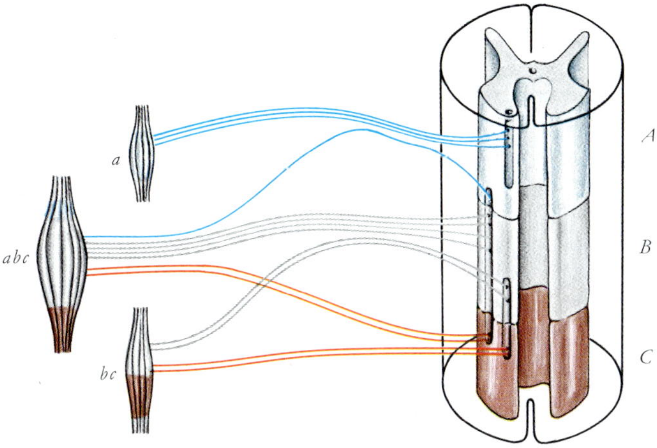

Abb. 65. Schema der peripherischen und radikulären oder segmentalen Nervenversorgung der Muskeln

a = aus einem Rückenmarksegment (*A*), *bc* = aus zwei Rükkenmarksegmenten (*B und C*), *abc* = aus drei Rückenmarksegmenten (*A, B und C*) versorgter Muskel

Im Bereich der Hals-, der beiden oberen Brust-, der Lenden- und Kreuzbeinsegmente führen umfangreiche Materialverlagerungen, die durch die Entwicklung der Gliedmaßen bedingt sind, zur Bildung von Geflechten, **Plexus der ventralen Äste** der Spinalnerven. Es entsteht das Hals-, Arm- und Beingeflecht, der *Plexus cervicalis, brachialis* und *lumbosacralis*.

Bei der Entstehung der langen und großflächigen Extremitätenmuskeln verschmilzt Material aus mehreren Muskelsegmenten zu neuen Muskelindividuen. Wenn Material aus 2 oder 3 Muskelsegmenten (Abb. 65) zu 2- oder 3-segmentigen Muskeln zusammenfließt, so müssen auch Nervenfasern aus 2 bzw. 3 Nervensegmenten zu diesen Muskeln ziehen, da die ursprüngliche Nerv-Muskelverbindung erhalten bleibt. So entstehen zwischen den einzelnen Spinalnerven die oben erwähnten Verbindungen, die Geflechte oder *Plexus* ergeben. Aus diesen *Plexus* ziehen die **peripherischen Nerven** zu den einzelnen Muskeln und Muskelgruppen.

Der Ausfall (die Durchschneidung) eines solchen peripherischen Muskelastes (peripherische Lähmung) ergibt eine vollständige Lähmung des Muskels. Fällt dagegen bei einem mehrsegmentigen Muskel nur eine vordere Wurzel aus (radikuläre Lähmung), so ist noch die Versorgung aus den restlichen Segmenten erhalten.

δ) Peripherische und segmentale (radikuläre) Hautinnervation (Abb. 66, 67)

Die ursprüngliche segmentale Gliederung der Haut in hintereinandergereihte Bezirke **(Dermatome)**, die jeweils von einem Rückenmarksnerven (einem spinalen Segment) versorgt werden, ist am Rumpf am besten erkennbar (Abb. 66, 67). Sie betrifft die Rr. dorsales von Th 2–L 2 und die Rr. ventrales von Th 2–Th 12.

Die Extremitätenbildung und die damit verbundene Verflechtung der Rr. ventrales der Rückenmarksnerven (Plexusbildung, S. 101) führt zu Materialverlagerungen auch im Bereich der Haut. Bestimmte Dermatome verschwinden vom Rumpf ganz und werden in den Arm oder in das Bein hinausverlagert. Sie verlieren dadurch ihre ursprüngliche Verbindung mit der Mittellinie des Körpers und bilden an den Extremitäten längsverlaufende schmale Hautstreifen. Die Hiatuslinien geben die Stellen an, wo zwei, ursprünglich voneinander entfernte Dermatome, nebeneinander liegen.

Am Rumpf grenzt ventral und dorsal das Dermatom C_4 an das Dermatom Th 2. Dieser **Segmentsprung** ist Folge der vollständigen Verlagerung der Dermatome C_5, C_6, C_7, C_8, Th_1 in den Arm.

Die Unterscheidung radikulärer (segmentaler) und peripherischer Hautversorgung ist von großer diagnostischer Bedeutung. Bei der **Gürtelrose** (*Herpes zoster*), einer Entzündung einzelner Spinalganglien, hält sich die Hauterkrankung genau an die zugehörigen Dermatome.

In den Abb. 66, 67 sind links die radikuläre oder Segmentinnervation der Haut (Dermatome), rechts die peripherische Innervation (die Gebiete der einzelnen Hautnerven) eingetragen.

Da sich die Dermatome an den Rändern überlagern, gibt der Ausfall einer *Radix dorsalis* oder einer *Radix ventralis* keinen vollständigen Sensibilitätsausfall in dem versorgten Gebiete.

Die meisten Hautbezirke werden gleichzeitig von mehreren Nerven versorgt. Die Überlagerung der Innervationsgebiete benachbarter Hautnerven ist aber oft nicht vollständig. Manche Nerven versorgen deshalb einen kleineren Hautbezirk allein (*Area propria*, **Autonomgebiet**). Wird ein solcher Nerv verletzt, so tritt nur in seinem Autonomgebiet ein völliger Sensibilitätsausfall ein. In seinem wesentlich größeren Ausbreitungsgebiet (anatomisches Gebiet) ist dagegen nur eine Abschwächung der Sensibilität feststellbar.

b) Die Spinalganglien

Die Spinalganglien sind längliche Knoten, die neben dem Rückenmark, noch innerhalb der Dura mater (Abb. 100) liegen. Sie sind wie die Spinalnerven segmental angeordnet und enthalten hauptsächlich (70%) die pseudo-unipolaren, somatosensiblen Zellen **(A-Zellen)**, die mit einem Fortsatz die Reize in der Peripherie aufnehmen und mit dem anderen durch die *Radix dorsalis* dem Rückenmark zuführen. Daneben kommen noch kleinere, viszerosensible pseudounipolare Zellen **(D-Zellen)** vor. Beide Fortsätze der Spinalganglienzellen verhalten sich wie Neuriten.

Im Kopfgebiet entsprechen den Spinalganglien die Ganglien der sensiblen Kopfnerven. Über den Feinbau der peripherischen Nerven und der Ganglien siehe S. 50–53.

II. Das autonome (vegetative) Nervensystem

Während das cerebrospinale Nervensystem die Verbindung mit der Umwelt herstellt (**oikotropes** System) dient das **idiotrope** vegetative Nervensystem oder Eingeweidenervensystem den inneren Funktionen des Körpers. Es arbeitet mit den endokrinen Drüsen eng zusammen **(neurohormonales System)**. Seine Tätigkeit ist vom Willen weitgehend unabhängig, jedoch von der Psyche her stark beeinflußbar. Auch vom cerebrospinalen Nervensystem ist es nicht völlig trennbar. So werden z.B. auch quergestreifte Muskeln zusätzlich vom vegetativen Nervensystem innerviert.

Zum vegetativen Nervensystem gehören alle sensiblen Neurone der inneren Organe und alle effektorischen Neurone für die glatte Muskulatur, das Herz und die Drüsen.

Vegetative Nerven haben die Fähigkeit, an den Kontaktstellen mit den Geweben Überträgerstoffe **(Transmitter)** zu bilden (*Azetylcholin*, *Noradrenalin*). Da diese Stoffe fördernd oder hemmend wirken, unterscheiden wir zwei antagonistische Anteile des vegetativen Nervensystems: den **Sympathikus** und den **Parasympathikus.** Beide Anteile halten sich normalerweise das Gleichgewicht. Hemmt der eine, so fördert der andere. So regt der *Sympathikus* (*N. accelerans*) die Herztätigkeit an, der *Parasympathikus* (*Vagus*) hemmt sie. Der *Sympathikus* erweitert die Pupille, der *Parasympathikus* verengt sie. Insgesamt fördert der Sympathikus mehr die Energieentfaltung und regt die Tätigkeit der Organe an (**ergotropes** System), während der Parasympathikus auf Einsparung von Energie und auf Erholung eingestellt ist (**trophotropes** System). Der Sympathikus überwiegt deshalb tagsüber, der Parasympathikus nachts.

Eine Trennung in Sympathikus und Parasympathikus ist nur in jenen Anteilen möglich, die vom Rückenmark und vom verlängerten Mark ausgehen. In der äußersten Peripherie, in den Organen und im übergeordneten zentralen Bereich (im Gehirn) ist eine Trennung schwierig.

Verlauf der autonomen Nerven. Vegetative Nerven können, wie cerebrospinale, selbständig verlaufen (Grenzstrang des Sympathikus, Nn. splanchnici). Oft gesellen sich ihre Fasern aber auch den Kopf- und Spinalnerven zu oder verlaufen mit den Gefäßen, um die sie Geflechte bilden. Mit den cerebrospinalen Nerven gelangen sie zur glatten Muskulatur und zu den Drüsen der Haut, aber auch zu quergestreiften Muskeln.

Neuronaler Aufbau des vegetativen Systems. Seiner Natur nach ist es überwiegend effektorisch, d. h. in der Funktion liegt die besondere Betonung bei den Efferenzen. Sie bestehen mindestens aus 2 Neuronen. Das **I. (präganglionäre, markhaltige) Neuron** beginnt an einer Nervenzelle im Zentralnervensystem und wird in einem peripheren vegetativen Ganglion auf das **II. (postganglionäre, marklose) Neuron** umgeschaltet. Das präganglionäre Neuron des Sympathicus ist in der Regel kürzer als das des Parasympathicus. Die Afferenzen bestehen nur aus einem Neuron (viscerosensibles Neuron). Dieses wird im Zentralnervensystem umgeschaltet. Die zugehörige pseudounipolare Zelle liegt im Spinalganglion (oder im entsprechenden Ganglion eines Hirnnerven). Der vegetative Reflexbogen besteht demnach aus einem afferenten und mindestens zwei efferenten Neuronen.

1. Pars sympathica

a) Der Grenzstrang, Truncus sympathicus

Makroskopisches Bild. Zu beiden Seiten der Wirbelsäule (paravertebral) liegt eine Ganglienkette, der **Grenzstrang** oder **Truncus sympathicus.** Er reicht von der Schädelbasis bis zur Steißbeinspitze und läßt einen Hals-, Brust-, Bauch- und Beckenteil unterscheiden.

Der Halsteil besteht aus 2–3 Ganglien, dem länglichen **Ganglion cervicale superius,** dem inkonstanten, kleinen **Ganglion cervicale medium** und dem **Ganglion cervicale inferius.** Das letztere verschmilzt häufig mit dem 1. Brustganglion zu dem sternförmigen **Ganglion cervicothoracicum** [stellatum]. Der Halsteil hat fast keine Verbindungen zum Halsmark. Er bekommt seine Fasern vom 8. Halssegment und den oberen Brustsegmenten. Die 3 Ganglien sind untereinander und mit dem obersten Brustganglion durch *Rami interganglionares* verbunden.

Der Brustteil besteht aus 10–12 Ganglien. Sie sind durch einfache oder doppelte *Rami interganglionares* untereinander, durch *Rami communicantes albi* und *grisei* (S. 100) mit den Spinalnerven und durch *Rami viscerales* mit den Eingeweiden verbunden.

Vom 6.–9. Brustganglion kommt der große Eingeweidenerv, der **N. splanchnicus major,** vom 10. und 11. Brustganglion der kleine Eingeweidenerv, der **N. splanchnicus minor.** Die beiden *Nn. splanchnici* ziehen zusammen oder getrennt durch das Zwerchfell zu den prävertebralen Ganglien der Bauchhöhle.

Der Bauchteil besteht jederseits aus 4 Ganglien, **der Beckenteil** besteht ebenfalls aus 4 paarigen Ganglien und dem unpaaren *Ganglion impar.* Wie im Brustgebiet sind

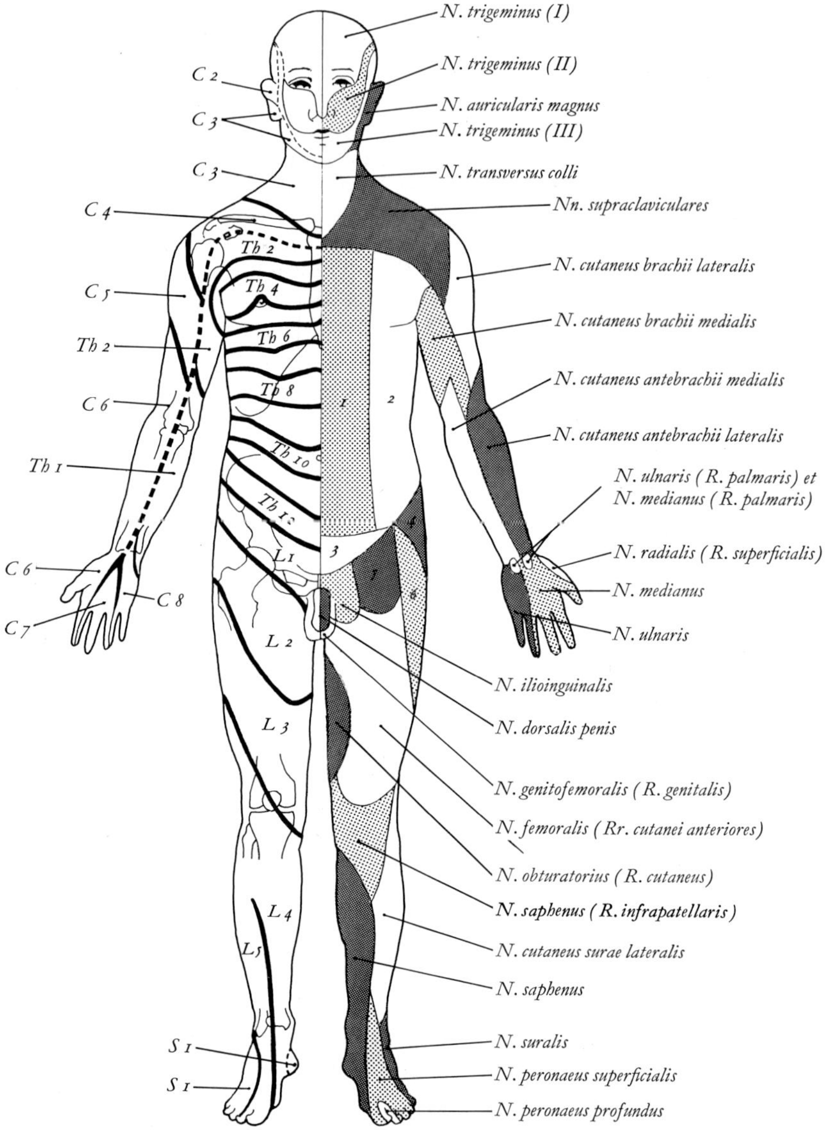

Abb. 66. Linke Bildhälfte: Segmentinnervation der Haut (Dermatome); rechte Bildhälfte: Hautnervengebiete. Zum Teil nach *Hansen-Schliack*, Thieme Stuttgart, 1962

1 Rr. cutanei anteriores
2 Rr. cutanei laterales
3 R. cutaneus anterior ni. iliohypogastrici
4 R. cutaneus lateralis ni. iliohypogastrici
5 R. femoralis ni. genitofemoralis
6 N. cutaneus femoris lateralis
----- = „Hiatuslinien". Hier grenzen Dermatome, welche nicht aus benachbarten Rückenmarkssegmenten versorgt werden, aneinander („Segmentsprung")

auch im Bauch- und Beckengebiet *Rami interganglionares*, *Rami communicantes* (zu den spinalen Nerven) und *Rami viscerales* (zu den Ganglien und sympathischen Geflechten der Bauchhöhle) vorhanden. *Rami transversi*, Verbindungen zu den Ganglien der Gegenseite, sind im Brust- und Bauchgebiet seltener, im Beckengebiet häufiger.

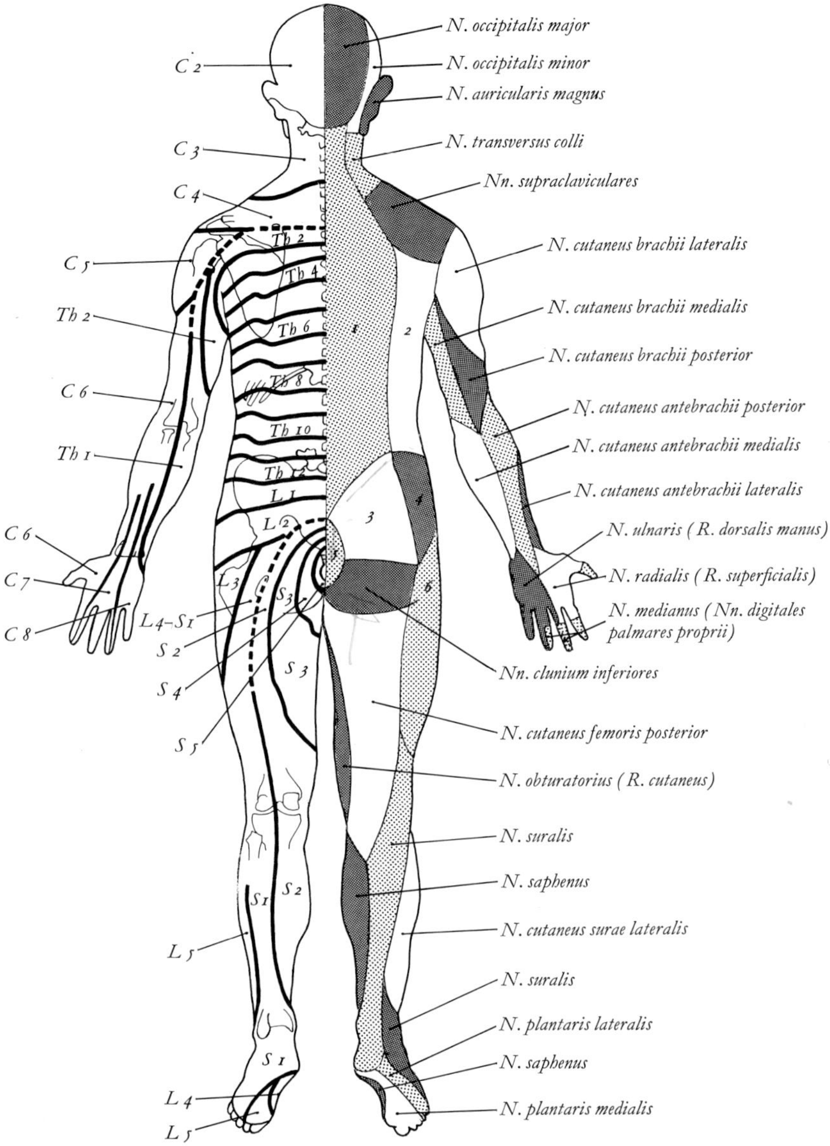

Abb. 67. Linke Bildhälfte: Segmentinnervation der Haut (Dermatome); rechte Bildhälfte: Hautnervengebiete. Zum Teil nach *Hansen-Schliack*, Thieme Stuttgart, 1962

1 Rr. cutanei dorsales
2 Rr. cutanei laterales
3 Nn. clunium superiores
4 R. cutaneus lateralis ni. iliohypogastrici
5 Nn. clunium medii
6 N. cutaneus femoris lateralis
----- = „Hiatuslinien". Hier grenzen Dermatome, welche nicht aus benachbarten Rückenmarkssegmenten versorgt werden, aneinander

b) Die prävertebralen Ganglien

An den Abgängen der drei unpaaren Eingeweideäste der *Aorta* (*Truncus coeliacus*, *A. mesenterica superior* und *inferior*) liegen drei größere Ganglien, die durch zahlreiche

Äste miteinander verbunden sind und selbst aus zahlreichen kleineren Ganglien bestehen. Bei der Präparation können diese kleineren Ganglien leicht mit Lymphknoten verwechselt werden. Die in ihrer Form sehr wechselnden, prävertebralen Ganglien bekommen **Zuflüsse** von den *Nn. splanchnici*, dem rechten *N. vagus* und direkt aus dem *anliegenden Grenzstrang*. Die aus ihnen hervorgehenden **Äste** bilden Geflechte um die Gefäße und verlaufen mit ihnen zu den Eingeweiden (Abb. 177).

Das größte der prävertebralen Ganglien ist das **Ganglion coeliacum** (Abb. 177). Es liegt zu beiden Seiten und am kaudalen Rande des *Truncus coeliacus*. Zusammen mit den zahlreichen von ihm abgehenden Ästen wird es auch als Sonnengeflecht, **Plexus solaris,** bezeichnet. Das **Ganglion mesentericum superius,** mit dem vorigen mehr oder minder verbunden, liegt an der Wurzel der *A. mesenterica superior*. Kranial vom Ursprung der *A. mesenterica inferior* finden wir das **Ganglion mesentericum inferius.**

c) Die sympathischen Geflechte

Die von den sympathischen Ganglien ausgehenden Äste sind sehr anlehnungsbedürftig. Sie verlaufen entweder mit den Spinalnerven (zu der Körperwand) oder mit den Gefäßen (zum Kopf und zu den Eingeweiden). Um die Gefäße bilden sie Geflechte, *Plexus*, dic mit den Gefäßen gleichnamig sind. Der genauere Verlauf der Geflechte wird bei den einzelnen Regionen besprochen.

d) Ursprung und Faserverlauf des Sympathikus

Ursprung. Der Ursprung des Sympathikus ist auf das Brust-Lendengebiet des Rückenmarks beschränkt. Im Bereich von C8 bis L2 oder 3 entspringt er in den Zellen

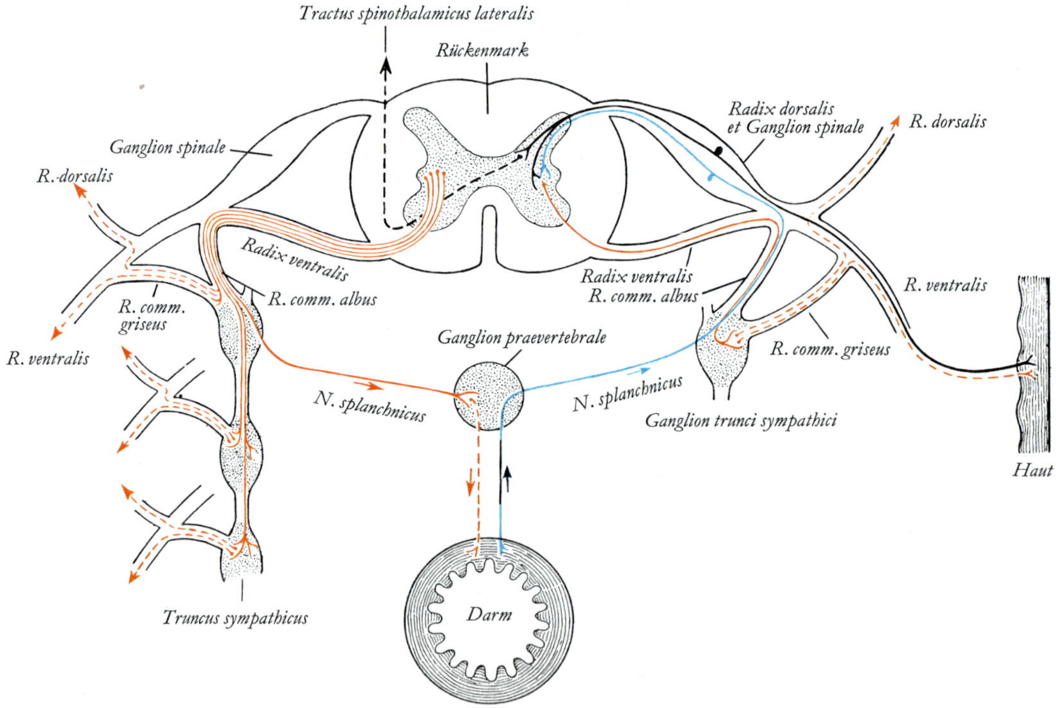

Abb. 68. Faserverlauf des Sympathicus. Links Umschaltung der präganglionären (rot) in die postganglionären Fasern (rot gestrichelt). Rechts viscerocutaner Reflexbogen (blau-rot)

der Seitensäule und der Substantia intermedia (S. 157). Die Segmentierung des Sympathikus ist somit nicht so vollständig wie die der Spinalnerven.

Faserverlauf. Die im Rückenmark vom 8. Hals- bis 3. Lendensegment entspringenden, sympathischen Fasern gehören dem I. Neuron an. Sie verlassen durch die motorische *Radix ventralis* das Rückenmark, gelangen in den gemischten *N. spinalis* und ziehen als weiße, markhaltige Fasern durch den *Ramus communicans albus* zum zugehörigen Grenzstrangganglion. In ihm schaltet der größere Teil der Fasern auf das II. sympathische Neuron um. Ein weiterer Teil zieht durch die *Rami interganglionares* zu benachbarten Grenzstrangganglien und schaltet dort auf das II. sympathische Neuron um (Abb. 68 links).

Jedes I. Neuron des Sympathicus bildet Synapsen mit vielen II. Neuronen. Die Zahl der postganglionären Fasern (II. Neurone) ist bei ihm wesentlich größer als die der präganglionären Fasern (I. Neurone). Er hat deshalb eine große Wirkung in die Breite (im Gegensatz zum Parasympathicus, der mehr gezielt wirkt).

Schließlich zieht noch ein Teil der Fasern ununterbrochen durch die Grenzstrangganglien, gelangt in die *Nn. splanchnici* und zieht in ihnen zu den prävertebralen Ganglien. Erst hier findet dann die Umschaltung auf das II. Neuron statt. Die Neuriten der II. Neuronen, deren Zelleiber im Grenzstrang oder in den prävertebralen Ganglien liegen, sind marklos (grau) oder markarm und dünn bis mitteldick. Sie verlaufen entweder durch

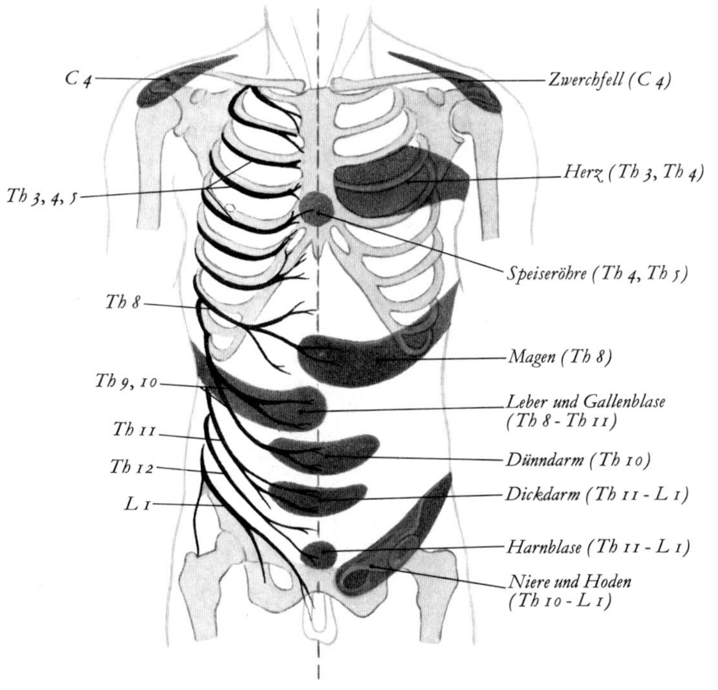

Abb. 69. Segmentale Versorgung einiger innerer Organe. Hautbezirke (dunkel getönt), in denen bei Erkrankung dieser Organe durch viszerocutane Reflexe Hyperämie und Hyperalgesie auftreten können (*Head*sche Zonen). Schema, verändert nach *Treves-Keith*

die *Rami communicantes grisei* zurück zu den *Nn. spinales* und mit diesen zur Körperwand oder mit den Gefäßen zum Kopf und den Eingeweiden. Da der Ursprung nur auf das Gebiet vom 8. Hals- bis 3. Lendensegment beschränkt ist, fehlen im Hals-, unteren Lenden- und im Kreuzbeingebiet die *Rami communicantes albi*.

Durchtrennt man den Halsgrenzstrang oder blockiert das Ganglion stellatum (oder ein anderes Halsganglion), so fällt kranial von der Unterbrechung die gesamte sympathische Innervation der betroffenen Seite aus. Es überwiegt der Parasympathicus. Wir erhalten den **Hornerschen Symptomenkomplex (Hornersche Trias)**: *Myosis* – Verengung der Pupille (Ausfall des M. dilatator pupillae, Überwiegen des M. sphincter pupillae), *Ptosis* – Herabhängen des Augenlides (Ausfall des M. tarsalis superior) und *Enophthalmus* – eingesunkener Augapfel (Ausfall des M. orbitalis im retrobulbären Fettgewebe).

Als wichtigen Unterschied gegenüber den cerebrospinalen Nerven wollen wir festhalten, daß die **peripherische, efferente, sympathische Leitung** aus **zwei Neuronen,** dem **präganglionären Neuron** (meist präganglionäre Faser genannt) und dem **postganglionären Neuron** (meist postganglionäre Faser genannt), besteht.

Neben den bisher beschriebenen, efferenten, viszeromotorischen Fasern, die die Hauptmasse ausmachen, ist auch eine geringere Zahl von **afferenten, viszerosensiblen Fasern** in den sympathischen Nerven nachgewiesen. In größerer Anzahl finden wir sie in den *Nn. splanchnici*. Sie leiten Reize von den Eingeweiden durch die *Radix dorsalis* zu den vegetativen Zentren im Zentralnervensystem. Meist werden diese viszerosensiblen Reize reflektorisch auf efferente Bahnen umgeschaltet. Sie können aber auch zum Bewußtsein kommen (Magen-, Blasenschmerzen usw.).

Headsche Zonen und viszerokutane Reflexe. Die eben erwähnten, viszerosensiblen Fasern können im Rückenmark auf efferente, viszeromotorische Fasern zur Haut umschalten. Sie können dort eine **Hyperämie** und eine **Überempfindlichkeit** der Haut hervorrufen, die durch die somatosensible Faser (schwarz in Abb. 68) dem Zentralnervensystem zugeleitet wird. Wenn wir auch über den genauen Faserverlauf in diesem Reflexbogen nicht restlos orientiert sind, so wollen wir doch als Tatsache festhalten, daß Reize aus den Eingeweiden in bestimmten Hautbezirken Hyperämie und Überempfindlichkeit hervorrufen können. Die bestimmten Organen entsprechenden Hautbezirke bezeichnen wir als **Headsche Zonen** (Abb. 69).

So strahlen bei Erkrankungen der Kranzgefäße des Herzens Schmerzen in die Brust (*Angina pectoris*) oder in den linken Arm aus. Über die Lage der *Head*schen Zonen siehe Abb. 69. Auch in umgekehrter Richtung (Haut⟶Eingeweide) bestehen Reflexbeziehungen. Therapeutisch versuchen wir diese Tatsache dadurch auszunutzen, daß wir bestimmte Hautbezirke durch Pflaster, Bäder, Umschläge usw. reizen, um die segmentzugehörigen Organe zu beeinflussen (*kutoviszerale Reflexe*).

Viszerosensible Fasern werden im Rückenmark mit den α-Motoneuronen durch Schaltzellen verbunden. Auf diesem Weg wird bei Eingeweideschmerzen der Tonus der quergestreiften Muskeln erhöht (z.B. harte Bauchdecken bei Entzündungen im Bauchraum = **viszerosomatomotorische Reflexe**).

Zentrale Anteile des Sympathikus. Neben den eben erwähnten Reflexzentren im Rückenmark sind noch übergeordnete, sympathische Zentren im verlängerten Mark (*Medulla oblongata*), am Boden und in der Wand des III. Ventrikels und in der Hirnrinde nachgewiesen worden. Morphologisch sind diese Zentren und die sie verbindenden Leitungswege noch nicht eindeutig bestimmt.

2. Pars parasympathica

(Abb. 70)

Parasympathikus ist ein funktioneller, durch Physiologie und Pharmakologie geschaffener Begriff. Die Fasern des *Parasympathikus* verlaufen in der Peripherie nicht selbständig, sondern gesellen sich anderen Nerven (bestimmten Kopf- und Kreuzbeinnerven) zu. Die **peripherische Leitung** besteht wie beim Sympathikus aus **zwei Neuronen,** einem **prä-** und einem **postganglionären Neuron.**

Ursprung. Der *Parasympathikus* entspringt kranial und kaudal vom *Sympathicus*. Der **kraniale Parasympathikus (Kopfparasympathicus)** entspringt in drei kleinzelligen Ker-

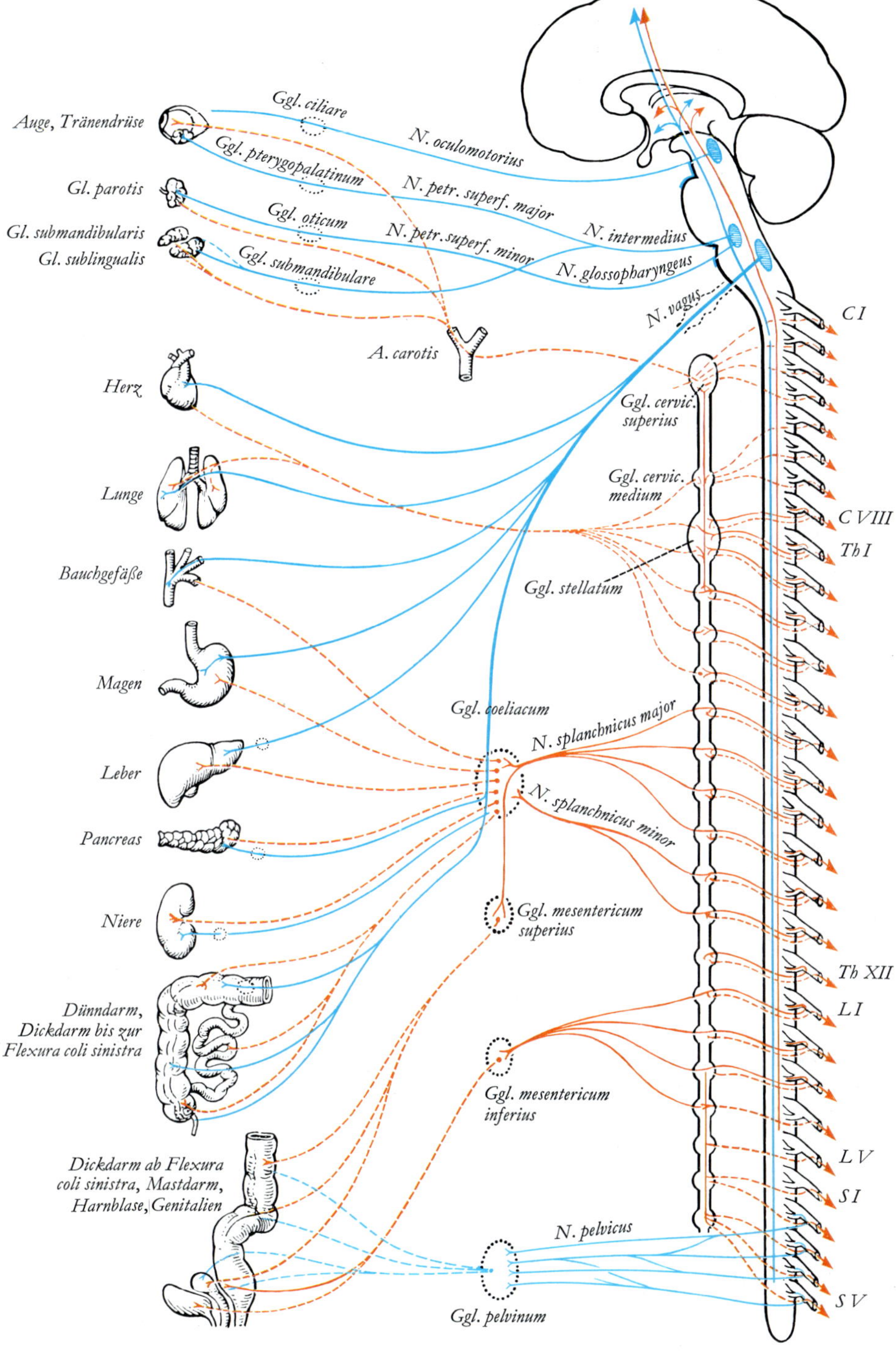

Abb. 70. Schema des vegetativen Nervensystems. Parasympathicus blau, Sympathicus rot, präganglionäre Neurone ausgezogen, postganglionäre Neurone gestrichelt

nen des Mittelhirnes und des verlängerten Markes, heißt deshalb auch **cerebraler Parasympathicus.** Der **sakrale Parasympathicus** hat seine Ursprungskerne im Sakralmark.

Der Kopfparasympathicus (Abb. 70). Der kranialste Ursprungskern liegt im Mittelhirn neben dem Okulomotoriuskern. Seine Neuriten verlaufen im *N. oculomotorius.* Die mittleren Kerne, auch **Speichelkerne** genannt, *Nucleus salivatorius superior* und *inferior*, liegen im Metencephalon und im verlängerten Mark. Ihre Neuriten schließen sich dem *N. facialis* und dem *N. glossopharyngeus* an. Der kaudale Ursprungskern, der parasympathische Anteil des *Nucleus dorsalis n. vagi*, liegt am Boden der Rautengrube dorsolateral vom Hypoglossuskern. Seine Neuriten schließen sich dem *N. vagus* an.

Die Kerne des **sakralen Parasympathicus** liegen im 2.–4. bzw. 5. Sakralsegment. Die Neuriten verlassen das Rückenmark durch die *Radix ventralis*, gelangen in den 2.–4. Sakralnerven und ziehen als Beckennerven, *Nn. pelvici* (*splanchnici pelvini*), an den Grenzstrangganglien vorbei zu den in den großen Beckengeflechten liegenden *Ganglia pelvina*, von denen die postganglionären, gefäßerweiternden, zu den Schwellkörpern ziehenden Fasern als *Nn. erigentes* bezeichnet werden.

Umschaltung. Die im *N. oculomotorius* verlaufenden präganglionären Fasern schalten im parasympathischen **Ganglion ciliare** auf das postganglionäre Neuron um. Die dem *N. intermedius* angeschlossenen Fasern schalten im **Ganglion pterygopalatinum** (am II. Trigeminusast gelegen) oder im **Ganglion submandibulare** (am *N. lingualis* gelegen) auf das postganglionäre Neuron um. Die im *N. glossopharyngeus* verlaufenden Fasern schalten im **Ganglion oticum** (am III. Trigeminusast gelegen) auf das postganglionäre Neuron um.

Die dem *N. vagus* angeschlossenen Neuriten verlaufen vorwiegend ununterbrochen bis zu den Erfolgsorganen, den Eingeweiden. Erst in den Organen (**Plexus myentericus** [*Auerbach*] und **Plexus submucosus** [*Meißner*] der Darmwand oder in der **Nähe der Organe** (Drüsen) schalten sie auf das postganglionäre Neuron um. Ein Teil der Vagusfasern kann schon in kleinen, in den Nervenverlauf eingeschalteten Ganglienzellhaufen umgeschaltet werden.

Die sakralen, präganglionären Fasern schalten in den **Ganglien der Beckengeflechte** um.

Faserverlauf und Versorgungsgebiet. Der Faserverlauf des kranialen Parasympathikus ist teilweise recht kompliziert, kann nur im Zusammenhang mit den Kopfnerven besprochen werden (s. Bd. II). Das Versorgungsgebiet ergibt sich aus der schematischen Abb. 70. **Der kraniale Parasympathikus** verengt die Pupille (*M. sphincter pupillae*), akkommodiert das Auge (*M. ciliaris*), regt die Tränendrüse (*Glandula lacrimalis*), die großen Speicheldrüsen (*Gl. parotis, Gl. submandibularis, Gl. sublingualis*) und die kleinen Drüsen der Mund- und Nasenhöhle zur Sekretion an, hemmt die Herztätigkeit und fördert die Darmperistaltik (bis zur Flexura sinistra des Dickdarmes). Näheres bei den Organen.

Der sakrale Parasympathikus regelt in Wechselwirkung mit dem *Sympathikus* die Genitalfunktionen und die Entleerung der Blase und des Mastdarms.

Afferente, parasympathische Fasern. Ähnlich wie im Sympathikus verlaufen auch im Parasympathikus afferente Fasern von den Organen zum Zentralnervensystem. Sie vermitteln das Gefühl des Harn- und Stuhldranges, Libido und Orgasmus, das Gefühl der Herznot, des Brechreizes usw.

Spinaler Parasympathikus (blaue Linie im Rückenmark in Abb. 70). Manche Autoren vermuten im gesamten Rückenmark segmental angeordnete parasympathische Neurone, welche in der Substantia intermedia centralis liegen sollen (S. 158). Ihre Neuriten sollen durch die vorderen Wurzeln austreten, an nicht bekannter Stelle umgeschaltet werden und als gefäßerweiternde, schweißhemmende und pilomotorische Fasern zur Haut ziehen. (Blaue Linie im Rückenmark in Abb. 70). Die Mehrzahl der Anatomen und Physiologen verneint jedoch seine Existenz. Nach diesen werden die Pilomotoren und die Schweißdrüsen der Haut des Rumpfes und der Extremitäten von cholinergen Sympathicusfasern versorgt.

Übergeordnete vegetative Zentren. Die Funktion jedes einzelnen Organs wird vom Rückenmark und vom Hirnstamm aus durch das vegetative Nervensystem überwiegend auf dem Reflexwege gesteuert. Die Zusammenfassung der vegetativen Teilfunktionen zu höheren, zielgerechten Leistungen findet im **Hypothalamus** des Zwischenhirns statt (S. Bd. II). Das Bindeglied zwischen der niederen Funktionsebene (Rückenmark und Hirnstamm) des vegetativen Systems und dem Hypothalamus bildet die **Formatio reticularis** (Retikularisformation, S. Bd. II). Ihre Erregung hält die Großhirnrinde wach und stimuliert das Vegetativum im Sinne eines erhöhten Tonus des Sympathicus (Adrenalinausschüttung). Die Verbindungen des Hypothalamus mit anderen Zentren des Großhirns, besonders mit dem unsere Triebe und Emotionen beherrschenden **limbischen System** (s. Bd. II), ermöglicht Eingriffe des Großhirns in das vegetative Geschehen.

H. Die Haut und ihre Anhangsgebilde

(Drüsen, Haare und Nägel)

I. Die Haut, Integumentum commune

Sie überzieht als geschlossene Hülle die gesamte äußere Oberfläche des Körpers. Als solche tritt sie mit der Umwelt in Verbindung und entwickelt vielseitige Leistungen. Sie ist zunächst ein **Schutzorgan.** Die mit fettartigen Substanzen durchsetzte Hornschicht beschränkt die Wasserabgabe (Verdunstung) und das Eindringen von Bakterien, von festen, flüssigen und gasförmigen Stoffen. Die schmiegsame, derbelastische Lederhaut macht sie widerstandsfähig gegenüber mechanischen Einflüssen (Druck, Zug usw.). Die Verdunstung des sauren Schweißes bewirkt die *Azidose* der Haut, den sogenannten Säuremantel der Haut (*Marchionini*). Dieser beeinträchtigt das Wachstum vieler Bakterien und Pilze. Neben diesen nach außen gerichteten Schutzfunktionen (*Ektophylaxie*) hat sie noch wichtige, nach innen gerichtete Schutzfunktionen (*Endophylaxie*, E. Hoffmann). Sie steht im Dienste der Antikörperbildung. Sie verhindert durch Kontraktion ihrer Gefäße eine zu starke Wärmeabgabe und verhütet durch Erweiterung der Gefäße eine zu starke Wärmestauung im Körper usw. Als **Absonderungsorgan** (Talg, Schweiß, Schuppen) unterstützt sie die Nieren (Kochsalz-, Kohlensäure-, Wasser- und Harnstoffausscheidung). Als **Organ der Wärmeregulierung** regelt sie die Durchblutung der Haut und die Absonderung des Schweißes. Unterstützt wird die Konstanterhaltung der Körperwärme noch durch die isolierende Wirkung des Unterhautfettgewebes. Als vielseitiges **Sinnesorgan** nimmt die Haut mit spezifischen Nervenendapparaten Druck-, Temperatur- (Kälte- und Wärme-) und Schmerzreize auf.

1. Die Oberfläche der Haut

Schon mit dem freien Auge können wir am Handrücken feine, rhombische Felder, **Areae cutaneae,** die durch feine Furchen begrenzt werden, feststellen. Sie verlaufen mit ihrer Längsachse quer über den Handrücken, stehen also senkrecht zur Richtung der Beanspruchung. Da sie sich bei der Beugung abflachen, bei der Streckung verstärken und bei der Schwellung der Haut vollständig verschwinden, muß man sie wohl als Reservefalten auffassen. Diese Felderung der Oberfläche ist in den einzelnen Körpergegenden verschieden, aber für jede charakteristisch. Die Oberflächenfelderung bedingt den matten Glanz der Haut. Fehlt sie (z. B. am Nagelwall, an der Glatze, an der gespannten, geschwollenen, ödematösen Haut), so glänzt die Haut.

Gröbere Bewegungs- und Stauchungsfalten beobachten wir in der Nähe der Gelenke (Abb. 71) und im Gesicht (um den Mundwinkel, auf der Stirn usw.). Ihre mehr oder minder starke Ausprägung hängt von der Stellung des jeweiligen Gelenkes, von der Menge des Unterhautfettgewebes (tiefe Einschnitte bei gut genährten Säuglingen), von der Spannung (*Turgor*) der Haut und der Beschaffenheit der elastischen Fasern (tiefe Runzeln bei Elastizitäts- und Turgorverlust) ab.

Den verformbaren Areae cutaneae und gröberen Bewegungs- und Stauchungsfalten können wir die erblich festgelegten, während des ganzen Lebens konstant bleibenden **Papillarleisten** und **-furchen** gegenüberstellen. Sie finden sich an den Beuge-

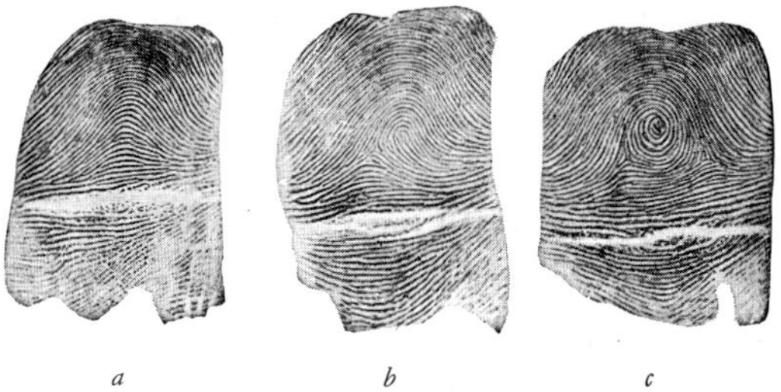

Abb. 71.
Verschiedene Papillarleistenmuster der Fingerbeeren.

a = Bogen;
b = Schleife;
c = Wirbel.

Dicke weiße Querlinien = Beugungsfurche zwischen Mittel- und Nagelglied

flächen der Hand, der Finger, der Fußsohle und der Zehen. Das Studium der Papillarleisten der Finger (die Daktyloskopie) hat eine große Bedeutung für die Identifizierung von Menschen. Auch in der Vererbungs- und Rassenforschung wird die Daktyloskopie verwandt.

Wir pflegen 3 Haupttypen von Papillarlinienmustern, den **Bogen**, die **Schleife** und den **Wirbel** zu unterscheiden (Abb. 71). Dazwischen gibt es noch zahlreiche Übergänge.

Die Zahl, Lage und Krümmung der ein Muster bildenden Leisten, die von den Furchen ausgehenden, feinen Nebenlinien usw. ergeben so zahlreiche Variationsmöglichkeiten, daß kaum zwei Menschen auf der ganzen Welt mit vollständig gleichem Papillarmuster anzutreffen sind. Sogar bei einem Menschen bestehen große Unterschiede zwischen beiden Händen. Die verschiedenen Grundtypen der Muster sind scheinbar wahllos auf die einzelnen Finger verteilt.

Sticht man mit einer runden Nadel in die Haut, so entsteht nicht ein rundes Loch, sondern eine länglicher Spalt. Die Richtung des Spaltes ist abhängig von der jeweiligen Spannungsrichtung in der Lederhaut und von der Anordnung der kollagenen und elastischen Fasern (*Spannungslinien, Spaltlinien*). Durchschneidet man die Haut bis zur Subkutis in Richtung der Spaltlinien, so bleibt die Wunde beinahe geschlossen. Schneidet man dagegen senkrecht zu diesen Linien, so entfernen sich die Schnittränder voneinander und die Wunde klafft. Deshalb ist der Verlauf der Spaltlinien für die Schnittführung bei Operationen wichtig.

Die Hautfarbe ist vom Pigmentgehalt, von der Durchblutung und von der Dicke und Farbe der Hornschicht abhängig. Die unbedeckten Hautflächen sind meist stärker pigmentiert als die bedeckten, die Streckseiten stärker als die Beugeseiten.

2. Der Feinbau der Haut

Die Haut besteht aus 3 Schichten, der Oberhaut oder **Epidermis,** der Lederhaut oder **Korium** und dem Unterhautfett- und -bindegewebe oder **Subkutis** (auch *Tela subcutanea*).

Die ektodermale Epidermis läßt eine oberflächliche Hornschicht, *Stratum corneum*, und eine tiefe Keimschicht, *Stratum germinativum*, unterscheiden. Ihre unterste Zellage besteht aus Zylinderzellen (*Stratum cylindricum*); darauf folgen mehrere Lagen polyedrischer Zellen, die durch Protoplasmabrücken (Stacheln) miteinander verbunden sind (Stachelzellschicht oder *Stratum spinosum*). Die folgende Körnerschicht (*Stratum granulosum*) zeigt im Zytoplasma neben dem kleineren Kern zahlreiche Keratohyalinkörner. Sie liefert fettartige Substanzen, die die Hornschicht durchtränken und ihr das weiße Aussehen geben. Die helle, durchschimmernde Schicht, *Stratum lucidum*, enthält *Glykogen* und fein verteiltes *Eleïdin*. Die Keimschicht wird von den bogenförmig verlaufenden Tonofibrillen durchzogen. Sie sind auf Druck konstruiert und geben dem Epithel eine gewisse Festigkeit. Die Scheitel der Bogen liegen im Stratum corneum.

Nach elektronenoptischen Befunden stellen die Interzellularbrücken keine synzytiale Verbindung her. Die Cytoplasmafortsätze benachbarter Zellen zeigen vielmehr an den Enden Verdickungen des Plasmalennus, die *Haftplatten*, die sich zu **Desmosomen** aneinanderlegen.

In den Interzellularlücken der Keimschicht zirkuliert die Epithellymphe. Eine Vermehrung dieser Epithellymphe (durch thermische, chemische, mechanische Reize) führt zur Blasenbildung (in der Stachelzellschicht). Keimschicht und darunter gelegene Lederhaut sind durch die „Wurzelfüßchen" der Epithelzellen und durch die ineinandergreifenden Epithel- und Koriumpapillen fest verzahnt.

Die Keimschicht liefert durch Teilung dauernd neue Epithelzellen (Regeneration der Haut). Dendritisch verzweigte Zellen der Keimschicht, die *Melanozyten* (Langer-

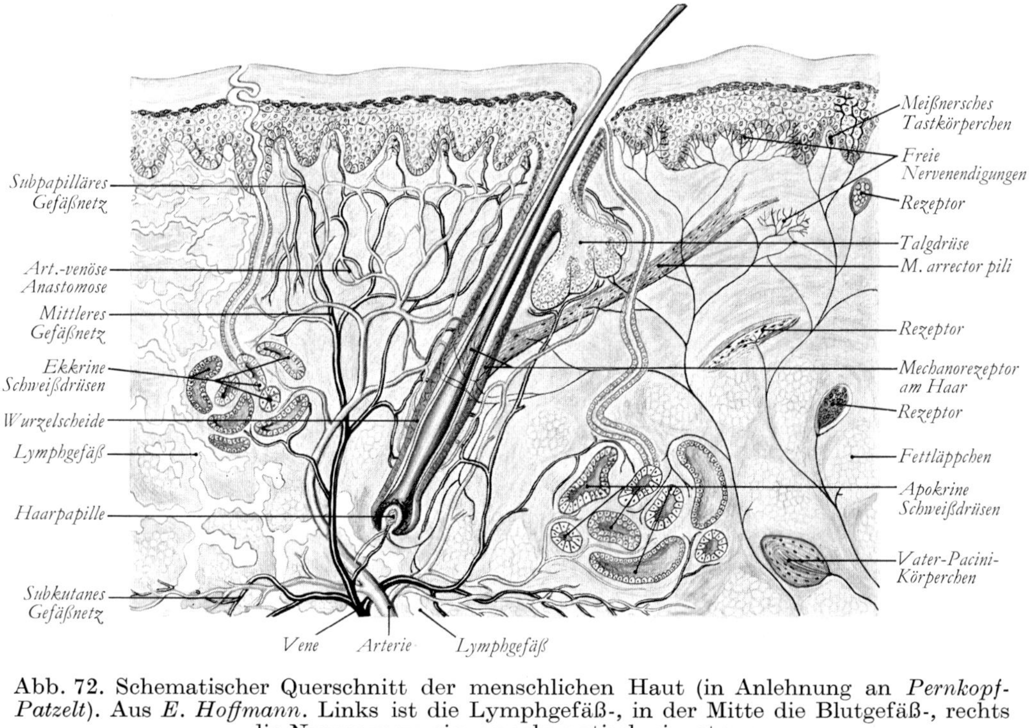

Abb. 72. Schematischer Querschnitt der menschlichen Haut (in Anlehnung an *Pernkopf-Patzelt*). Aus *E. Hoffmann*. Links ist die Lymphgefäß-, in der Mitte die Blutgefäß-, rechts die Nervenverzweigung schematisch eingetragen

hanssche Zellen), bilden gelbe bis schwarzbraune Pigmentkörnchen, das *Melanin*, und geben es an die Zellen der Keimschicht ab. Die pigmentbildenden Zellen lassen sich durch eine Fermentreaktion (Dopa-Oxydase) darstellen.

Die Zahl der mit Pigmentkörnchen beladenen Zellen schwankt in weiten Grenzen. Den Albinos fehlt das Pigment vollständig. Bei den Hellhäutigen treffen wir das Pigment meist nur in einzelnen Zellen und Zellgruppen des Stratum cylindricum. Bei den Negern beobachten wir es auch im Stratum spinosum.

Das Bindegewebspigment im Korium spielt neben dem Epithelpigment nur eine geringe Rolle.

Vermehrt ist es im Mongolenfleck, einer bläulichen Verfärbung der Haut in der Sakralgegend. Er kommt bei Neugeborenen mongolischer Rassen häufig, aber auch bei Europäerkindern vor. Mit zunehmendem Alter verschwindet er meistens.

Die Stärke der Pigmentierung der Haut nimmt in folgender Reihe ab: Brustwarze, Warzenhof, äußeres Genitale, Rücken, Streckseite der Gliedmaßen, Bauch, Brust, Gesicht, Handteller und Fußsohle.

Das Stratum corneum besteht aus verhornten, abgeplatteten Zellen, die Keratohyalinkörner enthalten und meistens ihren Kern verloren haben. Die Dicke der Hornschicht ist regionär sehr verschieden. Sie hängt von der mechanischen Inanspruchnahme ab. So ist sie an der Fußsohle und an der Hohlhand am dicksten. Stark auf Druck beanspruchte Stellen verdicken sich zu Schwielen.

Die Lederhaut, das Korium, ist mesodermaler Herkunft. Sie läßt ein zarteres, papillentragendes *Stratum papillare* und ein derberes *Stratum reticulare* unterscheiden. Das lockere **Stratum papillare** trägt an der Oberfläche zapfen- oder höckerartige Fortsätze, die **Koriumpapillen.**

Die Koriumpapillen haben in den einzelnen Hautbezirken ein nach Form, Größe, Zahl und Anordnung recht verschiedenes Aussehen. Unter den Papillarleisten sind sie in Reihen angeordnet. In den Papillen verläuft mindestens eine Blutkapillarschlinge. Mittels der Kapillarmikroskopie studiert man die Form und Durchblutung der Schlingen und zieht daraus klinische Schlüsse. Weiter treffen wir in den Papillen Lymphkapillaren, Nerven und *Meißner*sche Tastkörperchen an.

Das **Stratum reticulare** besteht aus sich überkreuzenden Bündeln kollagener Fibrillen und elastischen Fasern. Die Zellen sind spärlich. Außer den Anhangsgebilden (Haaren, Schweiß- und Talgdrüsen) enthält es zahlreiche größere und kleinere Blut- und Lymphgefäße, Nerven und glatte Muskelzellen. Bindegewebspigmentzellen sind spärlich.

Epidermis und Korium werden zusammen als **Kutis** bezeichnet.

Das Unterhautgewebe, die Subkutis, stellt die Verbindung zur Unterlage (Faszie, Muskel, Knochen) her. Es besteht aus einem System nahezu vollständig geschlossener, bindegewebiger Kammern (*Blechschmidt*), die je nach Ernährungszustand mit Fettzellen gefüllt sind. Form und Größe der Kammern, die man mit gefüllten Wasserkissen vergleichen kann, ist örtlich verschieden und von der Beanspruchung abhängig. Die verformbaren, fettgefüllten Kammern wirken als Druckpolster und ermöglichen die **Verschiebung der Haut** gegen die Unterlage. Die Verschieblichkeit der Haut ist örtlich sehr verschieden. Auch der Fettgehalt des Unterhautgewebes schwankt örtlich sehr. Außerdem ist er individuellen, geschlechts-, konstitutions- und rassenbedingten Schwankungen unterworfen. Auch spielen hormonale Einflüsse dabei eine Rolle (*Dystrophia adiposogenitalis*, *Kastraten*, *Fülle der Matronen usw.*).

Das gesamte Unterhautfettgewebe wird auch als **Panniculus adiposus** bezeichnet. An stark druckbelasteten Stellen (Fußsohle) wirkt es als **Baufett.** Weiter ist es ein **Fettspeicher** (nahe Beziehung zu den Gefäßen, S. 25). Als schlechter Wärmeleiter hilft es bei der **Erhaltung der Körpertemperatur** (*Waale*).

Frühgeburten, bei denen das Unterhautfettgewebe und die Steuerung der Gefäße noch schlecht ausgebildet sind, müssen künstlich warmgehalten werden.

Blutgefäße der Haut (Abb. 72). Arterien und Venen bilden an der Grenze von Kutis und Subkutis ein tiefes, **subkutanes Gefäßnetz.** Von ihm steigen Gefäße senkrecht auf und bilden ein **mittleres Gefäßnetz** im Korium und ein feinmaschigeres, unterhalb der Papillen gelegenes, **subpapilläres Gefäßnetz.** Von dem letzteren ziehen die **Kapillarschlingen** senkrecht in die Koriumpapillen.

Das Lymphgefäßsystem der Haut (Abb. 72 links) beginnt mit den Interzellularlücken in der Keimschicht des Epithels (Epithellymphe) und bildet in Korium und Subkutis Lymphkapillaren und -gefäße. Die größeren Äste verlaufen zusammen mit den Venen.

Die Nerven der Haut (Abb. 72, rechts). Sympathische Nerven versorgen mit vasomotorischen, sekretorischen und trophischen Fasern die Gefäße, die glatte Muskulatur, die Drüsen, Fettzellen usw.

Die cerebrospinalen Nerven enden entweder im Epithel (freie Nervenendigungen und *Merkel*sche Tastscheiben) oder mit Mechanorezeptoren im Korium und in der Subkutis. Die freien, intraepithelialen Nervenendigungen vermitteln die **Schmerzempfindung.** Der **Drucksinn** soll nach *v. Frey* an die Haare und die in den Koriumpapillen gelegenen *Meißner*schen Tastkörperchen gebunden sein. Der **Kälte-** und **Wärmeempfindung** dienen wahrscheinlich die freien Nervenendigungen. Die in der Subkutis gelegenen *Vater-Pacini*schen Lamellenkörperchen sollen die **Stellungswahrnehmungen** vermitteln.

Über segmentale und peripherische Innervation der Haut und ihre praktische Bedeutung s. S. 101.

II. Anhangsgebilde der Haut

1. Die Drüsen

Die Schweißdrüsen, *Glandulae sudoriferae,* bestehen aus einem vorwiegend gerade verlaufenden, **ausführenden Teil** und einem aufgeknäuelten, sezernierenden **Endstück.** Der **Ausführungsgang** durchbohrt korkenzieherartig die Hornschicht. Das **sezernierende Endstück** liegt in den tiefen Lagen des Korium und reicht bis in die Subkutis herab. Die Schweißdrüsen haben eine tubulöse Form, besitzen eine merokrine Sekretion (S. 19). Wir unterscheiden kleine, beim Menschen vorwiegend vorkommende, und große Schweißdrüsen. **Die kleinen oder ekkrinen Schweißdrüsen** sondern ein flüssiges, stark sauer reagierendes Sekret ab (Säureschutzmantel). Ihre Zellen bleiben bei dem Sekretionsvorgang vollständig erhalten. **Die großen, apokrinen Schweiß- oder Duftdrüsen** kommen am Warzenhof der Brustdrüse (*Glandulae areolares*), in der Achselhöhle, in der Leisten- und Schamgegend, in der Umgebung des Afters (*Gl. circumanales*), im Vestibulum nasi (*Gl. vestibulares*), in der Nähe der Wurzeln der Wimpern (*Gl. ciliares*) und als Ohrschmalzdrüsen (*Gl. ceruminosae*) vor.

Sie stoßen bei der Sekretion Teile des Zelleibes ab. Das Sekret enthält eigenartige Duftstoffe, die sexuell erregend wirken. Es ist nicht sauer, weshalb Bakterien hier leichter eindringen können (s. Schweißdrüsenabszesse der Achselhöhle).

Die apokrine **Milchdrüse** wird bei der Brust (Bd. II) besprochen.

Die Talgdrüsen, *Glandulae sebaceae,* sind meist an Haare gebunden, kommen aber auch als freie Talgdrüsen (ohne Haare) vor. Sie gehören zu den holokrinen Drüsen. Ihre großen Zellen degenerieren fettig, werden zum Sekret (Talg). Meist münden sie in die Haarfollikel. Unter ihnen verläuft der glatte M. arrector pili. Sie sind besonders zahlreich an Nase, Ohr, Rücken und Brust und fehlen an Hohlhand, Fußsohle und den Streckseiten der Nagelglieder. Freie Talgdrüsen finden wir an der Lippen- und Wangenschleimhaut, um den Hals der Rute, um die Corona glandis und am inneren Blatt der Vorhaut (*Glandulae praeputiales*) und an den kleinen Schamlippen.

Bei Rückstauung des Talgdrüsensekretes in den Ausführungsgängen kommt es zu den sogenannten Mitessern, Comedonen. Vermehrte Sekretion und Entzündung der Talgdrüsen kann zur *Acne vulgaris* führen.

2. Die Haare

Die Haare sind hornartige Stäbchen, die in Einsenkungen der Epidermis, den epithelialen Wurzelscheiden, stecken. Der aus der Haut herausragende Teil des Haares wird als **Haarschaft,** der in die Haut versenkte als **Haarwurzel** bezeichnet. Diese ist unten zwiebelartig verdickt **(Bulbus)** und sitzt auf der bindegewebigen **Haarpapille,** die der Ernährung dient. Die Haarzwiebel bildet das Haar und die innere Wurzelscheide. Hört die Neubildung von Zellen in der Haarzwiebel auf, so rückt das Haar allmählich höher, wird zum Kolbenhaar und schließlich ausgestoßen. Das einzelne Haar läßt eine schuppenartige **Haarkutikula,** eine verhornte und mehr oder minder pigmentierte **Rinde** und (nur bei dicken Haaren) das **Mark** unterscheiden. **Die Haarfarbe** kommt durch ein körniges, braunes Pigment, das **Melanin,** und durch einen rötlichen, gelösten Farbstoff zustande. Das weiße Haar enthält feine Luftbläschen, die das Licht reflektieren. Die Haare sind meist nicht rund, sondern haben einen mehr oder weniger ovalen Querschnitt. Querschnittsform und Dicke bedingen die verschiedenen **Haarformen.**

Die Haarscheiden. Das Haar steckt zunächst in einer epithelialen Hülle, die der Keimschicht des Epithels entspricht. Sie besteht aus einer inneren (nur bis zur Mündung der Talgdrüsen reichenden) und einer äußeren Schicht, der **inneren** und **äußeren Wurzelscheide.** Darauf folgt nach außen der **bindegewebige Haarbalg.** Zwischen beiden liegt eine **Glashaut.**

Der Haarbalgmuskel, *M. arrector pili.* Er ist glatt, entspringt nahe dem unteren Ende des Haares, verläuft unterhalb der Talgdrüse und strahlt in das Stratum papillare des Korium aus. Er wird vom Sympathikus versorgt, richtet das Haar auf, erzeugt die Gänsehaut (besonders schön an den Streckseiten der Gliedmaßen) und unterstützt wohl die Entleerung der Talgdrüsen. Wimpern und Augenbrauen fehlt der Muskel konstant.

Alter der Haare. Teils werden sie nur einige Monate alt. Die Wimpern werden etwa 2mal im Jahr erneuert. Kopfhaare können 5–6 Jahre alt werden. Sie wachsen ungefähr 14 mm im Monat.

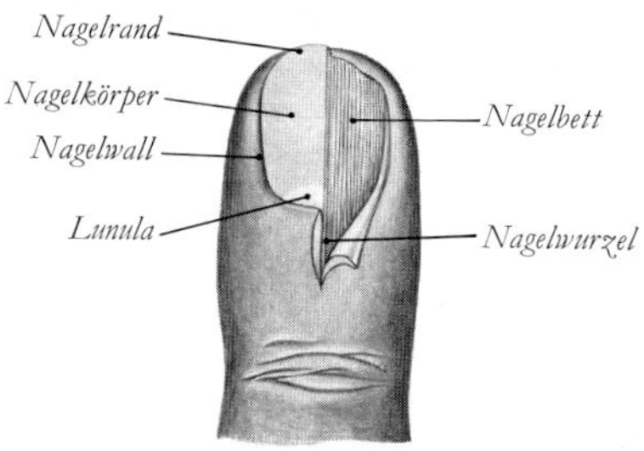

Abb. 73. Nagel und Nagelbett. Die rechte Hälfte des Nagels ist entfernt

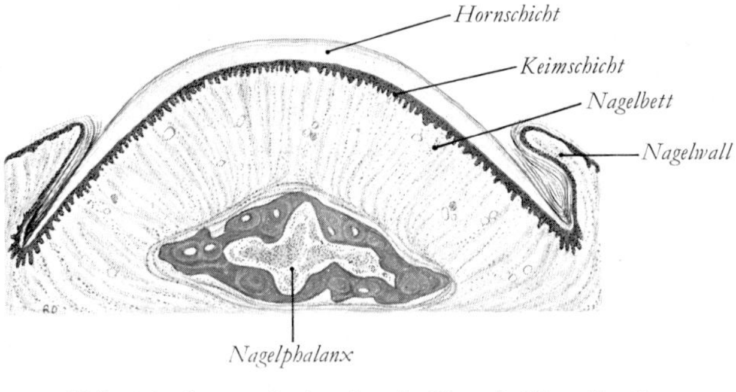

Abb. 74. Querschnitt durch Nagel, Nagelbett, Nagelwall und Nagelphalanx

Das Wollhaarkleid, *Lanugo.* Beim Fötus bedecken die flaumigen, hellen, marklosen Wollhaare fast den ganzen Körper. Nur die Leistenhaut (Palma manus und Planta pedis) ist haarlos. Das Wollhaarkleid wird allmählich (bis zur Pubertät) durch das etwas stärkere, **sekundäre Haarkleid** ersetzt. Im Gesicht, am Hals, an den Beugeseiten der Arme usw. bleiben die Lanugohaare zeitlebens erhalten. Mit der Pubertät tritt das **Terminalhaarkleid** auf. Zu ihm gehören die Schamhaare (*Crines pubis*), die Achselhaare und beim Mann die Barthaare. Beim Mann kann sich noch eine stärkere Behaarung auf der Brust, der Schulter, den Armen und Beinen ausbilden. Bei der Frau kommt diese stärkere Körperbehaarung, abgesehen von den ausgesprochenen Pubertätshaaren, meist nur an der unteren Gliedmaße vor. Zu den Terminalhaaren haben wir dann noch die borstenartigen Haare im Naseneingang (*Vibrissae*) und im äußeren Gehörgang (*Tragi*) zu rechnen. Eine gewisse Sonderstellung nehmen noch die langen Kopfhaare (*Capilli*) und die starken Wimpern (*Cilia*) und Augenbrauen (*Supercilia*) ein.

Bedeutung der Hormone für das Haarkleid. Haarwachstum und Ausbildung der verschiedenen Haarkleider stehen unter hormonalem Einfluß. Männliche und weibliche Keimdrüsen regen die Bildung der verschiedenen Terminalhaarkleider an. Den Kastraten fehlt das Terminalhaar. Nebennierenstörungen können zur Überbehaarung, *Hypertrichosis*, führen. Die Entstehung der Kopfglatze bei Männern ist noch nicht geklärt. Bestimmte Hormone und genetische Faktoren scheinen dabei eine Rolle zu spielen. Auch Infektionskrankheiten, Vergiftungen (Medikamente!), Röntgenstrahlen können zu Haarausfall führen.

3. Die Nägel, Ungues

Die Nägel der Finger und Zehen sind mehr oder weniger gewölbte Hornplatten, die die End- oder Nagelglieder bedecken. Sie entsprechen den Krallen und Hufen und schützen die Endglieder. Bei Mensch und Affe sind sie noch wichtige Widerlager für den Tastapparat der Fingerbeere.

An der **Nagelplatte** pflegen wir den vorderen, freien Rand, den Körper und die in einer Hauttasche (Abb. 73) steckende Nagelwurzel zu unterscheiden. Den freien Rand der Hauttasche nennen wir **Nagelwall.** Von ihm aus schiebt sich hinten und seitlich ein feines, verhorntes Häutchen, das **Eponychium**, auf die Nagelplatte. Bei der Nagelpflege schieben wir es zurück. Die Nagelplatte ruht auf dem **Nagelbett** (häufig fälschlich als *Matrix* bezeichnet). Das Nagelbett entspricht dem Korium der Haut. Es besitzt feine Längsleisten (in Abb. 74 quergetroffen). Am Nagel läßt sich, wie bei der Epidermis der Haut, eine Hornschicht und eine Keimschicht (in Abb. 74 schwarz) unterscheiden. Nur in dem proximalen Teil der Keimschicht, im Gebiet der weiß erscheinenden **Lunula** (Abb. 73), erfolgt das Wachstum des Nagels. Diesen Teil haben wir als *Matrix* zu bezeichnen. Der Nagel hat keine Eigenfarbe. Die in Leisten des Nagelbettes liegenden Kapillarschlingen scheinen durch und ergeben die rötliche, weiße oder bläuliche Färbung des Nagels.

Querfurchen der Nagelplatte (die *Beau*schen Linien) beruhen auf Störungen im Nagelwachstum. Der gesunde Nagel wächst in einer Woche um 1 mm. Kleine, weiße Flecke in der Nagelplatte beruhen auf Luftgehalt in der Hornschicht.

Der Rücken, Dorsum

Begriff, Grenzen und Oberflächengestaltung

Unter Rücken verstehen wir im weiteren Sinne die gesamte Rückenseite des Stammes. Er reicht also vom Kopf bis zur Steißbeinspitze. Als Grundlage des Rückens haben wir die Wirbelsäule. Sie ist mit ihrem Inhalt, dem Rückenmark, und ihren Eigenmuskeln, den autochtonen Rückenmuskeln, ein unteilbares Ganzes. Wir werden deshalb den Rücken als die zentrale Stütze für die übrigen Rumpfabschnitte in einem eigenen Abschnitt betrachten und ihn, der die ursprüngliche, einfache Gliederung des Wirbeltierkörpers noch am deutlichsten zeigt, der Beschreibung der einzelnen Rumpfabschnitte vorausschicken.

Grenzen. Der Rücken reicht von einem am Hinterhaupt tastbaren Höcker (*Protuberantia occipitalis externa*) und der seitlich von ihm ausgehenden *Linea nuchae superior* bis zur Spitze des Steißbeins. Kaudal-lateral ist er durch die kräftige Gesäßmuskulatur und den Darmbeinkamm deutlich abgegrenzt. Die Begrenzung gegen die seitliche Rumpfwand ist uncharakteristisch und willkürlich. Eine vom deutlich fühlbaren 7. Halswirbeldorn zu dem seitlich am meisten ausladenden Knochenpunkt der Schulter (*Acromion*) gezogene Linie trennt die häufig gesondert betrachtete Nackengegend (*Regio nuchae*) vom Rücken im engeren Sinne.

Form des Rückens. Bei aufrechter Ruhestellung beobachten wir in der Medianlinie eine mediane Furche. Sie ist über den Dornfortsätzen der Wirbel gelegen. Die Haut ist hier mit den Dornen verwachsen und ergibt eine charakteristische Einziehung. Gegen die Kreuzbeingegend hin flacht sich diese **mediane Rückenfurche** ab und erweitert sich zum **Sakraldreieck.** Die oberen Ecken dieses Dreiecks werden durch die hinteren oberen Darmbeinstacheln (*Spinae iliacae posteriores superiores*) gebildet. Mit ihnen verwächst die Haut und wird häufig zu kleinen Grübchen eingezogen. Bei dem durch subkutanes Fettpolster gut modellierten, weiblichen Rücken sind diese Grübchen, **Fossulae lumbales,** besonders schön ausgebildet. Lateral begrenzt der Ursprung des größten Gesäßmuskels (*M. glutaeus maximus*) das Sakraldreieck. Die Spitze läuft in die Gesäß- oder Afterspalte (*Crena ani*) aus. Da auch über dem 5. Lendenwirbeldorn die Haut leicht eingezogen ist, wird das Sakraldreieck zur **Lenden- oder Michaelisschen Raute** ergänzt. Die Breite dieser Raute ermöglicht dem Geburtshelfer einen Rückschluß auf die Breite des Beckens. Auch die Künstler betonen diese Raute gerne (*Speculum Veneris*).

Schon in der Ruhestellung springt der **Dorn des 7. Halswirbels** (*Vertebra prominens*) vor. Von ihm aus können wir nach kaudal die übrigen Wirbeldornen abtasten, was bei den dachziegelartig übereinander gelagerten Brustwirbeldornen nicht immer leicht, aber für die Lagebestimmung von Organen des Brustraumes von praktischer Bedeutung ist. (*So gibt uns z. B. der 3. Brustwirbeldorn die für die Beurteilung von Lungenentzündungen wichtige hintere Grenze von Ober- und Unterlappen der Lungen an.*)

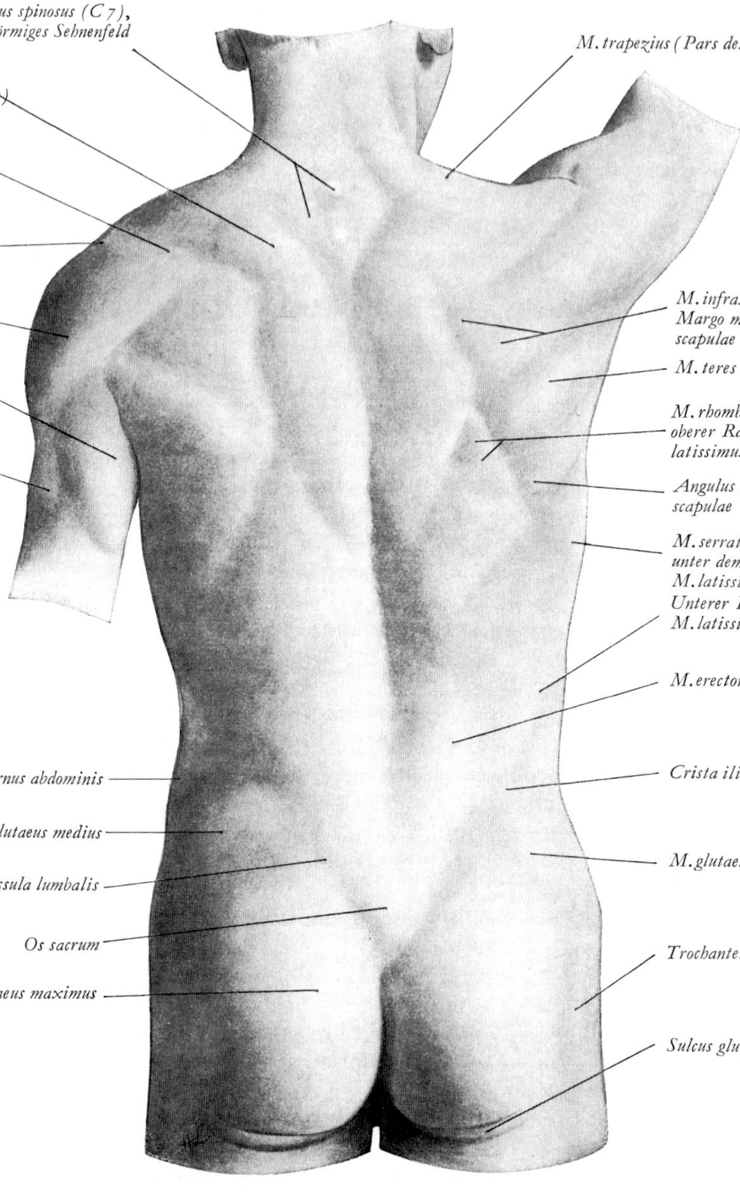

Abb. 75. Rücken eines 30jährigen Mannes
Zeichnung von *H. Link*

Bei stärkerer Beugung des Rumpfes werden auch die Brust- und Lendenwirbeldornen sichtbar und leichter tastbar. Wie wir später sehen werden, vergrößern sich bei der Beugung die Abstände zwischen den Dornen. Geringe seitliche Krümmungen der Wirbelsäule (*Skoliosen*) lassen sich in Beugestellung besser beobachten. Durch Druck auf die einzelnen Dornen läßt sich feststellen, ob und wo eine Wirbelschädigung vorliegt.

In der Nackengegend sind die kurzen Halswirbeldornen nicht zu tasten. Sie liegen tief zwischen den Muskeln und sind von dem **Ligamentum nuchae,** dem Nackenband, überlagert.

Seitlich von der Rückenfurche erheben sich die Wülste der tiefen Rückenmuskulatur, des **Erektor spinae.** Er ist in der Lendengegend fleischig, kräftig und tritt besonders bei der Streckung hervor. Weiter kranial ist er schwächer und außerdem noch durch oberflächliche Rückenmuskeln überlagert.

Im Brustgebiet sind die **Schulterblätter** mehr oder minder gut zu sehen und abzutasten. Man erkennt an ihnen vor allem den unteren Winkel und den medialen, gegen die Wirbeldornen gerichteten Rand. Auch die Schulterblattgräte (*Spina scapulae*) und die Schulterhöhe (*Acromion*) lassen sich gut abtasten. Bei mageren Menschen und schlecht entwickelter oder gelähmter Muskulatur (besonders des *M. serratus anterior* und der *Mm. rhomboidei*) steht der mediale Rand des Schulterblattes vom Rumpf stark ab (*Scapula alata*).

Um einen Überblick über das **Muskelrelief** bei kräftigen, fettarmen Männern zu bekommen, betrachte man in Abb. 93 links die oberflächliche Muskulatur.

Der **Trapezmuskel** hat 3 sehnige Stellen, die bei starker Muskelkontraktion als Vertiefungen erscheinen.

1. An der Halsbrustgrenze, zu seiten des gut sichtbaren 7. Halswirbeldornes entspringt der Muskel mit einer dreieckigen, dünnen Sehnenplatte, die sich mit der der anderen Seite zu einer Raute ergänzt (*Vorsicht bei der Präparation*).

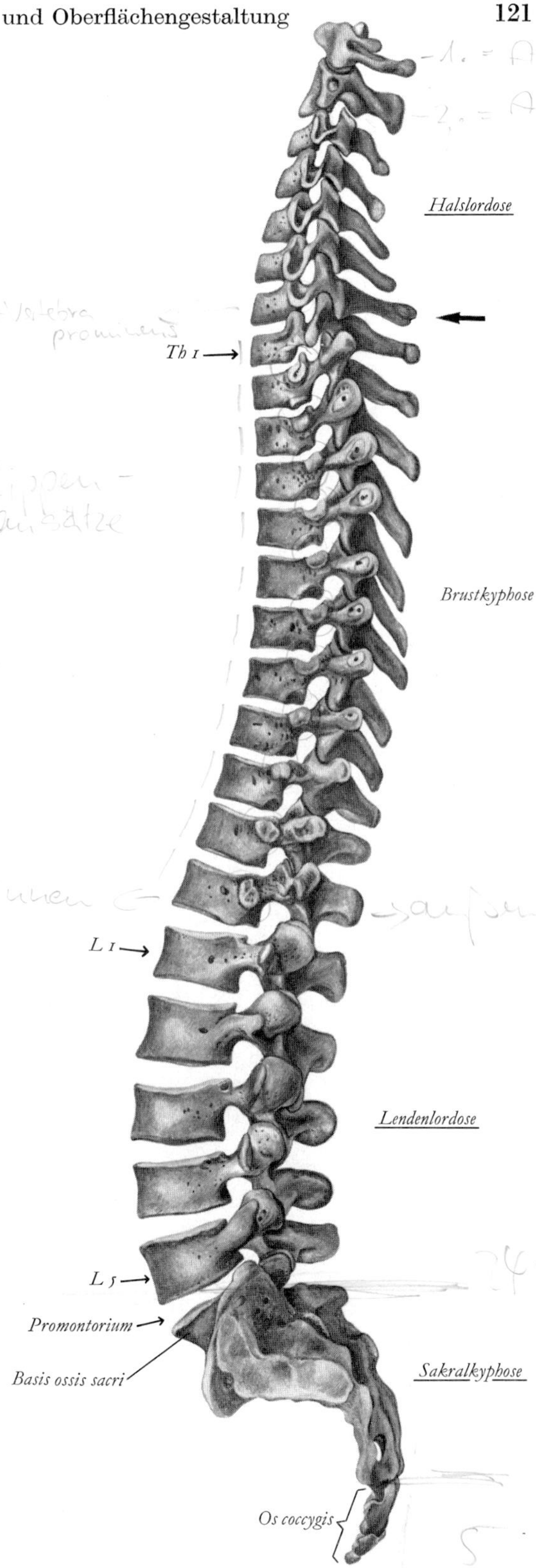

Abb. 76. Wirbelsäule von links. Der Pfeil zeigt den Dornfortsatz des 7. Halswirbels (Vertebra prominens)

2. Die vom 10.–12. Brustwirbeldorn kommenden Fasern entspringen mit etwas längerer Sehne. So entsteht ein kleines Dreieck, das bei starker Zusammenziehung die untere Spitze des Trapezmuskels abgestumpft erscheinen läßt.

3. Die aufsteigenden Fasern gehen am medialen Schulterblattrand in eine dreieckige Sehne über, die zum Unterrand der Schulterblattgräte zieht. Auch dieses dreieckige Feld wird bei der Muskelkontraktion eine typische Vertiefung ergeben.

In der Schultergegend werden bei entsprechenden Armbewegungen der Deltamuskel **(M. deltoideus)** und der große runde Muskel **(M. teres major)** wulstig vorspringen. Der unter einer kräftigen *Faszie* (Abb. 93) gelegene Untergrätenmuskel (*M. infraspinatus*) tritt weniger gut hervor.

Der breiteste Rückenmuskel **(M. latissimus dorsi)** bildet mit seinem Außenrand die hintere Begrenzung der Achselhöhle, die hintere Achselfalte. Er springt beim Seilklettern und Klimmzug als Wulst besonders gut hervor.

Die **Haut** des Rückens ist derb und dick. In der Lendengegend ist sie am kräftigsten. Seitlich geht sie in die dünnere Haut des Bauches und der Brust über. (*Die Rückenhaut der Tiere liefert das beste Leder.*)

Die **Haare** sind meistens sehr fein. Beim Mann kann eine stärkere Behaarung vorkommen. Sie findet sich dann auf den Schulterblättern und von der Kreuzbeingegend aufsteigend neben der medianen Rückenfurche. Schweiß- und Talgdrüsen sind zahlreich. Das **Unterhautbindegewebe** (*Stratum fibrosum cutis*) neigt zur Fettablagerung und ermöglicht an den meisten Stellen eine gute Verschieblichkeit der Haut gegen die Unterlage. Nur in der Nacken- und Lendengegend ist es straffer und ergibt hier eine geringere Verschieblichkeit.

Über den Wirbeldornen heftet sich die Haut straff an der Unterlage an (*Fettgeschwülste, Lipome, überschreiten deshalb nicht die Medianlinie*). Bei Neigung des Rumpfes nach hinten treten in der Lendengegend Stauchungsfalten auf. Sie stehen seitlich tiefer (bessere Verschieblichkeit), in der Medianlinie höher (Anheftung an den Dornen).

Die **Fettablagerung** im Subkutangewebe ist außerordentlich variabel. Wie schon oben betont, hat der schöngeformte Rücken der Frau ein harmonisch verteiltes Fettpolster, das Knochenpunkte und Muskelrelief nicht hervortreten läßt, andererseits ist beim jungen, kräftigen Mann das Fettpolster so gering, daß wir bei Muskelarbeit das Spiel der Muskeln gut durch die Haut sehen können. Individuell verschieden kann es früher oder später auch auf dem Rücken zu stärkeren Fettablagerungen kommen. Lokale Fettansammlungen, Fettgeschwülste, *Lipome*, sind auf dem Rücken nicht selten. Bei langem Krankenlager kann das Fettpolster verschwinden und die Muskulatur so atrophieren, daß das Skelett sehr scharf hervortritt. Man muß die am stärksten vorspringenden und aufliegenden Stellen, das Kreuzbein und die Schulterblätter, polstern, um Druckschädigungen der Haut zu verhüten.

A. Die Wirbelsäule, Columna vertebralis

Die Wirbelsäule, das Rückgrat, ist die gegliederte und bewegliche Stütze des Rumpfes. Die einzelnen Glieder dieser Säule nennen wir **Wirbel**, *Vertebrae*. Das Vorhandensein der Wirbelsäule hat der großen Gruppe der Wirbeltiere den Namen gegeben. Beim Menschen (Abb. 76) besteht sie aus 33–34 Wirbeln. Die 24 kranialen bleiben während des ganzen Lebens beweglich; man nennt sie auch **wahre Wirbel.** Die kaudal folgenden 5 Kreuzbeinwirbel verschmelzen während der Entwicklung zu einem einheitlichen Knochen, dem **Kreuzbein,** *Os sacrum.* Die 4 bis 5 kaudalsten Wirbel bzw. Wirbelreste liefern das **Steißbein,** *Os coccygis.* Die zum Kreuz- und Steißbein verschmolzenen Wirbel nennt man auch **falsche Wirbel.**

I. Die Wirbel

1. Die Grundform des Wirbels

Man kann den Wirbel mit einem kurzen Hohlzylinder oder Ring vergleichen. Dieser Hohlzylinder dient zur Aufnahme des Rückenmarkes und der Rückenmarkshäute. Die einzelnen Wirbel sind in den verschiedenen Abschnitten der Wirbelsäule abgewandelt. Als **Grundform** wählen wir einen **Brustwirbel** (Abb. 77).

Das **Wirbelloch,** *Foramen vertebrale,* wird vorn von dem zylindrischen **Körper,** *Corpus,* hinten von dem schwächeren **Bogen,** *Arcus,* umgeben. Vom Bogen gehen mehrere **Fortsätze,** *Processus,* ab. Sie dienen 1. als **Gelenkfortsätze,** *Processus articulares,* 2. als Hebelarme für die Muskeln (**Querfortsätze,** *Processus transversi,* und der unpaare **Dornfortsatz,** *Processus spinosus*).

Die Wirbelkörper sind der eigentlich stützende Bestandteil der Wirbelsäule. Sie haben eine dünne, kompakte Außenschicht und eine starke Spongiosa. An der oberen und unteren Endfläche des Wirbelkörpers ist der zentrale Teil porös und nur der Rand, die sogenannte **Randleiste,** aus festerem Knochen gebaut. Die rauhen Endflächen der benachbarten Wirbelkörper werden durch druckelastische **Zwischenwirbelscheiben,** *Disci intervertebrales,* miteinander verbunden. Die meisten Körper der Brustwirbel tragen seitlich eine kleine obere und eine untere halbe Gelenkfläche, *Fovea costalis superior* und *inferior*, für die Verbindung mit dem Rippenkopf.

Der Wirbelbogen ist dort, wo er vom Körper abgeht, am oberen Rande seicht, am unteren tief eingeschnürt (*Incisura vertebralis superior* und *inferior*). Diese Einschnürungen ergänzen sich mit den zugekehrten des nächst oberen und unteren Wirbels zu den Zwischenwirbellöchern, *Foramina intervertebralia.* Die Form und Größe der Zwischenwirbellöcher und ihre Lage zu den Zwischenwirbelscheiben ist in den einzelnen Abschnitten der Wirbelsäule sehr unterschiedlich. Die Größe der Foramina intervertebralia nimmt von Kranial nach Kaudal zu. Ihre Einengung führt häufig, besonders im Hals- und Lendenbereich, zu Druckerscheinungen an den durchtretenden Rückenmarksnerven und zu Störungen in deren Innervationsgebiet (Zervikalsyndrom, Lumbalsyndrom).

Die Gelenkfortsätze, 2 obere und 2 untere, *Processus articulares superiores* und *inferiores,* tragen überknorpelte Gelenkflächen. Die oberen Gelenkflächen weisen bei den Brustwirbeln nach dorsolateral, die unteren nach ventromedial. Sie stellen die Führungsflächen für die Bewegungen der Wirbelsäule dar.

Die Querfortsätze, *Processus transversi,* tragen bei den 10 kranialen Brustwirbeln eine Gelenkfläche, *Fovea costalis transversalis,* zur Verbindung mit dem Rippenhöckerchen, *Tuberculum costae.*

2. Die Brustwirbel, Vertebrae thoracicae

Brustwirbel nennen wir jene, die mit voll ausgebildeten Rippen in Verbindung stehen. In der Regel sind es 12. Sie werden von oben nach unten mit der Zunahme der auf ihnen ruhenden Körperlast allmählich massiger. Man betrachte in Abb. 76 die **Wirbelkörper** von der Seite. Die oberen und unteren Brustwirbelkörper haben einen größeren, queren Durchmesser, die mittleren sind mehr kartenherzförmig. Die Höhe des Wirbelkörpers ist vorn etwas geringer als hinten. Die Wirbelkörper 2–9 haben am Ober- und Unterrand je eine *Fovea costalis* (*superior* und *inferior*). Die Foveae costales benachbarter Wirbel geben zusammen mit der zugehörigen Zwischenwirbelscheibe die Gelenkfläche für einen Rippenkopf. Der 1. Brustwirbelkörper hat eine ganze obere Gelenkgrube für die 1. Rippe und eine halbe untere für die obere Hälfte des Kopfes der 2. Rippe. Der 10. Brustwirbelkörper hat nur eine halbe obere Gelenkfläche. Der 11. und 12. haben je eine ganze Fovea costalis für die 11. und 12. Rippe.

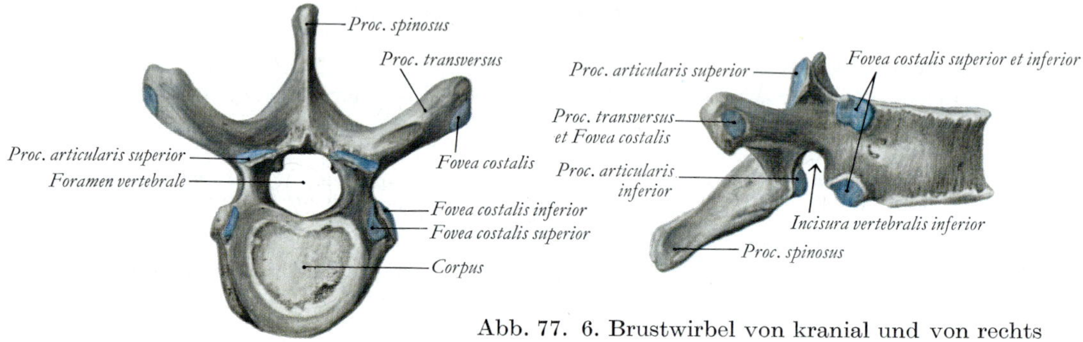

Abb. 77. 6. Brustwirbel von kranial und von rechts

Das **Wirbelloch,** *Foramen vertebrale,* ist im Verhältnis zu dem der Hals- und Lendenwirbel rundlich und klein. Die **Dornfortsätze** (Seitenansicht, Abb. 77) decken sich dachziegelartig, sind lang, dreieckig und besonders bei den mittleren nach abwärts gerichtet. Man beachte bei der Untersuchung am Lebenden, daß die Höhe des Wirbeldornes nicht der des zugehörigen Wirbelkörpers entspricht. Die **Querfortsätze** weisen bei den oberen direkt nach lateral, bei den mittleren und unteren mehr nach lateral und hinten.

Man kann somit einzelne Brustwirbel sehr wohl bestimmen.

Abarten: Die 12. Rippe kann zu einem Processus costarius (wie bei den Lendenwirbeln) rückgebildet sein (11 Brust- und 6 Lendenwirbel). Andererseits kann am 1. Lendenwirbel eine Rippe bestehen bleiben (13 Brust- und 4 Lendenwirbel).

3. Die Halswirbel, Vertebrae cervicales

Sämtliche 7 Halswirbel kann man an dem Loch in dem seitlichen Fortsatz, dem **Foramen transversarium** (für A. und V. vertebralis), erkennen. Die hintere Spange des Loches geht vom Arcus aus und entspricht dem Querfortsatz des Brustwirbels, die vordere Spange des Loches geht vom Körper aus und entspricht einer rudimentären Rippe. Der Processus transversus hat auf seiner kranialen Fläche eine Rinne für den zugehörigen Rückenmarksnerven, *Sulcus n. spinalis,* und läuft in ein vorderes und hinteres Höckerchen, *Tuberculum anterius* und *posterius processus transversi,* aus (Abb. 78). Das Tuberculum anterius des 6. Halswirbels ist besonders kräftig.

Bei Verletzungen der großen Halsschlagader, *A. carotis communis,* kann man das Gefäß gegen das dahinter gelegene Höckerchen pressen und eine zeitweise Blutstillung erreichen. Wir nennen daher dieses Höckerchen auch **Tuberculum caroticum.**

Die **Dornfortsätze** sind kurz, leicht nach hinten unten geneigt und bei den Wirbeln 2–6 in 2 Zacken gespalten. An den oberen **Gelenkfortsätzen** sind die Gelenkflächen nach hinten oben und leicht nach medial, an den unteren nach vorn unten und leicht nach lateral gerichtet. Die **Körper** sind verhältnismäßig niedrig und meistens hinten höher als vorn. Ihre Endflächen sind sattelförmig gekrümmt. Die kranialen Endflächen laufen seitwärts in schaufelartige Erhebungen, die *Processus uncinati*, aus. Sie sind entwicklungsgeschichtlich Abkömmlinge der Wirbelbogen und verschmelzen erst

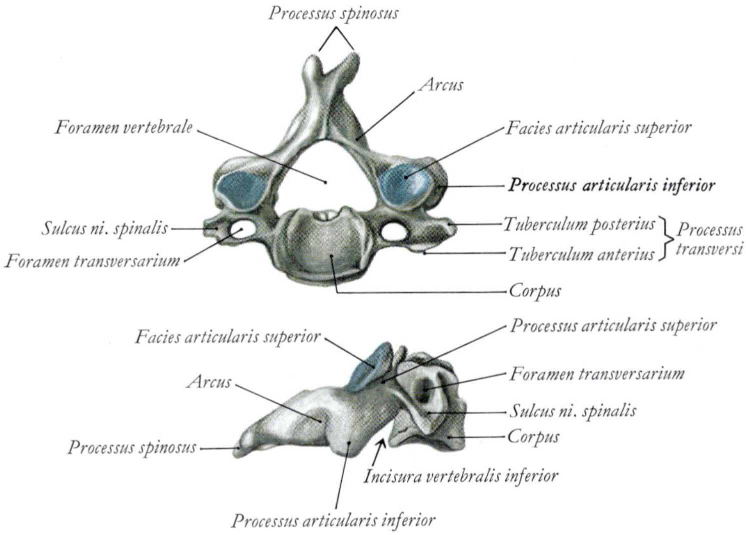

Abb. 78. 5. Halswirbel von kranial und von rechts

nach Abschluß des Wachstums mit dem Körper (*Töndury*). Das **Wirbelloch** hat die Form eines gleichschenkeligen Dreiecks und ist im Verhältnis zum Körper sehr groß (zur Aufnahme der Halsanschwellung des Rückenmarkes, *Intumescentia cervicalis*). Abweichungen von dieser typischen Halswirbelform zeigen der oberste, der **Atlas,** der zweitoberste, **Axis** (*Epistropheus*), und der 7., Vertebra prominens.

Der **Atlas,** der Träger des Kopfes, besitzt **keinen Körper,** hat deshalb eine typische Ringform (Abb. 79), einen kurzen, vorderen Bogen, **Arcus anterior,** und einen langen, hinteren Bogen, **Arcus posterior.** Die beiden Bögen vereinigen sich in den dicken Seitenteilen, den **Massae laterales,** die sich in die seitlich stark ausladenden **Querfortsätze,** *Processus transversi*, fortsetzen. Die langen Processus transversi erhöhen die Wirksamkeit der kurzen Kopfdreher, des M. obliquus superior und inferior. Der **Dornfortsatz** ist zu einem kleinen Höcker, *Tuberculum posterius*, reduziert. Eigentliche **Gelenkfortsätze** fehlen. Dafür sind auf den *Massae laterales* obere, ovale, von ventral nach dorsal konkave, nach medial leicht geneigte Gelenkflächen, *Foveae articulares superiores*, und untere, runde, nahezu plane *Foveae articulares inferiores* vorhanden (Abb. 79). Ein eigentlicher Körper fehlt dem Atlas, er ist zum Zahn der **Axis** (*Epistropheus*) geworden. Das **Foramen vertebrale** ist deshalb besonders groß. Sein kleinerer vorderer Teil dient zur Aufnahme des Zahnes der Axis. Für die Drehbewegungen ist auf der Rückfläche des Arcus anterior eine *Fovea dentis* vorhanden. Der Arcus anterior hat noch ein kleines, vorderes Höckerchen, *Tuberculum anterius*, zum Ansatz von Muskeln. Die A. vertebralis wendet sich vom Foramen transversarium des Atlas nach hinten und medial zum Hinterhauptsloch. Sie erzeugt dabei auf dem hinteren Atlasbogen den *Sulcus a. vertebralis*.

Axis (*Epistropheus*). Der zweite Halswirbel (Abb. 80 und 88) trägt auf der oberen Endfläche seines Körpers einen zapfenförmigen Fortsatz, den **Zahn,** *Dens*. Dieser Zahn hat auf seiner vorderen Fläche eine überknorpelte Gelenkfläche, *Facies articularis* *anterior*, zur Artikulation mit dem vorderen Atlasbogen und an seiner hinteren Fläche die *Facies articularis posterior* als Gleitfläche an dem starken Ligamentum transversum atlantis (Abb. 88). Die oberen **Gelenkfortsätze** fehlen. Rundliche, nahezu plane, nach außen und abwärts geneigte obere Gelenkflächen gestatten eine starke Dre-

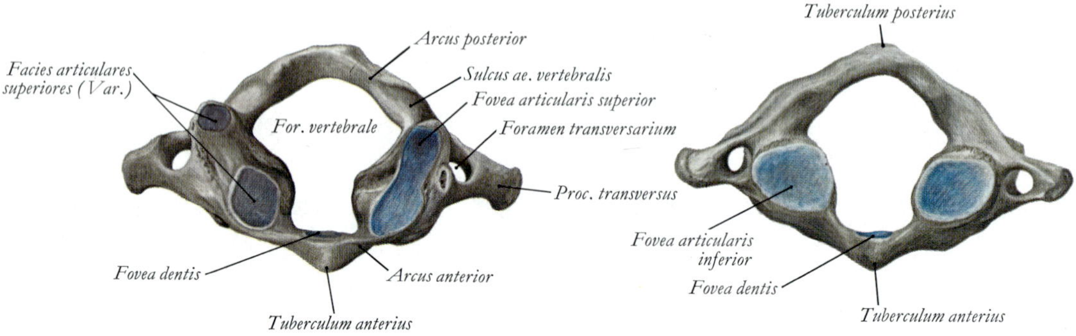

Abb. 79. Atlas von kranial und von kaudal

hung des Atlas und damit des Kopfes gegen den Drehwirbel, Axis. Der kräftige **Dornfortsatz** ist meistens gegabelt. Den kleinen Querfortsätzen fehlen die Tubercula und der Sulcus n. spinalis.

Vertebra prominens. Der 7. Halswirbel gleicht sich schon den Brustwirbeln an. Er hat einen langen, nicht gegabelten, stärker nach abwärts gerichteten **Dornfortsatz** (Abb. 76). Dieser springt im Nacken des Lebenden als deutlicher Höcker vor und dient als Anhaltspunkt beim Abzählen der Brustwirbeldornen. Das Foramen transversarium ist klein. Es nimmt nur die V. vertebralis auf.

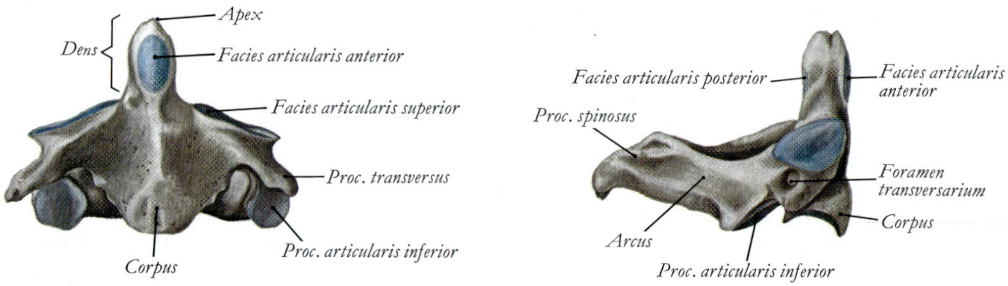

Abb. 80. Axis (Epistropheus) von ventral und von rechts

Der kostale Anteil des Processus transversus ist besonders kräftig und kann in seltenen Fällen zu einer unbeweglichen oder beweglichen **Halsrippe** ausgebildet sein. (*Eventuelle Beschwerden durch Druck auf das Nervengeflecht des Armes.*)

4. Die Lendenwirbel, Vertebrae lumbales

Die 5 kräftigen Lendenwirbel haben (Abb. 81) einen querovalen, großen **Körper**, ein dreieckiges, relativ großes **Foramen vertebrale** und hohe, horizontal nach hinten gerichtete, seitlich abgeplattete **Dornfortsätze.** Die **seitlichen Fortsätze** entspringen **vor** den Gelenkfortsätzen (man vergleiche den Unterschied beim Brustwirbel Abb. 76). Sie stellen Rippenrudimente dar und heißen daher **Processus costarii.** Vom 1. bis 3. Lendenwirbel werden sie länger und dann allmählich kürzer. Die medialwärts gerichteten Gelenkflächen der **kranialen Gelenkfortsätze** stehen senkrecht und sind von ventral nach dorsal konkav. Die **kaudalen Gelenkfortsätze** stehen näher aneinander. Ihre Gelenkflächen weisen nach lateral und sind konvex. Es umfassen so die kranialen Gelenk-

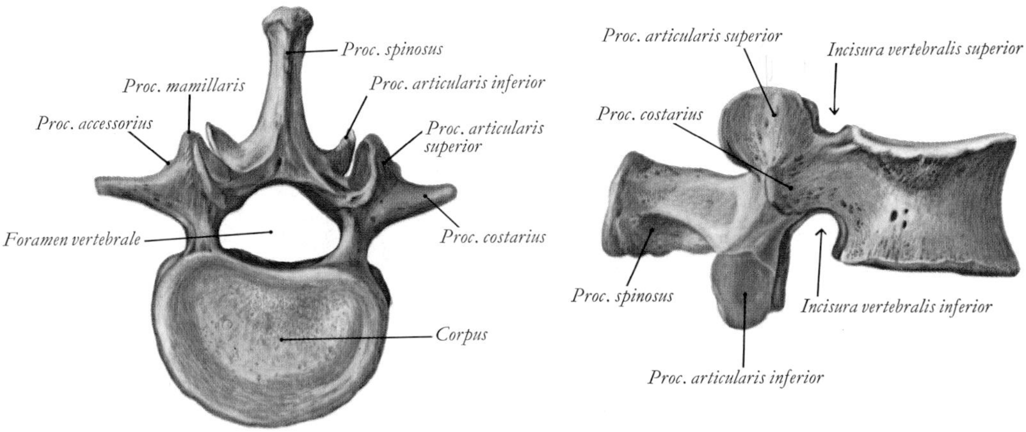

Abb. 81. Lendenwirbel von kranial und von rechts

fortsätze die kaudalen des nächst höheren Wirbels. Die Stellung der Gelenkflächen gestattet in der Hauptsache eine Beugung und Streckung und eine gewisse Seitwärtsneigung, die hauptsächlich zwischen den Wirbeln 3 und 4 und 4 und 5 erfolgt. Zwischen dem oberen Gelenkfortsatz und der Wurzel des Proc. costarius liegt der kleine **Processus accessorius.** Er entspricht dem Proc. transversus der Brustwirbel. Bei den oberen Lenden- und unteren Brustwirbeln findet sich am hinteren, freien Rande des kranialen Gelenkfortsatzes der rundliche **Proc. mamlliaris.** Der Körper des 5. Lendenwirbels ist vorn gewöhnlich etwas höher als hinten.

5. Das Kreuzbein, Os sacrum

Das Kreuzbein ist aus 5, nach kaudal sich stark verjüngenden Kreuzbeinwirbeln entstanden. Es gleicht somit einem nach unten zugespitzten Keil, der mit den beiden angrenzenden Hüftbeinen den Beckenring bildet und die Last der Wirbelsäule über das Becken auf die beiden Oberschenkelknochen überträgt. Die Spitze des Keiles, *Apex ossis sacri*, steht mit dem Steißbein in Verbindung.

Die glatte, vordere oder Beckenfläche des Kreuzbeins, **Facies pelvina** (Abb. 82), ist konkav, zeigt **4 Lineae transversae,** quer verlaufende, einfache oder doppelte Leisten. Diese sind die Grenzen der ursprünglichen Wirbelkörper. Die jederseits **4 Foramina sacralia pelvina,** sind nach dorsal zum Wirbelkanal führende Löcher, die den kräftigen, vorderen Ästen der Kreuzbeinnerven zum Austritt dienen.

Die konvexe, rauhe Rückenfläche, **Facies dorsalis ossis sacri** (Abb. 83), hat 5 Längsleisten, die unpaare, höckerige, mediane **Crista sacralis mediana** (Reste der Wirbeldornen), die paarigen, schwachen **Cristae sacrales intermediae** (sie sind durch die Verschmelzung der Gelenkfortsätze entstanden und begrenzen medial die hinteren Wirbellöcher, **Foramina sacralia dorsalia**), und die meist stärkeren, höckerigen **Cristae sacrales laterales** (Reste der Processus transversi).

Die Cristae intermediae setzen sich nach kranial in die **Processus articulares superiores,** nach kaudal in die **Cornua sacralia** (Abb. 83) fort. Die Processus articulares superiores (Abb. 83) tragen dorsomedial weisende Gelenkflächen zur Verbindung mit dem 5. Lendenwirbel. Die Cornua sacralia begrenzen eine variabel gestaltete Öffnung, den **Hiatus sacralis,** die untere Öffnung des **Canalis sacralis.** Es kann Schwierigkeiten bereiten, bei der Sakralanästhesie mit der Nadel in den Kanal zu gelangen.

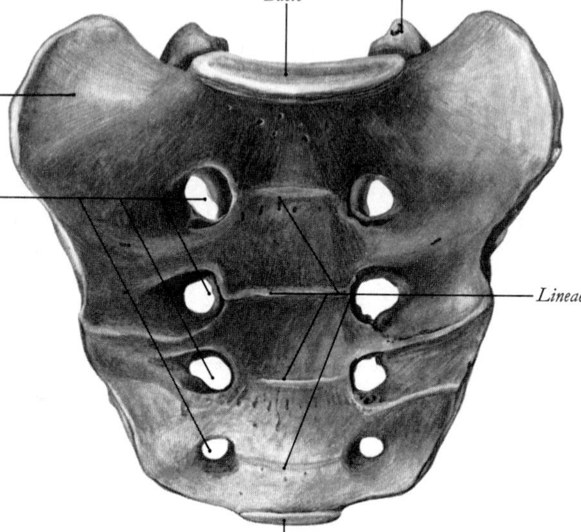

Abb. 82.
Kreuzbein, Facies pelvina

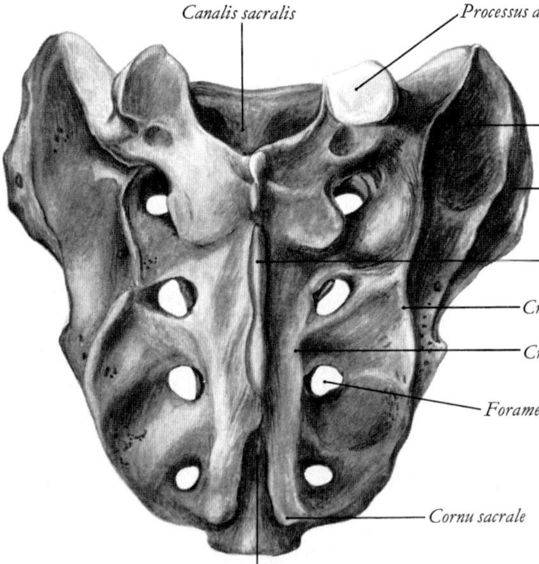

Abb. 83.
Os sacrum (Kreuzbein),
Facies dorsalis

Die **Pars lateralis ossis sacri,** seitlich von den Foramina sacralia, entstand durch Verwachsung der seitlichen Fortsätze, beinhaltet auch Rippenmaterial und trägt auf der lateralen Fläche die **Facies auricularis,** eine ohrmuschelförmige Gelenkfläche zur Verbindung mit dem Darmbein. Das Feld dorsal von dieser Gelenkfläche ist aufgerauht, **Tuberositas sacralis,** und dient zum Ansatz der *Ligg. sacroiliaca interossea.*

Geschlechtsunterschiede. Beim Mann ist das Kreuzbein lang, schmal und stärker gekrümmt, bei der Frau kürzer, breiter und schwächer gekrümmt.

Abarten. Nicht selten ist der Rippenquerfortsatz des 1. Kreuzbeinwirbels an einer Seite nicht vollständig mit dem übrigen Kreuzbein verschmolzen **(Übergangswirbel).** Die Facies auricularis rückt an dieser Seite tiefer. (Anlage zu Asymmetrien des Beckens.) Löst sich dieser Wirbel vollständig vom Kreuzbein, so haben wir 6 Lendenwirbel **(Lumbalisation).** Es kann auch zu teilweiser Verschmelzung des 5. Lendenwirbels mit dem Kreuzbein kommen **(Sakralisation).** Ähnliche Verschiebungen finden sich an der Kreuz-Steißbein-Grenze. In etwa 8 % haben wir solche Abarten.

6. Das Steißbein, Os coccygis

besteht aus 4–5 (7) Wirbelrudimenten. Der erste Wirbel (Abb. 84) hat noch einen Körper, Querfortsätze und Reste kranialer Gelenkfortsätze, die *Cornua coccygea.* Der Bogenanteil

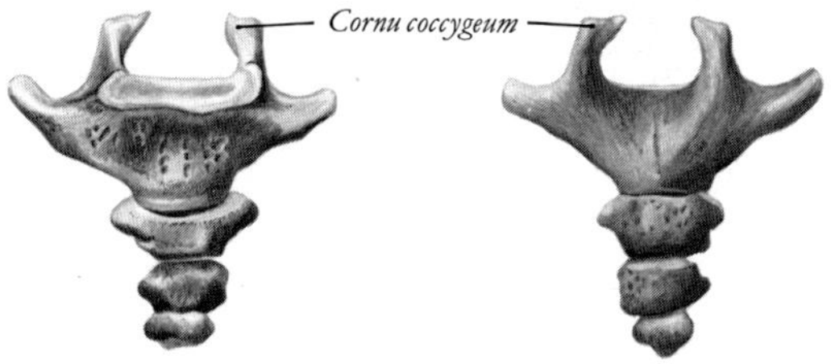

Abb. 84. Steißbein von ventral und von dorsal

fehlt allen Steißbeinwirbeln. Die übrigen Steißbeinwirbel bestehen nur aus rundlichen Knochenstückchen (Resten der Wirbelkörper). Die einzelnen Wirbelanteile sind faserknorpelig (synchondrotisch) oder knöchern (synostotisch) mit einander verbunden.

II. Die Bänder und Gelenke der Wirbelsäule

1. Die Zwischenwirbelscheiben und Zwischenwirbelbänder

1. Zwischenwirbelscheiben, Disci intervertebrales (Abb. 85). Sie verbinden die Endflächen benachbarter Wirbelkörper, sind etwas größer als diese und überragen sie seitlich. Die Gesamtheit aller Disci intervertebrales macht ungefähr $^1/_4$ der Gesamtlänge der Wirbelsäule aus. Die Zwischenwirbelscheiben bestehen aus einem äußeren, festen Ring mit konzentrisch angeordneten Lagen kollagener Faserbündel, **Anulus fibrosus,** und einem zentralen, weicheren Gallertkern, **Nucleus pulposus.** Der Nucl. pulposus steht unter Quellungsdruck. Schneidet man einen Discus an, quillt der Gallertkern hervor. In der Wachstumsperiode findet man in ihm Reste der *Chorda dorsalis.* Bei der Biegung der Wirbelsäule weicht er nach der gedehnten Seite aus. Der straffe Anulus fibrosus gibt der Wirbelsäule bei Biegungsbeanspruchungen eine große Festigkeit. Die Bindegewebsfasern in ihm überkreuzen sich in den aufeinanderfolgenden Lagen. Die Zellen haben im straffen Anulus fibrosus mehr Sehnenzellencharakter und nehmen im Nucleus pulposus den Charakter von Knorpelzellen an.

Durch starke Gewalteinwirkungen können Teile des Nucl. pulposus in den Wirbelkörper [*Schmorl*sche Knötchen] oder in den Wirbelkanal [Pulposushernie] gepreßt werden.

Funktion. Man kann die Zwischenwirbelscheiben mit Wasserkissen vergleichen, die den Druck gleichmäßig verteilen und eine Biegung nach allen Richtungen ermöglichen. Die Gesamtheit der Gallertkerne wirkt wie ein elastischer Stab, der zur Eigenform der Wirbelsäule beiträgt. Während des Tages werden die Zwischenwirbelscheiben durch

Wasserverlust so stark abgeplattet, daß die Körperlänge am Abend etwa um 3 cm geringer ist als am Morgen.

Die Zwischenwirbelscheiben sind nicht gleichmäßig dick, sondern keilförmig; in der Hals- und Lendengegend sind sie vorn, im Brustgebiet hinten höher.

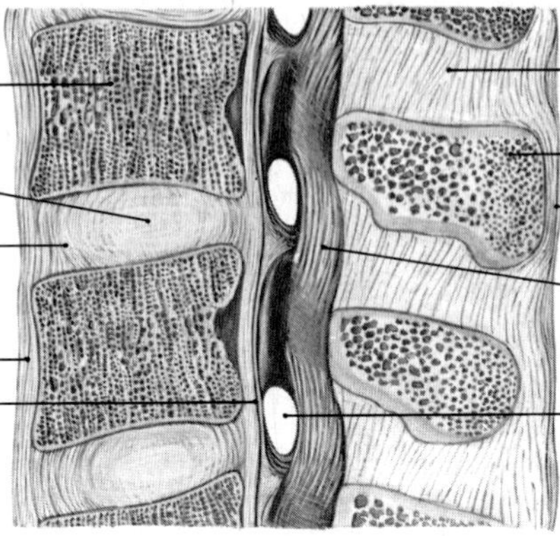

Abb. 85. Medianschnitt durch die Lendenwirbelsäule

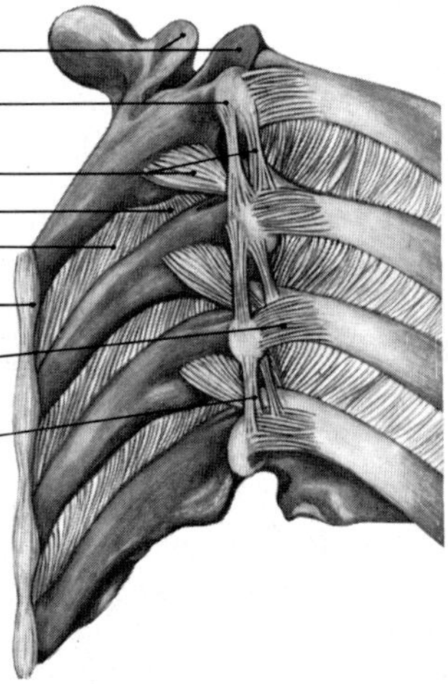

Abb. 86. Bänder der Brustwirbelsäule von dorsal und rechts

Außerdem werden sie von kranial nach kaudal allmählich dicker. Die Endflächen der Scheiben sind durch eine hyaline Knorpelschicht (synchondrotisch) mit den benachbarten Wirbelkörpern verbunden (Abb. 85).

2. Ligamentum longitudinale anterius und **posterius** (Abb. 85). Die durch die Zwischenwirbelscheiben gegebene Festigkeit der Wirbelsäule (speziell der Körper) wird erhöht durch Bänder, die 1. ventral und lateral und 2. dorsal über Wirbelkörper und Zwischenwirbelscheiben hinwegziehen. Das breitere, vordere Band ist an den Wirbelkörpern, das schmalere, hintere an den Zwischenwirbelscheiben verankert.

3. Ligamenta flava. Die gelben, vorwiegend aus elastischen Fasern bestehenden Bänder verbinden die Bogen benachbarter Wirbel. Schon in der Ruhe- oder Eigenform der Wirbelsäule sind sie gespannt. Werden sie bei der Beugung noch stärker gedehnt, so speichern sie Energie, die beim Nachlassen der beugenden Kräfte die Wirbelsäule wieder in die Ausgangslage zurückführt. Ähnliches gilt auch für alle anderen Bänder der Wirbelsäule.

4. Ligg. intertransversaria sind rundliche Bänder (Abb. 86) zwischen benachbarten Querfortsätzen. Sie sind im Halsgebiet besonders schwach und können dort fehlen.

5. Ligg. interspinalia (Abb. 85, 86). Sie verbinden benachbarte Dornfortsätze und verlaufen von ventrokranial nach dorsokaudal.

6. Lig. supraspinale (Abb. 85). Es läuft vom 7. Halswirbel bis zum Kreuzbein über die Spitzen der Processus spinosi hinweg und ist mit den vorigen verbunden.

7. Lig. nuchae (Nackenband, Abb. 94). Es ist eine dreieckige, dünne, median eingestellte Bindegewebsplatte, die sich zwischen *Protuberantia occipitalis externa* und den Dornen der Halswirbel ausspannt. Man kann es als eine Fortsetzung der Ligg. interspinalia und des Lig. supraspinale ansehen. Bei vielen Vierfüßlern, besonders den Geweihe tragenden, ist es ein starkes elastisches Band, das den Kopf tragen hilft und damit Muskelkraft spart. Beim Menschen erfüllt es mehr die Aufgaben eines Muskelseptums.

2. Die Zwischenwirbelgelenke

Den **synarthrotischen** Verbindungen der Wirbelkörper können wir die echten Gelenke, zwischen den Gelenkfortsätzen benachbarter Wirbel gegenüberstellen. Eine im Halsgebiet schlaffe, nach kaudal allmählich straffer werdende **Gelenkkapsel,** die wie üblich an den Rändern der Gelenkflächen ansetzt, verbindet immer einen Proc. articularis inferior mit einem Proc. articularis superior des nächstunteren Wirbels. Wie schon oben beschrieben, ist die Stellung der Gelenkflächen in den einzelnen Abschnitten der Wirbelsäule verschieden.

Es ergibt sich daraus eine unterschiedliche Bewegungsmöglichkeit. Kapseln, Gelenkform und -stellung geben der **Halswirbelsäule** die größte Bewegungsfreiheit: Vor- und Rückwärtsbeugen, Seitwärtsneigen und Drehung. In der **Brustwirbelsäule** sind Beugung und Streckung am meisten eingeschränkt. Die nahezu sagittale Stellung der Gelenkflächen an der **Lendenwirbelsäule** verhindert fast ganz eine Rotation (S. 135).

3. Die Verbindungen der Wirbelsäule mit dem Kopf

Die Verbindung der beiden obersten Halswirbel, Atlas und Axis, untereinander und mit dem Hinterhauptsbein ermöglicht zusätzliche Bewegungen. Wir sprechen vom oberen und unteren Kopfgelenk.

Im **oberen Kopfgelenk,** *Articulatio atlantooccipitalis,* artikulieren die ellipsoidisch geformten *Condyli* des *Os occipitale* mit den konkaven, oberen Gelenkflächen des Atlas. Die Gelenkkapsel ist relativ schlaff. Die Atlas-Occiput-Verbindung wird besonders gesichert durch Bänder, die sich zwischen der Umgebung des Hinterhauptsloches und vorderem und hinterem Atlasbogen ausspannen, *Membrana atlantooccipitalis anterior und posterior* (Abb. 87). Die Membrana atlantooccipitalis posterior entspricht den Ligg. flava, hemmt die Nickbewegung. Sie wird von den Aa. vertebrales und Nn. cervicales I durchbohrt.

Mechanik: Die Hauptbewegungsachse verläuft quer, dicht hinter dem äußeren Gehörgang, und ermöglicht Vor- und Rückbeugung des Kopfes um etwa 20°. Um eine sagittale Achse ist noch eine gewisse Seitwärtsneigung des Kopfes möglich.

Im **unteren Kopfgelenk** wird der Atlas mitsamt dem Kopf um den Zahn des Drehwirbels (*Epistropheus*) gedreht. Die Rotationsachse verläuft durch den Zahn des 2. Halswirbels (deshalb die Bezeichnung **Axis** für diesen Wirbel). Drei getrennte Gelenke, die unpaare **Articulatio atlanto-axialis mediana** – zwischen Dens, vorderem Atlasbogen und Lig. transversum atlantis – und rechte und linke **Articulatio atlanto-axialis lateralis** – zwischen den Gelenkflächen von Atlas und Axis – ermöglichen mit ihren schlaffen Gelenkkapseln den großen Bewegungsumfang, je 30° nach rechts und links. Ein starker Bandapparat sichert die Lage und bestimmt den Bewegungsumfang des Dens axis. Die **Ligg.**

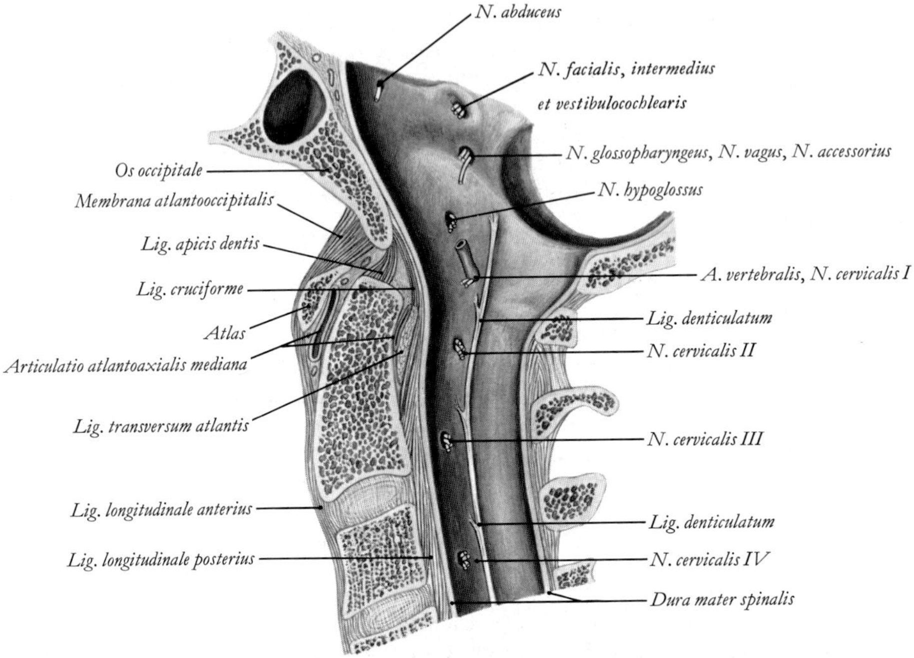

Abb. 87. Medianschnitt durch das Hinterhauptsbein und die obere Halswirbelsäule

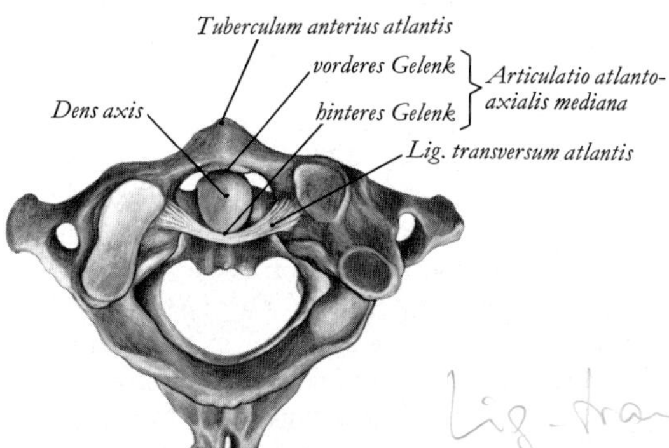

Abb. 88 Atlas u. Axis v. kranial
Lig. transversum atlantis

alaria, vom Zahn zum seitlichen Umfang des Hinterhauptsloches ansteigend, hemmen zu starke Drehung und Seitwärtsneigung des Kopfes (Abb. 89, 90). Das kräftige **Lig. transversum atlantis** (Abb. 88), durch einen oberen und unteren Schenkel zum **Lig. cruciforme** ergänzt (Abb. 89), sichert zusammen mit der kräftigen **Membrana tectoria** (Abb. 87), der kranialen Fortsetzung des Lig. longitudinale posterius, die Lage des Zahnes und schützt damit das verlängerte Mark. Das dünne **Lig. apicis dentis** (Abb. 90), ein Rest der *Chorda dorsalis*, hat keine wesentliche mechanische Bedeutung.

Die starke Sicherung des Dens axis durch Bänder erklärt es, daß es beim Tode durch den Strang gewöhnlich nicht zum Riß der Bänder und zur Luxation des Zahnes nach hinten, gegen das verlängerte Mark kommt, wie es früher häufig behauptet wurde.

Mechanik: Das untere Kopfgelenk ist in der Hauptsache ein Drehgelenk. Die Achse verläuft durch die Mitte des Dens. Von der Mittelstellung aus ist nach jeder Seite

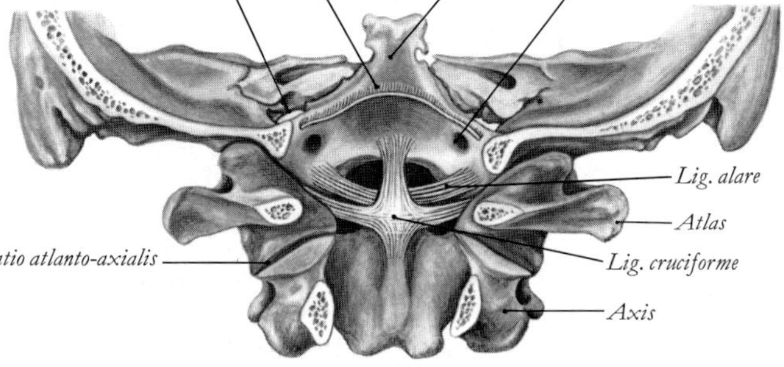

Abb. 89. Bänder zwischen Os occipitale, Atlas und Axis von dorsal durch Eröffnung des Wirbelkanals freigelegt. Rückenmark mit Hüllen und Membrana tectoria entfernt

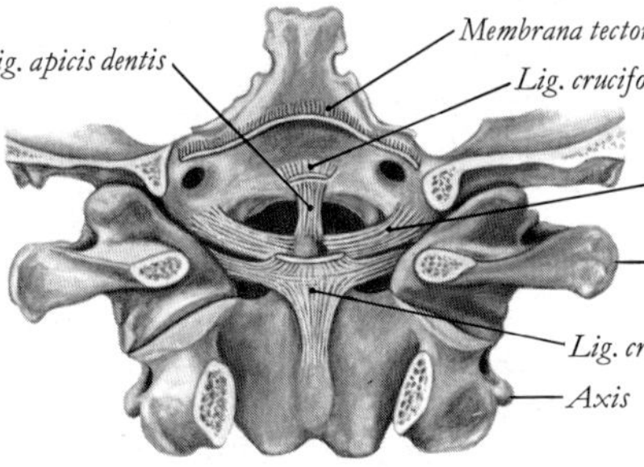

Abb. 90. Bänder zwischen Os occipitale, Atlas und Axis. Lig. cruciforme teilweise entfernt

eine Kreiselung um 30° möglich. Da, wie oben beschrieben, die artikulierenden seitlichen Gelenkflächen beide konvex sind, klaffen sie in der Mittelstellung vorn und hinten (Abb. 89). Es muß also bei der Drehung gleichzeitig eine Schraubenbewegung erfolgen, die mit einer leichten Hebung und Senkung des Kopfes verbunden ist.

III. Die Wirbelsäule als Ganzes

(Abb. 76)

Die Wirbelsäule des erwachsenen Menschen zeigt eine Reihe typischer Krümmungen. Im Hals- und Lendengebiet ist sie nach vorn konvex **(Lordose)**, im Brust- und Kreuzbeingebiet nach hinten konvex **(Kyphose)**. Diese Krümmungen ermöglichen es, daß Stöße, die die Wirbelsäule beim Fall auf die Füße, beim Sprung usw. treffen, federnd abgefangen werden und damit weniger den Kopf und das Gehirn treffen. Die stärkere Abknickung der Lendenwirbelsäule gegen das Kreuzbein (*Promontorium*), die Lordose der Lendenwirbelsäule und die kompensatorische Kyphose im Brustgebiet gestatten es, daß der **Schwerpunkt** des Körpers nach dorsal verlagert wird. Bei der **hoch-**

schwangeren Frau sehen wir die Lendenlordose und die kompensatorische Rückwärtsverlagerung der Massen im Brust-, Hals- und Kopfgebiet besonders deutlich (*stolzer aufrechter Gang der Schwangeren*). Beim Vierfüßler fehlt die Lendenlordose.

Auch die Last des Körpers und der Tonus der Muskeln haben einen Einfluß auf die Krümmungen der Wirbelsäule. Man beobachte die Haltung körperlich schwer arbeitender Menschen vor und nach der Arbeit. Beim erwachsenen Menschen sind die Krümmungen schon fest in dem elastischen System der Bänderwirbelsäule verankert. Lösen wir nämlich eine Wirbelsäule mit ihren Bändern aus dem Körper heraus, so bleiben die Krümmungen vermöge der ihr innewohnenden Elastizität erhalten **(Eigenform der Wirbelsäule)**.

Normalerweise gibt es auch geringe Biegungen der Wirbelsäule in der Frontalebene, nach links und rechts **(Skoliosen)**. Meistens sind sie nach rechts konvex. Kompensatorisch ist dann in den angrenzenden Abschnitten eine leichte Linksbiegung vorhanden. Dem **Neugeborenen** fehlen die Krümmungen der Wirbelsäule noch nahezu vollständig. Sie ist hier ein fast gerader, leicht nach vorn konkaver Stab. Da der **Säugling** ähnlich wie die Frucht im Mutterleib mit im Hüft- und Kniegelenk gebeugten, gegen den Bauch gezogenen Beinen liegt, ist die Lendenlordose nur angedeutet. Sie wird stärker, wenn man das im Hüftgelenk gebeugte Bein streckt. Die Aufrichtung des Kopfes und die dadurch bedingte Gewichtsverlagerung läßt die Halslordose auftreten. Diese Krümmungen sind zunächst nur während der Belastung vorhanden, verschwinden in der Ruhe. Mit dem Erlernen des Gehens werden die Krümmungen deutlicher, sind aber noch weit geringer als beim Erwachsenen. Man beachte die Haltung eines Kleinkindes. Bis zur **Pubertät** haben sich die typischen Krümmungen ausgebildet, sind fixiert und bleiben auch in der Ruhe bestehen.

Auch später ist die Wirbelsäule noch einem gewissen Wandel unterworfen. Dabei haben sicherlich der **Beruf** (bestimmte Haltung bei einer Arbeit, Belastung usw.) und das **Alter** (Nachlassen des Tonus, Erschlaffen der Bänder, der Zwischenwirbelscheiben und der Muskulatur) einen Einfluß. So werden die Menschen im Alter kleiner.

Abarten. Besonders starke Biegungen in der Sagittalebene (*Kyphosen* und *Lordosen*) oder in der Frontalebene (*Skoliosen*) oder in beiden Ebenen (*Kyphoskoliosen*) können angeboren oder erworben sein. Halbseitige Anlage eines Wirbels (Keilwirbel) führt zur Skoliose. Falsche Belastung (schlechte Haltung beim Sitzen, einseitiges Tragen usw.), Erkrankungen des Knochens (Tuberkulose eines Wirbelkörpers) oder Lähmung von Muskeln und Nerven kann zur Buckelbildung (*Kyphoskoliose*) führen. Veränderungen in der Zahl und Form der Wirbel sind oben besprochen worden.

Die **Höhe** der Wirbelsäule (kürzeste Entfernung zwischen Spitze des Dens axis und Steißbeinspitze) beträgt $^2/_5$ der ganzen Körperlänge. Beim Fetus und Neugeborenen ist der Rumpf und damit die Wirbelsäule relativ länger. Mit dem stärkeren Wachstum der Extremitäten gleichen sich die Unterschiede aus. Große Leute haben einen relativ kurzen Rumpf. Doch gibt es auch große individuelle Unterschiede, z. B. sogenannte Sitzriesen (man vgl. Agamemnon und Odysseus).

IV. Die Bewegungen der Wirbelsäule

Die Säule der **Wirbelkörper und Zwischenwirbelscheiben** trägt die Körperlast und regelt entsprechend der Dicke der Scheiben die Größe der Biegung. Die **Wirbelbogen** mit den Gelenk- und Dornfortsätzen bestimmen die **Richtung** der Bewegung.

Die Bewegung zwischen zwei Wirbeln ist gering. Die Gesamtbewegung der aus 24 Gliedern bestehenden Kette ist aber sehr umfangreich. Sie erfolgt in allen Ebenen des Raumes. Die Hauptbewegungen sind:

1. Vor- und Rückwärtsbeugung oder Beugen und Strecken

Sie erfolgen um eine quere Achse hauptsächlich in der Hals- und Lendenwirbelsäule. In letzterer ist das Beugen wesentlich geringer als das Strecken. Im Brustgebiet ist die Beugung größer als die Streckung. Die Streckung wird hier durch die dachziegelförmig gelagerten Dornfortsätze gehemmt. Die Rückwärtsbeugung ist an 3 Stellen besonders ausgiebig, und zwar 1. zwischen den unteren Halswirbeln, 2. zwischen 11. Brust- und 2. Lendenwirbel, 3. zwischen dem 4. Lendenwirbel und dem Kreuzbein. (*Verletzungen der Wirbelsäule durch Überbeanspruchung kommen besonders häufig an diesen drei Stellen vor.*)

2. Seitwärtsneigung um die sagittale Achse

Diese Bewegungsmöglichkeit ist in der Hals- und Lendenwirbelsäule annähernd gleich groß. Im Brustgebiet ist die Möglichkeit des Seitwärtsneigens am größten. Der Bewegungsumfang wird hier durch die Wirbelsäulenbänder und durch die gleichseitigen Rippen eingeschränkt. Sie werden zusammengepreßt, an der Gegenseite auseinandergezogen.

3. Kreiselung (Drehung, Rotation) um die vertikale Achse

Sie ist im Halsgebiet am ausgiebigsten, nimmt nach kaudal allmählich ab und ist in der Lendenwirbelsäule wegen der nahezu sagittal gestellten Gelenkflächen minimal. Beim stehenden Menschen erfolgt bei stärkerer Rumpfkreiselung eine zwangsläufige Drehung des Beckens gegen die Oberschenkel.

Da die oben genannten Hauptbewegungen in den einzelnen Teilen der Wirbelsäule unabhängig voneinander, ja entgegengesetzt erfolgen und sich schließlich kombinieren können, wird die Vielgestaltigkeit der Wirbelsäule verständlich.

Eine Sonderstellung nimmt der **Kopf** ein. Als Sitz der Hauptsinnesorgane, Auge und Ohr, hat er eine besonders große Beweglichkeit erhalten: 1. durch die oben beschriebenen Kopfgelenke und 2. durch den besonders großen Bewegungsumfang in der übrigen Halswirbelsäule.

Der Bewegungsumfang der Wirbelsäule ist von Mensch zu Mensch verschieden. Er ist vom Alter, vom Geschlecht, vom Konstitutionstyp und von den Lebensgewohnheiten (Beruf) abhängig. Neue Untersuchungen (*E. Stofft*) zeigen, daß erhöhte sportliche Aktivität nicht unbedingt zu einer Steigerung der Wirbelsäulenbeweglichkeit führen muß. Die Beweglichkeit in der Lendenwirbelsäule ist bei Nichtsportlern größer als bei Leistungssportlern.

V. Die Wirbel-Rippen-Verbindungen

Da die Zahl und die Form der Rippen auf die Beweglichkeit der Wirbelsäule einen Einfluß haben und die Rückenmuskeln zum Teil an den Rippen entspringen oder an ihnen ansetzen, sei schon hier kurz auf die Rippenwirbelgelenke, **Articulationes costovertebrales,** eingegangen. Jede Rippe ist an 2 Stellen mit der Wirbelsäule verbunden, der Rippenkopf (*Caput costae*) mit den Wirbelkörpern und den Zwischenwirbelscheiben **(Articulatio capitis costae)** und der Rippenhals (*Collum costae*) mit den Querfortsätzen der Wirbel **(Articulatio costotransversaria).** Aus dieser doppelten Verbindung ergibt sich, daß sich jede Rippe nur um eine Zwangsachse (die durch den Rippenhals zieht) bewegen kann.

1. **Articulatio capitis costae.** Der Kopf der 2. bis 10. Rippe (Abb. 91) artikuliert mit den Foveae costales benachbarter Wirbel und der zugehörigen Zwischenwirbelscheibe. Von letzterer zieht das *Lig. capitis costae intraarticulare* (Abb. 91) zum Rippenkopf und teilt das Gelenk in 2 Kammern. Die Gelenkkapsel wird vorn durch das *Lig. capitis costae radiatum* verstärkt.

2. **Articulatio costotransversaria.** Die Rippenhöckerchen der 1. bis 10. Rippe sind mit den Querfortsätzen der zugehörigen Wirbel verbunden. Die Gelenkkapsel wird durch das *Lig. costotransversarium laterale* (vom Tuberculum costae zur Spitze des Querfort-

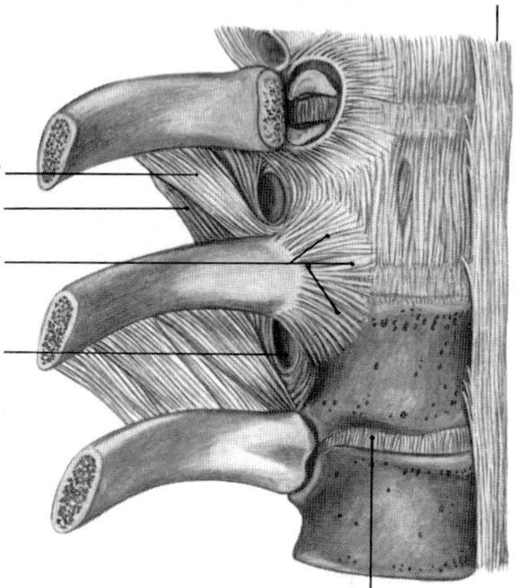

Abb. 91. Wirbel-Rippenverbindungen. Ansicht von lateral

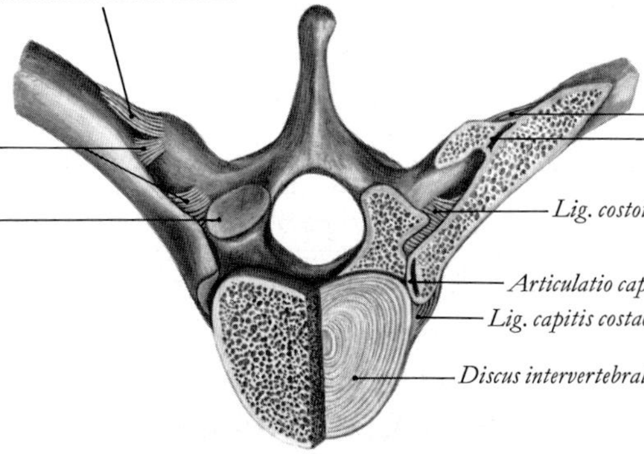

Abb. 92. Wirbel-Rippenverbindungen, Ansicht von kranial

satzes) verstärkt (Abb. 92). Außerdem wird der Rippenhals (zwischen Caput und Tuberculum costae) durch das *Lig. costotransversarium* (Abb. 92) an dem Querfortsatz befestigt. Schließlich ist der Rippenhals noch durch das schräge *Lig. costotransversarium superius* an dem nächsthöheren Querfortsatz aufgehängt (Abb. 91). Über Bewegungsachse und Funktion siehe beim Brustkorb (II. Bd.).

B. Die Muskeln des Rückens

Wie wir bereits im allgemeinen Teil sahen, gliedern sich die Muskelsegmente entwicklungsgeschichtlich und vergleichend-anatomisch schon frühzeitig in einen dorsalen und einen ventralen Abschnitt, die von einem dorsalen und einem ventralen Nervenast versorgt werden. Von der ventralen Muskulatur wachsen die Muskeln für die Extremitäten aus. Die dorsale liefert die tiefe, neben der Wirbelsäule gelegene Rückenmuskulatur. Da diese dort angelegt ist und dort auch weiter bleibt, nennen wir sie die **bodenständige** oder **autochthone Rückenmuskulatur.** Sekundär wandern Muskeln von der oberen Extremität (also ventrale) auf den Rücken aus, gewinnen Ansätze an den Wirbeldornen und liefern die sogenannte **oberflächliche** oder **Gliedmaßenmuskulatur** des Rückens. Bei den teilweise recht komplizierten Muskelverlagerungen entscheidet immer die Nervenversorgung ob es sich um dorsale oder ventrale Muskeln handelt.

I. Die oberflächlichen oder Gliedmaßenmuskeln des Rückens

1. **M. trapezius** (Abb. 93 links). Die Muskeln beider Seiten bilden zusammen ein Trapez. Die nach unten ausgezogenen Spitzen erinnern an die zurückgeschlagene Kappe einer Mönchskutte und gaben ihm den alten Namen Kapuzenmuskel [M. cucullaris]. Der Muskel einer Seite ist dreieckig.

Ursprung. Am **Kopf** zwischen *Linea nuchae superior* und *suprema* und an der *Protuberantia occipitalis externa*, am **Hals** mittels des *Ligamentum nuchae* an den Wirbeldornen, im **Brust**gebiet von sämtlichen 12 Brustwirbeldornen.

Ansatz. Die oberen, dünnen Teile (*Pars descendens*) steigen abwärts zum lateralen Drittel des Schlüsselbeins. Der mittlere Teil (*Pars transversa*) entspringt mittels eines dreieckigen Sehnenspiegels, ist besonders kräftig und zieht horizontal zum *Acromion* des Schulterblattes. Der untere Teil (*Pars ascendens*) steigt aufwärts, setzt mit einer langen, platten Sehne, die am Rücken des Lebenden gut zu erkennen ist, an der Gräte (*Spina*) des Schulterblattes an.

Wirkung. Die oberen Fasern heben, die unteren senken die Schulter. Dabei ist die hebende Komponente stärker (Heben und Tragen von Lasten). Durch Heben der Schultern wird der Brustkorb entlastet und die Einatmung (*Inspiration*) erleichtert. Alle Fasern zusammen ziehen die Schulter zurück, das Schulterblatt gegen die Wirbeldornen. Obere und untere Fasern zusammen drehen das Schulterblatt, helfen damit bei der Hebung des Armes über die Horizontale (s. dort). Die oberen Fasern drehen dabei den oberen Schulterblattwinkel nach hinten, die unteren Fasern den unteren Schulterblattwinkel nach vorn. Steht der Schultergürtel fest, so zieht der Trapezius bei beidseitiger Wirkung den Kopf nach hinten, bei einseitiger dreht er das Hinterhaupt zur gleichen Seite.

Varietäten. Teile des Muskels können fehlen. Nicht selten reichen sie an beiden Seiten verschieden weit herab. Teilweises Zusammenfließen mit dem *M. sternocleidomastoideus* ist aus der Entwicklung zu erklären. Beide Muskeln stammen von demselben Mutterboden, werden vom gleichen Nerven (N. accessorius) versorgt.

Nervenversorgung. *Ramus externus* des *N. accessorius* und Äste aus C3 und C4 (Halsnervengeflecht). Die letzteren können schon bald eine Verbindung mit dem Accessorius eingehen (*Plexus accessoriocervicalis*) oder auch selbständig zum Muskel ziehen. Der untere Teil wird ausschließlich vom N. accessorius, der mittlere von den Halsnerven, der obere von beiden versorgt.

Lähmung. Das Bild ist je nach dem Ausfall der einzelnen Teile sehr verschieden, ist aus der oben beschriebenen Funktion abzuleiten (Herabhängen der Schulter, Drehung des Schulterblattes, Armheben erschwert).

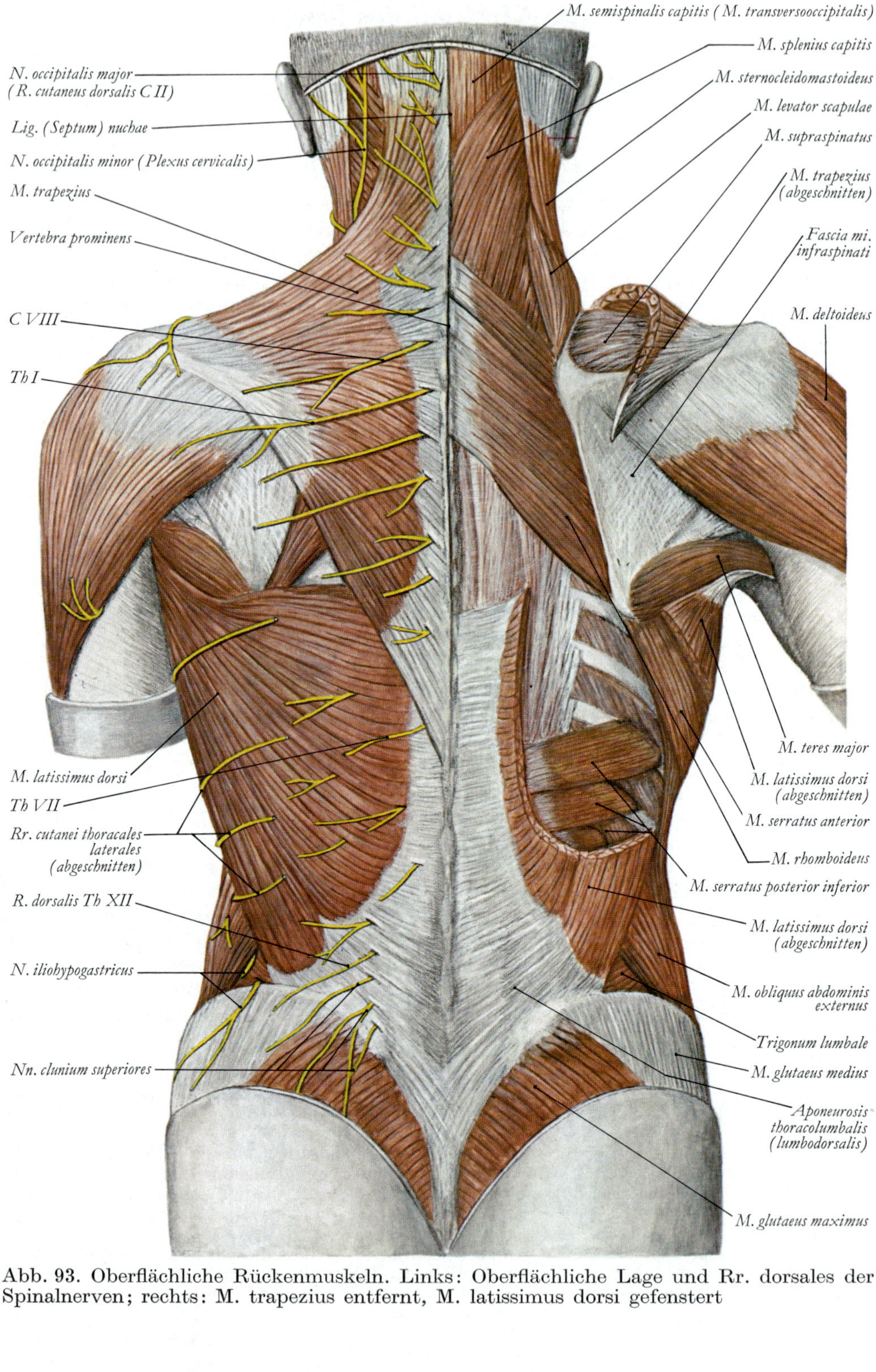

Abb. 93. Oberflächliche Rückenmuskeln. Links: Oberflächliche Lage und Rr. dorsales der Spinalnerven; rechts: M. trapezius entfernt, M. latissimus dorsi gefenstert

2. **M. latissimus dorsi,** der breiteste Rückenmuskel, **entspringt** (Abb. 93) mittels einer flachen Sehne, der *Fascia* (besser *Aponeurosis*, s. S. 147) *thoracolumbalis* [*lumbodorsalis*], von den Dornen der unteren 6 Brustwirbel, sämtlicher 5 Lendenwirbel, der Facies dorsalis des Kreuzbeins und dem Labium externum der Crista iliaca, fleischig mit akzessorischen Zacken von den 3–4 unteren Rippen und dem unteren Winkel (*Angulus inferior*) des Schulterblattes.

Ansatz. Die Muskelfasern konvergieren nach lateral und vorn; dabei ziehen die oberen Fasern über den unteren Schulterblattwinkel – drücken ihn gegen den Rumpf – winden sich spiralig um den *M. teres major* und setzen mit einer platten Sehne kurz vor dem letzteren an der *Crista tuberculi minoris humeri* an.

Wirkung. Aus dem Verlauf ergibt sich, daß er den erhobenen Arm herab und nach hinten zieht und ihn nach innen dreht (rotiert). (*Schürzenknoter, Fracktaschenmuskel.*) Wechselt das Punktum fixum, halten z. B. die Arme die Reckstange, so hilft er den Rumpf gegen die Stange heben.

Der relativ dünne Muskel bildet mit dem kräftigen *M. teres major* die hintere, wulstige Begrenzung der Achselhöhle. Die Rippenzacken sollen bei der Einatmung helfen. Wenn bei erschwerter Ausatmung (*Asthma*) die Arme festgestellt sind, soll er die Exspiration unterstützen (*Hustenmuskel*).

Varietäten. Einzelne Teile des Muskels können rückgebildet sein. Untere Fasern des Muskels können über die Gefäße und Nerven der Achselhöhle hinweg zum Rande des großen Brustmuskels (*M. pectoralis major*) ziehen (Langerscher Achselbogen) oder Ansatz an dem langen Kopf des *M. triceps* gewinnen. Der Achselbogen soll auch von einem früheren Hautmuskel, dem *Panniculus carnosus*, abstammen.

Nervenversorgung. *N. thoracodorsalis* (C 6–8).

In der zweiten Schicht, unter dem M. trapezius, liegen der Schulterblattheber und die beiden Rautenmuskeln.

3. **M. levator scapulae,** der Schulterblattheber (Abb. 93–95), **entspringt** mit 4 schlanken Zacken von den *Tubercula posteriora* der *Processus transversi* der Halswirbel 1–4, zieht unter den *Mm. splenii* schräg nach hinten unten und **setzt** am oberen Schulterblattwinkel (*Angulus superior scapulae*) und angrenzendem Teil des *Margo medialis scapulae* **an.** Auf ihm liegt der *N. accessorius*.

Wirkung. Der Muskel zieht den oberen Schulterblattwinkel nach oben vorn und medial und hilft bei der Drehung des Schulterblattes.

4. **Mm. rhomboidei,** die Rautenmuskeln, **entspringen** von den 2 unteren Hals- und 4 oberen Brustwirbeldornen und **ziehen** (Abb. 93 rechts) schräg abwärts **zum** *Margo medialis* des Schulterblattes. Der obere Teil ist dünner und gewöhnlich durch einen feinen Spalt von dem dickeren und größeren unteren Teil getrennt (*M. rhomboideus minor* und *major*). Der vom Trapezius verdeckte Muskel ist beim Lebenden nur in dem vom Margo medialis scapulae, Latissimus und Trapezius begrenzten Dreieck (Abb. 75, 93) sichtbar.

Wirkung. Alle Fasern ziehen das Schulterblatt nach medial und oben. Die unteren nähern den unteren Schulterblattwinkel der Wirbelsäule und drehen das Schulterblatt (der Wirkung des *M. serratus anterior* entgegengesetzt!). Alle Anteile der *Mm. rhomboidei* pressen, wie der *M. serratus anterior*, den medialen Rand des Schulterblattes gegen den Thorax. Sind sie gelähmt, so steht der Margo medialis vom Thorax ab (Flügelskapula, Scapula alata).

Nervenversorgung. Der Schulterblattheber und beide Rautenmuskeln werden vom *N. dorsalis scapulae* (C 3–5) versorgt.

Varietäten. Die Zahl der Zacken des *Levator scapulae* ist häufig verringert. Die Rautenmuskeln können nach oben und unten verbreitert, aber auch teilweise rückgebildet sein.

Spinokostale Rückenmuskeln

Sie werden von ventralen Nervenästen versorgt, sind also (wie die Gliedmaßenmuskeln) ventraler Herkunft, haben aber Ursprung an den Wirbeldornen und Ansatz an den Rippen gefunden.

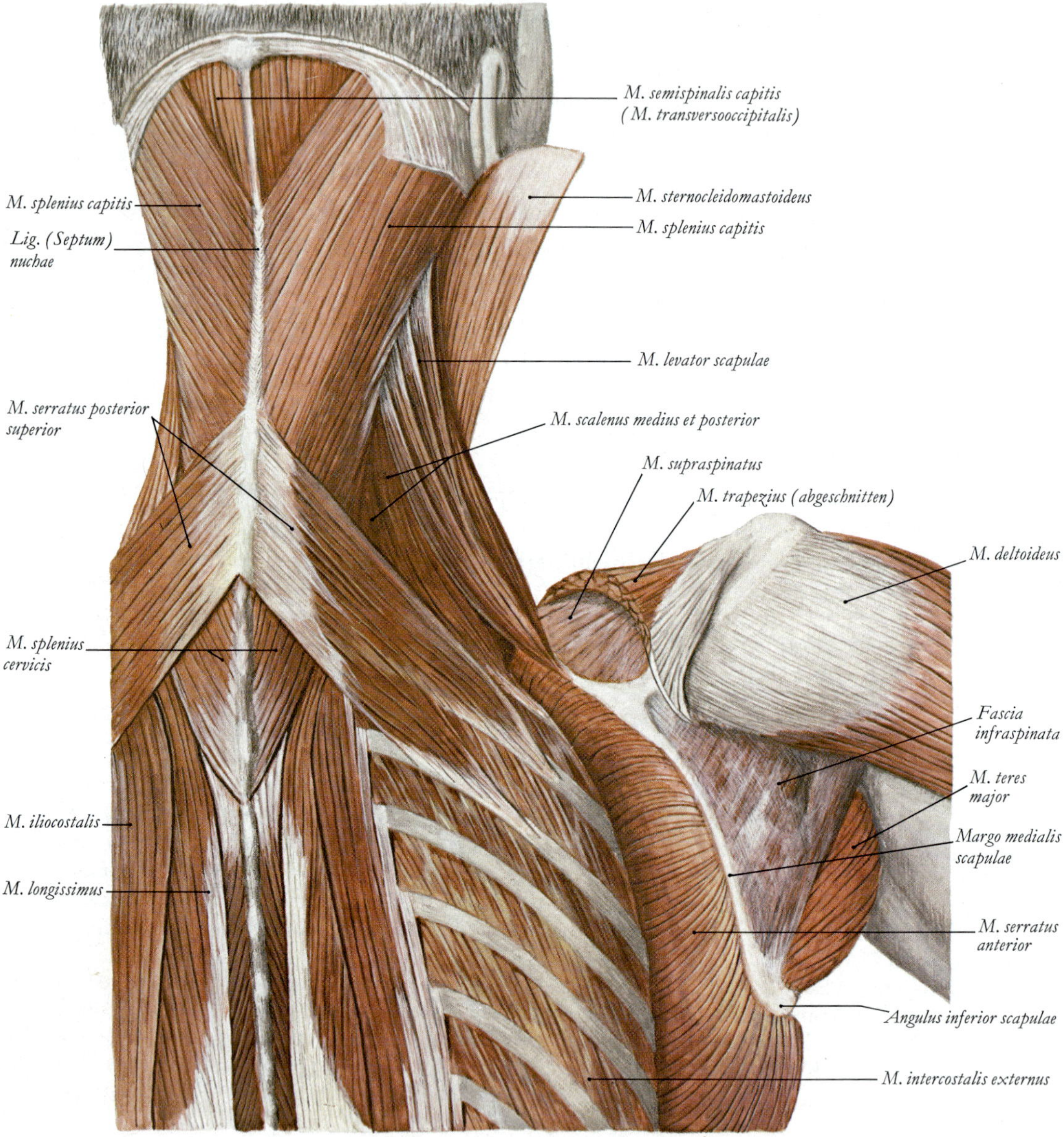

Abb. 94. M. serratus posterior superior, M. splenius, M. levator scapulae, M. serratus anterior von dorsal. Schultergürtel nach lateral gezogen

M. serratus posterior superior, hinterer, oberer Sägemuskel (Abb. 94). Er liegt in der dritten Muskelschicht, unter den Mm. rhomboidei, und überkreuzt die Mm. splenii capitis et cervicis.

Ursprung. Mit langer Sehne von den beiden unteren Hals- und den beiden oberen Brustwirbeldornen.

Ansatz. Mit 4 Zacken an der 2.–5. Rippe lateral vom Rippenwinkel.

Wirkung. Hebung der oberen Rippen und Unterstützung der Einatmung.

M. serratus posterior inferior, hinterer, unterer Sägemuskel (Abb. 93). Der dünne, platte Muskel liegt unmittelbar unter dem M. latissimus dorsi (Abb. 93 rechts).

Ursprung. Mit breiter, platter Sehne von der *Fascia thoracolumbalis* in Höhe der beiden unteren Brust- und der beiden oberen Lendenwirbeldornen.

Ansatz. Mit 4 fleischigen Zacken an den 4 untersten Rippen.

Wirkung. Zieht nach *R. Fick* die Rippen nach außen, wirkt dem einwärtsziehenden Zug des Zwerchfells entgegen, hilft also bei der **Einatmung.**

Nervenversorgung. Beide Muskeln werden von den zugehörigen Interkostalnerven versorgt.

Varietäten. Bei beiden Muskeln kann die Zahl der Zacken vermehrt oder vermindert sein. Es ist das vergleichend-anatomisch zu erklären. Beim *Kaninchen* und *Tarsius* (Koboldmaki) sind die beiden Muskeln noch eine einheitliche Muskelplatte mit einem schwächeren mittleren Abschnitt. Der mittlere Teil wird dann weiter reduziert zu einer aponeurotischen Platte, die sich zwischen den beiden Muskeln, besonders stark oberhalb des unteren, findet.

II. Die autochtonen Rückenmuskeln

Die bodenständige Muskulatur des Rückens zieht in zwei großen, durch die Wirbeldornen getrennten Strängen, vom Hinterhaupt bis zum Kreuzbein. Jeder der beiden Muskelstränge liegt in einem osteofibrösen Führungskanal, der medial von den Wirbeldornen, ventral von den Seitenfortsätzen der Wirbel und im Brustbereich noch von den Rippen, im Lendengebiet ventral von der *Aponeurosis lumbalis* und dorsal von der *Fascia thoracolumbalis* und den *Mm. serrati posteriores* begrenzt wird (Abb. 95, 98, 99). Die Gesamtmuskulatur hat man früher als **M. erector trunci** bezeichnet. Ursprünglich war diese segmental gegliedert. Die einzelnen Segmentmuskeln waren in mehreren Schichten angeordnet und zogen von einem Wirbel zum benachbarten. Die Muskelsegmente waren durch Septa voneinander getrennt. In der Phylogenese fanden an diesen Muskeln umfangreiche Umbauvorgänge statt. Die am oberflächlichsten gelegenen Schichten haben ihre ursprüngliche Segmentation weitgehend verloren und ordneten sich zu übersegmentalen Längszügen. Sie bilden das **Longitudinalsystem** mit einer großen funktionellen Längskomponente. Die tieferen Schichten verlieren nur teilweise ihre Segmentation. Sie überspringen mit zunehmend tieferer Lage immer weniger Wirbel, so daß bei der tiefsten Schicht, den *Mm. rotatores*, die segmentale Gliederung erhalten bleibt. Diese Muskeln haben eine deutliche rotatorische Komponente. Sie bilden das **Transversospinalsystem.** Eine Sonderstellung nehmen Muskeln ein, die nur im Hals- und Kopfbereich ausgebildet sind: das **Spinotranversalsystem** und die sog. **kurzen, tiefen Nackenmuskeln.**

Alle diese Muskeln verbleiben dort wo sie auch angelegt wurden. Sie sind **autochton** (bodenständig) und werden von den **Rr. dorsales** der Spinalnerven versorgt.

1. Das Longitudinalsystem (Abb. 95, 96)

Dieses System hat einen überwiegend longitudinalen, der Wirbelsäule parallel gerichteten, Verlauf. Seine Hauptvertreter (*M. iliocostalis, M. longissimus, M. spinalis*) richten

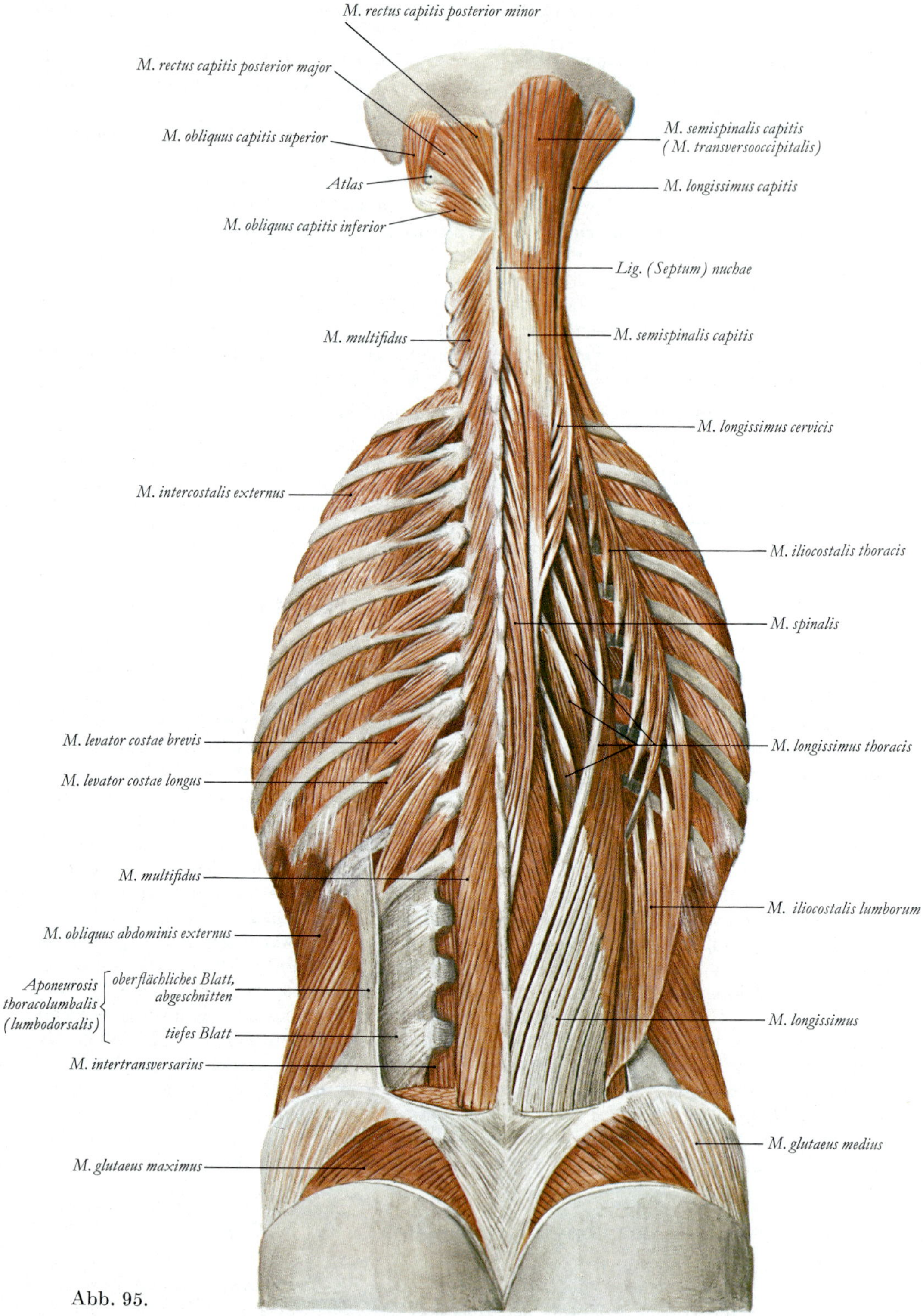
M. rectus capitis posterior minor
M. rectus capitis posterior major
M. obliquus capitis superior
Atlas
M. obliquus capitis inferior
M. semispinalis capitis
(M. transversooccipitalis)
M. longissimus capitis
Lig. (Septum) nuchae
M. multifidus
M. semispinalis capitis
M. longissimus cervicis
M. intercostalis externus
M. iliocostalis thoracis
M. spinalis
M. levator costae brevis
M. longissimus thoracis
M. levator costae longus
M. multifidus
M. iliocostalis lumborum
M. obliquus abdominis externus
Aponeurosis thoracolumbalis (lumbodorsalis)
oberflächliches Blatt, abgeschnitten
tiefes Blatt
M. longissimus
M. intertransversarius
M. glutaeus medius
M. glutaeus maximus

Abb. 95.

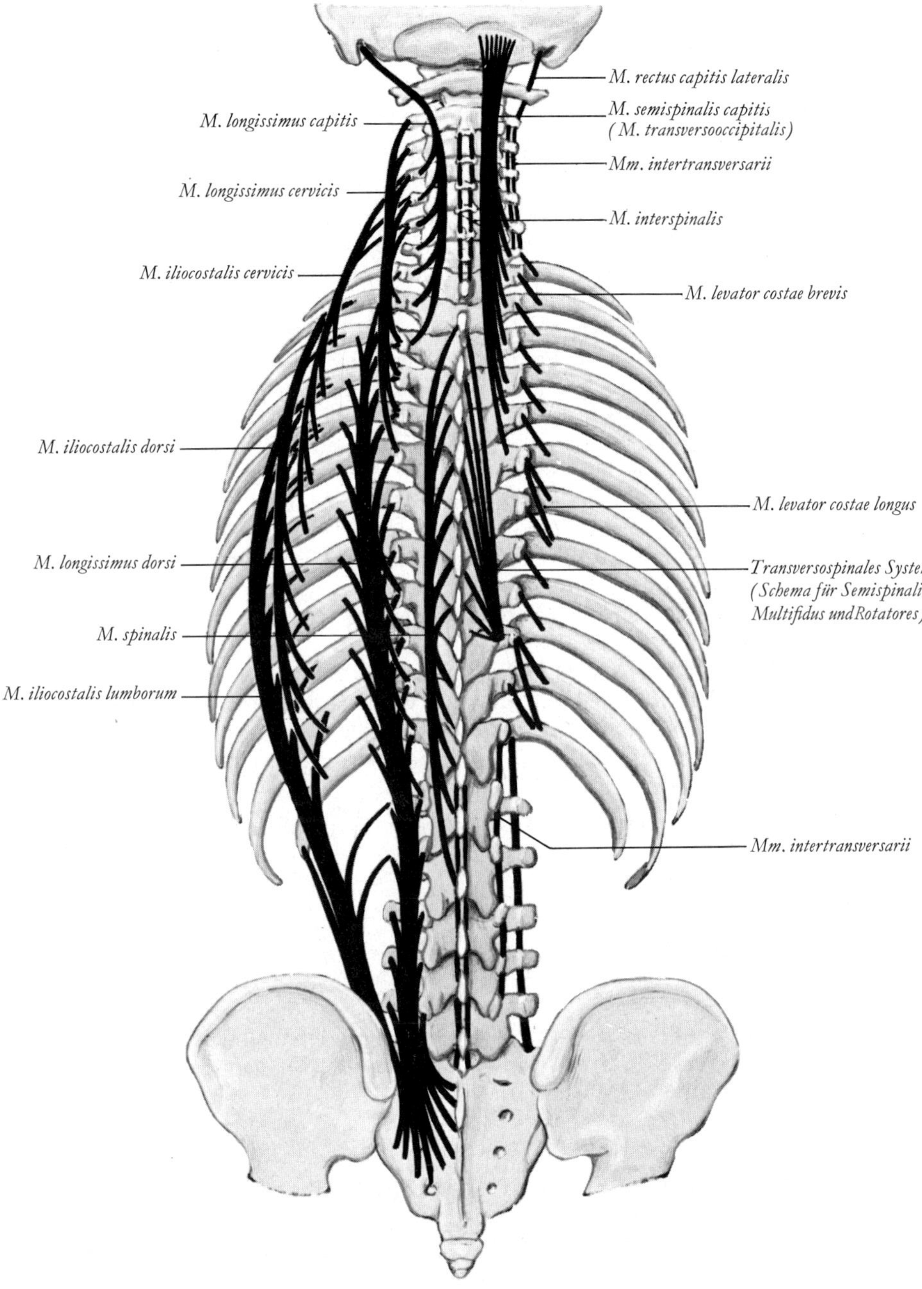

Abb. 96. M. erector spinae, Schema. Links Longitudinalsystem. Rechts Transversospinalsystem und kurze Muskeln

---

◀ Abb. 95. M. erector spinae I
Rechts: Longitudinalsystem (M. spinalis, M. longissimus, M. iliocostalis) und M. semispinalis capitis. Links: M. multifidus, Mm. levatores costarum und die kurzen tiefen Nackenmuskeln

bei ihrer Kontraktion die Wirbelsäule auf und sind der eigentliche **M. erector spinae.** Mit diesem Namen wird heute aber auch die gesamte autochtone Rückenmuskulatur belegt. Der M. iliocostalis und der M. longissimus sind im Lendenbereich besonders kräftig (*M. sacrospinalis*).

a) **M. spinalis,** Dornmuskel. Er entspringt von den Dornen der 2 letzten Brustwirbel und der 3 obersten Lendenwirbel und setzt an den Brustwirbeldornen 3–9 an (Abb. 95).

b) **M. iliocostalis,** der laterale, hauptsächlich vom Darmbein und vom Kreuzbein kommende Anteil des M. erector spinae, setzt mit fleischigen Zacken an der 11. und 12. Rippe, weiter kranial mit allmählich immer länger werdenden Sehnen an den Anguli aller weiteren Rippen und an den Querfortsätzen der unteren Halswirbel an. Nach dem Ansatz (Abb. 96 links) unterscheidet man einen *Iliocostalis lumborum* (an den 6 unteren Rippen), einen *Iliocostalis thoracis* (an den 6 oberen Rippen) und einen *Iliocostalis cervicis* (an den Querfortsätzen der Halswirbel 4–6). Da sich der lange Muskel von kaudal nach kranial durch Abgabe von Zacken allmählich erschöpft, bekommt er von medial her (von der 12.–3. Rippe) laufend akzessorische Ursprünge.

c) **M. longissimus.** Er liegt medial vom vorigen und läßt sich ebenfalls in mehrere Abschnitte gliedern. Der *M. longissimus thoracis* entspringt vom Kreuzbein und setzt mit medialen und lateralen Zacken an den *Processus costarii* und *accessorii* der Lendenwirbelsäule und im Brustgebiet an den Rippen und Querfortsätzen an. Von den Querfortsätzen der oberen Lendenwirbel (den Processus costarii) und der unteren Brustwirbel erhält er akzessorische Zacken. Der *M. longissimus cervicis* entspringt von den Querfortsätzen der oberen Brustwirbel und setzt an den Querfortsätzen der oberen und mittleren Halswirbel mit einer Reihe von Zacken an. Der *M. longissimus capitis* entspringt von den Querfortsätzen der oberen Brustwirbel und der unteren und mittleren Halswirbel. Er setzt am Warzenfortsatz an.

Wirkung des Longitudinalsystems. Bei beidseitiger Kontraktion wird die Wirbelsäule gestreckt und der Kopf (M. longissimus capitis!) nach dorsal gebeugt. Einseitig kontrahiert, neigt es den Rumpf seitwärts und dreht das Gesicht zur gleichen Seite (M. longissimus capitis). Zum Longitudinalsystem können noch gerechnet werden:

d) Die **Mm. interspinales.** Sie spannen sich in der Hals- und Lendengegend paarig zwischen benachbarten Wirbeldornen aus (Abb. 96, 99) und sind Strecker der Wirbelsäule.

e) Die **Mm. intertransversarii** (Abb. 96). Sie verbinden benachbarte Querfortsätze im Halsbereich (*cervicales*) und im Lendenbereich (*lumbales*) und neigen bei einseitiger Kontraktion die Wirbelsäule seitwärts.

2. Das Transversospinalsystem (Abb. 95, 96, 97)

Es zieht von Querfortsatz zu Dornfortsatz. Nach der Zahl der übersprungenen Wirbel teilen wir es ein:

a) **M. semispinalis,** Halbdornmuskel, bildet die oberflächlichste Lage dieses Systems. Er entspringt an den Querfortsätzen der Brustwirbel und der 3–4 unteren Halswirbel, überspringt 4–7 Dornen, und setzt als *M. semispinalis thoracis* und *M. semispinalis cervicis* an den Dornen der oberen Brust- und unteren Halswirbel und als *M. semispinalis capitis* (*M. transversooccipitalis*) am Hinterhauptsbein unterhalb der Linea nuchae superior an. Der M. semispinalis fehlt im Lendenbereich.

b) **M. multifidus,** der Vielgeteilte, ist im Lendenbereich am kräftigsten ausgebildet. Er erstreckt sich nach kranial bis zum 2. Halswirbel. Der Muskel überspringt 3–5 Dornen.

c) **Mm. rotatores,** Wirbeldreher. Sie bilden die tiefste Schicht des Transversospinalsystems. Gut ausgebildet sind sie im Brustbereich, etwas schwächer im Halsbereich, am schwächsten oder garnicht im Lendenbereich. Die **Mm. rotatores longi** ziehen vom Querfortsatz zum Dornfortsatz des übernächsten, die **Mm. rotatores breves** zu jenem des nächsten Wirbels.

Wirkung des Transversospinalsystems. Beidseitige Kontraktion ergibt eine Streckung der Wirbelsäule und eine Verlagerung des Kopfes nach dorsal. Der *M. semispinalis capitis* (*M. transversooccipitalis*) ist der stärkste Strecker im Atlantookzipitalgelenk und in der Halswirbelsäule. Die Muskeln dieses Systems und des Longitudinalsystems halten die Wirbelsäule und stellen sie auf dem Becken fest, wie ein Mast auf einem Segelschiff durch Seile festgehalten wird. Die einseitige Kontraktion enthält zwei Bewegungskomponenten: 1. Seitwärtsneigen und 2. Drehen. Die queren Züge drehen vorwiegend (*Mm. rotatores*), die langen (*M. semispinalis*) neigen mehr zur Seite. Der *M. multifidus* steht in der Funktion zwischen beiden. Der *M. semispinalis capitis* (*M. transversooccipitalis*) dreht den Kopf (das Gesicht) zur entgegengesetzten Seite.

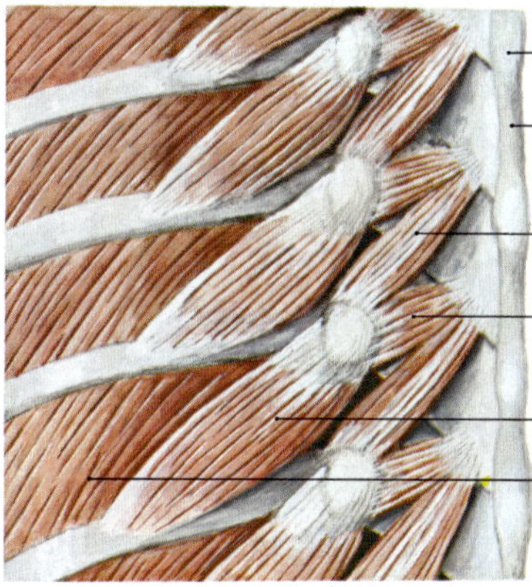

Abb. 97. Autochtone Rückenmuskulatur, tiefe Schicht (Mm rotatores) und Mm. levatores costarum breves

3. Das Spinotransversalsystem (Abb. 94)

M. splenius, Riemenmuskel. Er entspringt vom 3. Hals- bis zum 6. Brustwirbeldorn, schlingt sich wie eine Binde um die übrigen tiefen Nackenmuskeln und setzt mit den unteren Faserzügen (*M. splenius cervicis*) an den Querfortsätzen der 3 oberen Halswirbel, mit dem oberen, größeren Teil (*M. splenius capitis*) an der lateralen Hälfte der *Linea nuchae superior* bis zum *Processus mastoideus* an.

Wirkung des M. splenius. Bei beidseitiger Kontraktion zieht er den Kopf bzw. den Hals nach dorsal. Bei einseitiger Wirkung dreht er den Kopf (das Gesicht) zur selben Seite. Er ist Antagonist des *M. sternocleidomastoideus*, der den Kopf zur entgegengesetzten Seite dreht.

Praktische Anwendung. Zusammen mit den Bändern und den Zwischenwirbelscheiben sichert die autochtone Rückenmuskulatur die Krümmungen der Wirbelsäule und ist für die Körperhaltung verantwortlich. Ihre Schlaffheit oder Unterentwicklung führt zu Haltungsschäden. Ist die einseitig gelähmt, so entstehen seitliche Verbiegungen der Wirbelsäule (Skoliosen). Bei doppelseitiger Lähmung verstärken sich die Krümmungen der Wirbelsäule. Der Patient kann nur aufrecht stehen, indem er, bei verstärkter Lendenlordose, den Rumpf nach dorsal verlagert.

Varietäten. Häufig kann man die Grenzen zwischen den einzelnen autochtonen Rückenmuskeln nur künstlich darstellen. Auch ihre Ursprünge und Ansätze sind sehr variabel.

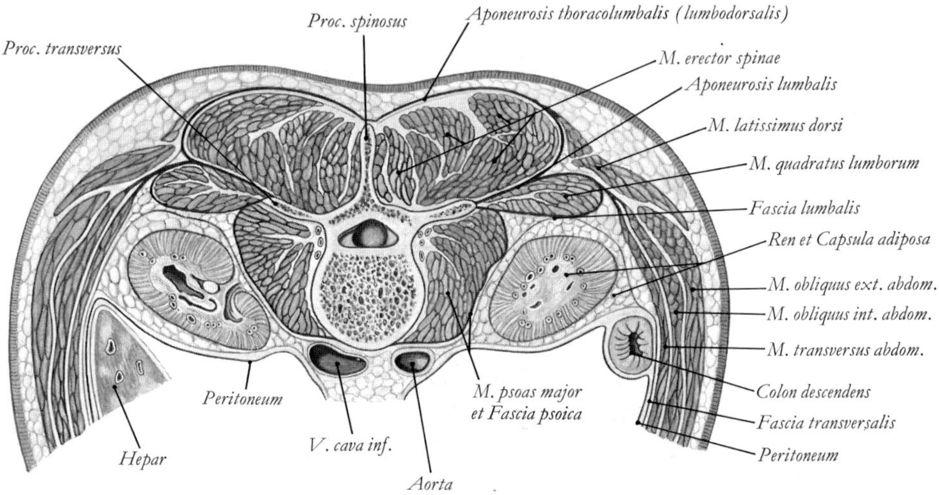

Abb. 98. Schematischer Querschnitt durch den Rücken in der Lendengegend. Faszien, Aponeurosen und Muskellogen

4. Die kurzen, tiefen Nackenmuskeln

Für die Bewegungen in den Gelenken zwischen Hinterhauptsbein und Atlas und zwischen Atlas und Axis differenzieren sich auf jeder Seite aus der autochthonen Rückenmuskulatur 4 kleinere Muskeln heraus. Sie liegen unter dem kräftigen M. semispinalis capitis (Abb. 95).

1. **M. rectus capitis posterior major** zieht vom Dorn der Axis lateral aufwärts zur Linea nuchae inferior.
2. **M. rectus capitis posterior minor** verläuft vom Tuberculum posterius des Atlas zur Linea nuchae inferior medial vom vorigen.
3. **M. obliquus capitis inferior** [atlantis] zieht vom Dorn der Axis [Epistropheus] zum Querfortsatz des Atlas.
4. **M. obliquus capitis superior** verläuft als oberster M. intertransversarius vom Querfortsatz des Atlas zur Linea nuchae inferior.

Wirkung. *M. rectus capitis posterior minor* und *M. obliquus capitis superior* strecken den Kopf (beidseitig) oder neigen ihn zur selben Seite (einseitig). *M. obliquus capitis inferior [atlantis]* dreht den weit ausladenden Hebelarm, den Querfortsatz des Atlas, und damit den Kopf (das Gesicht) auf dem Drehwirbel zur selben Seite. Der *M. rectus capitis* *posterior major* streckt den Kopf (beidseitig), dreht und neigt ihn zur selben Seite (einseitig). Die langen, am Kopf ansetzenden Rückenmuskeln unterstützen diese Bewegungen.

5. Rückenmuskeln verschiedener Herkunft

Im Hals- und Lendengebiet finden sich zwischen den Rippenrudimenten der Seitenfortsätze der Wirbel Reste der Zwischenrippenmuskeln, die **Mm. intertransversarii anteriores.** Zu ihnen gehört auch der in Abb. 96 (rechts) dargestellte **M. rectus capitis lateralis.** Sie werden wie die Zwischenrippenmuskeln von ventralen Nervenästen versorgt.

Die **Mm. levatores costarum entspringen** von den Querfortsätzen des 7. Hals- bis 11. Brustwirbels und **ziehen zu** den nächstunteren Rippen (*breves*). Im unteren Brustgebiet überspringen sie auch manchmal eine Rippe (*longi*).

Wirkung. Sie neigen seitwärts und helfen strecken. Nach *R. Fick* sind sie keine Rippenheber.

Nervenversorgung. Hauptsächlich aus den Rr. dorsales der Rückenmarksnerven, manchmal zusätzlich aus den Rr. ventrales (Nn. intercostales, H. Frick).

III. Die Faszien des Rückens

(Abb. 93, 98, 99)

1. **Fascia nuchae,** ein kräftiges Bindegewebsblatt, das unter dem Trapezius und Rhomboideus die tiefen Nackenmuskeln einhüllt, zum Seitenfortsatz der Halswirbel zieht und am Vorderrande des Trapezius in die *Fascia superficialis* übergeht.

2. **Fascia (Aponeurosis) thoracolumbalis** [lumbodorsalis]. Sie ist eine kranial dünne, kaudal aponeurotisch werdende Bindegewebsplatte, die von den Wirbeldornen, dem Kreuzbein und der Crista iliaca entspringt, und den M. erector spinae (sacrospinalis) dorsal bedeckt. Im Lendengebiet vereinigt sie sich mit der tiefen *Aponeurosis lumbalis* (Abb. 98, 99). Im Brustgebiet heftet sie sich an den Rippenwinkeln an. Kaudal dient sie dem M. latissimus dorsi und dem M. serratus posterior inferior als Ursprung. Sie bildet die dorsale Begrenzung der osteofibrösen **Führungsloge,** die vor allem den Lendenteil der tiefen Rückenmuskulatur führt und ihr damit eine größere Wirkungsmöglichkeit verleiht.

3. **Aponeurosis lumbalis** [tiefes Blatt der Fascia thoracolumbalis]. Sie entspringt an den Rippenfortsätzen, zieht zwischen Psoas und Quadratus lumborum (ventral) und den dorsalen tiefen Rückenmuskeln bis zum lateralen Rande des Erector spinae. Hier vereinigt sie sich mit der Fascia throacolumbalis. Sie dient dem Transversus abdominis und teilweise dem Obliquus internus als Ursprung (Abb. 98, 99) und bildet die ventrale Begrenzung der oben erwähnten Führungsloge. Der kraniale Teil setzt an der 12. Rippe an und heißt auch *Lig. lumbocostale.* Nach kaudal reicht sie bis zum Darmbeinkamm.

In Abb. 99 ist der kaudale Teil des *Erector spinae* entfernt, um links die *Aponeurosis lumbialis* darzustellen. Lateral von der Schnittlinie der Fascia thoracolumbalis entspringt der M. obliquus internus abdominis (gefenstert), weiter lateral der M. transversus abdominis. Die mächtige Muskelmasse des M. multifidus ist im kaudalen Teil nur von der aponeurotischen Sehne des M. longissimus thoracis [dorsi] bedeckt und von ihr nur mit dem Messer zu trennen. Rechts sind die Aponeurosis lumbalis und der M. quadratus lumborum von dorsal her durchtrennt und die Niere in ihrem Bett freigelegt. Letztere ist kaudal von der 12. bzw. 11. Rippe und lateral von M. erector spinae und den Processus costarii der Lendenwirbel für die Untersuchung zugänglich. Die 12. Rippe ist 1,5 bis 14 cm lang.

Der operative Zugang zur Niere wird von dorsal gewählt, um das Cavum peritonaei nicht zu eröffnen.

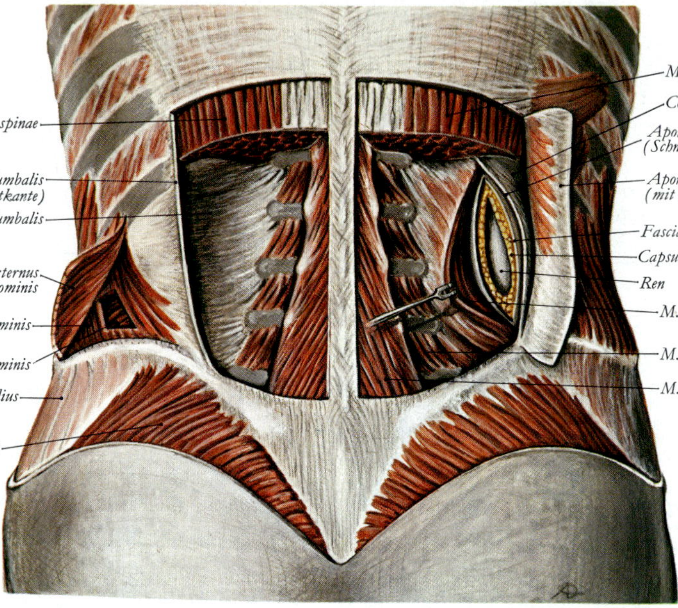

Abb. 99. Tiefe Lendengegend. Aponeurosis (Fascia) thoracolumbalis und der M. erector spinae (zum größten Teil) entfernt. Links ist das tiefe Blatt der Aponeurosis thoracolumbalis (Aponeurosis lumbalis) dargestellt, rechts der M. quadratus lumborum (nach medial gezogen) und die Niere mit ihren Hüllen

C. Der Wirbelkanal, Canalis vertebralis

Die Wirbelsäule enthält den schützenden Behälter für das Rückenmark mit seinen Häuten und Gefäßen. Dieser Behälter, der Wirbelkanal, reicht vom großen Hinterhauptsloch, *Foramen [occipitale] magnum*, bis zum *Hiatus sacralis*, dem unteren Ende des Kreuzbeinkanales. Er ist durch Bänder bis auf die *Foramina intervertebralia* geschlossen. Durch diese ventral von den Gelenkfortsätzen gelegenen Löcher treten die Rückenmarksnerven und die Gefäße aus bzw. ein. Im Hals- und Lendengebiet, den Stellen der stärksten Beweglichkeit, ist der Kanal weit und im Querschnitt dreieckig. Im Brustgebiet ist er enger und kranial rund, kaudal queroval. Im Kreuzbein ist er halbmondförmig.

Im Brustgebiet ist der Inhalt des Kanales durch die sich dachziegelförmig deckenden Dornen knöchern geschützt. Im Hals- und Lendenbereich stehen die Dornfortsätze mehr horizontal. Hier sind deshalb Stichverletzungen des Rückenmarkes eher möglich. Zwischen den horizontal gestellten Lendenwirbeldornen gehen wir bei der *Lumbalpunktion* ein. Die günstigste Stelle (zwischen 3. und 4. Dorn) erhalten wir, indem wir die oberen Ränder der Darmbeinkämme miteinander verbinden. Da das Rückenmark beim Erwachsenen bis zum 2. Lendenwirbel, beim Kind bis zum 4. Lendenwirbel reicht, soll man nicht kranial davon eingehen (s. unten).

I. Rückenmarkshäute, Räume und Gefäße des Wirbelkanales

Gehirn und Hirnhäute gehen am großen Hinterhauptsloch kontinuierlich in das Rückenmark und die Rückenmarkshäute über. Die äußere oder **harte Hirnhaut** (*Dura mater*) teilt sich hier in 2 Blätter. Das äußere Blatt überzieht als Periost (hier auch *Endorhachis* genannt) die Wirbel, das innere Blatt bildet den **Durasack**, der den typischen Krümmungen der Wirbelsäule folgt und sich vor dem 2.–3. Sakralwirbel in das *Filum durae matris spinalis* fortsetzt, das am 1. Steißbeinwirbel befestigt ist (Abb. 104). Vom Duralsack gehen segmental sackförmige Ausstülpungen (*Wurzeltaschen, Durataschen*) bis in das Foramen intervertebrale ab (Abb. 100 links). Sie umhüllen das Spinalganglion und die vordere und hintere Wurzel. Die Durataschen verankern den Duralsack in der Frontalebene. Auch bandartige Züge zum Periost des Wirbelkanals, die **epiduralen Bänder,** befestigen den derben Durasack. Sie sind im Hals- und im Lendenbereich besonders gut ausgebildet.

Der zwischen Periost und Durasack gelegene **Epiduralraum** ist dorsal besonders weit, ventral gewöhnlich enger. Er beinhaltet in Bindegewebe und Fett eingelagerte Lymphräume, ein mächtiges Venengeflecht (Plexus vertebralis internus), Spinalnervenwurzeln und Gefäße und die erwähnten epiduralen Bänder.

Der **Plexus vertebralis internus** ist ein klappenloses dichtes Venengeflecht (Abb. 101) das durch das Foramen [occipitale] magnum mit den venösen Sinus des Schädelinneren in Verbindung steht. Durch die **Vv. radiculares** (8 in Abb. 102, 103) entblutet er das Rückenmark, durch die **Vv. basivertebrales** (5 in Abb. 102, 103) steht er mit dem **Plexus venosus vertebralis externus anterior** (4 in Abb. 102, 103) und durch die **Vv. intervertebrales** mit dem segmentalen Venen (lumbales, intercostales) in Verbindung. Weitere Anastomosen ziehen durch die Ligg. flava hindurch zum **Plexus venosus vertebralis externus posterior** (6 in Abb. 102, 103). Dieser liegt bedeckt von den langen Rückenmuskeln zwischen Dorn- und Querfortsätzen. Im Halsgebiet ist er (Abb. 102, 6) besonders mächtig. Seitlich fließt er in die starken Vv. cervicales profundae und Vv. die vertebrales ab. Seinen kranialen Anteil bezeichnet man auch als **Plexus suboccipitalis,** der durch die Emissarien (V. emissaria mastoida, condyloidea, occipitalis) mit dem Schädelinneren in Verbindung steht.

Das **innere** Wirbelvenengeflecht enthält nach *H. J. Clemens* 100 ml und mehr Blut. Stärkere Füllung dieses Plexus (in Abb. 100 quergetroffen) übt zwangsläufig einen Druck auf das Cavum subarachnoidale und damit auf den Liquor cerebrospinalis aus.

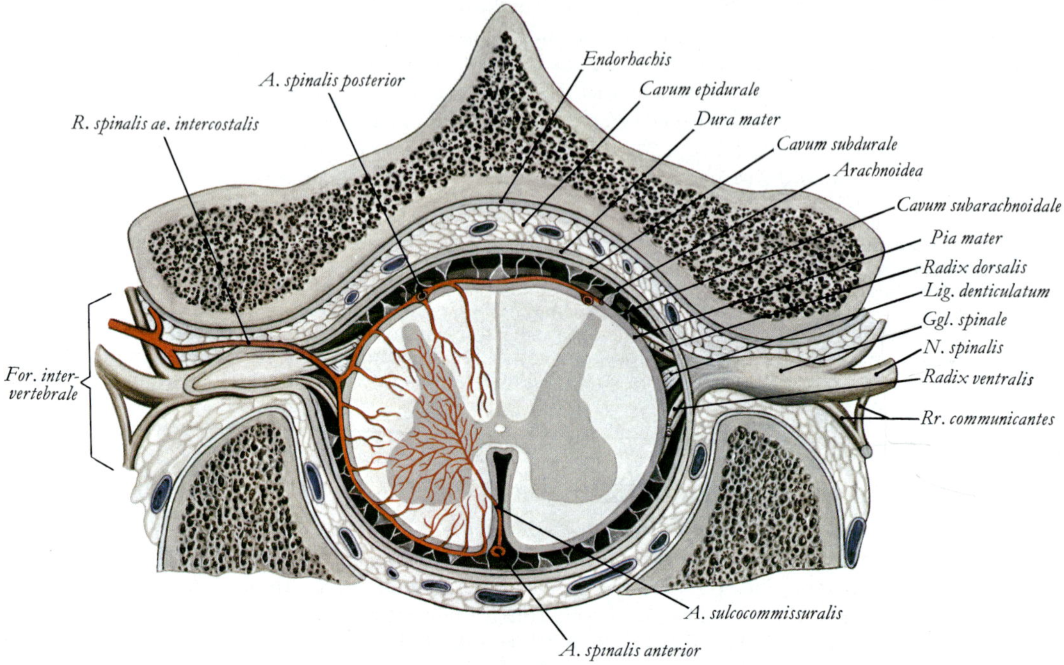

Abb. 100. Hüllen und Arterien des Rückenmarkes. Querschnitt durch den Wirbelkanal in Höhe des 2. Brustwirbels

Anwendung: Die klappenlosen Wirbelvenenplexus stellen wichtige Umgehungswege dar. So kann bei Thrombose der V. jugularis interna das Blut aus dem Schädelinnern verstärkt durch die Wirbelvenengeflechte abfließen. Bei Abflußbehinderungen im Bereich der V. cava inferior wird das Blut vermehrt über die Wirbelvenengeflechte und die Vv. intervertebrales zu den Vv. azygos und hemiazygos und damit zur V. cava superior strömen. Die häufigen Metastasen (Tochtergeschwülste) bei Prostatakarzinom in der Wirbelsäule sprechen dafür, daß auch die mächtigen Beckenvenengeflechte über die Wirbelvenengeflechte Abfluß finden. Bei Steigerung des intrathorakalen und intraabdominalen Druckes beim Husten, Niesen, Pressen usw. strömt das Blut schneller durch die Wirbelvenengeflechte. So können die physiologischen Druckschwankungen im Liquor cerebrospinalis weitgehend durch den wechselnden Füllungszustand der inneren Wirbelvenengeflechte erklärt werden.

Bei krankhaft gesteigertem Liquordruck kann sich der Durasack durch Entleerung der Venen erweitern, damit den Liquordruck herabsetzen und eine Druckschädigung des Rückenmarkes verhindern.

Durch den *Hiatus sacralis* kann man mit einer Hohlnadel in den Epiduralraum gelangen und die hindurchziehenden Spinalnerven betäuben (*epidurale* oder *sakrale Anaesthesie*). Stößt man die Nadel bis zum 2. Sakralwirbel vor, so besteht die Gefahr, daß man in den Durasack gelangt.

Auch die **weiche Hirnhaut** (*Leptomeninx*) teilt sich in 2 Blätter. Das äußere Blatt, die dünne, durchscheinende Spinngewebshaut, **Arachnoidea spinalis,** schmiegt sich dem Durasack an, ist nur durch einen kapillären Spaltraum, *Cavum subdurale*, von ihm getrennt. Die Arachnoidea ist wahrscheinlich ein Reservoir für Abwehrzellen, die bei Bedarf (Entzündungen) in den Liquor cerebrospinalis gelangen. Das innere Blatt, die **Pia mater spinalis,** umhüllt das Rückenmark, führt die Blutgefäße heran und be-

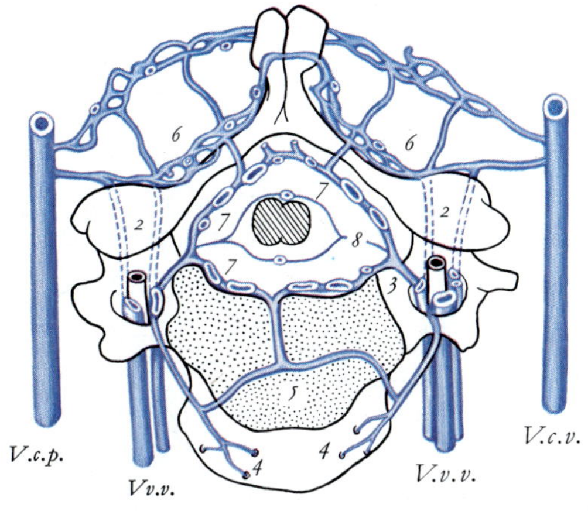

Abb. 102. Venengeflechte der Wirbelsäule. Schematisierter Querschnitt im Halsgebiet. Aus H. J. *Clemens*, Verlag Walter de Gruyter u. Co., Berlin 1961

Vv. v. Vv. vertebrales mit A. vertebralis;
V. c. p. V. cervicalis profunda;
2 Äquivalente für den R. dorsalis der Segmentalgefäße;
3 V. intervertebralis;
4 Plexus venosus vertebralis externus anterior;
5 Vv. basivertebrales;
6 Plexus venosus vertebralis externus posterior in 2 Schichten;
7 Plexus venosus vertebralis internus;
8 Vv. radiculares

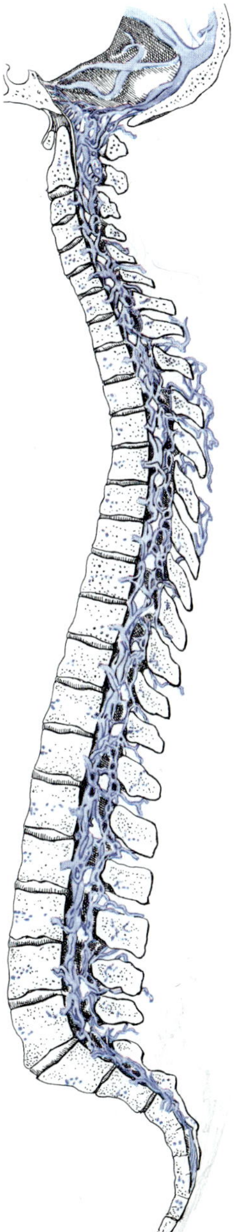

Abb. 101. Der Plexus venosus vertebralis internus. Mediansagittalschnitt durch die Wirbelsäule. Man beachte die Verbindung mit den Sinus durae matris der Schädelhöhle
Aus *H. J. Clemens*, Verlag Walter de Gruyter u. Co., Berlin 1961

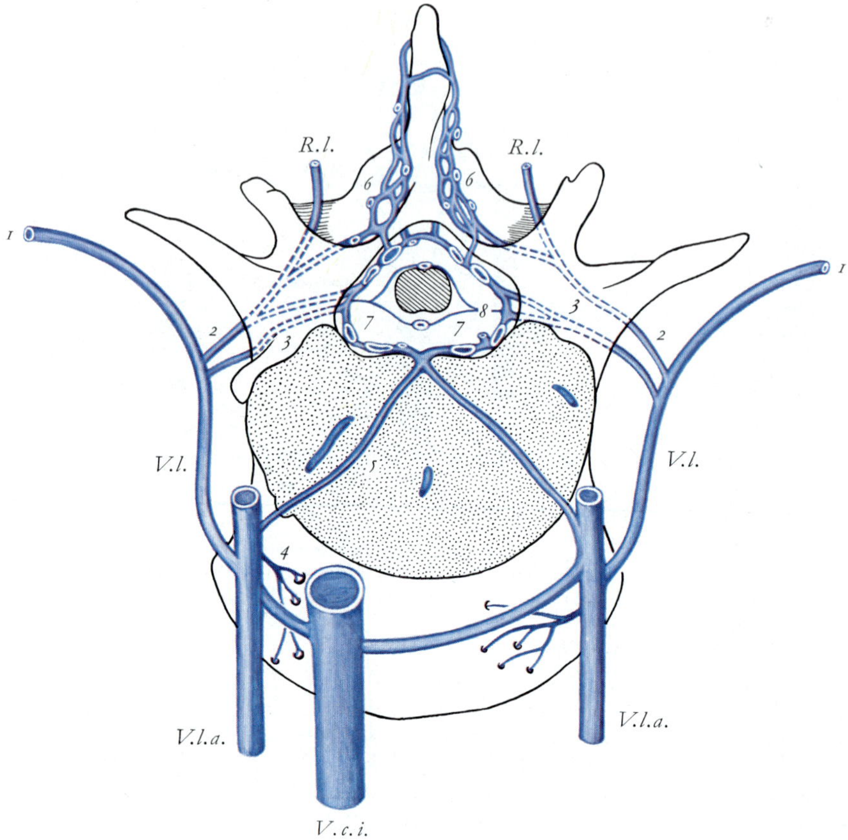

Abb. 103. Venengeflechte der Wirbelsäule. Schematisierter Querschnitt im Lendengebiet. Aus H. J. *Clemens*, Verlag Walter de Gruyter u. Co., Berlin 1961

V. c. i. V. cava inferior;
V. l. a. V. lumbalis ascendens;
V. l. V. lumbalis;
1 R. ventralis v. lumbalis;
2 R. dorsalis v. lumbalis;
R. l. R. lateralis (für Haut und Muskulatur);
3 Vv. intervertebrales;
4 Plexus venosus vertebralis externus anterior;
5 Vv. basivertebrales;
6 Plexus venosus vertebralis externus posterior;
7 Plexus venosus vertebralis internus;
8 Vv. radiculares

gleitet sie in das Mark, bleibt aber immer durch die *Membrana limitans gliae externa* von der nervösen Substanz getrennt. Seitlich, zwischen den vorderen und hinteren Wurzeln, bildet die Pia bis in das Lumbalgebiet herunter einen sägezahnähnlichen Bandapparat, die **Ligg. denticulata** (Abb. 100, 104). Sie entspringen breitbasig am Rückenmark und verankern es, seitlich spitz auslaufend, an der Dura mater. Der zwischen Arachnoidea und Pia mater gelegene weite Subarachnoidalraum, **Cavum subarachnoidale** [leptomeningicum], wird durch die Ligg. denticulata nur unvollständig unterteilt. Er steht am großen Hinterhauptsloch mit dem Subarachnoidalraum des Gehirns in Verbindung, reicht wie die Dura bis zum 2.–3. Sakralwirbel. Der Subarachnoidalraum enthält die Gehirn- und Rückenmarksflüssigkeit, den **Liquor cerebrospinalis**. Im Liquor ist das Rückenmark durch die geschilderten Verankerungen leicht schwebend aufgehängt.

Nervenversorgung: Die *Rami meningei* der Spinalnerven ziehen durch die Foramina intervertebralia rückläufig in den Epiduralraum, teilen sich in einen auf- und absteigenden Ast, die sich mit benachbarten zu einem Geflecht verbinden, das sensibel die Dura mater, das Periost und die Gelenkkapseln und mit vegetativen Fasern die Gefäße versorgt.

Blutversorgung des Rückenmarkes: Die aus den Aa. vertebrales entspringenden, längs verlaufenden Arterien, die *A. spinalis anterior* in der Fissura mediana anterior und die paarigen *Aa. spinales posteriores* im Sulcus lateralis posterior (Abb. 100), erhalten ständigen Zufluß durch die segmentalen, durch die Zwischenwirbellöcher verlaufenden *Rami spinales* (der Aa. intercostales und lumbales). Sämtliche Rückenmarksarterien bilden an der Oberfläche ein zusammenhängendes Netz, von welchem radiäre Äste als Endarterien in die Rückenmarksubstanz eindringen. Die A. spinalis anterior gibt pro Segment etwa 5–6 kleine Äste, *Aa. sulcocommissurales*, vorwiegend in die graue Substanz des Vorderhorns ab. Über den venösen Abfluß unterrichten die Abb. 101–103.

Anwendung: Wenn wir aus diagnostischen Gründen Liquor entnehmen oder therapeutisch ein Medikament in den Subarachnoidalraum injizieren müssen, führen wir beim sitzenden und nach vorn geneigten Patienten die Nadel unterhalb des 4. Lendenwirbeldorns, der auf der Verbindungslinie der beiden Cristae iliacae liegt, durch das kräftige Lig. interspinale und das darunter liegende Lig. flavum durch den Epiduralraum und die dorsale Wand des Durasackes und durch die Arachnoidea in das *Cavum subarachnoidale* **(Lumbalpunktion)**. Das Rückenmark ist dabei nicht gefährdet, weil es beim Erwachsenen nur bis zum 2., beim Kind nur bis zum 3.–4. Lendenwirbel reicht.

Über die **Suboccipitalpunktion** siehe S. 174.

II. Das Rückenmark, Medulla spinalis

1. Form und Lage

Das Rückenmark (Abb. 104) reicht vom Abgang des ersten Halsnerven (zwischen Atlas und Hinterhaupt) bis zum **Conus medullaris** (beim Erwachsenen in Höhe des 2. Lendenwirbels). Kaudal setzt es sich in den nervenzellfreien Endfaden, **Filum terminale,** fort. Dieser durchbricht das Ende des Durasackes und zieht von einer feinen Durascheide, dem *Filum durae matris spinalis*, überzogen bis zum 1. Steißbeinwirbel. Wir finden am Rückenmark **2 Anschwellungen,** zwischen 3. Hals- und 2. Brustwirbel die **Intumescentia cervicalis,** zwischen 9. Brust- und 2. Lendenwirbel die **Intumescentia lumbalis.** Die Anschwellungen entsprechen den Ursprungsgebieten der Extremitätennerven. Sie sind am stärksten gegenüber dem 5. und 6. Hals- und dem 12. Brustwirbel.

Vom Rückenmark gehen **31 Nervenpaare** mit einer vorderen und einer hinteren Wurzel ab. Jede Wurzel entspringt aus dem Rückenmark mit 5–10 Wurzelfäden **(Fila radicularia,** Abb. 104). Wir haben:

8 Halsnerven, Nervi cervicales,
12 Brustnerven, Nervi thoracici,
5 Lendennerven, Nervi lumbales,
5 Kreuzbeinnerven, Nervi sacrales,
1 Steißbeinnerv, Nervus coccygeus.

Die **vorderen** und **hinteren Wurzeln** werden durch die *Ligg. denticulata* getrennt. Innerhalb des Durasackes verlaufen die kranialen Wurzeln horizontal, die folgen-

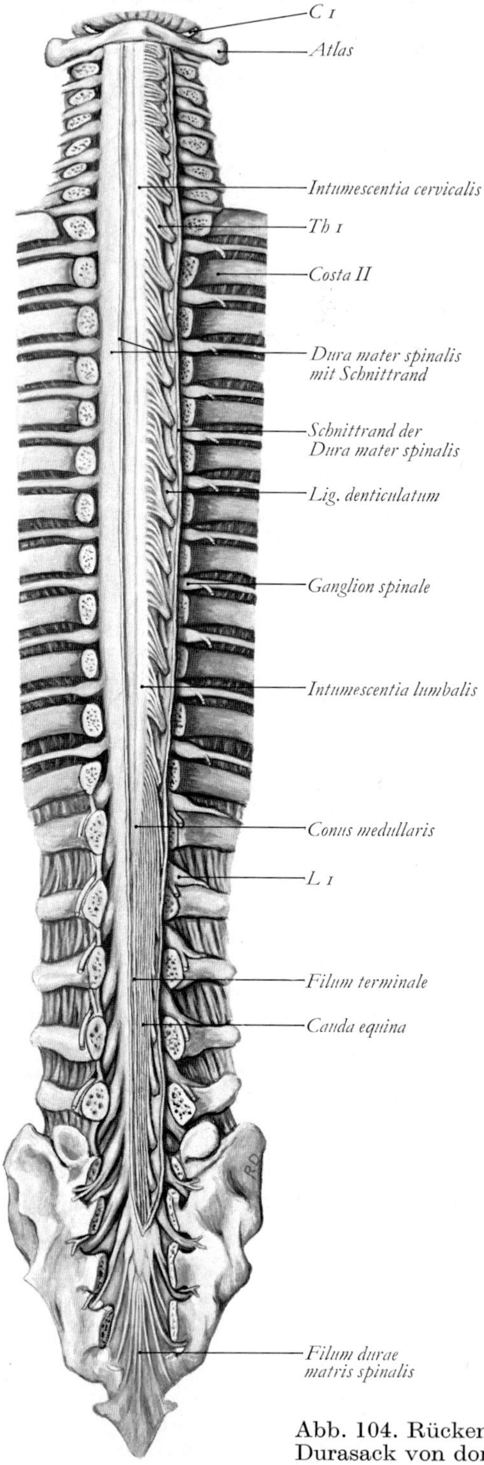

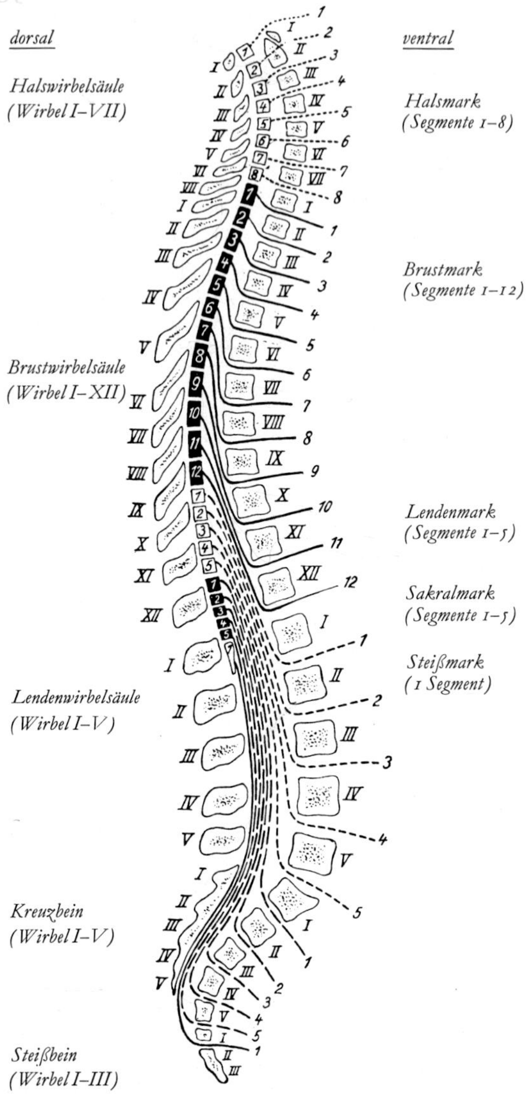

Abb. 105. Lagebeziehungen der Rückenmarkssegmente zur Wirbelsäule. Wirbel = römische Zahlen, Rückenmarkssegmente und Rückenmarksnerven = arabische Zahlen

Abb. 104. Rückenmark im Wirbelkanal.
Durasack von dorsal eröffnet und teilweise entfernt

den immer steiler abwärts durch den Subarachnoidalraum, um schließlich im Lumbal- und Sakralbereich die **Cauda equina**, ein roßschweifähnliches Bündel, zu bilden (Abb. 104). Die vorderen und hinteren Wurzeln verlassen durch getrennte Löcher den Durasack. Im Epiduralraum werden sie von einer Arachnoidea-Durascheide umhüllt. Im Brustgebiet ist diese Scheide für die vordere und hintere Wurzel getrennt, in den übrigen Abschnitten gemeinsam. Diese Scheiden reichen auf der dorsalen Wurzel weiter peripheriewärts als auf der ventralen. Sie verlieren sich jenseits des Spinalganglion auf dem Epineurium der Spinalnerven.

Die Rückenmarkswurzeln sind an drei Stellen: am Rückenmark, im Austrittsloch aus dem Durasack und im Foramen intervertebrale fixiert. Durch ungleiches Längenwachstum von Rückenmark, Dura und knöcherner Wirbelsäule sowie durch die Ausbildung der typischen Wirbelsäulenkrümmungen kommt es beim Durchtritt durch die Dura zu einer winkligen Abknickung der Rückenmarkswurzeln.

Nach *Kunert, Scharf, Stephan, Marzotko* und *Töndury* steigen die Wurzeln C_8–Th_7 vom Duralsack zum Foramen intervertebrale im allgemeinen an. Die folgenden verlaufen horizontal und schließlich abwärts. Demgegenüber konnte *Kubik* (1966) bei 48 Erwachsenen in 77,1% einen aufsteigenden und horizontalen, in 10,4% einen horizontalen, in 8,3% einen absteigenden und in 4,2% einen aufsteigenden Verlauf feststellen. Da man bei Wirbelsäulenstreckung eine Zunahme und bei Beugung eine Abnahme der Abknickung beobachtete, ist anzunehmen, daß Form und Funktionszustand der Wirbelsäule den Verlauf der Rückenmarkswurzeln weitgehend beeinflussen, was die so unterschiedlichen Befunde erklären würde.

Die **Spinalganglien** liegen im allgemeinen im Foramen intervertebrale. Von L_2 an liegen sie weiter medial, von S_1 ab im Sakralkanal.

Infolge des *Ascensus* des Rückenmarks liegt das 8. Rückenmarksegment in Höhe des 6. Halswirbeldorns, das 12. Brustsegment in Höhe des 8. Brustwirbeldorns, das 5. Lendensegment in Höhe des 11. Brustwirbeldornes (Abb. 105).

Die Verzweigung der Spinalnerven und die Geflecht-(Plexus)bildung wurden bereits im allgemeinen Teil (S. 100–101) besprochen.

2. Der Aufbau des Rückenmarks

Das Rückenmark läßt als phylogenetisch ältester Teil des Zentralnervensystems am klarsten das ursprüngliche Bauprinzip erkennen und zeigt bei niederen Tieren und nach Abtrennung des Gehirns auch funktionell noch eine gewisse Selbständigkeit. Auf einem frischen Rückenmarksquerschnitt erkennt man

1. eine zentrale graubraune Masse, die graue Substanz, *Substantia grisea,*
2. einen peripherischen gelblichweißen Mantel, die weiße Substanz, *Substantia alba.*

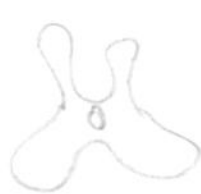

Die graue Substanz

zeigt auf dem Querschnitt H-Form, erinnert an einen aufgespannten Schmetterling. Räumlich betrachtet, ist es eine mit tiefen Rinnen versehene Säule (Abb. 106). Wir unterscheiden an ihr:

1. Eine schmale Hintersäule, **Columna posterior** [Hinterhorn, Cornu posterius],
2. eine breite Vordersäule, **Columna anterior** [Vorderhorn, Cornu anterius],
3. eine spitze, kleine Seitensäule, **Columna lateralis** [Seitenhorn, Cornu laterale], die nur im Brustmark und angrenzendem Hals- und Lendenmark vorkommt,
4. ein zentrales Verbindungsstück, das den feinen Zentralkanal, **Canalis centralis,** enthält. Dorsal vom Kanal besteht das Verbindungsstück aus grauer Substanz und heißt **Commissura grisea.** Ventral von ihm kreuzen hauptsächlich weiße markhaltige Fasern **(Commissura alba).**

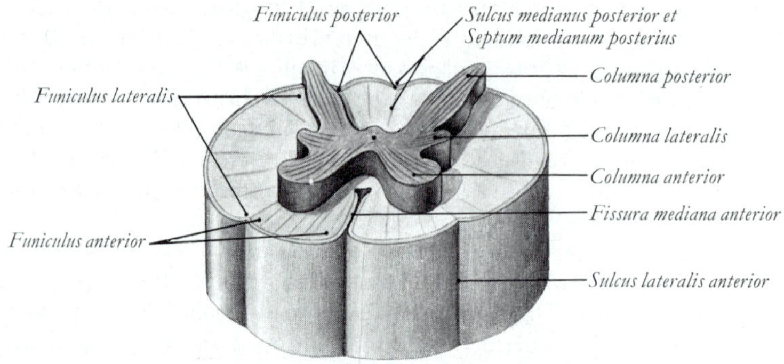

Abb. 106. Weiße und graue Substanz des Rückenmarkes räumlich dargestellt

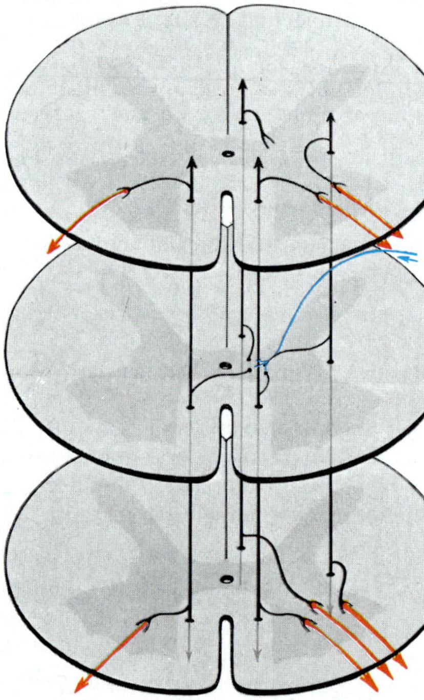

Abb. 107. Schema des indirekten Reflexes und des assoziativen Arbeitens verschiedener Querschnittshöhen der gleichen und der Gegenseite. Die Hinterwurzelfaser (blau) schaltet auf die Assoziationszellen (schwarz) und die Kommissurenzellen (schwarz, zur Gegenseite ziehend) um. Die Fasern dieser Zellen verlaufen zu seiten der grauen Substanz, in den Grundbündeln, und geben Kollateralen zurück in die graue Substanz zu den Vorderhornzellen (rot)

Die graue Substanz ist der Schaltapparat des Rückenmarkes. Sie enthält, in Glia eingebettet, die Nervenzellen mit dem Anfangsteil der Neuriten und die Dendriten und die an sie herantretenden marklosen oder markarmen Fasern anderer Nervenzellen. Die nach Form und Funktion sehr verschiedenen Zellen teilen wir ein in:

1. Wurzelzellen, *Cellulae radiculares.* Ihre Neuriten ziehen durch die ventrale oder dorsale Wurzel (Abb. 110).
2. Binnenzellen. Ihre Fortsätze endigen innerhalb der grauen Substanz an anderen Nervenzellen. Wir unterscheiden:
   a) Schaltzellen (Interneurone). Sie sind zwischen afferentem und efferentem Schenkel des Leitungsbogens eingeschaltet. Ihr reich verzweigter Neurit endingt im gleichen Segment an anderen Nervenzellen.
   b) Assoziationszellen. Ihr Neurit teilt sich (Abb. 107) in einen auf- und absteigenden Ast, die in den Grundbündeln (hellgrau punktiert in Abb. 116) verlaufen. Sie geben in ihrem Verlauf Seitenäste (Kollateralen) an die graue Substanz, besonders aber an die Vorderwurzelzellen (rot in Abb. 107) ab. So werden nicht einzelne Muskelfasern und -bündel, sondern ganze Muskeln und Muskelgruppen zu zweckmäßiger Bewegung zusammengefaßt.
   c) Kommissurenzellen (Abb. 107). Ihr Neurit zieht durch die Commissura alba zum Grundbündel der Gegenseite, teilt sich hier in einen auf- und absteigenden Ast. Die abgehenden Kollateralen lösen gleichsinnige Bewegungen in der Gegenseite des Rückenmarkes aus.

Binnenzellen besonderer Art sind die *Renshaw*-Zellen. Ihre Dendriten stehen mit Kollateralen (der Neuriten) der α-Motoneurone (motorische Vorderhornzellen) in Verbindung, ihre Neuriten bilden hemmende Synapsen an den Perikarya dieser Motoneurone (rückgekoppelte Hemmung).

3. Strangzellen. Die großen dendritenreichen Zellen liegen vorwiegend in der Hintersäule und Substantia intermedia. Ihre Neuriten (blau in Abb. 108) bilden im peripheren Markmantel Stränge, **Tractus,** die als „Fernleitungen" die höheren Zentren im verlängerten Mark, Kleinhirn, Mittel- und Zwischenhirn orientieren. Strangzellen stehen in Kontakt mit den zentralen Fortsätzen der Spinalganglienzellen.

Die oben aufgeführten Zellen sind zum Teil über das Rückenmarksgrau verstreut, zum Teil zu größeren oder kleineren Zellgruppen (Kernen oder Säulen) vereinigt (Abb. 108).

Die Vordersäule enthält 1. Vorderhornzellen (Vorderwurzelzellen) und 2. Binnenzellen. Die großen mit zahlreichen und stark verzweigten Dendriten versehenen Vorderwurzelzellen (α-*Motoneurone* für die extrafusalen Muskelfasern) ordnen sich zu Zellsäulen (Abb. 108 links), die bestimmte Muskelgruppen versorgen.

Von medial nach lateral folgen: autochthone Rückenmuskeln, ventrale Rumpfmuskeln, Schulter- oder Hüftmuskeln, Oberarm- oder Oberschenkelmuskeln, Unterarm- oder Unterschenkelmuskeln, Hand- oder Fußmuskeln.

Kleinere Vorderhornzellen (γ-*Motoneurone*) versorgen die intrafusalen Muskelfasern der Muskelspindeln (S. 40).

Größe und Anordnung der Zellgruppen wechseln von Segment zu Segment. Dort, wo große Muskelmassen (z.B. Arme und Beine) zu versorgen sind, ist die Vordersäule entsprechend verdickt (Hals- und Lendenmark in Abb. 109). Die Neuriten der **somatomotorischen** (oikotropen) **Vorderhornzellen** (rot in Abb. 108) ziehen durch die Radix ventralis zu den quergestreiften Muskeln.

Die Neuriten der **Binnenzellen** (schwarz und schwarz gestrichelt in Abb. 108) ziehen in die Grundbündel.

Die **Seitensäule** und die zwischen Hinter- und Vordersäule liegende **Substantia intermedia lateralis** enthalten neben Binnenzellen die wesentlich kleineren vegetativen Wurzelzellen. Ursprungszellen des *Sympathicus* liegen in den Rückenmarkssegmenten C8–L2 (3), jene des *Parasympathicus* nur in den Sakralsegmenten. Die Neuriten der **sympathischen Wurzelzellen** (rot punktiert in Abb. 108 und 110) ziehen durch die ventrale Wurzel zum Grenzstrang bzw. den prävertebralen Ganglien und versorgen nach Umschaltung in den Ganglien Haut und Eingeweide viszeromotorisch (Kontraktion der glatten Muskulatur, Sekretion der Drüsen, Gefäßverengung). Die **parasympathischen**

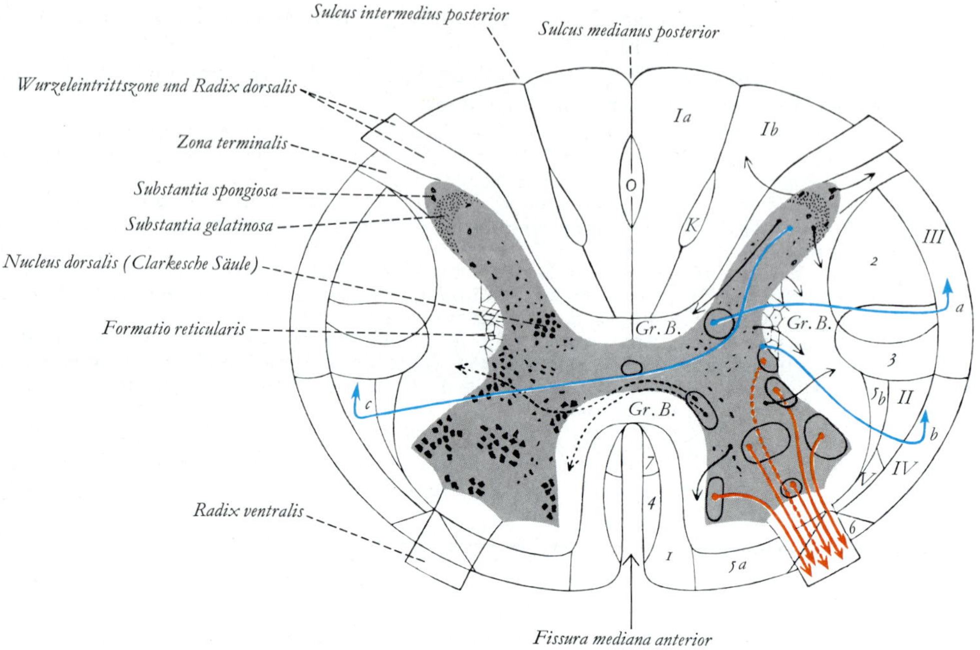

Abb. 108. Rückenmarksquerschnitt. Es sind schematisiert links die Zellen und Zellgruppen der grauen Substanz, rechts die Strangzellen (blau), die Vorderwurzelzellen (rot), die Binnenzellen (schwarz) und die Felder der verschiedenen Rückenmarksbahnen. Assoziationszellen: vollschwarz; Kommissurenzellen = schwarz gestrichelt; blau: *a* = Neurit des Tractus spinocerebellaris posterior; *b* = Neurit des Tractus spinocerebellaris anterior; *c* = Neurit des Tractus spinothalamicus lateralis. *Gr. B.* = Grundbündel; *o* = ovales Hinterstrangfeld; *K* = Kommaförmiges Hinterstrangfeld.– Die römischen und arabischen Zahlen geben Felder der auf- und absteigenden Bahnen an. Man vergleiche Text und Abb. 116

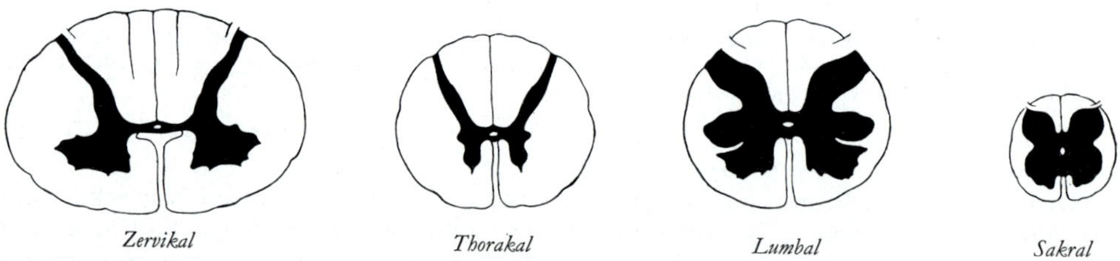

Abb. 109. Querschnitt durch das Rückenmark in verschiedenen Höhen

Wurzelzellen liegen medial in der **Substantia intermedia centralis.** Ihre Neuriten ziehen als *Nn. pelvici* zum Ganglion pelvinum oder zu den intramuralen Ganglien der Organe. Nach Umschaltung versorgen sie den Dickdarm vom Cannon-Boehmschen Punkt an, den Enddarm bis zum Anus, die Harnblase und die inneren und äußeren Geschlechtsorgane (Gefäßerweiterung, Kontraktion der glatten Muskulatur).

Die **Hintersäule** enthält 1. Strangzellen und 2. Binnenzellen. Die Verteilung der Zellen ist in den einzelnen Abschnitten des Rückenmarkes sehr unterschiedlich. Medial, an der Basis der Hintersäule, liegt eine Gruppe großer, mit kurzen, dicken reichverzweigten Dendriten versehener Zellen, der **Nucleus dorsalis** oder die **Stilling-Clarkesche Säule.** Sie reicht von unteren Hals- bis zu den oberen Lendensegmenten und besteht aus perlschnurartig hintereinandergereihten Zellgruppen. Ihre Neuriten bilden den **Tractus spinocerebellaris posterior** (*Flechsig*) der gleichen Seite (Abb. 108). Die über die Hintersäule verstreuten großen Hinterhornzellen bilden im Lumbal- und Sakralmark den *Nucleus centralis columnae posterioris*. Ihre Neuriten kreuzen zum größten Teil in den Seitenstrang der Gegenseite (blau c in Abb. 108) und leiten zum großen Teil Schmerz- und Temperaturempfindungen zum Thalamus. Der Hintersäule liegt dorsal eine am frischen Präparat glasig, hellbraun erscheinende halbmondförmige Schicht, die **Substantia gelatinosa** (*Rolandi*), an. Sie besteht aus plasmareicher, faserarmer Glia und enthält wenige kleine *Gierke-Virchow*sche Zellen. Da sich die Substantia gelatinosa erst

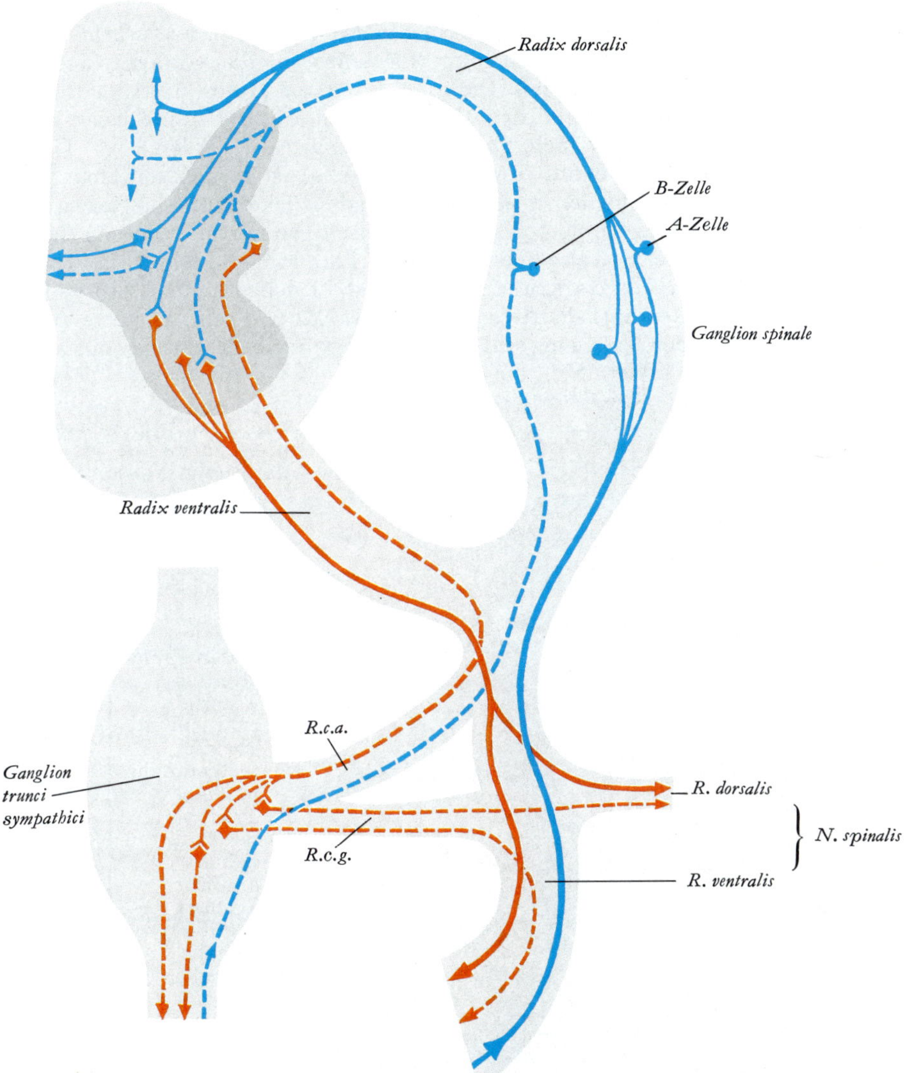

Abb. 110. Faseranalyse eines spinalen Segmentes im Brustbereich. Somatosensible Fasern blau, somatomotorische Fasern rot. Viszerosensible Fasern blau gestrichelt, viszeromotorische (sympathische) Fasern rot gestrichelt. R. c. a. = Ramus communicans albus, R. c. g. = Ramus communicans griseus. Dicke Striche stehen für mehrere Nervenfasern

bei den Säugern entwickelt und den haarlosen Walen fehlt, dient sie wahrscheinlich der Ausbreitung von Reizen, die die Sinnesorgane der Haut und der Haare treffen. Die ihr außen anliegende **Substantia spongiosa** zeigt eine weitmaschige gliöse Grundsubstanz, in deren Maschen ein Mantel großer Zellen (*Nucleus apicalis*) liegt, die ihren Neuriten gekreuzt und ungekreuzt in den Seitenstrang entsenden. Die von den auf- und absteigenden Neuriten in verschiedener Höhe abgehenden Kollateralen ziehen in die graue Substanz zurück und dienen der Ausbreitung indirekter Reflexe.

Aufbau der Wurzeln, Radices, des Spinalnerven

Nach dem Bell-Magendischen „Gesetz“ beinhalten die hinteren Wurzeln der Spinalnerven ausschließlich afferente (sensible) Nervenfasern, die vorderen dagegen nur efferente (effektorische, motorische). Diese, in der ersten Hälfte des 19. Jahrhunderts aufgestellte Regel ist heute noch gültig. Abweichungen, etwa efferente Nervenfasern in den hinteren Wurzeln, sind noch nicht glaubhaft nachgewiesen worden.

Die Zahl der Fasern einer hinteren Wurzel ist in den einzelnen Rückenmarksabschnitten sehr verschieden. Insgesamt soll jede Rückenmarkshälfte etwa 600000 Hinterwurzelfasern haben. Entsprechend den vielseitigen physiologischen Aufgaben, zeigen sie hinsichtlich ihrer Stärke und ihres Markreichtums große Unterschiede.

Auch die Zahl der Vorderwurzelfasern ist in den einzelnen Segmenten verschieden. In einer Rückenmarkshälfte sollen es etwa 120000 sein. Diese relativ kleine Zahl erklärt sich aus der Tatsache, daß die Vorderwurzelzelle die gemeinsame Endstrecke für viele Bahnen bildet (Abb. 111).

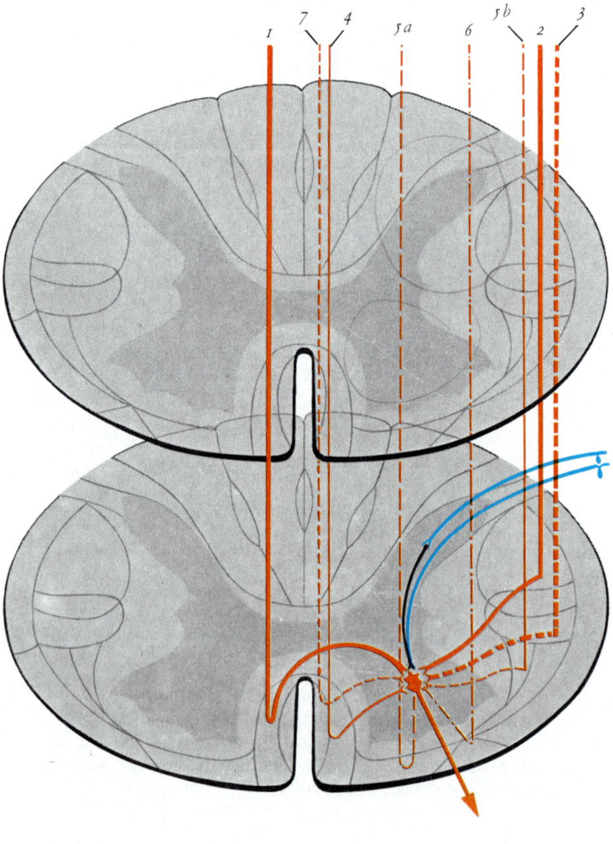

Abb. 111. Zwei Rückenmarksquerschnitte mit das periphere motorische Neuron beeinflussenden Bahnen.

1 Tractus corticospinalis anterior
2 Tractus corticospinalis lateralis
} Pyramidenbahn

3 Tractus rubrospinalis
4 Tractus tectospinalis medialis
5a Tractus vestibulospinalis anterior
5b Tractus vestibulospinalis lateralis
6 Tractus olivospinalis
} Extrapyramidale Bahnen

7 Fasciculus longitudinalis medialis

blau = 2 periphere sensible Neurone
schwarz = kurze Strangzelle (Schaltzelle)

Die somatomotorischen Vorderwurzelfasern (zu den Skelettmuskeln, α-Motoneurone) sind im allgemeinen dicker als die Hinterwurzelfasern. Besonders dick sind die Fasern zu den Gliedmaßenmuskeln (langer Weg!). Dünne γ-Fasern (γ-Motoneurone) versorgen die Muskelfasern der Muskelspindeln motorisch. Die viszeromotorischen Vorderwurzelfasern des Sympathikus (rot gestrichelt in Abb. 110) sind wesentlich dünner. Sie ziehen als **präganglionäres Neuron** über den *Ramus communicans albus* zum Grenzstrangganglion. Ein großer Teil schaltet hier auf das **postganglionäre Neuron** um, das zu den Eingeweiden oder über den *Ramus communicans griseus* und den N. spinalis zu den Gefäßen und den Drüsen der Haut zieht. Ein Teil der präganglionären Neurone schaltet erst in den prävertebralen Ganglien auf das postganglionäre Neuron um. Auch die im Sakralmark entspringenden parasympathischen Fasern ziehen durch die vordere Wurzel.

Die viszerosensiblen Fasern von den Eingeweiden **(viscerale Afferenzen)** und Gefäßen verlaufen in der Hauptsache durch die hinteren Wurzeln.

Die weiße Substanz

umgibt wie ein Mantel die zentral gelegene graue Substanz und besteht im wesentlichen aus unterschiedlich dicken **markhaltigen Nervenfasern.** Sie wird durch die vorderen und hinteren Wurzeln unterteilt in 3 Stränge, **Funiculi:**

1. den Hinterstrang, **Funiculus posterior,** zwischen Septum medianum posterius und Hintersäule bzw. Wurzeleintrittszone (Abb. 106, 108);
2. den Seitenstrang, **Funiculus lateralis,** zwischen vorderer und hinterer Wurzel;
3. den Vorderstrang, **Funiculus anterior,** zwischen vorderer Wurzel und Fissura mediana anterior.

Vorder- und Seitenstrang werden heute meist als Vorderseitenstrang, **Funiculus anterolateralis,** zusammengefaßt.

Innerhalb der Stränge sind die Fasern nach ihren funktionellen Aufgaben, nach Herkunft und Ziel zu Bündeln, **Tractus, Bahnen,** zusammengefaßt. Ihre Abgrenzung ist niemals scharf. Am gesunden Rückenmark sind sie nicht zu erkennen. Ihr Verlauf ist in mühseliger Arbeit durch das Studium der Markscheidenreifung (*Flechsig*) und pathologisch-anatomischer Befunde sowie durch die experimentelle Degeneration (*Waller*) erforscht worden.

Die einzelnen Bahnen erhalten zu verschiedenen Zeiten, z.T. erst nach der Geburt, ihre Markscheiden. Diese **Myelinisierung** fällt ungefähr mit der Inbetriebnahme der Bahnen zusammen. So erhalten die phylogenetisch älteren eher ihre Markscheiden als die phylogenetisch jüngeren. **Degenerierte Faserbündel** erscheinen nach der *Weigert*schen Markscheidenfärbung hell und lassen sich auf Serienschnitten gut verfolgen. Liegt die Degeneration oberhalb der Durchschneidungsstelle, so handelt es sich um aufsteigende Bahnen, liegt sie unterhalb, so sind absteigende Bahnen getroffen. Die **vergleichende Anatomie** lehrt uns, daß das Auftreten, die Größenzu- und -abnahme bestimmter Bahnen mit dem Auftreten und der besonderen Ausbildung bestimmter Sinnesorgane und Hirnteile parallel gehen.

Neben der funktionellen ist in der weißen Substanz noch eine genetische und segmentale Gliederung festzustellen. Die stammesgeschichtlich ältesten Fasern, die auf- und absteigenden Neuriten der Binnenzellen (S. 157), liegen als **Grundbündel** (*Fasciculi proprii*) in unmittelbarer Nachbarschaft der grauen Substanz (graupunktiert in Abb. 112 und 116). Alle zu einem Segment gehörenden Fasern liegen zusammen. Es ergibt sich daraus eine lamellenförmige Anordnung der weißen Substanz (Abb. 112). So liegen im Vorderseitenstrang die zervikalen Fasern innen, an den Grundbündeln; nach außen folgen die thorakalen, lumbalen und sakralen Fasern. In den Kleinhirnseitenstrangbahnen liegen die zervikalen Fasern ventral; nach dorsal folgen die thorakalen, lumbalen und sakralen Segmente. Im Hinterstrang liegen die sakralen Fasern am Septum medianum posterius; nach lateral schließen sich die lumbalen, thorakalen und schließlich die zervikalen Fasern an. Im Halsmark erkennt man am Hinterstrang einen schmalen medialen **Fasciculus gracilis** (*Goll*) aus Fasern der unteren Körperhälfte und einen breiten, lateralen, keilförmigen **Fasciculus cuneatus** (*Burdach*) aus Fasern der oberen Körperhälfte.

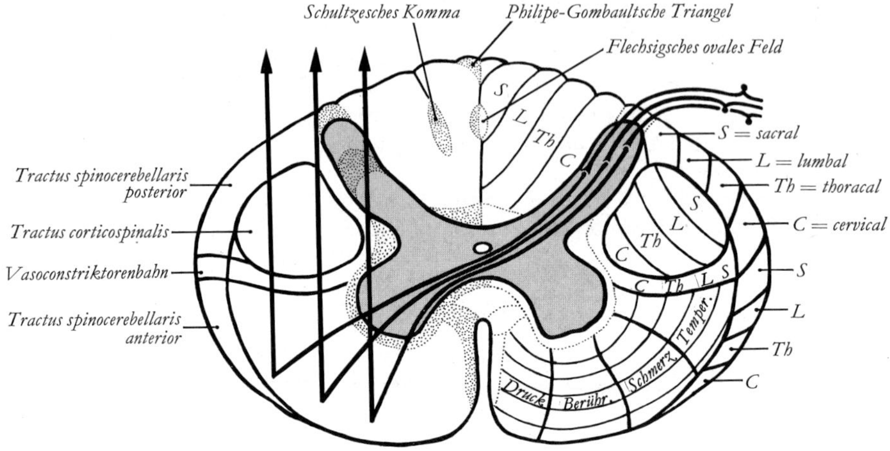

Abb. 112. „Segmentale" (rechts) und funktionelle (links) Gliederung der weißen Substanz des Rückenmarkes. I. und II. Neuron der Vorderseitenstrangbahn eingezeichnet. Grundbündel (Fasciculi proprii) rechts punktiert. Schema nach *Förster* und *Clara*

Im Vorderseitenstrang beobachten wir außerdem noch eine radiäre Gliederung der elementaren, protopathischen Empfindungsqualitäten. Die in der Hintersäule entspringenden Neuriten gliedern sich nach Kreuzung zur Gegenseite fächerförmig auf (links in Abb. 112). So folgen (Abb. 112 rechts) von medial nach lateral die Fasern für Druck-, Berührungs-, Schmerz- und Temperaturempfindung. Auch die im Vorderseitenstrang verlaufende Pyramidenbahn und die ventral von ihr liegende Vasomotorenbahn (Abb. 112 links) zeigen eine segmentale Anordnung der Fasern.

Eine genaue Kenntnis der segmentalen Gliederung der weißen Substanz erklärt uns viele klinische Ausfallsymptome. So wird z.B. im Vorderseitenstrang ein Druck von außen zuerst die sakralen, Druck von innen (durch Cysten und Tumoren) zuerst die zervikalen Fasern schädigen.

Die Leitungsbögen

Die Bauelemente des Rückenmarkes sind zu kürzeren oder längeren Leitungsbögen zusammengefaßt. Aus didaktischen Gründen unterscheiden wir einen **Elementar- oder Eigenapparat** und einen eng mit ihm verzahnten und übergeordneten **Leitungsapparat.**

Der Elementar- oder Eigenapparat

liegt in der grauen Substanz und ihrer unmittelbaren Umgebung. Als stammesgeschichtlich ältester Teil macht er bei niederen Wirbeltieren die Hauptmasse des Rückenmarkes aus. Der Eigenapparat liefert die direkten und indirekten Reflexbogen. Obschon ihm der Leitungsapparat mit Leitungsbogen über höher gelegene Zentren, die **Integrationsorte** (*Elze*), Mittelhirndach, Kleinhirnrinde und Großhirndach, übergeordnet ist, kann er auch noch nach Abtrennung des Gehirns zweckmäßige Bewegungskombinationen ausführen, die für jede Fortbewegungsart charakteristisch sind (ein geköpfter Frosch hüpft, ein geköpftes Huhn flattert).

Der einfachste Leitungsbogen besteht aus 2 Neuronen (links in Abb. 113):

1. dem afferenten (zentripetalen, sensiblen) Neuron (blau), das mit seinem Rezeptor („Empfänger“) im Muskel den Reiz aufnimmt und die Erregung der Zentrale, dem Rückenmark, zuleitet, und
2. dem efferenten (zentrifugalen, motorischen) Neuron (rot), das die Erregung vom afferenten Neuron übernimmt und zum Erfolgsorgan (Effektor), dem Muskel, leitet.

Ein Schlag gegen die Quadrizepssehne, das *Lig. patellae*, führt zu einer leichten Dehnung des Muskels und zu einer Längsverformung der in ihm gelegenen Muskelspindeln (*Rezeptoren*). Die in den Spindeln gesetzte Erregung wird durch das afferente, sensible Neuron über das Spinalganglion dem Rückenmark zugeleitet und hier durch zahlreiche Kollateralen (Abb. 114) auf efferente, motorische Neuronen umgeschaltet, die eine Kontraktion des Quadriceps (Streckung im Kniegelenk) auslösen **(Patellarreflex!)**.

Diesen einfachsten Leitungsbogen nennen wir **direkten Reflexbogen,** weil die Kontraktion direkt (d.h. ohne Zwischenschaltung eines weiteren Neurons) und reflektorisch (d.h. ohne Mitwirkung des Willens) erfolgt. Das morphologische Verhalten, der einfache, sehr kurze Weg und die einmalige Umschaltung erklären folgende physiologische Charakteristika des direkten Reflexbogens:

1. Die Reflexzeit (zwischen Auslösung des Reizes und Beginn der Kontraktion) ist sehr kurz.
2. Der Reflex bleibt in der beschriebenen Bahn, greift nicht auf Nachbargebiete über.
3. Die Stärke der Kontraktion ist unabhängig von der Stärke des Reizes.
4. Eine Ermüdung ist kaum festzustellen.

Die direkten Reflexe bestehen aus zwei Neuronen und nur einer zentralen Synapse. Sie sind **monosynaptisch.** Weil Rezeptor und Effektor in demselben Organ liegen, nennt man sie auch **Eigenreflexe** (Propriozeptionsreflexe).

Ist zwischen afferentes und efferentes Neuron ein weiteres Neuron, eine Binnenzelle (S. 157), eingeschaltet (Abb. 107, 113, 114), so sprechen wir von einem **indirekten Reflexbogen** (polysynaptischer Reflex). Das afferente Neuron führt die Erregung von der **Haut und den Schleimhäuten** zum Rückenmark und gibt sie hier an eine oder mehrere

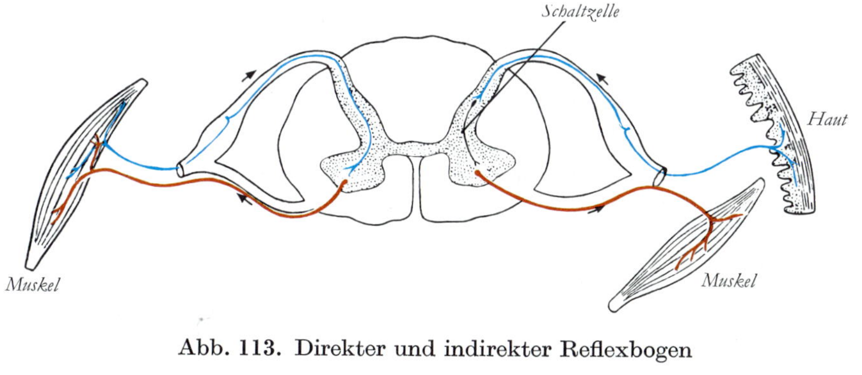

Abb. 113. Direkter und indirekter Reflexbogen

Binnenzellen ab (schwarz in Abb. 107, 108). Die Neuriten der Binnenzellen ziehen in den **Grundbündeln** 2–3 Segmente aufwärts und 1–2 Segmente abwärts und geben in ihrem Verlauf zahlreiche Kollateralen zu Vorderwurzelzellen (rot) der gleichen und der Gegenseite ab und lösen in Muskeln und Muskelgruppen der gleichen und der Gegenseite zweckmäßige Abwehrbewegungen aus. Da beim indirekten Reflexbogen Anfang und Ende oft in verschiedenen Organen liegen, bezeichnet man die über ihn verlaufenden Reflexe als **Fremdreflexe** und stellt sie den direkten oder **Eigenreflexen** (Beginn und Ende des Bogens im Muskel (Abb. 113 links) gegenüber. Die Fremdreflexe sind meist **Flucht-, Schutz- und Abwehreinrichtungen.**

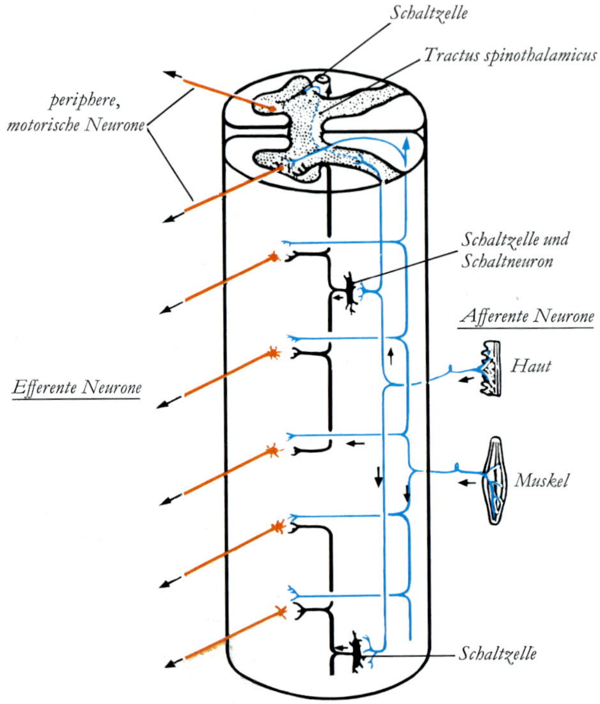

Abb. 114. Ausbreitung des direkten und indirekten Reflexes

Bestreichen der Haut des Bauches mit einem festen Gegenstand führt zu einer Kontraktion der Bauchmuskeln (*Bauchdeckenreflex*), Reizung der Haut an der Innenseite des Oberschenkels zur Hebung des Hodensackes (*Cremasterreflex*), Berührung der Hornhaut des Auges zum Lidschluß (*Cornealreflex*).

Die **zwischengeschalteten Binnenzellen** sind sicherlich auch zu gewissen **Eigenleistungen** befähigt. Sie übernehmen nicht nur die Erregungen und leiten sie weiter, sondern können unterschwellige Erregungen aufspeichern, „summieren", bis die für die Auslösung einer Kontraktion nötige Reizschwelle erreicht ist. Der längere Weg, die häufigere Umschaltung und die dadurch verlängerte Überleitung, die Abgabe von Kollateralen in verschiedenen Segmenthöhen und eine gewisse Eigenleistung der Binnenzellen erklären das von den Eigenreflexen abweichende **physiologische Verhalten der Fremdreflexe:**

1. Die Reflexzeit ist wesentlich länger.
2. Die Stärke des Reizes beeinflußt die Reflexzeit und die Stärke der Kontraktion. Unterschwellige Reize werden summiert und lösen dann nach einiger Zeit Bewegung aus.
3. Die Reflexe verlaufen nicht in einer bestimmten Bahn, breiten sich vielmehr über verschiedene Muskelgruppen aus. Die Ausbreitung des Reflexes nimmt mit der Reizstärke zu.

4. Wir finden keine Einzelkontraktion, sondern koordinierte zweckgerichtete Bewegungen.
5. Die Erregung wird gleichzeitig auch noch durch das Rückenmark zu höheren Zentren geleitet, sie wird bewußt.
6. Die Erregung kann deshalb auch willkürlich unterdrückt werden.
7. Es ist eine schnelle Ermüdbarkeit der Reflexe festzustellen.

Spinaler Muskeltonus (Reflextonus). Über die Reflexbogen des Eigenapparates, laufen außer den Erregungen, die Kontraktionen von Muskeln auslösen, dauernd feine, unbewußte Erregungen von der Haut, von den Muskeln, Sehnen, Knochen usw., die in der gesamten Muskulatur dauernd eine leichte Spannung, den spinalen Muskeltonus, hervorrufen. Er bleibt auch im Schlaf erhalten, schwindet nur in tiefer Narkose. Dieser bestimmte Spannungszustand gibt den Muskeln die Möglichkeit, auf ankommende, willkürliche Impulse sofort mit einer Kontraktion zu antworten.

Wird der Leitungsbogen an irgendeiner Stelle unterbrochen, so schwindet der Tonus; der Muskel ist vollständig schlaff (Atonie). Schädigung der Leitung setzt den Spannungszustand herab (Hypotonie).

Zum Eigenapparat gehören außer den Grundbündeln (Neuriten der Binnenzellen) noch Faserbündel, die direkte Fortsetzungen hinterer Wurzelfasern sind:

1. Die Fasern der *Zona terminalis*, der *Lissauer*schen Randzone, zwischen Spitze der Hintersäule und Rand des Rückenmarkes (Abb. 108). Die dünnen markarmen Fasern sind Neuriten von Hinterwurzelzellen und Zellen der Substantia gelatinosa. Sie leiten von der Haut kommende Erregungen (protopathische Oberflächensensibilität, Schmerz- und Temperaturempfindung, zum Teil wohl auch Eingeweide- und Gefäßsensibilität).
2. Die Fasern des Längsbündels der Hintersäule. Es liegt an der konkaven Innenseite der Substantia gelatinosa. Die nur wenige Segmente auf- und absteigenden Fasern stehen im Dienste der protopathischen Tiefensensibilität.
3. Der *Fasciculus sulcomarginalis*. Er liegt beiderseits neben der Fissura mediana anterior. Es sind Neuriten von Hinterhornzellen, die 6–7 Segmente aufwärts ziehen.
4. Der *Fasciculus longitudinalis medialis* (Mediales Längsbündel) reicht vom Mittelhirn bis in das untere Halsmark, wo er neben der Fissura mediana anterior liegt. Er enthält Fasern verschiedener Systeme.
   a) Der *Tractus vestibulolongitudinalis* entspringt im Nucleus vestibularis lateralis, kreuzt zum Teil zur Gegenseite und endet direkt oder mittels der Nuclei reticulares an den Kernen der Augenmuskelnerven, am Nucleus interstitialis und nach Kreuzung in der Commissura posterior am Nucleus commissurae posterioris; die absteigenden Fasern enden im Halsmark an den Kernen, die Nerven für die Kopfbeweger liefern.
   b) Der *Tractus reticulospinalis* entspringt aus allen Teilen des motorischen Haubenkerns (*Nucleus reticularis tegmenti*). Die absteigenden Fasern enden an den Vorderwurzelzellen des Halsmarks.
   c) *Tractus thalamolongitudinalis*, Fasern von und zum Thalamus.
   d) *Tractus tectolongitudinalis*, Fasern von und zur Vierhügelplatte, *Lamina tecti*.
   e) *Tractus commissurolongitudinalis*, Fasern aus den Kernen der Commissura posterior.

Das mediale Längsbündel kontrolliert reflektorisch die Bewegungen des Kopfes, Halses und der Augen, indem es Erregungen aus dem Gleichgewichts- (Vestibular-)Apparat auf die motorischen Kerne der Augen- und Halsmuskeln überträgt.

Diese Verbindungen zwischen Gleichgewichtsorgan und Nerven der Augenmuskeln liefern die Grundlage für den **Nystagmus**, rhythmische Zuckungen der Augenmuskeln bei Reizung eines Bogenganges.

Die Impulse aus dem Nucleus reticularis, Nucleus interstitialis und dem Nucleus commissurae posterioris an die motorischen Wurzelzellen des Hirnstammes und Halsmarkes dienen dem Austasten des Raumes, der Gewinnung von Raumvorstellungen.

Das mediale Längsbündel wurde schon an dieser Stelle so ausführlich geschildert, weil es besonders eindrucksvoll die enge Verknüpfung von Rückenmark, verlängertem Mark, Mittel- und Zwischenhirn zeigt. So können auch diese Teile des Gehirns reflektorisch in die Tätigkeit des Rückenmarkes eingreifen.

5. Die absteigenden Äste der Hinterstrangfasern bilden ein eigenes Bündel, das im Hals- und oberen Brustmark das Schultzesche Komma, im unteren Brust- und Lendenmark das ovale Hinterstrangfeld (*Flechsig*) und weiter kaudal die Philippe-Gombaultsche Triangel liefert (Abb. 112). Die absteigenden Äste sind in den einzelnen Rückenmarksabschnitten unterschiedlich lang. Ihre Kollateralen enden vor allem an Schaltzellen, aber auch direkt an Vorderwurzelzellen.

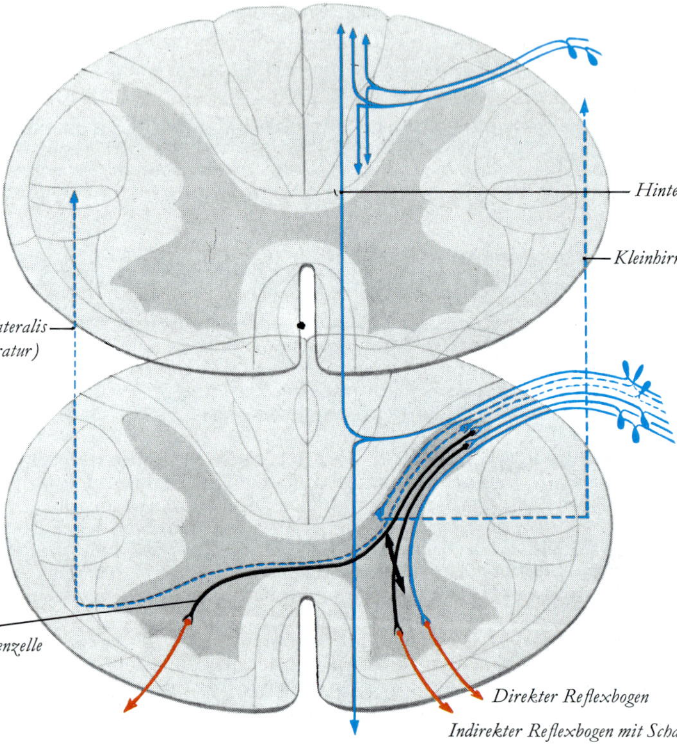

Abb. 115. Schematische Darstellung der Verbindungen der afferenten Hinterwurzelfasern

Der Leitungsapparat des Rückenmarkes

Alle Erregungen, die durch die hinteren Wurzeln (Abb. 110, 115) in das Rückenmark einstrahlen, werden, soweit sie nicht über den Eigenapparat spinale Reflexe auslösen, höheren Gehirnzentren in Medulla oblongata, Kleinhirn, Mittelhirn, Zwischenhirn und Großhirn zugeleitet, dort verarbeitet und als veränderte Impulse an die efferenten Vorderwurzelzellen des Rückenmarkes zurückgegeben. Die über die verschiedenen Gehirnzentren gezogenen Leitungsbögen lassen mithin einen auf- und absteigenden Schenkel unterscheiden. In der stark schematisierten Abb. 116 sind die aufsteigenden Bahnen blau, die absteigenden Bahnen rot dargestellt. Es liegen die aufsteigenden Bahnen im Hinterstrang und Vorderseitenstrang, die absteigenden nur im Vorderseitenstrang. Doch sind ihre Neuhirnanteile, die Pyramidenbahnen erst in der stammesgeschichtlichen Entwicklung in den Vorderseitenstrang verlagert. Ursprünglich lagen sie neben den aufsteigenden Neuhirnbahnen, den Hinterstrangbahnen, im Hinterstrang.

a) Die aufsteigenden Bahnen (Abb. 116)

A. Im Hinterstrang (Neuhirnbahnen).

1. Fasciculus gracilis (*Goll*scher Strang), untere Rumpfhälfte.
2. Fasciculus cuneatus (*Burdach*scher Strang), obere Rumpfhälfte.

B. Im Vorderseitenstrang (Urhirnbahnen).

1. Tractus spinothalamicus lateralis (*Edinger*), Schmerz und Temperatur.
2. Tractus spinothalamicus anterior, im Vorderstrang verstreut; nicht eingetragen. Druck und Berührung als dumpfe und undifferenzierte Empfindungen (protopathische Sensibilität). „Tastbahn im Vorderstrang".
3. Tractus spinocerebellaris posterior (*Flechsig*sches Bündel), hintere Kleinhirnseitenstrangbahn.
4. Tractus spinocerebellaris anterior (*Gowers*sches Bündel), vordere Kleinhirnseitenstrangbahn.
5. Tractus spinotectalis.
6. Tractus spinoolivaris, *Helweg*sche Dreikantenbahn.

b) Die absteigenden Bahnen (Abb. 116)

verlaufen beim Menschen **nur im Vorderseitenstrang.** Wir unterscheiden:

A. Neuhirnbahnen:

1. Tractus corticospinalis anterior, Pyramidenvorderstrangbahn.
2. Tractus corticospinalis lateralis, Pyramidenseitenstrangbahn.

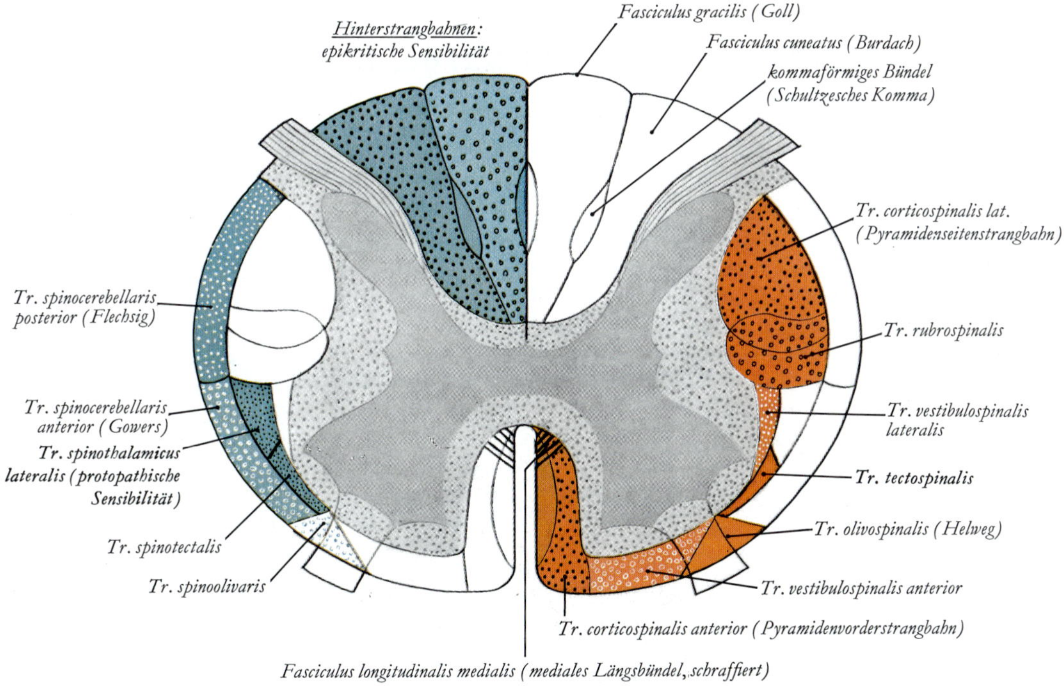

Abb. 116. Lage der wichtigsten Bahnen in der weißen Substanz des Rückenmarkes. Absteigende Bahnen rot, aufsteigende blau, Grundbündel (Fasciculi proprii) hellgrau punktiert. Der Tractus spinothalamicus anterior ist im Vorderstrang verstreut und deshalb nicht eingetragen

B. Urhirnbahnen:

1. Tractus rubrospinalis, das *Monakow*sche Bündel.
2. Tractus reticulospinalis (verstreut im Vorderseitenstrang; im Schema nicht eingetragen).
3. Tractus vestibulospinalis anterior, im Vorderstrang.
4. Tractus vestibulospinalis lateralis, im Seitenstrang.
5. Tractus tectospinalis medialis, im Vorderstrang.
6. Tractus tectospinalis lateralis, im Seitenstrang zusammen mit dem aufsteigenden Tr. spinotectalis, im Schema nicht eigens eingetragen.
7. Tractus olivospinalis, *Helweg*sche Dreikantenbahn.

Dem Elementar- oder Eigenapparat, der mittels direkter und indirekter Reflexe (s. S. 162) das primitive Verhalten des Organismus regelt, ist der Leitungsapparat des Urhirns und diesem der Leitungsapparat des Neuhirns übergeordnet. Beim gesunden Menschen greifen die 3 Apparate so ineinander, daß eine harmonische Gesamtleistung zustande kommt.

Morphologisch findet diese Tatsache ihren Ausdruck darin, daß alle 3 Apparate **eine gemeinsame Endstrecke** (efferente Neurone), die **Vorderwurzelzellen** (vom Rückenmark zum Muskel und zu den Organen) haben (Abb. 111).

Anwendung: Ausfall dieser gemeinsamen Endstrecke ergibt eine schlaffe Lähmung (*Atonie*). Die 3 Apparate zeigen eine unterschiedliche Anfälligkeit. In Narkose und unter Alkoholeinfluß fällt zuerst die Großhirnrinde, dann das Urhirn und schließlich der Eigenapparat aus. In umgekehrter Reihenfolge werden die 3 Apparate in Betrieb genommen, ihre Bahnen myelinisiert. So benimmt sich der menschliche Säugling in seinen Bewegungen wie ein Urhirnwesen, weil die Neuhirnbahnen zur Zeit der Geburt noch nicht vollständig myelinisiert sind.

D. Der Leitungsapparat des Urhirns

liegt im Vorderseitenstrang. Auf- und absteigende Bahnen verlaufen häufig gemischt nebeneinander. Eine genaue Abgrenzung ist deshalb nicht immer möglich. Die **aufsteigenden Bahnen** sind Neuriten von Strangzellen, die im Grau der Hintersäule liegen. Sie verlaufen gekreuzt (in der Commissura alba) oder ungekreuzt zu den Zentren in Medulla oblongata, Mittelhirn, Zwischenhirn und Kleinhirn. Durch zahlreiche Kollateralen orientieren und steuern sie den Eigenapparat. Diese Strangzellen (II. Neuronen) erhalten ihre Impulse aus der Peripherie (Haut, Muskeln, Sehnen, Gelenke, Eingeweide) über pseudounipolare Spinalganglienzellen (I. Neuron).

Die absteigenden Bahnen liegen im Vorderseitenstrang, beginnen in Zentren der Medulla oblongata, des Mittelhirnes, des Zwischenhirnes und des Kleinhirnes, und enden an Vorderwurzelzellen und Zellen der Substantia intermedia lateralis, die zum vegetativen System gehören.

a) Die aufsteigenden Bahnen

(Abb. 115, 116)

1. Der Tractus spinothalamicus lateralis (*Edinger*). Das I. Neuron beginnt mit den Rezeptoren für **Schmerz, Kälte und Wärme** in der Peripherie als zellulipetaler Neurit einer Spinalganglienzelle. Ihr zellulifugaler Neurit gelangt durch die hintere Wurzel und die Wurzeleintrittszone in die Hintersäule. Das **II. Neuron** ist eine Strangzelle, beginnt im Nucleus centralis columnae posterioris, **kreuzt** sofort (Abb. 112) und zieht im Vorderseitenstrang bis zum **Thalamus.** Das **III. Neuron** verläuft vom Thalamus durch die Capsula interna zum **Gyrus postcentralis** der Großhirnrinde. Die Schmerzempfindungen aus den Einge-

weiden werden **gekreuzt und ungekreuzt** zum Thalamus und Hypothalamus geleitet.

2. Der Tractus spinothalamicus anterior („Tastbahn im Vorderstrang") leitet **Druck-** und **Berührungsempfindungen.** Das **I. Neuron,** die Spinalganglienzelle, leitet die Erregung aus den Rezeptoren in der Haut (*Meissner*sche Tastkörperchen und Nervengeflechte an den Haarbälgen) über das Spinalganglion und die Radix dorsalis zur Hintersäule. Das **II. Neuron,** die Strangzelle, beginnt mit anderen Hinterhornzellen und **verläuft gekreuzt und ungekreuzt** in den medialen Teilen des Vorderseitenstranges (Abb. 112) ebenfalls zum **Thalamus.** Das **III. Neuron** zieht vom Thalamus zur Großhirnrinde. Die Kreuzung im Rückenmark erfolgt nicht im gleichen Segment, sondern erst 4–5 Segmente höher.
   Die in dieser Bahn verlaufenden primitiven oder protopathischen Druck- und Berührungsempfindungen werden noch ergänzt durch die feiner differenzierten, epikritischen oder gnostischen Empfindungen, die über Neuhirnbahnen, den Hinterstrang, geleitet werden (S. 171).
3. Der Tractus spinocerebellaris posterior (*Flechsig*sches Bündel), die hintere Kleinhirnseitenstrangbahn, leitet Empfindungen aus dem aktiven und passiven Bewegungsapparat, die ihm durch die Spinalganglienzellen **(I. Neuron)** zufließen. Das **II. Neuron** beginnt in der *Stilling-Clarke*schen Säule, **Nucleus dorsalis,** zieht in den Seitenstrang der gleichen Seite und in ihm bis zur Medulla oblongata, von wo es über den medullären Kleinhirnstiel, *Pedunculus cerebellaris inferior*, zum Wurm des Kleinhirns gelangt. Die Bahn findet sich nur im Brust- und Halsmark. Ihre Fasern zeichnen sich durch besondere Dicke aus.
4. Der Tractus spinocerebellaris anterior (*Gowers*sches Bündel), die vordere Kleinhirnseitenstrangbahn, leitet wie die vorige Empfindungen aus Muskeln, Sehnen und Gelenken, die ihm durch Spinalganglienzellen **(I. Neuron)** zufließen. Das **II. Neuron** entspringt mit großen Hinterhornzellen an der Basis des Hinterhorns, kreuzt zum größten Teil durch die Commissura alba zur Gegenseite und steigt ventral von der vorigen Bahn aufwärts bis zur Brücke und gelangt rückläufig durch den Mittelhirnstiel, Pedunculus cerebellaris superior [Brachium conjunctivum], zum Kleinhirnwurm. Die Bahn findet sich im gesamten Rückenmark.
5. Der Tractus spinoreticularis zu den Kernen der Formatio reticularis im Rauten- und Mittelhirn.
6. Der Tractus spinotectalis verläuft mit dem Tractus spinothalamicus lateralis zum Vierhügelgebiet. Die stammesgeschichtlich sehr alte Bahn wird bei höheren Wirbeltieren zugunsten des Tr. spinothalamicus zurückgebildet.
7. Der Tractus spinoolivaris orientiert den **Nucleus olivaris,** eine Reglerzentrale, die von den verschiedensten Teilen des Hirns Meldungen aufnimmt und verarbeitet, über den Erregungszustand des Rückenmarks. Die Bahn verläuft mit dem Tractus olivospinalis in der *Helweg*schen Dreikantenbahn. Sie findet sich nur im Halsmark.

Die drei letztgenannten Bahnen bringen Afferenzen aus der Peripherie zu den Ursprungskernen der extrapyramidalen Bahnen im Rauten- und Mittelhirn.

b) Die absteigenden Bahnen

(Abb. 111, 116)

fassen wir als **subkortikale** oder **extrapyramidale** Bahnen zusammen, weil sie unterhalb der Großhirnrinde (in Zentren der Medulla oblongata, des Mittelhirns, Zwischenhirns und Kleinhirns) beginnen und nicht durch die Pyramiden verlaufen. Die über den Vorderseitenstrang verstreuten Fasern enden vorwiegend an Zwischenneuronen der Substantia intermedia, die damit mannigfaltige Impulse erhalten und sie verarbeitet an die Vorderwurzelzellen abgeben.

1. Der Tractus rubrospinalis (*Monakow*sches Bündel) entspringt im **Nucleus ruber,** der Zuflüsse vom Kleinhirn, von den basalen Ganglien und der Großhirnrinde erhält, und leitet die verarbeiteten Impulse über Zwischenneurone den motorischen Vorderhornzellen (α-Motoneuronen) zu. Die Bahn kreuzt zum Teil in der *Decussatio tegmenti ventralis* (ventrale Haubenkreuzung, *Forel*), verläuft im Rückenmark ventral von der Pyramidenbahn. Beim Menschen ist diese stammesgeschichtlich alte, lange Bahn weitgehend durch hintereinandergeschaltete Neuronen, den Tractus rubroreticularis, ersetzt, der sich in den Tractus reticulospinalis fortsetzt.
2. Der Tractus reticulospinalis entspringt in den **Nuclei tegmenti,** kreuzt zum Teil in der *Descussatio tegmenti ventralis* (*Forel*) und endet an den Ursprungskernen der Hirnnerven und an den motorischen Vorderhornzellen. Die im Vorderseitenstrang verstreute Bahn setzt sich größtenteils aus kurzen, hintereinandergeschalteten Neuronen zusammen.
   Die Bahnen 1. und 2. werden auch als Tractus rubroreticulospinalis zusammengefaßt.
3. Der Tractus vestibulospinalis entspringt im **Nucleus vestibularis lateralis** (*Deiters*) und zieht ungekreuzt
   a) als *Tractus vestibulospinalis anterior* im Vorderstrang,
   b) als *Tractus vestibulospinalis lateralis* im Seitenstrang

   zu den Vorderhornzellen für die Nacken- und Rückenmuskulatur. Die der Erhaltung des Gleichgewichts beim Schwimmen, Laufen, Stehen usw. dienende Bahn ist bei niederen Tieren wesentlich mächtiger als beim Menschen.
4. Der Tractus tectospinalis (*Löwenthal*sches Bündel), eine optisch-akustische Reflexbahn, entspringt im **Colliculus superior** und **inferior** der Vierhügelplatte und verläuft
   a) ungekreuzt als Tractus tectospinalis lateralis im Seitenstrang der gleichen Seite,
   b) nach Kreuzung in der Decussatio tegmenti dorsalis (dorsale Haubenkreuzung, *Meynert*), als Tractus tectospinalis medialis im Vorderstrang der Gegenseite, unmittelbar neben der Fissura mediana anterior

   abwärts zu den Vorderhornzellen im Brustmark.
5. Der Tractus olivospinalis leitet die im Reglersystem des *Nucleus olivaris* verarbeiteten Eindrücke über den Zustand der Muskeln den Vorderhornzellen zu. Er verläuft in der *Helweg*schen Dreikantenbahn zusammen mit den aufsteigenden Fasern. Er ist hauptsächlich im Halsmark ausgebildet.

Die absteigenden vegetativen Bahnen

sind noch wenig bekannt. Sie sind wohl über den ganzen Vorderseitenstrang verstreut. Lediglich die Bahnen für die Vasokonstriktion und die Schweißsekretion verlaufen somatotopisch gegliedert in einer schmalen Zone ventral von der Pyramidenseitenstrangbahn (Abb. 112).

E. Der Leitungsapparat des Neuhirns

liefert den über die Großhirnrinde gezogenen Leitungsbogen mit einem aufsteigenden Schenkel, dem Tractus spino-bulbo-thalamo-corticalis und einem absteigenden Schenkel, dem Tractus corticospinalis.

a) Der Tractus spino-bulbo-thalamo-corticalis, die sensible Hinterstrangbahn („Tastbahn im Hinterstrang"). Sie leitet höhere, epikritische Tastempfindungen, welche die Beurteilung eines Gegenstandes (bei geschlossenen Augen) durch Betastung ermöglichen (*Stereognosie*). Darüber hinaus ist sie wichtige Bahn der Tiefensensibilität. Sie informiert das Zentralnervensystem über den Kontraktionszustand der Muskeln und über die Spannung der Sehnen und Gelenkkapseln. Das **I. Neuron** beginnt mit den **Rezeptoren** in der **Haut,** in den **Muskeln, Sehnen** und **Gelenkkapseln** und gelangt über das Spinalganglion (Hinterwurzelzeelle), die Radix dorsalis und die Wurzeleintrittszone in den Hinterstrang, wo es sich in einen kurzen, absteigenden, zum Eigenapparat (S. 162) gehörenden, und einen langen, aufsteigenden Ast teilt, der ohne Unterbrechung bis zum *Nucleus gracilis* oder *cuneatus* zieht **(Tractus spinobulbaris).**

Der aufsteigende Ast gibt zahlreiche Kollateralen an den Eigenapparat und an die Zellen der *Stilling-Clarke*schen Säule ab. Diese Kollateralen können über indirekte Reflexbogen und einen über das Kleinhirn gezogenen Leitungsbogen die Vorderwurzelzellen beeinflussen.

Das **II. Neuron** beginnt mit Zellen der Hinterstrangkerne, **Nucleus gracilis und cuneatus,** kreuzt bald unter der Rautengrube in der **Decussatio lemniscorum** und steigt als mediale Schleife, **Lemniscus medialis,** durch das verlängerte Mark, die Brücke und das Mittelhirn bis zum **Thalamus** auf **(Tractus bulbothalamicus).** Das in den Kernen des Thalamus entspringende **III. Neuron** verläuft durch den hinteren Schenkel der Capsula interna zum **Gyrus postcentralis** der Großhirnrinde **(Tractus thalamocorticalis).**

Ein kleinerer Teil der Fasern zweigt bereits am Nucleus gracilis und cuneatus ab und zieht als **II. Neuron** durch den medullären Kleinhirnstiel, *Pedunculus cerebellaris inferior* zum Kleinhirn. Dieser **Tractus bulbocerebellaris** orientiert als Nebenbahn das Kleinhirn über die Stellung der Gelenke und die Spannung der Muskeln.

Die Fasern des Hinterstranges sind hinsichtlich ihrer Dicke und damit auch hinsichtlich ihrer Leitungsgeschwindigkeit sehr unterschiedlich, was für ihre vielseitigen Leistungen spricht. Der Hinterstrang tritt zuerst bei den Reptilien auf und vergrößert sich in der Säugetierreihe mit der Entfaltung des Klein- und Großhirns. Er beträgt beim Kaninchen 21%, beim Cebusaffen 26% und beim Menschen 39% der gesamten weißen Substanz im Halsmark.

Praktische Anwendung: Degeneration der Hinterstränge (z.B. bei der *Tabes dorsalis*) setzt die Koordination der Bewegungen sehr stark herab. Wir finden den spinalataktischen Gang. Der Patient beginnt bei geschlossenen Augen (zusätzlicher Ausfall der Augenkontrolle) zu schwanken (*Romberg*sches *Phänomen*). Weil die Empfindung über die Stellung der Glieder im Raum ausgefallen ist, kann er bei geschlossenen Augen die Zeigefingerspitzen der rechten und linken Hand nicht gegeneinander (*Fingerspitzenversuch*) oder die Zeigefingerspitze nicht gegen die Nasenspitze führen (*Fingernasenspitzenversuch*). Auch die Berührungs- und Druckempfindung ist bei Ausfall der Hinterstränge tiefgreifend geschädigt. Der Raumsinn der Haut (Lokalisation punktförmiger Reize), die Unterscheidung von spitz oder stumpf usw., ist stark herabgesetzt oder erloschen. Auch die feinere Differenzierung von Schmerz- und Temperaturempfindungen ist herabgesetzt.

b) Die Pyramiden- oder kortikospinale Bahn dient der bewußten, willkürlichen Bewegung der Muskeln. Das **I. Neuron** entspringt in den motorischen Feldern der Großhirnrinde (siehe Bd. II), zieht durch die **Capsula interna,** die **Crura cerebri,** die **Brücke** und die **Pyramide,** um:

1. **als Pyramidenseitenstrangbahn,** *Tractus corticospinalis lateralis* nach der **Kreu-**

zung in der **Decussatio pyramidum** im Seitenstrang der Gegenseite (90% aller Fasern),

2. als **Pyramidenvorderstrangbahn,** *Tractus corticospinalis anterior,* im Vorderstrang der gleichen Seite abzusteigen

und direkt oder mittels Zwischenneuronen an den motorischen Vorderhornzellen (α-Motoneuronen) zu enden. Das **II. Neuron,** die Vorderwurzelzelle, zieht durch die Radix ventralis zu den motorischen Endplatten der Skelettmuskeln. Die Pyramidenvorderstrangbahn reicht nur bis in das obere Brustmark. Das Bündel schwankt sehr in seiner Stärke. Ein Teil der Fasern soll ungekreuzt, ein anderer Teil gekreuzt (in Segmenthöhe) an den Vorderwurzelzellen enden.

Nach neuerer Auffassung soll der größte Teil der Pyramidenbahn **mittels** Zwischenneuronen an den Vorderwurzelzellen enden. Die **Zwischenneurone,** kleine Zellen mit zahlreichen dünnen Dendriten, sollen der Koordination dienen und die Impulse auf die Vorderwurzelzellen verteilen. Sie bilden im Rückenmark eine dorsale und ventrale Gruppe, die zum Teil antagonistisch auf die Vorderwurzelzellen wirken. An der dorsalen Gruppe endigen die Beugereflexe und der größte Teil der Pyramidenbahn, an der ventralen Gruppe die Streckreflexe und die extrapyramidalen Bahnen.

Die Pyramidenbahn ist segmental, somatotopisch gegliedert (s. Abb. 112), was isolierte Arm- oder Beinlähmungen erklärt. Die Pyramidenbahn, ein Neuerwerb der Säugetiere, nimmt mit der Vergrößerung des Endhirns in der aufsteigenden Säugetierreihe an Bedeutung zu. Ihr Anteil am Gesamtquerschnitt der weißen Substanz beträgt bei der Beutelratte 3,6%, beim Elefanten 4,8%, beim Hund 10%, beim Cebusaffen 20% und beim Menschen 30%.

Klinisch wichtig ist, daß die Lähnung des I. und II. Neuron ganz verschiedene Symptome ergibt. **Ausfall des I. Neuron** (häufig durch Blutung in der Umgebung der Capsula interna, Schlaganfall oder Apoplexie) läßt die Willkürbewegungen teilweise ausfallen (Parese). Die Reflexe sind gesteigert. Die Steigerung der Reflexe erklärte man bis vor kurzem mit dem Ausfall von Pyramidenfasern, die die spinale Reflexmotorik hemmen sollten. Heute nimmt man an, daß die Reflexe durch Mitverletzung extrapyramidaler Bahnen enthemmt

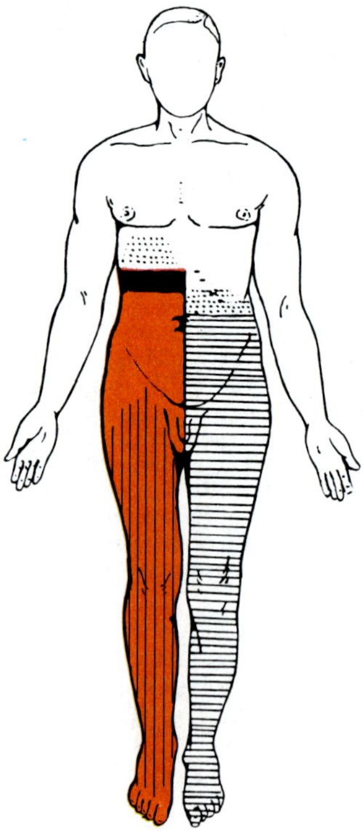

Abb. 117. Halbseitenlähmung bei Verletzung des Brustmarkes. Punktiert: überempfindliche Zonen, schwarz: totaler Ausfall der Sensibilität; rot: spastische Lähmung, Ausfall der Vasomotoren; senkrecht schraffiert: Ausfall der Tiefensensibilität; quer schraffiert: Ausfall der Schmerz- und Temperaturempfindung

sind. Das I. motorische Neuron kann in gewissem Grade durch extrapyramidale, tiefer entspringende (subkortikale) Bahnen ersetzt werden. Es kommt deshalb zu keinem vollständigen Ausfall. Der Widerstand bei passiver Bewegung ist erhöht **(straffe oder spastische Lähmung).** Es fließen nämlich dauernd von der Peripherie dem Rückenmark unbewußte, geringe Erregungen zu, die reflektorisch eine dauernde, leichte Kontraktion der gesamten Muskulatur hervorrufen. Die dadurch hervorgerufene, leichte Spannung der Muskeln nennen wir Tonus. Durchschneidung der hinteren Wurzeln und damit die Ausschaltung aller laufend von der Peripherie zuströmenden Erregungen läßt die Muskeln erschlaffen **(Atonie).**

Ausfall des II. Neuron ergibt eine **schlaffe Lähmung** und Ausfall der Reflexe.

Praktische Anwendungen:

Die Halbseitenläsion (*Brown-Séquard*) Abb. 117, die halbseitige Durchtrennung des Rückenmarks, bietet nach der Besprechung der Topographie und Funktion der Leitungsbahnen die Möglichkeit, die gewonnenen Kenntnisse zu wiederholen. Wir stellen fest

a) auf der verletzten Seite:
1. In Höhe der geschädigten Segmente eine schlaffe Muskellähmung und einen totalen Ausfall der Sensibilität (Ausfall der Motoneurone und aller sensiblen Leitungen),
2. Unterhalb der Schädigung eine spastische Lähmung (Ausfall der bulbär gekreuzten Pyramidenbahn und eines Teiles der extrapyramidalen Bahnen).
3. Unterhalb der Schädigung einen völligen Ausfall der Tiefensensibilität (Ausfall der bulbär gekreuzten Hinterstrangbahn),
4. Unterhalb der Schädigung Störungen der epikritischen Sensibilität (Ausfall der bulbär gekreuzten Tastbahn in den Hintersträngen),

b) auf der gesunden Seite:
1. Unterhalb der Schädigung einen Ausfall der Schmerz- und Temperaturempfindung (Ausfall der spinal gekreuzten Tractus spinothalamicus lateralis),
2. Eine Herabsetzung der Tastempfindung (Ausfall des spinal gekreuzten Tractus spinothalamicus anterior – Tastbahn im Vorderstrang).

Oberhalb der Verletzungsstelle beobachtet man auf beiden Seiten eine sensible Reizungszone (Überempfindlichkeit, Hyperästhesie).

F. Die Gefäß- und Nervenversorgung des Rückens

Aus den **Nn. spinales** (Schema Abb. 60, 64) zieht ein gemischter (motorischer und sensibler) Ast nach dorsal, *Ramus dorsalis.* Er teilt sich bald in einen medialen und lateralen Ast, die die bodenständigen, autochthonen, **langen Rückenmuskeln** und anschließend mit den Endästen. *Ramus cutaneus medialis* und *lateralis,* die **Haut** des Rückens versorgen.

Die oberflächlichen oder **Extremitätenmuskeln** werden von **ventralen Ästen** versorgt. (Siehe bei den einzelenen Muskeln und der oberen Extremität.)

Die dorsalen Hautäste des 1.–3. Lendennerven versorgen als *Nn. clunium superiores,* über den Darmbeinkamm absteigend, den kranialen und lateralen Teil des Gesäßes.

Die dorsalen Hautäste des 1.–3. Kreuzbeinnerven versorgen als *Nn. clunium medii* den medialen Teil der Gesäßhaut. Sie durchbohren den Ursprung des größten Gesäßmuskels (M. glutaeus maximus; siehe untere Extremität).

Die segmentalen **Arterien** geben ähnlich wie die Nerven einen **Ramus dorsalis** zum Rücken ab, der sich ähnlich wie der Nervenast aufzweigt und die langen Rückenmuskeln und die Haut des Rückens versorgt. Die großen **Gliedmaßenmuskeln** bekommen ihre Gefäßversorgung von den Gliedmaßengefäßen (siehe Arm).

Die Nackengegend, Regio nuchae (Abb. 118)

Da der Hals als Verbindung von Kopf und Rumpf hinsichtlich der Gefäß- und Nervenversorgung eine Sonderstellung einnimmt, soll hier die praktisch wichtige Nackengegend noch besonders besprochen werden.

Sie wird kranial durch die *Linea nuchae superior* und die *Protuberantia occipitalis externa*, lateral durch eine Linie vom Warzenfortsatz zum Acromion und kaudal durch eine Linie vom stark vorspringenden 7. Halswirbeldorn (*Vertebra prominens*) zum *Acromion*, dem seitlich am weitesten ausladenden Punkt des Schulterblattes, begrenzt. Die Nackenhaut ist besonders derb. Sie erschwert das Aufsuchen der Hautnerven. Das subkutane Fettgewebe ist dick und nicht selten so verdickt, daß quere Falten über den Nacken laufen. Nach Fortnahme der Haut und des subkutanen Fettgewebes finden wir auf dem M. trapezius neben den Wirbeldornen *Rr. cutanei mediales.* Der Hautast des *Ramus dorsalis* von C 2 durchbohrt mit der **A. occipitalis** (Hinterhauptsarterie) den Ansatz des M. trapezius und verläuft mit ihr als **N. occipitalis major.** Dieser versorgt die Haut des Hinterkopfes bis zum Scheitel und geht meistens mit dem **N. occipitalis minor** (aus dem *Plexus cervicalis*) eine Anastomose ein (Abb. 118 links). Der *Ramus dorsalis* von C 1 hat keinen Hautast, sein Versorgungsgebiet ist vom *N. occipitalis major* mit übernommen.

Nach Durchtrennung des M. trapezius, M. splenius capitis und M. semispinalis capitis kommt zwischen den tiefen Nackenmuskeln die tiefe Nackengegend zum Vorschein.

In dem von den Mm. obliquus capitis superior, obliquus capitis inferior und rectus capitis posterior major gebildeten Dreieck („tiefes Nackendreieck" Abb. 118 rechts) werden der Bogen des Atlas, oberhalb desselben der **N. suboccipitalis** und weiter oben die **A. vertebralis** sichtbar. Zwischen Atlas und Axis [Epistropheus] tritt der Ramus dorsalis von C 2 aus, verläuft um den Unterrand des M. obliquus capitis inferior, geht häufig Verbindungen mit den benachbarten dorsalen Ästen ein und zieht als **N. occipitalis major** durch die darüberliegenden Muskeln zum Hinterhaupt.

Der **N. suboccipitalis,** ein rein motorischer dorsaler Ast (C 1), meistens zwischen Atlasbogen und A. vertebralis austretend, versorgt die kurzen, tiefen Nackenmuskeln.

Der Ramus dorsalis von C 3 kann nach Versorgung der zugehörigen Muskeln als sensibler **N. occipitalis tertius** zur Haut des Hinterkopfes ziehen.

Die **A. vertebralis,** der erste Ast aus der *A. subclavia* tritt in das Foramen transversarium des 6. Halswirbels ein, verläuft in den Foramina transversaria 6–1 aufwärts, biegt dann nach medial ab und verläuft im *Sulcus a. vertebralis* des Atlas, durchbohrt die Membrana atlantooccipitalis posterior und vereinigt sich mit der Arterie der anderen Seite zur *A. basilaris* (auf dem Clivus gelegen). Siehe *Circulus arteriosus cerebri* (Bd. II.).

Die **A. occipitalis** entspringt aus der A. carotis externa, verläuft medial von der *Incisura mastoidea* des Schädels im *Sulcus a. occipitalis.* Sie wird in Abb. 118 zwischen M. longissimus capitis und M. obliquus capitis superior sichtbar und geht hier wechselnd starke Verbindungen mit der *A. vertebralis* ein (*wichtig für die Arteriographie des Gehirns*). Sie gibt Äste an die Nackenmuskeln ab, verläuft unter dem M. splenius capitis und auf dem M. semispinalis capitis medianwärts und gelangt nach Durchbohrung des M. trapezius zum Hinterhaupt.

Die **A. cervicalis profunda** entspringt aus dem *Truncus costocervicalis*, einem Ast der *A. subclavia*, wendet sich bald nach dorsal und erscheint zwischen den tiefen Rückenmuskeln (Abb. 118 rechts).

Die begleitenden **Vv. cervicales profundae** sind besonders stark. Sie nehmen das Blut des im Halsgebiet besonders mächtigen, auf den Wirbelbogen liegenden Plexus venosus vertebralis externus posterior (s. S. 149) auf. Der letztere, auch als **Plexus suboccipitalis** bezeichnet, steht durch die *V. emissaria mastoidea, condyloidea und occipitalis* mit dem Schädelinnern in Verbindung.

Anwendung. Die **A. vertebralis** muß bei einer Verletzung doppelt unterbunden werden, weil es sonst (wegen der Anastomose mit der der Gegenseite und dem *Circulus arteriosus cerebri*) aus dem kranialen Stück blutet. Zwischen Hinterhaupt und Atlas kann das Rückenmark leicht durch Stich verletzt werden. Bei der **Subokzipitalpunktion** tastet man sich mit der Nadel nahe der Medianlinie (sonst Gefahr, die A. vertebralis zu verletzen) am Hinter-

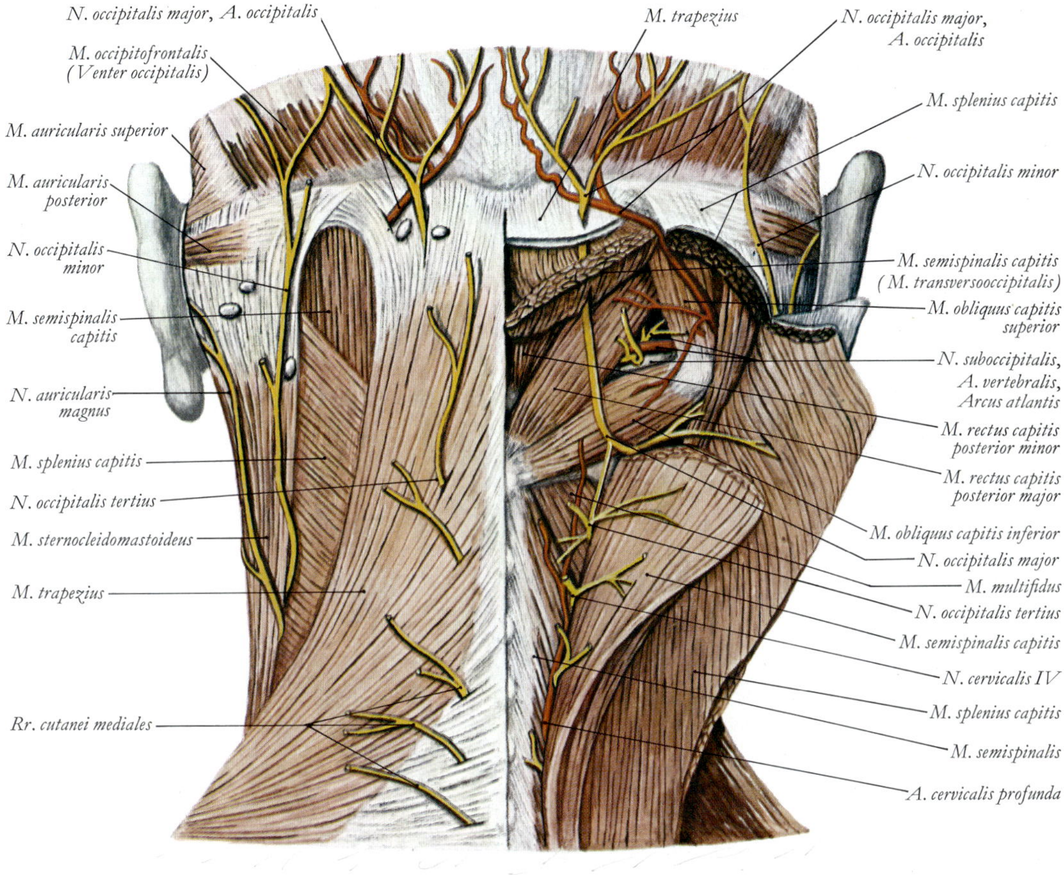

Abb. 118. Regio nuchae. Links oberflächliche, rechts tiefe Region

hauptsbein entlang bis an das Hinterhauptsloch, durchstößt die relativ feste Membrana atlantooccipitalis posterior (stärkerer Widerstand), die Dura mater und Arachnoidea und ist damit in einer Erweiterung des Subarachnoidalraumes, der *Cisterna cerebellomedullaris*. Man kann aus ihr *Liquor cerebrospinalis* zur Untersuchung oder Druckentlastung entnehmen und Luft zur röntgenologischen Darstellung der Hohlräume des Gehirnes (*Ventrikulographie*) einblasen. Vgl. Bd. II.

Die Lymphknoten der Nackengegend liegen auf dem Kopfursprung des M. trapezius, *Nodi lymphatici occipitales*. (*Sie schwellen bei Erkrankungen des Nackens z. B. Furunkulose, des Hinterhauptes, des äußeren Ohres, bei starker Infektion der Rachentonsille und bei Masern an.*)

Der Bauch, Abdomen

Grenzen. Als Bauch bezeichnen wir jenen Teil des Rumpfes, der kranial durch den Rippenbogen, die Spitzen der beiden untersten Rippen und die 12. Rippe, kaudal durch die gut tastbaren Darmbeinkämme (Cristae iliacae) gegen das Becken, durch die Leistenfurche (darunter das Leistenband) gegen den Oberschenkel und durch den Oberrand der Symphyse begrenzt wird.

Diese äußeren Grenzen entsprechen nicht den inneren, da sich die **Bauchhöhle** nach kranial kuppelartig (siehe Zwerchfell) in den Brustraum vorschiebt und kaudal eine scharfe Abgrenzung gegen die Beckenhöhle nicht möglich ist. (Zahlreiche Darmschlingen liegen im kleinen Becken.)

Die **Form** des Bauches hängt von der Form der oberen Thoraxapertur, von der Breite des knöchernen Beckens, vom Umfang des Fettpolsters, von der Beschaffenheit der Bauchmuskulatur und vom Bauchinhalt ab. Beim Kinde (relativ große Leber) und beim Manne ist die untere Brustapertur relativ groß, das Becken dagegen relativ klein. Auch ist der Oberbauch relativ groß (männlicher Typ). Bei der Frau mit der größeren Beckenbreite (stärkeres, seitliches Ausladen der Beckenschaufeln, größere Breite des Kreuzbeines) haben wir eine stärkere Breitenentwicklung des Unterbauches (weiblicher Typ).

A. Die Bauchwand

Beobachtungen beim Lebenden und Einteilung in Regionen

Bei mageren, muskelstarken Männern (Abb. 119) kann man durch die Haut das **Muskelrelief,** vor allem die seitlichen Ränder des geraden Bauchmuskels (*M. rectus abdominis*) und seine sehnigen Unterbrechungen (*Intersectiones tendineae*) gut erkennen. Die oberste liegt in Höhe des Schwertfortsatzes (*Processus xiphoideus*), die unterste in Höhe des Nabels und die dritte zwischen beiden. Weiter kann man die vom Unterrand des großen Brustmuskels (*M. pectoralis major*) schräg nach hinten und unten verlaufende **zickzackförmige** Linie, die ineinandergreifenden Ursprungszacken des äußeren, schrägen Bauchmuskels (*M. obliquus externus abdominis*) und des vorderen, sägeförmigen Muskels (*M. serratus anterior*) gut beobachten. Oberhalb des vorderen Darmbeinstachels (*Spina iliaca anterior superior*) hebt sich der Übergang der kontrahierten Muskelfasern des M. obliquus externus abdominis in seine Sehne wulstförmig ab. Bei der Frau mit dem stärkeren, physiologischen Fettpolster und der dadurch bedingten Abrundung der Formen tritt das Muskelrelief zurück. Da die ventrolaterale Bauchwand hauptsächlich aus Muskeln und flachen Sehnen besteht, wird sie bei Vergrößerung des Inhaltes des Bauchraumes (Fettleibigkeit, Aszites, Meteorismus, Geschwülste, Schwangerschaft) vorgewölbt. Bei schlaffer Bauchmuskulatur kann sie herabhängen. Der physiologisch größere Bauch des Kindes ist durch die relativ größere Leber und durch das relativ kleine Becken bedingt: Die Beckenorgane stehen noch höher und reichen weiter in den Bauchraum.

Der Nabel, *Umbilicus* (Narbe an der früheren Durchtrittstelle der Nabelschnur), liegt in der Mittellinie unterhalb der Mitte zwischen Schwertfortsatz und Symphyse. Beim Erwachsenen (Abb. 48) finden wir ihn weit oberhalb der Körpermitte, beim Neugeborenen (relativ kürzere Beine), etwas unterhalb der Körpermitte. Bei schlaffen Bauchdecken und Fettleibigkeit ändert er seine Lage. Am Nabel ist die Haut fest mit dem daruntergelegenen Narbengewebe verwachsen. Es fehlt das Unterhautbindegewebe

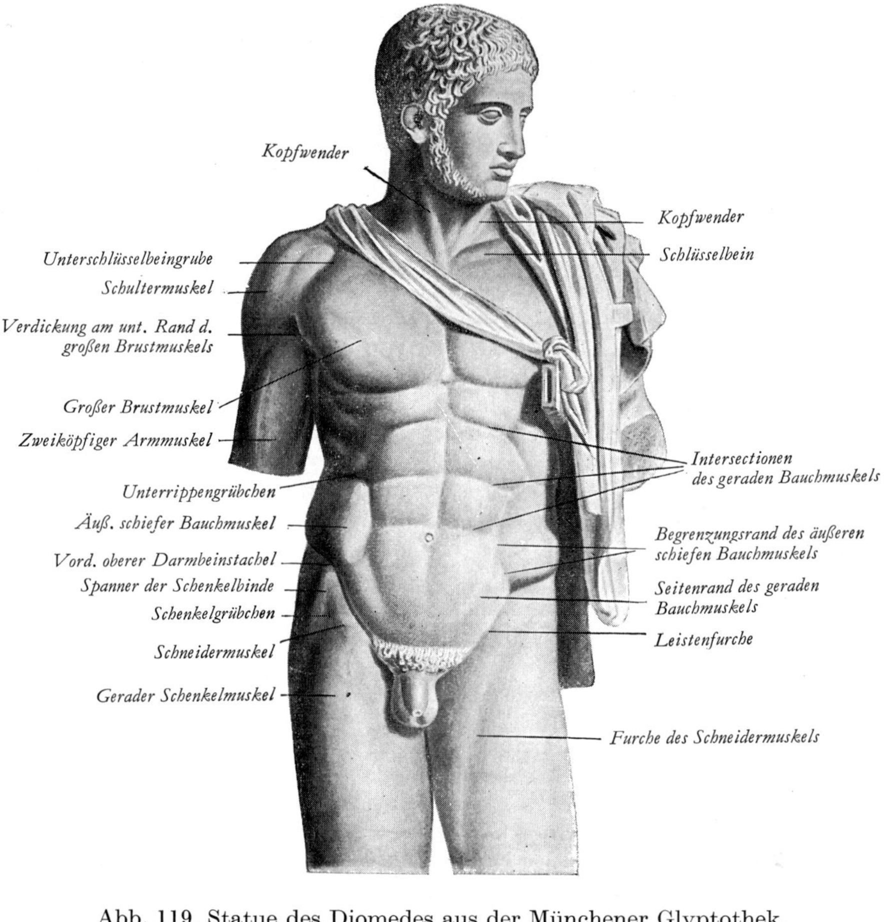

Abb. 119. Statue des Diomedes aus der Münchener Glyptothek.
Aus *Gaupp-Duval:* Anatomie für Künstler

und somit auch das Fettgewebe. Entsprechend der Dicke des benachbarten Fettpolsters ist der Nabel verschieden tief zur **Nabelgrube** eingezogen. Auf deren Grund erhebt sich die **Nabelpapille.** Bei Flüssigkeitsansammlung in der Bauchhöhle (*Aszites*) ,,verstreicht" der Nabel. Er ist eine schwache Stelle in der Bauchwand und kann zum **Nabelbruch** (*Hernia umbilicalis*) vorgestülpt werden.

Oberhalb des Nabels ist in der Medianlinie, besonders bei muskelstarken Individuen, eine Furche zwischen den Mm. recti sichtbar, die sich bis zum Schwertfortsatz erstreckt (Abb. 119). Unterhalb des Nabels verstreicht diese Furche allmählich gegen den Schamberg (*Mons veneris*) hin. Bei Schwangeren tritt in der Medianlinie unterhalb des Nabels eine stärkere Pigmentierung auf.

Der **Schamberg** zeigt beim geschlechtsreifen Menschen in seiner Behaarung ein typisches, sekundäres Geschlechtsmerkmal. Beim Mann erstreckt sich die Behaarung vom Schamberg in der Mittellinie bis zum Nabel und von dort sogar bis zur Brustbehaarung, während sie bei der Frau nach kranial scharf abgegrenzt und nur auf den Schamberg beschränkt ist.

Einteilung des Bauches in Regionen. Zwei horizontale Linien um den Bauch, die obere durch den tiefsten Punkt der Rippenbogen, die untere durch den höchsten Punkt der Darmbeinkämme, teilen den Bauch (Abb. 120) in 3 ringförmige Felder. Vom Zwerchfell bis zur oberen Horizontallinie reicht die **Regio abdominis superior** [Epigastrium]. Zwischen den beiden Horizontalen liegt die **Regio abdominis media** [Mesogastrium], zwischen der unteren Horizontalen und dem Leistenband die **Regio abdominis inferior** [Hypogastrium]. Zwei seitliche Linien, vom Schambeinhöcker, *Tuberculum pubicum*, zum tiefsten Punkt des Rippenbogens und von dort zum Ansatz des Schwertfortsatzes, teilen die 3 Felder in je 1 unpaares, medianes und 2 paarige, seitliche Felder. So erhalten wir:

Regio abdominis superior [Epigastrium]	Regio hypochondriaca dextra Regio epigastrica Regio hypochondriaca sinistra,
Regio abdominis media [Mesogastrium]	Regio lateralis dextra Regio umbilicalis Regio lateralis sinistra,
Regio abdominis inferior [Hypogastrium]	Regio inguinalis dextra Regio pubica (suprapubica) Regio inguinalis sinistra.

Aus praktischen Gründen beschreiben wir:

1. die vordere und seitliche Bauchwand (Bauchdecken),
2. die hintere Bauchwand,
3. die obere Bauchwand (Zwerchfell, Diaphragma).

I. Vordere und seitliche Bauchwand

Wir unterscheiden an ihr folgende 3 Schichten:

1. Oberflächliche Schichten	Haut, Tela subcutanea.
2. Die Muskelschichten	Seitliche, flache Bauchmuskeln mit ihren Sehnen (Aponeurosen), Medialer (gerader) Bauchmuskel.
3. Binnenschichten	Fascia transversalis, Peritonaeum (Bauchfell) parietale.

1. Oberflächliche Schichten

a) **Die Haut** ist dünn, dehnbar und außer am Nabel gut auf der Unterlage verschieblich. Schnelle Ausdehnung des Bauchraumes (Schwangerschaft, Geschwülste, Aszites) können vorwiegend in der Unterbauchgegend zu Überdehnungen der Haut und Zerreißen ihrer elastischen und kollagenen Bestandteile führen. Man bezeichnet die dabei auftretenden, weißlichen Streifen als *Striae* (gravidarum).

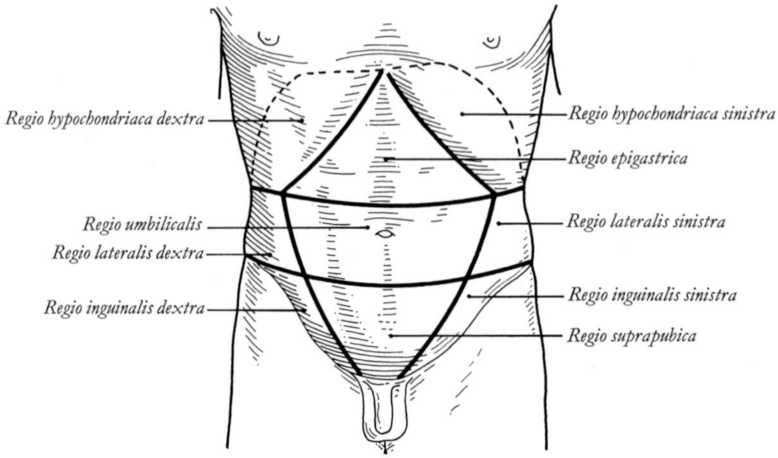

Abb. 120. Regionen des Bauches

b) **Die Tela subcutanea,** das Unterhautbindegewebe mit dem eingelagerten Fettgewebe (*Panniculus adiposus*), ist, wie schon oben betont, individuell und vom Geschlecht abhängig, verschieden stark ausgebildet. 10–15 cm dicke Fettschichten sind möglich. Das Fettgewebe ist bei so starker Ausbildung durch mehrere Bindegewebsblätter in Schichten geteilt. Nicht selten hält der Anfänger beim Schnitt eine dieser Bindegewebslamellen bereits für die oberflächliche Muskelfaszie. Die Bindegewebsblätter sind wieder durch Bindegewebszüge verbunden. Präpariert man das Fettgewebe unter möglichster Schonung des Bindegewebes heraus, so erhält man ein **bindegewebiges Wabenwerk.** Je nach der Beanspruchung (Verschiebung der Haut gegen die Muskelunterlage) sind die Wabenräume rundlich oder oval.

2. Die Bauchmuskulatur

Der **M. obliquus externus abdominis** (Abb. 121), der oberflächliche der drei seitlichen Bauchmuskeln, entspringt an der Außenfläche der acht unteren Rippen, abwechselnd mit den Zacken des M. serratus anterior und des M. latissimus dorsi, und zieht schräg von oben lateral nach unten medial. Die untersten Fasern setzen fleischig an der vorderen Hälfte des Labium externum der Crista iliaca an. Die mittleren Muskelfasern gehen in eine breite, flache Sehne (*Aponeurose*) über, die zwischen Spina iliaca anterior superior und Tuberculum pubicum an einem starken Band (*Lig. inguinale*) ansetzt und es bilden hilft. Ein Teil der Sehnenfasern zieht vom *Lig. inguinale* wieder nach kranial und medial zur Linea alba, bildet das *Lig. reflexum.* Oberhalb des Tuberculum pubicum werden die Fasern durch den Samenstrang auseinander gedrängt. Sie begrenzen mit einem lateralen (*Crus laterale*) und einem medialen Schenkel (*Crus mediale*) die äußere Öffnung des Leistenkanals, **Anulus inguinalis superficialis.** Die oberen Fasern des Externus gehen am seitlichen Rektusrande in das vordere Blatt der Rektusscheide über, strahlen dann in die Linea alba aus und können schließlich in die Sehnenfasern des M. obliquus internus abdominis der Gegenseite ausstrahlen.

Der **M. obliquus internus abdominis** (Abb. 121, 122) entspringt an der *Aponeurosis lumbalis*, der *Linea intermedia* des Darmbeinkammes und der lateralen Hälfte des Leistenbandes (*Lig. inguinale*) und zieht schräg nach kranial und medial. Die hinteren Fasern setzen an den drei unteren Rippen an, die mittleren gehen dicht am lateralen

Rektusrande in eine Aponeurose über, die sich oberhalb der Linea arcuata (semicircularis, Abb. 122) etwa 5 cm unterhalb des Nabels in ein hinteres und vorderes Blatt spaltet. Das vordere Blatt bildet mit der Aponeurose des M. obliquus externus das vordere Blatt der Rektusscheide, das hintere Blatt bildet mit der des M. transversus abdominis das hintere Blatt. Am medialen Rande des M. rectus strahlen beide Blätter in die Linea alba ein. Unterhalb der Linea arcuata verläuft die ganze Internusaponeurose vor dem Rektus. Die kaudalen Fasern des Internus ziehen mit dem Samenstrang als **M. cremaster** (Hodenheber) durch den Leistenkanal.

Der **M. transversus abdominis** (Abb. 122), der tiefste der drei seitlichen Muskeln, entspringt mit 6 Zacken von der Innenfläche der 6 unteren Rippen, abwechselnd mit Zacken des Zwerchfells, von der *Aponeurosis lumbalis*, vom *Labium internum* der Crista iliaca und vom lateralen Drittel des *Lig. inguinale*. Die quer verlaufenden Fasern gehen in einer bogenförmigen Linie in die Aponeurose über, die oberhalb der Linea arcuata mit dem hinteren Blatt der Aponeurose des M. obliquus internus das hintere Blatt der Rektusscheide bildet. Unterhalb der Linea arcuata bildet die Aponeurose mit den Aponeurosen des M. obliquus externus und internus das vordere Blatt der Rektusscheide. Im kaudalen Teil läßt sich der M. transversus schlecht vom M. obliquus internus abdominis trennen. Der untere Rand reicht verschieden weit herab.

Der **M. rectus abdominis** (Abb. 121) entspringt mit 3 Zacken von den Knorpeln der drei letzten, das Sternum erreichenden Rippen (5–7), vom Proc. xiphoideus und den Ligg. costoxiphoidea und zieht, im kaudalen Viertel schmaler werdend, zum kranialen Schambeinrand zwischen Tuberculum pubicum und Symphyse. Der Muskel hat gewöhnlich drei sehnige Unterbrechungen (*Intersectiones tendineae*), eine in Höhe des Schwertfortsatzes, eine in Höhe des Nabels und die dritte in der Mitte zwischen den beiden anderen. Eine vierte kann unterhalb des Nabels vorkommen. Die Intersectiones tendineae sind mit dem vorderen Blatt der Rektusscheide fest verbunden. An der dorsalen Fläche des M. rectus fehlen sie oft.

Der **M. pyramidalis** (Abb. 122), ein dreieckiger Muskel, entspringt breit am Schambein (ventral vom Rektus), liegt zwischen Rektus und vorderem Blatt der Rektusscheide und setzt, nach oben schmaler werdend, an der Linea alba an. Er ist wechselnd kräftig und kann ganz fehlen. Er spannt die Linea alba und wird vom letzten Brustnerven (manchmal auch vom N. iliohypogastricus, ilioinguinalis und genitofemoralis) versorgt.

Die **Rektusscheide** (*Vagina m. recti abdominis*) (Abb. 123) wird von den Aponeurosen der drei seitlichen Bauchmuskeln gebildet. Unterhalb der Linea arcuata (besser Lineae arcuatae weil meist mehrere vorhanden sind, Abb. 122) verlaufen die 3 Aponeurosen vor dem Rektus. Oberhalb dieser Linie bilden Externus- und die vordere Hälfte der Internusaponeurose das **vordere Blatt,** Transversus- und hintere Hälfte der Internusaponeurose das **hintere Blatt.** Auf dem Rippenbogen ist die Rektusscheide schwächer (Vorsicht beim Präparieren!), weil sie hier nur vom Externus gebildet wird (Abb. 121). Das hintere Blatt wird im oberen Teil noch von fleischigen Fasern des Transversus gebildet. Das Fehlen eines hinteren Blattes unterhalb der Linea arcuata wird mit Entwicklungsvorgängen in dieser Gegend (Hochlage der Blase, Ausbildung des Proc. vaginalis peritonaei, kaudales Leitband der Keimdrüsen) erklärt. Die Rektusscheide ist eine **Führungsröhre** für den Muskel. Durch den Zusammenhang mit den Aponeurosen der seitlichen Muskeln wird ein vielseitiges Zusammenarbeiten aller Bauchmuskeln ermöglicht (s. u.).

Die **Linea alba** erstreckt sich vom Schwertfortsatz bis zur Symphyse und ist kaudal durch das kleine, dreieckige *Adminiculum lineae albae* verstärkt. Sie entsteht durch die Verflechtung der Aponeurosen der rechten und linken seitlichen Muskeln mit längsverlaufenden Zügen. Oberhalb des Nabels ist sie breit und dünn (*Herniae epigastricae*), unterhalb des Nabels schmal und dick. Im Gebiet des Nabels bilden ringförmige Züge in der Linea alba den **Nabelring** (*Anulus umbilicalis*). Durch ihn treten vor der

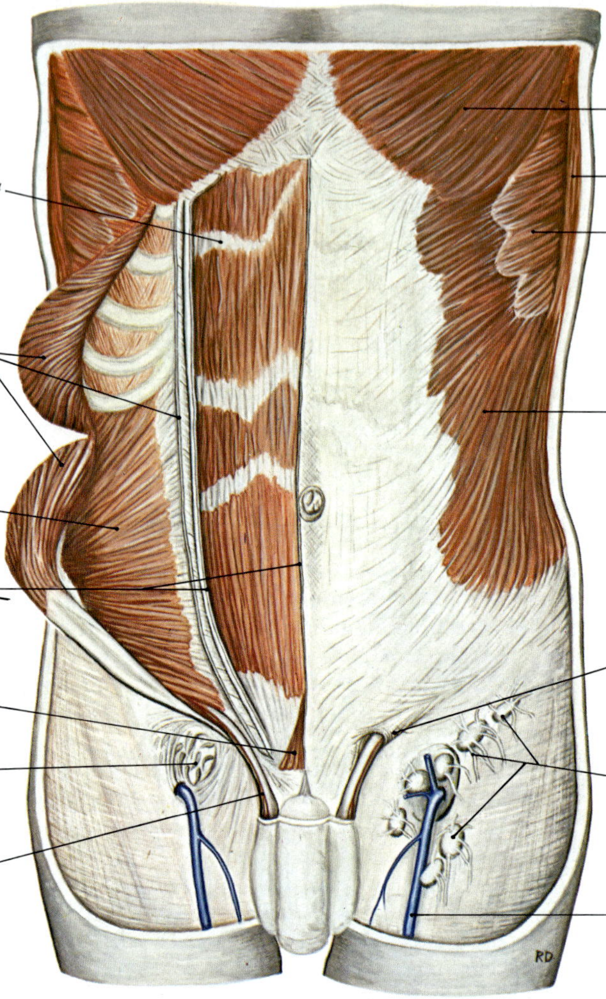

Abb. 121. Bauchmuskeln. Rechts: M. obliquus externus abdominis aufgeklappt, vorderes Blatt der Rektusscheide entfernt. Links: M. obliquus externus abdominis

Geburt die Gebilde der Nabelschnur durch. Nach der Geburt wird der Nabelring durch Bindegewebe (**Nabelplatte,** *Lamina umbilicalis*) langsam verschlossen. Beim Neugeborenen ist er noch offen. Bei erhöhtem intraabdominellen Druck (Schreien, Husten) können deshalb Baucheingeweide durch den noch offenen Nabelring durchtreten und die Haut vorwölben (*Nabelbruch*). Bei entsprechender Disposition können Nabelbrüche auch bei Erwachsenen entstehen.

Die Wirkung der Bauchmuskeln

Die Bauchmuskeln, Brustkorb mit knöchernem Becken verbindend, wirken weitgehend mit den Rückenmuskeln zusammen. Sie

1. neigen bei festgestelltem Becken den Brustkorb nach vorn,
2. heben bei festgestelltem Brustkorb das Becken,

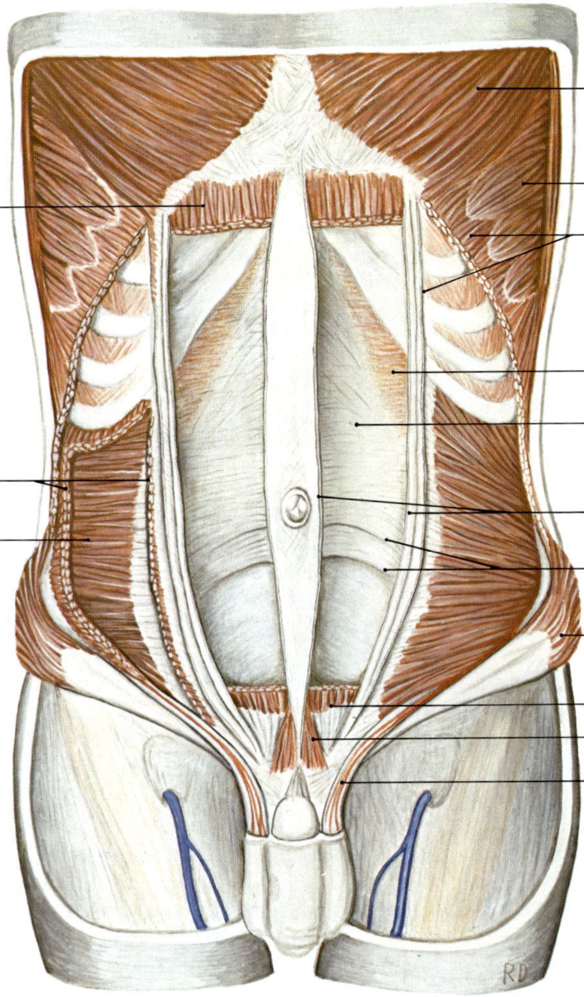

Abb. 122. Bauchmuskeln, tiefe Lage. Rechte Körperseite: M. obliquus externus abdominis zum Teil entfernt, M. obliquus internus abdominis gefenstert. Linke Körperseite: M. obliquus externus abdominis teilweise entfernt. Auf beiden Seiten: Zur Darstellung des hinteren Blattes der Rektusscheide beide Mm. recti abdominis durchtrennt und mit dem vorderen Blatt der Rektusscheide entfernt

3. senken bei festgestelltem Becken und festgestellter Wirbelsäule die Rippen (Ausatmung),
4. schnüren bei festgestelltem Becken und Brustkorb den Bauch ein (wie ein Korsett) und üben Druck auf die Baucheingeweide aus **(Bauchpresse).**

Die **beweglichen Bauchorgane** weichen unter den Rippenbogen und in das Becken aus. Die **Hohlorgane** werden entleert (Stuhlgang, Austreibung des Kindes). Schluß der Stimmritze verhindert das Ausatmen und das Ausweichen des Zwerchfells nach oben, fördert die Austreibung nach unten. Dabei kann sich der Rektus selbständig nur bis zur Geraden zwischen Ursprung und Ansatz verkürzen; die seitlichen Muskeln, besonders die beiden ringförmig über den Bauch verlaufenden Transversi, können mittels

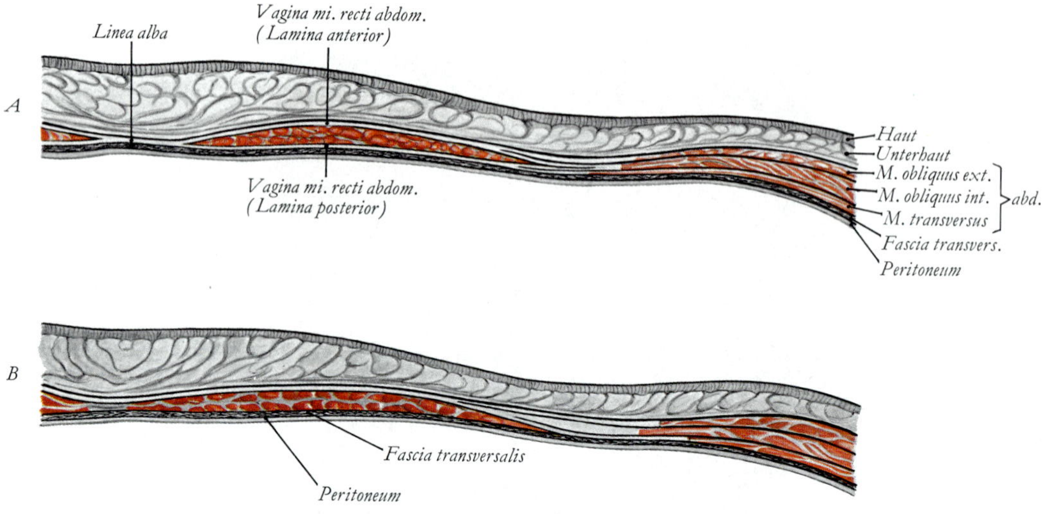

Abb. 123. Querschnitte durch die ventrale Bauchwand: *A* = oberhalb, *B* = unterhalb der Linea arcuata (semicircularis)

der Rektusscheide den Rektus nach hinten durchbiegen und damit den Wirkungsgrad erhöhen. Einseitige Kontraktion der sich überkreuzenden Fasern von Externus und Internus ergibt ein **Seitwärtsneigen** des Rumpfes. Arbeiten die schrägen Muskeln einzeln, so können sie den Rumpf zur anderen (Externus) oder zur gleichen Seite hin (Internus) **drehen.** Da die beiderseitigen Muskeln sich in der Linea alba treffen, können Muskelzüge der einen Seite mit solchen der Gegenseite zusammenarbeiten. Die Verwachsung der Intersectiones tendineae mit dem vorderen Blatt der Rektusscheide ermöglicht das Zusammenspiel von Teilen der seitlichen Muskeln mit den einzelnen Abschnitten des Rektus.

Außer dieser Fülle von Wirkungsmöglichkeiten bieten die vorderen Bauchmuskeln noch **Schutz** für den Bauchhöhleninhalt. Bei einem Schlag gegen den Bauch ziehen sich die Muskeln, wenn der Schlag nicht zu unerwartet kommt, zusammen und bieten damit einen weitgehenden Schutz. Über einem Entzündungsherd in der Bauchhöhle wird der Muskel ruhiggestellt. Versucht man trotzdem zu untersuchen, so tritt reflektorisch eine starke Bauchdeckenspannung auf. Bei gespannten Bauchmuskeln wird durch Anziehen der Beine (Beugung in Hüft- und Kniegelenken) das Abtasten der Bauchorgane erleichtert.

Innervation der Muskeln der ventrolateralen Bauchwand. Versorgt werden sie von den *Nn. intercostales* 7–12, vom *N. iliohypogastricus* und vom *N. ilioinguinalis* (beide aus dem Plexus lumbalis).

Beim Gesunden führt ein Bestreichen der Bauchhaut zur Kontraktion der Bauchdeckenmuskulatur und zur Einziehung des Bauches **(Bauchdeckenreflex).** Der Reflex läuft über die Rückenmarkssegmente Th 8–Th 12 ab.

3. Die Binnenschichten (Fascia transversalis und Peritonaeum)

Den Bauchmuskeln liegt innen die *Fascia transversalis* und das *Peritonaeum parietale* auf.

Die **Fascia transversalis** überzieht als bindegewebige Haut die Innenseite der Bauchmuskeln und die Unterseite des Zwerchfells. Sie ist kaudal mit dem Leistenband, der Crista iliaca und der Faszie des M. iliopsoas verwachsen. In der Umgebung des

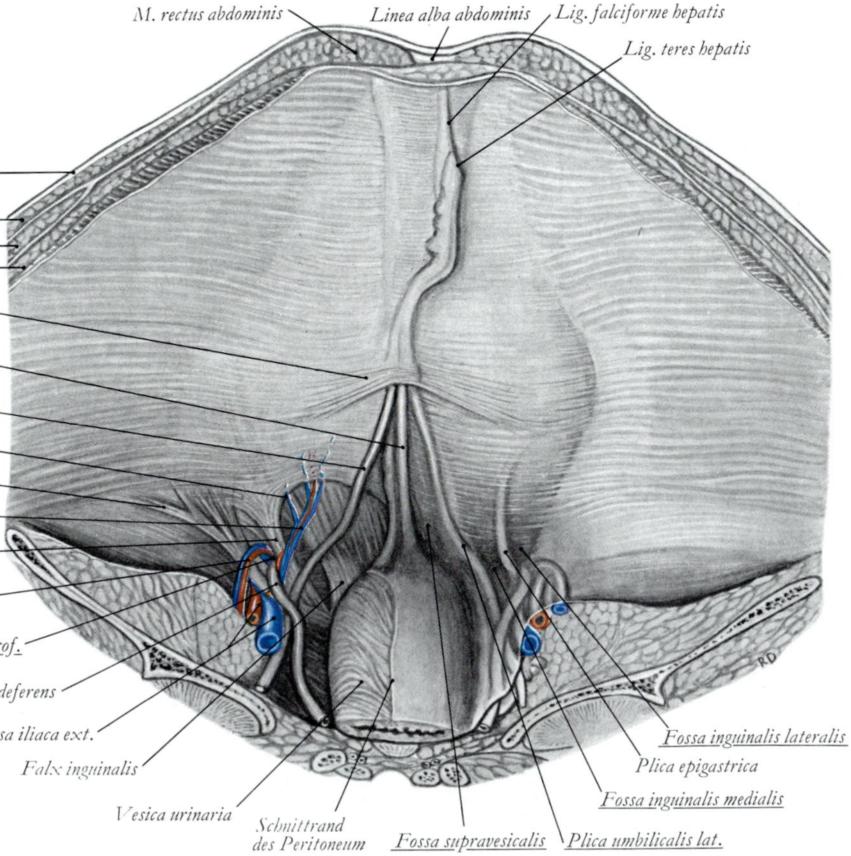

Abb. 124. Vordere Bauchwand von hinten oben gesehen. Rechts ist das Bauchfell erhalten. Es überzieht die Gefäße und Bänder und bildet Plicae und Fossae. Links ist das Bauchfell entfernt, um die Verstärkungen der Bauchwand, Lig. interfoveolare und Falx inguinalis, die Vasa epigastrica inferiora und das Lig. umbilicale laterale zu zeigen. Die Vasa testicularia und der Ductus deferens treffen sich am Anulus inguinalis profundus

Nabels **(Fascia umbilicalis)** und oberhalb des Leistenbandes ist sie besonders verstärkt. Hier zieht (Abb. 124 links) vom lateralen Rektusrande die dreieckige **Falx inguinalis** als medialer und das **Lig. interfoveolare** (bzw. M. interfoveolaris) als lateraler Pfeiler zum Leistenband. Ein weiterer Verstärkungszug zieht vom Leistenband nach unten und verschließt als **Septum femorale** den Spalt zwischen dem Lig. lacunare und den Vasa femoralia. Lateral vom Lig. interfoveolare ist die Fascia transversalis durch den Leistenkanal als **Fascia spermatica interna** [*Tunica vaginalis testis et funiculi spermatici*] ausgestülpt (Abb. 126). An der Ausstülpungsstelle findet sich der nach medial und kaudal scharfrandige, nach lateral und kranial stumpfrandige, **innere Leistenring** (*Anulus inguinalis profundus*). Auch zwischen Falx inguinalis und Lig. interfoveolare ist die schwache Stelle der Fascia transversalis nach außen vorgebuchtet. Der laterale Pfeiler (Lig. interfoveolare) wird weiter durch die *A.* und *Vv. epigastricae inferiores*, der mediale (Falx inguinalis) durch die obliterierte Nabelarterie (*Lig. umbilicale laterale*) verstärkt. In der Mittellinie zieht vom Scheitel der Blase zum Nabel der obliterierte Urachus, das *Lig. umbilicale medianum*. Lateral von den Vasa epigastrica inferiora vereinigen sich im Anulus inguinalis profundus der Samenleiter (Ductus deferens) und die Vasa testicularia.

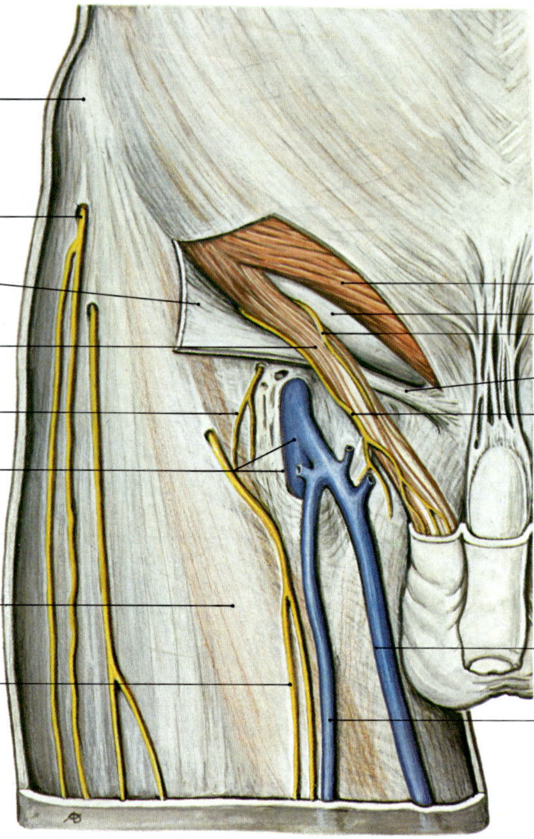

Abb. 125. Leistenkanal. Aponeurose des M. obliquus externus abdominis durchtrennt. Samenstrang aus seiner natürlichen Lage etwas nach kaudal gezogen

Das **Peritonaeum parietale** (parietales Blatt des Bauchfells), eine gut präparierbare, an der Innenfläche glänzende, mit einschichtigem Plattenepithel (Mesothel) überzogene, bindegewebige Haut, überzieht die Innenfläche der Fascia transversalis und die oben beschriebenen Gebilde und gibt damit der Innenfläche der vorderen Bauchwand ein charakteristisches Relief (Abb. 124 rechts). Es ziehen eine mediane **(Plica umbilicalis mediana)** und zwei laterale Bauchfellfalten **(Plicae umbilicales laterales)** zum Nabel. Die mediane Falte enthält das Lig. umbilicale medianum (den obliterierten Urachus); die lateralen enthalten jeweils das Lig. umbilicale laterale (die obliterierte Nabelarterie). Die weiter seitlich gelegenen **Plicae epigastricae** verstreichen nach kranial. Sie enthalten die Vasa epigastrica inferiora. Zwischen diesen Falten ist das Bauchfell auf jeder Seite zu charakteristischen Gruben vorgebuchtet: **Fossa supravesicalis** (zwischen Plica umbilicalis mediana und lateralis), **Fossa inguinalis medialis** (zwischen Plica umbilicalis lateralis und Plica epigastrica) und **Fossa inguinalis lateralis** (lateral von der Plica epigastrica). Vom Nabel zieht eine Bauchfellduplikatur (*Lig. falciforme hepatis*) nach kranial zur Leber. Im freien Rande dieser Bauchfellfalte verläuft die obliterierte Nabelvene (*Lig. teres hepatis*) zur Leberpforte.

4. Leistenband, Leistenkanal und Samenstrang

Das **Leistenband** (*Lig. inguinale*) spannt sich als sehnigglänzender Bindegewebsstreifen zwischen Spina iliaca anterior superior und Tuberculum pubicum aus. Es ist nur künstlich darstellbar, indem man nach oben die Ansätze bzw. Ursprünge der seitlichen Bauchmuskeln (besonders Externus) und die Fascia transversalis, nach unten hin die Faszie des Oberschenkels scharf abtrennt. Vom Unterrand des Leistenbandes (Abb. 313) zieht zum Oberrand des Beckens (Eminentia iliopectinea) ein verstärkter Zug der Fascia iliaca, der *Arcus iliopectineus* und trennt den Raum zwischen Leistenband und Hüftbein in die lateral gelegene **Lacuna musculorum** (Durchtritt des M. iliopsoas und des N. femoralis) und die mediale **Lacuna vasorum** (Durchtritt der A. und V. femoralis und von Lymphgefäßen). Der mediale, spitze Winkel der Lacuna vasorum wird durch das *Lig. lacunare* (Faserzüge vom Leistenband zum Schambein) abgerundet (Abb. 313). Den Raum zwischen diesem Band und der V. femoralis füllt eine dünne Bindegewebsplatte (*Septum femorale*) aus. Wird dieses Septum femorale entfernt oder nach außen vorgebuchtet (Schenkelbruch, Hernia femoralis), so entsteht hier der ringförmige **Anulus femoralis.**

Der Anulus femoralis ist die innere, der Hiatus saphenus [Fossa ovalis] mit dem sichelförmigen, scharfen Rande in der oberflächlichen Oberschenkelfaszie (s. Bein) die äußere Bruchpforte des Schenkelkanals (Canalis femoralis). *Herniae femorales* kommen bei der Frau häufiger als beim Mann vor. Der scharfe Rand des Lig. lacunare begünstigt das Einklemmen solcher Brüche. An der Bauchhöhlenseite des Lig. lacunare kann eine stärkere Anastomose zwischen A. epigastrica inferior und A. obturatoria verlaufen. Sie wurde früher Corona mortis genannt, weil eine operative Erweiterung des Anulus femoralis nach medial (bei Einklemmungen) zu tödlichen Blutungen führen kann.

Die Lacuna musculorum setzt sich nach kranial unter der kräftigen Fascia iliaca und Fascia psoica bis zur Lendenwirbelsäule, nach kaudal unter der Fascia iliopectinea bis zum Trochanter minor fort.

Dieser osteofibröse Muskelkanal kann Abszesse der Lendenwirbelsäule unter dem Leistenbande bis zum Oberschenkel und sogar ins Hüftgelenk leiten. (Kommunikation der Bursa iliopectinea mit dem Gelenk.)

Der **Leistenkanal** (*Canalis inguinalis*) durchsetzt **vom inneren Leistenring** (*Anulus inguinalis profundus*) bis **zum äußeren Leistenring** (*Anulus inguinalis superficialis*), schräg von innen oben lateral nach außen unten medial verlaufend, die vordere Bauchwand. Es liegt der innere Leistenring etwa $1^1/_2$ cm oberhalb der Mitte des Leistenbandes, der äußere oberhalb des Tuberculum pubicum. Der 4–5 cm lange Leistenkanal hat zwei breite (vordere und hintere) und zwei schmale (obere und untere) Wände (Abb. 124, 125).

Die **vordere Wand** wird von der Aponeurose des Externus und den Fibrae intercrurales gebildet.

Die **hintere Wand** besteht aus der Fascia transversalis (verstärkt durch Lig. interfoveolare und Falx inguinalis, Abb. 124) und dem Peritonaeum.

Die **obere Wand** (das Dach) bilden die kaudalen Fasern des Internus und Transversus.

Die **untere Wand** (den Boden) bildet das Leistenband und im medialen Abschnitt das *Lig. reflexum.* Letzteres wird von Faserzügen gebildet, die vom Leistenband nach medial oben zur Linea alba ziehen.

Der **Samenstrang** (*Funiculus spermaticus*). Durch den Leistenkanal ziehen beim Mann der Samenleiter (*Ductus deferens*) und die *Vasa testicularia*, bei der Frau das runde Mutterband (*Lig. teres uteri*). Diese Gebilde nehmen beim Durchbruch durch die Bauchwand deren Schichten mit. Die röhrenförmige Ausstülpung der *Fascia transversalis* überzieht Hoden (*Testis*), Nebenhoden (*Epididymis*), Samenleiter (*Ductus deferens*) und *Vasa testicularia* und wird **Fascia spermatica interna** [*Tunica vaginalis testis et funiculi spermatici*] genannt. Teile der kaudalen Internusfasern werden als **M. cremaster** mit ausgestülpt. Am äußeren Leistenrand werden schließlich noch zarte Fasern der Externusaponeurose und das Stratum fibrosum subcutaneum mit nach außen vorgestülpt. Sie liefern die **Fascia cremasterica et spermatica externa.** Der äußere Leistenring ist ein künstliches, bei der Frau kleineres, beim Manne größeres Loch, das erst durch Abtrennen der Fascia spermatica externa entsteht. Haut und Tela subcutanea setzen sich in die fettarme, mit vielen glatten Muskelzellen durchsetzte **Tunica dartos** des Hodensackes (*Scrotum*) fort. Der Samenstrang entsteht also im Leistenkanal und hat am subkutanen Leistenring seine definitive Größe. Er enthält:

a) 3 Arterien: I. **A. testicularis** (aus der Bauchaorta). Sie versorgt in der Hauptsache Hoden und Nebenhoden. II. Die kleine **A. ductus deferentis** (A. deferentialis). Sie entspringt aus der A. vesicalis inferior, begleitet und versorgt den Ductus deferens. III. A. m. cremasteris (aus der A. epigastrica inferior, für die Hüllen).

b) Zahlreiche Venen (Plexus pampiniformis, Abb. 210) und Lymphgefäße, die vom Hoden und Nebenhoden aufsteigen.

c) Den R. genitalis des N. genitofemoralis (motorischer Ast für den Cremaster sensibler Ast für die Hüllen) und den Plexus testicularis (Plexus spermaticus internus), ein sympathisches Geflecht um die gleichnamige Arterie (für Hoden und Nebenhoden).

d) Den Ductus deferens. Erkennbar auch beim Lebenden an seiner harten Konsistenz (dicke Muskelwand, enges Lumen).

Auch das Peritonaeum beteiligt sich an der Ausstülpung der Bauchwand. Es entsendet einen handschuhfingerförmigen Fortsatz (**Processus vaginalis peritonaei** der nach der Geburt verödet) durch den Leistenkanal zum Hoden und Nebenhoden. Diese stülpen sich in den Fortsatz ein und erhalten einen viszeralen und einen parietalen Überzug, *Lamina visceralis* [Epiorchium] und *parietalis* [Periorchium]. Zwischen beiden findet sich (Abb. 126) das **Cavum scroti,** das in diesem Stadium noch mit der Bauchfellhöhle in Verbindung steht. Das Cavum scroti wird in der Regel durch Verödung des Peritonaealfortsatzes allmählich von der Bauchhöhle abgeschnürt.

Der **M. cremaster** besteht aus Faserbündeln die normalerweise streng parallel nebeneinander liegen und sich bis auf den Hoden erstrecken. An diesem nehmen sie in der Regel einen bogenförmigen Verlauf an. Abweichungen von diesem Verlauf sind selten. Verläuft der M. cremaster bereits am Samenstrang in Spiraltouren, so kann es bei seiner Kontraktion zu einer Torsion des Samenstranges („Hodentorsion") kommen (F. Werner). Diese führt, wenn nicht sofort operiert wird, zur Nekrose des Hodens.

Leistenbrüche, Herniae inguinales

Verödet der *Processus vaginales peritonaei* nicht, so kann sich im offenen Peritonealsack Flüssigkeit ansammeln (*Hydrocele*). Stülpt sich Darm oder großes Netz in diesen Peritonealsack hinein, so entsteht ein **angeborener, indirekter Leistenbruch** (*Hernia inguinalis congenita*). Seine Eintrittspforte ist der *Anulus inguinalis profundus* in der *Fossa inguinalis lateralis.* Sie liegt lateral von den *Vasa epigastrica* (deshalb auch „lateraler Leistenbruch"). Auch bei verödetem *Processus vaginalis peritonaei* können Leistenbrüche am inneren Leistenring eintreten und ihren Weg durch den Leistenkanal nehmen. Es sind dies die **erworbenen, indirekten** (ebenfalls lateralen) **Leistenbrüche** (*Herniae inguinales acquisitae*). Die **direkten Leistenbrüche** treten medial von den *Vasa epigastrica,* in der *Fossa inguinalis medialis,* in die Bauchwand ein („mediale Leistenbrüche"). Sie benützen also nicht den Leistenkanal. Diese Brüche sind immer erworben. Die äußere Bruchpforte für alle Leistenbrüche ist der *Anulus inguinalis superficialis* (äußerer Leistenring) in der Aponeurose des *M. obliquus externus abdominis.* Sie haben alle die Ten-

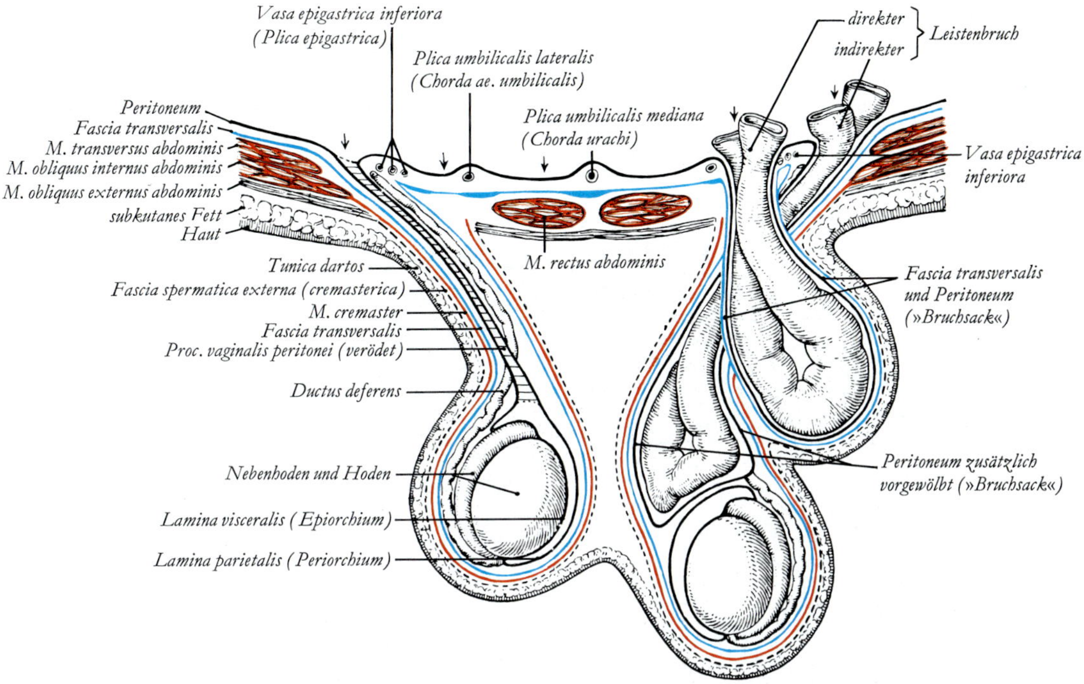

Abb. 126. Schematische Darstellung des normalen Leistenkanals (links) und eines indirekten und eines direkten Leistenbruches (rechts). Die 3 schwarzen Pfeile auf der linken Seite zeigen von medial nach lateral: die Fossa supravesicalis, die Fossa inguinalis medialis und die Fossa inguinalis lateralis

denz sich entlang des Samenstranges in den Hodensack zu senken. Hodenbrüche sind verschleppte Leistenbrüche.

Im wesentlich engeren Leistenkanal der Frau verläuft das *Lig. teres uteri* (*Lig. rotundum, Chorda uteroinguinalis*) mit dem *R. genitalis n. genitofemoralis*. Der embryonal vorhandene Processus vaginalis peritonaei verödet in der Regel. Bleibt er erhalten, so sprechen wir von einem *Diverticulum Nucki*.

II. Die hintere Bauchwand

Einen Überblick über den Aufbau vermittelt uns am ehesten ein Querschnitt (Abb. 98, 127). Die Lendenwirbelsäule bildet einen medianen Strebepfeiler. Von den Rippenfortsätzen geht die kräftige Aponeurosis lumbalis ab. Von ihr entspringen die Mm. transversus und obliquus internus abdominis. Die Aponeurosis lumbalis trennt eine dorsale Muskelgruppe (*Erector trunci* und *Latissimus dorsi*) von einer ventralen (*Psoas* und *Quadratus lumborum*). Die dorsale Gruppe wurde beim Rücken besprochen. Die ventralen Muskeln werden von Faszien, die untereinander und mit der Aponeurosis lumbalis zusammenhängen, eingescheidet. Wie der Querschnitt (Abb. 127) zeigt, kann man am seitlichen Rande des *Erector spinae* am besten von hinten her operativ in den Bauchraum eingehen. Nach Durchtrennung der Aponeurosis lumbalis kommt man auf den *Quadratus lumborum*. Nach dessen Durchtrennung oder Verlagerung nach medial gelangt man in einen außerhalb des Peritonaeum parietale gelegenen Raum, den **Retroperitonealraum.** In ihm liegen in der Mittellinie die großen Gefäße (Aorta und V. cava inferior), seitlich die Nieren, Harnleiter, Nebennieren, Teile des Zwölffingerdarmes (Duodenum), auf- und absteigender Dickdarm

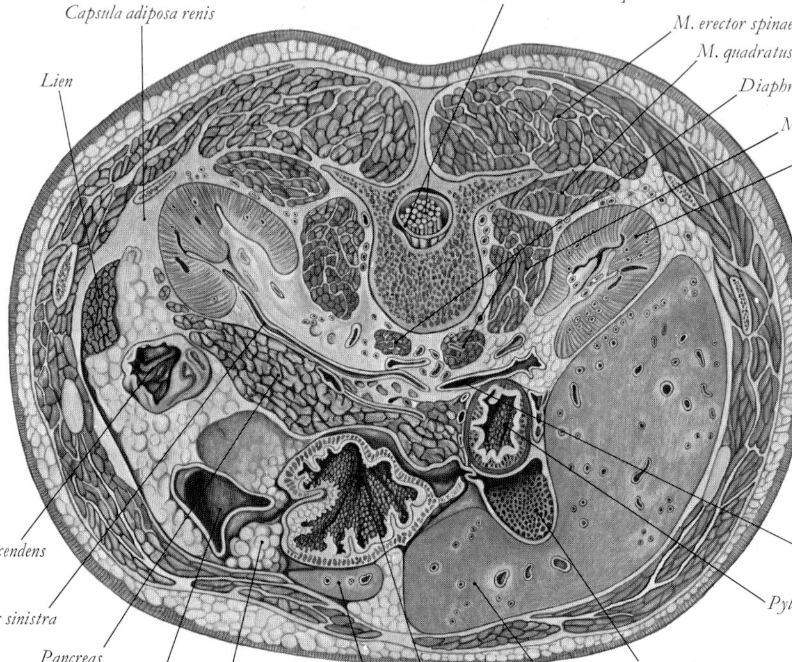

Abb. 127. Kaudalansicht eines Querschnittes durch den Bauch in Höhe des 2. Lendenwirbels

(Colon ascendens und descendens). Man kann also von dorsal her besonders die seitlichen Teile (Nieren, Harnleiter und Colon) operativ freilegen, ohne die eigentliche Bauchhöhle, das **Cavum peritonaei,** zu eröffnen.

Der **M. quadratus lumborum** spannt sich als viereckige Muskelplatte zu seiten der Wirbelsäule zwischen Darmbeinkamm (*Crista iliaca*) und 12. Rippe aus (Abb. 99). Der stärkere, dorsale Teil des Muskels zieht vom Darmbeinkamm und dem Lig. iliolumbale zu den Proc. costarii L3 bis L1 und zur 12. Rippe. Der schwächere, ventrale Teil entspringt an den Proc. costarii L4 bis L2 und setzt ebenfalls an der 12. Rippe an.

Funktion: Er zieht die 12. Rippe abwärts, sichert seitlich die Lendenwirbelsäule (bei einseitiger Lähmung Skoliose) und festigt die hintere Bauchwand.

Innervation: N. subcostalis und Plexus lumbalis (Th 12 bis L 3).

M. psoas major, S. 362.

Trigonum lumbale (Abb. 93). In $^2/_3$ aller Fälle findet man auf dem Rücken ein Dreieck, das vom Darmbeinkamm, vom hinteren Rande des Obliquus externus und vom seitlichen Rande des Latissimus dorsi begrenzt wird. Den Boden dieses Trigonum lumbale bildet der Obliquus internus. Im oberen Winkel dieses Dreiecks kann aber auch die Aponeurosis lumbalis sichtbar sein.

Durch diese schwächere Stelle der Bauchwand können ganz selten Baucheingeweide als **Herniae lumbales** unmittelbar oberhalb der höchsten Stelle des Darmbeinkammes vorgestülpt werden. Auch Eiterungen im Retroperitonealraum können hier durchbrechen.

Die Nerven- und Gefäßversorgung der vorderen und hinteren Bauchwand

a) Die Nerven der Bauchwand (Abb. 128, 176)

Die 7 kaudalen **Nn. intercostales** liegen wie die gleichnamigen Arterien zwischen M. obliquus internus abdominis und M. transversus abdominis. Am lateralen Rektusrande durchbohren sie die Rektusscheide. Hier liegen sie hinter bzw. im Rektus. Die Endäste durchbohren das vordere Blatt der Rektusscheide und gelangen als **Rami cutanei anteriores abdominales** zur Haut. Seitlich haben diese segmentalen Nerven bereits die kräftigeren **Rami cutanei laterales abdominales** durch die Muskeln zur Haut abgegeben.

An der Versorgung der Bauchwand beteiligt sich weiter noch der **Plexus lumbalis,** ein Nervengeflecht aus den Rami ventrales des 12. Brust- und der 4 kranialen Lendennerven (Abb. 303). Das Geflecht liegt in der Lendengegend zwischen dem oberflächlichen und tiefen Teil des M. psoas major verborgen. Im Psoas gehen bereits die **kürzeren Muskeläste** ab (für den M. psoas major und minor und für den M. quadratus lumborum). **Die 6 langen Äste:** *N. iliohypogastricus*, *N. ilioinguinalis*, *N. genitofemoralis* mit *Ramus genitalis* und *Ramus femoralis*, *N. cutaneus femoris lateralis*, *N. femoralis* und *N. obturatorius* versorgen die kaudalen Teile der Bauchwand, Hodensack und Hoden und ziehen weiter zur unteren Extremität.

N. iliohypogastricus und **N. ilioinguinalis** verlaufen wie der *N. subcostalis* (= N. intercostalis XII) vor dem M. quadratus lumborum, hinter den Nieren und wie die unteren *Nn. intercostales* zwischen M. transversus abdominis und M. obliquus internus abdominis. Der **N. iliohypogastricus** (Th. 12, L1) gibt dabei Rr. musculares an die Bauchmuskeln und 2 Hautäste ab. Sein **Ramus cutaneus lateralis** verläuft über die Mitte der Crista iliaca zur Haut über dem M. glutaeus medius. Sein **Ramus cutaneus anterior** durchbricht kranial vom Anulus inguinalis superficialis die Rektusscheide und versorgt die Haut medial vom äußeren Leistenring.

N. ilioinguinalis (aus L1) tritt nach Abgabe feiner Rr. musculares an die seitlichen Bauchmuskeln mit dem sensiblen Endast zur Haut des Hodensackes (der großen Schamlippen), der Schamgegend (Regio pubica) und dem medialen Teil der Leistengegend (Regio inguinalis).

Der **N. genitofemoralis** (aus L1 und 2) durchbohrt den M. psoas major nahe seinem medialen Rande, läuft auf der Vorderfläche des Muskels abwärts, wird überkreuzt vom Harnleiter, gelangt vor die A. iliaca externa und teilt sich in einen *Ramus genitalis* und einen *Ramus femoralis*. Der **R. genitalis** verläuft mit dem Ductus deferens durch den Leistenkanal und versorgt den M. cremaster und die Tunica dartos. Der lateral gelegene **R. femoralis** tritt unter dem Leistenbande (Abb. 128) zur Haut des Oberschenkels (durch den Hiatus saphenus [Fossa ovalis] bzw. lateral von ihm).

Der **N. cutaneus femoris lateralis** (aus L2 und 3) wird am lateralen Rande des M. psoas major sichtbar, zieht hinter der Fascia iliaca, auf dem M. iliacus auf die Spina iliaca anterior superior zu und gelangt hier unter dem Lig. inguinale, also durch die Lacuna musculorum, zum Oberschenkel. Nach Durchbrechung der Oberschenkelfaszie breitet er sich an der lateralen Oberschenkelseite bis zum Knie aus.

Der **N. femoralis** (aus L1–4) wird unterhalb der vorigen am lateralen Psoasrande sichtbar, gibt hier gleich einen kurzen Ast an den M. iliacus ab, verläuft in der Furche zwischen M. psoas major und M. iliacus abwärts und gelangt durch die *Lacuna musculorum* zum Oberschenkel.

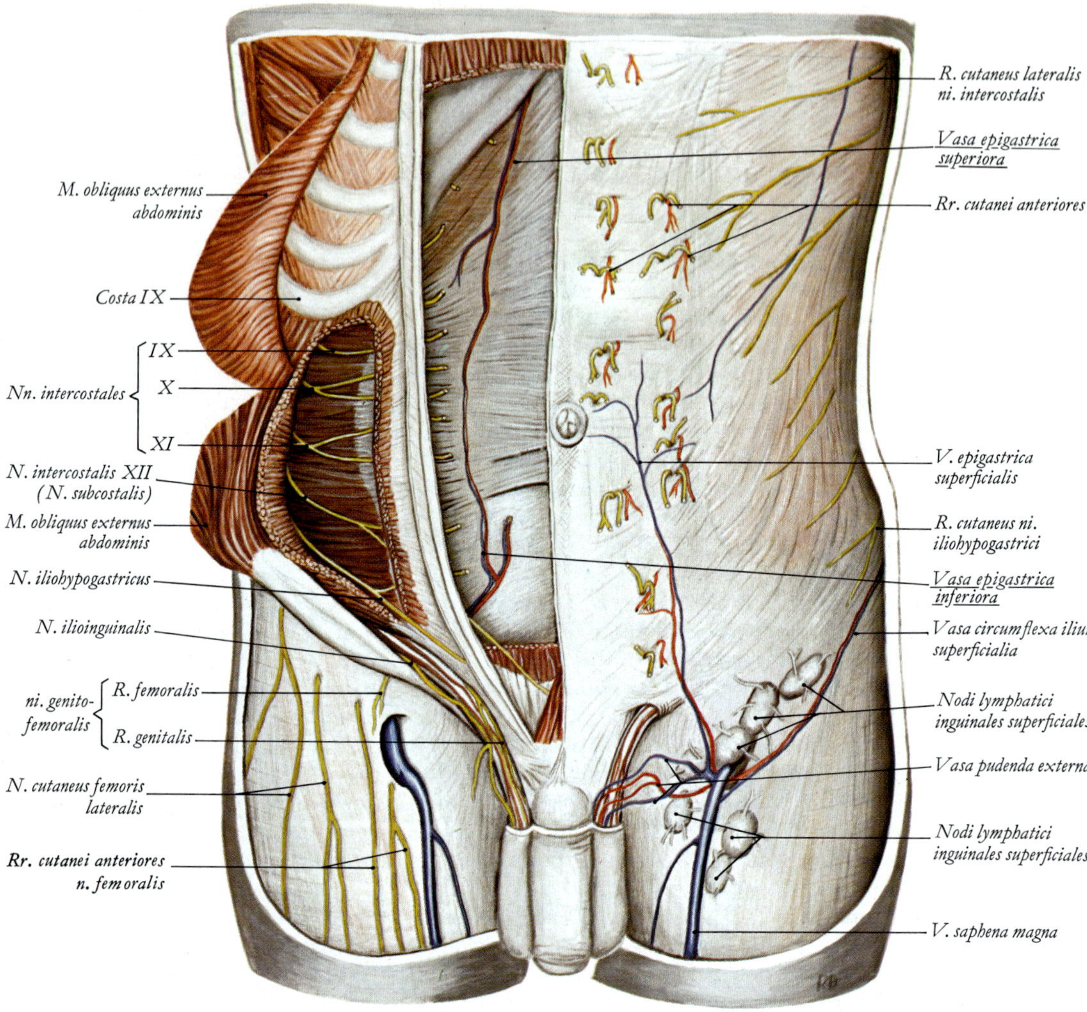

Abb. 128. Gefäße und Nerven der vorderen Bauchwand. Links oberflächliche Lage, rechts tiefe Lage: M. rectus abdominis entfernt, seine Rr. musculares abgeschnitten. Auf dem hinteren Blatt der Rektusscheide: Anastomose der Vasa epigastrica superiora und Vasa epigastrica inferiora. M. obliquus externus abdominis teils entfernt, teils nach lateral geklappt, M. obliquus internus abdominis gefenstert

Der **N. obturatorius** (aus L2–4) wird als einziger der **6** langen Äste an der medialen Seite des M. psoas major sichtbar, verläuft unterhalb der Linea terminalis an der Wand des kleinen Beckens entlang zum Canalis obturatorius und wird in diesem Verlauf durch die A. u. V. iliaca interna und den Harnleiter überkreuzt. Durch den Canalis obturatorius gelangt er zur medialen Seite des Oberschenkels.

Zusammenfassung: Die 7 kaudalen **Nn. intercostales, N. iliohypogastricus** und **N. ilioinguinalis** versorgen die Muskeln der seitlichen und vorderen Bauchwand. Kurze Äste aus dem **Plexus lumbalis** und dem **N. femoralis** versorgen die Muskeln der hinteren Bauchwand (Quadratus lumborum und Iliopsoas).

A. Waldeyer / A. Mayet
Anatomie des Menschen. Erster Teil. 14. Auflage
Walter de Gruyter, Berlin, New York, 1980

Versehentlich entfallene Zeilen:

Seite 132:

Abb. 88. Atlas und Axis von kranial. Lig. transversum atlantis

Seite 193, 4. Absatz von unten:

Die **A. circumflexa ilium profunda** entspringt neben der vorigen aus der **A. iliaca**

Anwendung: Da die Bauchwandnerven (Abb. 128 rechts) alle nahezu parallel und in gleichem Abstand schräg abwärts verlaufen, kann man durch entsprechende Schnittführung bei der Operation die Nerven weitgehend schonen. Da diese Nerven auch das parietale Bauchfell versorgen, kann man durch paravertebrale und lokale Betäubung Operationen der Bauchwand, besonders der Hernien, ohne Vollnarkose ausführen.

Weil die kaudalen Nn. intercostales im Brustraum Beziehungen zum Brustfell (Pleura) haben, können bei Entzündung des letzteren (Pleuritis) Schmerzen dem Verlauf der Nerven entlang in die Bauchwand projiziert werden. Ähnlich kann eine Entzündung in der Umgebung der Niere durch die anliegenden Nn. subcostalis, iliohypogastricus und ilioinguinalis in die Unterbauchgegend projiziert werden. Umgekehrt projiziert sich manchmal eine Bauchdeckenreizung bei Appendizitis in die Brusthöhle.

b) Die Arterien der Bauchwand

kommen aus der Aorta, der A. subclavia, A. axillaris, A. iliaca externa und der A. femoralis.

Die Aorta gibt die 7 kaudalen **Aa. intercostales posteriores** und die **4 Aa. lumbales** zur Bauchwand. Die 7 unteren Zwischenrippenarterien treten am Rippenbogen aus der Brustwand in die Bindegewebsschicht zwischen M. obliquus internus abdominis und M. transversus abdominis ein. Auch die *Aa. lumbales* gelangen, nachdem sie unter den Sehnenbogen des M. psoas verschwunden sind und ihren *Ramus dorsalis* für den Rücken abgegeben haben, zwischen M. transversus und M. obliquus internus.

Die **A. epigastrica superior,** der eine Endast der *A. thoracica interna* (aus der *A. subclavia*), zieht durch die *Larrey*sche Spalte (S. 196) in die Rektusscheide und anastomosiert mit der **A. epigastrica inferior** (Abb. 128). Die letztere entspringt aus der *A. iliaca externa* kurz vor dem Übergang in die *A. femoralis* (Abb. 124). Sie verläuft innerhalb der Rektusscheide, hinter dem M. rectus abdom., 2 Querfinger lateral vom Nabel schräg aufwärts.

Das kräftige Gefäß ist bei der Punktion der Bauchhöhle unbedingt zu schonen (Gefahr der Verblutung in die Bauchdecke). Man geht lateral oder medial vom Gefäß ein. Lateral sticht man am *Monroe*schen Punkt ein, im 3. äußeren Viertel der von der **linken** Spina iliaca anterior superior zum Nabel gezogenen Linie. Medial punktiert man in der Mitte zwischen Nabel und Symphyse.

externa, verläuft mit dem Leistenbande schräg auf- und lateralwärts und gelangt ebenfalls in die Verschiebeschicht zwischen M. transversus und M. obliquus internus abdominis.

Die oberflächlichen Schichten der Bauchwand (Abb. 128 links) werden von den feinen Endästen der oben genannten tiefen Gefäße und den kleinen **Aa. epigastricae superficiales, circumflexae ilium superficiales** und **Aa. pudendae externae,** alle aus der *A. femoralis,* versorgt.

c) Die Lymphgefäße der Bauchwand

bestehen aus einer oberflächlichen und einer tiefen Lage.

Die **oberflächlichen Lymphgefäße** nehmen die Lymphe von der Kutis und Subkutis auf. Sie fließt oberhalb des Nabels zu den Achseldrüsen, *Nodi lymphatici axillares,* unterhalb des Nabels zu den Leistendrüsen, *Nodi lymphatici inguinales superficiales* (Abb. 128 links) ab. Die **tiefen Lymphgefäße** verlaufen an der vorderen Bauchwand mit den Vasa epigastrica inferiora zu den *Nodi lymphatici iliaci* (neben der A. iliaca externa und interna) und mit den Vasa epigastrica superiora zu den hinter dem Brustbein gelegenen *Nodi lymphatici sternales.* An der seitlichen und hinteren Bauchwand verlaufen die tiefen Lymphgefäße mit den segmentalen Blutgefäßen zu den prävertebral gelegenen *Nodi lymphatici lumbales.*

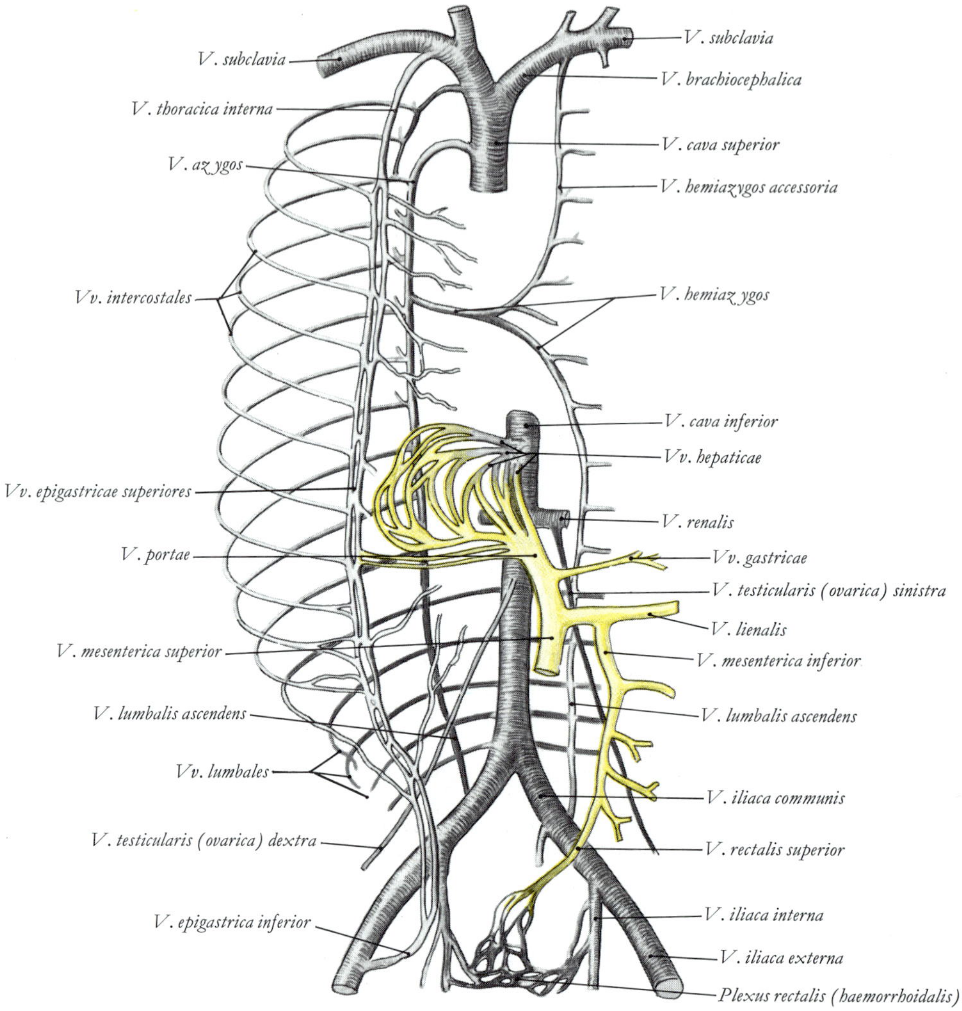

Abb. 129. Anastomosen zwischen den Ästen der V. portae und den Ästen der V. cava superior und der V. cava inferior („Portocavale und intercavale Anastomosen")

d) Die Venen der Bauchwand (Abb. 129)

bilden die praktisch wichtige Anastomosenkette zwischen **V. cava inferior** und **V. cava superior (intercavale Anastomosen).**

Auf jeder Körperseite sind durch Anastomosen mehrere Möglichkeiten für venöse Kollateralkreisläufe gegeben. Sie werden erst bei Unwegsamkeit der *V. cava superior* oder der *V. cava inferior* (auch der *V. iliaca communis*) wirksam. So verbindet sich regelmäßig die *V. lumbalis ascendens* mit der *V. azygos*. Eine ähnliche Anastomosenkette bilden der *Plexus vertebralis internus* und *externus*. In der Rektusscheide anastomomosiert die *V. epigastrica inferior* mit der *V. epigastrica superior*. An der ventrolateralen Bauchwand verbinden sich die *V. circumflexa ilium superficialis* und die *V. epigastrica superficialis* mit Venen der seitlichen Bauch- und Brustwand (*V. thoracoepigastrica* oder ihre Äquivalente, Abb. 128).

Von der V. portae ziehen die **Vv. parumbilicales** zu den obengenannten Bauchdeckenvenen und liefern damit eine Verbindung zwischen der **V. cava superior und inferior** und der **V. portae (portocavale Anastomosen,** weiteres S. 235).

III. Die obere Bauchwand. Das Zwerchfell, Diaphragma

Das Zwerchfell ist eine kuppelförmige, muskulöse Scheidewand zwischen Brust- und Bauchhöhle. Es entspringt am ganzen Umfang der unteren Brustapertur, an der Lendenwirbelsäule, an den Rippen und dem Brustbein. Entsprechend teilen wir das Zwerchfell in eine *Pars lumbalis*, *Pars costalis* und *Pars sternalis* (Abb. 130) ein.

1. Die **Pars lumbalis** besteht beiderseits aus einem medialen Schenkel, Crus mediale, einem Crus intermedium und einem lateralen Schenkel, Crus laterale. Das **Crus mediale** entspringt von den Körpern der Lendenwirbel 1–4 (links 1–3) und den zugehörigen Zwischenwirbelscheiben, steigt steil aufwärts, bildet vor dem 1. Lendenwirbel die vordere Begrenzung des schlitzförmigen, etwas links von der Medianlinie

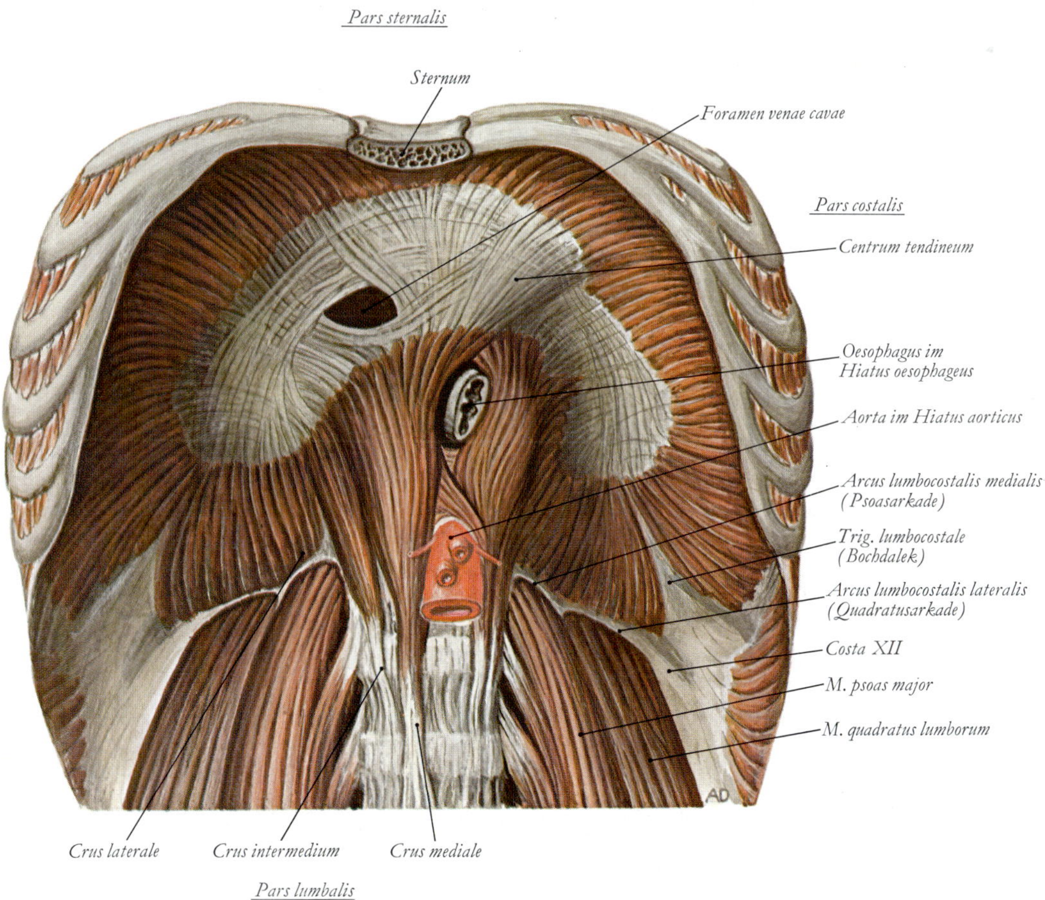

Abb. 130. Diaphragma (Zwerchfell) von kaudal und ventral gesehen

gelegenen **Hiatus aorticus** (Durchtritt für die *Aorta* und den *Ductus thoracicus*). Nach oben weichen die beiden (rechter und linker) Schenkel wieder auseinander und bilden den meistens links von der Medianlinie gelegenen muskulösen Speiseröhrenschlitz, den **Hiatus oesophageus.**

Meistens wird diese Öffnung nur von dem rechten Schenkel begrenzt. Beteiligt sich der linke Schenkel an der Umrandung, so liegt er immer dorsal vom rechten. Das Crus intermedium ist oft schmal und entspringt mehr seitlich, am 2. Lendenwirbelkörper.

Unmittelbar oberhalb dieser Öffnung gehen die medialen Zwerchfellschenkel in die gemeinsame Zentralsehne, das *Centrum tendineum*, über. Das **Crus laterale** entspringt von 2 Sehnenbogen (*Arcus*), die den M. psoas major bzw. M. quadratus lumborum überbrücken. Der mediale Bogen, **Arcus lumbocostalis medialis** (*Lig. arcuatum mediale*) auch Psoasarkade genannt, verläuft vom Körper zum Rippenfortsatz des 1. Lendenwirbels. Der laterale Bogen, **Arcus lumbocostalis lateralis** (*Lig. arcuatum laterale*, „Quadratusarkade"), spannt sich zwischen dem Rippenfortsatz des 1. Lendenwirbels und der Spitze der 12. Rippe aus. Die relativ kurzen Muskelfasern strahlen schräg nach oben in das *Centrum tendineum* aus.

2. Die **Pars costalis** entspringt alternierend mit den Zacken des *M. transversus abdominis* von den 6 kaudalen Rippen (bzw. deren Knorpeln) und strahlt bogenförmig in das *Centrum tendineum* aus.

3. Die **Pars sternalis** entspringt mit kleinen Zacken von dem dorsalen Blatt der Rektusscheide und der Dorsalfläche des Schwertfortsatzes (*Processus xiphoideus*) des Brustbeins und geht sehr bald in das *Centrum tendineum* über.

Zwischen Pars sternalis und Pars costalis findet sich ein schmales, muskelfreies Dreieck (*Trigonum sternocostale*, Larreysche „Spalte"). Durch diese Spalte ziehen die *A. epigastrica superior* (ein Endast der *A. thoracica interna* [mammaria interna], die gleichnamige Vene und Lymphgefäße. Ein ähnliches, muskelfreies Dreieck, *Trigonum lumbocostale* (*Bochdalek*sche „Lücke", „Spalte"), ist meistens zwischen Pars lumbalis und Pars costalis, und zwar häufiger links als rechts, vorhanden. Diese Spalten, besser dünne Stellen, sind gewöhnlich durch die serösen Häute (Bauch- und Brustfell) und Faszien (*Fascia transversalis* und *Fascia phrenicopleuralis*) verschlossen (s. Anwendung S. 198).

Das **Centrum tendineum,** die Zentralsehne aller muskulären Teile, begrenzt das rechts von der Mittellinie gelegene **Foramen venae cavae.** Die *V. cava inferior* ist darin bindegewebig fest verankert. Mit der kranialen Fläche des *Centrum tendineum* ist der Herzbeutel fest verwachsen. Auf Röntgenbildern erscheint das Centrum tendineum gleichsam durch die Last des darauf ruhenden Herzens eingedellt. Seitlich von ihm erheben sich die rechte und linke Zwerchfellkuppel. Gewöhnlich reicht die rechte Kuppel einen Querfinger höher als die linke. Bei Gasansammlung im Magen und Dickdarm stehen sie meistens gleich hoch.

Die Lage des Zwerchfells (auf das Skelett bezogen) ist sehr variabel. Sie hängt von dem Grade der Ein- und Ausatmung, vom Alter, vom Geschlecht, von der Konstitution und raumbeengenden Prozessen in der Brust- oder Bauchhöhle ab.

In der Ruhelage steht die rechte Kuppel im 4. Zwischenrippenraum (Mamillarlinie), die linke 1–2 cm tiefer, das Centrum tendineum in Höhe der Körper-Schwertfortsatzgrenze des Brustbeines.

Beim Neugeborenen und Kind mit dem relativ stärkeren, sagittalen Durchmesser des Brustkorbes und einer inspiratorischen Form desselben steht das Zwerchfell einen Zwischenrippenraum höher (größere Querstellung des Herzens). Bei der Frau steht das Zwerchfell gewöhnlich etwas tiefer. Während der Schwangerschaft wird es durch den größeren Bauchhöhleninhalt heraufgedrängt. Mit der allmählichen Senkung (*Descensus*) aller Organe im Alter findet auch eine Senkung des Zwerchfelles statt. Beim schmalen, asthenischen Körperbautyp mit den steil absteigenden Rippen, dem kleinen epigastrischen Winkel (*Angulus infrasternalis* (*arcuum costarum*)) steht das Zwerchfell höher, beim breiten, pyknischen Typ, mit den weniger steil stehenden Rippen und dem großen epigastrischen Winkel, tiefer. Raumbeengende Prozesse im Bauch (Schwangerschaft, Aszites, Meteorismus) drängen zunächst die Bauchwand vor, später das Zwerchfell hoch. Raumbeengende Prozesse im Brustraum flachen das Zwerchfell ab. Da schließlich auch noch der Lungenzug, die Retraktionskraft der Lungen, den Zwerchfellstand beeinflußt, führt ein Nachlassen der Elastizität der Lungen (z. B. beim *Emphysem*) zu einer Abflachung des Zwerchfells.

Schließlich beeinflußt noch die **Körperlage** den Zwerchfellstand. Die Kuppeln liegen im Stehen am tiefsten, treten im Sitzen höher und erreichen in Rückenlage den höchsten Stand. In Seitenlage tritt die Kuppel auf der Seite, auf der man liegt, höher.

Funktion: Das Zwerchfell ist ein wichtiger Atemmuskel. Bei leichter Inspiration (Einatmung) findet eine Abflachung der beiden Zwerchfellkuppeln statt, während das Centrum tendineum nahezu stehenbleibt. Erst bei stärkerer Einatmung heben sich die peripherischen, muskulären Zwerchfellteile durch Kontraktion von der seitlichen Brustwand ab. Der *Recessus costodiaphragmaticus* [Sinus phrenicocostalis] wird dadurch erweitert, und die Lunge schiebt sich in ihn hinein. Doch wird dieser Raum nie vollständig von der Lunge ausgefüllt. Schließlich wird auch das Centrum tendineum etwas abwärts bewegt. (Weiteres siehe bei Brust, Bd. II.)

Als Scheidewand zwischen Brust- und Bauchhöhle verändert das Zwerchfell nicht nur das Volumen der Brusthöhle (Atemmuskel), sondern auch jenes der Bauchhöhle (Bauchpresse, S. 183).

Entwicklung. Eine unpaare, ventrale Anlage, das *Septum transversum*, und eine paarige, dorsale, die *Membrana pleuroperitonaealis dextra und sinistra*, vereinigen sich zum Zwerchfell. Zunächst entsteht das *Septum transversum* als eine quere Falte der vorderen und seitlichen Bauchwand. Es enthält den *Sinus venosus*, die in ihn einmündenden Venen und die *Leberanlage* und trägt das Herz. Am dorsalen Rande dieser Scheidewand bleiben zunächst die *Ductus pleuroperitonaeales* als Verbindungen zwischen Brust- und Bauchhöhle erhalten. Von der hinteren Bauchwand wachsen die Zwerchfellpfeiler, die *Membranae pleuroperitonaeales*, nach ventral. Sie verwachsen miteinander (in der Mittellinie) und mit dem freien, dorsalen Rande des *Septum transversum*. Dadurch werden die *Ductus pleuroperitonaeales* verschlossen. Bleiben diese Gänge ein- oder beidseitig offen, so sprechen wir von einem *Foramen phrenicum congenitale persistens*.

Die Muskulatur des Zwerchfells entstammt dem 3.–5. Halssegment. Sie ist zusammen mit dem Herzen herabgewandert. Den Weg zeigt uns noch der lang ausgezogene Zwerchfellnerv, *N. phrenicus*, der im 3.–5. Halssegment des Rückenmarkes entspringt und seitlich vom Herzbeutel zum Zwerchfell verläuft.

Arterien des Zwerchfells. Zur Brusthöhlenfläche des Zwerchfells ziehen die *A. pericardiacophrenica* (mit dem N. phrenicus), die *A. musculophrenica* (ein Endast der A. thoracica interna) und die *Aa. phrenicae superiores,* kleine direkte Äste aus der Aorta für den dorsalen Teil des Zwerchfelles. Die Bauchhöhlenfläche wird aus den *Aa. phrenicae inferiores* [abdominales] versorgt. Sie entspringen im Aortenschlitz aus der Aorta oder aus dem Truncus coeliacus.

Lymphgefäße. Das Zwerchfell hat eigene Lymphgefäße in der Muskulatur und unter den serösen Häuten (*Pleura* und *Peritonaeum*). Gleichzeitig läßt es auch noch die Lymphe von den oberen Bauchorganen durchtreten.

Nervenversorgung. Die motorische Versorgung erfolgt durch die Nn. phrenici. Sie stammen aus C 3–5. Tiefere Halssegmente können sich über den *N. subclavius* daran beteiligen (Nebenphrenikus). Der sensible *R. phrenicoabdominalis* des vorwiegend motorischen Zwerchfellnerven zieht rechts durch das Foramen V. cavae, links durch den Hiatus oesophageus zum Bauchfell und den oberen Bauchorganen. Diese Tatsache erklärt Schmerzen in der rechten Schulter bei Erkrankungen der Leber und Gallenblase, in der linken Schulter bei Pankreaserkrankungen (*Eiselsberg*sches *Phänomen*).

Anwendung: Als *Relaxatio diaphragmatica* bezeichnen wir eine Ausstülpung einer Zwerchfellkuppel (vorwiegend links) kranialwärts. An der betroffenen Zwerchfellseite ist die Muskulatur stark reduziert; die Fasern scheinen auseinandergedrängt.

Da das Zwerchfell an der Wirbelsäule wesentlich tiefer als am Brustbein steht, können horizontale Schußverletzungen vorn die Bauch- und hinten die Brusthöhle treffen.

Auf Röntgenbildern beobachten wir nicht selten eine Einknickung des rechten Zwerchfellbogens. Sie kommt durch ungleiche Kontraktion der Muskelzüge zustande. Die Fasern von der 8. und 9. Rippe sind länger und können sich stärker kontrahieren. Zwischen den Ursprüngen von der 7. und 8. Rippe kann ein Spalt bestehen. Die ungleiche Kontraktion der Zwerchfellfasern hinterläßt auf der gut formbaren Leber die Zwerchfellfurchen (S. 221).

Zwerchfellöffnungen

Der **Hiatus aorticus,** die untere Öffnung des Canalis aorticus, liegt vor dem 1. Lendenwirbelkörper, wird dorsal von dem Wirbelkörper, lateral von den Zwerchfellschenkeln und ventral von einem Sehnenbogen (*Lig. arcuatum medianum*) der die beiden Zwerchfellschenkel verbindet, begrenzt. Der 1½ Wirbelhöhen lange **Canalis aorticus** beginnt vor dem 11. Brustwirbel. Durch den Aortenkanal ziehen die *Aorta* mit dem *Plexus aorticus* und dorsolateral, in Fett eingehüllt, der *Ductus thoracicus*. Auch die *Vv. azygos* und *hemiazygos* können mit in dem Kanal liegen.

Das **Foramen v. cavae,** in Höhe des Oberrandes des 9. Brustwirbels, liegt rechts von der Mittellinie im Centrum tendineum. Die *V. cava inferior* ist in ihm bindegewebig fest verankert. Der sensible *R. phrenicoabdominalis* des rechten N. phrenicus zieht mit hindurch zur Bauchfläche des Zwerchfells und zur Leber- und Gallenblase.

Der **Hiatus oesophageus** liegt gegenüber dem 10. Brustwirbel, links und ventral von der Aortenöffnung. Im Gegensatz zu den beiden obigen Öffnungen wird er vollständig von Muskulatur gebildet. Zwerchfellkontraktion kann somit das kaudale Speiseröhrenende verschließen. Durch den Speiseröhrenschlitz zieht die Speiseröhre, *Oesophagus,* begleitet ventral von dem *Truncus vagalis anterior,* dorsal vom *Truncus vagalis posterior.* Die Trunci vagales entstehen aus dem Plexus oesophageus und enthalten Fasern des rechten und linken *N. vagus.* Auch *Rr. phrenicoabdominales* des linken *N. phrenicus* ziehen hindurch und versorgen Bauchfell und Pankreas sensibel (s.o.).

Durch den Spalt zwischen Crus mediale und Crus intermedium der Pars lumbalis **(medialer Lumbalspalt)** tritt der *N. splanchnicus major* und rechts die *V. azygos* (links die *V. hemiazygos*) durch. Zwischen Crus intermedium und Crus laterale **(lateraler Lumbalspalt)** verläuft der *Grenzstrang des Sympathicus.* Der *N. splanchnicus minor* durchbohrt gewöhnlich das Crus mediale.

Durch die *Larrey*sche „Spalte" treten A. u. V. thoracica interna und Lymphgefäße.

Anwendung: Bei gestörter Zwerchfellentwicklung können im Bereich des Trigonum lumbocostale sinistrum (*Bochdalek*), viel seltener im Bereich der *Larrey*schen Spalte und im Centrum tendineum Löcher im Zwerchfell bestehen bleiben, die als *Foramen phrenicum congenitale persistens* zu bezeichnen sind. Fehlt an umschriebener Stelle im Zwerchfell die Muskelentwicklung, besteht hier nur die pleuroperitonaeale Membran, so kann sie als *Hernia diaphragmatica* in den Brustraum vorgetrieben werden. Im Bereich des *Hiatus oesophageus* kann das Zwerchfell taschenartig in den Thoraxraum ausgebaucht sein (*Hernia paroesophagea,* Hiatushernie). Durch Verletzung können *Zwerchfelldefekte,* Löcher im Zwerchfell, entstehen. Sie sind ebensowenig wie die angeborenen Löcher als Brüche zu bezeichnen. Durch angeborene und erworbene Löcher können Eiterungen aus der Brust- in die Bauchhöhle gelangen und umgekehrt. Auch Baucheingeweide können auf gleichem Wege in den Brustraum (links) gelangen. Sie drängen die linke Lunge zusammen, verlagern oft das Mittelfell und das Herz nach rechts und behindern dadurch den Kreislauf.

B. Bauchhöhle und Bauchorgane

Die Bauchhöhle, **Cavum abdominis,** enthält das Bauchfell und die Bauchorgane. Nach kaudal geht sie in die Beckenhöhle, **Cavum pelvis,** über.

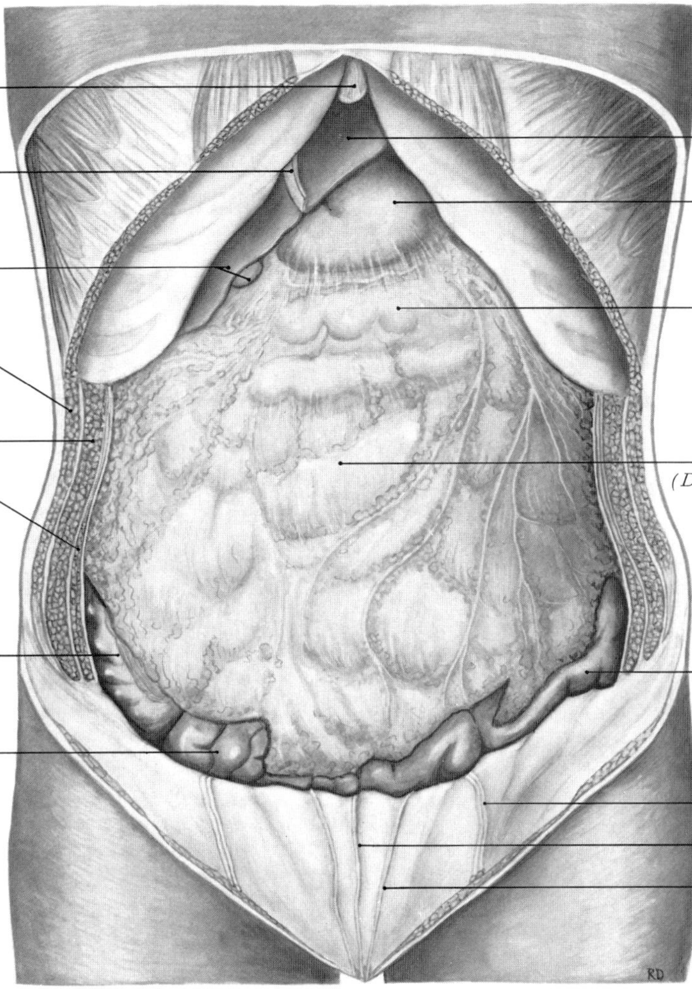

Abb. 131. Omentum majus. Die vordere Bauchwand ist entfernt, ihr unterer Teil nach unten geklappt

Das Bauchfell, **Peritonaeum,** kleidet mit einem parietalen Blatt, **Peritonaeum parietale,** die Bauch- und Beckenhöhle aus und überzieht mit einem viszeralen Blatt, **Peritonaeum viscerale,** einen großen Teil der Bauch- und Beckenorgane. Zwischen *Peritonaeum parietale* und *viscerale* liegt die Bauchhöhle, **Cavum peritonaei.** Sie ist ein Teil der embryonalen Leibeshöhle, deren Entwicklung auf S. 62 geschildert wurde.

Der Verlauf des Bauchfells und seine Beziehungen zu den Organen bereiten dem Anfänger meistens gewisse Schwierigkeiten. Zum vollen Verständnis des Bauchfellverlaufs beim Erwachsenen, vor allem zur Erklärung der vielen Abarten, ist das Studium der Entwicklungsvorgänge in der Bauchhöhle unbedingt nötig. Mir erscheint es aber notwendig, sich zunächst an der eröffenten Bauchhöhle einen Überblick über die Lage der Organe, den Verlauf des Bauchfells, über Faltenbildungen (Plicae) und Ausbuchtungen (Recessus) zu verschaffen und dann erst die recht komplizierten Entwicklungsvorgänge zu studieren. Verwiesen sei aber vorher noch auf den Begriff der „**Meso**". Es handelt sich um (Abb. 137 *A*) Bauchfellduplikaturen, die von der dorsalen Rumpfwand zum Darm (dorsales Meso) und von dort zur ventralen Rumpfwand (ventrales Meso) ziehen. Das letztere ist im kaudalen Teil der Bauchhöhle verlorengegangen (Abb. 137 *B*). Vgl. S. 209.

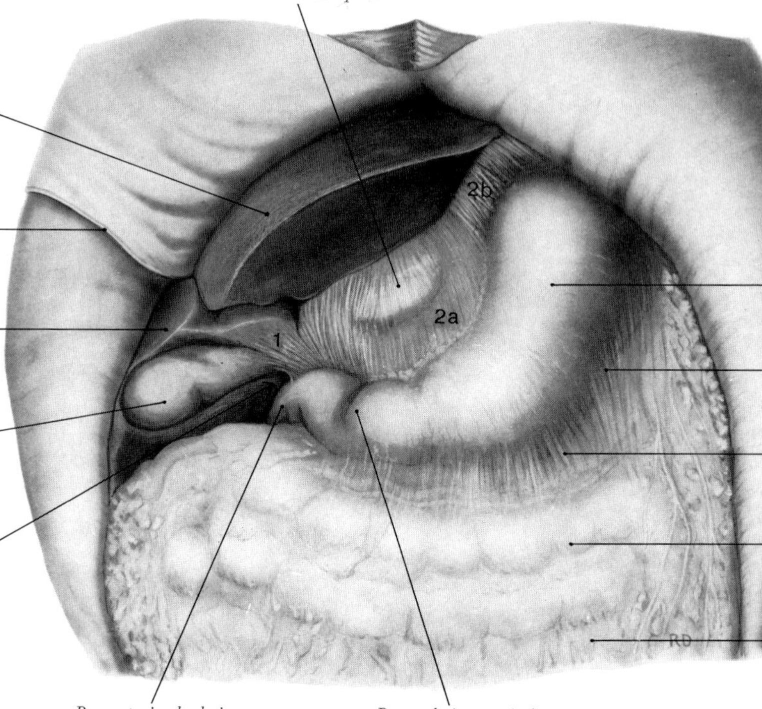

Abb. 132. Vorderwand der Bursa omentalis. Leber etwas nach kranial, Magen nach kaudal gezogen. Omentum minus: Lig. hepatoduodenale (1), Lig. hepatogastricum: Portio flaccida (2a), Portio densa (2b)

I. Kurzes Studium der eröffneten Bauchhöhle

Nach weitgehender Entfernung der vorderen Bauchwand (Abb. 131) sehen wir zwischen den Rippenbogen, in der *Regio epigastrica*, die **Leber** und den **Magen.** Der rechte Leberlappen liegt vorwiegend in der rechten *Regio hypochondriaca*. Der kleinere linke Leberlappen liegt in der *Regio epigastrica* und reicht in die linke *Regio hypochondriaca*. Von der Grenze zwischen beiden Lappen verläuft eine schiefgestellte Bauchfellplatte, das **Lig. falciforme hepatis,** zur Mitte der vorderen Bauchwand. Im freien, unteren Rande dieser Falte erkennt man im Schnitt das **Lig. teres hepatis,** den obliterierten Strang der ehemaligen *V. umbilicalis* (vom Nabel zur Leberpforte). An der Spitze der rechten 9. Rippe überragt die Kuppe der **Gallenblase,** *Fundus vesicae felleae*, leicht den ventralen Leberrand. Unterhalb des linken Leberlappens erscheint noch ein Teil der vorderen Fläche des Magens. Von seinem großen, kaudalen Rande, *Curvatura ventriculi major*, hängt **das große Netz,** *Omentum majus*, wie eine Schürze mehr oder weniger weit herab und bedeckt den übrigen Bauchhöhleninhalt nahezu vollständig. An den freien Rändern des Netzes können Teile des Dickdarmes und des Dünndarmes sichtbar sein. Ist das Netz mit wenig Fett beladen, wie in Abb. 131, so scheinen unterhalb des Magens der quer verlaufende Teil des Dickdarms, das *Colon transversum*, und weiter kaudal Dünndarmschlingen durch.

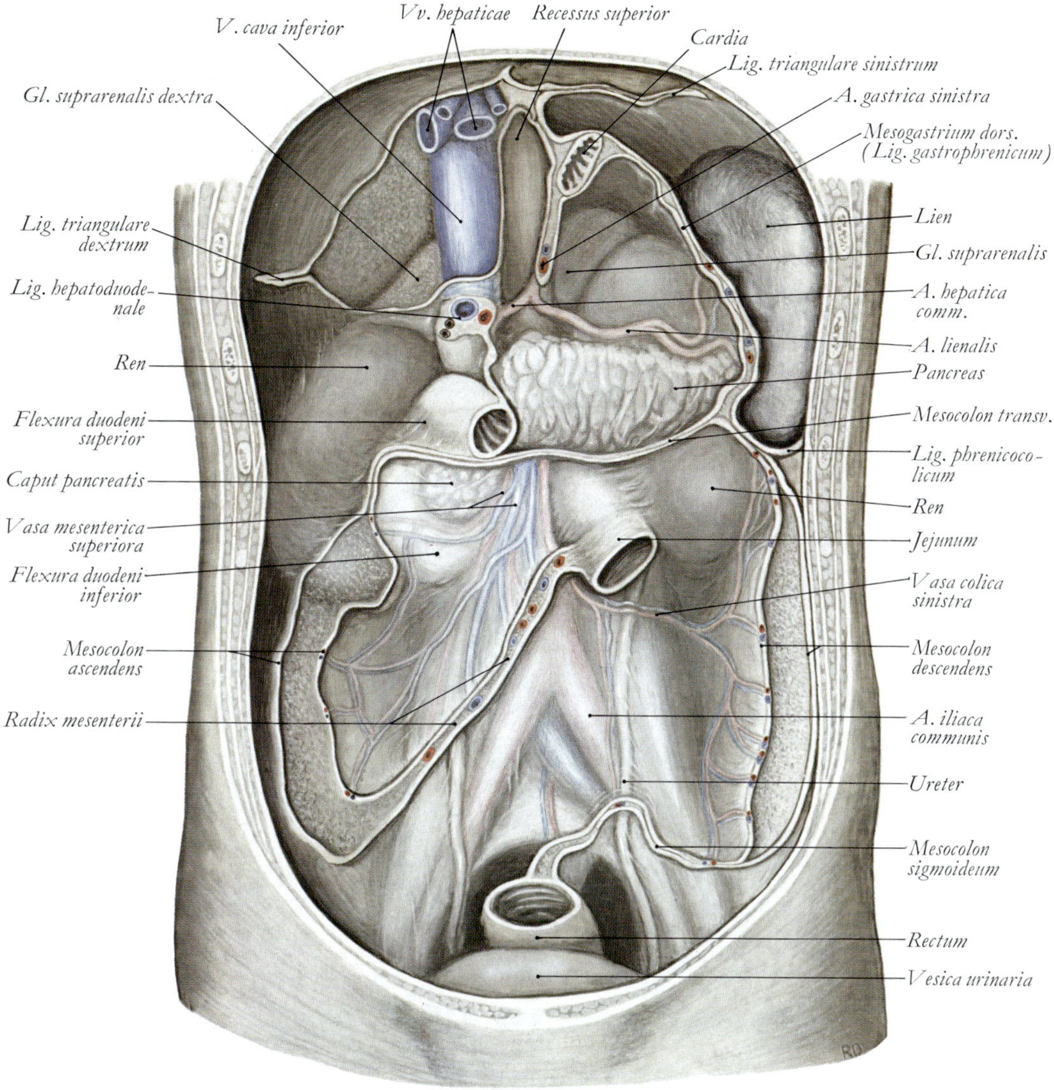

Abb. 133. Die dorsale Bauchhöhlenwand nach Wegnahme von Magen, Jejunum, Ileum und Colon. Besonders dargestellt sind die Rückwand der Bursa omentalis und die Meso des Colon, des Magens und des Dünn- und Dickdarmes. Duodenum, Pankreas, Milz, Nieren und Nebennieren in natürlicher Lage

Zieht man die Leber kranial- und den Magen kaudalwärts (Abb. 132), so wird zwischen beiden **das kleine Netz,** *Omentum minus*, sichtbar. Sein rechter, freier Rand ist verdickt, enthält (Abb. 133), den Gallengang, die Pfortader und die Leberarterie und wird **Lig. hepatoduodenale** genannt. Der mittlere Teil des kleinen Netzes ist besonders dünn (*Portio flaccida*) und läßt den *Lobus caudatus hepatis* durchscheinen. Der linke Teil ist wieder etwas dichter (*Portio densa*). Portio densa und Portio flaccida bilden zusammen das **Lig. hepatogastricum,** das sich zwischen der Unterfläche der Leber und der kleinen Kurvatur des Magens ausspannt.

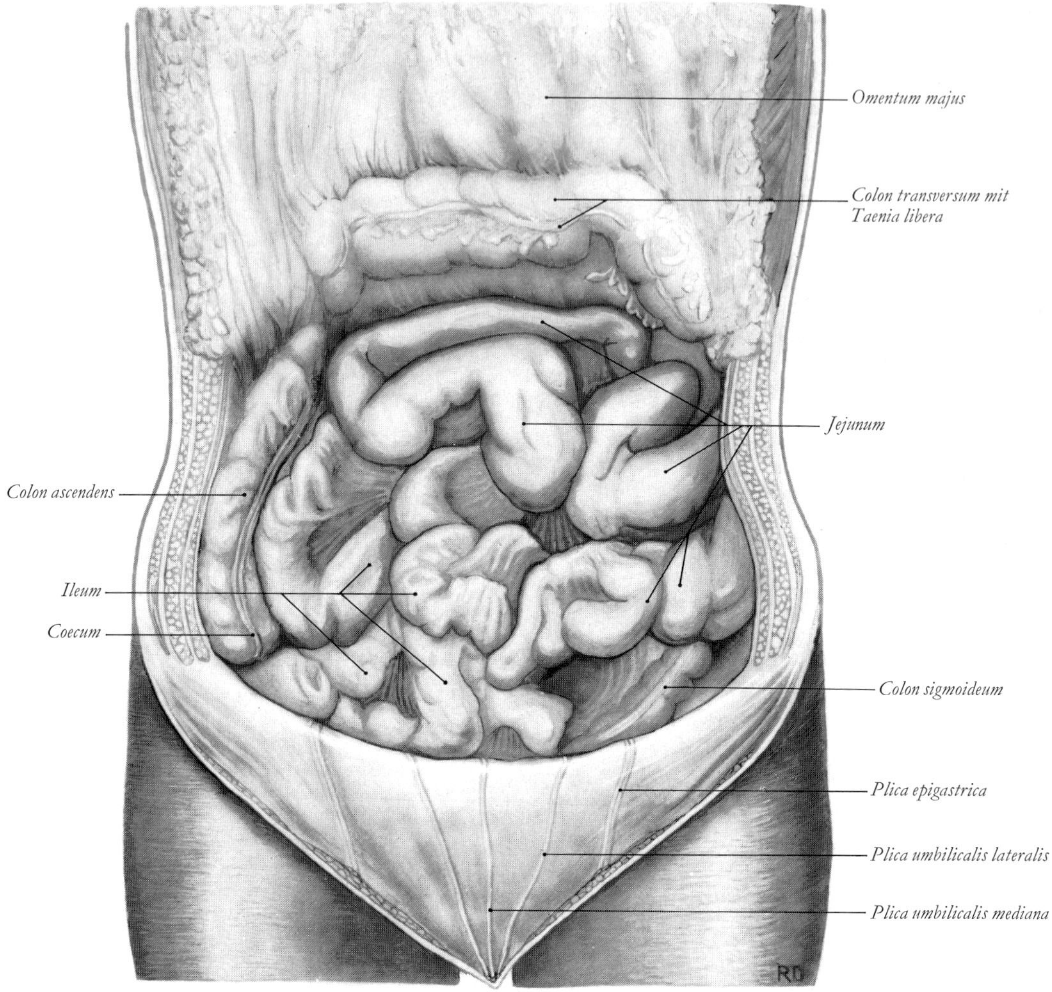

Abb. 134. Lage der Darmschlingen an der Leiche. Colon transversum mit Omentum majus nach oben geschlagen

Der Netzbeutel, Bursa omentalis. Der Netzbeutel ist (S. 211) eine spaltförmige Ausstülpung des *Mesogastrium dorsale.* Der einzige Eingang in den sonst verschlossenen Gleitspalt für den Magen, das **Foramen epiploicum,** liegt (Abb. 132) dorsal vom Lig. hepatoduodenale. Führt man den linken Zeigefinger in das Foramen ein, so tastet man kranial den *Lobus caudatus* der Leber, kaudal die **Bauchspeicheldrüse,** das *Pancreas,* dorsal die *V. cava inferior* und ventral das *Omentum minus.* Die *Bursa omentalis* liegt hinter dem Omentum minus und dem Magen. Erst nach der Durchtrennung des **Lig. gastrocolicum,** einer Bauchfellplatte, die von der großen Kurvatur des Magens zum *Colon transversum* zieht, kann man den Netzbeutel gut übersehen und abtasten. Er reicht nach kranial hinter dem Lobus caudatus der Leber bis zum Oesophagus (*Recessus superior*), nach links bis zur Milz (*Recessus lienalis*) und nach kaudal bis zum Colon transversum (*Recessus inferior*). Abb. 133 gibt einen Überblick über die dorsale Wand des Netzbeutels. Sie wird kranial vom Zwerchfell, in der Mitte von der linken Nebenniere, *Glandula suprarenalis sinistra,* und den Milzgefäßen, *A.* und *V. lienalis,* kaudal vom Pankreas gebildet. Die *A. gastrica sinistra* läuft in der **Plica gastropancreatica** nach unten gegen das *Pancreas.* Sie trennt das rechts gelegene **Vestibulum** von dem übrigen Netzbeutel. Zwischen *V. cava inferior* und *Pars cardiaca* des Magens findet sich der **Recessus superior,** zwischen Pankreas und Rückfläche des Magens der **Recessus inferior** der Bursa omentalis.

Die **Milz, Lien.** Zieht man den Magen etwas nach rechts, so wird in der linken *Regio hypochondriaca* der vordere, scharfe Rand, *Margo superior* [acutus], der braunroten Milz sichtbar. Von der großen Magenkurvatur kann man eine Bauchfellplatte, das **Lig. gastrolienale,** bis zum Milzhilus verfolgen. Führt man die Hand zwischen Zwerchfell und der konvexen *Facies diaphragmatica* der Milz nach dorsal, so gelangt man um den hinteren, stumpfen Milzrand, *Margo inferior* [obtusus] *lienis* herum zum *Lig. phrenicolienale.* Führt man anschließend die Hand der Rumpfwand entlang nach kaudal zum unteren Milzpol, *Extremitas anterior* [ventralis], so tastet man eine vom Colon zur Rumpfwand (Zwerchfell) verlaufende Bauchfellfalte, das **Lig. phrenicocolicum** (s. Abb. 133). Sie ist eine Stütze für die Milz und wird bei Milzvergrößerung gespannt. Kranial von der Milz zieht das Bauchfell direkt von der großen Magenkurvatur zum Zwerchfell, **Lig. gastrophrenicum** (Abb. 133).

Lig. gastrophrenicum, Lig. gastrolienale, Lig. gastrocolicum, Omentum majus und Lig. phrenicolienale sind Teile des **Mesogastrium dorsale** (s. Entwicklung S. 209).

Schlägt man (Abb. 134) das große Netz nach oben über den Rippenbogen, so wird das mit zahlreichen Buchten, *Haustra coli,* besetzte *Colon transversum* frei. An seiner ventralen Fläche sehen wir zwei weitere Dickdarmmerkmale, eine Verdickung der Längsmuskulatur, die *Taenia libera,* und kleine Fettgewebsanhängsel, *Appendices epiploicae.* Zieht man das Colon transversum nach ventral und kranial, so wird in ganzer Ausdehnung eine quere Bauchfellfalte, die von der hinteren Bauchwand zum Colon transversum zieht, das **Mesocolon transversum,** frei (Abb. 136). Das Mesocolon transversum trennt den kranial gelegenen **oberen Bauchraum** mit den großen Darmdrüsen (Leber und Pankreas), auch Drüsenbauch genannt, von dem kaudal gelegenen, **unteren Bauchraum.**

Im unteren Bauchraum (Darmbauch) rahmt der **Dickdarm** rechts mit dem aufsteigenden Schenkel, Colon ascendens, kranial mit dem Colon transversum, links mit dem absteigenden Teil, Colon descendens, die Dünndarmschlingen ein.

Dickdarmmerkmale. 1. Regelmäßige Ausbuchtungen, *Haustra coli,* 2. Verstärkungen der Längsmuskulatur, *Taeniae coli,* 3. kleine, meistens mit Fett beladene Bauchfellanhänge, *Appendices epiploicae,* charakterisieren den Dickdarm. Der Umfang ist für die Unterscheidung von Dünn- und Dickdarm meistens nicht maßgebend. Stark kontrahierter Dickdarm kann wesentlich dünner als aufgeblähter Dünndarm sein.

Lage und Befestigung des Dickdarmes. Der Dickdarm beginnt in der rechten unteren Bauchgegend mit dem 6–8 cm langen, unterhalb der Einmündungsstelle des Dünndarmes gelegenen **Blinddarm,** dem **Caecum.** Der Blinddarm liegt in der Fossa iliaca dextra auf dem *M. iliacus* und dem *M. psoas major.* Ist er gefüllt, so berührt er oberhalb der Mitte des Leistenbandes die vordere Bauchwand. Ist er leer, so schieben sich das große Netz und Dünndarmschlingen vor ihn. Das Bauchfell überzieht das Caecum wechselnd weit. Dadurch wird es mehr oder weniger beweglich. (*Häufig, besonders im Alter, ein Caecum mobile.*) In der Nähe des Caecum beobachten wir verschiedene Bauchfelltaschen, *Recessus.*

Der **Recessus retrocaecalis** liegt zwischen dem freien Ende des Caecum und der hinteren Bauchwand. Der konstante **Recessus ileocaecalis inferior** wird vorn von der *Plica ileocaecalis,* einer Bauchfellfalte, die vom unteren Ileumende zum *Caecum* und zur *Appendix* [Processus] *vermiformis* zieht, und hinten vom *Mesoappendix,* dem *Meso*

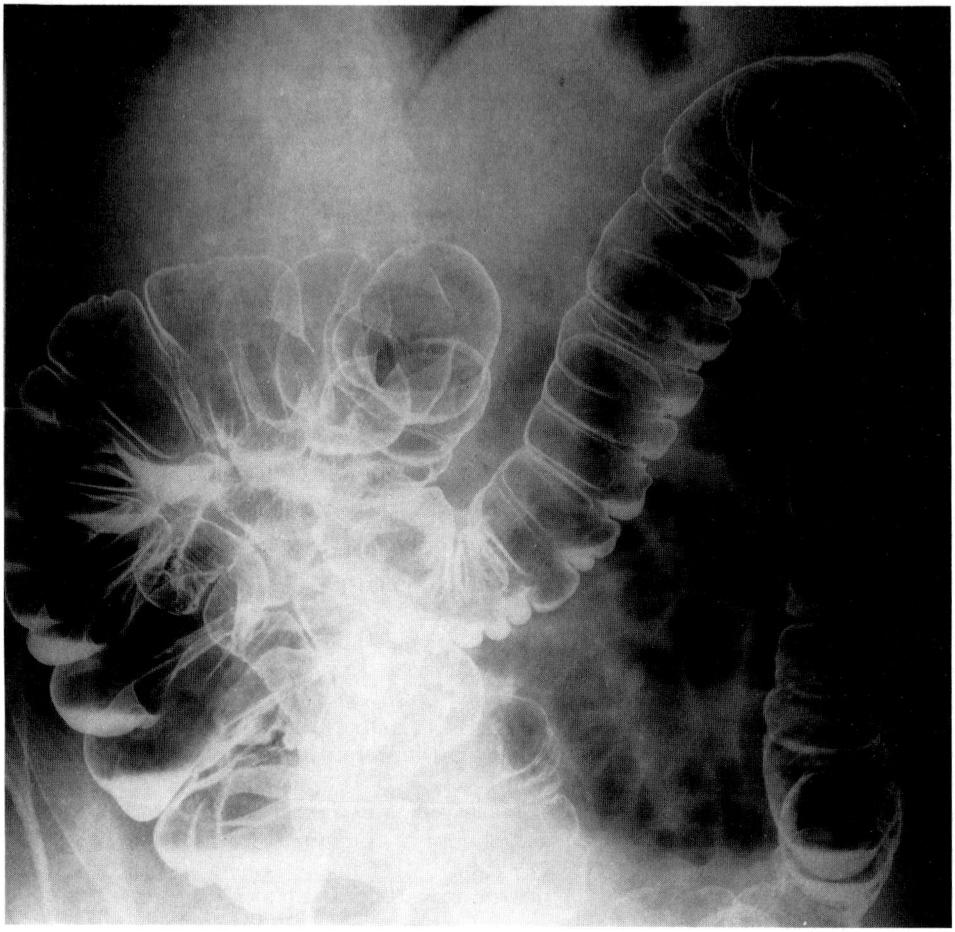

Abb. 135. Röntgenbild des Dickdarmes. Doppelkontrastdarstellung. (Aufnahme des Instituts für Klinische Strahlenkunde der Universität Mainz, Direktor: Prof. Dr. med. *L. Diethelm.*)

des Wurmfortsatzes, begrenzt. Oberhalb des unteren Ileumendes kann ein **Recessus ileocaecalis superior** vorkommen. Seine Vorderwand wird von der *Plica caecalis vascularis* [iliocaecalis cranialis], einer Bauchfellfalte gebildet, die vom Mesenterium zum Caecum zieht und in ihrem freien Rande oft einen kleinen Ast der A. ileocolica enthält.

Diese *Recessus* können Gelegenheit zu inneren Einklemmungen des Darmes geben. Häufig legt sich auch der Wurmfortsatz hinein.

Der Wurmfortsatz, *Appendix* [Processus] *vermiformis*, geht von der dorsomedialen Seite des Blinddarmes ab. Beim Erwachsenen ist er meistens scharf gegen den Blinddarm abgesetzt. Beim Neugeborenen geht er trichterförmig in ihn über. Die 3 *Taenien* des Caecum setzen sich auf den Wurmfortsatz fort und bilden auf ihm eine einheitliche Längsmuskellage. Ist der Wurmfortsatz schwer zu finden, so weist uns die *Taenia* *libera*, vorn und medial auf dem Colon ascendens und Caecum verlaufend (Abb. 165), zu ihm den Weg. An der medialen Seite hat er ein eigenes *Meso*, die **Mesoappendix** [Mesenteriolum]. Im freien Rande der Mesoappendix verläuft die kleine Arterie für den Wurmfortsatz, die *A. appendicularis*.

Die Lage des Wurmfortsatzes wechselt sehr. Er kann 1. in das kleine Becken herabhängen (*Verwechslung* einer *Appendizitis* mit *Erkrankungen des Eierstockes und des Eileiters*), 2. nach medial in den Recessus ileocaecalis inferior, 3. nach lateral und dorsal in den Recessus retrocaecalis hochgeschlagen sein, 4. in der *Fossa iliaca* liegen und 5. mit der Spitze gegen die vordere Bauchwand weisen.

Druckpunkte bei Appendizitis, Entzündung des Wurmfortsatzes. Verbindet man die *Spinae iliacae anteriores superiores* miteinander, so findet man an der Grenze vom rechten zum mittleren Drittel den Abgang des Wurmfortsatzes vom Caecum (**Lanz**scher **Punkt**); auf dem Halbierungspunkt der Verbindung von Spina iliaca anterior superior dextra und Nabel liegt die Einmündung des Dünndarms in den Dickdarm (**McBurney-scher Punkt**). Beide Punkte haben, wegen der oben erwähnten Variationen, nur einen geringen praktischen Wert.

Man denke auch daran, daß bei Hochstand des Caecum (S. 214), bei sehr beweglichem Colon (Colon mobile) und in der letzten Hälfte der Schwangerschaft (durch die große Gebärmutter) *Caecum* und damit die *Appendix vermiformis* stark verlagert sein können.

Das **Colon ascendens,** etwa 25 cm lang, erstreckt sich vom Caecum bis zur Unterfläche des rechten Leberlappens. Es liegt hinten auf dem M. iliacus, dem M. quadratus lumborum und dem unteren Nierenpol. Vorn und seitlich ist es vom Peritonaeum überzogen. Dorsal ist es wechselnd breit mit der hinteren Bauchwand verwachsen. (*Man kann so das Colon ascendens und descendens, die ähnliche Lageverhältnisse zeigen, von dorsal her operativ angehen, ohne die Peritonaealhöhle zu eröffnen*). Vor dem Colon ascendens liegen gewöhnlich Dünndarmschlingen und Omentum majus.

Das Colon transversum, etwa 50 cm lang, beginnt mit der **Flexura coli dextra** unterhalb der *Facies visceralis* des rechten Leberlappens und verläuft in einem nach unten konvexen Bogen zur **Flexura coli sinistra.** Es hängt an einer von der hinteren Bauchwand entspringenden Bauchfellplatte, dem **Mesocolon transversum.** Die Ursprungslinie des Mesocolon transversum (Abb. 133) steigt von rechts nach links leicht an, zieht über den unteren Pol der rechten Niere, über den absteigenden Schenkel des Zwölffingerdarmes (*Duodenum*), über den unteren Rand der Bauchspeicheldrüse beinahe bis zum unteren Pol der Milz. Das wechselnd lange Mesocolon transversum ermöglicht eine große Beweglichkeit des Colon transversum. Die physiologischen Lageänderungen werden durch die Füllung, die Körperlage und den Füllungszustand vom Magen und Dünndarm beeinflußt. Normal soll es nicht über die Verbindungslinie der tiefsten Punkte der Rippenbogen nach unten reichen.

In Extremfällen kann man es im kleinen Becken und in Leistenhernien finden.

Nach oben lagert sich das Colon transversum an die Unterfläche, *Facies visceralis*, der Leber, an die Gallenblase (*Durchbruch von Gallensteinen in den Dickdarm*), an die große Magenkurvatur und an die *Facies visceralis* der Milz. Über die Vorderfläche zieht das große Netz hinweg und ist mit ihr wechselnd stark verwachsen. Die **Flexura coli dextra** ist nicht selten durch ein **Lig. hepatocolicum,** eine Verbreiterung des Lig. hepatoduodenale, mit der Leber verbunden.

Die **Flexura coli sinistra** liegt kranialer und dorsaler als die **Flexura coli dextra.** Bei starker Füllung kann sie sich zwischen Magen und Milz schieben. Sie ist mit einer lateral gelegenen Bauchfellfalte, *Lig. phrenicocolicum* (Abb. 133), am Zwerchfell befestigt. Auf der kranialen Fläche dieser Falte ruht der vordere Milzpol **(Milznische).**

Das **Colon descendens,** etwa 25 cm lang, ist wie das Colon ascendens nur vorn und seitlich vom Peritonaeum überzogen, hinten breit mit der hinteren Bauchwand verwachsen (Abb. 133). Es zieht von der Flexura coli sinistra bis zur Höhe des linken Darmbeinkammes. Vorn ist es meistens von Dünndarmschlingen bedeckt.

Sulci [Recessus] **paracolici** sind seichte Buchten lateral vom Colon ascendens und descendens. Sie kommen dadurch zustande, daß das Bauchfell den Dickdarm verschieden weit überkleidet.

Der anschließende, S-förmige Dickdarm, das **Colon sigmoideum,** ist mit einem verschieden langen **Mesocolon sigmoideum** versehen. Mit der Länge des Mesocolon sigmoideum wechseln die Länge, die *Krümmung* und die *Lage* des *Colon sigmoideum* außerordentlich. Bei mittlerer Länge, etwa 45 cm, verläuft das Sigmoid (auch *Sigma* genannt) und mit ihm die Ursprungslinie des Mesocolon sigmoideum vom linken Darmbeinkamm über den M. iliacus, M. psoas, die Vasa iliaca abwärts zum kleinen Becken, steigt dann wieder, den linken Harnleiter überkreuzend (Abb. 133), aufwärts zum *Promontorium* und zieht schließlich wieder ins kleine Becken hinab. Vor dem 2.–3. Kreuzbeinwirbel geht es in das *Rectum* über. Ist das Sigmoid sehr lang, so kann es nach rechts und kranial bis an die Leber reichen, wobei es zwischen den Dünndarmschlingen verborgen sein oder auch direkt der Bauchwand anliegen kann. Die Länge des Sigmoids schwankt zwischen 15 und 67 cm. Neben seiner Länge wird die **Lage des Sigmoids** noch durch den Füllungszustand und den Zustand der Nachbarorgane beeinflußt. Sind Harnblase und Rectum gefüllt, so wird es aus dem kleinen Becken nach oben gedrängt. Schlägt man das Mesocolon sigmoideum nach kranial um, so wird in ihm ein nach kranial gerichteter **Recessus intersigmoideus** sichtbar. Diese kaum für eine Fingerkuppe durchgängige Bucht entsteht bei der Verwachsung des Mesocolon descendens mit der hinteren Bauchwand.

Lage und Befestigung des Dünndarmes. Schlagen wir das Konvolut der Dünndarmschlingen (Abb. 134) nach rechts (wie in Abb. 136), so erkennen wir die **Flexura duodenojejunalis,** den Beginn des intraperitonealen oder beweglichen Teiles des Dünndarmes. Links von der Flexur liegt der **Recessus duodenalis superior.** Diese Tasche wird rechts vom *Duodenum,* links von einer sichelförmigen Falte, der **Plica duodenalis superior,** begrenzt. In der letzteren verläuft die *V. mesenterica inferior* (*Vorsicht bei operativen Eingriffen*).

Ein **Recessus duodenalis inferior** kann kaudal vom oberen vorkommen. Er wird vom Duodenum und einer von der hinteren Bauchwand zum Duodenum ziehenden **Plica duodenalis inferior** begrenzt.

Recessus entstehen dort wo retroperitoneale Darmabschnitte in intraperitoneale übergehen. In diese können sich gelegentlich Darmschlingen schieben. So entstehen innere Einklemmungen (*Treitz*sche Hernie).

Der ganze **freie Teil des Dünndarmes,** von der Flexura duodenojejunalis bis zur Einmündung in den Dickdarm, ist an einer großen Bauchfellduplikatur, dem **Mesenterium,** aufgehängt. Die Ursprungslinie des *Mesenterium* verläuft (Abb. 133) normal vom 2. Lendenwirbelkörper links schräg abwärts über die großen Bauchgefäße zum rechten Kreuzbein-Darmbeingelenk, schwankt aber in weiten Grenzen. Zwischen den beiden Blättern des *Mesenterium* verlaufen Nerven, Blut- und Lymphgefäße zum und vom Darm (Abb. 133, 136). Auch Lymphknoten finden sich in ihm.

Das lange *Mesenterium* gibt den Dünndarmschlingen eine große Bewegungsfreiheit. Trotzdem wird meistens ein gewisser Lageplan innegehalten, indem links oben der kraniale Abschnitt, das Jejunum, rechts unten der kaudale Teil, das Ileum, liegt. Durch einfache Besichtigung kann man Jejunum und Ileum nur schwer unterscheiden, obschon es für Operationen wichtig ist. Tastet man die Schlingen durch, so erscheint die Wand der Jejunumschlingen dicker als die der Ileumschlingen. (Man tastet die Plicae circulares durch, S. 239.) Außerdem zeigen Jejunumschlingen eine reichlichere Gefäßversorgung.

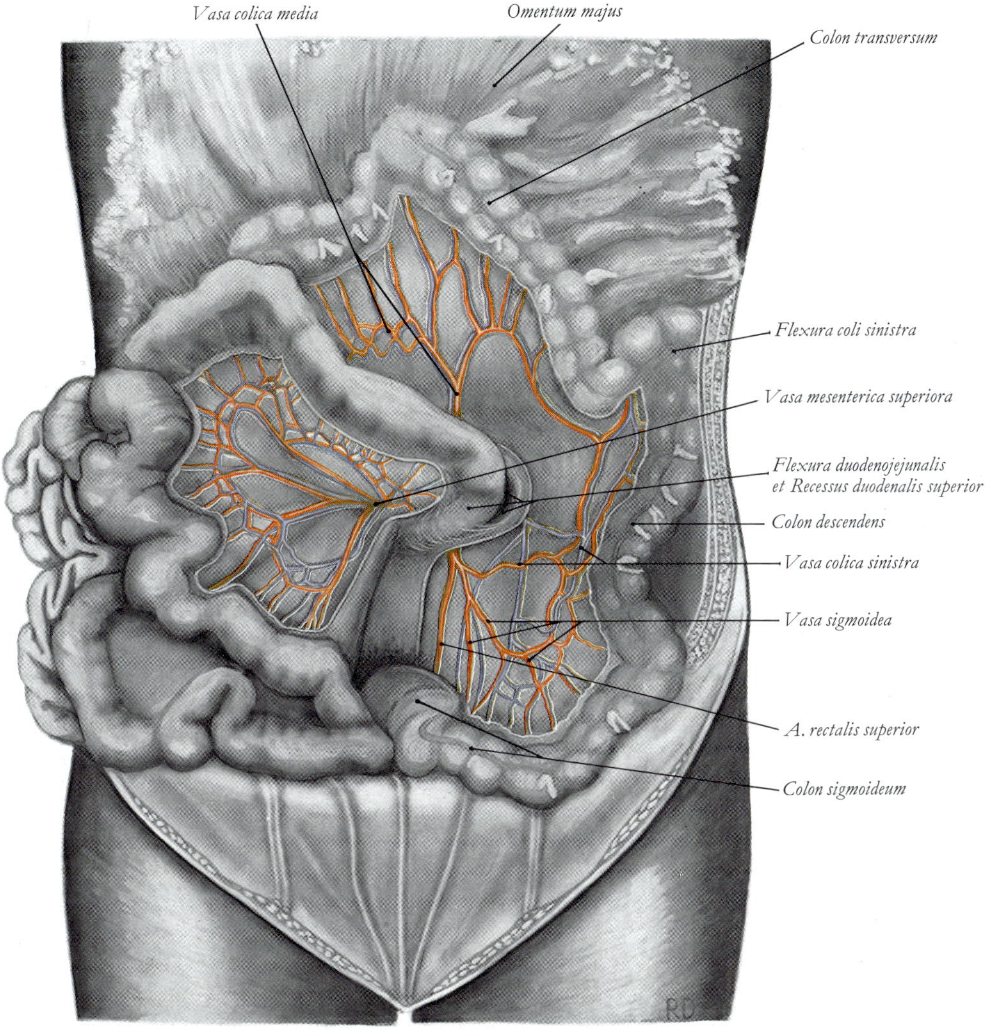

Abb. 136. Vasa mesenterica inferiora, Vasa mesenterica superiora (nur Teile dargestellt). Dünndarm nach rechts verlagert, Colon transversum und Omentum majus nach oben geschlagen. Peritoneum teilweise entfernt (beachte Schnittkanten!)

Der Zwölffingerdarm, Duodenum, ist im Gegensatz zum intraperitonealen, freien Dünndarm im größten Teil seiner Länge unbeweglich an der hinteren Bauchwand angeheftet (sekundär retroperitoneal) und für die Untersuchung schwer zugänglich. Das 30 cm lange, hufeisenförmige Darmstück beginnt im oberen Bauchraum am Pförtner des Magens, gelangt hinter dem Mesocolon transversum in den unteren Bauchraum, wird hier von der Radix mesenterii überlagert und mündet an der Flexura duodenojejunalis in das Jejunum. Die vollständig vom Bauchfell überzogene **Pars superior** verläuft bei gefülltem Magen in der Höhe des 1. Lendenwirbels vom Pylorus nach dorsal zur **Flexura duodeni superior.** Sie wird vom rechten Leberlappen, dem Lobus quadratus und dem Hals der Gallenblase überlagert. Die anschließende **Pars descendens**

(Abb. 133) zieht zwischen rechter Niere und Wirbelsäule abwärts bis zu der in der Höhe des 3. Lendenwirbels gelegenen **Flexura duodeni inferior.** Sie wird noch von dem Mesocolon transversum gekreuzt und liegt hier retroperitoneal. Im übrigen wird sie nur an der Vorderfläche vom Bauchfell überzogen. Die **Flexura inferior** und die **Pars horizontalis** (Abb. 133) scheinen zwischen Mesocolon transversum und Mesenterium durch das parietale Bauchfell, sind nur an der Vorderfläche vom Bauchfell überzogen. Die **Pars ascendens** steigt wieder bis zur Bandscheibe zwischen 1. und 2. Lendenwirbel an, liegt verdeckt von der A. u. V. mesenterica superior retroperitoneal und geht in die *Flexura duodenojejunalis* über.

Die verborgene Lage des Duodenum erschwert die operative Zugänglichkeit. Die retroperitoneale *Pars descendens* kann wie die Niere von dorsal her aufgesucht werden. Die intraperitoneale *Pars superior* ist gut erreichbar und beweglich. Bei gefülltem Magen ist sie dorsoventral, bei leerem Magen mehr frontal gerichtet (Bedeutung für Röntgenaufnahmen).

Form und Lage des Duodenum sind sehr variabel. Der Scheitel der hufeisenförmigen Schlinge kann selten bis zum *Promontorium* herabreichen.

Das Bauchfell im Becken. Das parietale Bauchfell setzt sich über die *Linea terminalis* hinweg in das kleine Becken fort, überzieht den Scheitel und die Rückfläche der Harnblase, beim Mann die Kuppen der Samenbläschen und schlägt dann auf den Mastdarm über. Die tiefe, zwischen Harnblase und Mastdarm gelegene Bucht nennen wir beim Mann **Excavatio rectovesicalis.** Bei starker Füllung nimmt die Harnblase das Bauchfell mit in die Höhe. Sie ist dann oberhalb der Symphyse ohne Gefährdung operativ erreichbar. Bei der Entleerung sinkt das Bauchfell mit dieser bis hinter die Symphyse herab und bildet auf ihr eine quere Reservefalte, die **Plica vesicalis transversa.**

Im weiblichen Becken schiebt sich zwischen Harnblase und Mastdarm die frontal gestellte Genitalplatte, die Gebärmutter mit Anhängen. Sie ist vom Bauchfell überzogen, teilt die *Excavatio rectovesicalis* in eine seichte, vordere **Excavatio vesicouterina** und die hintere, tiefe **Excavatio rectouterina.** Die letztere reicht nach unten bis an das hintere Scheidengewölbe (Abb. 219) und wird seitlich von den Plicae rectouterinae begrenzt. Mit der Muskulatur der Gebärmutter ist das Bauchfell fest verwachsen **(Perimetrium).** Von den Seitenwänden der Gebärmutter zieht das Bauchfell als Duplikatur zur Wand des kleinen Beckens **(Lig. latum uteri).** Ihr kranialer, dünner Teil umschließt den Eileiter und wird **Mesosalpinx** genannt. Von der Dorsalfläche des *Lig. latum* geht eine kleine Sekundärfalte, das **Mesovarium,** ab, die den Eierstock einschließt. Vom Eierstock zieht noch eine Falte senkrecht an der Beckenwand aufwärts, kreuzt die A. u. V. iliaca externa und enthält die A. u. V. ovarica **(Lig. suspensorium ovarii).** Bei der Frau steht die Bauchfellhöhle durch die innere Eileiteröffnung (*Ostium abdominale*) mit der Außenwelt in Verbindung.

Dünndarmschlingen und Teile des Sigmoids füllen den vom Bauchfell ausgekleideten Raum des kleinen Beckens vollständig aus.

Anwendung: Da das Bauchfell Darmrohr, Leber, Milz, Pankreas, Harnblase und Genitalien überzieht oder vollständig einkleidet, können Entzündungen dieser Organe zu einer lokalen oder allgemeinen Bauchfellentzündung, Peritonitis, führen. Sehr häufig sehen wir dabei, daß das große Netz den Entzündungsherd, ob er nun vom Magen und Zwölffingerdarm, von der Gallenblase oder vom Wurmfortsatz ausgeht, abzukapseln sucht. Die Ausscheidungen eiweißreicher Flüssigkeit bei Peritonitis (Exsudate) können lokal oder auch allgemein organisiert werden, zur Verklebung oder Verwachsung großer Darmgebiete oder zu Strangbildungen führen. Solche Stränge können zur Abknickung, Verengung oder sogar zur Strangulation ganzer Darmteile führen. Die normal geringe Peritonaealflüssigkeit, die die Oberfläche der Bauchorgane feucht hält und das Gleiten gegeneinander erleichtert, kann bei Störungen des venösen Abflusses (*Stauungen im Pfortaderkreislauf, Herzkrankheiten*) schnell aus dem Blutgefäßsystem vermehrt ausgeschieden werden (eiweißarmes Transsudat, Aszites).

II. Die Entwicklung der Gekröse (Mesenterien)

Die Bildung der Leibeshöhle wurde bei der Differenzierung des mittleren Keimblattes (S. 61) besprochen. Sie ist zunächst paarig angelegt (vgl. Abb. 45 und 46). Dieser Entwicklungsgrad ist in Abb. 137 *A* grob schematisch wiedergegeben.

Das Bauchfell zieht jederseits von der dorsalen und ventralen Rumpfwand zum Darmrohr und bildet dadurch eine mediane Scheidewand zwischen der rechten und linken Leibeshöhle. Den dorsalen Teil dieser Scheidewand bezeichnen wir als **dorsales,**

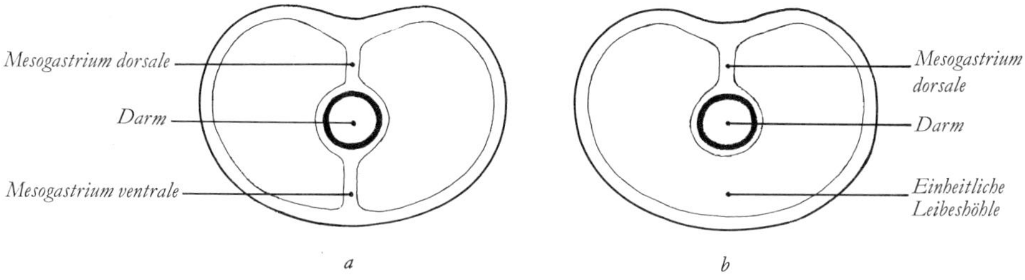

Abb. 137. Entwicklung der Mesenterien I. Entstehung der einheitlichen Leibeshöhle durch Verlust des Mesogastrium ventrale (*b*)

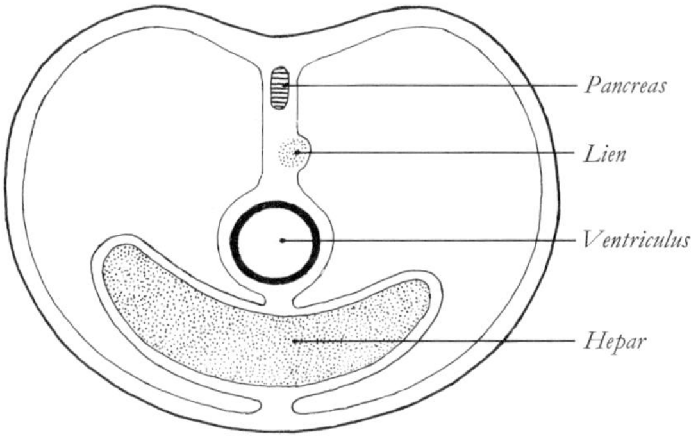

Abb. 138. Entwicklung der Mesenterien II. Pankreas und Milz im Mesogastrium dorsale, Leber im Mesogastrium ventrale

den ventralen als **ventrales Mesenterium** (oder **Mesogastrium,** gaster = Magen). Sie dienen als Aufhängeapparat für den Darm (gr. enteron) und werden kurz **„Meso"** genannt. Schon frühzeitig geht im kaudalen Teil der Leibeshöhle das ventrale Meso verloren (Abb. 137 *B*). Es entsteht damit eine einheitliche Leibeshöhle. Im Bereich des Magens und des kranialen Teiles des Duodenum bleibt das ventrale Meso erhalten. Es sproßt hier (Abb. 138) die Leber in das ventrale Meso und drängt dessen rechtes und linkes Blatt auseinander. Die Leber erhält so ihren Bauchfellüberzug. Der Abschnitt zwischen Magen und Leber wird zum Omentum minus, der Teil zwischen Leber und vorderer Bauchwand zum Lig. falciforme hepatis [Mesohepaticum ventrale]. Im dorsalen Meso finden wir in diesem Stadium die Anlage des Pankreas und der Milz.

Bereits bei Keimlingen der 4. Woche (Abb. 139) ist das ursprünglich gerade verlaufende Darmrohr durch ungleiches Dicken- und Längenwachstum stärker gegliedert. Der Magen ist spindelförmig aufgetrieben und zeigt eine dorsalwärts gerichtete, große und eine ventralwärts gerichtete, kleine Krümmung. Der kaudal anschließende, dünnere Teil des Darmrohres bildet zunächst eine ventral gerichtete Schleife, das Duodenum.

Aus ihm entwickelt sich in das dorsale Meso das Pankreas. Da das Pankreas etwas nach aufwärts wächst und die große Kurvatur des Magens sich senkt, liegt das Pankreas später im dorsalen Mesogastrium. Unterhalb der Duodenumschleife weist eine ebenfalls in der Mediansagittalen stehende, größere Darmschleife gegen den Nabel (Nabelschleife). Vom Scheitel dieser Schleife zieht der dünne Darmdottergang (*Ductus omphaloentericus*) durch den Nabel zum Dottersack. Im kaudalen Schenkel der Nabelschleife ist bereits eine blindsackförmige Ausweitung, die Anlage des Caecum, zu sehen. Der kaudal anschließende Teil liefert den übrigen Dickdarm.

Der kraniale Schenkel der Nabelschleife und der Anfangsteil des kaudalen Schenkels bilden das Jejunoileum.

Von den ursprünglich zahlreichen paarigen Darmarterien bleiben nur 3 unpaare, der *Truncus coeliacus* [A. coeliaca], die *Aa. mesenterica superior* und *inferior*, erhalten. Sie gelangen im dorsalen Meso (Abb. 139, dunkelgrau) zum Darmrohr. Sie nehmen hier

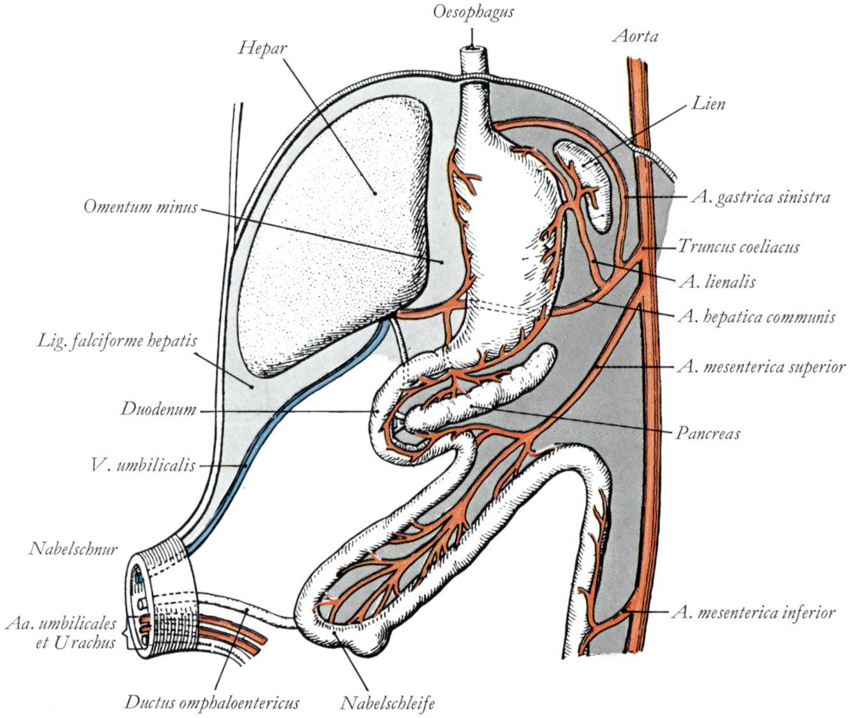

Abb. 139. Schema der Entwicklung der Mesenterien (in Anlehnung an *Toldt* und *Corning*). Ventrales Mesenterium hellgrau, dorsales Mesenterium dunkelgrau

eine Lage ein, die die Drehungen des Darmrohres möglichst wenig behindert. So ziehen aus dem *Truncus coeliacus* Äste zum wenig beweglichen Anfangs- und Endteil des Magens. Der Magenkörper ist durch die Gefäße nicht in seinen Bewegungen behindert. Die *A. mesenterica superior* liegt in der Achse der Nabelschleife und kann deshalb bei den Darmdrehungen nicht abgedreht werden. – Die Seitenansicht (Abb. 139) zeigt die Gliederung des ventralen Meso (hellgrau) in das *Omentum minus* (von der kleinen Magenkurvatur zur Leber), in den Bauchfellüberzug der Leber und in das *Lig. falciforme hepatis* [Mesohepaticum ventale]: von der Leber zur vorderen Bauchwand. Im Unterrand des Lig. falciforme hepatis liegt die *V. umbilicalis* (in Abb. 139 blau), die nach der Geburt zum *Lig. teres hepatis* verödet.

Der auf Abb. 139 noch in der Mediansagittalen stehende Magen dreht sich (Abb. 140) mit der großen Kurvatur nach links. Dadurch wird das dorsale Mesogastrium zu einer Tasche, der *Bursa omentalis*, ausgezogen. Die im dorsalen Mesogastrium liegenden Organe, Pankreas und Milz, werden bei diesem Drehungsvorgang mit nach links verlagert (Abb. 141). Das noch intraperitoneale Pankreas kommt dabei so nahe an die hintere Bauchwand, daß sein ursprünglich linker Bauchfellüberzug mit dem parietalen Blatt der hinteren Bauchwand verschmilzt (blau punktierte Linie, Abb. 142). Es nimmt eine sekundär retroperitoneale Lage ein. Der anschließende Teil des dorsalen Meso zieht als Lig. phrenicolienale von der hinteren Bauchwand (bzw. dem Zwerchfell) zur Milz, liefert anschließend den Bauchfellüberzug der Milz und zieht als Lig. gastrolienale zur großen Kurvatur des Magens.

Die Bildung der Bursa omentalis ist mit der Drehung und Linksverlagerung des Magens nicht beendet, sondern sie wächst über die große Kurvatur des Magens hinaus nach kaudal (Abb. 140) in Richtung des Pfeiles weiter, gelangt vor das Colon transversum und die Dünndarmschlingen und wird zum großen Netz, *Omentum majus* (Abb. 143). Der Hohlraum im großen Netz ist beim Neugeborenen noch vorhanden, ver

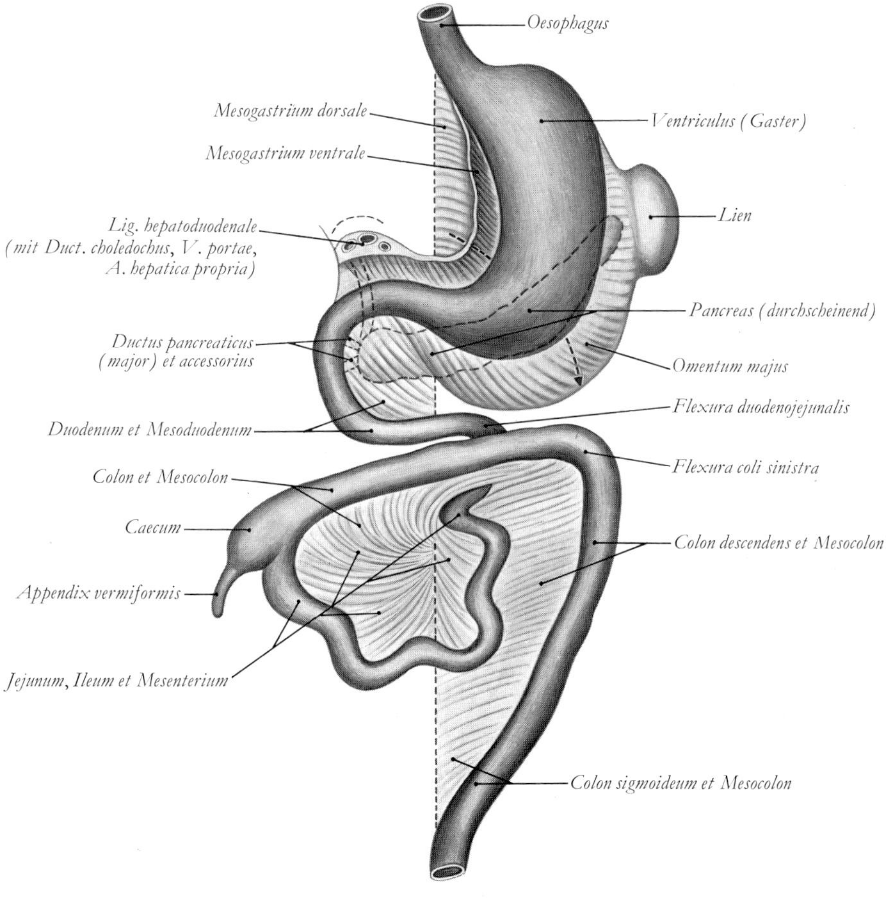

Abb. 140. Bildung der Bursa omentalis und des Omentum majus. Drehung der Nabelschleife und Bildung der Dünndarmschlingen. Der Pfeil liegt in der Bursa omentalis und zeigt die Richtung in der sich das Omentum majus entwickelt. Das Pankreas ist durchscheinend gezeichnet

ödet dann weitgehend durch Verklebung seiner Wände. Die Rückwand der Bursa omentalis verwächst mit dem Colon und Mesocolon transversum. Ihr definitiver Eingang ist das *Foramen epiploicum* (Abb. 143, Pfeil!).

Die in Abb. 139 sagittal eingestellte Duodenumschleife legt sich mit ihrem Mesoduodenum nach rechts und verklebt mit der hinteren Bauchwand. So gelangt auch der

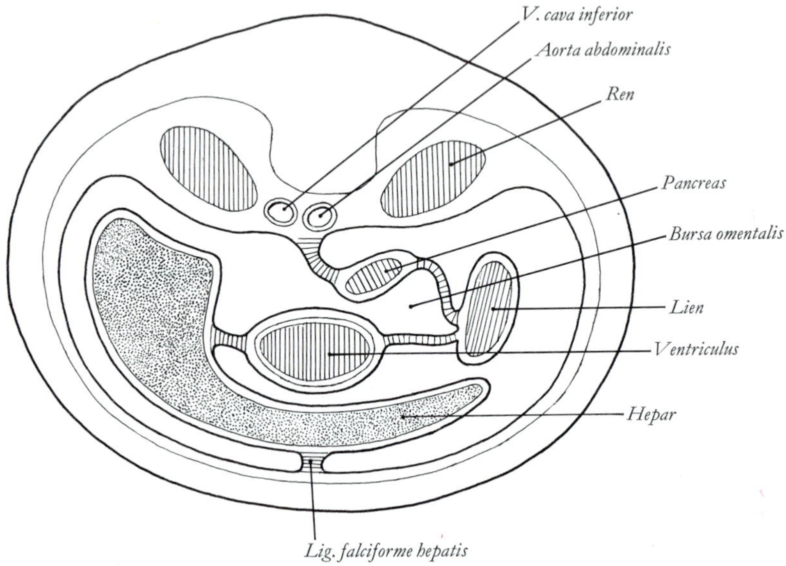

Abb. 141. Entwicklung der Bursa omentalis I

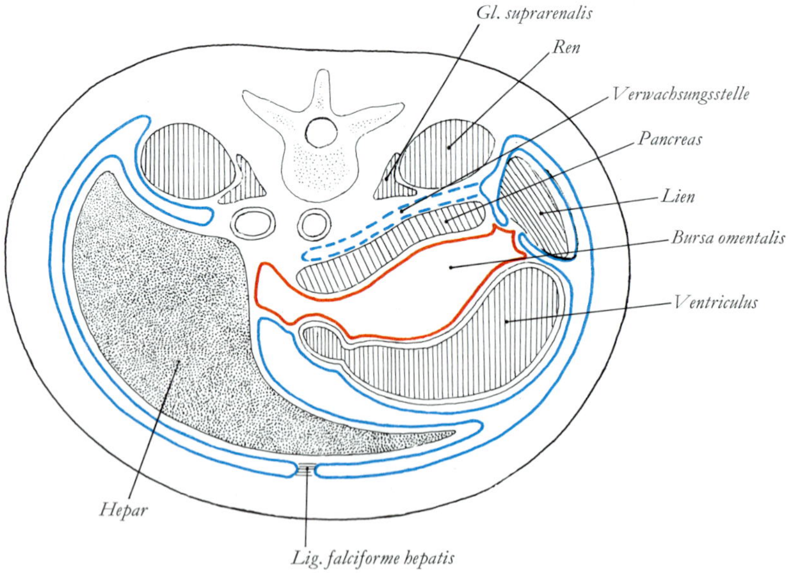

Abb. 142. Entwicklung der Bursa omentalis II. Bursa omentalis rot, Bauchfell blau

Kopf des Pankreas an die hintere Bauchwand. Nur der Anfang des Duodenum bleibt an seinem ventralen und dorsalen Meso beweglich aufgehängt.

Die Nabelschleife (Abb. 139) dreht sich um ihre Achse, die A. mesenterica superior, entgegen dem Sinne des Uhrzeigers. Es gelangt dabei der Dickdarmschenkel der Schleife mit seinem Meso nach kranial, wird zum *Colon* und *Mesocolon transversum* (Abb. 140). Das untere Ende des Caecum bleibt im Wachstum zurück, wird zum Wurmfortsatz. Der Übergang zwischen beiden ist zunächst fließend, trichterförmig. Erst nach

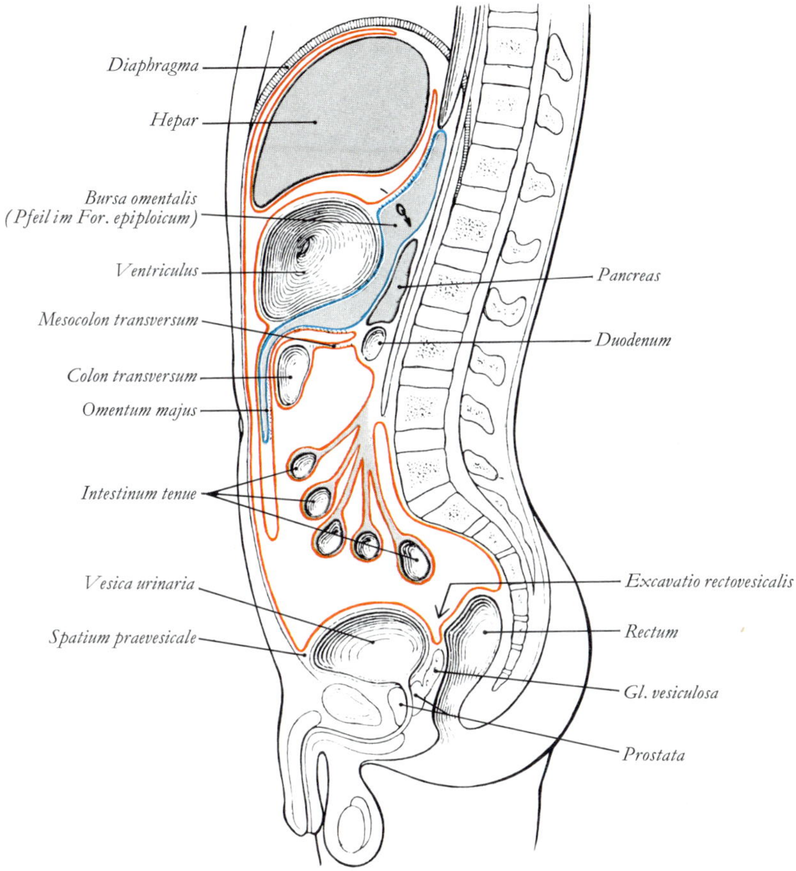

Abb. 143. Übersicht über das Peritoneum im Sagittalschnitt. Das Bauchfell ist rot, im Bereich der Bursa omentalis blau gezeichnet. Nach einem Gefrierschnitt von *Braune*

der Geburt setzt sich der Wurmfortsatz allmählich schärfer gegen das Caecum ab. In den letzten Schwangerschaftsmonaten oder erst nach der Geburt wächst der Anfangsteil des Dickdarmes an der rechten Bauchseite herab, wird zum Colon ascendens. In der Regel verwachsen *Mesocolon ascendens* und *descendens* mit der hinteren Bauchwand, womit diese Darmteile selbst mit der hinteren Bauchwand mehr oder minder breit verwachsen und nur an der Vorder- und Seitenfläche einen Bauchfellüberzug haben. Sie verlieren ihr Meso und erhalten eine sekundär-retroperitoneale Lage. Colon transversum, Sigmoid und oberes Rektum behalten ihr Meso und ihre Beweglichkeit. Bleibt der Verwachsungsprozeß am Colon ascendens und descendens aus, so sprechen wir von einem

Colon mobile. Bleibt das Caecum in der Höhe der Leber stehen, so haben wir einen **Hochstand des Caecum.** Da der Drehungs- und Verwachsungsvorgang am Dickdarm irgendwo in seinem Ablauf zum Stillstand kommen kann, ergibt sich die große Variabilität in der Lage und Form des Dickdarmes.
wächst der kraniale Schenkel gewaltig in die Länge, bildet zahlreiche Schlingen, den Dünndarm (in Abb. 140 nur angedeutet). Das Meso wächst entsprechend mit, bildet halskrausenartige Falten an dem gemeinsamen Meso des Dünndarmes, dem *Mesenterium.* Das letztere, mit seiner Radix an der hinteren Bauchwand angeheftet, bleibt dauernd beweglich.

Der *Ductus omphaloentericus* wird später meistens vollständig zurückgebildet. Als Rest von ihm findet man manchmal (bei 1–3% der Menschen) 80 cm oberhalb des Ostium ileocaecale am Dünndarm einen wechselnd langen Blindsack, das **Meckel**sche **Divertikel.** Der Ductus omphaloentericus kann aber auch veröden und als fester, vom Darm zum Nabel ziehender Strang erhalten bleiben und Anlaß zur Strangulation des Darmes geben. Auch können Nabelfisteln von ihm ausgehen.

Aus dem oben Gesagten geht hervor, daß der gesamte Magen-Darmkanal mit den großen Drüsen ursprünglich eine intraperitoneale Lage hatte. Er war mit einem Meso ausgestattet und deshalb im Bauchraum beweglich. Durch die beschriebenen Wachstumsvorgänge und Verlagerungen haben Teile dieses Traktes durch Verlötung mit der dorsalen Bauchwand ihr Meso verloren (große Teile des Duodenum, Pankreas, Colon ascendens und Colon descendens). Ursprünglich intraperitoneale Organe wurden **sekundar-retroperitoneal.** (Ihre frühere intraperitoneale Lage kann als Variation wenigstens teilweise erhalten bleiben.) Diesen Organen werden jene gegenübergestellt, die in der Entwicklung nie eine intraperitoneale Lage hatten (**primär-retroperitoneale Lage,** z. B. Niere, Nebenniere, Harnleiter, Aorta, V. cava inferior usw.).

III. Die Organe des oberen Bauchraumes

Der **obere Bauchraum** beherbergt vom Darmrohr **Magen** und **Zwölffingerdarm,** die aus dem embryonalen Zwölffingerdarm nach ventral und dorsal entwickelten großen Drüsen, **Leber** mit **Gallenblase** und **Bauchspeicheldrüse,** und die im dorsalen Mesogastrium entstandene **Milz.**

1. Der Magen (Ventriculus, Gaster)

Der Magen, die größte, hornförmige Ausweitung des Verdauungskanales, liegt zu Dreivierteln in der linken Regio hypochondriaca, zu einem Viertel in der Regio epigastrica. Nur ein kleines Feld (Abb. 131) ist am intakten Situs zwischen linkem Rippenbogen, Leber und Colon transversum ohne weiteres zu sehen. Erst wenn man die Leber und den linken Rippenbogen nach oben zieht, wird der Magen in größerer Ausdehnung sichtbar (Abb. 132). Man unterscheidet an ihm die **Pars cardiaca** mit dem Magenmund, **Ostium cardiacum,** den Grund, **Fundus ventriculi,** den Körper, **Corpus ventriculi,** die **Pars pylorica** und den Pförtner, **Pylorus** mit dem **Ostium pyloricum** (Abb. 144).

Die trichterförmige **Pars cardiaca** geht links von der Medianlinie in Höhe des 11. Brustwirbelkörpers und des Ansatzes der 7. Rippe am Sternum aus der Speiseröhre hervor. **Fundus ventriculi** nennt man den links und kranial vom Magenmund gelegenen Abschnitt. Dieser unter der linken Zwerchfellkuppel gelegene Blindsack ist mit Luft gefüllt und erscheint auf dem Röntgenbilde als **Magenblase.** Das **Corpus ventriculi** verengt sich mäßig vom Fundus gegen die **Pars pylorica** und ist gegen die letztere meistens

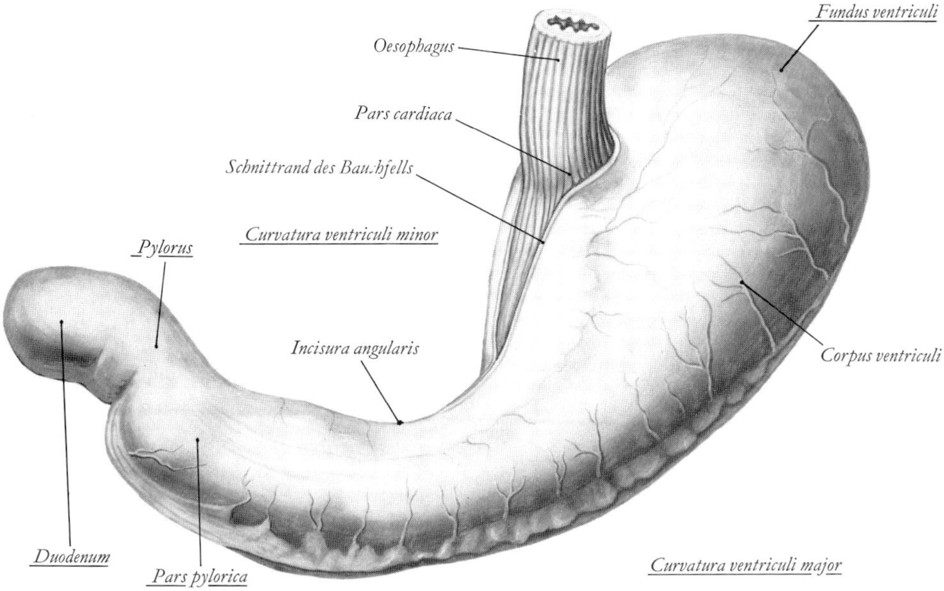

Abb. 144. Mäßig kontrahierter Magen von ventral. Fett und Gefäße scheinen durch den Bauchfellüberzug hindurch

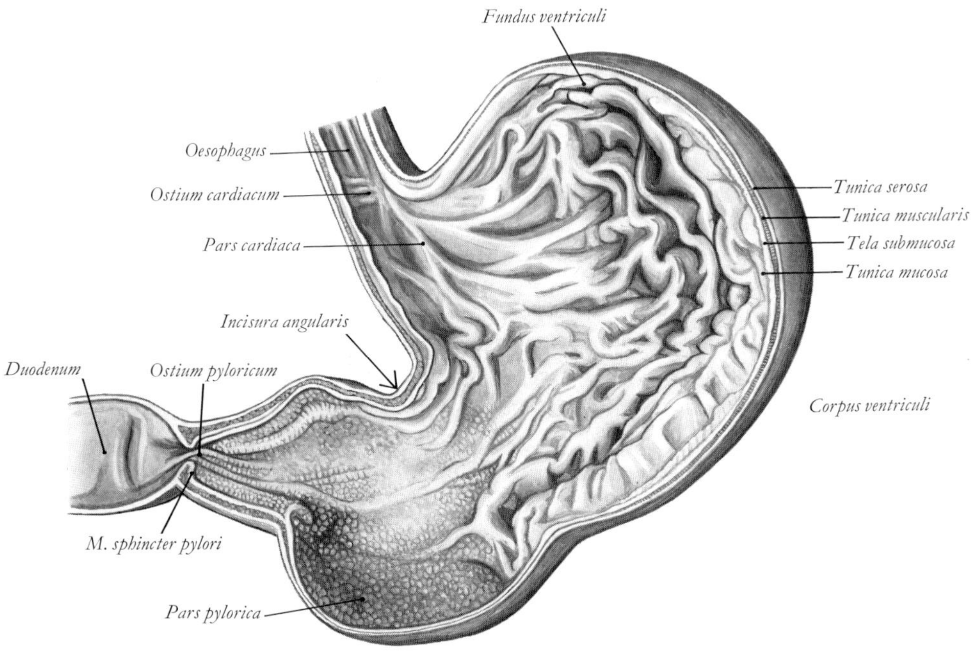

Abb. 145. Dorsokaudale Hälfte eines längs durchtrennten, mäßig kontrahierten Magens. Falten der Schleimhaut

durch eine seichte Einschnürung, die Incisura angularis, abgesetzt. Diese Einschnürung ist nicht mit den im Röntgenbilde zu beobachtenden Kontraktionsringen zu verwechseln. Der **Pylorus** erscheint äußerlich als eine leichte Einschnürung, fühlt sich härter als der übrige Magen an und springt (Abb. 145) nach innen als ringförmiger Wulst, *M. sphincter pylori*, vor. In Rückenlage steht er rechts von der Mittellinie in Höhe des 12. Brust- bis 1. Lendenwirbels. Im Stehen verschiebt er sich ungefähr 2 Wirbelkörperhöhen kaudalwärts.

Wir unterscheiden am Magen eine vordere obere Wand, Paries anterior, eine hintere untere Wand, Paries posterior, eine große und eine kleine Krümmung, Curvatura ventriculi major und minor.

Die **Form** des Magens ist außerordentlich verschieden. An der Leiche finden wir häufig einen weiten Sack. Gase und fehlender Tonus der Muskulatur haben ihn aufgetrieben. Wir beobachten an der Leiche aber auch gedehnte und stark eingeschnürte Teile nebeneinander. Denken wir an die mechanischen Aufgaben des Magens und beobachten wir das Röntgenbild, so stellen wir fest, daß es keine konstante Magenform gibt.

Beim **leeren Magen** liegen wahrscheinlich die mit **Magenschleim** überzogenen, stark kontrahierten Wände aneinander, nur der *Fundus* ist durch die geschluckte Luft gedehnt **(Magenblase).** Bei der **Füllung** werden durch den Bissen die Magenwände auseinander gedrängt, die einzelnen Bissen aufeinander geschichtet. Dabei legt sich die Wand immer dem Mageninhalt an. Erst nach gewisser Zeit beginnt der bisher ruhende Magen mit ringförmigen Kontraktionen. Während dieser **Austreibungszeit** beginnt an der Cardia etwa alle 10–20 Sekunden eine Kontraktion, die wellenförmig duodenalwärts verläuft. Wir sehen deshalb beim tätigen Magen stets mehrere hintereinander gelegene Einschnürungen. Schließlich beeinflussen noch die Schwere des Mageninhaltes und die Lage des Menschen die Magenform. In aufrechter Stellung ist der Magenkörper steiler und länger, im Liegen ist er kürzer und mehr quer gestellt.

Sicherlich gibt es auch noch konstitutionelle und individuelle Unterschiede in der Magenform.

Krankhafte Veränderungen des Tonus der Magenmuskulatur, Narben, Magengeschwüre usw., müssen pathologische Magenformen schaffen und das schon normal bunte Bild noch weiter modifizieren.

Die **Lage** des Magens ist nicht konstant. Sie ist abhängig vom Mageninhalt und der Stellung des Menschen. Bei Bauchlage sinkt der Magen gegen die vordere Bauchwand, bei Rückenlage nach dorsal gegen das Pankreas. Im Stehen senkt er sich bei schwerem Inhalt bis zum 4. Lendenwirbelkörper. Die Cardia ist im *Hiatus oesophageus* durch Bindegewebszüge relativ stark befestigt und wenig verschieblich. Der am Lig. hepatoduodenale des kleinen Netzes befestigte Pylorus senkt sich bei Füllung etwa um eine Wirbelhöhe. Die Incisura angularis tritt 1 bis 2 Wirbelhöhen tiefer. Es kommt dadurch zwischen Corpus und Pars pylorica zu einer Abknickung (Hakenform).

Bei **Frauen** steht der Magen regelmäßig steiler und meistens tiefer als bei Männern.

Nicht selten reicht die große Kurvatur bis ins Becken, bei Frauen häufiger als bei Männern. Es ist nicht immer leicht, eine Grenze zu der krankhaften Magensenkung, Ptosis ventriculi, zu ziehen.

Beziehung zu Nachbarorganen. Die *Paries anterior* liegt mit der Cardia, dem Pylorus und dem Gebiet der kleinen Kurvatur der Unterfläche der Leber, mit dem Fundus und anschließenden Teil der großen Kurvatur dem Zwerchfell und mit der Pars pylorica der vorderen Bauchwand (Regio epigastrica) an. Die *Paries posterior* bildet mit die Vorderwand der Bursa omentalis. Sie liegt der Milz, den Milzgefäßen, dem Pankreas, der linken Nebenniere, der Spitze der linken Niere, dem Colon und dem Mesocolon transversum an. Als **Magenfeld** bezeichnet man jene Fläche, mit der der Magen unmittelbar der vorderen Brust- und Bauchwand anliegt. **Traube**schen **Raum** nennen wir jenes Gebiet, wo der Magen unter Vermittlung des Zwerchfells der Brustwand anliegt. Er wird nach unten durch den Rippenbogen, nach links durch die Milz, nach rechts durch den linken Leberrand begrenzt. Die Abgrenzung nach oben ist schwierig, weil hier der tympanitische Schall der Magenblase in den Lungenschall übergeht.

Bei linksseitigen Pleuraergüssen ist der tympanitische Klopfschall gedämpft.

Die **Größe** des Magens. Beim Erwachsenen faßt er durchschnittlich $2^1/_2$ Liter. Doch paßt er sich den Eßgewohnheiten an. Beim Neugeborenen faßt er nur 20–30 ccm (*häufige und kleine Mahlzeiten*).

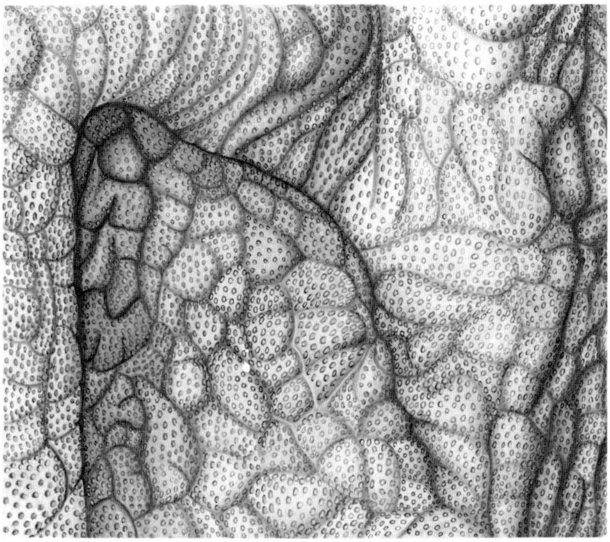

Abb. 146. Schleimhaut des Magens. Falten (Plicae); Felder (Areae) und Grübchen (Foveolae). Vergr. 6 ×

Der Aufbau des Magens (Abb. 164). Der Magen besitzt wie das übrige Darmrohr eine Schleimhaut, **Mucosa,** eine Muskelschicht, **Muscularis,** eine beide verbindende, lockere **Submucosa** und einen Bauchfellüberzug, **Serosa.**

Die **Magenschleimhaut** wird von einem hochprismatischen, einschichtigen Zylinderepithel überzogen. Seine mukoide Zellen haben basalständige Kerne. Sie erzeugen, zum Schutze gegen Selbstverdauung, ein saures Mukopolysaccharid, den *Magenschleim*. Die Schleimhaut ist grau-rötlich, in der Jugend heller als im Alter. In einer gezackten Linie geht sie in die blassere Speiseröhrenschleimhaut über. Das Schleimhautbild (Abb. 145) wechselt mit dem Füllungszustand. Die scheinbar unregelmäßigen Schleimhautfalten ordnen sich an der kleinen Kurvatur zu einigen Längsfalten, die die glatte Magenstraße zwischen sich fassen. Bei Lupenbetrachtung (Abb. 146) sehen wir auf den Falten und in den Faltentälern kleine, polyedrische Felder, die **Areae gastricae.** Auf der Oberfläche der Areae beobachtet man viele kleine Drüsenöffnungen, **Foveolae gastricae.**

In die *Foveolae gastricae* (Abb. 164: Fg) münden die Magendrüsen (*Glandulae gastricae*). Diese tubulöse Drüsen verhalten sich in den einzelnen Magenabschnitten verschieden. Im Fundus und Corpus **(Fundusdrüsen)** werden sie von vier Zellarten gebildet. Die basophilen und rundkernigen Hauptzellen sind zylindrisch. Sie erzeugen das

Pepsinogen. Dieses wird im Magen durch die Salzsäure in das eiweißspaltende *Pepsin* umgewandelt. Die oft mehrkernigen, runden Belegzellen buchten die Drüsenschläuche nach außen vor. Sie sezernieren *Salzsäure* durch interzelluläre Sekretkapillaren ins Drüsenlumen ab. Die mukoiden Nebenzellen sind basophil und haben einen basalständigen Kern. Sie erzeugen *Schleim* und dienen der *Regeneration* des oberflächlichen Epithels und der Drüsenzellen. Die enteroendokrinen Zellen verschiedener Art (enterochromaffine Zellen = EC-Zellen, EC-like-Zellen, A-Zellen, G-Zellen, D-Zellen), stehen alle mit der Basalmembran des Schleimhautepithels und mit den darunter liegenden Blutgefäßen in Verbindung. Es sind dies einzellige *endokrine* Elemente die verschiedenartige Wirkstoffe erzeugen sollen (Serotonin, Histamin, Glukagon, Gastrin, Somatostatin). Im Bereich der Cardia bilden die Magendrüsen einen schmalen Ring zwischen Speiseröhre und Magen. Die mukoiden Zellen dieses Ringes erzeugen alkalischen Schleim. Im Pylorusteil beobachten wir, im Gegensatz zum Fundus, tiefe Foveolae gastricae und kurze, verzweigte *Glandulae pyloricae* (Abb. 164). Ihre mukoiden Zellen bilden Magenschleim.

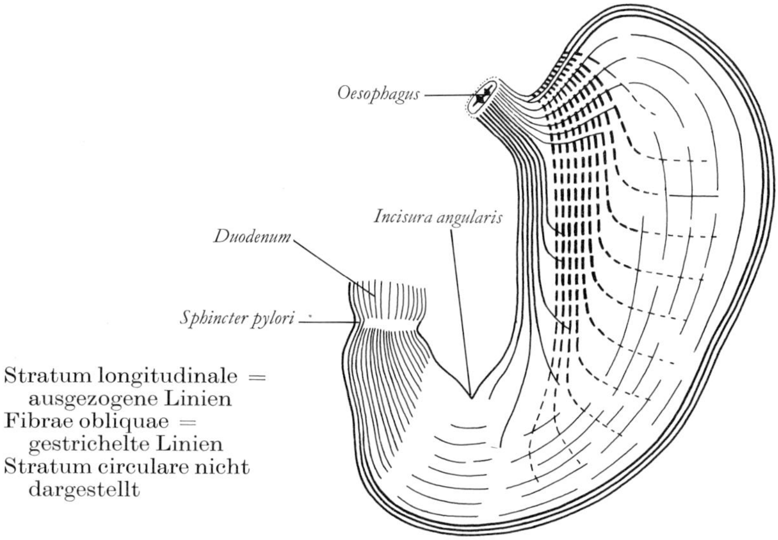

Abb. 147. Muskulatur des Magens. Schema nach *Elze*

Die **Muscularis** besteht (Abb. 147) aus 3 Lagen glatter Muskulatur. Die äußere oder Längsschicht, *Stratum longitudinale*, strahlt vom *Oesophagus* radienförmig über den Magen aus, wobei die stärksten Züge an der großen und kleinen Kurvatur liegen. An der kleinen reichen sie nur bis zur Pars pylorica. Die mittlere oder Ringschicht, *Stratum circulare*, ist am Fundus dünn, wird im Corpus und in der Pars pylorica allmählich dicker und bildet schließlich den Schließer, den *M. sphincter pylori*.

Die innere oder Schrägschicht, *Fibrae obliquae*, strahlt von der medialen Seite des Fundus schräg über die vordere Fläche des *Corpus* zur großen Kurvatur und von dort in der gleichen Weise zurück zur Ausgangsstelle. In der Pars pylorica fehlen diese Fasern. Die lockere, bindegewebige **Submucosa** ermöglicht die gute Verschieblichkeit der Schleimhaut auf der Muscularis (Nerven, Gefäße und Lymphgefäße S. 233–238).

Die Physiologie des Magens. Der Magen hat mechanische und chemische Aufgaben. Er nimmt nicht wie ein einfacher Sack die Speisen auf, sondern legt sich mittels des Tonus der Muskulatur den aufeinandergeschichteten Bissen an. Dabei werden zunächst nur die äußeren Lagen durch den Magensaft angedaut, innen geht die Verdauung durch die Mundhöhlenfermente zunächst weiter. Anschließend werden die äußeren, angedauten Schichten durch wellenförmige Kontraktionsbewegungen gegen den Pylorus geführt und andere Schichten mit dem Magensaft in Verbindung gebracht. Ist schließlich der ganze Mageninhalt mit dem Magensaft, Succus gastricus, vermischt, so wird der Magenbrei, Chymus, durch peristaltische Wellen in kleinen Schüben in das *Duodenum* befördert. Ein *Chemoreflex* regelt Öffnen und Schließen des Pförtners. Saure Reaktion im Duodenum schließt, alkalische öffnet. Gemischte Kost ist bei gesundem Magen bis zu 4 Stunden in ihm nachweisbar.

Im Ruhezustand sondert der Magen Schleim ab, der die Oberfläche überzieht und die Selbstverdauung des Magens verhindern hilft. Wahrscheinlich wird aber nur geschädigte Schleimhaut (Zirkulationsstörung) durch Pepsinsalzsäure verdaut (Magengeschwür). Im tätigen Magen wird die Pepsinsalzsäure abgesondert. Der Magensaft, Succus gastricus, enthält Lab, Pepsin und Salzsäure. Lab fällt die Kaseine der Milch aus. Pepsinsalzsäure baut die Eiweiße bis zu den Albumosen und Peptonen ab. Salzsäure wirkt außerdem noch bakterientötend, verhindert die Milchsäurebildung aus Kohlehydraten im Magen. *Castle* fand im Magensaft den *intrinsic factor*, der mit dem *extrinsic factor* der Nahrung (Vitamin B_{12}) den Antiperniziosastoff bildet. Fehlt er, was gleichzeitig mit einem Fehlen der Salzsäure verbunden ist, so kommt es zur Störung der Blutbildung, zur perniziösen Anämie. Die Forschung über die chemische Natur und das Zusammenwirken der Faktoren ist noch im Fluß.

In den Magendrüsen entsteht das Gastrin. Es stimuliert die Saftsekretion im Magen.

2. Der Zwölffingerdarm (Duodenum)

Einteilung, Form, Lage, Bauchfellbeziehungen S. 207. Die alten Anatomen rechneten das Duodenum nur bis zur Kreuzung mit den Vasa mesenterica superiora. Nach ihnen war es 12 Fingerbreiten lang (daher der Name). In der *Pars descendens* beobachtet man (Abb. 154) dorsomedial eine Längsfalte, Plica longitudinalis duodeni. Sie trägt die **Papilla duodeni major**, eine Erhebung mit der gemeinsamen Mündung des Ductus choledochus und Ductus pancreaticus. Etwas oberhalb dieser Papille liegt in 96% der Fälle die akzessorische Öffnung für den Ductus pancreaticus accessorius. Es sei noch besonders erwähnt, daß vom *Truncus coeliacus* ein Zug glatter Muskulatur (*M. suspensorius duodeni*) zur *Flexura duodenojejunalis* zieht und sie fixiert.

Feinbau (Abb. 164). Das *Duodenum* hat auf der Schleimhautoberfläche **Zotten** (*Z*) wie der übrige Dünndarm, **Glandulae intestinales** (*K*) wie Dünn- und Dickdarm. Besondere **Glandulae duodenales** (Gd, Brunnersche Drüsen) haben die *Muscularis mucosae* durchbrochen, liegen in der *Submucosa* und sondern alkalischen Schleim und vermutlich ein diastatisches Ferment ab.

Physiologie. Im *Duodenum* findet eine allmähliche Neutralisierung des sauren Magenbreies durch die Sekrete der Leber, der Bauchspeicheldrüse und des Duodenums statt. Anschließend werden durch die genannten Sekrete die Kohlehydrate, Fette und Eiweißkörper zu resorbierbaren, wasserlöslichen Fraktionen aufgeschlossen.

3. Die Leber (Hepar)

Entwicklung der Leber und des Pankreas (Abb. 148). Vom ventralen Umfange des Duodenum wächst eine Aussackung, die Leberbucht, in das ventrale Mesogastrium. Die Bucht gliedert sich frühzeitig in eine kraniale *Pars hepatica*, die Epithelsprossen, die späteren Leberzellbalken, in das Mesogastrium ventrale schickt, und die kaudale *Pars cystica*, die zu einem Hohlorgan ohne Zellsprossen, der Gallenblase, auswächst. Der von Anfang an gemeinsame Gang wächst zum Gallengang, Ductus choledochus, aus. Er mündet zunächst ventral, wird aber durch Drehung von Magen und *Duodenum* allmählich dorsal verlagert. Die Bauchspeicheldrüse entsteht aus einer ventralen und dorsalen Anlage des Duodenum. Die ventrale Anlage tritt unmittelbar kaudal von der Leberbucht auf. Der Ausführungsgang der ventralen Anlage verschmilzt mit dem Gallengang. Die dorsale Anlage wächst in das Mesogastrium dorsale und ist ursprünglich allseitig vom Bauchfell überzogen. Sie liefert den Hauptteil der Drüse (Abb. 148 *A*). Der Ausführungsgang endet kranial von der gemeinsamen Mündung des Gallenganges und des Ganges der ventralen Anlage. In Abb. 148 *B* verschmelzen ventraler und dorsaler Gang. Der kleinere, ventrale wird zum Hauptgang, Ductus pancreaticus, mündet mit dem Ductus choledochus auf der *Papilla duodeni major*. Der dorsale Gang verliert an Bedeutung, wird zum Ductus pancreaticus accessorius, mündet auf der *Papilla duodeni minor*. In einem Teil der Fälle (Abb. 148 *C*) verödet der akzessorische Gang vollständig; dann mündet nur der Ductus pancreaticus in das Duodenum.

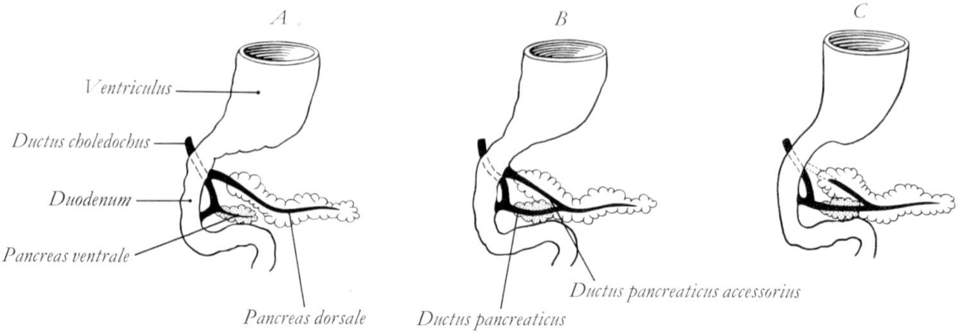

Abb. 148. Entwicklung des Pankreas (Schema). Bei *A* ist das Pancreas ventrale noch selbständig. Bei *B* ist die ventrale Anlage mit der dorsalen verschmolzen. Der Ausführungsgang des Pancreas dorsale mündet noch als Ductus pancreaticus accessorius in das Duodenum. Bei *C* ist diese Einmündung obliteriert

Größe und Form der Leber

Die braunrote **Leber** des Erwachsenen wiegt etwa 1500 g. Sie ist plastisch und paßt sich in der Form den Nachbarorganen an. Frisch der Leiche entnommen, plattet sie sich ab. Nur an dem in situ gehärteten Organ verändert sich die Form nicht mehr. Äußere Gewalteinwirkungen können leicht zu Leberrissen führen. Man unterscheidet an der Leber einen größeren **Lobus dexter** und einen kleineren **Lobus sinister.** Die konvexe **Facies diaphragmatica** und die leicht konkave **Facies visceralis** gehen am scharfen **Margo inferior** ineinander über. Dieser *Margo inferior* ist durch das Lig. falciforme hepatis [Mesohepaticum ventrale] und durch das Lig. teres hepatis [Chorda v. umbilicalis] eingeschnitten (Incisura lig. teretis). Rechts von diesem Einschnitt überragt die Kuppe der Gallenblase, *Fundus vesicae felleae*, den Leberrand. Die Facies diaphragmatica ist dorsokranial mit dem Zwerchfell verwachsen. Diese bauchfellfreie **Area nuda** [Pars affixa] läuft (Abb. 149, 150) nach vorn zu dem **Lig. falciforme hepatis** [Mesohepaticum ventrale], nach rechts zu dem kurzen **Lig. triangulare dextrum** [Mesohepaticum laterale dextrum], nach links zu dem langen **Lig. triangulare sinistrum** [Mesohepaticum laterale sinistrum] und der Appendix fibrosa, einem umgewandelten Teil des linken Leberlappens, aus. Der übrige Teil der Zwerchfellfläche ist von Bauchfell überzogen, frei beweglich und heißt **Pars libera.** Die Facies visceralis (Abb. 151) trägt nahezu in der Mitte die Leberpforte, **Porta hepatis,** die Eintrittsstelle für die Pfortader, *V. portae*, und die *A. hepatica*, und die Austrittsstelle für die Lebergänge, *Ductus hepatici*. Links von der Leberpforte verläuft die Fissura sagittalis (sinistra). Sie zerfällt in eine vordere *Fissura lig. teretis* [Fossa v. umbilicalis] und eine hintere *Fissura lig. venosi* [Fossa ductus venosi]. (Der Ductus venosus führte embryonal Blut an der Leber vorbei, direkt in die V. cava inferior). Rechts von der Leberpforte liegt vorn die Gallenblase in der *Fossa vesicae felleae*, hinten die V. cava inferior im *Sulcus v. cavae*. Fossa und Sulcus trennen vom rechten Hauptlappen vorn den **Lobus quadratus,** hinten den **Lobus caudatus** ab. Der *Lobus caudatus* schickt nach vorn gegen die Porta den rundlichen *Processus papillaris*, nach rechts gegen den Hauptlappen eine dünne Leberbrücke, den *Processus caudatus*.

Impressiones. Die gut gehärtete Leber zeigt auf der bis auf die Porta von Bauchfell überzogenen Eingeweidefläche (Abb. 151) am linken Lappen eine *Impressio oesophagea*, *gastrica* und eine buckelige Erhebung, *Tuber omentale*, auf dem rechten Lappen eine *Impressio renalis*, *suprarenalis*, *colica*, *duodenalis*, auf dem *Lobus quadratus* eine *Impressio pylorica*. Die *Facies diaphragmatica* kann schräge **Rippenfurchen** (am Lobus dexter in Abb. 149) und nahezu vertikale **Zwerchfellfurchen** (durch stark vorspringende Muskelzüge des Zwerchfells erzeugt) besitzen. Die starke Formbarkeit ermöglicht das Abschnüren (Korsett) größerer Lappen **(Schnürlappen). Individuelle Unterschiede** der Form sind bei gleichartig in situ gehärteten Lebern sehr groß.

Die Lage schwankt mit der Stellung des Zwerchfells. Bei der allgemeinen Alterssenkung der Eingeweide kann sie nach *Vogt* 4–6 cm absinken. Auch bei Veränderung der Körperlage ändert sich die Lage der Leber. Der rechte Lappen liegt in der rechten Zwerchfellkuppel, überschreitet beim Erwachsenen erst an der Spitze der 9. Rippe den Rippenbogen (respiratorische Verschiebungen sind hier nicht fühlbar) und reicht in der Regio epigastrica bis zum *Lig. falciforme hepatis*. Der hauptsächlich in der Regio epigastrica gelegene linke Lappen tritt oberhalb des Ansatzes der 6. linken Rippe in die linke Regio hypochondriaca. Bei der relativ größeren kindlichen Leber überragt der kaudale Rand um mehrere Zentimeter den rechten Rippenbogen. Kranial fällt die Grenze mit der Zwerchfellkuppel zusammen (Rechts Sternalansatz der 5. Rippe, links tiefer.) Oberhalb des Zwerchfells sind enge Beziehungen zum Brustraum, zur Lunge, zum Herzen und Herzbeutel gegeben.

Entzündungen der Leber können sich durch das Zwerchfell hindurch in den Brustraum ausbreiten. Horizontale Schuß- und Stichverletzungen können gleichzeitig Lunge, Zwerchfell und Leber treffen.

Der tastbare Teil des Unterrandes (Margo inferior) der Leber liegt etwa in einer Linie, welche den Ansatz des 9. rechten Rippenknorpels am Rippenbogen mit dem entsprechenden Ansatz des 7. linken Rippenknorpels verbindet. Oberhalb dieser Linie liegt die Leber im Rippenbogenwinkel (*Angulus infrasternalis*) der ventralen Bauchwand unmittelbar an **(Leberfeld).**

Befestigung. Die **Area nuda** ist durch Bindegewebe mit dem Zwerchfell und der V. cava inferior verbunden, die selbst wieder im Zwerchfell verankert ist. *Lig. falciforme hepatis* [Mesohepaticum ventrale] und *Lig. teres hepatis* [Chorda v. umbilicalis] befestigen die Leber am Zwerchfell und der vorderen Bauchwand. Die Leber folgt vermöge ihrer Verwachsungen mit dem Zwerchfell den Bewegungen bei der Ein- und Ausatmung, paßt sich in ihrer Form der Verformung des Zwerchfells an. Ein Hochstand des Zwerchfells bedingt auch einen Hochstand der Leber. Das kleine Netz verbindet die Leber mit dem Magen und mit dem Zwölffingerdarm. Die Leber wird am Zwerchfell festgehalten durch die genannten Befestigungsmittel und durch einen dünnen (nicht dehnbaren) Flüssigkeitsfilm. Das ringförmige Kranzband, *Lig. coronarium hepatis*, verbindet die Leber mit dem Zwerchfell und der hinteren Bauchwand. Seitlich läuft es in das breite und kurze *Lig. triangulare dextrum* und das schmale und lange *Lig. triangulare sinistrum* aus.

Feinbau: Der größte Teil der Oberfläche wird (s. o.) von Peritonealepithel (Mesothel) überzogen. Unter ihm liegt eine bindegewebige Kapsel, *Capsula fibrosa* (*Glisson*sche Kapsel). Diese ist an jenen Stellen, wo das Bauchfell fehlt, besonders stark. Sie setzt sich von der Leberpforte als Gefäßscheide (*Capsula fibrosa perivascularis*) in das Innere fort und überzieht schließlich als äußerst feine, teilweise durchbrochene Platte die kleinen Läppchen der Leber. Sie bildet das Leberstroma. Beim Schwein und Kamel sind die Läppchen durch starke Bindegewebswände getrennt. Die Leber besteht also aus einer großen Zahl von kleinen Läppchen, **Lobuli hepatis,** deren Grenzen beim Menschen nicht gut erkennbar sind. Sie haben 1–2 mm Durchmesser, abgeplattete Flächen (für Anlagerung von Nachbarläppchen) und besitzen zentral eine Vene, die **V. centralis** (Ast der V. hepatica). Jeder **Lobulus** (Abb. 152) besteht aus einer großen Zahl von Leberzellbalken (Leberparenchym), die von der Peripherie radiär zur V. centralis ziehen. Diese Zellbalken hängen untereinander zusammen. Zwischen ihnen verläuft

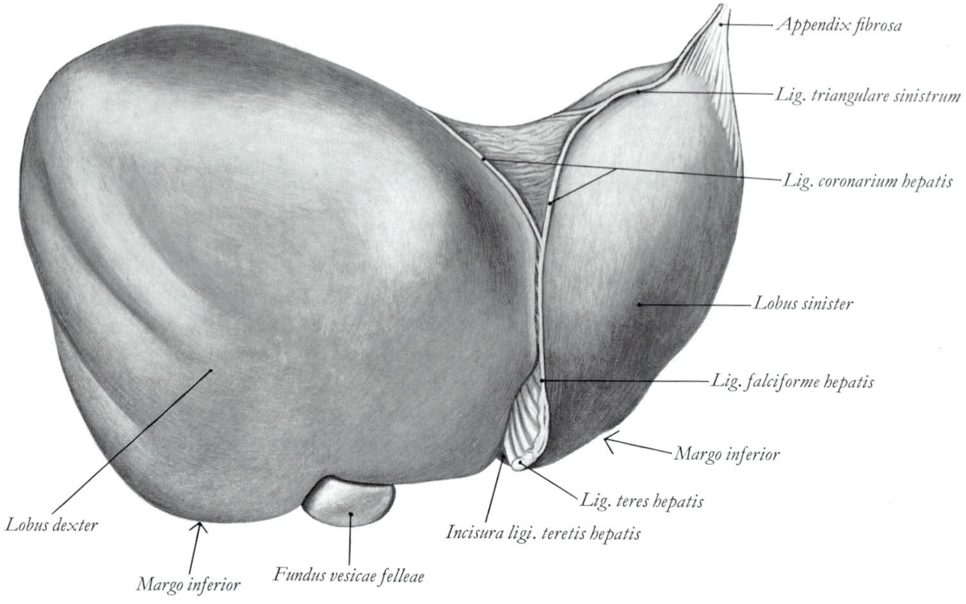

Abb. 149. Leber des Erwachsenen. Facies diaphragmatica

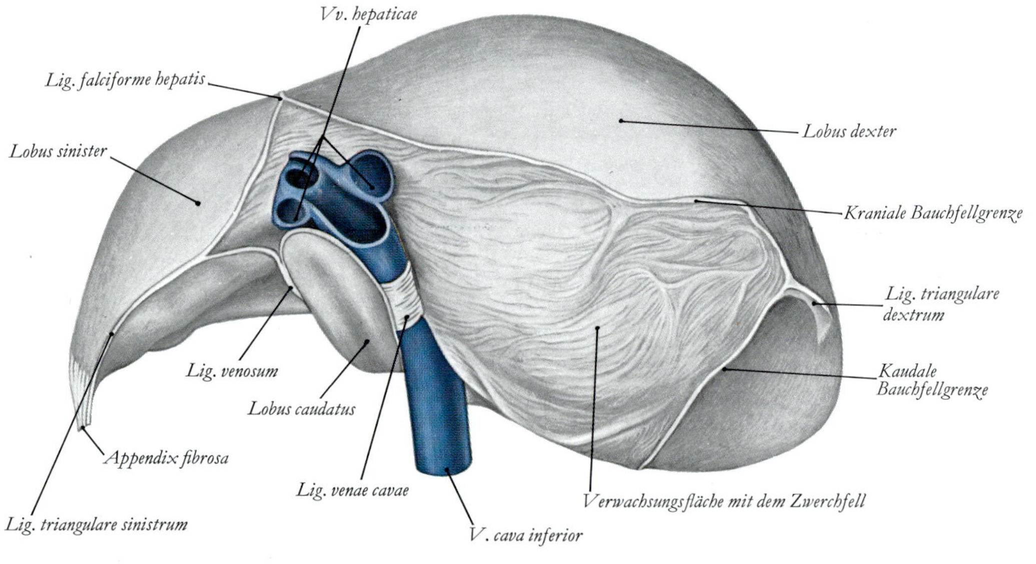

Abb. 150. Leber des Erwachsenen von dorsal und von kranial gesehen. Verwachsungsfläche mit dem Zwerchfell, *Area nuda* (Pars affixa)

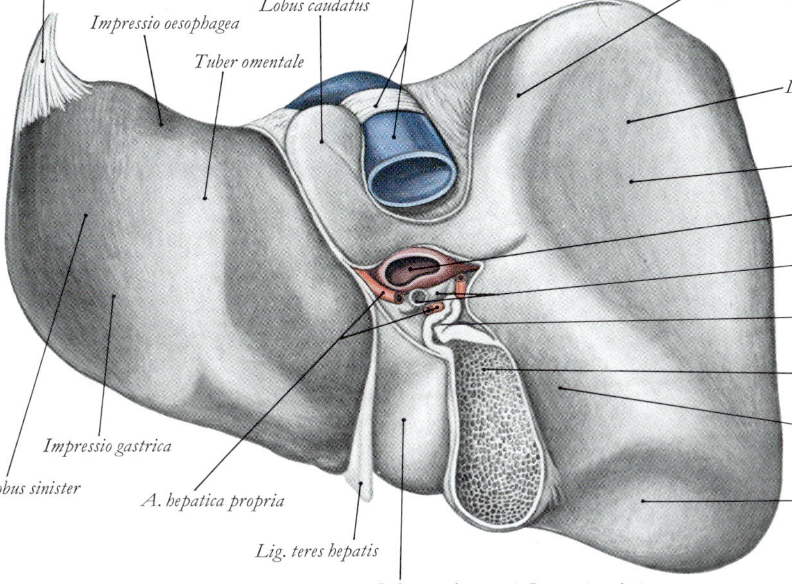

Abb. 151. Leber des Erwachsenen. Facies visceralis

ein radiäres Kapillarnetz, das das Blut der Pfortaderäste (V. interlobularis) und Leberarterienäste (A. interlobularis) zur abführenden V. centralis leitet. Die Blutkapillaren sind weiter als üblich (deshalb ,,Lebersinus, Sinusoide") und durch den spaltförmigen *Disse*schen Raum von den Leberzellen getrennt. Diese ragen mit zahlreichen *Mikrovilli* in den Raum, wodurch ein reger Stoffaustausch ermöglicht wird. Die Wand der Kapillaren besteht aus einem feinen Gitterfasernetz und Endothelzellen. Außerdem kommen verzweigte, sternförmige Zellen vor (v. Kupfersche Sternzellen). Sie sind Makrophagen, gehören zum retikulo-endothelialen System (RES) und können Fremdstoffe speichern, sich ablösen und ins strömende Blut gelangen. Die ausführenden **Gallengänge** beginnen als intrazelluläre Kanälchen in den Leberzellen, verlaufen dann als **Gallenkapillaren** an den Flächen benachbarter Leberzellen und stehen an ihren Kanten vielfach mit benachbarten Gallenkapillaren in Verbindung. An der Oberfläche des Läppchens münden sie in die mit selbständiger Wand versehenen **Ductus biliferi interlobulares.** (Intralobulär haben die Gallenkapillaren keine eigene Wand.) Die interlobulären Gallengänge liefern unter dauernder Vereinigung mit benachbarten die großkalibrigen Gallengänge. Sie sind mit zylindrischem Epithel versehen und vereinigen sich schließlich zu zwei großen Gängen, die aus der Leberpforte austreten.

Eine größere Zahl von Lobuli kann zu einem **Sammelläppchen** zusammengefaßt sein (Abb. 153). Die *Vv. centrales* münden entweder direkt oder mittels eines Verbindungsstückes in die **Sammelvene.** Die Sammelvenen fließen in **größere Lebervenen.** Die größeren Lebervenen vereinigen sich zu 2–3 großen Venenstämmen, **Venae hepaticae,** die sofort unterhalb des Zwerchfells in die **V. cava inferior** münden. Zur schnellen Orientierung merke man sich, daß im Schnitt V. portae-, Arterien- und Gallengangsäste in einer gemeinsamen Gefäßscheide, die abführenden V. hepatica-Äste allein liegen.

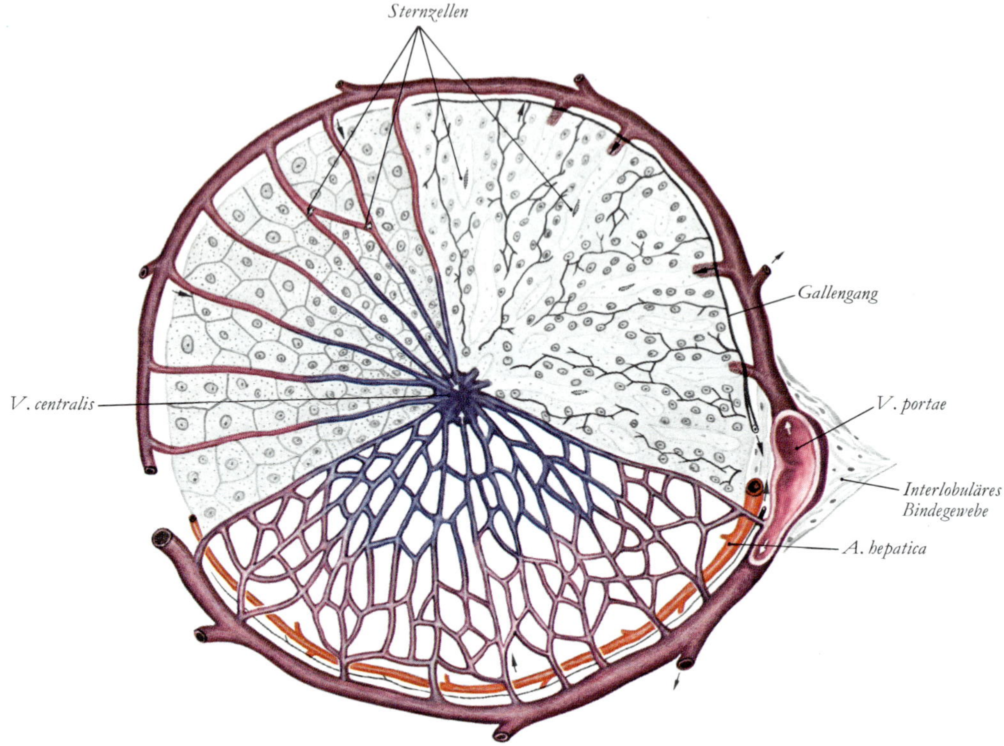

Abb. 152. Leberläppchen im Querschnitt (Schema). Besonders hervorgehoben sind links oben die Leberzellbalken, rechts oben die Gallenkapillaren, unten die Blutkapillaren. Die Pfeile zeigen die Strömungsrichtungen

violett = Pfortadergebiet; *rot* = Leberarterienast;
blau = Lebervenengebiet; *schwarz* = Gallenkapillaren und Gallengang

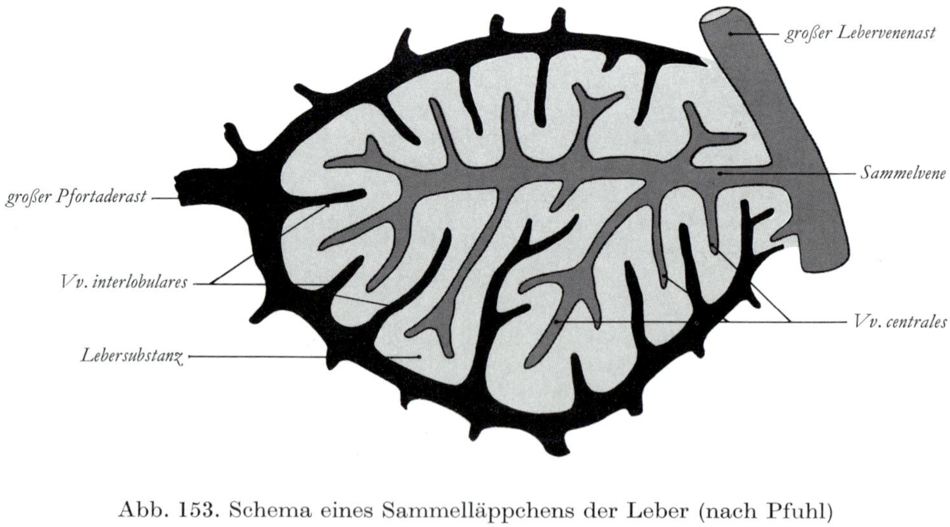

Abb. 153. Schema eines Sammelläppchens der Leber (nach Pfuhl)

Dort wo am mikroskopischen Schnitt drei Leberläppchen zusammenstoßen, liegen oft dreieckige Bindegewebsfelder (*periportale Felder*, Glissonsche Dreiecke). In ihnen liegt mindestens je ein Ast der A. interlobularis, der V. interlobularis und ein Gallengang („Glissonsche Trias", Abb. 152).

Die **A. hepatica propria** teilt sich in der Leberpforte in je einen Ast für den rechten und linken Lappen. Diese geben die Aa. interlobulares ab, die sich mit der Pfortader im interlobulären Bindegewebe verzweigen und Gallengänge, Pfortader- und Lebervenenäste umspannen. Ihre Kapillaren münden in Leberkapillaren und in Pfortaderäste.

Die Nerven (aus *Vagus* und *Sympathikus*) verzweigen sich geflechtartig im interlobulären Bindegewebe. Von diesem Geflecht ziehen Äste in die Leberläppchen, um in den Leberzellen oder zwischen ihnen und den Blutkapillaren zu endigen.

In der Leber lassen sich nur schwer Teile abgrenzen, in denen die Äste der V. portae verlaufen (**„Lebersegmente"**). Zwischen den Segmenten (intersegmental) liegen die Äste der Vv. hepaticae. Neben 4–5 Hauptsegmenten kann man mehrere kleinere Segmente (Subsegmente) unterscheiden.

Funktion der Leber. Sie ist einerseits die größte chemische Fabrik des menschlichen Körpers (Stoffwechselorgan), andererseits auch die größte Drüse. Außerdem dient sie in der Embryonalzeit der Abwehr und der Blutbildung. Die Äste der *A. hepatica* führen der Leber die für ihre Funktion notwendigen Nährstoffe zu (Vasa privata). Die *V. portae* transportiert dagegen die zu verarbeitenden Stoffe, vor allem aus dem Magen-Darm-Kanal und aus der Milz, in die Leber. (Ihre Verzweigungen in der Leber bilden die Vasa publica.) Die Leber sichtet die ihr durch die V. portae zugeführten Stoffe auf ihre Brauchbarkeit, Giftigkeit usw. Sie baut sie in einer noch unübersehbaren Zahl von chemischen Reaktionen zu brauchbaren, körpereigenen Substanten oder zu nicht brauchbaren, giftigen um. Auch speichert sie z. B. Glykogen, Vitamine und Spurenelemente. Als exokrine Drüse erzeugt sie die für die Verdauung notwendige Galle und ihre Farbstoffe. Schwere Störungen der Blutgerinnung bei Lebererkrankungen weisen auf eine wichtige Rolle dieses Organs bei der Produktion der Gerinnungsfaktoren hin (Prothrombin, Fibrinogen u. a.).

Die Galle (Fel, Bilis)

Die gelbbräunlich bis grüne Flüssigkeit ist stark bitter, hat eine neutrale bis leicht saure Reaktion. Sie enthält keine Fermente, aber doch für die Verdauung wichtige Stoffe. Es wird durch die Galle die Pankreaslipase aktiviert und dadurch die Aufschließung der Fette in Fettsäuren und Glyzerin ermöglicht. Die Gallensäuren binden die Fettsäuren, tragen sie durch die Darmwand, trennen sich wieder von ihnen und gelangen durch die Leber wieder in die Galle (Kreislauf der Gallensäuren). Cholesterine, Lezithine und Gallenfarbstoffe sind ohne Bedeutung für die Verdauung, werden als Schlacken ausgeschieden. Dabei liefern die Gallenfarbstoffe noch das Urobilinogen und Urobilin, Farbstoffe für Harn und Kot. Ist der Gallenabfluß verlegt (durch entzündliche Schwellung der Schleimhaut oder Steinverschluß der Gallenwege), so haben wir lehmfarbenen Stuhl (mangelnder Fettabbau und fehlende Farbstoffe). Die Galle wird dann in die Sinusoide der Leber sezerniert und gelangt in die Blutbahn. Die Farbstoffe färben zuerst die Sklera des Auges, weiter die Haut gelblich (*Stauungsikterus*).

Die Gallenabsonderung wird angeregt durch Übertritt von Fetten und Eiweißabbauprodukten in das Duodenum, durch Auftreten von Gallensäuren im Blut und durch Absonderung von Sekretin (durch das Darmepithel). Sie erfolgt wahrscheinlich kontinuierlich. In der Verdauungsruhe wird die Galle in der Gallenblase gesammelt und auf $^1/_{10}$ ihres Volumens eingedickt. Die konzentrierte dunklere Blasengalle wird während der Verdauungstätigkeit zusätzlich zu der laufend sezernierten Galle in das Duodenum abgegeben.

4. Die Gallenblase (Vesica fellea)

(Abb. 131, 132, 151)

und Gallenausführungswege

(Abb. 154, 157)

Die birnförmige Gallenblase liegt an der Facies visceralis der Leber, kann 30–50 ccm Flüssigkeit aufnehmen und besteht aus **Fundus, Corpus** und **Collum.** Aus dem letzteren führt der **Ductus cysticus** in den **Ductus choledochus.** Der Fundus überragt den ventralen

Leberrand um 1–1,5 cm (Abb. 131) und liegt der ventralen Bauchwand in Höhe der Spitze der 9. Rippe an. Die in der Fossa vesicae felleae gelegene Gallenblase wird bis auf die Verwachsungsfläche mit der Leber von Bauchfell überzogen (*Tunica serosa*). Die Wand besteht weiter aus einer zweischichtigen Muskellage (*Tunica muscularis*) und einer Schleimhaut (*Tunica mucosa*). Letztere zeigt kleine, netzförmig angeordnete Falten, Plicae tunicae mucosae. Im Collum bildet die Schleimhaut eine spiralige Falte, die **Plica spiralis** (*Heister*sche Klappe).

Die Schleimhaut besteht aus einem einschichtigen, hohen Zylinderepithel und einer dünnen, bindegewebigen Lamina propria. Die Zylinderzellen sondern ein schleimiges Sekret ab, das zusammen mit dem Schleim aus den Abführwegen der Galle die fadenziehende Konsistenz gibt.

Aus der Leber führen (S. 223) zwei größere Gallengänge, Ductus hepaticus dexter und sinister, die sich bald zum **Ductus hepaticus communis** vereinigen. Ductus hepaticus communis und Ductus cysticus bilden den Gallengang, **Ductus choledochus.** Der 7 cm lange, gänsekieldicke Ductus choledochus liegt im freien Rande des *Lig. hepatoduodenale* des kleinen Netzes, neben Pfortader und A. hepatica, unterkreuzt die *Pars superior duodeni*, gelangt (Abb. 154) an die Rückfläche des Pankreaskopfes und mündet, mit dem Pankreasgang vereinigt, auf der *Papilla duodeni major*.

Die Vereinigung der beiden Gänge zeigt starke Varianten: 1. Beide Gänge münden in eine gemeinsame Erweiterung, eine *Ampulla hepatopancreatica*, die sich als Papille in das Duodenum verstülpt. 2. Beide Gänge vereinigen sich ohne Ampulla kurz vor der Einmündung. 3. Beide Gänge münden nebeneinander in das Duodenum. 4. Beide Gänge vereinigen sich zu einem gemeinsamen Endstück, das ohne Ampulle einmündet. Ein Sphinktersystem aus der Duodenummuskulatur (Sphincter *Oddii*) und ein starkes Venenpolster in der Umgebung der Papilla regeln den Einstrom der Galle in den Zwölffingerdarm.

Ist das Sphinktersystem kontrahiert, so füllt sich die Gallenblase durch Rückstauung mit Lebergalle. Erschlafft es (bei Eintritt von Fett in das Duodenum), so fließt Galle in den Zwölffingerdarm. Nervös (N. vagus) und humoral gesteuerte Kontraktionen der Gallenblase unterstützen dieser Vorgang.

Der **Feinbau** der Ausführungsgänge ist ähnlich wie in der Gallenblase. Neben Zylinderzellen gibt es noch Schleimzellen und Gallengangsschleimdrüsen (Glandulae mucosae biliosae).

Cholesterine, Gallenfarbstoffe und Kalke können in der Gallenblase und den Ausführungsgängen ausfallen und zur Bildung von verschieden geformten und zusammengesetzten Gallensteinen führen. Sie sind meist mit Schleimhautentzündungen, die wahrscheinlich aus dem Duodenum durch die Papilla duodeni aufsteigen, verbunden. Steineinklemmung kann den Gallenabfluß stören (s. oben).

5. Die Bauchspeicheldrüse (Pancreas)

Die etwa 15 cm lange, 70 g schwere, graurötliche Drüse ist ziemlich weich und zeigt wie die Mundspeicheldrüsen einen lappigen Bau. Das S-förmige gekrümmte Organ liegt, von Bauchfell überzogen (sekundär retroperitoneal), fest an der hinteren Bauchwand (Abb. 133) und läßt (Abb. 154) einen Kopf, **Caput,** Körper, **Corpus** und Schwanz, **Cauda,** eine Facies anterior und eine Facies posterior unterscheiden. Vom Kopf zieht (Abb. 154) ein kaudaler Teil als hakenförmiger Fortsatz, **Processus uncinatus,** dorsal um die A. u. V. mesenterica superior. Die letzteren liegen somit in einem Einschnitt, der *Incisura pancreatis*. Der Hauptausführungsgang, **Ductus pancreaticus,** nimmt in seinem Verlauf zahlreiche kleine Seitenäste auf und mündet auf der **Papilla duodeni major** in der Pars descendens duodeni. Ein sehr variabler akzessorischer **Ductus pancreaticus accessorius** [minor] mündet in den Hauptgang oder selbständig in das Duodenum **(Papilla duodeni minor)** (s. Entwicklung S. 219).

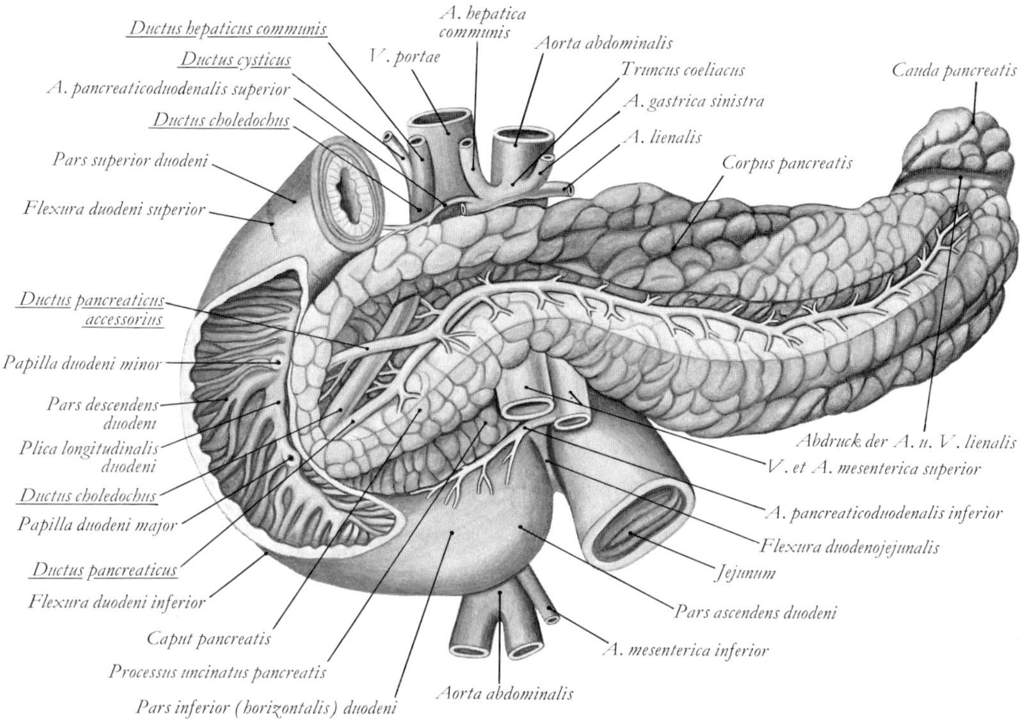

Abb. 154. Duodenum und Pankreas. Ein Teil der ventralen Wand des Duodenum und Teile des Pankreas sind entfernt, um die Ausführungsgänge und ihre Einmündung in das Duodenum zu zeigen

Lage (Abb. 133). Der Kopf liegt im Bogen des Duodenum, rechts von der Wirbelsäule zwischen dem 1. und 3. Lendenwirbelkörper, und verlagert sich mit dem Duodenum. Die Wurzel des Mesocolon transversum verläuft über die Vorderfläche des Kopfes und am Unterrand des Körpers. Der Rückfläche des Pankreaskopfes liegen unmittelbar der Ductus choledochus, die V. portae, die hier durch die Vereinigung von V. mesenterica superior und V. lienalis entsteht, und die A. mesenterica superior an. Der Ductus choledochus liegt häufig in einem Kanal des Pankreasgewebes. Weiter dorsal folgen die A. renalis dextra und V. cava inferior mit der Einmündung der Vv. renales.

Die engen topographischen Beziehungen zwischen Pars descendens duodeni, Pankreaskopf, Gallengang, Pfortader und V. cava inferior erklären den **Stauungsikterus** bei Pankreaskopfkarzinom und chronischen Pankreasentzündungen, sowie Stauungen im Pfortadersystem (Aszites) und in der V. cava inferior (Ödem in den unteren Gliedmaßen) bei Pankreaskopftumoren.

Der Körper liegt in Höhe von L 1–2 vor der Aorta und dem Plexus solaris, vor der inken Nebenniere und Niere mit ihren Gefäßen. Am oberen Rand sind die Milzgefäße in die Pankreassubstanz eingebettet. Der Pankreasschwanz ist beweglicher und variabel in Form und Länge. Er kreuzt den oberen Pol der linken Niere und kann den Milzhilus erreichen. Die Vorderfläche des Pankreas ist mit Bauchfell überzogen, die Hinterfläche ist sekundär mit der hinteren Bauchwand verwachsen.

Nach Durchtrennung des Bauchfells läßt sich das Pankreas bei operativen Eingriffen leicht vom retroperitonaealen Bindegewebe lösen. Das an der Rückfläche der Bursa omentalis liegende Pankreas ist operativ zugänglich:

1. durch das Lig. hepatogastricum,
2. durch das Lig. gastrocolicum und
3. durch das Mesocolon transversum.

Den Pankreaskopf und die an seiner Rückfläche gelegenen Ausführungsgänge geht man operativ von rechts her an, indem man das Bauchfell lateral von der Pars descendens duodeni spaltet, das Duodenum nach medial verlagert und so hinter den Pankreaskopf gelangt. Das Tuber omentale, ein an der Grenze von Kopf und Körper gelegener Buckel, kann oberhalb der Curvatura ventriculi minor sicht- und tastbar sein.

Gefäße und Nerven: Der Kopf wird arteriell von den Aa. pancreaticoduodenales, die vor und hinter ihm einen Gefäßbogen bilden, Körper und Schwanz von den Rr. pancreatici der A. lienalis versorgt. Der venöse Abfluß erfolgt in die Pfortader.

Die zahlreichen Lymphgefäße ziehen zu allen benachbarten Lymphknoten, in der Hauptsache zu den am oberen Rande gelegenen *Nodi lymphatici pancreaticolienales*, aber auch direkt zu den *Nodi lymphatici coeliaci.*

Feinbau. Das Pankreas besteht aus dem exokrinen, Pankreassaft liefernden, serösen Anteil und dem endokrinen Anteil, den *Langerhans*schen *Inseln.* Die vom Hauptausführungsgang ausgehenden Seitenäste liegen im Bindegewebe zwischen den Läppchen, dringen nur kurz in diese ein, spalten sich dann in lange **Schaltstücke,** denen die sekretorischen **Endstücke** aufsitzen. Dabei schieben sich die niedrigzylindrischen Schaltstückzellen bis in das Endstück vor und erscheinen auf dem Querschnitt als **zentroazinäre Zellen.** Die pyramidenförmigen Endstückzellen lassen eine basale, in vivo homogene, nach Fixierung streifige, basophile, an Ribonucleinsäure reiche Zone und einen lumenwärts gelegenen Zellabschnitt unterscheiden, der während der *Sekretionsruhe* zahlreiche stark lichtbrechende, azidophile **Zymogenkörnchen** (Vorstufen des Pankreassekretes) enthält, die während der Sekretion sehr bald an Zahl abnehmen. Die **Langerhans**schen **Inseln,** in ihrer Gesamtheit auch als **Inselorgan** bezeichnet, entstehen nach *Neubert* aus den Inselzapfen, die von den Drüsengängen und Endstücken aussprossen. Beim Erwachsenen bestehen die Inseln aus netzförmigen, von sehr zahlreichen und weiten Blutkapillaren durchzogenen Zellsträngen, die sich meist schwächer als das exogene Drüsengewebe anfärben. Die unregelmäßig über das Pankreas verteilten Inseln haben einen Durchmesser von 75–500 μm. Nach Form und färberischem Verhalten lassen sich in ihnen A-, B- und D-Zellen unterscheiden. Die **B-Zellen** überwiegen weitaus, zeigen ein zart gekörntes, schwer färbbares Cytoplasma und einen runden, locker gebauten Kern. Die **A-Zellen** enthalten zahlreiche azidophile, bei Silberimprägnation sich schwarz färbende Granula. Die seltenen **D-Zellen** mit dichter Kernstruktur und feinen, mit Anilinblau elektiv färbbaren Körnchen im Cytoplasma sind wahrscheinlich als Degenerationsformen aufzufassen.

Funktion. Der **exokrine Anteil** des Pankreas liefert den Pankreassaft. Die Absonderung des Pankreassaftes wird reflektorisch von der Mundschleimhaut ausgelöst und weiter durch das Sekret des Darms gefördert. Das Trypsin, durch die Enterokinase des Darmsaftes aktiviert, spaltet Eiweiße zu Albumosen und Peptonen. Die Pankreaslipase, durch die Galle aktiviert, spaltet die Fette in Glyzerin und Fettsäuren. Das Alkali des Pankreassaftes hilft bei der Emulgierung der Fette. Die Pankreasdiastase spaltet Stärke und Glykogen in Maltose. Die Maltase zerlegt die Maltose in Traubenzucker. Laktase (nur bei Milchnahrung) spaltet Milchzucker in Monosaccharide.

Der **endokrine Anteil** des Pankreas, das Inselorgan, gibt das **Insulin** und das **Glukagon** an das Blut ab. Die **B-Zellen** bilden wohl das für die normale Verwertung der Glykose – Oxydation, Glykogen- und Fettbildung – unentbehrliche Insulin. Elektive Vergiftung der B-Zellen durch *Alloxan* erhöht den Blutzucker (*Hyperglykaemie beim Alloxandiabetes*). Starke Insulingaben und Inseladenome, fast ausschließlich aus B-Zellen bestehend, senken den Blutzucker, erzeugen Krämpfe und hypoglykaemischen Schock. Ungenügende Insulinproduktion bei der Zuckerkrankheit (*Diabetes mellitus*) ist charakterisiert durch Hyperglykaemie, Glykosurie und Polyurie, in ernsteren Fällen durch Ausscheidung von Azetonkörpern, Verminderung der Alkalireserven und vermehrten Fettgehalt im Blut (*Lipaemie*). Die **A-Zellen** werden als Bildner des Glukagons, das durch Mobilisierung des Leberglykogens eine Hyperglykaemie hervorruft, angesehen (*Gaede, Ferner, Kast u.a.*).

6. Die Milz (Lien)

(Abb. 133, 138–142, 155–157, 176)

Das kaffeebohnenähnliche, blaurote, 12 cm lange, 8 cm breite und 3 cm dicke Organ hat teigige Konsistenz und ein stark schwankendes, durchschnittliches Gewicht von etwa 160 g.

Große Schwankungen im Gewicht und in der Größe kommen schon bei der gesunden Milz vor. Sie sind wesentlich durch den stark wechselnden Blutgehalt bedingt. Das Gewicht von 160 g bezieht sich auf die vollständig ausgeblutete Milz.

Säugermilzen, die starke Erythrozytenspeicher (s. unten) sind (z.B. Pferd, Hund, Katze), haben ein relativ hohes Milzgewicht. Hier bestehen sehr enge Beziehungen zwischen Körper-, Herz- und Milzgewicht, weil offenbar der Milzerythrozytenspeicher bei Anforderungen an die Wärmeregulierung des Körpers und bei körperlicher Arbeit in den Kreislauf ausgeschüttet wird. Säuger, deren Milz hauptsächlich im Dienste der Immunisierung steht (z.B. Mensch, Kaninchen), haben meist eine relativ kleine Milz.

Auch **Farbe** und **Konsistenz** der Milz werden durch den Füllungsgrad beeinflußt.

An der menschlichen Milz unterscheiden wir eine konvexe Zwerchfellfläche, **Facies diaphragmatica**, eine konkave Eingeweidefläche, **Facies visceralis**, einen ventralen, scharfen, häufig gekerbten Rand, **Margo superior** [acutus], einen dorsalen, stumpfen Rand, **Margo inferior** [obtusus], einen kranialen, gegen die Wirbelsäule weisenden Pol, **Extremitas posterior** [vertebralis], und einen kaudalen, auf dem *Lig. phrenicocolicum* (Abb. 133) ruhenden Pol, **Extremitas anterior** [ventralis]. Auf einer Leiste der *Facies visceralis* (Abb. 155) liegt der **Hilus.** Er ist meistens V-förmig und läßt die Gefäße und Nerven ein- bzw. austreten. Die Milz ist bis auf den Hilus vollständig vom Bauchfell überzogen. Vom Hilus ziehen eine vordere Bauchfellplatte, das **Lig. gastrolienale**, zur großen Kurvatur des Magens, eine hintere Bauchfellfalte, das **Lig. phrenicolienale**, zum Zwerchfell.

Die Form der Milz ist variabel. Sie kann stark abgeplattet oder mehr rundlich sein. Beim Neugeborenen ist die Milz meist stärker gelappt als beim Erwachsenen.

Stark gelappte Milzen beim Erwachsenen können wir somit als kindliche Formen auffassen. Sie kommen zusammen mit gelappter Niere und trichterförmigem Wurmfortsatz, aber auch allein vor. *Aplasie* und *Hypoplasie* der Milz sind nicht selten. Akzessorische Milzen, sogenannte Nebenmilzen, kommen in wechselnder Größe und Zahl öfter vor. Von ihnen zu unterscheiden sind die Milzautotransplantate, die sich aus verschlepptem Milzgewebe (bei Milzruptur oder operativer Milzentfernung) auf dem gesamten Bauchfell entwickeln können.

Lage. Die Milz liegt in der linken Regio hypochondriaca zwischen 9. und 11. Rippe, mit der Längsachse parallel der 10. Rippe. Die *Extremitas posterior* reicht bis auf 2 cm an den Querfortsatz des 10. Brustwirbels. Die *Facies visceralis* kommt in Kontakt mit Niere, Nebenniere, Cauda pancreatis, Flexura coli sinistra und Facies lienalis des Magens. Die normale Milz soll unterhalb des Rippenbogens nicht tastbar sein. Tastbarkeit läßt auf krankhafte Vergrößerung oder seltener auf Lageveränderung schließen. Beim Neugeborenen reicht sie in der Hälfte der Fälle bis in die Regio epigastrica. Vielleicht ist diese Lage durch den stumpferen Rippenwinkel und die relativ weite, untere Thoraxapertur bedingt.

Die Milzlage wird beeinflußt durch die Größe und das Gewicht der Milz, durch die Länge des Milz- und Magengekröses und durch den Füllungszustand der Milz und der benachbarten Organe. Auch die Form des Brustkorbs hat vielleicht einen Einfluß auf die Milzlage. So finden wir bei enger unterer Thoraxapertur eine senkrechte oder schräge Lage, bei weiter unterer Thoraxöffnung (besonders bei Neugeborenen) eine mehr horizontale Lage. Auch Atmung und Körperlage beeinflussen die Lage der Milz. Wir untersuchen sie deshalb grundsätzlich in der rechten Seitenlage.

Die sehr beweglichen **Wandermilzen** kommen vorwiegend beim weiblichen Geschlecht vor. Wir finden sie oft bei erschlafften Bauchdecken (häufige Geburten) und allgemeiner Senkung der Eingeweide (*Enteroptose*).

Praktische Bemerkungen: Die normale Milz darf nicht tastbar sein. Die Lage der Milz kann durch Beklopfen, Perkussion, festgestellt werden. Da die Lunge den kranialen Rand der Milz teilweise überlagert, läßt sich bei der Perkussion von dorsal her eine absolute und eine relative (durch dazwischen gelagerte Lunge verändert) Milzdämpfung feststellen. Unterrand der Lunge (Lungenschall), *Margo superior* der Milz (gedämpfter Schall) bilden den nach unten offenen **Milzlungenwinkel,** in dem man tympanitischen Schall (Magen) findet. Zwischen Milz und ventralem Nierenrande erhalten wir ventral den tympanitischen Schall der Flexura coli sinistra (**Milznierenwinkel,** nach kranial offen). Füllt man die Flexur mit Luft, so wird eine Nierengeschwulst verdeckt, ein Milztumor nicht (differentialdiagnostisch wichtig). Stumpfe Gewalteinwirkungen, Sturz, Stoß, Schlag können leicht zu Milzruptur führen.

Milzgefäße. Die schon in der Jugend stark geschlängelte, von einem vegetativen Nervengeflecht, *Plexus lienalis,* umgebene, starke **A. lienalis** verläuft kranial von der relativ großen V. lienalis und dorsal bzw. kranial von der Bauchspeicheldrüse zum Milzhilus, wo sie sich in sehr variabler Weise in ihre Endäste aufteilt. Ihre starken Schlängelungen ermöglichen die normalen Lage- und Volumenveränderungen der Milz. Die Arterienwand ist relativ muskelstark. Kontrahiert sie sich im Bereich des Stammes oder einzelner Äste, so können das ganze Organ oder Teile desselben zeitweise vollständig aus dem Kreislauf ausgeschaltet werden. Diese Steuerung der Blutzufuhr wird nervös-hormonal bewirkt.

So sollen die weiblichen Geschlechtshormone auf die Milzarterien wirken. Während der Schwangerschaft und nach der Entbindung treten gesetzmäßig Volumenveränderungen der Milz auf. Dadurch wird anscheinend die Milzarterie besonders belastet. So finden wir bei Mehrgebärenden schon frühzeitig starke Verkalkungen und Erweiterungen des Gefäßes, das bereits bei geringen Traumen einreißen kann. Beim Mann dagegen kommen Rupturen des Gefäßes oder der Milz nur nach stärkerer Gewalteinwirkung vor.

Feinbau der Milz (Abb. 156). Die aus kollagenen und elastischen Fasern bestehende **Milzkapsel** (*Capsula fibrosa*) wird außen von Peritonealepithel (Mesothel) überzogen. Sie senkt sich in Form von bindegewebigen **Balken** (Milztrabekel) in das Innere des Organs fort und bildet dort ein dreidimensionales Gerüstwerk (Stroma der Milz). In den Balken verlaufen die größeren Blutgefäße. Die Räume des bindegewebigen Gerüstwerkes beinhalten eine weiche, auswaschbare Masse, die **Milzpulpa** (Milzparenchym). Diese läßt schon am ungefärbten Schnitt die stark bluthaltige **rote Pulpa** von der weniger bluthaltigen **weißen Pulpa** unterscheiden. Die rote Pulpa besteht aus blutreichem retikulären Bindegewebe und aus einem Netzwerk großlumiger Bluträume, den **Milzsinus.** Die weiße Pulpa wird von den größeren Arterienästen mit ihren Lymphozytenscheiden und von den Malpighischen Körperchen gebildet. Kapsel und Balken enthalten bei jenen Tieren, deren Milzen starke Erythrozytenspeicher sind, glatte Muskelzellen, die für die schnelle Entleerung notwendig sind.

Das retikuläre Gerüst der Milz, ist nach Entfernung der Lymphozyten durch Durchspülung des Organs mit physiologischer Kochsalzlösung, gut erkennbar („durchspülte Milz“). Es beinhaltet, neben den Retikulumzellen und Lymphozyten, noch Granulozyten, Erythrozyten, Monozyten, Plasmazellen und Phagozyten (Makrophagen).

Der Milzkreislauf. Die Milz ist in den Blutkreislauf eingeschaltet. Nach ihrem Eintritt in die Milz, verlaufen die großen Äste der *A. lienalis* in den bindegewebigen Balken **(Balken-, Trabekelarterien).** Kleinere Äste verlassen die Balken und treten in die rote Pulpa ein **(Pulpaarterien).** Sie werden von einer Scheide aus retikulärem Bindegewebe mit Lymphozyten umgeben. Die Äste der Pulpaarterien treten in knötchenartige Lymphozytenhaufen der Milz ein, in die **Milzknötchen** (**Milzkörperchen,** Malpighische Körperchen, *Folliculi lymphatici lienales*). Diese bestehen aus einem Netz von Retikulumzellen, in dessen Maschen zahlreiche Lymphozyten eingelagert sind. Ist diese Einlagerung gleichmäßig, so spricht man von **Primärfollikeln.** Findet man am Milzknötchen eine dichtere (dunkle) Außenzone und eine hellere, lymphozytenarme Innenzone (Keim- oder Reaktionszentrum), so bezeichnet man sie als **Sekundärfollikel.**

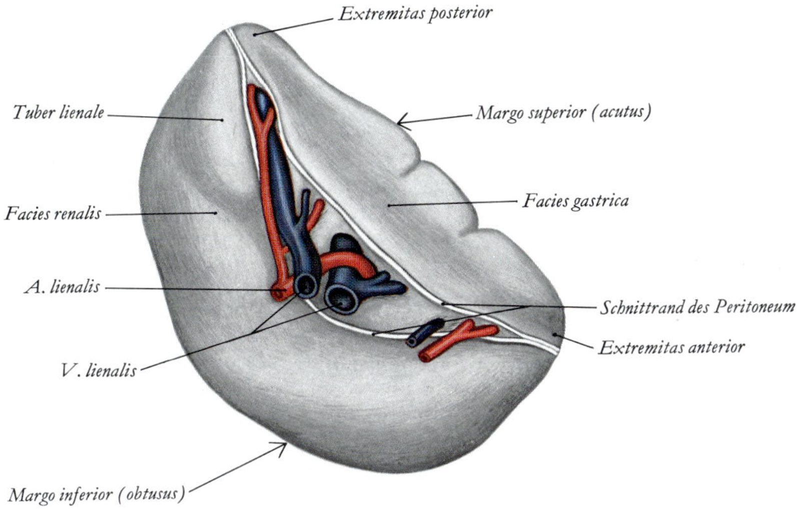

Abb. 155. Milz, Facies visceralis mit Hilus und Blutgefäßen

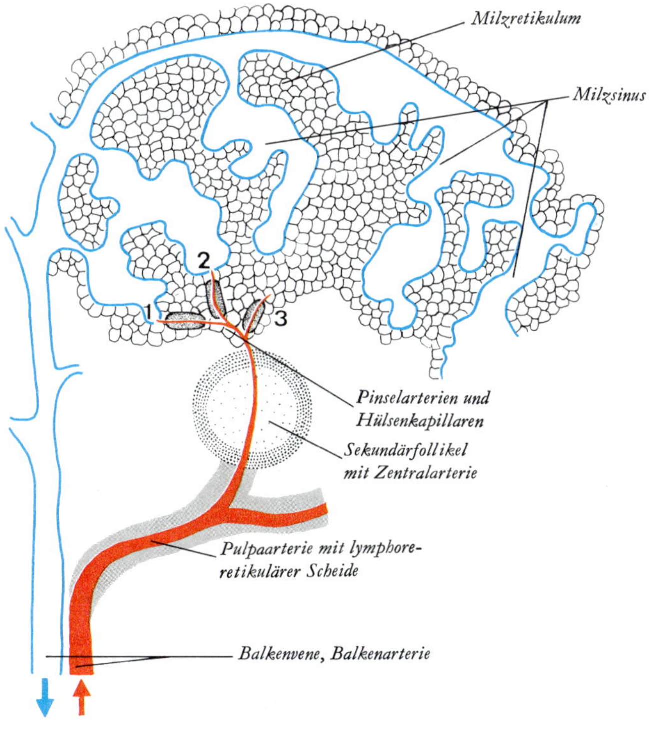

Abb. 156. Schema des Aufbaues der menschlichen Milz. Arterieller Teil des Milzkreislaufes rot, venöser Teil blau, Milzretikulum grau, 1 und 2 = Mündung des arteriellen Teils direkt in die Sinus („geschlossener Kreislauf"), 3 = Mündung in das Milzretikulum („offener Kreislauf", fraglich!).

Milzfollikel Neugeborener sind stets Primärfollikel. Mit dem Einsetzen der Immunabwehr, wandelt sich eine variable Zahl der Primärfollikel durch Ausbildung eines Keimzentrums, in Sekundärfollikel um. In den Keimzentren finden Zellteilungen statt. In ihnen liegen, neben Retikulumzellen, vor allem B-Lymphozyten, aus letzteren hervorgegangene Plasmazellen und Makrophagen. (T-Lymphozyten findet man besonders häufig in der perivaskulären Lymphozytenscheiden der Pulpaarterien.) Sekundärfollikel der Milz können sich in Primärfollikel zurückverwandeln.

Der Ast der Pulpaarterie im Milzknötchen wird **Zentralarterie** genannt. Sie ist eine Endarterie. Nachdem sie das Knötchen durch Abgabe von Kapillaren versorgt hat, verläßt sie dieses und teilt sich pinselartig in 40–60 Arteriolen auf (*Penicilli*, „Pinselarterien"). Aus diesen gehen, unter weiterer Verzweigung, Kapillaren hervor, die von eiförmigen, aus retikulärem Bindegewebe bestehenden Hülsen umgeben sind **(Hülsenkapillaren)**. Die Funktion der Hülsen ist noch umstritten (Spinkteren?). Nach Verlassen der Hülsen mündet die Mehrzahl der Fortsetzungen der Hülsenkapillaren, jedenfalls beim Menschen, trichterförmig in die Milzsinus, die den Venen vorgeschaltet sind („geschlossener Milzkreislauf"). Die Sinus bilden ein vielfach anastomosierendes Netzwerk in der roten Pulpa. Nach einer anderen, noch nicht gesicherten Version mündet wenigstens ein geringerer Teil der Kapillaren zunächst in das Schwammwerk des lymphoretikulären Bindegewebes der roten Pulpa und gelangt erst aus diesem in die Milzsinus („offener Milzkreislauf"). Über die Pulpavenen kommt das Blut aus der Milzsinus in die Balkenvenen und aus diesen in die Milzvene.

Funktion der Milz. Das Milzretikulum und die Milzsinus sind wichtige Blutspeicher. Bei Tieren mit großen Milzen (Pferd, Hund, Katze) können sie bis zu 16% des gesamten Blutvolumens aufnehmen (Speichermilz). Das Fassungsvermögen der Milz und die Verweildauer des Blutes in ihr wird durch den Kontraktionszustand der feinsten Arterien und der Arteriolen, ferner durch die glatten Muskelzellen der Kapsel und der Traberkel reguliert. Gespeichert werden hauptsächlich die Blutzellen. Das Blutplasma wird in die Venen oder in das Lymphsystem abgefiltert.

Bei der lymphozyten- und sinusreichen **Stoffwechsel-** oder **Abwehrmilz** des Menschen macht das lymphatische Gewebe 15–30% des Gesamtvolumens aus. Die gesicherten Erkenntnisse über ihre Funktion lassen sich (nach *P. Vaupel*) wie folgt zusammenfassen. Ab der Mitte des 3. Schwangerschaftsmonats ist die fetale Milz bis zum 8. Fetalmonat an der Erythropoese beteiligt. In der Fetalzeit findet in ihr auch eine geringe Granulozyten- und Thrombozytenbildung statt. Das Hohlraumsystem der Milzpulpa ist postnatal reich an Makrophagen, Retikulumzellen und Monozyten. Diese dem retikulohistiozytären Systems **(RHS)** zugehörenden Zellen dienen der unspezifischen Abwehr, indem sie schädliche Substanzen und Mikroorganismen phagozitieren. Neben der Leber und dem Knochenmark ist die Milz am Abbau der Erythrozyten (Blutmauserung) zu etwa 30% beteiligt.

Bei der Milzszintigraphie werden durch Wärmebehandlung geschädigte Erythrozyten mit einer radioaktiven Substanz markiert und dem Patienten intravenös injiziert. Die geschädigten Erythrozyten werden von der Milz abgefangen und zerstört. Der radioaktive Indikator kann nun gemessen und die Milz in ihrer Größe und Form in einem Szintigramm dargestellt werden.

Die Milz ist zusammen mit den Lymphknoten als Bildner von Plasmazellen und Lymphozyten bei der Immunreaktion tätig. Sie kann Antigene aufnehmen und abbauen. Ferner ist sie Speicher und Abbauort für die bei der Blutgerinnung wichtigen Thrombozyten.

Trotz dieser Funktionen ist die Milz kein lebenswichtiges Organ. Da sie nur etwa $^1/_3$ des lymphatischen und retikuloendothelialen System (RES) repräsentiert, wird nach ihrer Entfernung (Splenektomie) die Funktion vom übrigen RES übernommen (in Lymphknoten, Leber, Knochenmark).

Entwicklung der Milz. Sie entsteht aus dem mittleren Keimblatt im dorsalen Mesogastrium am Ende des 1. Keimlingsmonats (Abb. 138–142). Frühzeitig wachsen aus dem Truncus coeliacus Gefäße in das Organ. Die rasch wachsende Milz schiebt die linke Platte des dorsalen Mesogastrium vor sich her und erscheint an diesen gleichsam als Anhängsel. Die Milz liegt intraperitoneal.

IV. Gefäß- und Nervenversorgung der Organe des oberen Bauchraumes

1. Die Arterien

Die große Bauchschlagader, **Aorta abdominalis,** gibt zwischen den Schenkeln ihres Zwerchfellschlitzes, Hiatus aorticus, in Höhe des 12. Brustwirbels, den nur 1 cm langen, starken **Truncus coeliacus** (Tripus *Halleri*) ab. Dieser teilt sich am oberen Rande des Pankreas (Abb. 157) sofort in seine drei Hauptäste: die *A. hepatica communis*, die *A. gastrica sinistra* und die *A. lienalis*. Oft gehen aus dem *Truncus coeliacus*

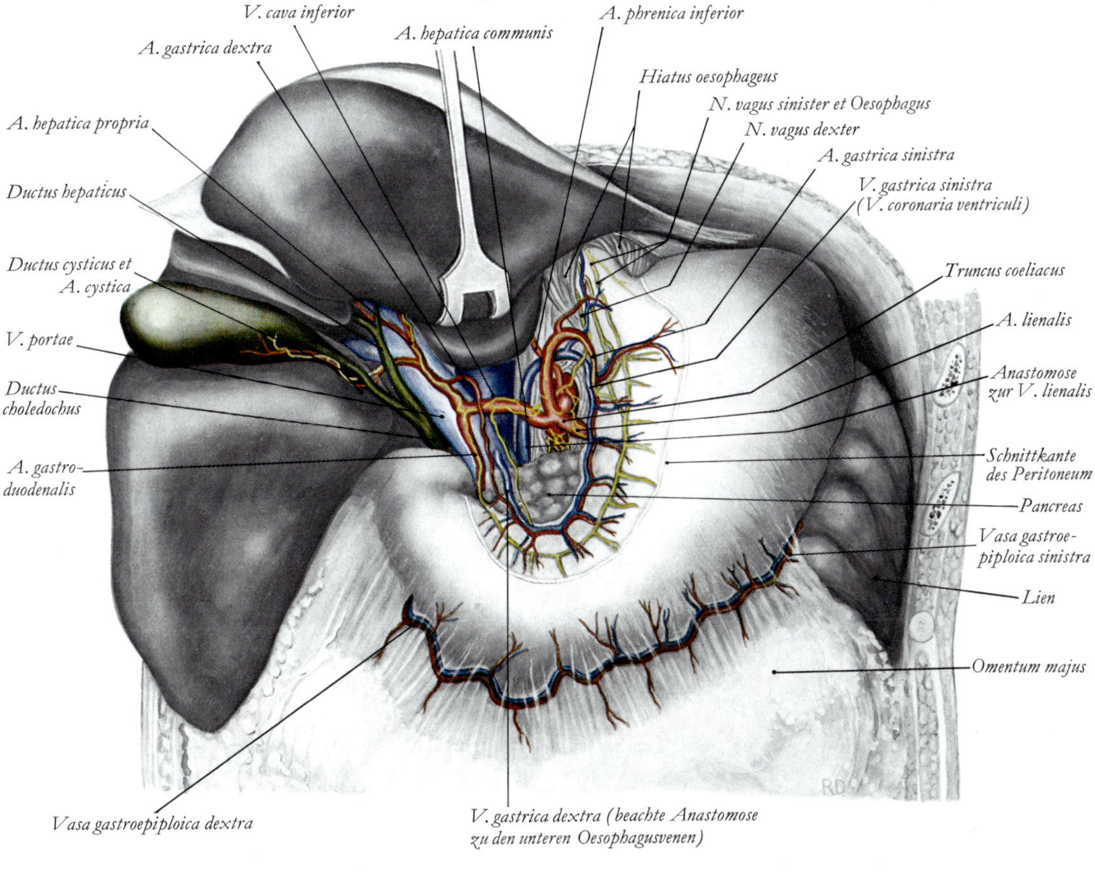

Abb. 157. Topographie am Leberhilus und an der kleinen Kurvatur des Magens nach Entfernung des Omentum minus

die paarigen Zwerchfellarterien, *Aa. phrenicae inferiores*, hervor. Die letzteren entspringen aber häufiger direkt aus der Aorta. Der Stamm des *Truncus coeliacus* ist von einem starken Nervengeflecht, dem *Plexus coeliacus*, umgeben.

1. Die **A. hepatica communis** (Abb. 133, 157) verläuft nach rechts, gelangt hier zwischen die Blätter des Lig. hepatoduodenale des Omentum minus, liegt hier links vorn von der V. portae. Sie gibt ab:

a) **A. hepatica propria.** Sie steigt neben der Pfortader zur Leberpforte auf, wo sie sich in einen Ramus dexter und einen R. sinister für die beiden Leberlappen teilt. Der rechte Endast gibt hinter dem *Ductus hepaticus communis* und *Ductus cysticus* einen Zweig zur Gallenblase (*A. cystica*).

α) **A. gastrica dextra.** Sie zieht im Omentum minus zur kleinen Kurvatur des Magens und verbindet sich mit der A. gastrica sinistra. Sie kann auch aus der A. hepatica communis entspringen.

b) **A. gastroduodenalis.** Sie steigt hinter der *Pars superior duodeni* abwärts und teilt sich in:

α) **A. pancreaticoduodenalis superior.** Sie versorgt mit einem ventralen und dorsalen Ast den Pankreaskopf und die kraniale Hälfte des Duodenum und anastomosiert mit der *A. pancreaticoduodenalis inferior* aus der *A. mesenterica superior*.

β) **A. gastroepiploica dextra.** Sie verläuft im großen Netz an der großen Kurvatur des Magens, gibt dabei Äste an den Magen und das große Netz ab und anastomosiert häufig mit der *A. gastroepiploica sinistra* aus der A. lienalis.

2. Die **A. lienalis** zieht (Abb. 133, 157, 176) kranial von der *V. lienalis* in stärkeren Krümmungen nach links zum Hilus der Milz. Die Krümmungen liegen teils kranial teils dorsal vom Pankreas. In ihrem Verlauf gibt sie folgende Äste ab:
   a) **Rr. pancreatici,** kurze Äste zum Körper und Schwanz des Pankreas.
   b) **A. gastroepiploica sinistra.** Sie geht mit den folgenden am Hilus der Milz ab, verläuft mit ihnen im Lig. gastrolienale zur großen Magenkurvatur (Anastomose mit A. gastroepiploica dextra).
   c) **Aa. gastricae breves.** Sie verlaufen mit der vorigen um den linken Rand der Bursa omentalis zum Magenfundus.
3. Die **A. gastrica sinistra** gelangt in der Plica gastropancreatica zur kleinen Magenkurvatur (Abb. 133, 157), gibt hier kleinere Äste zur Speiseröhre, größere zum Magen, von denen einer, im kleinen Netz verlaufend, mit der *A. gastrica dextra* anastomosiert.

Der **Truncus coeliacus** versorgt somit den ganzen oberen Bauchraum arteriell. Funktionell von Bedeutung sind die zahlreichen Anastomosen seiner Äste. Interessant ist die Magenversorgung. Die Hauptäste treten an Cardia und Pylorus, die relativ unbeweglichen Teile, heran. Es werden so die Bewegungen des Magens nicht behindert und die Arterien nicht zu stark gezerrt oder abgeknickt.

2. Die Venen

a) Die Pfortader, V. portae,

sammelt das Blut aus dem größten Teil des **Darmkanals,** von der Cardia des Magens bis zur oberen Hälfte des Mastdarmes, vom **Pankreas** und von der **Milz.** Hinter dem Pankreas (vgl. Abb. 129, 158, 176) vereinigen sich folgende Venen zum Hauptstamm:

1. **V. mesenterica inferior.** Sie nimmt das Blut aus dem oberen Teil des Mastdarms, dem Sigmoid und Colon descendens auf (Ausbreitungsgebiet der A. mesenterica inferior), verläuft (Abb. 136) in der Plica duodenalis superior, unter dem Mesocolon transversum und dem Pankreas, zur *V. lienalis.*
2. **V. mesenterica superior.** Sie nimmt das Blut vom Colon transversum, ascendens, Caecum, Appendix vermiformis, Ileum, Jejunum, Duodenum, von der rechten Hälfte der großen Magenkurvatur und vom Pankreas auf. Sie überkreuzt (Abb. 133) mit der gleichnamigen Arterie die Pars ascendens duodeni.
3. **V. lienalis.** Sie leitet das Blut aus der Milz, von der linken Hälfte der großen Magenkurvatur und Teilen des Pankreas ab und nimmt noch die *V. mesenterica inferior* auf.

4. **V. gastrica dextra und sinistra** [V. coronaria ventriculi] verlaufen an der kleinen Magenkurvatur und münden mit der kleinen vor dem Pylorus verlaufenden **V. praepylorica** direkt in die Pfortader. Sie anastomosieren durch den *Hiatus oesophageus* mit den Speiseröhrenvenen.

Die Pfortader führt das mit Hormonen (Pankreas), Nährstoffen und Stoffwechselzwischenprodukten (Darm) und Abbaustoffen (Milz) beladene Blut direkt zur Leber (s. dort).

Sie verläuft dabei im Lig. hepatoduodenale, wird dort begleitet ventral links von der *A. hepatica propria*, ventral rechts vom *Ductus choledochus*. Das *Foramen epiploicum* trennt sie von der *V. cava inferior* (Abb. 157). Aufzweigung in der Leber siehe Leberkreislauf und Abb. 129.

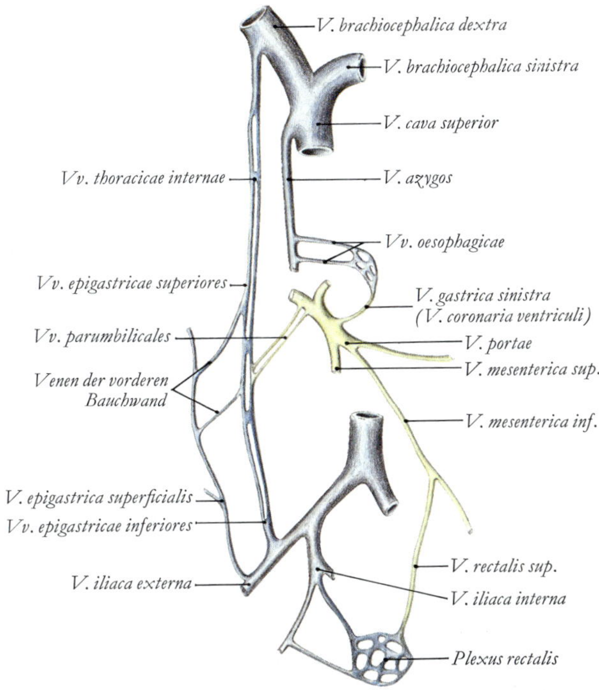

Abb. 158. Portocavale und cavocavale Anastomosen (nach *Schultze-Lubosch*)

Die Verbindungen (Anastomosen) der Pfortader sind von großer praktischer Bedeutung. Wird durch Veränderungen in der Leber (Zirrhose), durch Blutgerinnsel (Thrombose) usw. die Durchströmung der Leber gestört, so kommt es zu Stauungen im Zuflußgebiet der Pfortader. Das Pfortaderblut kann dabei (Abb. 158) 1. durch die *Vv. oesophageae* (Speiseröhrenvenen), 2. durch den *Plexus rectalis*, Mastdarmgeflecht und 3. durch die *Vv. parumbilicales*, im Lig. teres hepatis, abfließen. Rückstauung im Magen und Abfluß der *Vv. gastricae* zu den Vv. oesophageae können den *Plexus oesophageus* zu **Ösophagusvarizen** (Krampfadern) ausweiten (*Vorsicht beim Sondieren des Magens!*). Der weitere Abfluß erfolgt durch die *Vv. azygos und hemiazygos* in die obere Hohlvene (*V. cava superior*). Rückstauung im Plexus rectalis kann zu **Hämorrhoiden** führen. Der Abfluß erfolgt über die *Vv. rectales inferior* und *media* zur *V. iliaca interna*, *V. iliaca communis* und *V. cava inferior*. Ausgeweitete *Vv. parumbilicales* können das

Blut durch den Nagel zu den Bauchdeckenvenen führen, die zu der N. *iliaca externa* und damit zur *V. cava inferior* und zu den *Vv. Crachiocephalicae* (*dextra* und *sinistra*) und damit zur *V. cava superior* abfließen können. Die kleinen Venen der vorderen Bauchwand erweitern sich spinnenförmig. Radiär zum Nabel verlaufende, starke Erweiterungen der größeren, subkutanen Bauchwandvenen **(Caput medusae)** sieht man heute selten. Genügen die neuen Abflüsse nicht, so tritt Flüssigkeit in die freie Bauchhöhle **(Aszites).** Die *Talmas*che Operation [Verbindung des großen Netzes (Pfortaderabfluß) mit der Bauchdecke (Cava-Abfluß)] bringt meistens keine genügende Verbindung der beiden Kreisläufe zustande. Besser funktioniert eine operativ hergestellte direkte portocavale Anastomose.

Neuerdings wird die portale Hypertension als Ursache für Hämorrhoiden abgelehnt (F. Stelzner), weil der portale Überdruck nie den arteriellen Druck im *Corpus cavernosum recti* erreicht. Siehe S. 296.

b) Die untere Hohlvene, V. cava inferior,

mit dem Blut aus den **paarigen Organen der Bauchhöhle,** den **Beckenorganen,** der **Bauch-** und **Beckenwand** und den **unteren Extremitäten** ist unpaar, liegt rechts neben der *Aorta,* im oberen Bauchraum auf dem rechten Zwerchfellschenkel und nimmt direkt unterhalb des Foramen v. cavae des Zwerchfells 2–3 große, kurze **Vv. hepaticae** auf (Abb. 176, 177). Sie ist im *Sulcus v. cavae* der Leber fest mit der Leber verankert (Abb. 150, 151). Unterhalb der Leber bildet sie die dorsale Begrenzung des *Foramen epiploicum.*

3. Die Lymphgefäße

Im **Magen** beginnen sie mit einem feinmaschigen Schleimhautnetz und blind endigenden Ästen zwischen den Magendrüsen. Von hier aus durchbohren größere Äste die Muscularis mucosae und ziehen zu einem grobmaschigen Netz in der Submucosa.

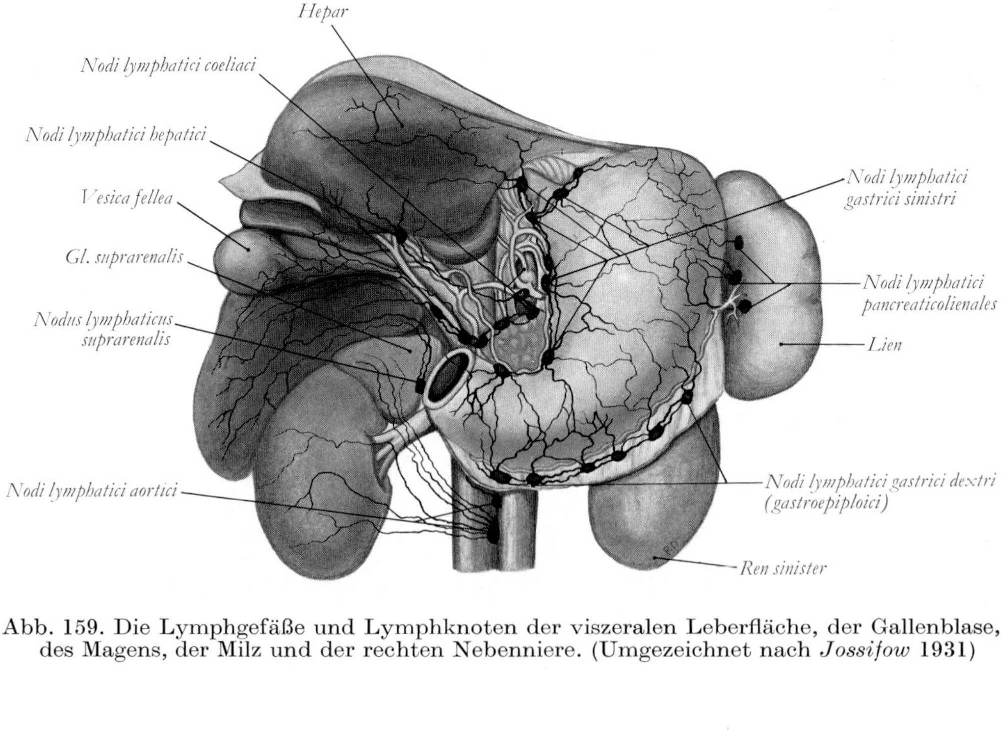

Abb. 159. Die Lymphgefäße und Lymphknoten der viszeralen Leberfläche, der Gallenblase, des Magens, der Milz und der rechten Nebenniere. (Umgezeichnet nach *Jossifow* 1931)

Aus diesem dringen abführende Äste durch die Muskularis zu dem mit bloßem Auge sichtbaren, subserösen Netz (s. Abb. 159). Aus ihm strömt die Lymphe zusammen mit den 4 Magenarterien zu den regionären Lymphknoten, zu den Nodi lymphatici pancreaticolienales und Nodi lymphatici gastrici dextri an der großen Kurvatur, zu den Nodi lymphatici gastrici sinistri und Nodi lymphatici hepatici an der kleinen Kurvatur. Aus allen 4 Gruppen strömt schließlich die Lymphe durch die *Nodi lymphatici coeliaci* zum Brustmilchgang, Ductus thoracicus. Die Nodi lymphatici coeliaci führen auch durch das Zwerchfell zu den *Nodi lymphatici mediastinales*. Verbacken beim Magenkrebs die serösen Wände von Magen, Leber und Zwerchfell, so können Metastasen in der Leber, in den Mediastinal- und den linken Supraklavikulärlymphknoten auftreten. (*Virchow*sche Drüse).

Die Lymphgefäße des **Duodenum** hängen mit denen des **Pankreas** eng zusammen münden in die *Nodi lymphatici pancreaticoduodenales,* die ventral und dorsal vom Pankreaskopf liegen und selbst wieder in die *Nodi lymphatici coeliaci* münden. Vom **Pankreas** ziehen außerdem noch Lymphbahnen zu den *Nodi lymphatici pancreaticolienales.* Die Lymphgefäße der **Milz** sind noch wenig bekannt. Man unterscheidet oberflächliche (subseröse) und tiefe. Sie münden am Hilus in die *Nodi lymphatici pancreaticolienales.*

Die Lymphgefäße der Leber. Die tiefen Lymphgefäße der Leber beginnen mit einem inter- und intralobulären Netz, die miteinander zusammenhängen. Das interlobuläre Netz läuft mit den Pfortaderästen zur Porta hepatis, zu den im Omentum minus gelegenen *Nodi lymphatici hepatici* und weiter zu den *Nodi lymphatici coeliaci.* Das intralobuläre Netzwerk soll in den Läppchen beginnen, mit den Ästen der Vv. hepaticae zum Zwerchfell gelangen, von hier teils durch das *Foramen v. cavae* zu den auf dem Zwerchfell gelegenen *Nodi lymphatici mediastinales posteriores,* teils unterhalb des Zwerchfells zu den *Nodi lymphatici cardiaci* ziehen. Die oberflächlichen Lymphgefäße liegen unter der Serosa und hängen mit den tiefen zusammen. An der Zwerchfellfläche unterscheidet man zwei dorsale, eine mittlere und eine vordere Gruppe. Die rechte dorsale Gruppe zieht vom hinteren Teil des rechten Lappens durch das Zwerchfell und auf diesem medianwärts zum *Ductus thoracicus.* Die linke dorsale Gruppe führt vom linken Leberlappen in dem Lig. triangulare sinistrum durch das Zwerchfell zu den *Nodi lymphatici mediastinales anteriores.* Die mittlere Gruppe von dem mittleren Teil der Leber verläuft im Lig. falciforme durch das Trig. sternocostale des Zwerchfells zu den *Nodi lymphatici mediastinales anteriores.* Vom ventralen Teil der Zwerchfellfläche der Leber ziehen Lymphgefäße über den Margo inferior zur Facies visceralis und mit den Gefäßen der Facies visceralis zu den *Nodi lymphatici hepatici.*

Die **Gallenblase** hat ein submuköses und ein subseröses Netz, die zu den nahegelegenen Gefäßen der Facies visceralis der Leber ziehen.

4. Die Nerven

des Oberbauchraumes gehören dem **Sympathikus** und dem **Parasympathikus** (Vagus) an. Die **Vagusstämme** entspringen aus dem Plexus oesophageus, enthalten Fasern des rechten und linken N. vagus. Wir bezeichnen sie deshalb neuerdings als **Truncus vagalis anterior** (links) und **posterior** (rechts). Sie gelangen mit dem Oesophagus durch den Hiatus oesophageus in die Bauchhöhle. Der *Truncus vagalis anterior* tritt auf die Vorderfläche des Magens, bildet in der Nähe der kleinen Kurvatur (Abb. 157) den Plexus gastricus anterior, der zahlreiche Äste zur Vorderfläche des Magens (*Rr. gastrici*) und zur Leber (*Rr. hepatici*) abgibt. Der *Truncus vagalis posterior* verläuft zur Hinterwand des Magens, bildet an der kleinen Kurvatur den Plexus gastricus posterior, der den kleineren Teil der Fasern zur Rückwand des Magens (*Rr. gastrici*), den größeren zum Plexus coeliacus (*Rr. coeliaci*) und von dort direkt oder in den prävertebralen Ganglien umgeschaltet, mit den Blutgefäßen zur Leber, Milz, Bauchspeicheldrüse, Dünndarm, Nieren und Nebennieren schickt.

Die operative Ausschaltung der parasympathischen Mageninnervation (*Vagotomie*) dämpft die Hypersekretion und die Hyperazidität des Magens. Bei dieser Operation soll man die parasympathische Innervation des Pylorus, der Leber, des Duodenum und des Pankreas schonen (selektive Vagotomie).

Die sympathischen Nerven des Magens kommen aus dem 6.–9. thorakalen Rückenmarksegment. Sie erreichen über die Nn. splanchnici den Plexus coeliacus. Von dort gelangen sie mit Ästen des Truncus coeliacus zum Magen.

Über den Plexus coeliacus und die anderen Plexus der Bauchhöhle, über den Bauchsympathikus usw. s. Situs retroperitonaealis (S. 264).

V. Die Organe des unteren Bauchraumes

Der untere Bauchraum beherbergt den **Dünndarm** und den **Dickdarm** und heißt deshalb auch **Darmbauch.**

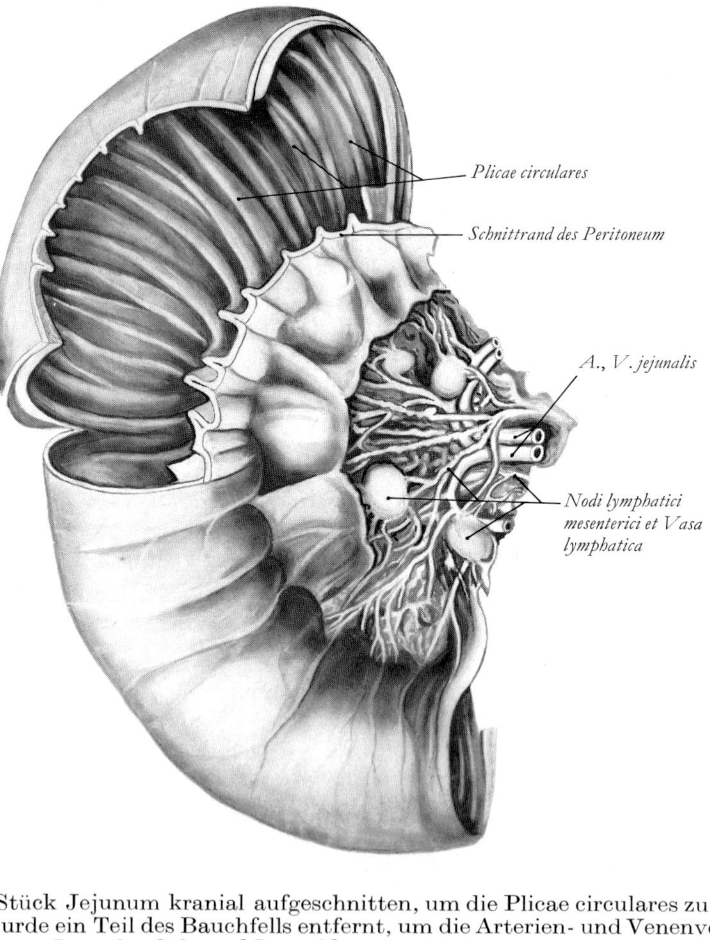

Abb. 160. Ein Stück Jejunum kranial aufgeschnitten, um die Plicae circulares zu zeigen. Am Mesenterium wurde ein Teil des Bauchfells entfernt, um die Arterien- und Venenverzweigung, Lymphgefäße und Lymphknoten sichtbar zu machen

1. Der Dünndarm, Intestinum tenue

Er besteht aus dem größtenteils an der hinteren Bauchwand befestigten **Duodenum** (30 cm) und dem am Mesenterium frei beweglich aufgehängten **Jejunoileum.** Wir unterscheiden an ihm den Leerdarm, **Jejunum,** und den Krummdarm, **Ileum.** Die **Länge** wird sehr verschieden angegeben (2,5–11 m). Nachlassen des Muskeltonus bei der Leiche, starke Kontraktionen, Alters- und individuelle Unterschiede erklären die stark schwankenden Zahlen. Man darf beim Lebenden wohl eine Länge von **4–5 m** annehmen. Vom *Jejunoileum* rechnet man $^2/_5$ auf das Jejunum und $^3/_5$ auf das Ileum. Es ist bis auf den schmalen Gekröserand (Ansatz des *Mesenterium*, Abb. 161) vollständig von Bauchfell überzogen. Schneidet man es gegenüber dem Gekröserand auf, so sehen wir im **Jejunum** (Abb. 160) dichtgestellte Ringfalten, **Plicae circulares** [*Kerckring*]; sie werden dickdarmwärts seltener, niedriger und fehlen im unteren Ileum (Abb. 161) vollständig. Im **Ileum** treffen wir gegenüber dem Mesenterialansatz längliche Lymphknötchenhaufen, **Folliculi lymphatici aggregati** [*Peyer*] und die kleinen **Folliculi lymphatici solitarii.** Im *Jejunum* werden die Lymphknötchenhaufen kleiner und verschwinden. Die Folliculi lymphatici sind beim Kind und bei gewissen Krankheiten (Typhus und Ruhr) gut sichtbar. Den letzten Abschnitt des Ileum nennt man *Ileum terminale*.

Zotten, Villi. Die gesamte Dünndarmschleimhaut ist mit feinen **Zotten,** *Villi*, besetzt und erhält dadurch ein samtartiges Aussehen. Die 0,2 bis 1,2 mm hohen Zotten sind im Duodenum und Jejunum am höchsten und zahlreichsten, werden im

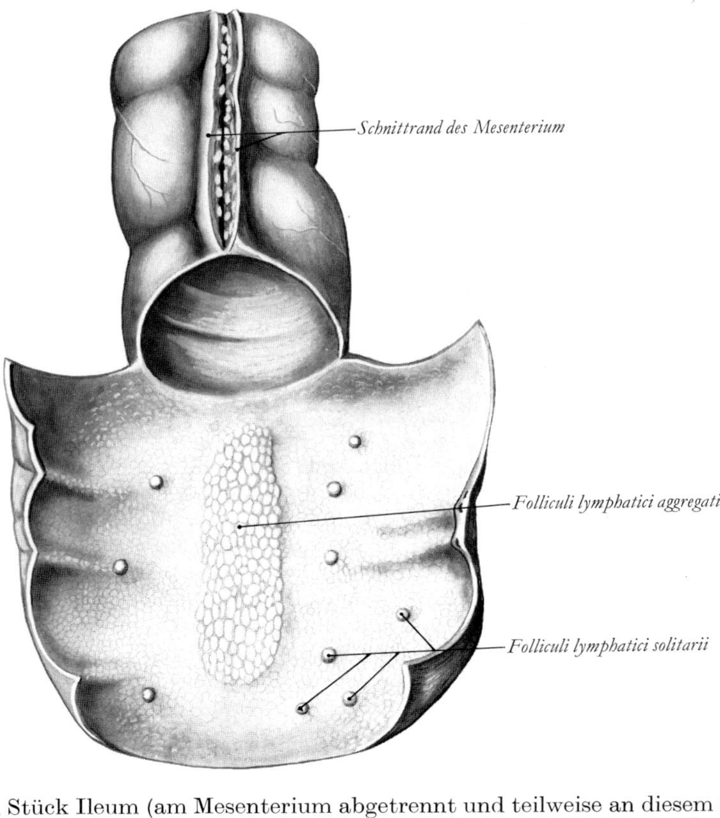

Abb. 161. Ein Stück Ileum (am Mesenterium abgetrennt und teilweise an diesem Schnittende längs aufgeschnitten). Folliculi lymphatici solitarii und aggregati

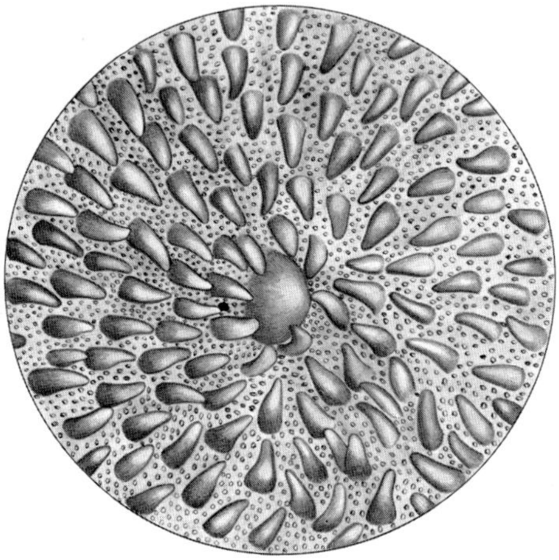

Abb. 162. Dünndarmschleimhaut bei Lupenvergrößerung (6 ×). Zotten, Folliculus lymphaticus solitarius (im Zentrum), Mündungen der Glandulae intestinales (Punkte zwischen den Zotten)

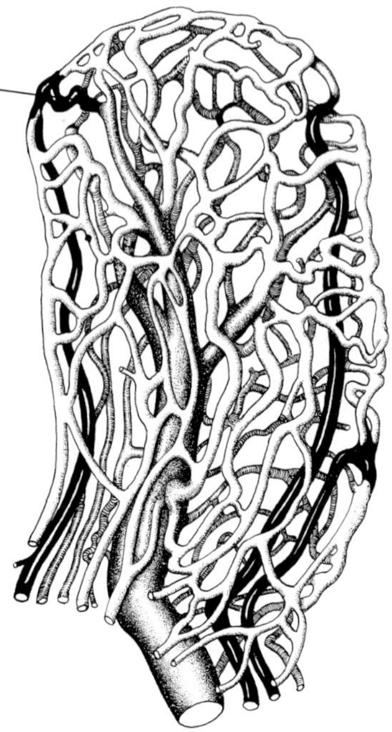

Abb. 163. Blutgefäße einer Darmzotte (nach *Spanner*). Abführende Vene punktiert, Arterien schwarz

Ileum kürzer und seltener und fehlen auf der Oberfläche der Folliculi lymphatici. Plicae circulares und Zotten vergrößern die resorbierende Oberfläche.

Jede Zotte enthält ein reiches Blutgefäßnetz, eine oder mehrere **Arterien,** die nach *Spanner* (Abb. 163) mit einem Endast ein reiches Kapillarnetz bilden, mit dem anderen eine direkte Verbindung zur Vene eingehen **(arteriovenöse Anastomose).** Es ist dieses eine sehr sinnreiche Einrichtung. Nur während der Verdauung fließt das gesamte Blut durch das Kapillarnetz, während der Ruhe dagegen der größere Teil durch die Anastomosen. Jede Zotte enthält noch ein axiales Lymph- oder **Chylusgefäß,** das aus dem Darmrohr die an Gallensäuren gebundenen **Fettsäuren** aufnimmt und in die Darmlymphgefäße abführt. Die Fette geben der Darmlymphe ein milchiges Aussehen **(Chylus).** Nach einer Fettmahlzeit kann man unter dem Bauchfell der Darmwand und des Mesenterium die milchigweißen Chylusgefäße mit bloßem Auge beobachten. Kohlehydrate und Eiweiße werden durch das einschichtige, mit Stäbchensaum versehene Zylinderepithel in das Blutkapillarnetz aufgenommen und durch die Pfortader direkt der Leber zugeführt. Der Mechanismus der **Füllung** und **Entleerung** der Zotte ist noch umstritten. Wahrscheinlich wird durch den Schluß der arteriovenösen Anastomosen das Blutkapillarnetz stärker durchblutet, die Zotte vergrößert und aufgerichtet. Die Vergrößerung der Oberfläche und stärkere Durchblutung fördern die Resorption der Stoffe. Ist das zentrale Chylusgefäß gefüllt, so führt die Kontraktion glatter Muskelzellen, die von der *Muscularis mucosae* aus in der Lamina propria der Zotte aufsteigen, zur Verkürzung und Entleerung der Zotte. Im oberen Dünndarm sind die Zotten breiter, blattförmig, häufig mit sekundären Erhebungen versehen (Zwillings- und Drillingszotten), im unteren rundlich, pfriemenförmig.

Glandulae intestinales, *Lieberkühn*sche Drüsen (Krypten), 0,3–0,4 mm lange, tubulöse Schläuche, sind von der Darmoberfläche aus senkrecht in die Lamina propria gesenkt und über den gesamten Dünn- und Dickdarm verteilt (Abb. 164). Sie haben ein enges Lumen und ein einschichtiges Zylinderepithel, das im Grunde der Drüse mit acidophilen Granula gefüllt ist (**Paneth**sche **Körnerzellen,** bilden Peptidasen). Wahrscheinlich sondern diese Drüsen den Darmsaft ab. In der Drüse finden wir meistens zahlreiche Kernteilungsfiguren. Die neuen Zellen dienen zum Ersatz der verlorengegangenen. Sie rücken allmählich aus der Tiefe auf die Darmoberfläche und zur Spitze der Zotten vor.

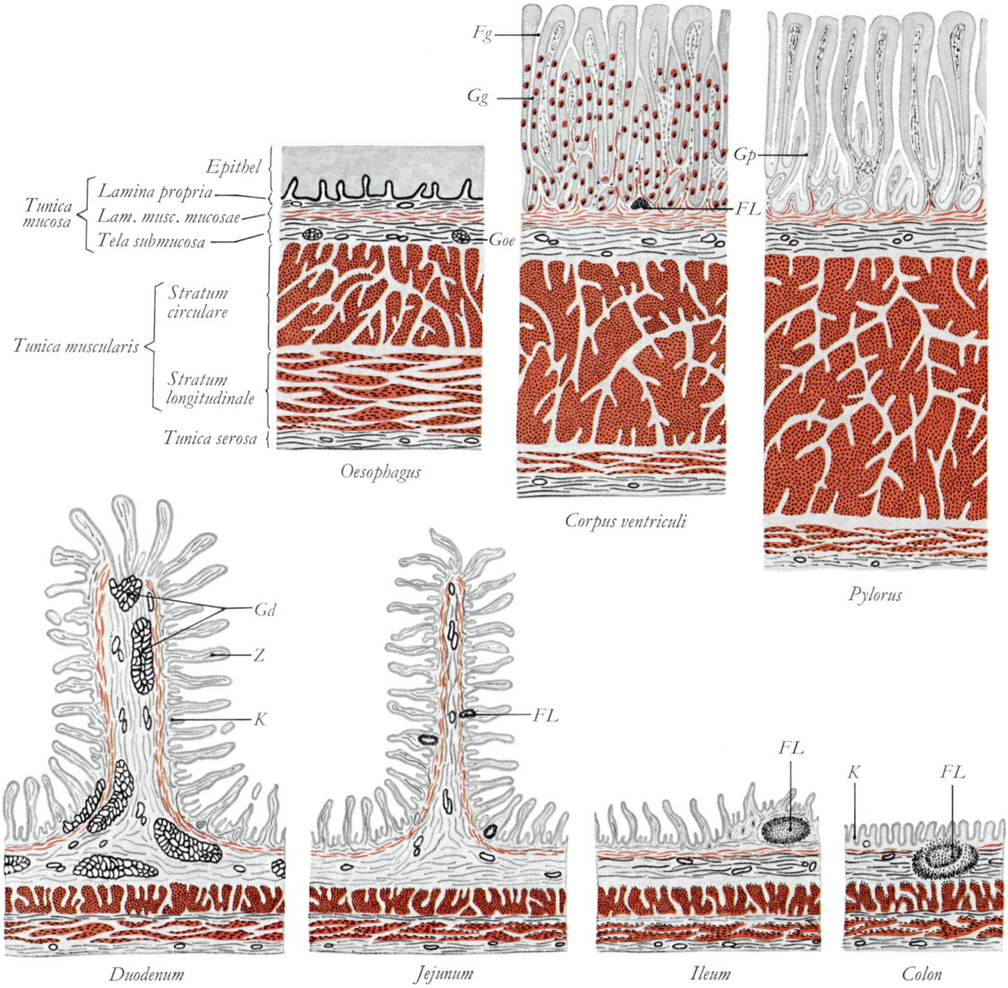

Abb. 164. Übersicht über den Aufbau des Magen-Darmkanals (Schema). Um die Dicke der Schichten in den einzelnen Darmabschnitten zu zeigen, sind alle Schnitte auf die Lamina muscularis mucosae ausgerichtet. Die Belegzellen des Magens sind rot, die Glandulae pyloricae hellgrau getönt. Vergr. 25 ×

Goe = Glandula oesophagea; *Gg* = Glandula gastrica; *Gp* = Glandula pylorica; *Gd* = Glandula duodenalis; *Fg* = Foveola gastrica; *K* = Krypte; *Fl* = Folliculus lymphaticus; *Z* = Zotte

Übersicht über den Aufbau der Darmwand

(Abb. 164)

Von außen nach innen hat sie folgende Schichten:

1. **Tunica serosa** (kurz: Serosa). Das Bauchfell ist (s. oben) nicht überall vorhanden.
2. **Tunica muscularis** (kurz: Muscularis) besteht aus
   a) Stratum longitudinale, Längsmuskelschicht (außen und dünner);
   b) Stratum circulare, Ringmuskelschicht (innen und stärker).
   Zwischen beiden Schichten liegt ein Nervengeflecht, der *Plexus myentericus*.
3. **Tela submucosa** (kurz: Submucosa). Sie besteht aus locker angeordnetem Bindegewebe, enthält ein größeres Blut- und Lymphgefäß- und Nervennetz (*Plexus submucosus*) und ermöglicht die Verschiebung der Schleimhaut gegen die Muscularis. Im Duodenum enthält sie die **Glandulae duodenales** (in Abb. 164 *Gd*), *Brunner*sche Drüsen. Sie durchbohren die *Muscularis mucosae* und münden in die *Lieberkühn*schen Drüsen; sie sind hell und sondern ein protein- und mukopolysaccharidhaltiges Sekret ab, das Amylase und Maltase beinhaltet. Außerdem aktiviert es die Pankreasfermente.
4. **Tunica mucosa** (kurz: Mucosa), Schleimhaut. Sie besteht aus:
   a) *Lamina epithelialis*. Das einschichtige, mit Stäbchen- oder Kutikularsaum versehene Darmepithel ist zylindrisch, hat Ersatz-, Becher-, basalgekörnte und im Grunde der *Lieberkühn*schen Drüsen die *Paneth*schen Zellen (S. 240).
   b) *Lamina propria*. Lockeres Bindegewebe, das die Drüsen umgibt, mit in die Zotten reicht, feinere Gefäße, Nerven und stellenweise (s. Zotte) glatte Muskelzellen führt.
   c) *Lamina muscularis mucosae*. Eine dünne, zweischichtige Lage glatter Muskulatur, die sich in die vorige Schicht fortsetzen kann.

Folliculi lymphatici aggregati (**Peyersche** Platten) finden wir im Ileum gegenüber dem Ansatz des Mesenterium. Mit ihren Längsachsen (2–11 cm) sind sie in Längsrichtung des Darmes angeordnet.

Das Duodenum hat Plicae circulares (*Kerckring*), Zotten (*Z*), *Lieberkühn*sche Drüsen (*K*) und in der Submucosa *Brunner*sche Drüsen, Gland. duodenales (*Gd*).

Das Jejunum hat Plicae circulares, Zotten und *Lieberkühn*sche Drüsen.

Das Ileum hat Zotten und *Lieberkühn*sche Drüsen.

Das Colon hat keine Zotten, nur *Lieberkühn*sche Drüsen (Abb. 167).

Die Appendix vermiformis, Wurmfortsatz, hat als Colonteil Colonschleimhaut mit besonders vielen Folliculi lymphatici. Enges Lumen.

80 cm oberhalb der Einmündung des Dünndarmes in den Dickdarm findet sich in 2% der Fälle ein **Meckel**sches **Divertikel,** *Diverticulum ilei*.

Es ist der Rest des Ductus omphalo-entericus und als Hemmungsbildung von sehr wechselndem Aussehen. Es kann ein 2–30 cm langer Blindsack sein, der frei endet oder mit einem Strang am Nabel befestigt ist. Um den Strang kann sich der Dünndarm drehen und zu gefährlichen Abschnürungen (Strangulationen) führen.

2. Der Dickdarm, Intestinum crassum

Der 1,20 m lange Dickdarm besteht aus dem **Blinddarm,** Caecum, 7 cm lang, dem **Wurmfortsatz,** Appendix [Processus] vermiformis, 2–20 cm lang, dem **Grimmdarm,** Colon, mit dem aufsteigenden, queren, absteigenden und S-förmigen Teil, Colon ascendens, transversum, descendens und sigmoideum.

Lage und Bauchfellbeziehungen sind S. 203 beschrieben.

Der **Blinddarm, Caecum** (Abb. 165), ein 7 cm langer und nahezu gleichbreiter Blindsack, liegt unterhalb der Einmündung des Dünndarmes in den Dickdarm, *Ostium ileocaecale*. Der Rückfluß von Dickdarminhalt in den Dünndarm wird durch eine Klappe, die **Valva ileocaecalis,** verhindert. Die Klappe wulstet sich mundförmig in das Caecum vor. Ihre morphologische Grundlage liefert die verstärkte Ringmuskulatur des unteren

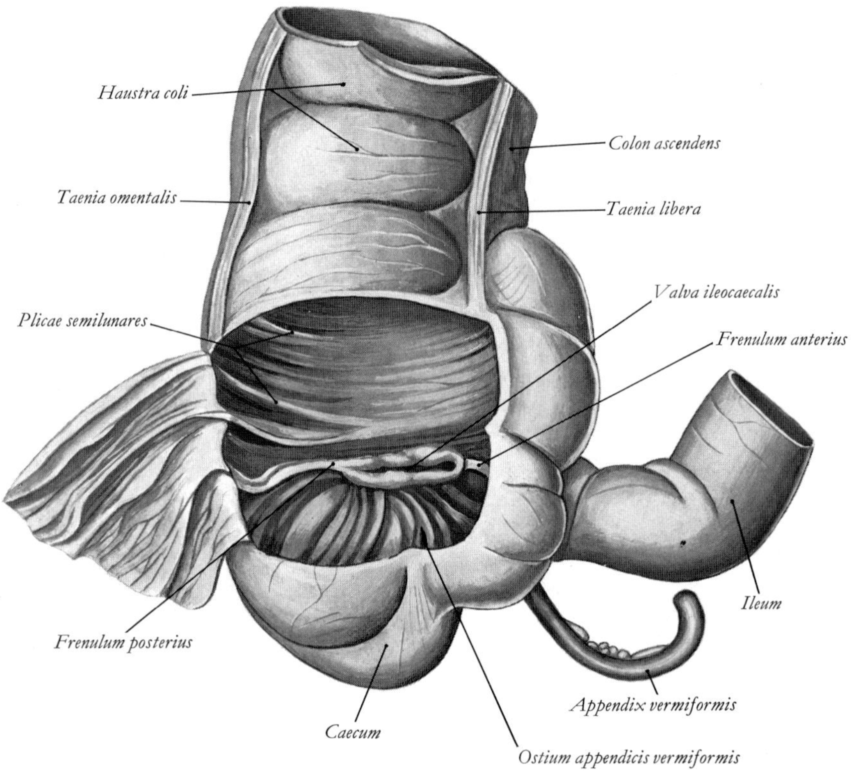

Abb. 165. Caecum, Appendix (Processus) vermiformis, Anfangsteil des Colon ascendens und kaudales Ende des Ileum. Vorderwand des Dickdarmes gefenstert, um die Valva ileocaecalis mit dem Ostium ileocaecale zu zeigen

Ileumendes, die als Schließmuskel wirkt. Von der Valva ileocaecalis ziehen 2 Schleimhautfalten, Frenulum anterius und posterius, nach vorn und hinten zur Caecumwand. Nach Beobachtungen am Lebenden soll sich die Klappe kegelförmig im Dickdarm erheben und ein sternförmiges Lumen besitzen. Der Blinddarm hat Taenien, Haustren und halbmondförmige Falten wie der übrige Dickdarm.

Bei körnerfressenden Tieren kann das Caecum gewaltige Größen (60 cm Länge) erreichen. Da die Zellulosewände der Pflanzenzellen nicht im Dünndarm verdaut werden können, werden sie durch die länger dauernde Bakteriengärung im Dickdarm aufgeschlossen.

Der **Wurmfortsatz, Appendix** [Processus] **vermiformis,** äußerst variabel in Form und Größe, geht dorsomedial vom Caecum ab. Das rudimentäre Darmstück geht beim Neugeborenen noch trichterförmig in das Caecum über. Beim Erwachsenen ist es meistens scharf abgesetzt. Es mündet mit dem kleinen *Ostium appendicis vermiformis* in das Caecum. Die Taenien des Dickdarmes fließen auf dem Wurmfortsatz zu einer einheitlichen Längsmuskellage zusammen. Das Lumen des 6 mm dicken Wurmfortsatzes ist sehr eng, nicht selten teilweise oder vollständig verschlossen, enthält Schleim oder etwas Darminhalt. Die Schleimhaut hat eine besonders große Zahl von Folliculi lymphatici. Man spricht deshalb auch von einer **Darmtonsille.** In neuerer Zeit hat man bei gewissen Infektionskrankheiten gleichartige Zellveränderungen im Lymphzellapparat von Darm- und Gaumentonsille festgestellt. Der Wurmfortsatz hat durch eine dreieckige Bauchfellduplikatur, das **Mesoappendix,** eine gewisse Beweglichkeit. In sei-

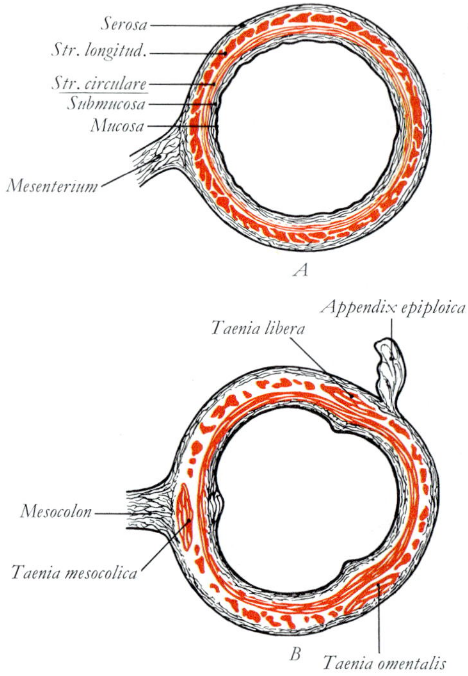

Abb. 166. Schema der Wandschichten des Dünndarmes (*A*) und des Colon transversum (*B*)

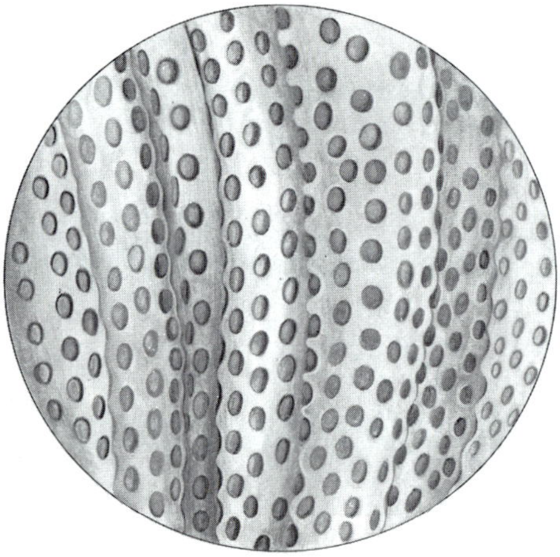

Abb. 167. Oberfläche der Dickdarmschleimhaut. Mündungen der *Lieberkühn*schen Krypten. Vergr. 20 ×

nem freien Rande verläuft die A. appendicularis. Bei Wurmfortsatzentzündung, *Appendizitis*, besteht Druckempfindlichkeit der Bauchdecken (S. 205).

Das **Colon,** je nach Muskeltonus, Füllung oder Anlage verschieden weit, hat *Taenien*, *Plicae semilunares*, *Haustra* und *Appendices epiploicae*.

1. **Taeniae coli** sind (Abb. 166 B) drei etwa 1 cm breite Binden, Verdickungen der sonst schwachen Längsmuskulatur. Wir unterscheiden eine *Taenia mesocolica* (am Ansatz des Mesocolon), eine *Taenia omentalis* (am Ansatz des Omentum majus) und eine *Taenia libera*.

2. **Haustra** (Haustrum = Schöpfgefäß) sind Ausbuchtungen zwischen den Taenien, die durch Einschnürungen gegeneinander abgesetzt sind. Diesen äußeren Einschnürungen der Darmwand entsprechen innen die

3. **Plicae semilunares** (Abb. 165). Die halbmondförmigen Falten sind keine konstanten Gebilde. Im Röntgenbilde kann man beobachten, wie sie über die Darmwand hinwegwandern. Die jeweils zwischen den kontrahierten Muskelzügen gelegenen, erschlafften Stellen nennen wir Haustra. Die Plicae circulares des Dünndarms dagegen sind konstant und betreffen nur die Mucosa.

4. **Appendices epiploicae** (Abb. 166 B), lappenförmige Serosaanhänge, kommen am Colon transversum in einer, und zwar ventralen, am Colon ascendens und descendens

in zwei, einer ventralen und einer medialen Reihe, vor. Bei Neugeborenen sind sie fettlos, bei Erwachsenen nehmen sie Fett auf, bei fettleibigen Personen können sie nußgroß sein.

Feinbau. Die Schichten sind die gleichen wie beim Dünndarm (S. 242). Die Schleimhaut hat keine Zotten (Abb. 164), aber *Lieberkühn*sche Drüsen, die gegen den Mastdarm hin länger werden und keine *Paneth*schen Zellen enthalten; das Epithel ist ähnlich dem des Dünndarmes, hat aber mehr Becherzellen. Der von ihnen abgesonderte Schleim hilft den Kot formen und macht die Oberfläche schlüpfrig für den Durchtritt durch die Afteröffnung.

Funktion des Dünndarmes und des Dickdarmes

Dünndarm. Die *Lieberkühn*schen Drüsen sondern den Darmsaft, *Succus entericus*, ab. Er enthält neben Schleim und Epithelzellresten eine Reihe von Fermenten. Die Enterokinase aktiviert das *Pankreastrypsin*. Das Erepsin spaltet die *Peptide* bis zu den Aminosäuren. Invertin, Maltase und Laktase wandeln *Disaccharide* in *Monosaccharide* um. Schließlich finden sich noch Darmlipase und Nuklease. Lokale, mechanische (Füllung) und chemische Reize (Gallensaft, Pankreassaft) regen die Sekretion des Darmsaftes an und beeinflussen seine Zusammensetzung. Der N. vagus regt die Sekretion nicht an, vermag aber das Sekret zu konzentrieren.

Der Dünndarm führt **Pendel** und **Wellen-** (peristaltische) **Bewegungen** aus. Die **Pendelbewegungen** dienen der Durchmischung des Darminhaltes. In gewissen Abständen kontrahiert sich die Darmwand und treibt den Inhalt in die zwischen den kontrahierten gelegenen, erschlafften Gebiete. In der nächsten Phase kontrahieren sich die bisher erschlafften, weiten Darmteile und treiben den Inhalt in die vorher kontrahierten. Diese rhythmischen Mischbewegungen erfolgen im kranialen Dünndarm alle 3–4 Sekunden, im kaudalen Dünndarm alle 4–12 Sekunden. Sie werden wahrscheinlich durch das **Cholin bzw. Azetylcholin** des Darmes **ausgelöst** und durch den **Plexus myentericus geregelt.** Die **peristaltischen Bewegungen** befördern den Inhalt des Dünndarmes in den Dickdarm. Zäkalwärts von den Kontraktionsringen erschlafft die Darmwand, der Kontraktionsring wandert kaudalwärts und treibt den Inhalt vor sich her. Erhöhung des Innendruckes im Darm, die **Darmfüllung,** löst die Peristaltik aus. **Vagus** und **Sympathikus** wirken auf die Wandspannung und damit auf die Peristaltik. Der Vagus (auch psychische Erregung) fördert, der Sympathikus hemmt sie. Die Peristaltik ist immer zäkalwärts gerichtet. Ist das folgende Darmstück gelähmt, so können sich die Schlingen ineinanderschieben (paralytischer Ileus, Darmverschluß).

Bei gemischter Kost **resorbiert** der menschliche Dünndarm alle verdauungs- und aufnahmefähigen Stoffe.

Dickdarm. Der Dickdarm scheidet keine Fermente mehr ab, resorbiert aber Zucker, Aminosäuren und Salze. Die *Lieberkühn*schen Drüsen liefern als Gleit- und Schmiermittel ein seromuköses Sekret. Bei pflanzlicher Nahrung kann die Verdauung durch Dünndarmfermente weitergehen. Ein Teil der Spaltprodukte wird resorbiert, der andere wird durch Gärung und Fäulnis zerstört. Während Magen und oberer Dünndarmteil nahezu steril sind, hat der untere Dünndarm und besonders der Dickdarm eine physiologische Flora von obligaten und fakultativen Anaerobiern, Bacterium coli commune, Bacterium lactis aerogenes, Bacillus putrificus usw. Sie spalten Eiweiße und Kohlehydrate und zu energiearmen, für den Menschen unbrauchbaren Abbauprodukten die Zellulose. Vom Pflanzenfresser können sie teilweise ausgenutzt werden. Die durch Fäulnis entstandenen Eiweißabbauprodukte Skatol und Indol geben dem Kot, *Faeces*, den charakteristischen Geruch. Histamin, Tyramin, Phenol sind weitere Abbaustoffe. Die Eiweißabbauprodukte werden teils direkt aus dem Darm ausgeschieden, teils vom Dickdarm resorbiert, in der Leber entgiftet und als gepaarte Schwefelsäuren im Harn ausgeschieden.

Der **Darminhalt** ist nach 3–4stündigem Aufenthalt im Dünndarm noch relativ dünnflüssig. Er wird im Dickdarm durch Wasserresorption auf $^1/_3$–$^1/_4$ seines Volumens eingedickt. Ist die Wasserresorption gestört, so entstehen dünnflüssige Stühle und ein bedrohlicher Wasserverlust. Schließlich ist der Dickdarm noch ein Ausscheidungsorgan für Quecksilber, Wismut, Eisen, Kalzium, Magnesium und Phosphate (Quecksilbervergiftung!). Im Dickdarm haben wir im Gegensatz zum Dünndarm **peristaltische und antiperistaltische** Bewegungen. Ab und zu bringen antiperistaltische Bewegungen den Darminhalt wieder zurück in das Caecum. Die Ileozäkalklappe verhindert den Rücktritt in den Dünndarm. Die unregelmäßigen, afterwärts gerichteten, peristaltischen Bewegungen werden durch eine neue Mahlzeit, durch Eintritt von Kot (Faeces) in den Mastdarm, durch psychische Einflüsse und den Parasympathikus gefördert und durch den Sympathikus gehemmt.

VI. Die Gefäße des unteren Bauchraumes

1. Die Arterien und Venen

In der Embryonalzeit zieht zum Darm eine Reihe von Gefäßen. Sie werden in der weiteren Entwicklung zurückgebildet. Es bleibt in der Nabelschleife (S. 210) nur die **A. mesenterica superior** erhalten. Sie liegt in der Achse der Schleife und wird deshalb bei der Darmdrehung nicht beeinträchtigt. Die unpaare A. mesenterica superior entspringt (Abb. 176, 177) direkt unterhalb des *Truncus* [Arteria] *coeliacus* vor dem 1. Lendenwirbel und hinter dem Pankreas (Abb. 133, 154). Sie zieht durch die Incisura pancreatis, gelangt ventral von der Pars inferior duodeni zwischen die beiden Blätter des Mesenterium und verläuft mit dem Hauptast bogenförmig (Abb. 168) bis zur Ileozäkalgegend. In ihrem Verlauf gibt sie ab:

1. **A. pancreaticoduodenalis inferior.** Sie entspringt in der Incisura pancreatis, verläuft zwischen Pars inferior duodeni und dem Caput pancreatis und anastomosiert mit der *A. pancreaticoduodenalis superior* aus dem Versorgungsgebiet des *Truncus coeliacus* (Abb. 154).

2. **Aa. jejunales et ilei.** 14–16 Äste gehen von der linken Seite des Hauptstammes zum Jejunum und Ileum. Bevor sie die Darmwand erreichen, teilen sie sich mehrmals, bilden jedesmal mit dem benachbarten Ast eine Anastomose. So entstehen 3–4 zum Darm hin immer kleiner werdende Gefäßbogen **(Arkaden)** aus denen gerade Äste zum Darm ziehen. Diese Äste stehen im Jejunum etwas dichter als im Ileum (*im Jejunum durch Plicae circulares besonders vergrößerte Darmoberfläche*) und anastomosieren nochmals in der Submucosa in einem grobmaschigen Gefäßnetz.

3. **A. ileocolica.** Sie geht rechts vom Hauptstamm ab, verläuft retroperitonaeal an der hinteren Bauchwand schräg nach rechts unten zur Ileozäkalgegend und gibt ab:
   a) einen aufsteigenden Ast zur Anastomose mit der *A. colica dextra.* Unter weiterer Arkadenbildung ziehen kleinere Äste zum Caecum, Colon und unteren Ileum. Ein besonders langer Ast verläuft hinter dem Ileum zur Mesoappendix und versorgt als A. appendicularis den Wurmfortsatz.
   b) einen absteigenden Ast zur Anastomose mit dem Endast des Hauptstammes (Versorgung des unteren Ileum).

4. **A. colica dextra.** Sie entspringt kranial von der vorigen, verläuft retroperitoneal an der rechten, hinteren Bauchwand, überkreuzt an dieser die V. cava inferior, die rechte A. testicularis und den rechten Harnleiter (Ureter), zieht zum kranialen Teil des Colon ascendens und teilt sich hier in einen auf- und absteigenden Ast. Der absteigende Ast anastomosiert mit der *A. ileocolica,* der aufsteigende mit der *A. colica media.* Nicht selten entspringt die Arterie nicht selbständig, sondern aus der A. ileocolica oder der A. colica media.

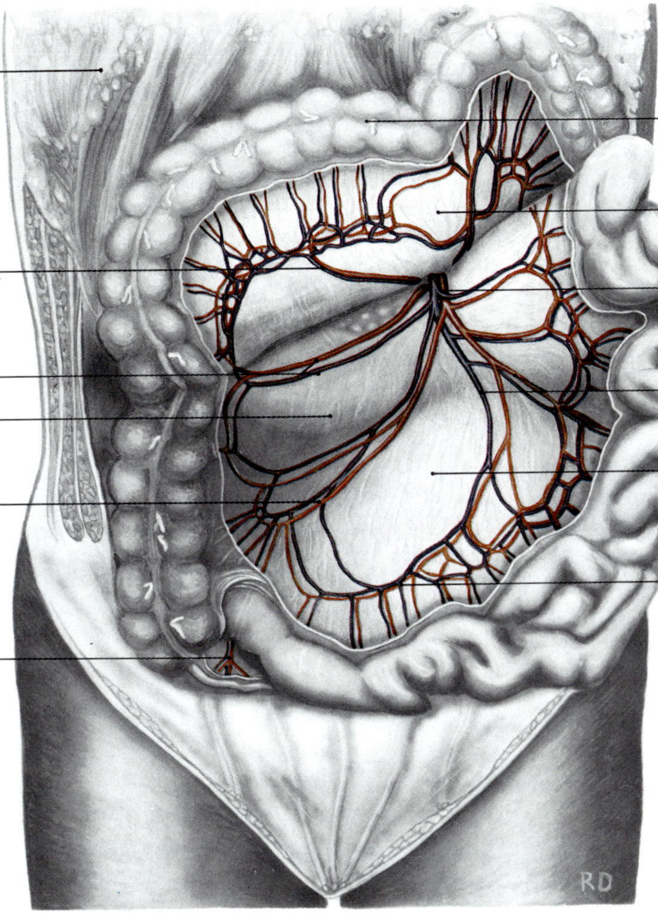

Abb. 168. Vasa mesenterica superiora. Dünndarm nach links, Dickdarm mit Omentum majus nach oben verlagert. Peritoneum teilweise entfernt (beachte Schnittkanten!).

5. **A. colica media.** Sie gelangt gleich nach ihrem Ursprung zwischen die beiden Blätter des Mesocolon transversum, zieht zwischen ihnen zum Colon transversum, wo sie sich in einen rechten Ast zur Anastomose mit der A. colica dextra und einen linken zur Anastomose mit der A. colica sinistra (aus der A. mesenterica inferior) teilt. Sie versorgt das Colon transversum bis zur Flexura coli sinistra.

Die A. mesenterica superior versorgt also den Darmkanal von der unteren Duodenumhälfte bis zur Flexura coli sinistra.

Die **V. mesenterica superior** entspricht im allgemeinen dem Ausbreitungsgebiet der *A. mesenterica superior.* Zusätzlich nimmt sie noch die *V. gastroepiploica dextra* von der großen Magenkurvatur auf. Sie verläuft an der rechten Seite der gleichnamigen Arterie und bildet hinter dem Pankreas mit der V. lienalis die Pfortader.

Die **A. mesenterica inferior** liegt wie die superior ursprünglich auch im dorsalen Meso. Mit der Verlagerung des Colon descendens nach links und Verschmelzung des Mesocolon descendens mit der linken Seite der hinteren Bauchwand verläuft sie retroperitonaeal. Sie entspringt gegenüber dem 3. Lendenwirbel aus der *Aorta* und teilt sich bald (Abb. 136) in:

1. **A. colica sinistra.** Sie verläuft retroperitonaeal nach links zum Colon descendens, schickt gewöhnlich einen, in Abb. 136 zwei Äste aufwärts zum oberen Teil des Colon descendens und zur Anastomose mit der *A. colica media* und einen abwärts zu dem kaudalen Teil des Colon descendens und zur Anastomose mit den *Aa. sigmoideae.*

2. **Aa. sigmoideae.** 3–4 kleine Äste verlaufen zum Sigmoid, versorgen es und gehen Anastomosen mit den Nachbararterien ein.

3. **A. rectalis superior.** Sie verläuft als Endast hinter dem Mastdarm ins kleine Becken und gibt kleine, rechte und linke Äste ab. Sie versorgt den oberen Teil der Muskulatur und nahezu die ganze Schleimhaut des Mastdarmes (*wichtig für Resektionen!*) und anastomosiert mit der *A. rectalis media,* der *A. rectalis inferior* (aus der A. pudenda interna) und durch einen *R. sigmoideus* (*A. sigmoidea ima*) mit den Aa. sigmoideae.

Die A. rectalis superior darf nur kranial vom Abgang des R. sigmoideus (A. sigmoidea ima) unterbunden oder durchtrennt werden (*Sudeck*scher Punkt) wenn die Blutversorgung des oberen Rektum funktionieren soll.

Die A. mesenterica inferior versorgt Colon descendens, Sigmoid und den größten Teil des Rektum.

Die **V. mesenterica inferior** entspricht dem Ausbreitungsgebiet der gleichnamigen Arterie, liegt links von ihr und in der *Plica duodenalis superior* und mündet hinter dem Pankreas in die *V. lienalis.* Wichtig ist die Anastomose mit der *V. pudenda interna* mittels des *Plexus venosus rectalis* (S. 235).

Die drei unpaaren, großen Eingeweidearterien des Bauches, **Truncus coeliacus, A. mesenterica superior** und **inferior,** bilden eine große Anastomosenkette, die in den einzelnen Darmteilen durch eine verschieden große Zahl von Arkaden der Seitenäste noch besonders gesichert ist. Diese reichliche Anastomosenbildung ermöglicht auch bei stärkeren Darmbewegungen und -verlagerungen noch die Versorgung mit Blut. Nur wenn ein größeres Versorgungsgebiet gesperrt ist (*Thrombus, Strangulation*), kommt es zur Schädigung der Darmwand. Diese ist deshalb gefährlich, weil die geschädigte Darmwand Bakterien der Darmflora (S. 245) in die freie Bauchhöhle durchtreten läßt. Während diese Bakterien im Darmrohr zum normalen Stoffabbau notwendig sind, führen sie in der Bauchhöhle zur Bauchfellentzündung (*Peritonitis*).

2. Lymphgefäße des Dünn- und Dickdarmes

In der Darmwand liegt je ein submuköses, intermuskuläres und subseröses Netzwerk. Das **submuköse Netz** sammelt größtenteils den Chylus und führt ihn durch zirkulär verlaufende Gefäße weiter (s. *zirkuläre tuberkulöse Darmgeschwüre*). Die **intermuskulären** und **subserösen Netze** hängen mit dem submukösen zusammen und führen die Lymphe der Darmwand ab. 100–200 Lymphknoten nehmen die Lymphe des Dünndarmes auf. Diese **Nodi lymphatici mesenterici** liegen in 3 Gruppen: 1. am Darm (Abb. 160), 2. im Mesenterium und 3. in der Radix mesenterii. Die Lymphgefäße des Wurmfortsatzes ziehen zu 2–3 Lymphknoten in der Mesoappendix und von dort weiter mit denen vom Caecum zu den **Nodi lymphatici ileocolici** im Winkel zwischen Colon ascendens und Ileumende. 20–30 **Nodi lymphatici colici** liegen im Mesocolon transversum, im Mesosigmoideum und entsprechenden Teilen der hinteren Bauchwand rechts und links und führen die Lymphe vom Dickdarm ab. Die Nodi lymphatici mesenterici und colici münden schließlich in Lymphknoten vor der Aorta und V. cava inferior. Sie bilden 2 Gruppen: 1. am Ursprung des Truncus coeliacus und der A. mesenterica sup. **(Nodi lymphatici coeliaci),** 2. am Abgang der A. mesenterica inf. Alle Lymphe vom Darm wird schließlich im **Truncus intestinalis** vereinigt; dieser bildet vor dem 2. Lenden- bis 12. Brustwirbel mit den beiden **Trunci lumbales** (S. 93) die **Cisterna chyli.**

3. Nervenversorgung des Dünn- und Dickdarmes

In der Darmwand befinden sich nervöse Plexus mit eingestreuten Ganglienzellen, die in der Lage sind, die Funktion des Darmes (Peristaltik, Sekretion) automatisch in Gang zu setzen. Durch die parasympathische und sympathische Innervation kann die Darmtätigkeit vom Zentralnervensystem aus zusätzlich beeinflußt werden.

Der **Plexus submucosus** (*Meissneri*) in der Submukosa der Darmwand soll besonders die Sekretion, der zwischen Ring- und Längsmuskelschicht gelegene **Plexus myentericus** (*Auerbachi*) dagegen die Peristaltik steuern.

Die sympathischen Nervenfasern kommen aus dem 6.–12. Thorakalsegment des Rückenmarkes und dem 1.–3. Lumbalsegment und erreichen über die *Nn. splanchnici* die prävertebralen Ganglien (Ggl. coeliacum, Ggl. mesentericum superius und inferius). Mit den Arterien gelangen sie dann zur Darmwand.

Die parasympathischen Fasern des **N. vagus** versorgen das Duodenum, das Jejunoileum, das Caecum, das Colon ascendens und die ersten zwei Drittel des Colon transversum. Das letzte Drittel des Colon transversum und der übrige Dickdarm bis zum Anus werden aus dem sakralen Parasympathikus (*Nn. pelvici*, S_2–S_4) innerviert. Die Grenze zwischen kranialem (N. vagus) und sakralem Parasympathikus (Nn. pelvici) ist anatomisch nicht genau feststellbar. Sie wird am Übergang des mittleren zum linken Drittel des Colon transversum angenommen („*Cannon-Böhm*scher Punkt“).

C. Der Situs retroperitonaealis

Zwischen dem Peritonaeum parietale und der dorsalen Bauchwand liegt der **Retroperitonealraum.** Er reicht nach kranial bis zum Zwerchfell, kaudal bis zum Becken und hört lateral von den Nieren auf. Nach kaudal hängt er mit dem Subperitonealraum des Beckens zusammen. Von Binde- und Fettgewebe durchzogen, enthält er die Nieren, Ureteren (Harnleiter), Nebennieren, die großen Gefäße (*Aorta abdominalis* und *V. cava inferior*) mit ihren paarigen Ästen und den Wurzeln der drei großen, unpaaren Äste, den Bauchteil des sympathischen Grenzstranges, Ganglien, Nerven, Lymphgefäße, Lymphknoten und die Cisterna chyli.

I. Die Organe des Retroperitonealraumes

1. Die Nieren, Renes

a) Form, Lage und Bestandteile

Form und Farbe. Die bohnenförmigen, braunroten Nieren (Abb. 169) lassen eine stärker gewölbte, lateralwärts gerichtete *Facies anterior*, eine flachere, medialwärts gerichtete *Facies posterior*, einen oberen Pol, *Extremitas superior*, einen unteren Pol, *Extremitas inferior*, einen konvexen *Margo lateralis* und einen konkaven *Margo medialis* unterscheiden. An letzterem treten in der Nierenpforte, *Hilus renalis*, die Gefäße, Nerven und der Harnleiter ein bzw. aus. Der **Hilus renalis** führt in eine größere Bucht, den **Sinus renalis,** der vorn und hinten von einer stärkeren Lippe von Nierensubstanz eingefaßt wird. In ihm (Abb. 127, 172) liegen in Fett eingebettet die **Nierenkelche** und die Nierengefäße.

Größe. Die Nieren sind im Mittel 11,5 cm lang, 5,5 cm breit, 3,7 cm dick und 160 g schwer.

Varietäten. Form, Größe und Lage sind großen Schwankungen unterworfen. Es können die Lappen (Renculi) der Embryonalzeit (Abb. 170) auch bei der Niere des Erwachsenen erhalten bleiben. Gewinnt der harnbereitende Abschnitt des Nierenkanälchens keinen Anschluß an den harnableitenden, so bekommen wir die Zystenniere (größere oder kleinere Bläschen auf der Nierenoberfläche). Verwachsungen der unteren Pole beider Nieren führen zur Hufeisenniere. Gewöhnlich ist die linke Niere länger, dicker und schwerer. Ist die eine Niere kleiner oder fehlt sie, so ist die andere meistens vergrößert, hypertrophiert. Während der Entwicklung wandert die Niere aus dem Becken in die definitive Lage. Wird dieser Entwicklungsgang gehemmt, so kann die Niere auf jedem Punkt des von ihr zu durchlaufenden Weges liegenbleiben, Becken- oder Kreuzbeinniere. Solche Nieren sind meist pfannkuchenartig abgeplattet, besitzen einen ventral gelegenen Hilus, beziehen das Blut aus den Gefäßen der Nachbarschaft (A. iliaca), funktionieren normal, können bei der Untersuchung als eine Geschwulst angesehen werden und bei Geburten ein Hindernis darstellen. Das Fehlen einer Niere und überzählige Nieren sind sehr selten.

Lage. Die Nieren liegen in Höhe des 12. Brust- und des 1. bis 3. Lendenwirbelkörpers. Die 12. Rippe verläuft an der Grenze vom kranialen zum mittleren Drittel über die Nieren (Abb. 171). Die rechte Niere steht gewöhnlich etwas tiefer als die linke

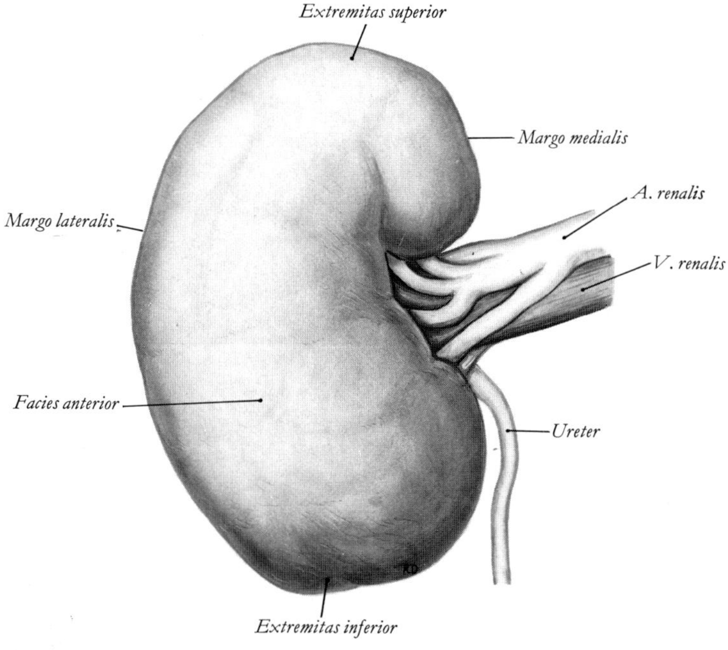

Abb. 169. Rechte Niere von ventral. A. renalis liegt hier *vor* der V. renalis (häufige Variation)

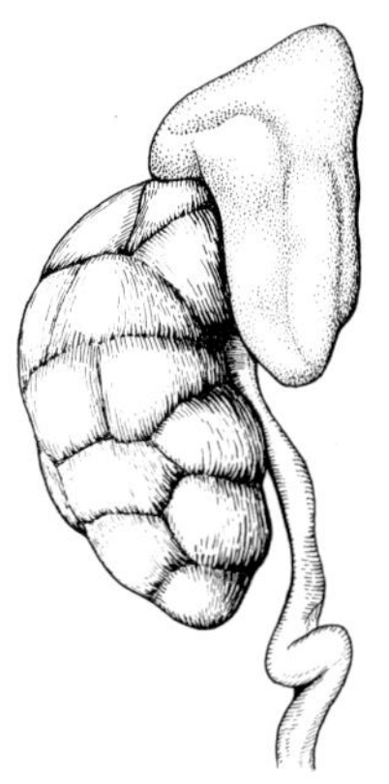

Abb. 170. Rechte Niere und Nebenniere eines Neugeborenen

(*größerer rechter Leberlappen*). Der Hilus liegt an der Seite des 1.–2. Lendenwirbelkörpers. Die *Extremitates superiores* nähern sich auf 4–5, die *Extremitates inferiores* auf 6–9 cm der Mittellinie. Die letzteren sind beim Manne rechts 3,2 links 4, bei der Frau 2,7 bzw. 3 cm vom Darmbeinkamm entfernt; sie erreichen beim Mann in 11%, bei der Frau in 40%, bei Neugeborenen in 100% den Darmbeinkamm. Die *Facies posterior* liegt auf dem M. psoas major, M. quadratus lumborum, M. transversus abdominis, der Pars lumbalis des Zwerchfells und dem Trigonum lumbocostale, der dünneren Stelle zwischen Pars lumbalis und Pars costalis. (*Durchbruch von Entzündungen in der Umgebung der Nieren — paranephritischer Abszesse — in die Pleurahöhle*).

Da die kaudale Pleuragrenze die 12. Rippe kreuzt (Abb. 171), ist der kraniale Nierenpol nur durch das Zwerchfell vom *Recessus costodiaphragmaticus* [Sinus phrenicocostalis] der Pleurahöhle getrennt. Die Lunge kommt aber auch bei stärkster Inspiration nicht hinter die Niere zu liegen. *N. subcostalis, N. iliohypogastricus* und *N. ilioinguinalis* kreuzen die Rückfläche der Nieren (*Ausstrahlen von Schmerzen aus der Nieren- in die Unterbauchgegend*).

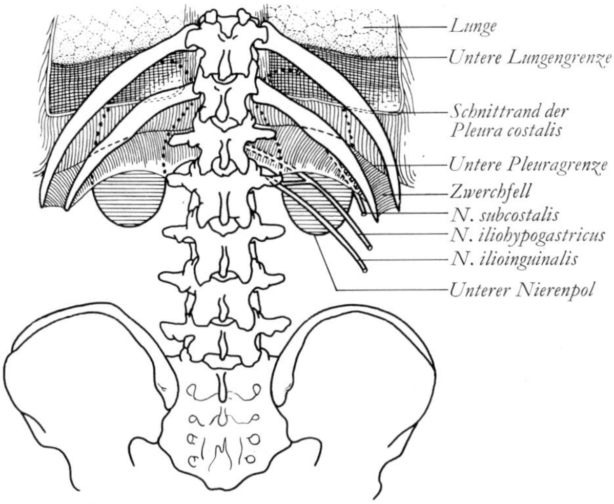

Abb. 171. Lage der Nieren. Von dorsal her gesehen. Beziehungen zu den Rippen, dem Zwerchfell, der Pleura, den Lungen und den Nn. subcostalis, iliohypogastricus und ilioinguinalis. Der Recessus costodiaphragmaticus (Sinus phrenicocostalis) ist teilweise eröffnet

Vorderfläche der rechten Niere. An den konkaven *Margo medialis* und den *Hilus* legt sich (Abb. 133) die **Pars descendens duodeni,** auf die *Extremitas superior* die **Nebenniere.** Über das untere Drittel zieht das **Colon** und **Mesocolon transversum.** Der übrige, größere Teil der Vorderfläche wird direkt von **Peritonaeum** überzogen. Hier lagert sich der rechte **Leber**lappen an und erhält seine *Impressio renalis* (Abb. 151). Durch Hochheben der Leber kann man sich hier die rechte Niere am besten zugänglich machen.

Vorderfläche der linken Niere. Auf der *Extremitas superior* und dem *Margo medialis* ruht die halbmondförmige, linke **Nebenniere,** auf der Mitte die **A.** und **V. lienalis,** die **Cauda pancreatis** und darunter die **Radix** des **Mesocolon transversum.** Auf das kaudale, direkt vom Bauchfell überzogene Drittel legt sich das **Colon,** auf die oberen zwei Drittel des *Margo lateralis* die **Milz.** In dem von Milz, Nebennieren und Milzgefäßen gebildeten Dreieck zieht ebenfalls das Bauchfell über die Niere (Abb. 133). Hier lagert sich die Rückfläche des **Magens** an. Über Perkussionsmöglichkeiten s. S. 230.

Der **Hilus** (Abb. 169, 172, 176, 177). Die Lage der am Nierenhilus eintretenden bzw. austretenden Blutgefäße und des Ureters ist variabel. Die in den Lehrbüchern oft angegebene Reihenfolge (von ventral nach dorsal); Nierenvene, Nierenarterie, Ureter kommt nur bei 30% der Menschen vor. Häufiger ist der Harnleiter ventral und dorsal von Nierengefäßen umgeben. Die Gefäße werden von feinen Nerven aus dem *Plexus coeliacus* (Abb. 177) begleitet (*Zerrungsschmerz bei Nierensenkungen*).

Die Nierensubstanz. Halbiert man die Niere durch einen Frontalschnitt oder legt man wie in Abb. 172 von hinten her das Nierenbecken frei, so kann man schon mit bloßem Auge nach Farbe und Struktur eine **Rinden-** und **Marksubstanz** unterscheiden.

Das Nierenmark, Medulla renis, besteht aus 7–20 **Pyramiden** (Lobi), deren Basen gegen die Rinde und deren Spitzen gegen den *Hilus* gerichtet sind und mit kleinen, warzenförmigen Erhebungen, **Papillae renales,** in die Nierenkelche, *Calices renales*, hereinragen. In der Marksubstanz verlaufen die **geraden** Teile der Nierenkanälchen (Abb. 174), die geraden Teile des Hauptstückes, die Schleifen und die Ausführungsgänge. Sie hat deshalb ein gestreiftes Aussehen. An der Neugeborenenniere sind diese **Lobi**

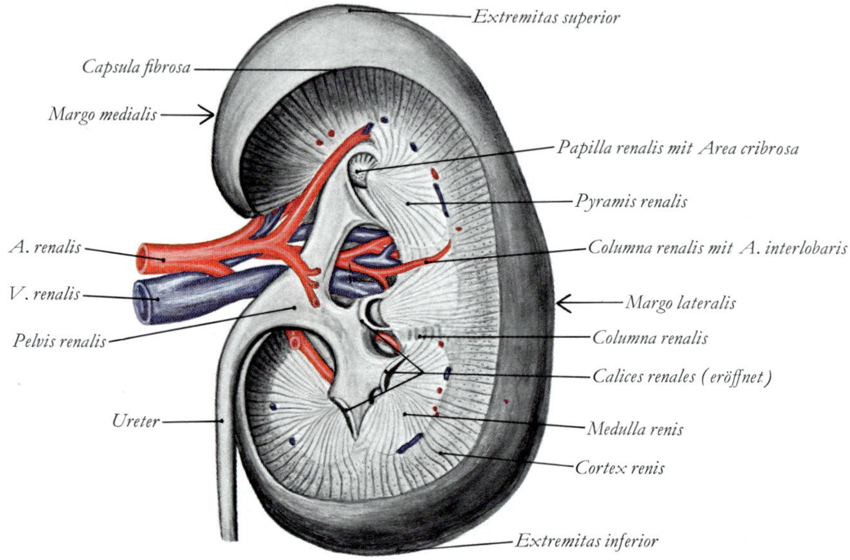

Abb. 172. Rechte Niere von dorsal. Ein Teil der Nierensubstanz ist entfernt, um die Pyramiden, die Papillen, die Nierenkelche und das Nierenbecken zu zeigen

renales noch durch tiefe Furchen getrennt (Abb. 170). Später verschwinden diese Lappen (auch **Renculi** genannt) vollständig. Manche Säugetiere behalten sie zeitlebens.

Vereinzelt kommen sie auch als Hemmungsbildungen noch an der Niere des erwachsenen Menschen vor (S. 250).

Die **Nierenrinde,** Cortex renis, liegt als 5–7 mm dicke Schicht unter der Nierenkapsel und sendet noch Fortsätze (Abb. 172), **Columnae renales,** zwischen benachbarte Pyramiden. Sie besteht aus den **gewundenen** Abschnitten der Harnkanälchen, hat ein gekörntes Aussehen und wird durch radiäre Streifen unterteilt. Diese radiären Streifen strahlen als Fortsätze der Marksubstanz in die Rinde aus und heißen **Markstrahlen,** *Striae medullares corticis*. Sie bestehen ebenfalls aus gerade verlaufenden Kanälchenabschnitten.

Papillae renales. Die warzenartigen, freien Enden der Pyramiden zeigen auf der siebförmigen Oberfläche, *Area cribrosa*, die feinen Mündungen der Ausführungsgänge, *Ductus papillares*. Ein oder zwei Papillen werden von einem Nierenkelch umfaßt.

Die **Nierenkelche,** *Calices renales*, sind mit der Basis der Papillen verwachsen und nehmen den aus der *Area cribrosa* der *Papilla renalis* träufelnden Harn auf und leiten ihn zum Nierenbecken.

Das **Nierenbecken,** *Pelvis renalis*, ist ein ventrodorsal abgeplatteter Sack von sehr wechselndem Aussehen. Die Nierenkelche können direkt in ein großes einheitliches

Becken einmünden (*ampullärer Typ*) oder wechselnd lange Zwischenstücke bilden (*dendritischer Typ*). In letzterem Falle, zu dem auch Abb. 172 gehört, haben wir ein schmales, röhrenförmiges Nierenbecken. Solche Formen leiten zu einem teilweise oder ganz gespaltenen, verdoppelten Harnleiter, *Ureter fissus*, über.

b) Hüllen und Befestigungsmittel der Niere

1. Die **Capsula fibrosa** ist eine derbe, glatte, bindegewebige Haut, die sich bei der gesunden Niere leicht abziehen läßt. Sie enthält wenige elastische Fasern, ist nicht sehr dehnungsfähig.

Ist bei gewissen Nierenerkrankungen die Niere geschwollen und die Zirkulation in ihr erschwert oder ganz aufgehoben, so kann man durch Dekapsulation (Entfernung dieser Kapsel) Erleichterung schaffen.

2. Die **Capsula adiposa** ist lockeres Fettgewebe, vorwiegend an der Dorsal-, weniger an der Ventralfläche, das in das Fett des Sinus renalis übergeht und als Baufett nur bei starker Abmagerung schwindet (Abb. 98, 127). Sie umhüllt auch die Nebenniere.

3. Die **Fascia renalis** ist eine bindegewebige Hülle der Niere und Nebenniere mit einem *prä-* und einem *retrorenalen* Blatt. Lateral und kranial von der Niere sind die beiden Blätter verschmolzen. Nach kaudal und medial vereinigen sie sich nicht.

Entzündungen in der Umgebung der Niere (*paranephritische Abszesse*) können sich deshalb nach medial zur anderen Niere ausbreiten, nach kaudal sich in das kleine Becken senken. Es verschmilzt nämlich das *retrorenale* Blatt mit der Fascia psoica (auf dem M. psoas), das *praerenale* mit dem Peritonaeum. Wie S. 187 erwähnt, liegen Senkungsabszesse von der Wirbelsäule unter der Fascia psoica und werden deshalb zum Oberschenkel geleitet. *Retrorenales Fettgewebe*, S. 259.

4. **Das Peritonaeum** zieht (S. 251) an einigen Stellen direkt über die Vorderfläche der Niere hinweg.

Die Befestigung der Niere erfolgt durch die drei zuletzt genannten Hüllen, durch den Gefäßstiel der Niere und durch den intraabdominalen Druck. Schwindet das Kapselfett und läßt damit der Turgor des Fettgewebes nach, so kann sich die Niere in dem zu weiten Sack der Fascia renalis zu ausgiebig bewegen. Erschlaffen bei schwachen Muskeln oder nach häufigen Geburten die Bauchwandmuskeln, läßt damit der intraabdominale Druck nach, so können die Nieren absinken (Wandernieren).

Die **Wandernieren** kommen häufiger bei der Frau als beim Mann, häufiger rechts als links vor. Das letztere soll durch den größeren, rechten Leberlappen und die Befestigung der Flexura coli dextra auf der Vorderfläche der rechten Niere (S. 251) bedingt sein.

Wandernieren sind oft angeboren und haben keine mechanischen Ursachen. Mit ihnen sind häufig Anomalien der Nierengefäße verbunden.

Normale Verschiebungen der Nieren werden röntgenologisch bei Ein- und Ausatmung und bei der Stellungsänderung des Körpers beobachtet.

Gefäße und Nerven. Die *A. renalis* geht beiderseits in der Höhe der *A. mesenterica superior* rechtwinklig von der Aorta ab, teilt sich vor dem *Hilus* in zwei oder mehrere Äste für die Nierensubstanz. Ein kleiner, selbständiger Ast zieht zur Capsula adiposa. Kleinere Äste der *A. renalis* ziehen weiter zur Nebenniere (*A. suprarenalis inferior*) und zum oberen Ende des Ureters (*Rr. ureterici*). Nicht selten kommen **überzählige Nierenarterien** zum oberen Pol, zum Hilus oder auch zum unteren Pol vor. Es sind erhalten gebliebene Urnierenarterien, von denen gewöhnlich nur eine zur *A. renalis* wird.

Die **V. renalis** liegt meistens ventral von der Arterie und mündet rechtwinklig in die *V. cava inferior*. Die rechte ist kurz, die linke länger, verläuft vor der Aorta und nimmt die *V. testicularis sinistra* und die *V. suprarenalis sinistra* auf (Abb. 176).

Die Nerven zur Niere kommen aus dem *Plexus coeliacus* und *aorticus* und aus dem *N. splanchnicus minor* und verlaufen mit der Arterie (Abb. 177). Der Erfolg der *Dekapsulation* der Niere soll auf der Zerstörung dieser sympathischen Nerven beruhen.

c) Übersicht über den mikroskopischen Aufbau

Die funktionierenden Einheiten der Niere sind die **Nephronen.** $2^1/_2$ Millionen von ihnen sind in den menschlichen Nieren vorhanden. Jedes **Nephron** beginnt mit einem **Nieren-**

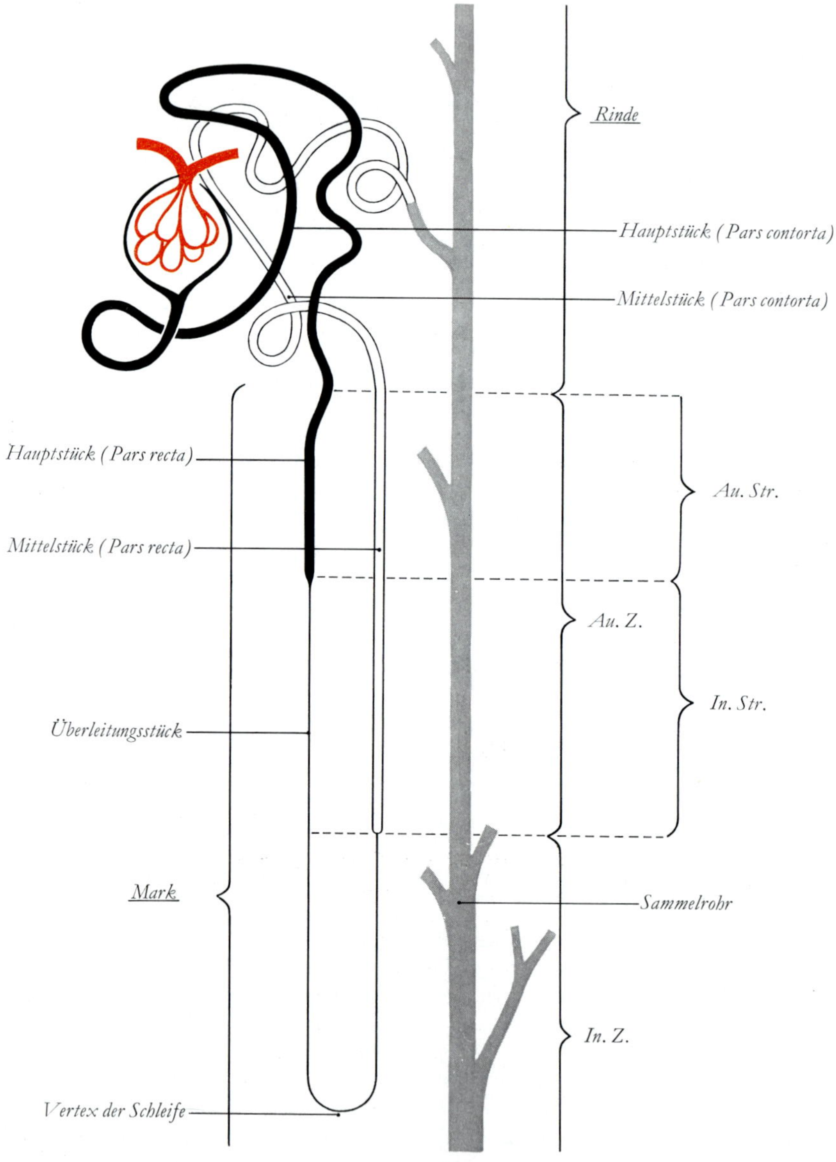

Abb. 173. Schema eines Nephrons mit langer *Henle*scher Schleife. Glomerulus (rot) mit Arteriola afferens und Arteriola efferens.
Au. Z = Außenzone des Markes; *In. Z.* = Innenzone des Markes; *Au. Str.* = Außenstreifen der Außenzone; *In. Str.* = Innenstreifen der Außenzone

körperchen, Corpusculum renis [Malpighi] (Abb. 173). Es besteht aus einem doppelwandigen Becher (*Bowman*-Kapsel) mit einer einschichtigen Lage platter Zellen, in das sich am Gefäßpol ein Bündel von Kapillarschlingen, der **Glomerulus** (oder das **Glomerulum**), einstülpt. Zum *Glomerulus* zieht ein kleines Gefäß, das Vas [Arteriola] afferens; herausführt das etwas dünnere Vas [Arteriola] efferens. Gegenüber dem Gefäßpol liegt der Harnpol. Hier beginnt das **Hauptstück,** die Pars principalis, mit einem gewundenen Teil, *Pars contorta* (auch Tubulus contortus I), der in einen geraden, gleichgebauten und gleich funktionierenden Teil, *Pars recta*, übergeht. Von ihm steigt ein sehr dünnes **Überleitungsstück** (meist als dünner Teil der *Henle*schen Schleife bezeichnet) ab und geht vor oder hinter dem Schleifenscheitel in das Mittelstück über. Das **Mittelstück** besteht aus einem geraden Abschnitt, der *Pars recta* des Mittelstückes [früher dicker Teil der *Henle*schen Schleife] und einem gewundenen Abschnitt, *Pars contorta* des Mittelstückes (Tubulus contortus II). Die Windungen der Pars contorta liegen z.T. in der Nähe des *Corpusculum renis*. Die Pars contorta des Mittelstückes zeigt im Verlauf feine histologische Unterschiede. Das Epithel des Tubulussystems ist stets einschichtig. Im Hauptstück ist es hoch, hat ein trübes Cytoplasma, einen Besatz von Mikrovilli und beinhaltet viele Mitochondrien. Im Überleitungsstück ist das Epithel hell und flach. Im Mittelstück ist es niedriger und heller als im Hauptstück. Auch sind seine Zellgrenzen besser als in diesem erkennbar. Die Sammelrohre haben ein kubisches bis hochprismatisches Epithel. Mittels eines **Verbindungsstückes** (schwarz) geht das Mittelstück in das Sammelrohr über. Die **Sammelrohre** vereinigen sich zu immer größeren und münden schließlich als **Ductus papillares** auf den Papillen.

Feinere Verzweigung der Gefäße. Die **A. renalis** teilt sich früher oder später in 2 Hauptäste, der eine für die ventrale, der andere für die dorsale Nierenhälfte. Im *Sinus renalis* teilen sie sich nach Abgabe von Ästen für die Nierenkapsel und das Nierenbecken in die **Aa. interlobares,** die zwischen den Nierenlappen und eine Strecke an der Markrindengrenze verlaufen.

Hier geben sie zahlreiche radiär durch die Rinde zur Oberfläche verlaufende Äste, **Aa. interlobulares,** ab.

Eine A. interlobularis gibt nach allen Seiten **Vasa afferentia** zu den **Glomeruli,** wenige Äste zur Kapsel und zum Kapillarnetz ab. Die aus den *Glomeruli* hervorgehenden, kleineren **Vasa efferentia** verzweigen sich zu einem die Kanälchen versorgenden, arteriellen **Kapillarnetz,** das im Bereich des Markstrahls längliche und im Bereich der Rinde rundliche Maschen hat und schließlich in die **Vv. interlobulares** abfließt. Das Mark wird in der Hauptsache aus den **Arteriolae rectae spuriae** (aus den *Vasa efferentia* der am nächsten an der Markrindengrenze liegenden *Glomeruli*) und in geringerem Maße (10%) aus den **Arteriolae rectae verae** (aus den an der Markrindengrenze verlaufenden Endästen der Aa. interlobares) versorgt. Die *Arteriolae rectae* teilen sich in mehrere kleinere *Arteriolen*, die zusammen mit den **Venulae rectae** in der Außenzone der Marksubstanz charakteristische Gefäßbüschel bilden (Abb. 174).

Die **Venen** sammeln sich an der äußersten Rinde zu den sternförmigen **Vv. stellatae,** welche mit den **Vv. interlobulares** zusammenhängen. Die letzteren wie auch die **Venulae rectae** des Markes münden in die **Vv. arcuatae,** die bogenförmigen Verbindungen zwischen benachbarten Vv. interlobares. Die **Vv. interlobares** vereinigen sich schließlich zur **V. renalis.**

Die Durchblutung der Glomeruli wird wahrscheinlich nervös und humoral gesteuert. Das Vas afferens zeigt nahe dem Gefäßpol „**Polkissen**", epitheloide Quellzellen, die zeitweise das Gefäßlumen verschließen und wieder freigeben können. In der Nähe des Gefäßpoles und des Polkissens beobachtete *Becher* eine charakteristische *Trias*: 1. helle, feingranulierte, rundliche oder polygonale Zellen oder Zellgruppen, die paravaskulären und paraportalen Zellinseln, 2. die Macula densa des Mittelstückes und 3. zahlreiche und weite Lymphgefäße. Die **Becherschen Zellinseln** entstehen während des extrauterinen Lebens durch Knospung aus dem Mittelstück. Wir können wohl mit *Becher* annehmen, daß diese paraportalen Zellinseln und ihr Mutterboden, das Mittelstück, inkretorische, gefäßwirksame Stoffe absondern, die auf das nahe Polkissen wirken. Die weiten benachbarten Lymphgefäße würden die für die Aufquellung benötigte Flüssigkeitsmenge liefern. Polkissen und die **Bechersche Trias**

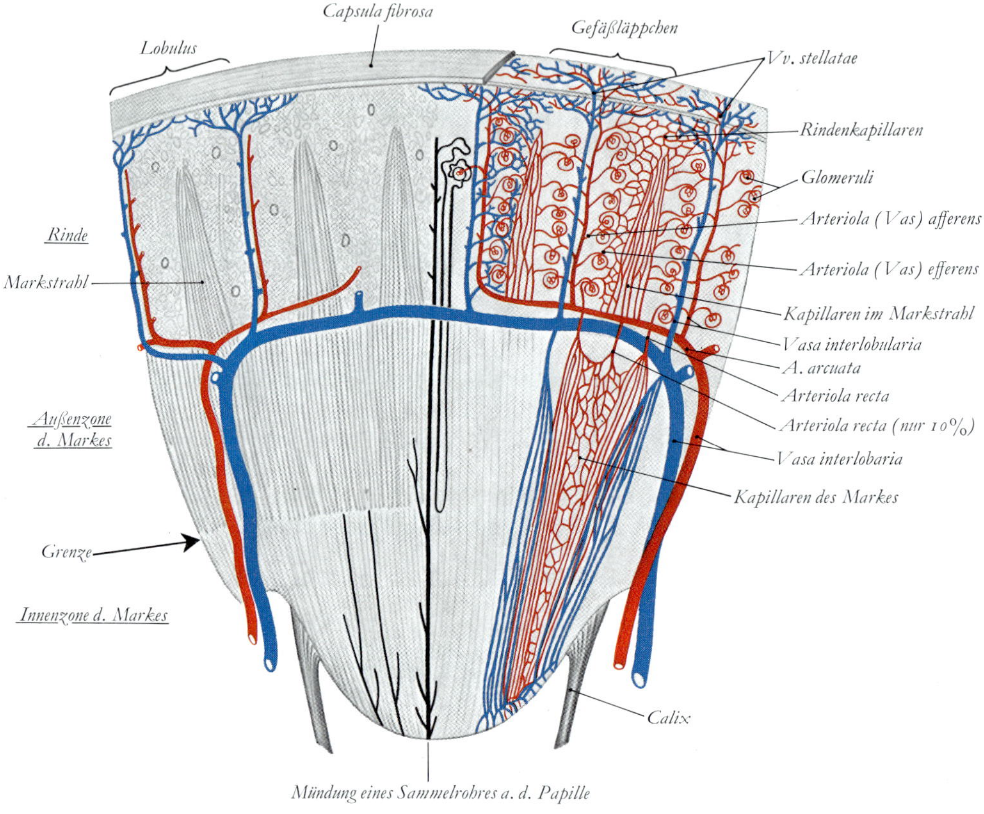

Abb. 174. Schema des Baues der Niere. Blutgefäße (farbig) und Nierenkanälchen (schwarz) in einer Pyramide

wirken auf das Vas afferens gleichsam wie eine Mikrometerschraube, passen die Durchblutung des Glomerulus den Forderungen des Augenblicks an. Die von *Spanner* in der Nierenrinde in großer Menge nachgewiesenen **Gefäßkurzschlüsse** liefern die notwendige Umgehungsbahn, wenn durch den eben beschriebenen Mechanismus eine größere Zahl von Glomeruli zeitweise ausgeschaltet ist.

Juxtaglomerulärer Apparat. Die Pars contorta des Mittelstückes lagert sich stets für eine kurze Strecke dem Gefäßpol des Nierenkörperchens an. An der Anlagerungsstelle sind ihre Epithelien höher und bilden die Macula densa. Die oben erwähnten Polkissen und paraportalen Zellen bilden mit der Macula densa den juxtaglomerulären Apparat. In ihm wird bei geringer Nierendurchblutung das Ferment Renin vermehrt gebildet. Dieses spaltet im Blut aus einer Vorstufe den Wirkstoff Hypertensin (Angiotensin) ab. Der Wirkstoff veranlaßt eine Kontraktion der glatten Muskulatur der Blutgefäße und damit eine Erhöhung des Blutdruckes.

Funktion. Die Nieren scheiden aus dem Eiweißabbau entstandene, stickstoffhaltige Schlackensubstanzen aus, regeln den Wasserhaushalt und den Salzgehalt des Blutes, halten das Säure-Basengleichgewicht aufrecht, indem sie Säuren bzw. Alkali ausscheiden bzw. zurückhalten. Sie führen eine chemische Sichtung durch (*Rein*). Für diesen Zweck findet eine besonders reichliche Durchblutung statt. Pro Minute strömen etwa 0,75–1,2 Liter Blut, das 3,5fache des Eigengewichtes, durch die Nieren. Dieses durch die Nieren strömende Blut verliert wenig Sauerstoff, ist viel heller als das übrige *Cavablut.* Der kurze Anschluß an die großen Bauchgefäße ermöglicht es, daß die Blutmenge der Nieren viel häufiger als die anderer Organe in der Zeiteinheit erneuert wird. Die starke Durchblutung muß somit andere Aufgaben als die reine Sauerstoffversorgung haben. Die ungleiche Größe von *Vas afferens* und *Vas efferens* läßt annehmen, daß ein großer Teil der Blutmenge im *Glomerulus* bleiben muß. Physiologische Berechnungen haben ergeben, daß die *Glomeruli* täglich 180 Liter Ultrafiltrat (Urharn) liefern. Diese Menge ist nötig, um die *harnfähigen* Stoffe durch die Kapillarwände zu bringen. Sie wird zum definitiven Harn auf durchschnittlich 1500 ccm eingedickt. Wasser, Zucker, NaCl werden sicher, K, Mg, Ca wahrscheinlich in den einzelnen Nephronabschnitten rückresorbiert. Größere Wasserzufuhren (Trinkversuch) erhöhen die Harnmenge, 1500 ccm werden von einer gesunden Niere in 4 Stunden ausgeschieden. Beim Durstversuch geht die Tagesharnmenge auf 3 bis 500 ccm zurück. Harnstoffbildung, von der Eiweißzufuhr und dem Eiweißabbau abhängig, erfolgt in der Leber, die Ausscheidung durch die Niere. Bei Alkalieinsparung wird in der Niere Ammoniak gebildet und ausgeschieden. Die Farbe des Harnes (hellgelb bis dunkelrotbraun) ist durch das *Urochrom* und *Urobilinogen* bedingt. Ein Hypophysenhinterlappenhormon hemmt die Ausscheidung von Wasser. Nerven sind für die Nierensekretion nicht unbedingt nötig. Die entnervte Niere sondert vermehrten, verdünnten und alkalischen (*Ammoniakausscheidung*) Harn ab. Man nimmt hierfür eine Sympathikuswirkung an, die wahrscheinlich auch die Gefäße verengert. Die Vagusfunktion ist unklar. Behinderung oder Ausschaltung der Nierenarbeit führt zur Selbstvergiftung (*Urämie*) mit harnpflichtigen Stoffen. Erschwerung der Blutzirkulation bei Nierenkrankheiten führt zu einer starken Belastung des Herzens, weil (s. oben) ein großer Teil des Schlagvolumens durch die Nieren geführt wird.

2. Der Harnleiter (Ureter)

ist eine dorsoventral abgeplattete, 30–35 cm lange, retroperitoneal gelegene Röhre. Die **Pars abdominalis** des rechten und des linken Ureters reicht vom Nierenbecken bis zur *Linea terminalis* des Beckens, liegt auf dem M. psoas, an den Spitzen der Rippenfortsätze der Lendenwirbel. Sie wird (Abb. 176) ungefähr in der Mitte von den *Vasa testicularia* überkreuzt und überkreuzt selbst die *Vasa iliaca.* Über den rechten Ureter zieht noch (Abb. 176) die Radix mesenterii, über den linken das Mesocolon sigmoideum hinweg.

Die **Pars pelvina** beginnt an der *Linea terminalis*, liegt an der seitlichen Beckenwand, durchbohrt schräg von dorsal her die Blasenwand, bildet dadurch im Innern der Blase die **Plica ureterica** (seitliche Begrenzung des *Trigonum vesicae*) und mündet am schlitzförmigen **Ostium ureteris** (Abb. 206). Sie wird beim Manne vom *Ductus deferens*, bei der Frau von der *A. uterina* überkreuzt. Bei der Frau läuft das kaudale Ureterende zu seiten der *Cervix uteri* und kurz oberhalb des seitlichen Scheidengewölbes.

(*Hier können Uretersteine getastet werden und selten Harnleiter-Scheidenfisteln entstehen.*)

Enge Stellen des Ureters liegen am Austritt aus dem Nierenbecken, an der Überkreuzung der Vasa iliaca und an der Einmündung in die Harnblase (Einklemmung von Steinen!).

Gefäße und Nerven. Sie kommen aus der Nachbarschaft, die Arterien aus der *A. renalis, testicularis* und *vesicalis inf.*, die Nerven aus dem *Plexus renalis, testicularis* und *iliacus internus.*

Mikroskopische Anatomie: *Calices, Pelvis renalis* und *Ureter* haben im wesentlichen gleichen Bau. Die Mucosa hat Übergangsepithel. Im Ureter zeigt sie Längsfalten (sternförmiges Lumen). Die Muscularis hat zunächst 2 dann 3 Schichten, *Stratum internum* (längs), *Stratum medium* (zirkulär), *Stratum externum* (längs).

Funktion. In den ableitenden Harnwegen (Calices, Pelvis und Ureter) findet keine weitere Veränderung des Harnes mehr statt. Rhythmische, peristaltische Bewegungen der Harnleitermuskulatur (3–6 in der Minute), die mit einer Geschwindigkeit von 2–3 cm pro Sekunde über den Harnleiter verlaufen, befördern den Harn schubweise aus dem Nierenbecken in die Blase. Auch bei leerem Nierenbecken erfolgen diese rhythmischen Bewegungen. Vermehrte Harnbildung soll die Zahl der Bewegungen erhöhen ebenso wie die *Fasern des sakralen Parasympathicus*. Der *N. splanchnicus* soll teils fördernde, teils hemmende Fasern führen. Der Blasenharn steht immer unter einem gewissen Druck. Bei einer passiven Schlauchverbindung zwischen Blase und Niere würde dieser Druck, der sich beim Harnlassen noch erhöht, auf die Niere im Sinne einer Stauung wirken und damit die Harnbereitung hemmen können (*Rein*).

Entwicklung. Die **Ureterknospe** wächst dorsal aus dem kaudalen Ende des Urnieren- [*Wolff*schen] Ganges und liefert das ganze harnableitende System (von den Sammelrohren bis zur Mündung des Ureters in die Blase).

Verdoppelungen des Ureters (totale und partielle) kommen in 2% vor.

3. Die Nebennieren, Glandulae suprarenales

(Abb. 177)

liegen getrennt durch die Capsula adiposa auf den Extremitates superiores der Nieren, haben eine *Facies anterior, posterior* und *renalis*, einen *Margo medialis* und *superior* und einen *Hilus*. Die *Facies anterior* ist ventrolateral, die *Facies posterior* dorsomedial gerichtet.

Die rechte Nebenniere ist dreieckig, kapuzenförmig und ruht mit der *Facies posterior* auf der Pars lumbalis des Zwerchfells. Ihr medialer Rand stößt an die V. cava inferior (Abb. 176). Auf die vom Bauchfell überzogene *Facies anterior* legt sich die Leber.

Die linke, halbmondförmige Nebenniere ruht mit der konkaven *Facies renalis* auf dem medialen Rande (oberhalb des Hilus) und oberen Pol der Niere, mit der *Facies posterior* auf der Pars lumbalis des Zwerchfells. Ihre *Facies anterior* ist kranial von Bauchfell überzogen, begrenzt hier direkt die Bursa omentalis und wird von den Milzgefäßen und dem Pankreas überkreuzt.

Gefäßversorgung. Jede Nebenniere bekommt 3 Arterienäste: 1. *A. suprarenalis superior* aus der *A. phrenica inferior*, 2. *A. suprarenalis media*, direkter Ast aus der *Aorta abdominalis*, 3. *A. suprarenalis inferior* aus der *A. renalis*. Die 3 Arterien bilden ein kapilläres Netzwerk zwischen den Zellbalken. Alle **Venen,** in der Marksubstanz sind sie besonders groß und zahlreich, sammeln sich zu einer **V. suprarenalis.** Sie tritt im *Hilus* auf der Vorderfläche aus und mündet links in die V. renalis, rechts direkt in die V. cava inferior (Abb. 176).

Nerven. Zahlreiche feine Äste kommen direkt aus dem eng anliegenden *Plexus coeliacus* (Abb. 177).

Feinbau. Man unterscheidet Rinde, *Cortex*, und Mark, *Medulla*. Die **Rinde** läßt 3 Schichten: 1. *Zona glomerulosa* (rundliche), 2. *Zona fasciculata* (längliche), 3. *Zona reticularis* (netzförmige Zellhaufen) unterscheiden. Die Rindenzellen enthalten Lipoidgranula und in der *Z. reticularis* Pigmentkörnchen (makroskopisch sichtbare Grenzschicht gegen das Mark). Das **Mark** besteht aus polyedrischen Zellen, die sich mit Chromsalzen braun färben (*chromaffine Zellen*), und sympathischen Ganglienzellen. In ihm findet man zahlreiche große Markvenen.

Entwicklung. Die Rinde entsteht mesodermal im 2. Embryonalmonat in der Lendengegend als Wucherung des Zölomepithels, das Mark ektodermal aus der Sympathikusanlage bzw. der Ganglienleiste.

Funktion. Tierversuche haben gezeigt, daß der nach der Exstirpation beider Nebennieren eintretende Tod nicht durch den Ausfall des Markes, sondern durch den Ausfall der Rinde bedingt ist. Die **Rindensubstanz** (bei den Selachiern noch ein selbständiges *Interrenalorgan*) ist bei den höheren Tieren mit der chromaffinen Marksubstanz zu einem Organ, der Nebenniere, vereinigt. Außerhalb der Nebennieren kommt das chromaffine Mark noch in den Paraganglien, die Rindensubstanz äußerst selten (z.B. bei der Ratte) vor. Von den zahlreichen (etwa 30) aus der Nebennierenrinde isolierten, sterinartigen Stoffen wirken das **Aldosteron** vorwiegend auf den Mineralstoffwechsel (*mineralocorticoid*), **Cortison, Hydrocortison (Cortisol)** und **Corticosteron** vorwiegend auf den Kohlenhydratstoffwechsel (*glucocorticoid*). Daneben produziert die Rinde noch Gelbkörperhormon (*Progesteron*), Follikelhormon (*Oestron*) und verschiedene androgene Sterine. Das **Aldosteron** regelt den Elektrolyt- und Wasseraustausch an den Zellgrenzflächen. Bei seinem Fehlen werden Na^+- und Cl^--Ionen nicht mehr in normaler Weise in den Körperflüssigkeiten retiniert (Verminderung der Na^+- und Cl^--Ionen im Blutplasma, Störung der Rückresorption von Wasser und Ionen in der Niere, Erhöhung der K^+-Ionen in den Zellen und im Blutplasma, Verschiebung vom extra- zum intrazellulären Wasser). Größere NaCl-Gaben bringen die Ausfallsymptome zum Verschwinden, K-Gaben dagegen wirken giftig. Die **glucocorticoiden Hormone** sichern, kurz zusammengefaßt, durch Förderung der Gluconeogenese in der Leber und Hemmung der Glukoseoxydation (Rindenhormon und Wachstumshormon der Hypophyse) die Erhaltung eines genügenden Kohlehydratbestandes. Bei erhöhter Beanspruchung des Organismus (*stress* durch erhöhte Muskelarbeit, psychische Erregung, Infektionen, Verbrennungen, größere Blutverluste usw.) kommt es durch erhöhte Adrenalinausschüttung durch das Mark auf dem Wege über die Hypophyse (**A C T H** ≡ **a**drено**c**orticо**t**ropic **h**ormone) zu einer gesteigerten Aktivität der Rinde mit einer starken Verminderung des Cholesteringehaltes der Nebennieren (Cholesterin wahrscheinlich für die Synthese von Sterinhormonen verbraucht). Man nimmt z.Z. an, daß in der *Z. glomerulosa* die auf den Mineralstoffwechsel, in der *Z. fasciculata* die auf den Kohlehydratstoffwechsel wirkenden Sterine und in der *Z. reticularis* die androgenen Hormone der Rinde gebildet werden. Kongenitale Überschwemmung des Körpers mit androgenen Hormonen führt zu **Pseudohermaphroditismus.** Das klinische Bild des **adrenogenitalen Syndroms** (bei Neoplasmen und Hyperplasie der Rinde) zeigt beim Jungen vorzeitige Ausbildung männlicher Geschlechtsmerkmale, beim Mädchen Vermännlichung (*Virilisierung*), vermehrte Körperbehaarung (*Hirsutismus*), Hypertrophie der Clitoris, tiefe Stimme, Unterentwicklung der Mammae, Amenorrhoe. Langsame Zerstörung der Rinde (Tuberkulose, Lues) führt zu einer braunroten (bronzenen) Verfärbung der Haut (*Morbus Addisoni*). Die stärkere Pigmentierung der Schwangeren (Gesicht, Warzenhof, Linea alba) ist wahrscheinlich durch die Vergrößerung der Nebenniere bedingt. Das **Nebennierenmark** liefert **Adrenalin** und geringe Mengen **Noradrenalin.** Das Adrenalin regelt die Blutverteilung und mobilisiert das Glykogen, hilft damit den Zuckerstoffwechsel regulieren. Das Noradrenalin entspricht wahrscheinlich dem **Sympathin**, der Überträgersubstanz an den Endigungen der adrenergischen Nerven.

Die **Regio lumbalis,** Lendengegend (Abb. 175) wird medial durch die Dornfortsätze der Lendenwirbelsäule, lateral durch den dorsalen Rand des M. obliquus externus abdominis, kranial durch die 12. Rippe, kaudal durch die Crista iliaca begrenzt.

Der tiefen Regio lumbalis ist die im *Situs retroperitonaealis* gelegene Niere vorgelagert. An ihrer kranialen Grenze, im Bereich der 11. und 12. Rippe, hat diese enge Beziehungen zur *Pars lumbalis* des Zwerchfells, zur *Pleura* und zur Lunge. Stichverletzungen der Regio lumbalis gefährden deshalb nicht nur die Niere, sondern am Übergang zum Brustkorb auch die oben erwähnten Gebilde. Durch die Region hindurch kann die Niere, ohne Gefährdung des Bauchfells, operativ freigelegt werden.

Die Haut der Regio lumbalis ist weniger gut verschieblich als am übrigen Rücken. Das subkutane Fettpolster, im Bereich der Lendenwirbeldorne relativ dünn, ist straff. Die *Fascia thoracolumbalis* ist hier aponeurotisch (Ursprung des M. latissimus dorsi). Sie wird durchbohrt von den Hautästen der Rr. dorsales der vier letzten Interkostalvneren und von den Dorsalästen der *Aa. lumbales.* Auch die *Nn. clunium superiores* (Rr. cutanei dorsales aus L_1–L_3) gelangen zum Teil dicht oberhalb der Crista iliaca in die oberflächliche Regio lumbalis und ziehen über den Darmbeinkamm hinweg zur Gesäßgegend.

Trig. lumbale, S. 190.

Für die operative Freilegung der Niere ist die Kenntnis der Muskel- und Faszienschichten von Bedeutung. Der in die Rinne zwischen Dornfortsätzen und Rippenfortsätzen der Lendenwirbelsäule eingelagerte kräftige kaudale Teil des *M. erector spinae* wird ventral von der *Aponeurosis lumbalis* und dorsal von der *Fascia* (*Aponeurosis*) *thoracolumbalis* überzogen (S. 147, Abb. 98). Von der Aponeurosis lumbalis entspringt der M. obliquus internus und der M. transversus abdominis. Nach Durchtrennung der Haut, der Subkutis, der Fascia thoracolumbalis bzw. des M. latissimus dorsi lateral vom tastbaren Wulst des M. erector spinae, erreicht man in der Tiefe die Aponeurosis lumbalis, welche die Dorsalfläche des *M. quadratus lumborum* überzieht (Abb. 99). Durchtrennt man auch diese Aponeurose und zieht den lateralen Rand des M. quadratus lumborum nach medial, so wird das retrorenale Fettgewebe sichtbar. Es liegt zwischen Fascia renalis und M. quadratus lumborum. Nach Durchtrennung dieses Fettpolsters, der Nierenfaszie und der Capsula adiposa erreicht man die Niere.

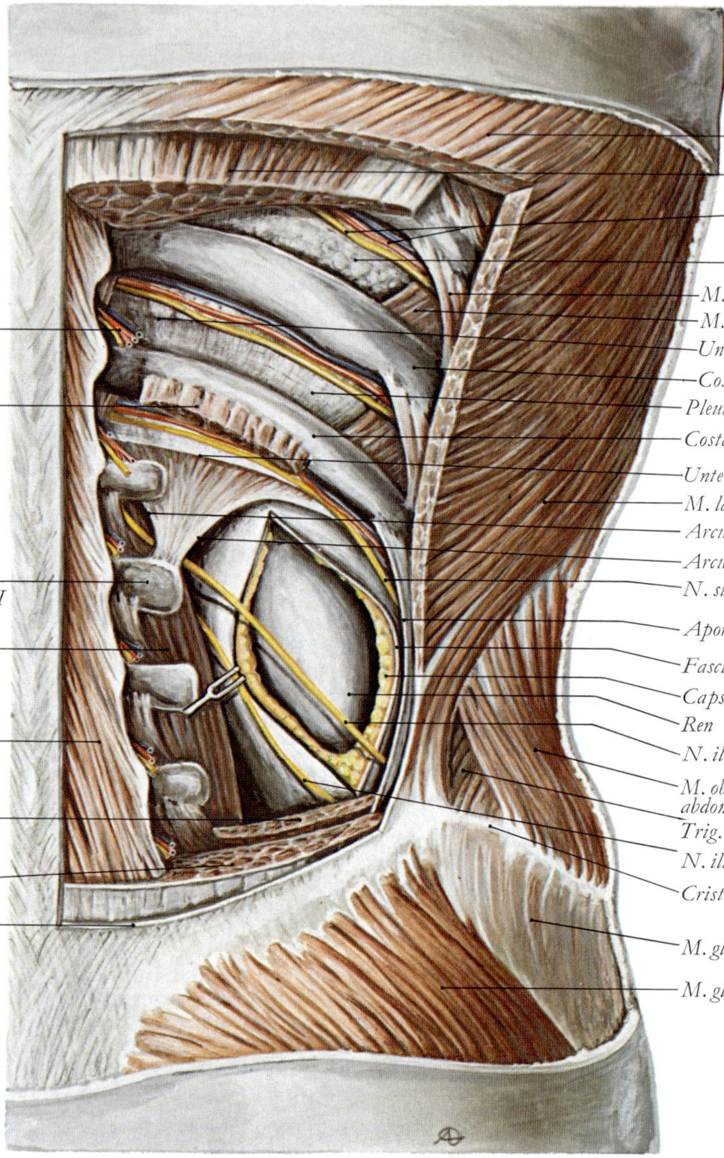

Abb. 175. Regio lumbalis (Lendengegend). M. latissimus dorsi, M. erector spinae, M. quadratus lumborum und Mm. intercostales externi teilweise entfernt. Fascia renalis und Capsula adiposa renis durchtrennt. Die beiden Arcus lumbocostales ziehen zum Processus costarius des II. Lendenwirbels (Variation)

Zwischen der in ihre Hüllen eingepackten Niere und dem M. quadratus lumborum verlaufen, von kranial nach kaudal gestaffelt, der *N. subcostalis* (N. intercostalis XII), der *N. iliohypogastricus* und der *N. ilioinguinalis*.

Das kraniale Drittel der dorsalen Nierenfläche wird von der in ihrer Länge sehr variablen 12. Rippe verdeckt. Ist letztere relativ lang, so verläuft sie von medial und kranial schräg nach lateral und kaudal. Eine häufig vorkommende kurze 12. Rippe hat, dem Processus costarius eines Lendenwirbels ähnlich, dagegen einen horizontalen Verlauf. Zwischen die Niere und die 12. Rippe ist die *Pleura* mit ihrem *Recessus costodiaphragmaticus* und das Zwerchfell eingelagert. Letzteres entspringt mit dem Crus laterale seiner Pars lumbalis vom *Arcus lumbocostalis lateralis*. In der Abb. 175 zieht er nicht wie gewöhnlich vom Processus costarius des I. Lendenwirbels zur 12. Rippe, sondern vom Rippenfortsatz des 2. Lendenwirbels (häufige Variation). Die untere Pleuragrenze überschreitet bei einer langen 12. Rippe nur deren mediales und mittleres Drittel nach kaudal. Das laterale Drittel einer langen 12. Rippe kann deshalb bei Operationen ohne Gefährdung der Pleura entfernt werden. Eine kurze 12. Rippe wird in ihrer gesamten Länge von der Pleura nach kaudal überschritten. Ihre Resektion ist deshalb nicht zulässig.

Die Länge der 12. Rippe schwankt zwischen 2 und 15 cm.

II. Die Gefäße und Nerven des Retroperitonealraumes

1. Die Bauchaorta, Aorta abdominalis

Die Bauchaorta beginnt nach dem Durchtritt durch den **Hiatus aorticus** des Zwerchfells vor dem 1. Lendenwirbelkörper, steigt vor den Lendenwirbelkörpern ein wenig links von der Medianen abwärts und geht vor dem 4. Lendenwirbel nach Abgabe der paarigen *Aa. iliacae communes* in die kleine *A. sacralis mediana* über.

Ventral wird sie von kranial nach kaudal überkreuzt (Abb. 133, 176) bzw. verdeckt von der Milzvene, dem Plexus coeliacus, dem Pankreas, der V. renalis sinistra, der Radix des Mesocolon transversum, der Pars inferior duodeni, der Radix mesenterii und dem Bauchfell. Links grenzt sie an den Truncus sympathicus und den M. psoas major, rechts an die V. cava inferior und den rechten Truncus sympathicus. Dorsal liegt sie den Lendenwirbeln an und wird von den linken *Vv. lumbales* gekreuzt.

Die **Aortenäste** teilen wir ein in:

1. unpaare, ventrale Eingeweidearterien (Truncus coeliacus (A. coeliaca), A. mesenterica superior und inferior). Sie sind bereits auf S. 233 und 247 besprochen;
2. paarige, laterale Segmentarterien (zu den paarigen Eingeweiden, Zwerchfell, Nebennieren, Nieren, Keimdrüsen);
3. paarige, dorsale Segmentarterien (Aa. lumbales) zur Bauchwand.

Die **Aa. phrenicae inferiores** entspringen in der Höhe des Truncus coeliacus direkt aus der Aorta oder aus dem Truncus coeliacus. Sie versorgen das Zwerchfell und geben die *A. suprarenalis superior* zur Nebenniere ab.

Die **Aa. suprarenales mediae** entspringen ein wenig tiefer und verlaufen lateral (rechts hinter der V. cava inf.) zur Nebenniere.

Die **Aa. renales** entspringen in Höhe des 1. bis 2. Lendenwirbels seitlich aus der Aorta. Die rechte verläuft hinter der V. cava inf. und dem Pankreaskopf, die linke hinter dem Pankreaskörper zur Niere. Sie geben einen Ast zur Nebenniere (*A. suprarenalis inferior*), zum Ureter und zur Kapsel. Beide Arterien werden meistens von der gleichnamigen Vene ventral verdeckt. Die Nierenarterien sind in Lage und Zahl variabel, weil die definitive Arterie eine von den zahlreichen Urnierenarterien ist, von denen auch mehrere erhalten bleiben können.

Die **Aa. testiculares (ovaricae)** entspringen unterhalb der Nierenarterien ziemlich ventral aus der Aorta. Die dünnen Gefäße verlaufen ab- und lateralwärts, überkreuzen den M. psoas, die Pars abdominalis des Ureters (geben an ihn Äste ab), schließlich die A. u. V. iliaca ext. und ziehen mit dem Ductus deferens durch den Leistenkanal zum Hoden.

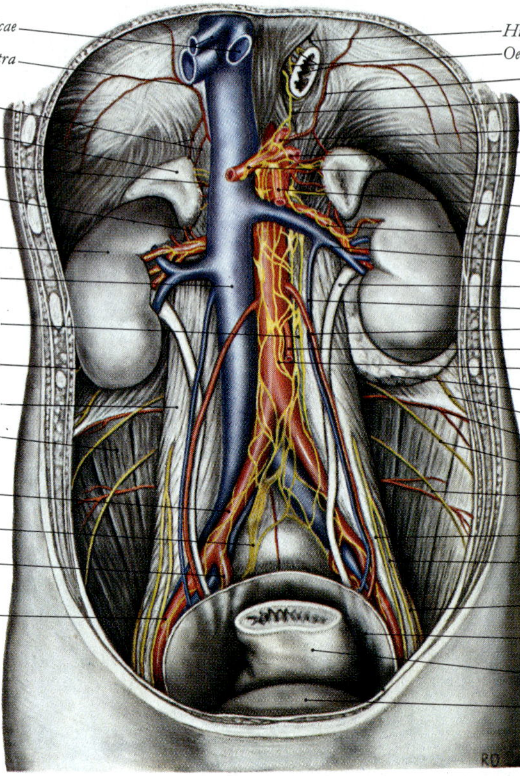

Abb. 176. Situs retroperitonaealis I. Die Plexus sympathici nur teilweise dargestellt.

Die kürzeren **Aa. ovaricae** haben zunächst den gleichen Verlauf, ziehen dann aber über den Rand des kleinen Beckens durch das *Lig. suspensorium ovarii* 1. zur *Extremitas tubaria ovarii*, 2. zur Ampulle der Tube, 3. zur Anastomose mit einem Ast der *A. uterina*. Aus dieser Anastomose ziehen mehrere Äste in den Hilus des Eierstockes.

Die **Aa. lumbales,** gewöhnlich 4 Lendenarterien, entspringen dorsal aus der Aorta, verlaufen über die vier kranialen Lendenwirbelkörper lateralwärts, verschwinden bald unter den Sehnenbogen des M. psoas, geben zwischen den Rippenfortsätzen der Wirbel einen dorsalen Ast zur Rückenmuskulatur und einen *R. spinalis* zum Wirbelkanal ab und verlaufen mit dem ventralen Ast zwischen den Bauchmuskeln. Hier anastomosieren sie mit den anderen Bauchwandästen: der *A. epigastrica superior* und *inferior*, den *Aa. intercostales*, der *A. iliolumbalis* und *A. circumflexa ilium profunda* (S. 193).

2. Die untere Hohlvene, Vena cava inferior

(Abb. 133, 176)

Sie entsteht vor dem 5. Lendenwirbel durch Vereinigung der beiden *Vv. iliacae communes*, steigt rechts von der Aorta vor der Wirbelsäule aufwärts, biegt in der Höhe der Nieren stärker nach rechts ab, um durch das *Foramen v. cavae* im Centrum tendineum des Zwerchfells zum rechten Vorhof zu gelangen.

Die Vorderfläche wird kaudal vom Bauchfell überzogen. Nach kranial wird sie überlagert von der Radix mesenterii, von der A. testicularis dextra, von der Pars inferior duodeni, vom Caput pancreatis, vom Lig. hepatoduodenale des Omentum minus mit den darin enthaltenen Gebilden, vom Ductus choledochus, von der V. portae, von der A. hepatica, und schließlich von der Leber. Sie begrenzt auch mit ihrer Vorderfläche von dorsal her das Foramen epiploicum.

Dorsal liegt sie (Abb. 177) dem Truncus sympathicus, dem medialen Rande des rechten M. psoas, dem rechten Zwerchfellschenkel und den rechten, paarigen Aortenästen (Aa. phrenica inf., suprarenalis media, renalis, lumbales) mit Ausnahme der ventral

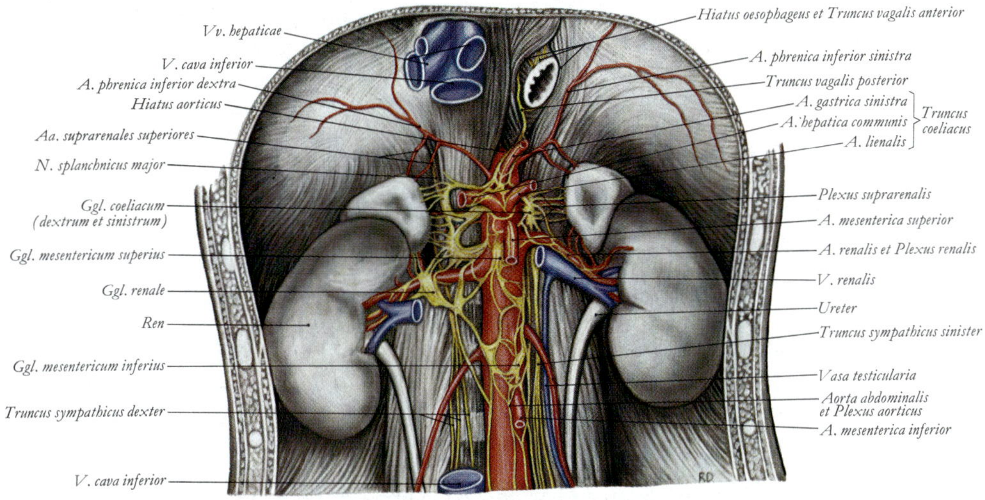

Abb. 177. Situs retroperitonaealis II. Plexus coeliacus, Plexus suprarenalis, Plexus renalis, Plexus aorticus abdominalis des Bauchsympathicus mit den zugehörigen Ganglien

gelegenen A. testicularis an. Links liegt sie der Aorta, rechts der rechten Nebenniere an.

Die untere Hohlvene nimmt das Blut auf von den **Beinen,** aus dem **Becken** und aus den **Beckenorganen,** der **Bauchwand** und den **paarigen Organen der Bauchhöhle.** Ihre Zuflüsse sind:

1. **Vv. lumbales.** Sie verlaufen kranial von den Aa. lumbales, nehmen das Blut von der Haut und den Muskeln des Rückens, von den Bauchmuskeln und den Wirbelsäulenvenen auf. Vor den Rippenfortsätzen der Wirbel sind sie (Abb. 129) durch Längsanastomosen verbunden. Diese die *V. iliaca communis* und *Vv. lumbales* verbindende Anastomose, die **V. lumbalis ascendens,** mündet rechts in die *V. azygos*, links in die *V. hemiazygos*. Die letztere fließt in die *V. azygos*, diese in die *V. cava superior*. Wir haben somit hier die **wichtigste,** seitlich der Wirbelsäule gelegene **Verbindung zwischen V. cava inferior und superior.**

2. **V. testicularis** [spermatica] **dextra.** Sie kommt aus dem **Plexus pampiniformis,** einem dichten Geflecht im Samenstrang, verläuft häufig doppelt mit der A. testicularis zur unteren Hohlvene.

Die **V. testicularis** [spermatica] **sinistra** verläuft unter dem Sigmoid zur **V. renalis sinistra.**

Der Verlauf unter dem Sigmoid, die rechtwinklige Einmündung und der längere Weg in die *V. renalis* werden als Ursache für die links häufigere, krankhafte Erweiterung des *Plexus pampiniformis* **(Varikozele)** angesehen.

Die **V. ovarica** sammelt das Blut aus dem Ausbreitungsgebiet der gleichnamigen Arterie, verläuft durch das *Lig. suspensorium ovarii* und ist im übrigen Verlauf gleich den *Vv. testiculares.*

3. **Vv. renales.** Sie verlaufen ventral von den Arterien und münden direkt unterhalb des Ursprungs der A. mesenterica superior in die V. cava inferior. Die rechte ist kurz und von der Pars descendens duodeni zugedeckt. Die linke ist lang und stärker, nimmt die linke *V. testicularis* und *V. suprarenalis* auf, verläuft ventral von der *Aorta* und ist vom Pankreas verdeckt.

4. **V. suprarenalis dextra** ist sehr kurz und mündet lateral in die *V. cava inferior.* Die linke siehe bei 3.

5. **Vv. hepaticae.** 2–3 (Abb. 176) große, kurze Stämme führen das Blut aus der Leber (der V. portae und der A. hepatica) direkt unterhalb des Zwerchfells zur V. cava inferior.

3. Die Lymphknoten und Lymphgefäße

Rechts, links und vor der *Aorta* und *V. cava inferior* liegt eine Kette von Lymphknoten, **Nodi lymphatici lumbales.** Sie nehmen die Lymphe von den Keimdrüsen, Nieren, Nebennieren und tiefen Teilen der Bauchwand direkt, von oberflächlichen Teilen der Bauchwand, den Beinen, dem Becken und den Beckenorganen mittels vorgeschalteter Knoten indirekt, auf. Aus den *Nodi lymphatici lumbales* bilden sich neben der Wirbelsäule zwei Längsstämme, die **Trunci lumbales.** Die Lymphe vom Darm, von der Milz, vom Pankreas und z.T. von der Leber fließt über die, Seite 237 beschriebenen, vorgeschalteten Lymphknoten schließlich zu den in der Umgebung des Truncus coeliacus gelegenen **Nodi lymphatici coeliaci.** Aus diesen bildet sich der **Truncus intestinalis.** Die Trunci lumbales und der Truncus intestinalis vereinigen sich in äußerst variabler Form und Lage (vor den Körpern der beiden obersten Lenden- und beiden untersten Brustwirbel) zur **Cisterna chyli.** Sie zieht dorsal von der *Aorta* durch das Zwerchfell und liegt dann rechts von ihr. Ihre Fortsetzung nach kranial ist der **Ductus thoracicus** (S. 93).

4. Die Nerven des Retroperitonealraumes

Der Bauchteil des Truncus sympathicus (S. 103) liegt neben der Mittellinie vor den Lendenwirbelkörpern. Seine Ganglien sind durch Rami communicantes mit den Lumbalnerven und durch Rami viscerales mit den sympathischen Geflechten der Aorta und ihrer Äste verbunden.

Die prävertebralen Ganglien (S. 105). Zu beiden Seiten und am kaudalen Umfang des *Truncus coeliacus* liegt der **Plexus coeliacus.** In das ausgedehnte Nervengeflecht sind zahlreiche größere und kleinere Ganglien eingeschaltet, die in ihrer Gesamtheit als **Ganglion coeliacum** bezeichnet werden. Die meist durch zahlreiche Anastomosen verbundenen beiden Ganglia coeliaca und die von ihnen zu den Organen abgehenden Geflechte werden **Sonnengeflecht, Plexus solaris,** genannt. Das **Ganglion mesentericum superius** liegt an der Wurzel der *A. mesenterica superior* und ist meist mit dem vorigen verbunden. Kranial vom Ursprung der *A. mesenterica inferior* finden wir häufig das **Ganglion mesentericum inferius.**

Der N. splanchnicus major (aus Th. 6–9) und **der N. splanchnicus minor** (aus Th. 10 u. 11) treten beiderseits nach Durchbohrung des Zwerchfells in das Ganglion coeliacum ein.

Die Nn. vagi, besonders der an der Dorsalfläche der Speiseröhre und des Magens gelegene *Truncus vagalis posterior*, schicken ihre Endäste zum *Ganglion coeliacum* und versorgen parasympathisch den Magen-Darmkanal bis zur Flexura coli sinistra. *Colon descendens*, *Colon sigmoideum* und *Rectum* erhalten ihre parasympathischen Fasern aus dem sakralen Parasympathikus (S. 110).

Die Plexus sympathici der Bauchhöhle. Vom Grenzstrang und den prävertebralen Ganglien gehen Nervengeflechte aus, die die Aorta abdominalis und die von ihr ausgehenden Arterien umspinnen und den Organen sympathische und meist auch parasympathische Fasern zuführen. Wir benennen diese Geflechte wie die Arterien und unterscheiden somit einen *Plexus aorticus abdominalis*, *Plexus phrenicus*, *Plexus hepaticus*, *Plexus lienalis*, *Plexus gastrici*, *Plexus suprarenalis*, *Plexus renalis*, *Plexus testicularis* (*ovaricus*), *Plexus mesentericus superior*, *Plexus mesentericus inferior*.

Der Plexus aorticus abdominalis teilt sich am Ende der Aorta abdominalis in 3 Äste, die paarigen, den Aa. iliacae communes folgenden *Plexus iliaci* und den unpaaren *Plexus hypogastricus superior*. Dieser zieht als breites Geflecht über das Promontorium ins kleine Becken, wo er sich in den paarigen *Plexus hypogastricus inferior* teilt.

Das Becken, Pelvis

Das Becken bildet den unteren Abschluß des Rumpfes. Die knöcherne Grundlage liefert der aus dem Kreuzbein und den beiden Hüftbeinen bestehende **Beckenring.** Kaudal wird dieser knöcherne Ring durch eine muskulös-bindegewebige Platte, den **Beckenboden,** abgeschlossen. Der so geschaffene Raum enthält die Beckenorgane.

Das vom Beckenboden kaudal abgeschlossene, knöcherne Becken hat die Gestalt eines Gefäßes mit breitem, nach außen umgelegtem Rande. *Vesal* verglich es mit einem Waschbecken und prägte zuerst den Namen „Becken". Das eigentliche Gefäß ist nur das kleine Becken. Der breite, von den Darmbeinschaufeln gebildete Rand fehlt vorn und wird durch die Bauchmuskulatur ergänzt.

Die Hüftbeine gehören funktionell und vergleichend-anatomisch zur unteren Gliedmaße. Auch die das Becken von außen deckenden Weichteile werden beim Bein besprochen. Nur der unterhalb des Beckenbodens gelegene Damm wird im Anschluß an das Becken dargestellt.

A. Die Beckenwände

I. Die Knochen des Beckengürtels

Während der Schultergürtel nur locker am Rumpf befestigt ist, um dem Arm eine möglichst große Beweglichkeit zu ermöglichen (Greiforgan), ist der Beckengürtel fest mit der Wirbelsäule verbunden. Er trägt bei aufrechter Körperhaltung die Last des

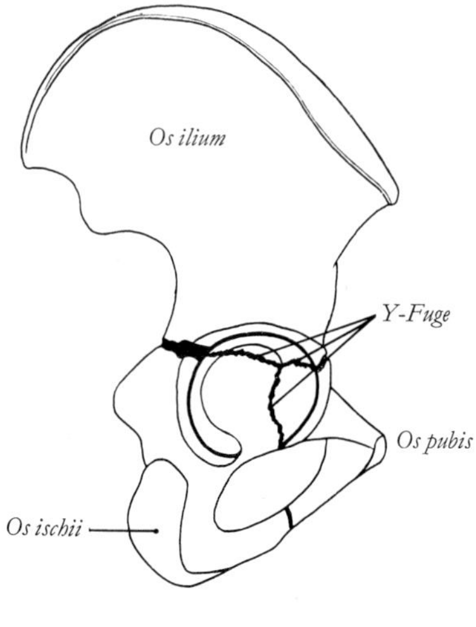

Abb. 178. Rechtes Hüftbein eines 14jährigen Mädchens. Y-Fuge im Bereich der Hüftgelenkspfanne

Rumpfes und der oberen Gliedmaßen und überträgt sie auf die Beine (Stützorgan). Die Beweglichkeit des Beines gegen den Rumpf wird hauptsächlich durch das Hüftgelenk gewährleistet.

Kreuzbein (*Os sacrum*), rechtes und linkes Hüftbein (*Os coxae*) sind zu einem festen, knöchernen Ring, dem Becken, **Pelvis,** zusammengefügt.

Das Hüftbein, Os coxae

(Abb. 178, 179, 180, 181)

besteht aus 3 Knochen, dem **Darmbein,** *Os ilium,* dem **Sitzbein,** *Os ischii,* und dem **Schambein,** *Os pubis.* Ihre Körper, *Corpora,* bilden gemeinsam die napfförmige *Hüftpfanne, Acetabulum* (= Essignäpfchen). Beim kindlichen Hüftbein (Abb. 178) sind sie

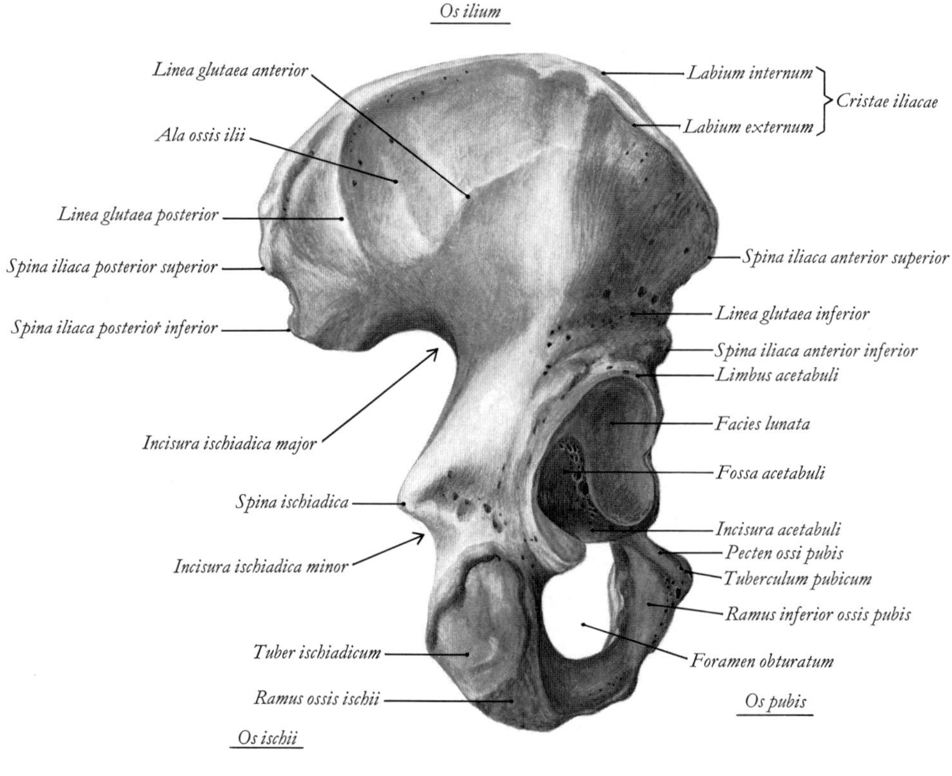

Abb. 179. Os coxae (Hüftbein), Außenseite

noch durch eine Y-förmige Knorpelfuge vereinigt. Die halbkugelförmige **Hüftpfanne** hat einen dünnen, aufgerauhten Boden, *Fossa acetabuli*, der mit Binde- und Fettgewebe ausgepolstert ist (s. S. 356). Der dicke, etwas überhöhte Pfannenrand ist unten ausgespart, *Incisura acetabuli.* Die halbmondförmige, überknorpelte Gelenkfläche, *Facies lunata,* ist am besonders kräftigen Pfannendach am breitesten, um die Rumpflast auf den Oberschenkel übertragen zu können (Abb. 179).

Das Hüftbein ist eine 8förmige Rahmenkonstruktion (Abb. 180), die mit ihrem oberen Flügel, der **Darmbeinschaufel,** seitlich und hinten das große Becken bildet und die Baucheingeweide trägt und mit ihrem unteren Flügel vorn und seitlich das kleine Becken begrenzt. Der verstärkte Knochenrahmen umgibt im oberen Flügel eine dünne Knochenplatte, im unteren das *Foramen obturatum*, ein Loch, das durch eine kräftige Bindegewebsmembran, *Membrana obturatoria*, verschlossen ist. Beide Flügel bieten auf ihren Innen- und Außenflächen große Ursprungsfelder für Muskeln. Die Rahmenkonstruktion ermöglicht die Übertragung der Rumpflast auf die Oberschenkel (Abb. 186). Ihre Hauptverstärkungszüge, der Darm-Schambeinbalken („Terminaltrajektorium", entspricht dem Verlauf der Linea terminalis) und der Darm-Sitzbeinbalken („Tubertrajektorium", verbindet die Spina iliaca anterior superior mit dem Tuber ischiadicum), sind aber auch als Hebelarme für die verschiedenen am Becken entspringenden Muskelgruppen aufzufassen (Pfeile in Abb. 180).

Das **Darmbein,** *Os ilium*, besteht aus der Darmbeinschaufel, *Ala ossis ilium*, und dem Körper, *Corpus ossis ilium*, der den oberen Teil der Hüftpfanne bildet (Abb. 178,

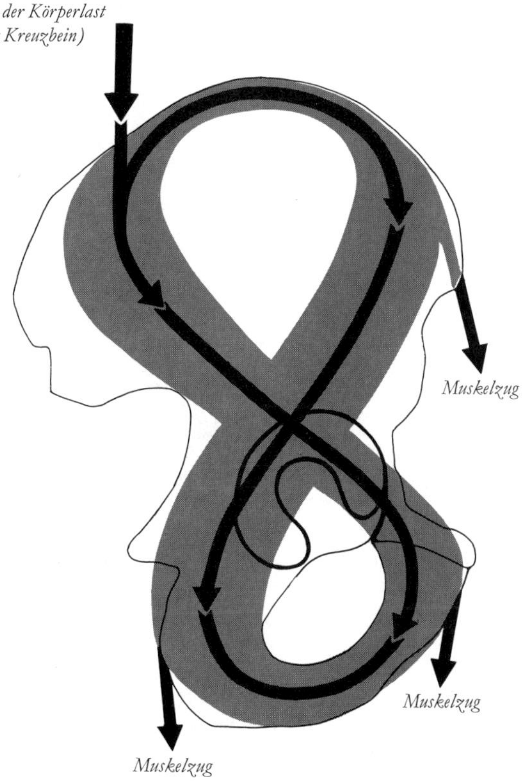

Abb. 180. Konstruktionsschema des Os coxae. Verdichtete (verstärkte) Knochenteile grau. Wirkung der Körperlast und der Muskeln durch Pfeile gekennzeichnet

179). An der Innenfläche trennt die kräftige *Linea arcuata* (Abb. 181) Schaufel und Körper. Der verdickte obere Rand der Schaufel heißt **Darmbeinkamm,** *Crista iliaca*, und trägt für den Ursprung bzw. Ansatz der platten Bauchmuskeln eine äußere und innere Lippe, *Labium externum* und *internum*, und zwischen ihnen eine *Linea intermedia*. Der Darmbeinkamm endet vorn mit dem vorderen Darmbeinstachel, *Spina iliaca anterior superior* [Sp. ilica ventralis], hinten mit der *Spina iliaca posterior superior* [dors. cran.]. Der hintere Darmbeinrand zeigt die *Spina iliaca posterior inferior* [dors. caud.] und unterhalb von ihr einen parabolischen, auf das Sitzbein übergehenden Ausschnitt, **Incisura ischiadica major.** Der vordere Schaufelrand trägt unterhalb der Spina iliaca anterior superior die stumpfe *Spina iliaca anterior inferior* [Tuberculum ilicum] für den Ursprung des M. rectus femoris. Am Übergang in das Schambein erhebt sich die flache *Eminentia iliopectinea.* Die Außenfläche der Schaufel (Abb. 179) hat zwischen drei rauhen Linien, *Linea glutaea anterior*, *posterior* und *inferior*, Ursprungsfelder für die drei Gesäßmuskeln. Sie heißt deshalb auch *Facies glutaea.*

Da der Mensch für den aufrechten Gang eine mächtige Gesäßmuskulatur benötigt, sind die Darmbeinschaufeln groß und breit. Bei den vierfüßigen Primaten sind sie noch klein und schmal.

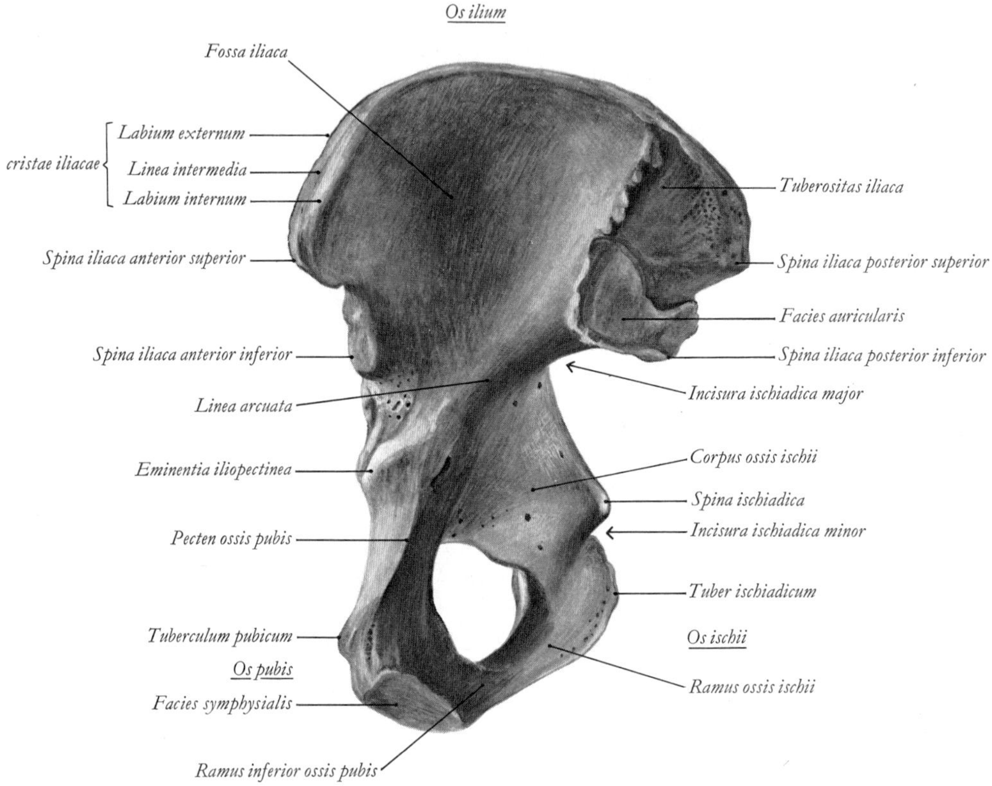

Abb. 181. Os coxae (Hüftbein), Innenseite

Die Innenfläche der Darmbeinschaufel (Abb. 181) ist in den vorderen Zweidritteln flach ausgehöhlt, *Fossa iliaca.* Sie bildet das Ursprungsfeld für den fächerförmigen M. iliacus. Das hintere Drittel, die *Facies sacropelvina*, trägt die ohrförmige Gelenkfläche, *Facies auricularis*, für die Verbindung mit dem Kreuzbein. Das hinter dieser gelegene, große, aufgerauhte Feld, *Tuberositas iliaca*, dient den mächtigen Bändern zum Ansatz, die die Kreuz-Darmbeinverbindung sichern.

Das **Sitzbein,** *Os ischii*, bildet mit seinem Körper, **Corpus ossis ischii,** nahezu $^2/_3$ der Hüftpfanne. Nach medial und dorsal geht von ihm die *Spina ischiadica* ab, die die *Incisura ischiadica major* von der *Incisura ischiadica minor* trennt. Der **Ramus ossis ischii** ist nahezu rechtwinklig gebogen und umrahmt hinten und unten das Foramen obturatum. Am Scheitel des Bogens liegt der breite Sitzbeinhöcker, **Tuber ischiadicum** [ossis ischii]. Sein oberes Feld dient der ischiocruralen Muskelgruppe zum Ursprung, sein unteres bildet beim Sitzen die Stützfläche. Beim Stehen wird der Sitzbeinhöcker vom großen Gesäßmuskel bedeckt.

Das **Schambein,** *Os pubis,* bildet mit seinem Körper, **Corpus ossis pubis,** den vorderen Teil der Hüftpfanne (Abb. 178). Oberer und unterer Schambeinast, **Ramus superior** und **inferior ossis pubis,** vereinigen sich in einem spitzen Winkel. Der Scheitel des Winkels trägt die ovale überknorpelte *Facies symphysialis* (Abb. 181) zur Verbindung mit dem Schambein der anderen Seite. Der untere Schambeinast verbindet sich mit dem Sitzbeinast (Abb. 178). Der obere Schambeinast hat drei Flächen und drei Kanten. Die obere, scharfrandige Kante bezeichnen wir als Schambeinkamm, *Pecten ossis pubis.* Er läuft nach medial in das neben der Symphyse gelegene *Tuberculum pubicum* aus.

Das bei der Frau dreieckige, beim Mann ovale **Foramen obturatum** wird durch sich überkreuzende, vorwiegend quer verlaufende Bindegewebsfasern, die **Membrana obturatoria** verschlossen (Abb. 185). Ihre oberen Fasern schließen den an der Unterfläche des oberen Schambeinastes schräg medianwärts verlaufenden Sulcus obturatorius zum **Canalis obturatorius** (Abb. 185).

Durch den Canalis obturatorius ziehen die Vasa obturatoria und der N. obturatorius aus dem Becken zum Oberschenkel. Der neben ihnen verbleibende Raum ist in der Regel durch Fettgewebe verschlossen. Er kann Bruchpforte **(Hernia obturatoria)** sein und Ergüssen (Blut, Eiter) als Weg dienen.

Über das Kreuzbein s. S. 127.

II. Die Bandverbindungen des Beckens

Die beiden Hüftbeine werden vorn untereinander durch die Symphyse und hinten durch die Kreuzbein-Darmbein-Gelenke mit dem Kreuzbein verbunden.

1. Die Schambeinfuge, Symphysis pubica

(Abb. 182)

Die einander zugewandten Flächen der Schambeine, die *Facies symphysiales,* sind von einer 0,3 mm dicken Schicht hyalinen Knorpels überzogen, in der eine faserknorpelige Scheibe, der **Discus interpubicus,** fest verankert ist. Die Schambeinfuge wird beim Stehen

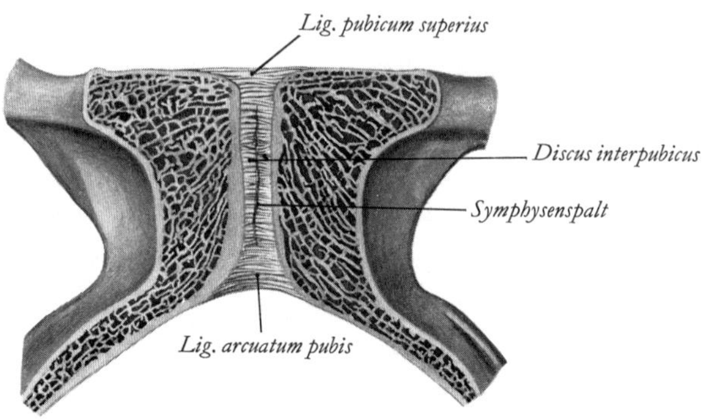

Abb. 182. Frontalschnitt durch die Schambeinfuge (Symphysis pubica)

auf beiden Beinen auf Zug, beim Liegen auf dem Rücken auf Druck und beim Gehen (beim Heben des Spielbeines) auf Abscherung beansprucht. Sie enthält häufig einen Spalt. Kranial wird sie durch das *Lig. pubicum superius,* kaudal durch das *Lig. arcuatum pubis* verstärkt.

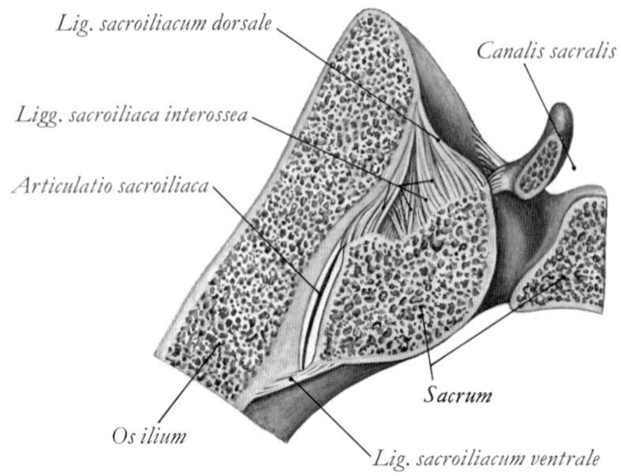

Abb. 183. Horizontalschnitt durch das rechte Kreuzbein – Darmbein – Gelenk

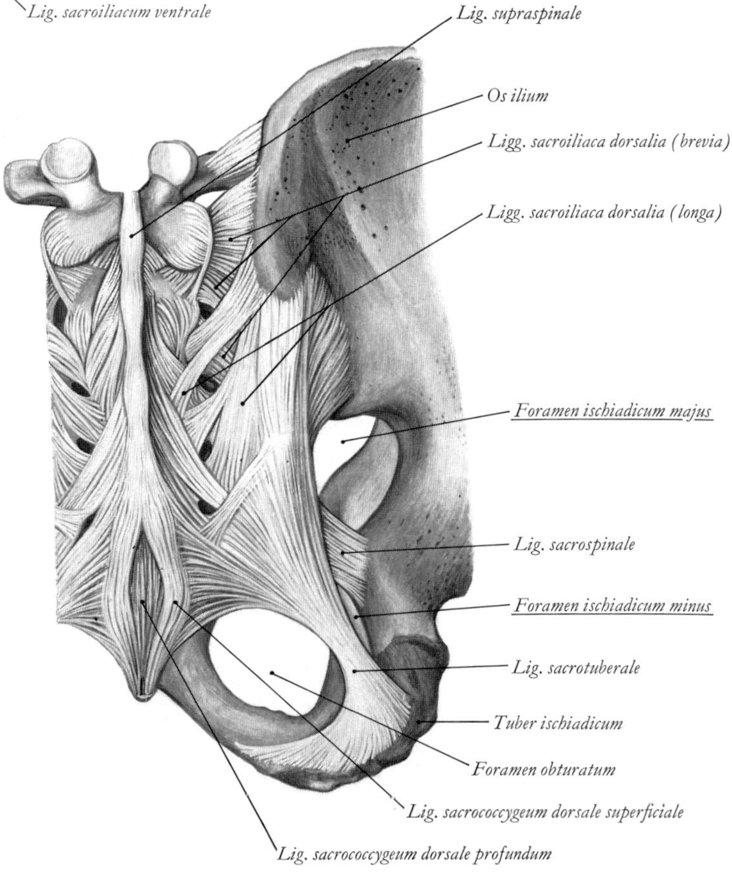

Abb. 184.
Bänder des Beckens
von dorsal gesehen

Eine Auflockerung des Gewebes der Symphyse und eine Vergrößerung des Symphysenspaltes während der Schwangerschaft ist schon seit langem bekannt. Heute weiß man, daß diese Auflockerung und Verbreiterung der Symphyse gleichzeitig mit einer Auflockerung der Kreuz-Darmbeingelenke unter hormonalem Einfluß erfolgt. Die Lockerung der sehr straffen Bandverbindungen erleichtert den Geburtsakt, vor allem den Durchtritt des Kopfes. Reicht diese physiologische Erweiterung des Beckenkanals nicht aus, so kann der Geburtshelfer die Symphyse (Symphyseotomie) oder die Schambeinäste (Pubotomie) durchtrennen und den Beckenring um etwa 2 cm vergrößern. Da hierdurch der Beckenring geschwächt wird, ist eine exakte Verheilung nötig, wenn Gehen und Stehen nicht erschwert sein sollen. Heute werden diese Eingriffe nicht mehr durchgeführt.

2. Das Kreuzbein-Darmbein-Gelenk, Articulatio sacroiliaca

(Abb. 183-186)

ist ein straffes Gelenk (Amphiarthrosis). Die *Facies auriculares* des Kreuz- und Hüftbeins sind die Druckübertragungsflächen. Die ohrförmigen Gelenkflächen haben eine leicht höckrige Oberfläche, die in der Tiefe von hyalinem, oberflächlich von Faserknorpel überzogen ist. Die straffe Gelenkkapsel wird vorn durch die schwachen **Ligg. sacroiliaca ventralia** (Abb. 183, 185) verstärkt. Durch die mächtigen **Ligg. sacroiliaca interossea** und **dorsalia** (Abb. 183, 184, 186) ist das Kreuzbein zwischen den beiden Darmbeinen aufgehängt. Kreuzbein und Hüftbeine bilden einen **Gewölbebogen** (Abb. 186). Im Stehen wird die auf dem Kreuzbein ruhende Rumpflast durch diesen Gewölbebogen auf die beiden Oberschenkelknochen übertragen. Die Säulen des Bogens würden bei dieser Belastung seitwärts auseinander streben, wenn der Horizontalschub nicht durch die in der Symphyse vereinigten Schambeine aufgefangen würde. Zu diesen Zugbeanspruchungen der Symphyse treten beim Stehen auf einem Bein noch Abscherungskräfte.

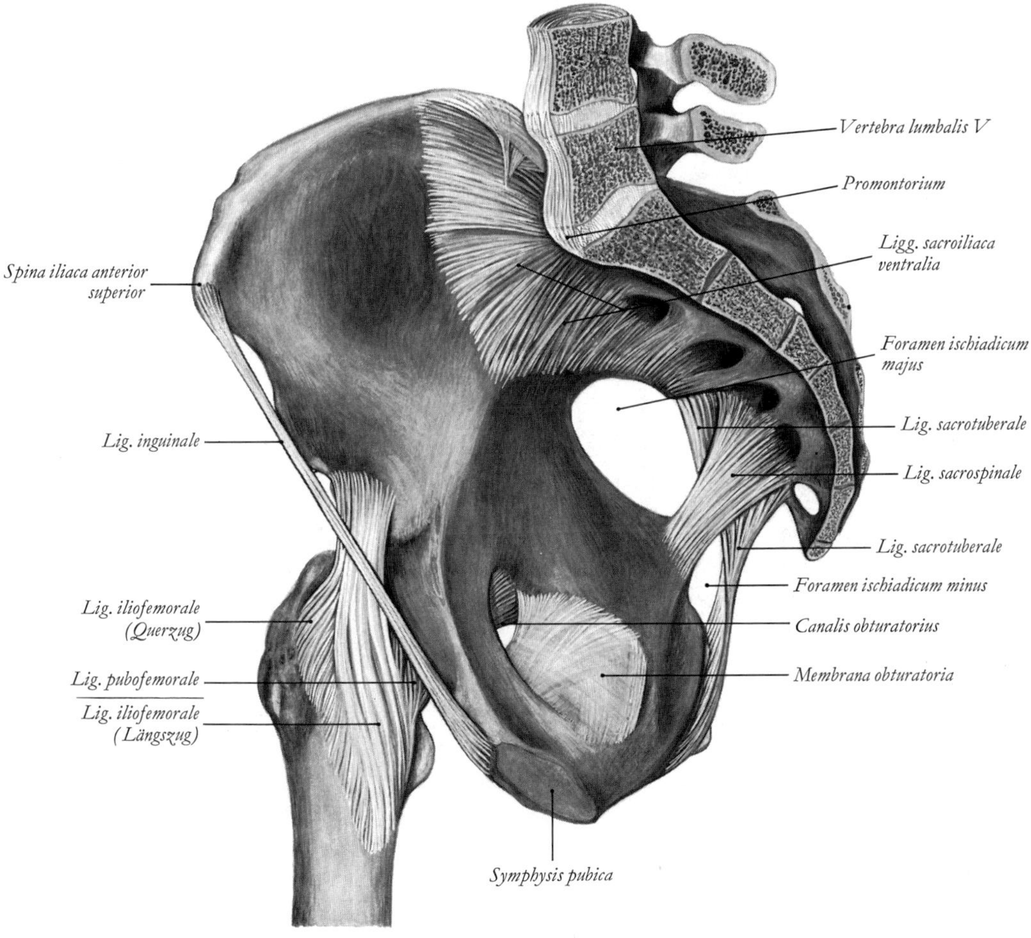

Abb. 185. Bänder des Beckens und des Hüftgelenkes. Ansicht von ventral und medial

Die mächtigen *Ligg. sacroiliaca interossea und dorsalia* werden gespannt, wenn die Rumpflast das Kreuzbein zwischen die Hüftbeine treibt. Da das Kreuzbein ventral breiter als dorsal ist, müßte es nach ventral ins Becken fallen, wenn es nicht durch diese mächtigen Bandmassen zwischen den Hüftbeinen aufgehängt wäre.

Weitere wichtige Bänder des Beckens sind

1. Das **Lig. iliolumbale.** Es verläuft vom Darmbein zu den Rippenfortsätzen des 4. und 5. Lendenwirbels.
2. Das **Lig. sacrotuberale** (Abb. 184–186). Es entspringt fächerförmig von den Seitenrändern des Kreuz- und Steißbeins und dem Darmbein (Spina iliaca posterior, superior und inferior) und zieht zur Innenseite des Tuber ischiadicum.
3. Das **Lig. sacrospinale.** Es entspringt (Abb. 184-186) ebenfalls vom Rande des Kreuz- und Steißbeins, liegt ventral vom vorigen und zieht mehr quer zur Spina ischiadica.

Die beiden letztgenannten Bänder ergänzen die Incisura ischiadica major und minor zum **Foramen ischiadicum majus und minus.**

Durch das Foramen ischiadicum majus zieht der M. piriformis und teilt es in ein *Foramen suprapiriforme* (A., V., N. glutaeus superior) und *infrapiriforme* (A., V., N. glutaeus inferior, N. ischiadicus, N. cutaneus femoris posterior, A., V. pudenda interna, N. pudendus). Durch das *Foramen ischiadicum minus* gelangen der M. obturatorius internus zum Oberschenkel und A., V., N. pudendus von der Gesäßgegend zum Damm (Abb. 239).

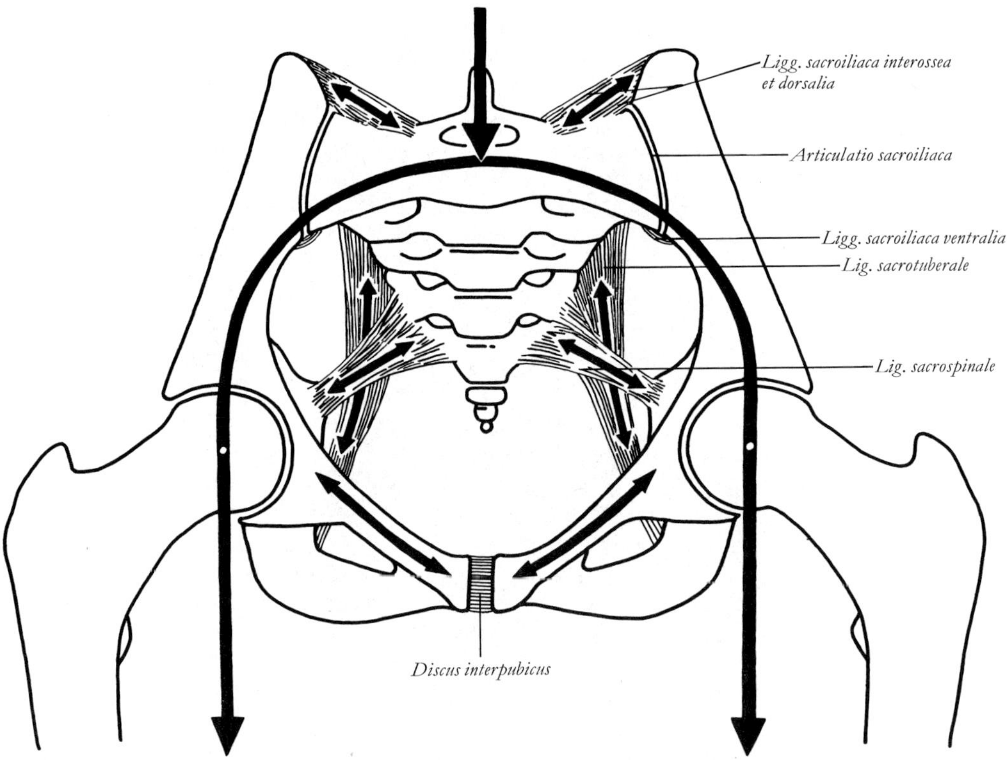

Abb. 186. Halbschematische Darstellung der Bogenkonstruktion des Beckens. Der obere dicke Pfeil deutet die auf den Bogen wirkende Last des Rumpfes an. Der Bogen setzt sich nach unten in die Traglinie des Beines fort. Die dünneren Pfeile zeigen die Beanspruchung des Knochens und der Bänder bei verschiedenen Belastungen

Das Kreuzbein führt bei Belastung um eine quere, durch die *Facies auriculares* verlaufende Achse geringfügige Kippbewegungen aus. Wenn die Basis des Kreuzbeines durch die Rumpflast nach ventral bewegt wird, versucht die Kreuzbeinspitze nach dorsal auszuweichen. Diese Bewegung wird durch die *Ligg. sacrotuberalia* und *sacrospinalia* abgefangen. Sie üben dabei gleichzeitig einen Zug auf die *Spinae ischiadicae* und *Tubera ischiadica* aus. (Abb. 186).

Die beim Menschen stark ausgeprägten *Spinae ischiadicae* können als Resultat dieser Zugwirkung gedeutet werden. Die Entstehung zahlreicher pathologischer Beckenformen kann nur verstanden werden, wenn man den Wirkungsmechanismus der verschiedenen Beckenbänder erfaßt hat.

3. Die Kreuzbein-Steißbein-Verbindung

Da die Kreuzsteißbeinverbindung von praktischer Bedeutung für den Beckenausgang ist, soll sie hier beim Becken besprochen werden.

Das *Lig. longitudinale anterius* verliert sich auf der Facies pelvina des Kreuzbeins und tritt gegen das Steißbein hin wieder auf als **Lig. sacrococcygeum ventrale.** Das *Lig. longitudinale posterius* wird kaudal (Abb. 184) zum **Lig. sacrococcygeum dorsale profundum.** Die Wirbelbogen und Zwischenbogenbänder werden bei den kaudalen Wirbeln ersetzt durch das **Lig. sacrococcygeum dorsale superficiale.** Zwischen Kreuz- und Steißbein oder zwischen 1. und 2. Steißbeinwirbel bleibt häufig, besonders bei der Frau, eine gelenkige (oder knorpelige) Verbindung erhalten. Sie ermöglicht es, daß bei dem Austritt des Kopfes die Steißbeinspitze 2 cm nach dorsal bewegt und der Beckenausgang erweitert werden kann. Knöcherne Verbindung (Synostose) kann ein schweres Geburtshindernis bedeuten.

III. Das Becken als Ganzes

Die beiden Hüftbeine und das Kreuzbein bilden das knöcherne Becken. Es wird durch die Linea terminalis (Abb. 188, 189), die bogenförmig vom Promontorium über das Kreuzbein, das Darm- und Schambein zur Symphyse zieht, in das große und kleine Becken, **Pelvis major und minor,** geteilt. Das **große Becken,** gebildet von den Darmbeinschaufeln, hilft die Baucheingeweide tragen. Das **kleine Becken,** der eigentliche Beckenkanal, beherbergt die Beckeneingeweide und dient bei der Frau als **Geburtskanal** für den Durchtritt des Kindes. Es beginnt kranial mit dem **Beckeneingang,** *Apertura pelvis minoris superior,* und endet kaudal mit dem **Beckenausgang,** *Apertura pelvis minoris inferior.* Da die Form des Beckens, besonders des Ein- und Ausganges, von großer Bedeutung für die Beurteilung der Gebärfähigkeit ist, sollen hier einige Maße folgen.

1. Maße des weiblichen Beckens

(Abb. 187, 191)

Die Form und Größe des **Beckeneinganges** wird beurteilt durch den geraden, den queren und die beiden schrägen Durchmesser.

1. Der gerade Durchmesser (Abb. 187, 191) des Beckeneinganges, die kürzeste Verbindung zwischen Promontorium und Symphyse, **Conjugata vera** [Diameter mediana], ist normal 11 cm lang.

Die Conjugata anatomica hat 11,5 cm und reicht vom Promontorium bis zur Mitte des Oberrandes der Symphyse.

2. Der quere Durchmesser, **Diameter transversa,** ist die Verbindungslinie von 2 symmetrischen, rechts und links am weitesten ausladenden Punkten der Linea terminalis (13,5 cm).
3. Der rechte oder erste schräge Durchmesser, **Diameter obliqua I,** ist die Verbindungslinie von der Articulatio sacroiliaca dextra zu der Eminentia iliopectinea sinistra (12,5 cm).
4. Der linke oder zweite schräge Durchmesser, **Diameter obliqua II,** ist die Verbindungslinie von der Articulatio sacroiliaca sinistra zu der Eminentia iliopectinea dextra (12,5 cm).

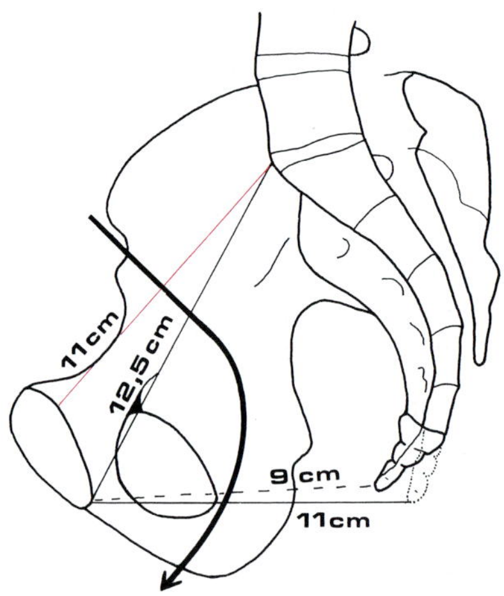

Abb. 187. Praktisch wichtige Maße des kleinen Beckens. Beckenachse (dicker Strich). Conjugata vera (11 cm), Conjugata diagonalis (12,5 cm), gerader Durchmesser des Beckenausganges (9 cm), gerader Durchmesser des Beckenausganges bei nach dorsal gekipptem Steißbein (11 cm)

Der schräge Durchmesser sagt aus, ob das Becken symmetrisch oder schief ist. Der kindliche Kopf tritt gewöhnlich mit der Pfeilnaht in den ersten oder zweiten schrägen Durchmesser ein.

Da die *Conjugata vera* nicht direkt zu messen ist, bestimmen wir die **Conjugata diagonalis.** Durch Einführung des Zeigefingers in die Scheide messen wir die Entfernung zwischen Promontorium und Lig. arcuatum pubis. Von dem diagonalen Durchmesser (12,5 cm) ziehen wir 1,5–2 cm ab und erhalten damit den geraden Durchmesser (11 cm).

Die **Größe des Beckenausganges** wird durch den geraden und queren Durchmesser bestimmt.

Der gerade Durchmesser, von der Steißbeinspitze bis zum Unterrand der Symphyse (9 cm), kann bei beweglichem Steißbein um 2 auf 11 cm vergrößert werden (Abb. 187).

Der quere Durchmesser verbindet die beiden Sitzbeinhöcker (11 cm).

Man kann auch noch eine **Beckenweite** (gerader Durchmesser 12 cm), zwischen Unterrand der Symphyse und der Synostose zwischen 2. und 3. Kreuzbeinwirbel, und eine **Beckenenge,** zwischen Kreuzbeinspitze, den beiden Spinae ischiadicae und dem Unterrand der Symphyse, unterscheiden.

Beckenachse, Axis pelvis (Abb. 187). Verbindet man die Mittelpunkte der geraden Beckendurchmesser durch eine Linie, die der Kreuzbeinkrümmung parallel läuft, so erhält man die **Beckenachse** oder **Führungslinie.** Sie gibt die Richtung an, in der der kindliche Kopf nach außen tritt.

Die Länge der *Conjugata vera* des Beckeneinganges entscheidet, ob der kindliche Kopf ins Becken eintreten kann. Unter 10 cm haben wir ein relativ, unter 6 cm ein absolut verengtes Becken. In letzterem Falle kann eine Geburt auf natürlichem Wege nicht mehr erfolgen.

Folgende äußere Beckenmaße orientieren nur ungenau über Beckengröße und -form.

1. Diameter externa. (*Baudelocque*) Verbindung der kranialen Kante der Symphyse mit dem Proc. spinosus des 5. Lendenwirbels (20–23 cm).
2. Distantia spinarum. Die Entfernung der Spinae iliacae anteriores superiores (25–26 cm).
3. Distantia cristarum. Die größte Entfernung der Cristae iliacae (am Außenrand gemessen), 28–29 cm.
4. Distantia trochanterum. Die größte Entfernung der beiden großen Rollhügel der Oberschenkel (31–32 cm).

Diese äußeren Maße werden an der Lebenden mit dem Tasterzirkel gemessen. Liegt die Diameter externa unter 18 cm, so haben wir eine Conjugata vera unter 9 cm. Die Distantia spinarum kann größer sein als die Distantia cristarum („ausgerolltes Becken"), oder auch kleiner sein („eingerolltes Becken"). Beide Formen des großen Beckens sind normal.

2. Geschlechtsunterschiede des Beckens

Unter dem Einfluß der Keimdrüsen wird während der Pubertät das weibliche Becken für den Geburtsakt vorbereitet. **Bei der Frau** ist der Beckeneingang (Abb. 191) queroval, beim Mann kartenherzförmig (Abb. 190); das Kreuzbein ist gewöhnlich breiter, das Promontorium springt nicht so stark in das Becken vor. Der Abstand der Sitzhöcker und damit der Beckenausgang sind größer. Im ganzen ist das weibliche Becken geräumiger. Bei der Ansicht von vorn (Abb. 188, 189) erscheint das weibliche Becken niedriger und breiter, das männliche Becken höher und schmaler. Der Angulus subpubicus (70–75°) ist bei der Frau zum Arcus pubis (90–100°) geworden. Die Symphyse ist bei der Frau niedriger und breiter. Das Foramen obturatum ist beim Mann oval, bei der Frau dreieckig. Die Darmbeinschaufeln laden seitlich stärker aus und ergeben mit dem physiologisch stärkeren Fettpolster der Hüften die typisch weibliche Form.

Das Becken des Neugeborenen ist relativ klein. Die Beckeneingeweide liegen deshalb verhältnismäßig hoch. Ein Promontorium ist noch nicht vorhanden. Das Kreuzbein erscheint relativ groß.

3. Die Beckenneigung, Inclinatio pelvis

Die Beckeneingangsebene (die durch die beidseitigen Lineae terminales gelegte Ebene) steht **beim aufrecht stehenden** Menschen nicht horizontal, sondern bildet mit der Horizontalen einen Winkel von 65°. In dieser Stellung liegen die Spinae iliacae anteriores superiores und der Oberrand der Symphyse ungefähr in einer Frontalebene. Die Schambeine stehen nicht vertikal, sondern nahezu horizontal. Sie helfen die Baucheingeweide tragen und entlasten damit den Beckenboden. Auch die kranialen Wirbel des Kreuzbeins haben in dieser Stellung (Abb. 185) eine nahezu horizontale Lage. Das Promontorium springt stark vor. Die Körperlast wird mittels einer Gewölbekonstruktion vom Kreuzbein über das Darmbein auf die Oberschenkel übertragen. Dieses Gewölbe wird vorn durch die Schambeinäste und die Symphyse fest verankert (Abb. 186). Das Sitzbein ist bei dieser Stellung nicht belastet. **Beim Sitzen** wird die Beckeneingangsebene horizontaler gestellt; die Abknickung des Beckens gegen die Wirbelsäule (Promontorium) wird ebenso wie die Beckenneigung kleiner. Die Körperlast wird über Kreuzbein, Darmbein, Sitzbein auf die Sitzbeinhöcker übertragen. Auch hier findet eine ventrale Verankerung durch die Schambeinäste statt.

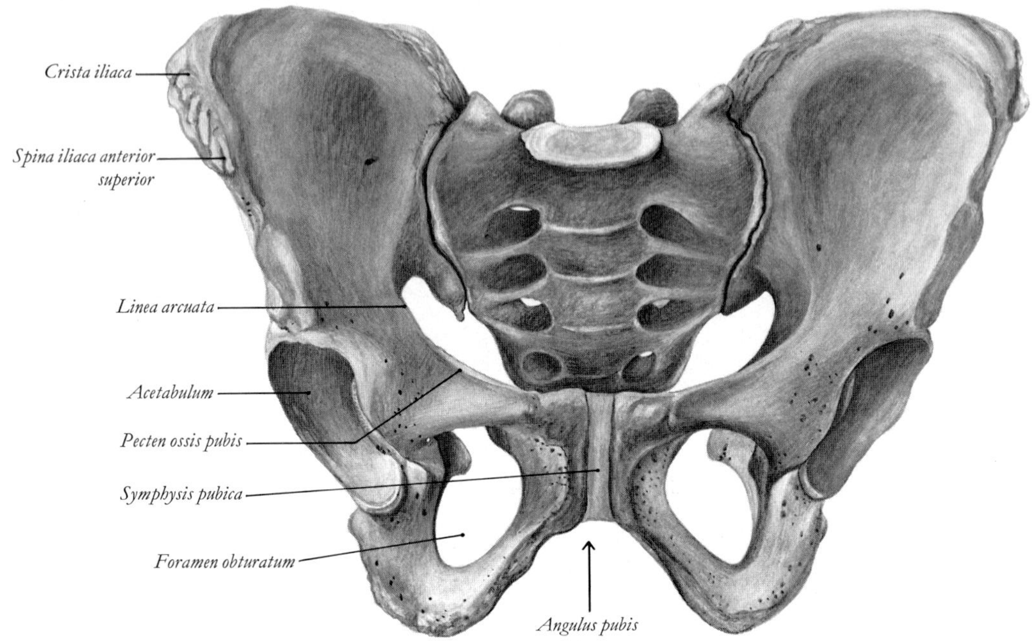

Abb. 188. Männliches Becken von ventral

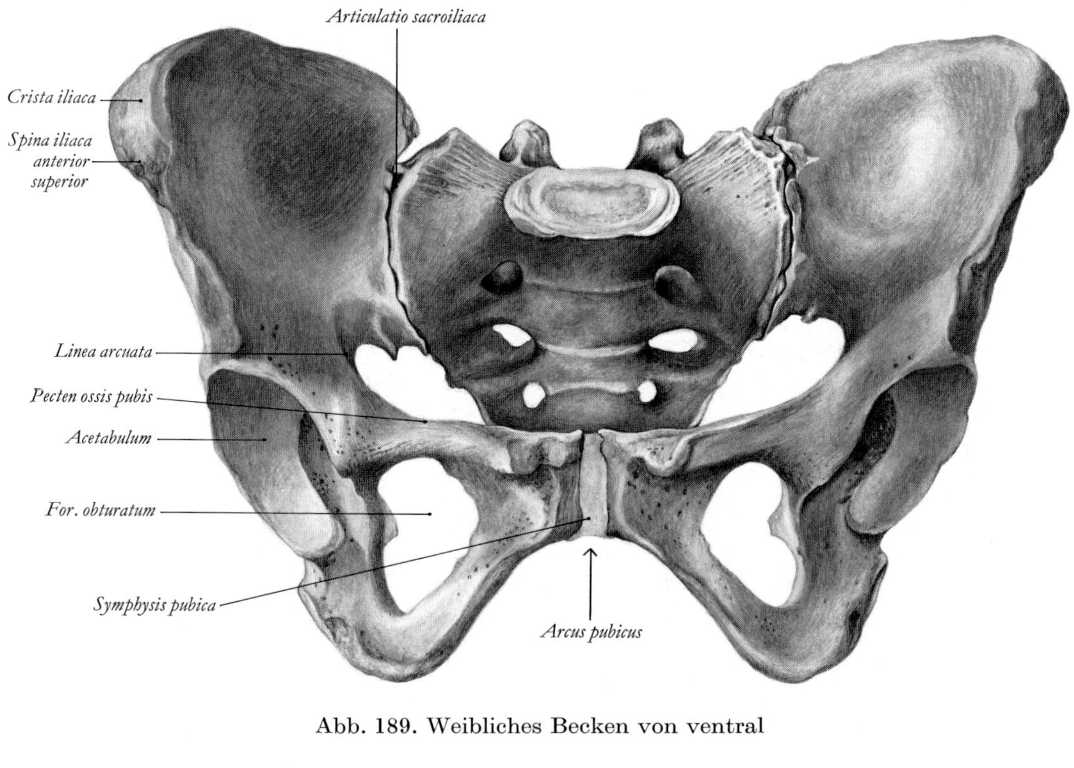

Abb. 189. Weibliches Becken von ventral

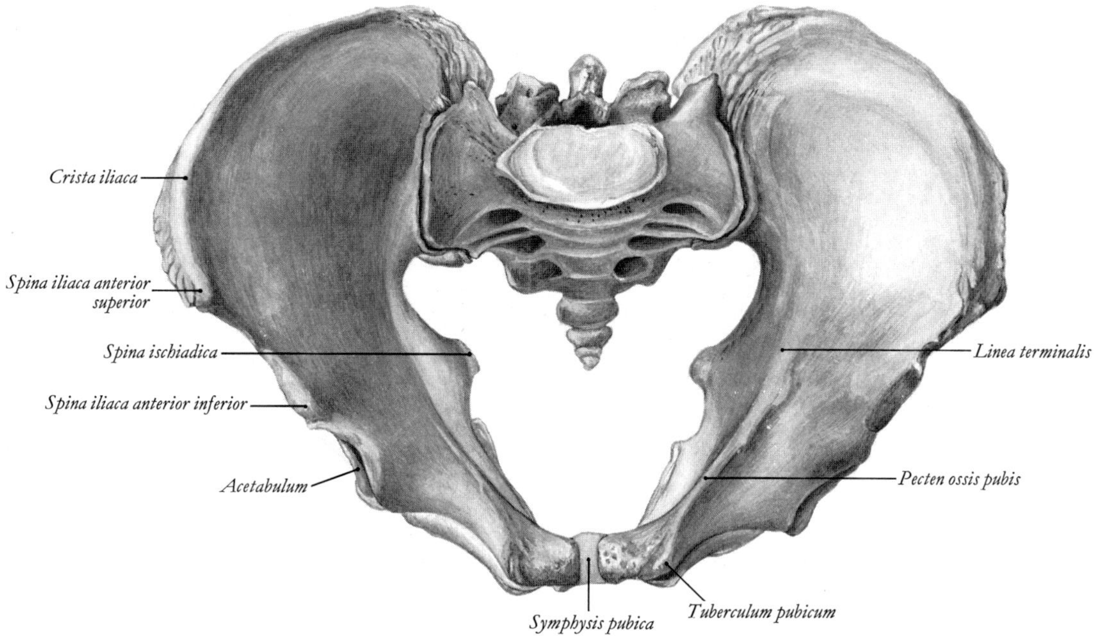

Abb. 190. Männliches Becken von ventrokranial gesehen

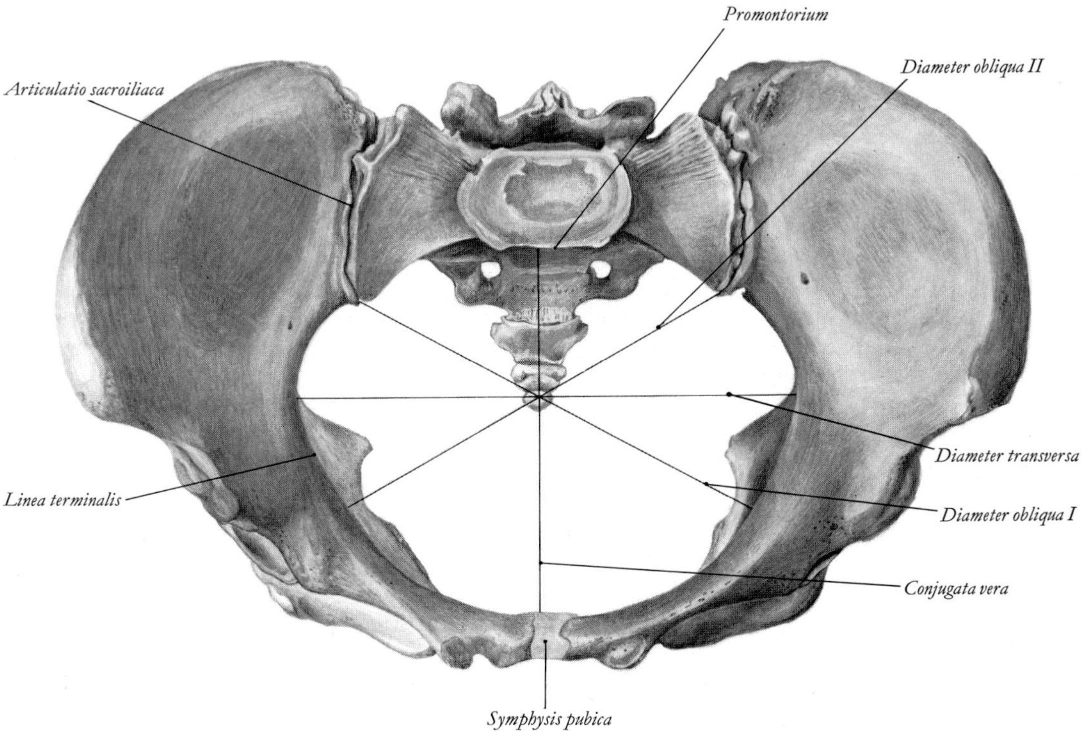

Abb. 191. Weibliches Becken von ventrokranial gesehen mit Maßen des Beckeneingangs

Die Beckenneigung befindet sich im labilen Gleichgewicht. Sie wird durch Beckenheben (Heben der Symphyse) verkleinert, durch Beckensenken vergrößert. Die Lendenlordose wird dabei kleiner oder größer. Auch Rücken- oder Bauchlage verändert die Beckenneigung.

Varietäten. Die Facies auriculares können am Hüftbein verschieden hoch stehen. Störungen in der Entwicklung, ein- oder beidseitige schlechte Ausbildung der Seitenteile des Kreuzbeins, ein- oder beidseitige Verschmelzung des 5. Lendenwirbels mit dem Kreuzbein (Sakralisation), Ablösen des 1. Kreuzbeinwirbels (Lumbalisation), einseitige Belastung, krankhafte Krümmungen der Wirbelsäule, kürzeres Bein, Rachitis, Osteomalazie (Knochenerweichung) usw. müssen das Becken mehr oder minder deformieren und Schwierigkeiten für den Geburtsmechanismus ergeben.

Praktische Bemerkungen: Wie bereits oben (S. 272) erwähnt, findet während der Schwangerschaft in den Beckenverbindungen eine gewisse Auflockerung der Gewebe statt. Das sonst straffe, amphiarthrotische Kreuzbein-Darmbein-Gelenk bekommt eine geringe Beweglichkeit. Nach stärkster Streckung im Hüftgelenk (*Walcher*sche Hängelage) kann man durch Bewegung in der Articulatio sacroiliaca eine Vergrößerung der Conjugata vera um 0,5 cm erreichen. Da die Ligg. sacroiliaca ventralia schwächer als die Ligg. sacroiliaca interossea und dorsalia sind, brechen Gelenkprozesse leichter nach ventral ins Becken durch. Bei sagittalem Druck auf das Becken reißen die ventralen, bei seitlichem Druck die dorsalen Bänder.

IV. Die Muskeln des kleinen Beckens

(Abb. 261, 306)

Das kleine Becken, der Geburtskanal, ist innen mit Muskeln gepolstert, die vom Bein in das Becken eingewandert sind.

1. Der **birnförmige Muskel, M. piriformis,** wanderte durch das Foramen ischiadicum majus auf die Facies pelvina des Kreuzbeins, wo er lateral von den Foramina sacralia pelvina entspringt. Der Muskel verläuft durch das Foramen ischiadicum majus, teilt es in ein **Foramen supra- und infrapiriforme** und setzt nahe der Spitze des Trochanter major an.

Wirkung: Er abduziert den Oberschenkel, rollt ihn nach außen und zieht ihn rückwärts.

Innervation: Direkter Ast aus dem Plexus sacralis (S_1, S_2).

2. Der **innere Hüftlochmuskel, M. obturatorius internus,** wanderte durch das Foramen ischiadicum minus in das kleine Becken ein, wo er von der Membrana obturatoria und ihrer Umgebung entspringt (Abb. 261). Die Fasern konvergieren zum For. ischiadicum minus hin, treten hier aus und ziehen nach nahezu rechtwinkliger Umbiegung (Schleimbeutel zwischen Knorpelüberzug des Knochens und Muskel) zur Fossa trochanterica des Oberschenkels.

Wirkung: Er rollt den Oberschenkel nach außen. Innervation: Direkte Äste des Plexus sacralis (L_5, S_1, S_2).

Der Muskel wird an der Innenfläche von der kräftigen Fascia obturatoria überzogen.

V. Der Beckenboden, Diaphragma pelvis

(Abb. 192-196)

Der Beckenboden wird durch Muskelplatten verschlossen, die nur enge Öffnungen für den Darm und die Harn- und Geschlechtsorgane aufweisen.

1. Der **M. levator ani** (Abb. 192, 193, 195, 196) besteht aus einer *Pars pubica* und einer *Pars iliaca.*

Die kräftige *Pars pubica* entspringt an der inneren Fläche des Os pubis in einer Linie, die seitlich der Symphyse beginnt und nahe des Unterrandes des Foramen obturatum endet. Die medialen Faserbündel ziehen zum Rektum (*M. puborectalis*), wo sie sich mit dessen Vorder- und Seitenwand verbinden und in den *M. sphincter ani externus* und in die Haut ausstrahlen. Ein Teil ihrer Faserbündel kreuzt vor dem Mastdarm zur

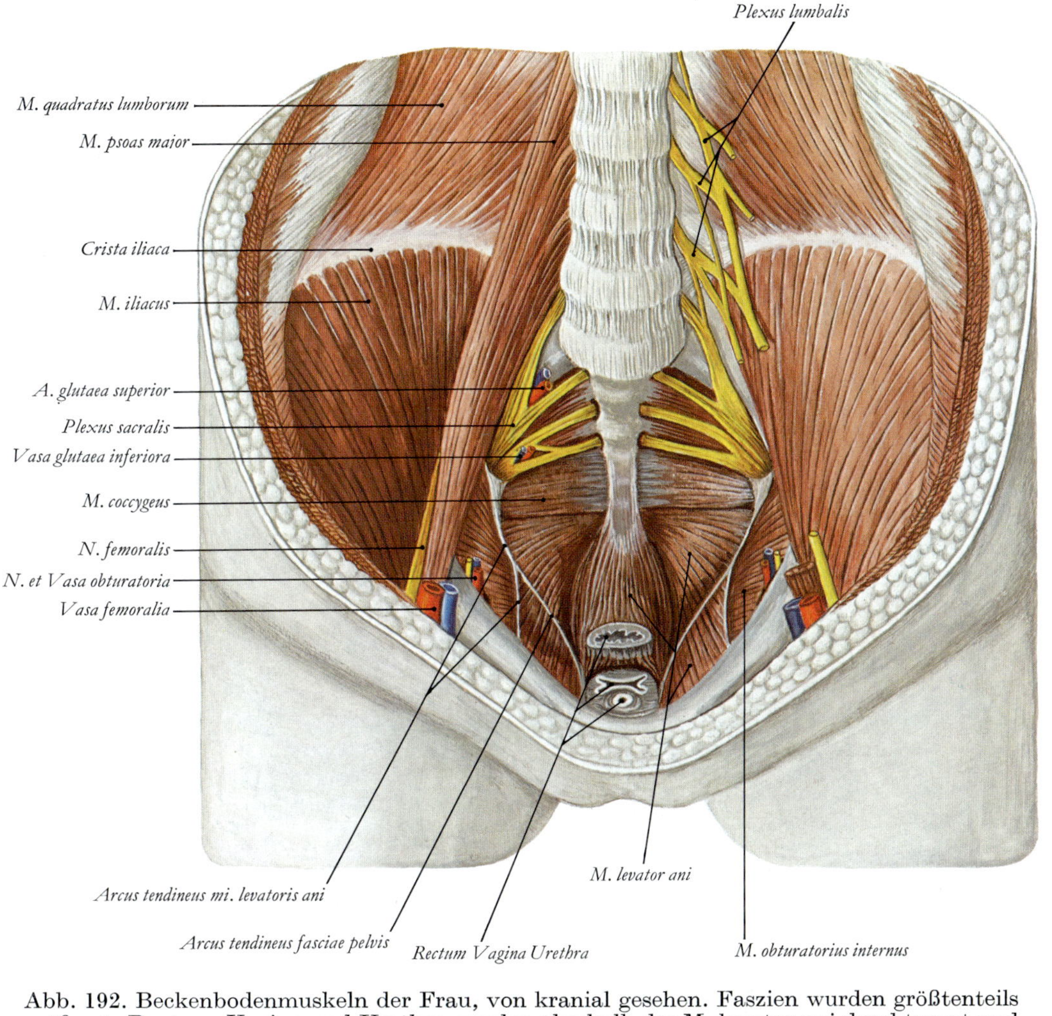

Abb. 192. Beckenbodenmuskeln der Frau, von kranial gesehen. Faszien wurden größtenteils entfernt; Rectum, Vagina und Urethra wurden oberhalb des M. levator ani durchtrennt und entfernt. Um die Lage des Plexus sacralis, des N. femoralis und des N. obturatorius zu zeigen, ist der M. psoas major auf der linken Körperseite entfernt worden

Gegenseite, ein anderer bildet hinter ihm mit Bündeln der anderen Seite eine kräftige Schlinge. Die lateralen Anteile der Pars pubica ziehen am Rektum vorbei und setzen am *Os coccygis* und am *Lig. anococcygeum* an (*M. pubococcygeus*).

Die dünnere *Pars iliaca* entspringt unterhalb der Linea terminalis vom Os ilium und von einem Sehnenbogen, der die Innenfläche des M. obturatorius internus bzw. seine Faszie überbrückt (*Arcus tendineus m. levatoris ani*). Die Pars iliaca verbindet sich in der Mittellinie mit der Gegenseite in einer schmalen Naht (*Raphe anococcygea*).

2. Der **M. coccygeus** (Abb. 192, 193) schließt sich an den M. levator ani dorsal an, entspringt von der Spina ischiadica und dem Lig. sacrospinale und setzt, mit Sehnenfasern durchmischt, am Seitenrande des Steißbeins an.

Innervation. Die beiden Muskeln des Beckenbodens werden von direkten Ästen des Plexus sacralis (S_3, S_4) versorgt.

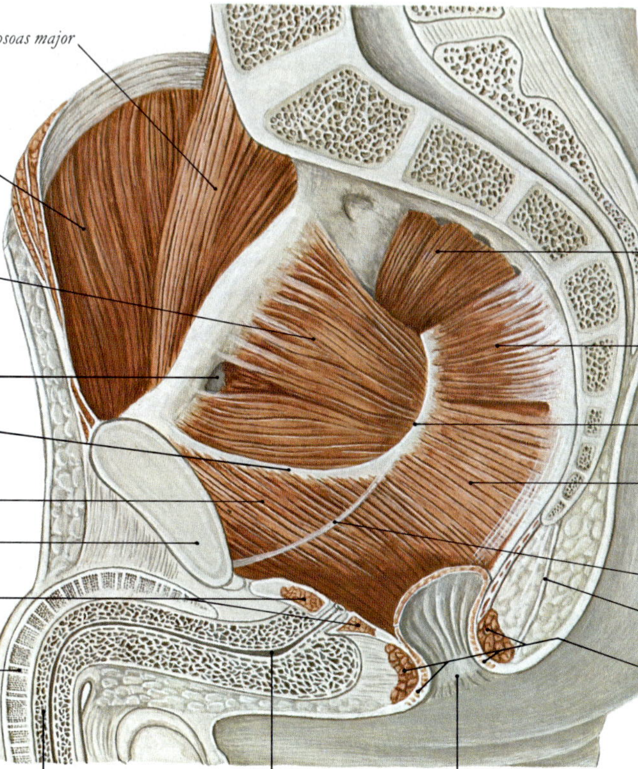

Abb. 193. Beckenbodenmuskulatur, von medial gesehen (Mediansagittalschnitt)

Beide Muskeln werden auf der Oberseite und der Unterseite von je einer Faszie, der **Fascia diaphragmatis pelvis superior** und **inferior,** überzogen. Die Muskeln bilden einen Trichter, der mehr ein muskulöser Verschluß für den Beckenausgang, der die Eingeweide tragen soll, als ein Heber des Anus ist. Die sich hinter dem Anus schlingenförmig vereinigenden Fasern komprimieren den Anus gegen das feste Widerlager der Prostata, sind somit auch ein Schließmuskel für das Rektum. Die medialen Fasern der beidseitigen Levatoren umfassen das Ende des Rektums (*Hiatus analis*) und bilden einen schlitzförmigen Spalt, das **Levatortor (Porta levatoria, Hiatus urogenitalis)** für die Harn- und Geschlechtswege. Dabei ruhen gerade auf den medialen Fasern, den **Levatorschenkeln,** Blase, Prostata (Uterus) und Mastdarm. Sind durch schwere oder häufige Geburten die Levatorenschenkel auseinandergedrängt oder erschlafft, so können Harnblase oder Uterus (oder beide) tiefertreten, vorfallen (Prolaps). Es muß dann das Levatortor operativ verkleinert werden.

Die schwache Stelle des Beckenbodens, das Levatortor, wird von kaudal her (Abb. 194–196) noch durch eine zusätzliche, muskulös-bindegewebige Platte, das *Diaphragma urogenitale*, verstärkt.

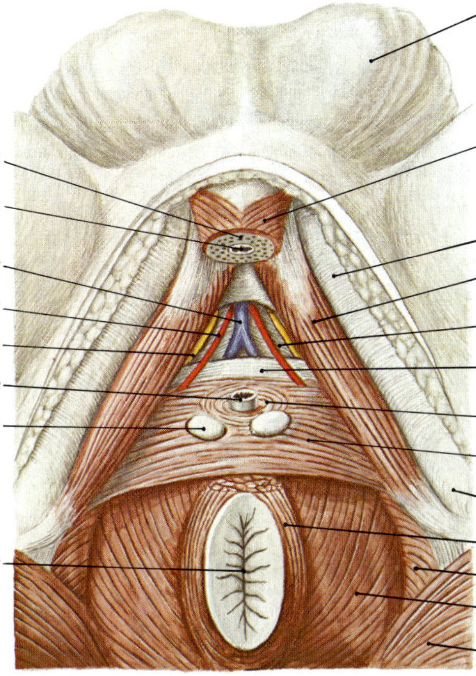

Abb. 194. Diaphragma urogenitale beim Manne, vom Damm aus gesehen. Die Harnröhre mit ihrem Schwellkörper ist teilweise, der M. transversus perinei superficialis ganz entfernt

3. Das **Diaphragma urogenitale** spannt sich zwischen Symphyse und den unteren Schambeinästen bis zum Tuber ischiadicum aus. Den wesentlichsten Bestandteil bildet der **M. transversus perinei profundus** (Abb. 194, 195, 196).

Beim Manne vereinigen sich die quer verlaufenden Muskelzüge beider Seiten in der Mittellinie. Ring- oder schleifenförmige Muskelzüge umgeben als **M. sphincter urethrae** die *Pars membranacea* der Harnröhre (Abb. 194). Vor der Harnröhre besteht das Diaphragma aus einem straffen Bindegewebszug, dem **Lig. transversum perinei** [praeurethrale]. Zwischen dem Lig. transversum perinei und dem den Schamwinkel ausfüllenden **Lig. arcuatum pubis** bleibt ein Spalt für den Durchtritt der *V. dorsalis penis*. (*Die Vene kann hier nicht durch das Diaphragma komprimiert werden.*)

Bei der Frau (Abb. 195) ist der *M. transversus perinei profundus* meistens viel schwächer, häufig weitgehend durch Bindegewebe ersetzt. Seine Fasern verlieren sich um Harnröhre und Scheide und strahlen in die Gewebsbrücke zwischen Scheide und After, den Damm, **Perineum,** aus.

In der Substanz des *M. transversus perinei prof.* eingebettet liegt zu seiten der Harnröhre bzw. Scheide ein Paar kleiner Schleimdrüsen. Wir nennen sie bei der Frau **Glandulae vestibulares majores** [*Bartholini*], beim Mann **Glandulae bulbourethrales** [*Cowperi*].

Die **Fascia diaphragmatis urogenitalis superior und inferior** scheiden den *M. transversus perinei profundus* auf der Ober- bzw. Unterseite ein und verstärken damit das Diaphragma urogenitale.

Der **M. transversus perinei superficialis,** ein sehr variabler, unbedeutender Muskelzug (Abb. 195, 196), spaltet sich von dem vorigen ab, liegt oberflächlicher und strahlt in den Damm aus.

Nervenversorgung: Der M. levator ani und der M. coccygeus erhalten direkte, auf der Beckenfläche der Muskeln (Abb. 197) verlaufende Äste aus dem Plexus sacralis (S_3 oder S_4); alle übrigen Dammuskeln werden vom N. pudendus (S_2–S_4) versorgt.

Abarten: Einzelne Muskelfasern können durch Bindegewebe ersetzt sein. Solche weniger widerstandsfähigen Stellen können Eingeweiden (Hernia perinealis) oder Abszessen zum Durchtritt dienen.

Fossa ischiorectalis. Die Trichterform des Diaphragma pelvis schafft an der Außenfläche des M. levator ani (Abb. 195, 196) beiderseits einen keilförmigen, nach kranial und lateral zugespitzten Raum, der nach medial von der Fascia diaphragmatis pelvis inferior, nach lateral von der Fascia obturatoria, nach dorsal vom M. glutaeus maximus und nach ventral vom Diaphragma urogenitale begrenzt wird. Ein Fortsatz der Fossa ischiorectalis, der *Recessus pubicus,* schiebt sich zwischen Levatorschenkeln und kranialer Fläche des Diaphragma urogenitale bis hinter das Schambein. Die Fossae ischiorectales enthalten einen mächtigen, von Bindegewebsbalken durchzogenen Fettgewebskörper, **Corpus adiposum fossae ischiorectalis.** Er ist verformbar und ermöglicht dadurch die starke Ausweitung der Öffnungen im Beckenboden bei der Darmentleerung und bei der Geburt.

VI. Die Öffnungen der Beckenwände

In der Wand des kleinen Beckens sind jederseits Austrittsstellen für Nerven und Gefäße.

1. Der **Canalis obturatorius** ist 2–3 cm lang. Kranial wird er vom Schambein, kaudal scharfrandig von der *Membrana obturatoria* (Abb. 185) und von den Mm. obturatorius internus (Abb. 193) und externus begrenzt. Er verläuft von lateral und kranial nach medial und kaudal. Durch ihn gelangen der *N. obturatorius* und die *A.* und *V. obturatoria* zum Bein (Abb. 197, 314). Normalerweise findet sich in dem Kanal noch ein Fettpfropf. Das Bauchfell zieht über den Eingang hinweg.

Schwindet der Fettpfropf, so können sich Bauchfell und Baucheingeweide in den Kanal vorstülpen (*Hernia obturatoria*), den N. obturatorius reizen und Parästhesien im Hautgebiet des Nerven hervorrufen (*Reithosenparästhesien*).

2. Das **Foramen suprapiriforme** führt oberhalb des M. piriformis vom Becken zur Gesäßgegend und dient der *A.* und *V. glutaea superior* und dem *N. glutaeus superior* zum Durchtritt.

Auch Brüche (*Herniae suprapiriformes*) und Eiterungen können durch das Loch den Weg zur Gesäßgegend nehmen.

3. Das **Foramen infrapiriforme** führt unterhalb des M. piriformis die *A.* und *V. glutaea inferior*, den *N. glutaeus inferior*, die *A.* und *V. pudenda interna*, den *N. pudendus*, den *N. ischiadicus* und den *N. cutaneus femoris posterior* zur Gesäßgegend.
Auch hier können Brüche und Eiterungen in die Gesäßgegend vordringen.

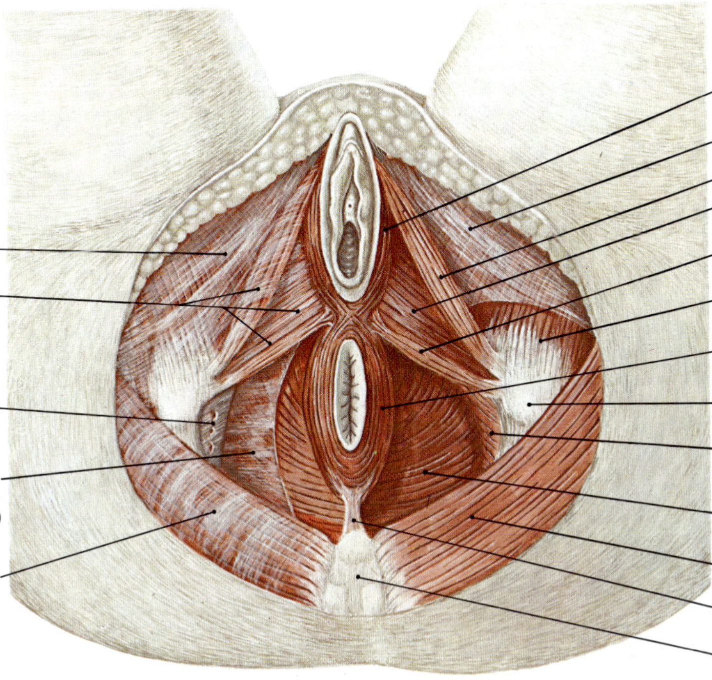

Abb. 195. Beckenbodenmuskulatur der Frau, vom Damm aus gesehen. Auf der linken Bildhälfte sind die Faszien dargestellt

4. Als **Varietäten** können Lücken im *M. levator ani* oder zwischen *M. levator ani* und *M. coccygeus* vorkommen. Sie geben Anlaß zu den seltenen Dammhernien, *Herniae perineales*.

VII. Die Gefäße und Nerven der Beckenwände

(Abb. 197)

1. Der **N. obturatorius** (*einziger Nerv aus dem Plexus lumbalis, der im kleinen Becken verläuft*) zieht fingerbreit unterhalb der Linea terminalis zum Canalis obturatorius. Er wird von der *A.* und *V. obturatoria* begleitet. Die *A. obturatoria* anastomosiert durch den *Ramus pubicus* mit der *A. epigastrica inferior*. In 25% der Fälle entspringt die A. obturatoria aus der A. epigastrica inferior.

In diesem Falle verläuft die A. obturatoria bogenförmig nach medial und kommt in die Nähe des Lig. lacunare. Bei Operationen der Hernia femoralis kann sie Anlaß zu starken Blutungen geben (*Corona mortis*).

Die **A. iliaca communis** teilt sich vor der Articulatio sacroiliaca in die *A. iliaca externa* und die *A. iliaca interna* [*hypogastrica*]. Die A. iliaca externa verläuft an der medialen Fläche des M. psoas major mit der gleichnamigen Vene zum Bein.

2. Die **A. iliaca interna** [hypogastrica] steigt ins kleine Becken herab, teilt sich häufig in einen vorderen und hinteren Ast und gibt 5 parietale und 5 viszerale Äste ab.
a) Die parietalen Äste sind: die *A. iliolumbalis*, *A. obturatoria*, *A. sacralis lateralis*, *A. glutaea superior* und *A. glutaea inferior*. Über ihre Aufzweigung s. S. 431. Zur

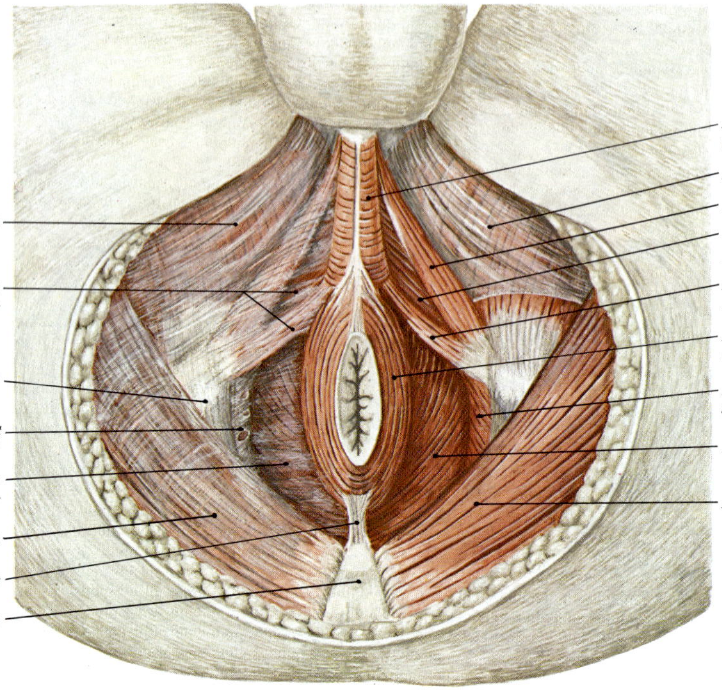

Abb. 196. Beckenbodenmuskulatur des Mannes, vom Damm aus gesehen. An der rechten Körperhälfte sind die Faszien dargestellt

Topographie sei erwähnt, daß die A. glutaea superior meist zwischen dem Truncus lumbosacralis und dem R. ventralis der I. Sakralnerven zum Foramen suprapiriforme gelangt.

b) Die viszeralen Äste: *A. umbilicalis, A. vesicalis inferior, A. ductus deferentis* (bzw. *uterina*), *A. rectalis media* und *A. pudenda interna* werden bei den Beckeneingeweiden und dem Damm besprochen. (Vgl. Abb. 216 und S. 311).

3. Der **Plexus sacralis** (L_4–S_3) liegt auf dem M. piriformis. Seine Äste sind meist von den Ästen der A. iliaca interna überlagert. Mit der Hauptmasse seiner Nerven gelangt er durch das *Foramen supra-* und *infrapiriforme* zur Gesäßgegend (vgl. S. 435). Nur die *Rami viscerales* (zu den Beckeneingeweiden) und die Rami musculares für den M. levator ani und M. coccygeus bleiben im Becken (vgl. Abb. 197).

4. Die **Trunci sympathici** verlaufen vor dem Kreuzbein medial von den Foramina sacralia pelvina abwärts. Sie besitzen meist vier *Ganglia sacralia*, geben die *Nn. splanchnici sacrales* an die Beckeneingeweide ab und enden vor dem Steißbein mit dem *Ganglion impar* [coccygicum].

5. Die **A. sacralis mediana** [Aorta caudalis] verläuft median vor dem Kreuzbein abwärts (*Gefahr bei Kreuzbeinresektion*).

B. Der Inhalt des Beckenraumes

Das kleine Becken beherbergt Teile der **männlichen bzw. weiblichen Geschlechtsorgane,** die **Harnblase,** die unteren Enden der **Harnleiter** und das untere Ende des Darmrohres, das **Rectum.** Das **Bauchfell** steigt über die Linea terminalis in das kleine Becken herab und bedeckt wie ein ausgebreitetes Tuch von oben her die oben genannten Organe. Reichliches **Fett-** und **Bindegewebe** füllt die Räume zwischen den Beckenknochen und den genannten Eingeweiden aus. An der Beckenwand und im Bindegewebe verlaufen die **Gefäße** und **Nerven** für die Eingeweide (viszerale Äste), die Beckenwand und die unteren Gliedmaßen (parietale Äste, Abb. 197).

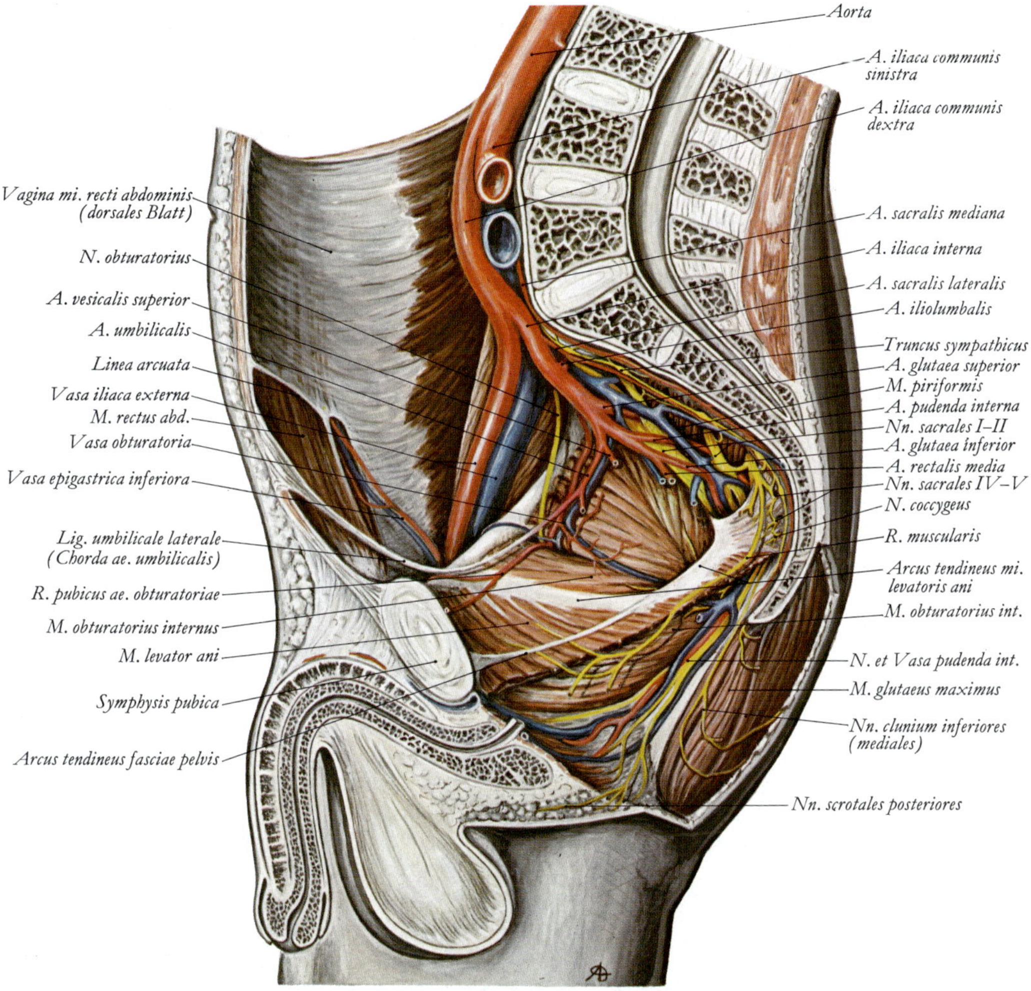

Abb. 197. Gefäße und Nerven der parietalen Beckenwand nach Entfernung der Beckeneingeweide

Begriff und Einteilung der Geschlechtsorgane. Geschlechtsorgane sind jene Eingeweide, die der Fortpflanzung dienen. Sie bergen bzw. bilden die Keimzellen, leiten sie fort zu den für die Aufbewahrung günstigen Orten, dienen als Behälter für die Frucht und liefern wichtige Hormone und andere Drüsenprodukte. Diese im wesentlichen im Becken und oberhalb des Beckenbodens gelegenen Geschlechtsorgane nennen wir **innere Geschlechtsorgane.** Ihnen stellen wir die der Vereinigung der Keimzellen beider Geschlechter, der Begattung dienenden **äußeren Geschlechtsorgane** gegenüber. Sie liegen im wesentlichen außerhalb des Beckens und unterhalb des Beckenbodens.

I. Übersicht über die Harn- und Geschlechtsorgane

1. Beim Mann

a) Die männlichen Harnorgane

(Abb. 198)

Der in den **Nieren** (Renes) abgesonderte Harn gelangt durch die **Nierenkelche,** *Calices renales*, das **Nierenbecken,** *Pelvis renalis*, den **Harnleiter,** *Ureter*, in die **Harnblase,** *Vesica urinaria*. Die Harnblase mündet trichterförmig in die S-förmig gebogene **Harnröhre,** *Urethra*. Die letztere ist nur bis zur Einmündung der Samenwege (auf dem Samenhügel der Prostata) ausschließlich Harnröhre, von dort ab aber **Harnsamenröhre.** An der Harnröhre unterscheiden wir die in der Prostata gelegene **Pars prostatica,** die das Diaphragma urogenitale durchsetzende **Pars membranacea** und die vom Harnröhrenschwellkörper umgebene **Pars spongiosa.**

b) Die männlichen Geschlechtsorgane

(Abb. 198)

Die im **Hoden,** *Testis*, entstehenden **Samenfäden,** *Spermien*, werden im **Nebenhoden,** *Epididymis*, gespeichert und gelangen durch den **Samenleiter,** *Ductus deferens*, und den

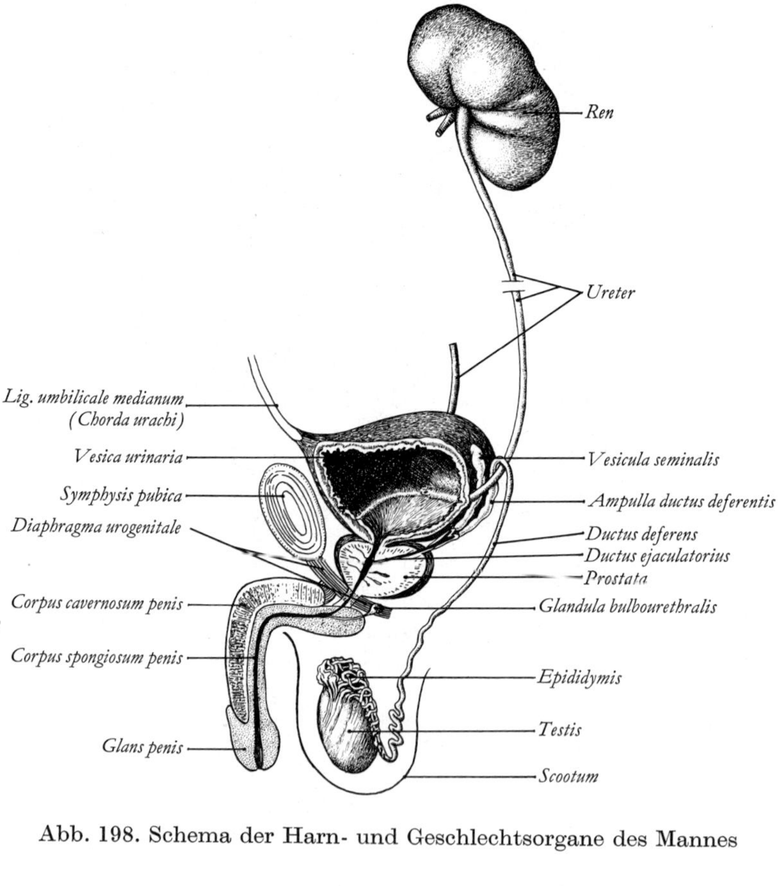

Abb. 198. Schema der Harn- und Geschlechtsorgane des Mannes

Ausspritzungsgang, *Ductus ejaculatorius,* auf den **Samenhügel,** *Colliculus seminalis,* der Harnröhre. Das Ende des Samenleiters ist zur *Ampulla ductus deferentis* erweitert. Lateral von der Ampulla liegt die **Bläschendrüse,** *Vesicula seminalis* [Glandula vesiculosa]. Ihr Sekret gelangt durch den *Ductus excretorius,* der sich mit dem *Ductus deferens* zum *Ductus ejaculatorius* vereinigt, in die Harnröhre. Da die männliche Harnröhre auch den Samen ableitet, sprechen wir auch von einer **Harnsamenröhre.** Ihre unterhalb des Diaphragma urogenitale gelegene *Pars spongiosa* verläuft im männlichen Glied, **Penis.** Durch **zwei Schwellkörper,** das *Corpus cavernosum penis* und das *Corpus spongiosum penis* [C. cavernosum urethrae] wird das Glied bei der Begattung versteift. Der Penis ist somit gleichzeitig Harnröhre und Begattungsorgan. In der Höhe des Samenhügels mischt sich dem Samen noch das Sekret der kastaniengroßen **Vorsteherdrüse,** der *Prostata,* bei.

2. Bei der Frau

a) Die weiblichen Harnorgane

(Abb. 199)

sind bis auf die Harnröhre weitgehend den männlichen gleich. Auf die feineren Geschlechtsunterschiede wird bei den einzelnen Organen hingewiesen.

Grundsätzlich verschieden ist die getrennte Ausmündung der Harn- und Geschlechtswege. Die nur kurze weibliche Harnröhre mündet vor der Scheide in den Scheidenvorhof, das *Vestibulum vaginae.*

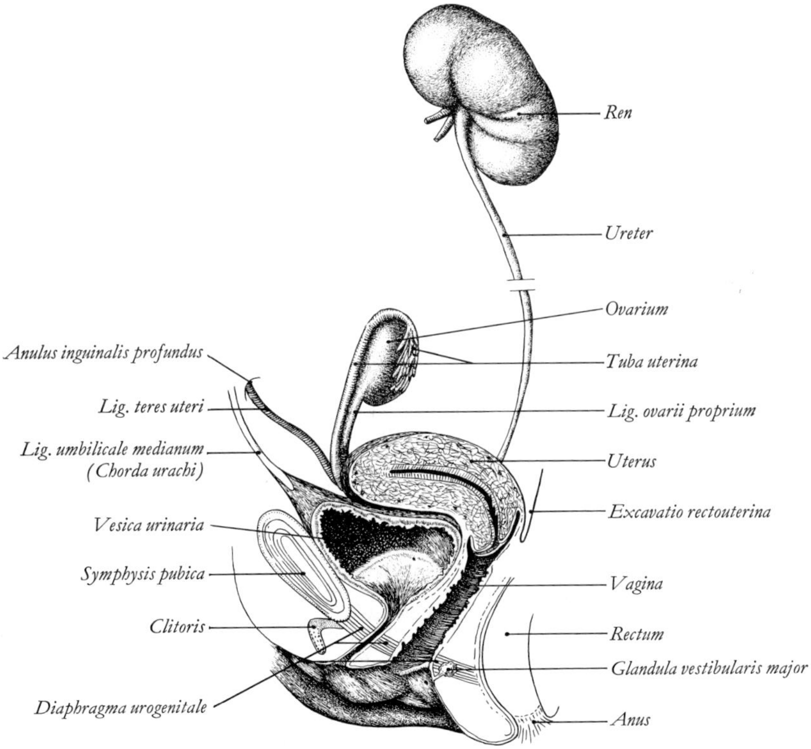

Abb. 199. Schema der Harn- und Geschlechtsorgane der Frau

Abb. 200. Entwicklung der Geschlechtsorgane. Indifferentes Stadium. Verändert nach *Braus*

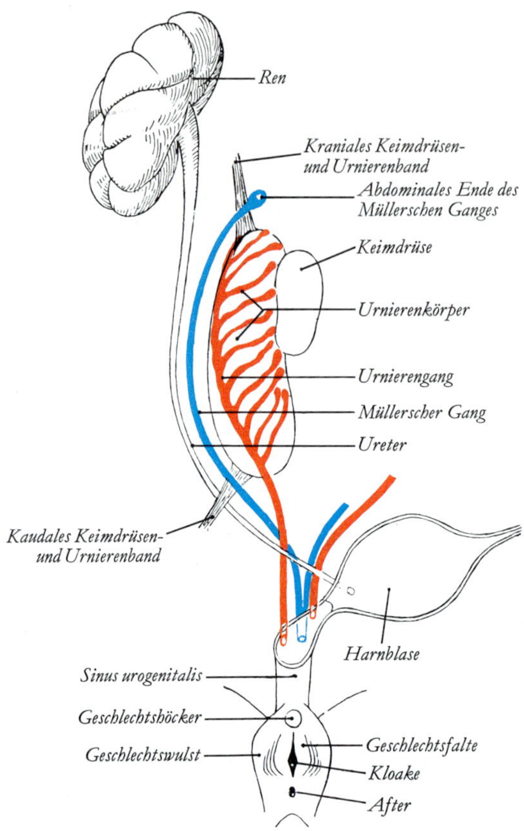

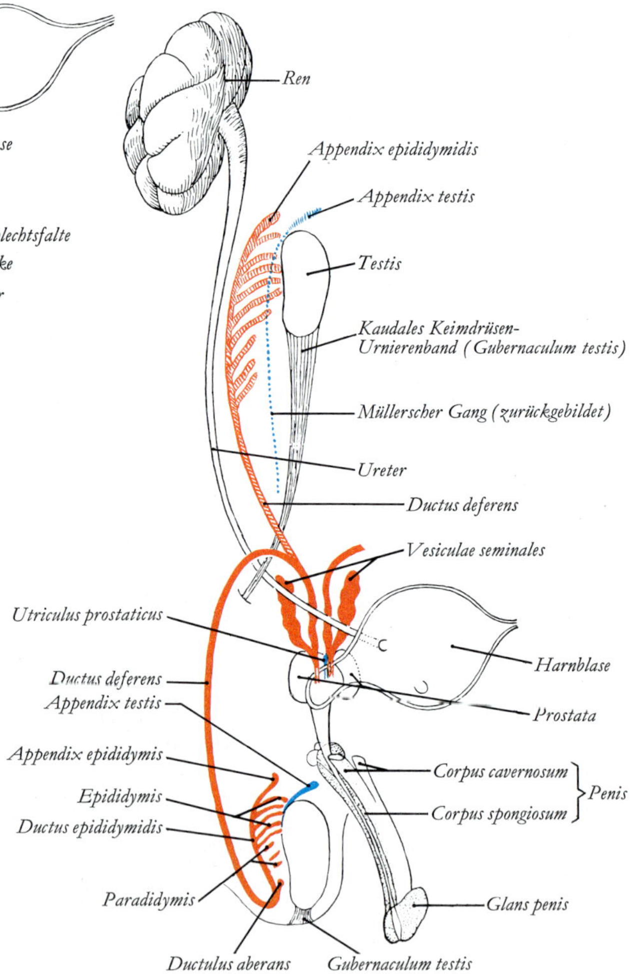

Abb. 201. Entwicklung der männlichen Geschlechtsorgane. Verändert nach *Braus*

b) Die weiblichen Geschlechtsorgane
(Abb. 199)

Die weiblichen Geschlechtszellen, die **Eizellen,** *Ova,* wachsen im **Eierstock,** *Ovarium,* in den **Follikeln** heran. Beim geschlechtsreifen Weibe gelangen sie in Rhythmen von 4 Wochen durch Platzen der reifen Follikel auf die Oberfläche des Eierstocks. Hier werden sie von dem **Eileiter,** der *Tuba uterina,* aufgefangen und der **Gebärmutter,** dem *Uterus,* zugeleitet. Die Befruchtung findet im Eileiter statt. Das befruchtete, sich bereits entwickelnde Ei nistet sich in der Schleimhaut der Gebärmutter ein. Hier wächst es zur reifen Frucht heran. Die Gebärmutter dient somit als Bruthöhle und als Ernährungsorgan für den Keimling. Ist die Frucht reif oder stirbt sie frühzeitg ab, wird der Uterus zum Austreibungsorgan. Die **Scheide,** *Vagina,* wird dann zum Geburtskanal. Sie ist aber auch Begattungsorgan.

Eierstock, Eileiter, Gebärmutter und ein Teil der Scheide liegen im kleinen Becken oberhalb des Diaphragma urogenitale und schieben sich als **Genitalplatte** zwischen Harnblase und Mastdarm. Sie werden als die inneren Geschlechtsorgane bezeichnet. Als Grenze gegen die äußeren Geschlechtsorgane geben wir das **Jungfernhäutchen,** *Hymen,* an.

Die äußeren weiblichen Geschlechtsorgane werden kurz als die **weibliche Scham,** *Pudendum femininum,* bezeichnet. Sie bestehen aus dem **Kitzler,** *Clitoris,* den **kleinen** und **großen Schamlippen,** *Labia minora* und *majora pudendi.* An der Innenseite der kleinen Schamlippen münden die den *Cowper*schen Drüsen entsprechenden **Bartholinischen Drüsen,** die *Glandulae vestibulares majores,* aus.

II. Die Differenzierung der männlichen und weiblichen Geschlechtsorgane

1. Die Differenzierung der inneren Genitalien

Die Keimdrüsen und die Geschlechtsgänge bilden sich zunächst als eine indifferente Anlage aus. An der dorsalen Leibeshöhlenwand entsteht an der medialen Seite der Urnierenanlage die **Genitalfalte,** in deren kaudalem Teil sich die Keimdrüse entwickelt. Sie liegt der Urniere auf. Lateral von der Urnierenanlage entsteht durch Wucherung des Zölomepithels der **Geschlechts- oder Müllersche Gang.** Nach kaudal kreuzt er den Urnieren- [*Wolff*schen] Gang, zieht medial von ihm herab und mündet zusammen mit dem der anderen Seite zwischen rechtem und linkem Urnierengang in den *Sinus urogenitalis.* Vom kranialen bzw. kaudalen Pol der Urnieren-Keimdrüsenanlage gehen das kraniale bzw. kaudale Urnieren-Keimdrüsenband ab (Abb. 200).

Männliche Differenzierung (Abb. 200). Der *Müller*sche Gang wird zurückgebildet. Das kraniale Ende liefert meistens einen bläschenförmigen, kleinen Anhang am Hoden, die Appendix testis. Das kaudale Ende bildet einen kleinen Blindsack auf dem Samenhügel der Pars prostatica urethrae, den Utriculus prostaticus. Der Urnierengang und der Keimdrüsenanteil der Urnieren bleiben erhalten. Die Querkanälchen treten mit dem Rete testis in Verbindung und bilden die Ductuli efferentes des Nebenhodens. Querkanälchen, die keine Verbindung zum Rete testis bekommen, werden zu Ductuli aberrantes. Geht auch die Verbindung zum Urnierengang verloren, so sprechen wir vom Beihoden oder Paradidymis. Der Urnierengang liefert die Abführwege der männlichen Keimzellen, der Spermien, den Nebenhodengang, Ductus epididymidis, den Samenleiter, Ductus deferens, und den Ductus ejaculatorius. Als blindsackförmige Aussackung des kaudalen Endes des Urnierenganges entsteht die Bläschendrüse, Vesicula seminalis. Der Anfangsteil des Urnierenganges wird zur bläschenförmigen Appendix epididymidis.

Die Verlagerung des Hodens nach kaudal erfolgt zunächst ähnlich wie beim Eierstock. Das kaudale Urnieren-Keimdrüsenband (auch Leistenband der Urniere genannt) bleibt besonders stark im Wachstum zurück. Dadurch ist bereits zu Beginn des 3. Keimlingsmonates der Hoden von der Lendengegend in die Gegend des inneren Leistenringes an die vordere Bauchwand verlagert. Hier bleibt er bis zum 7. Monat liegen. Unterdessen stülpt sich das Bauchfell durch den Leistenkanal vor, bildet den Processus vaginalis peritonaei. Da das Leistenband der Urniere (auch Leitband des Hodens, Gubernaculum testis, genannt) durch den Leistenkanal zur Haut zieht, muß es bei der Aussackung der vorderen Bauchwand zum Hodensack bis zum Grunde des letzteren reichen.

In den letzten Schwangerschaftsmonaten wandert der Hoden durch den Leistenkanal in den Hodensack. Die Anwesenheit der Hoden im Hodensack wird als Zeichen der Reife des Neugeborenen angesehen. Die Schichten der Bauchwand liefern die Schichten des Hodensackes (S. 187).

Wird die Verlagerung des Hodens, der Descensus testis, irgendwo gehemmt, so haben wir die verschiedenen Formen des Kryptorchismus. Die Bildung der Samenfäden ist dabei gestört. Bleibt der Processus vaginalis peritonaei offen, so haben wir die Anlage eines angeborenen Leistenbruches.

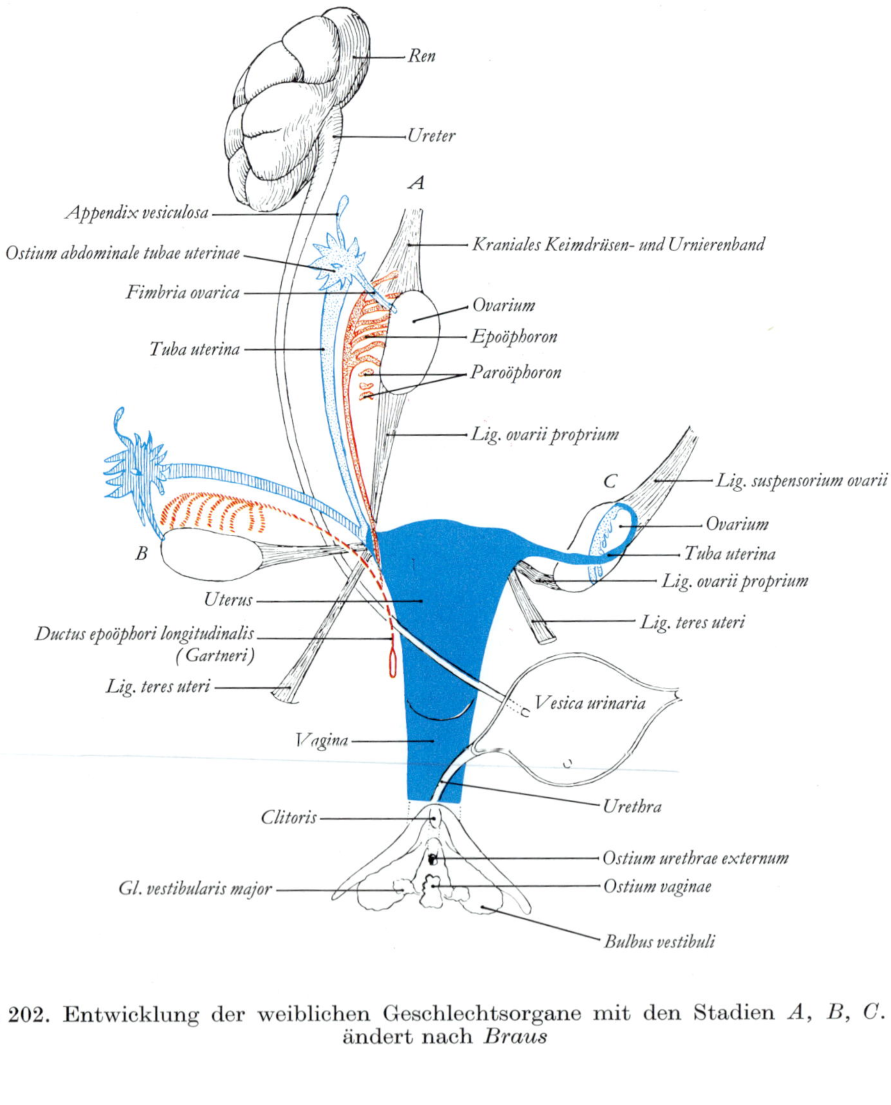

Abb. 202. Entwicklung der weiblichen Geschlechtsorgane mit den Stadien *A*, *B*, *C*. Verändert nach *Braus*

Weibliche Differenzierung (Abb. 202). Der kraniale Teil des *Müller*schen Ganges wird zur Tuba uterina. Der kaudale Teil verschmilzt mit dem Gang der anderen Seite zu einem einheitlichen Hohlraum, der sich zu Uterus und Vagina weiter differenziert. Die Urnierenanlage wird rückgebildet. Die Quergänge liefern das Epoophoron (Epoöphoron) und Paroophoron (Paroöphoron); der Urnierengang verödet in der Regel, kann aber auch als Ductus epoophori longitudinalis (Gartneri) erhalten bleiben und an der Seite des Uterus herabziehen. Das kaudale Keimdrüsen-Urnierenband verwächst am Tubenwinkel mit der Uteruswand, zerfällt damit in zwei Abschnitte, das kraniale Lig. ovarii proprium [Chorda uteroovarica] und das kaudale Lig. teres uteri [Chorda uteroinguinalis]. Das letztere zieht durch den Leistenkanal und endet im Gewebe des Mons veneris und des Labium majus.

Da die Rumpfwand stärker als das Band wächst, werden die Keimdrüsen allmählich von der Lendengegend in das große Becken verlagert (Abb. 202, Stadium B). Schließlich werden die Ovarien noch an die Seitenwand des kleinen Beckens verlagert. Vom pelvinen Pol des Eierstockes zieht das Lig. suspensorium ovarii als Rest des kranialen Urnieren-keimdrüsenbandes nach kranial ins große Becken. Der Eileiter folgt den Verlagerungen des Eierstockes (Stadium C).

2. Die Differenzierung der äußeren Genitalien

Auch die äußeren Geschlechtsorgane sind ursprünglich gleich angelegt (Abb. 200). Es sind der *Sinus urogenitalis*, der gemeinsame Kanal für Harn- und Geschlechtsprodukte, der Geschlechtshöcker, die Geschlechtsfalten und die Geschlechtswülste.

Bei der Frau bleibt dieses Indifferenzstadium weitgehend erhalten. Es werden der Sinus urogenitalis zum Scheidenvorhof, *Vestibulum vaginae*, der Geschlechtshöcker zum Kitzler, *Clitoris*, die Geschlechtsfalten zu den kleinen Schamlippen, *Labia minora*, und die Geschlechtswülste zu den großen Schamlippen, *Labia majora*.

Beim Mann ergibt die Bildung des für die Begattung wichtigen Gliedes, *Penis*, eine weitgehende Um- und Weiterbildung der ursprünglich indifferenten Anlage. Es wird der Geschlechtshöcker zum kräftigen Schwellkörper des Gliedes, *Corpus cavernosum penis*. Die Schamfalten beider Seiten verwachsen miteinander zu einer Röhre, die als Fortsetzung des *Sinus urogenitalis* die Harn- und Geschlechtsprodukte zur Spitze des Gliedes führt. Sie liefern somit einen Teil der männlichen Harnröhre, *Urethra masculina*, den Schwellkörper der Harnröhre, *Corpus spongiosum penis* [cavernosum urethrae], und die Eichel, *Glans penis*. Die Schamwülste verschmelzen zum Hodensack, *Scrotum*, der die durch den Leistenkanal austretenden Hoden aufnimmt. Unterbleiben diese Verwachsungen, so kann beim männlichen Geschlecht ein weibliches äußeres Genitale vorgetäuscht sein (Scheinzwitter).

III. Die Beckeneingeweide beim Mann

1. Der Mastdarm

Der Mastdarm, das **Rectum,** geht am kranialen Rande des 3. Kreuzbeinwirbels aus dem Sigmoid hervor. Es ist nicht, wie der Name ,,Rectum“ besagt, ein gerades Rohr, sondern es zeigt konstant 2 Krümmungen in der Sagittalebene. Die obere der beiden Krümmungen, die **Flexura sacralis,** legt sich der gekrümmten Beckenfläche des Kreuzbeins an, die untere, die **Flexura perinealis,** weist (Abb. 205) mit ihrer Konvexität nach vorn. Neben diesen konstanten Krümmungen in der Sagittalebene kommen noch verschiedene inkonstante in der Frontalebene vor. Das Rectum ist nämlich verschieden häufig von links und rechts eingeschnürt. Zwischen diesen Einschnürungen liegen unregelmäßige Ausbuchtungen.

Die seitlichen Krümmungen stellen keine Funktionszustände dar. Sie sind schon im 4. Embryonalmonat vorhanden.

Der 15 cm lange Mastdarm zeigt innen (Abb. 203, 205) meist 3 halbmondförmige Querfalten, von denen eine, die **Plica transversalis recti** [*Kohlrausch*sche Falte], rechts etwa 6,5 cm oberhalb des Afters liegt und ziemlich konstant ist. 2 kleinere Querfalten liegen links und sind inkonstant. Der oberhalb der Querfalten gelegene Teil ist meist zur **Ampulla recti** erweitert. Die Ampulle verjüngt sich analwärts trichterförmig und geht in den Canalis analis [Pars analis recti] über.

Die Röntgenologen unterscheiden am Mastdarm drei Teile. Nur der obere Teil der Ampulla recti wird als Ampulle bezeichnet. Er ist 16–20 Stunden nach einer Kontrastmahlzeit gefüllt und erscheint als Hohlkörper. Der untere Teil der Ampulla recti bleibt bis zur Defäkation geschlossen. *Canalis analis* ist bei ihnen nur der mit *Columnae anales* versehene Teil. Anatomisch läßt sich zwischen den beiden Abschnitten der Ampulla recti keine Grenze ziehen. Als Kotbehälter dienen aber nur das Sigmoid und die Ampulle der Röntgenologen.

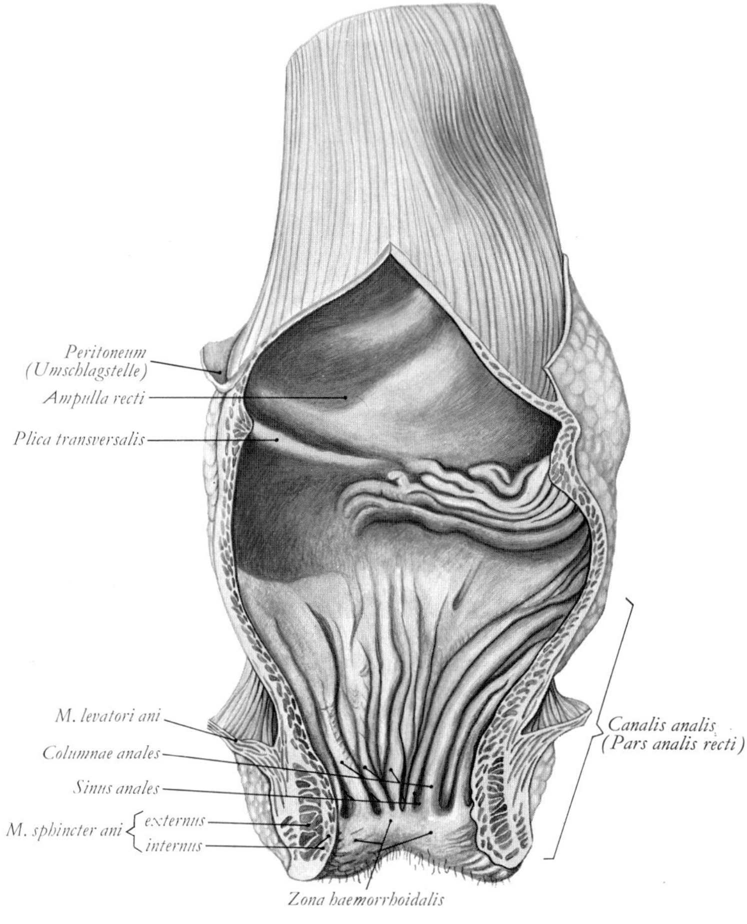

Abb. 203. Rectum von ventral, teilweise eröffnet

Der **Canalis analis** läßt 3 Zonen unterscheiden:

1. Die *Zona columnaris* zeigt 6–8 Längsfalten, **Columnae anales** [rectales] und zwischen ihnen die gleiche Zahl von Buchten; **Sinus anales** [rectales]. Kleine Schleimhautfalten, **Valvulae anales,** die von einer Columna zur anderen ziehen, begrenzen die Sinus analwärts.

Die schmerzhaften **Analfissuren** entstehen oft durch Spannen und Einreißen der kleinen Valvulae anales bei der Entleerung harten Kotes.

2. Die *Zona* [Anulus] *haemorrhoidalis* ist am Sphincter ani internus angeheftet. Sie hat als Übergangszone ein geschichtetes Plattenepithel, besitzt aber keine Haare und keine Drüsen. In ihrer Lamina propria finden sich zahlreiche, weite Venengeflechte.

3. Die *Zona cutanea* hat Hautcharakter, geschichtetes verhorntes Plattenepithel. Sie grenzt an den Sphincter ani externus und zeigt eine stärkere Pigmentierung. Neben Haaren und Talgdrüsen finden sich noch die apokrinen Schweißdrüsen, *Glandulae circumanales*.

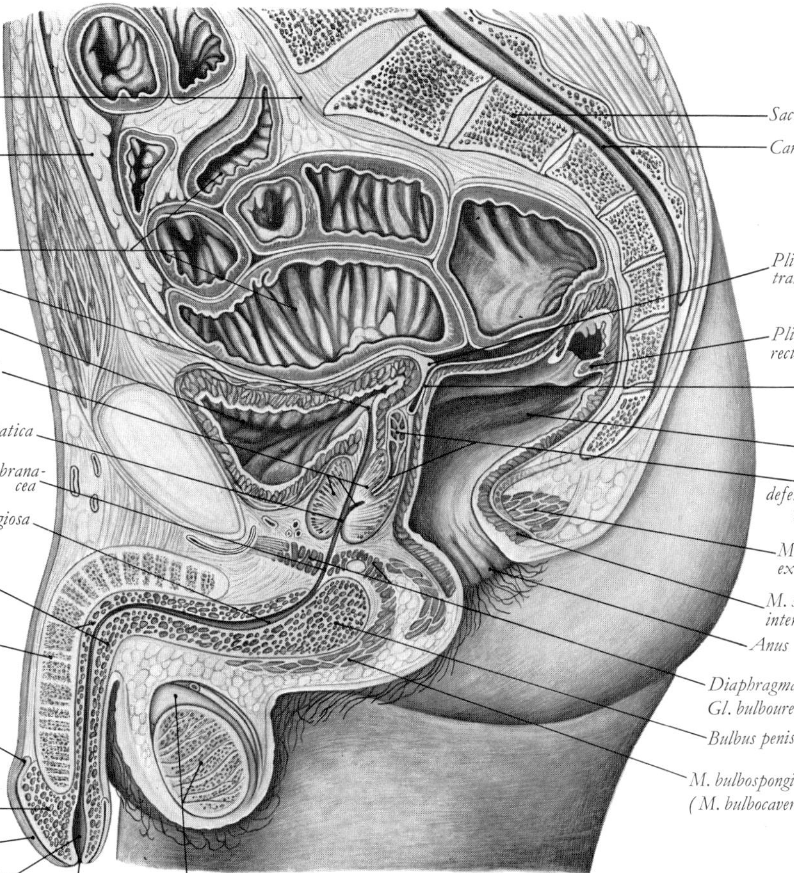

Abb. 204. Mediansagittalschnitt durch das männliche Becken. Das Scrotum ist paramedian geschnitten

Die *Columnae anales* enthalten starke Venenpolster (und Äste der Aa. rectales superiores), die bei der Defäkation entleert werden und für den Verschluß des Afters eine wesentliche Rolle spielen (*Stieve*). Das hochprismatische Epithel der Rektumschleimhaut kleidet auch die Sinus anales aus, geht aber auf den mechanisch stärker beanspruchten Columnae anales in geschichtetes Plattenepithel über.

Die Taenien des Dickdarms fließen auf dem Rectum zu einer einheitlichen Längsmuskellage, die ventral und dorsal etwas stärker ist, zusammen. Einzelne Muskelfasern gewinnen Beziehung zur Nachbarschaft: zum Steißbein (*M. rectococcygeus*), zur Harnblase und zur Prostata.

Die Ringmuskelschicht verdickt sich gegen den Anus hin zum glatten (unwillkürlichen) Schließmuskel, **M. sphincter ani internus.** Auf diesen legt sich von außen der quergestreifte (willkürliche) **M. sphincter ani externus** (s. Damm).

Bauchfellbeziehungen. Der obere Teil des Rectum ist vorn und an beiden Seiten, der folgende nur noch ventral vom Bauchfell überzogen. In der Höhe der *Plica transversalis recti* schlägt das Bauchfell auf die Kuppen der Bläschendrüsen und die Rückfläche der Harnblase über, bildet zwischen Mastdarm und Harnblase die **Excavatio rectovesicalis.** Unterhalb der Plica transversalis liegt das Rectum vollständig extraperitoneal.

Gefäßversorgung: Die unpaare **A. rectalis superior** (A. haemorrhoidalis superior, aus der *A. mesenterica inferior*) teilt sich am Rectum in einen linken und rechten Ast, die den oberen Teil der Muskulatur und nahezu die ganze Schleimhaut versorgen. Sie muß bei operativen Eingriffen geschont werden. Die paarigen **Aa. rectales mediae** [Aa. haemorrhoidales med.] aus der *A. iliaca interna* und die **Aa. rectales inferiores** [Aa. haemorrhoidales inf.] aus der *A. pudenda interna* versorgen vorzugsweise die Muskulatur des analen Teiles.

Das venöse Blut fließt aus dem Rektum über die *V. rectalis superior* zur *V. mesenterica inferior* und damit zur **Pfortader** (*V. portae*) ab und über die *Vv. rectales mediae* und *Vv. rectales inferiores* zur **V. iliaca interna.**

Im Rektum sind zwei, durch Anastomosen miteinander verbundene, venöse Plexus vorhanden. Im Bereich des Anus (Zona analis) liegt der **Plexus venosus subcutaneus,** dessen Blut über die Vv. rectales inferiores zur V. iliaca interna fließt. Der **Plexus venosus submucosus** wird hauptsächlich über die V. rectalis superior zur V. portae abgeleitet.

In der Submucosa der *Zona haemorrhoidalis* und in den *Columnae rectales* werden dünnwandige und weitlumige Gefäße durch Bindegewebe zu *Glomerula rectalia* zusammengefaßt. Durch arteriovenöse Anastomosen sind diese mit benachbarten Arterien verbunden (Staubesand, Stelzner) und somit auch mit arteriellem Blut gefüllt. In ihrer Gesamtheit bilden sie eine Art Schwellkörper (*Corpus cavernosum recti*). Dieser bildet mit den Sphinkteren den Verschlußapparat des Rektums. Eine Hyperplasie des Corpus cavernosum recti führt zu **Haemorrhoiden.**

Die **Lymphgefäße** zeigen 3 Abflußrichtungen und 3 Gruppen von regionären Lymphknoten. Sie ziehen vom oberen Teil mit der A. rectalis superior zu den **Nodi lymphatici sacrales** (in der Kreuzbeinkonkavität), vom mittleren Teil zu den **Nodi lymphatici iliaci interni** (um A. und V. iliaca int.) und vom unteren Teil zu den **Nodi lymphatici inguinales superficiales.** Inkonstant sind noch die **Nodi lymphatici anorectales** (zwischen Rectum, Harnblase und Prostata). Sie haben ihren Abfluß ebenfalls zu den **Nodi lymphatici iliaci interni.**

Topographie. Das Rectum grenzt nach dorsal an das Kreuzbein, Steißbein und die hinteren Abschnitte des M. levator ani. In dem spärlichen retrorectalen Bindegewebe verlaufen die A. sacralis mediana, die A. rectalis superior, die Trunci sympathici und weiter seitlich die Aa. sacrales laterales und die unteren Sakralnerven (S_4 und S_5).

Diese engen Nachbarschaftsbeziehungen erklären das Auftreten von Schmerzen im Ausbreitungsgebiet des N. ischiadicus und N. pudendus bei Rectumerkrankungen, insbesondere beim Rectumcarcinom.

Nach ventral grenzt das Rectum an die Prostata und oberhalb von ihr an die Bläschendrüsen, die Ampullen der Ductus deferentes und das zwischen ihnen gelegene

Dreieck der Harnblase. Seitlich ist es durch das subperitoneale, pararectale Bindegewebe mit der seitlichen Beckenwand verbunden. Eine stark gefüllte Ampulla recti kann Druck auf die Nerven und Gefäße, insbesondere auf die dünnwandigen Venen der seitlichen Beckenwand (Abb. 197), ausüben. Bei stärkerer Füllung weitet sich das Rectum nach vorn und beiden Seiten aus und führt auch zu einer Verlagerung der Nachbarorgane (Abb. 227).

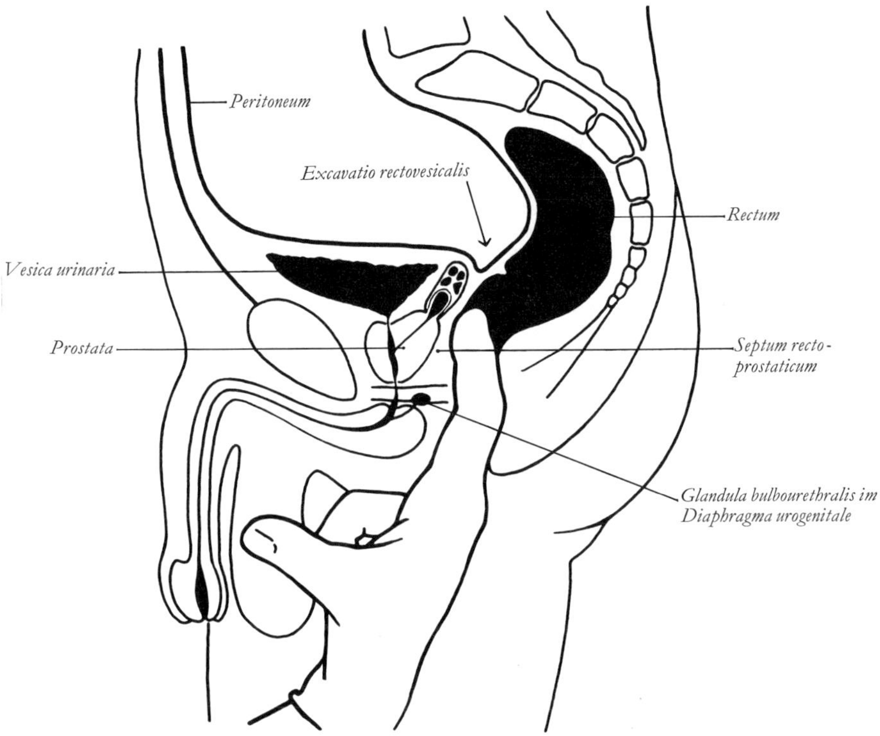

Abb. 205. Digitale Untersuchung der Prostata vom Rectum aus

Die **digitale Untersuchung** des Rectum ist für die Diagnose tiefsitzender Karzinome von Bedeutung. Der in das Rectum eingeführte Zeigefinger kann auch durch die ventrale Rektumwand hindurch Größe und Konsistenz der Prostata beurteilen (Abb. 205). Die im Diaphragma urogenitale gelegene Glandula bulbourethralis kann nur bei Vergrößerung getastet werden. Ihr Sekret läßt sich durch Massage mit dem Finger entleeren. Das oberhalb der Prostata zwischen den Ampullen der Ductus deferentes gelegene Trigonum vesicae ist nur bei gefüllter Blase, die Bläschendrüsen sind nur bei krankhafter Vergrößerung fühlbar. Seitlich können krankhafte Veränderungen im pararectalen Bindegewebe und in den Fossae ischiorectales getastet werden. Dorsal sind Kreuzbein, Steißbein und vergrößerte retrorectale Lymphknoten für die Untersuchung zugänglich.

Analkontinenz und Stuhlentleerung. Das **Kontinenzorgan** besteht aus sensiblen Zonen im Enddarm und einem autonom gesteuerten aber willentlich beeinflußbarem Verschlußsystem (H. Bünte). Dehnungsrezeptoren in der Wand des Rectums registrieren dessen Füllungszustand. Rezeptoren im *Canalis analis* dienen der Identifizierung (z. B. Unterscheidung zwischen Kot und Gasen) des Inhaltes. Rezeptoren der *Zona cutanea* kontrollieren den Kontraktionszustand der Schließmuskeln. Der muskuläre Anteil des Kontinenzorgans wird vom *M. sphincter ani externus* und *internus* und vom *M. levator ani* gebildet. Der willkürlich kontrahierbare äußere Sphinkter wird autonom tonisiert und hilft in Ruhe den Ausgang des Darmes zu verschließen. Bei Stuhldrang kann er willentlich stark kontrahiert werden. Bei der Stuhlentleerung erschlafft er automatisch. Der autonome innere Sphinkter dient hauptsächlich dem wasser- und gasdichten Verschluß des Analkanals. Der M. levator ani funktioniert in Ruhe automatisch. Sein Tonus paßt sich dem intraabdominellen Druck reflektorisch an. Bei seiner (willkürlichen oder automatischen) Kontraktion wird der Canalis analis angehoben und verschlossen. Bei Erschlaffung dieses Muskels wird der Weg in den Canalis analis freigegeben.

2. Harnblase und Harnleiter

Der **Harnleiter,** *Ureter*, überkreuzt die A. und V. iliaca externa, verläuft mit seiner *Pars pelvina* an der Seitenwand des kleinen Beckens vor der A. iliaca interna abwärts, wendet sich nach vorn und medianwärts, unterkreuzt hier den Ductus deferens, durchbohrt schräg von hinten her die Wand des *Fundus* der Harnblase und mündet mit dem schlitzförmigen **Ostium** [Orificium] **ureteris.** Näheres S. 257.

Die Harnblase, Vesica urinaria

ist ein muskulöses Hohlorgan, das den Harn sammelt und durch die Harnröhre entleert. Die physiologisch gefüllte Harnblase faßt durchschnittlich 350 ccm. Form und Lage der Blase wechseln stark mit dem Füllungszustande. Wir unterscheiden einen **Blasengrund,** *Fundus vesicae*, einen **Blasenkörper,** *Corpus vesicae*, und einen **Blasenscheitel,** *Apex vesicae*. Vom Blasenscheitel zieht das **Lig. umbilicale medianum** [Chorda urachi], der obliterierte Allantoisstiel, zum Nabel. Der Blasengrund ist nach kaudal und dorsal gerichtet, liegt der Prostata, den Ampullen der Ductus deferentes und den Samenbläschen an.

Das **Bauchfell** überzieht den dorsalen Teil des Scheitels und des Blasenkörpers, überkleidet die Kuppe der Samenbläschen und schlägt sich dann auf das Rectum über. Bei leerer Blase bildet das Bauchfell über dieser eine quere Reservefalte, die **Plica vesicalis transversa.**

Die **Muskelschicht,** *Tunica muscularis*, der Harnblase besteht aus glatten Muskelzellen, die netzartig verbunden sind, aber doch 3 Hauptlagen, eine innere, längs, eine mittlere, ringförmig und eine äußere, längs verlaufende Schicht erkennen lassen.

Eine abweichende Muskelanordnung finden wir im Bereich der Harnröhrenöffnung und des *Trigonum vesicae* [*Lieutaudi*]. Die äußeren Längsmuskelzüge der dorsokranialen Blasenfläche umfassen mit einer U-förmigen Schleife ventral die Harnröhrenöffnung und helfen bei dem Verschluß der Harnblase (**Sphincter vesicae internus** [*Heiss*] oder auch **Detrusor** [*Dennig*]). Die zwischen den Schenkeln der Detrusorschleife gelegenen Längsmuskelzüge durchbohren die übrigen Muskellagen und strahlen mit elastischen Sehnen in die *Uvula vesicae* (s. u.) aus. Sie verschieben die Uvula nach kranial und hinten und unterstützen damit die Öffnung der Harnblase.

Das *Trig. vesicae* zeigt von innen nach außen zunächst Längsmuskelzüge, die von den Ureterenöffnungen zur Harnröhrenöffnung hin konvergieren. Darunter liegen quer verlaufende Züge, die teils bogenförmig von hinten die Harnröhre umfassen und für den Verschluß in Frage kommen (M. trigonalis, Kalischer).

Die **Schleimhaut** der Harnblase ist durch eine lockere *Tela submucosa* mit der *Muscularis* verbunden. Bei leerer Blase legt sie sich in **Falten,** die bei der Füllung wieder verstreichen. Nur am Blasengrunde, zwischen den schlitzförmigen Ureterenöffnungen und der Harnröhrenöffnung (Abb. 206), liegt ein gleichschenkliges Dreieck, das **Trigonum vesicae,** in dem die Submucosa fehlt. Die Schleimhaut ist hier fest mit der besonders kräftigen und komplizierten Muskulatur verwachsen, so daß auch bei leerer Blase keine Schleimhautfalten auftreten. Die Basis des Dreiecks bildet die Plica interureterica. Sie verbindet die schlitzförmigen Harnleiteröffnungen, *Ostia* (Orificia) *ureterum*, und setzt

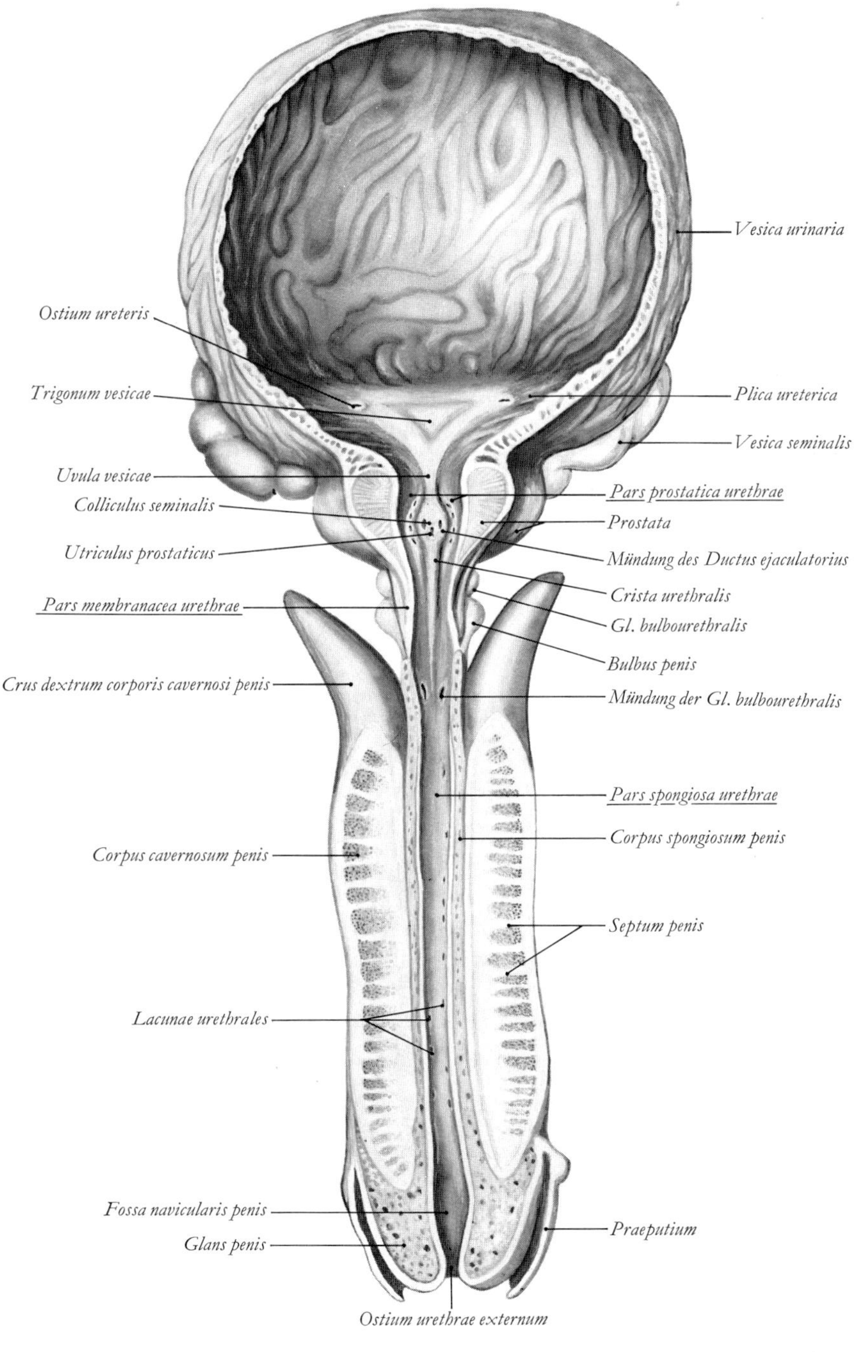

Abb. 206. Männliche Harnblase und Harnröhre von ventral eröffnet.

sich nach lateral und dorsal in die *Plicae uretericae* fort. Die ventrale Spitze des Dreiecks läuft in einem Wulst, die **Uvula vesicae,** aus. Diese setzt sich in die **Crista urethralis,** eine längliche Schleimhautfalte, fort. Die Schleimhaut besitzt im Gebiet des Blasendreiecks kleine Schleimdrüsen, die **Glandulae trigonales.** Vereinzelt kommen in ihr *Noduli lymphatici* vor. Das Epithel besteht, wie in den Nierenbecken und Harnleitern, aus **Übergangsepithel** (S. 16).

Befestigung der Harnblase. Um die Ausdehnungsfähigkeit nicht einzuschränken, gehen nahezu alle Haltevorrichtungen vom Fundus vesicae aus. Dieser ist fest mit der Basis der Prostata verbunden. Die Prostata ruht auf den Levatorschenkeln und dem Diaphragma urogenitale. Nach vorn ist sie durch die **Ligg. puboprostatica** mit dem Schambein verbunden. Die **Ligg. vesicosacralia** fixieren die Blase an der Vorderfläche des Kreuzbeines. Verstärkungszüge des subserösen Beckenbindegewebes ziehen als **Paracystium** zur seitlichen Beckenwand. Die im lockeren retropubischen [prävesikalen] Bindegewebe von der Symphyse nach kranial in die ventrale Blasenwand ausstrahlenden muskulös-bindegewebigen Züge **(Mm.** bzw. **Ligg. pubovesicalia)** können nach *Heiss* ihrem Verlauf nach nicht zur Befestigung dienen. Sie sollen vielmehr die Eröffnung der Harnblase unterstützen (s. u.).

Gefäßversorgung. Die **Aa. vesicales superiores** aus dem noch durchgängigen Teil der A. umbilicalis versorgen den oberen Abschnitt, die **Aa. vesicales inferiores** aus den Aa. iliacae internae den Blasengrund und mit feinen Ästen Prostata und Samenbläschen. Kleinere Äste aus der *A. obturatoria* und *A. rectalis media* vervollständigen die Versorgung.

Die **Venen** sammeln das Blut aus einem submukösen, intramuskulären und oberflächlichen Venennetz. Das submuköse Venennetz bildet im Bereich des Blasendreiecks und der Harnröhrenöffnung ein starkes venöses Polster, das nach *Heiss* bei der Abdichtung der Harnröhrenöffnung eine wichtige Rolle spielt (s. u.). Die 3 Venengeflechte entleeren sich in den mächtigen **Plexus venosus vesicoprostaticus,** der Harnblase und Prostata vorn, seitlich und hinten umgibt. Dieser Plexus nimmt von vorn die *V. dorsalis penis* auf, mündet in die *Vv. iliacae internae,* steht aber auch mit den *Vv. rectales mediae, obturatoriae* und *pudendae internae* in Verbindung.

Die **Lymphgefäße** vom Trigonum vesicae verlaufen mit der A. vesicalis inferior zu den *Nodi lymphatici iliaci interni*. Die Lymphgefäße der oberen Wand ziehen zu den Ureterenmündungen, sind dort mit denen der Gegenseite verbunden und verlaufen zu Lymphknoten längs des N. obturatorius. Die Lymphgefäße des Blasenscheitels und der benachbarten Unterfläche ziehen zu Schaltlymphknoten vor der Harnblase und dann weiter mit den Lymphbahnen des Blasengrundes. Ventral und lateral von der Blase kommt eine inkonstante Zahl von Blasenlymphknoten vor.

Nervenversorgung. Sie erfolgt durch den **Plexus vesicalis** mit **sympathischen** Fasern aus dem Lendenmark und **parasympathischen** Fasern aus dem Sakralmark **(Nn. pelvici).** Die Innervation des unten zu beschreibenden, quergestreiften Schließmuskels erfolgt durch den **N. pudendus.** Ein vegetativer Plexus liegt in der Blasenwand, die **Reflexzentren** für die Füllung und Entleerung liegen im **Lenden-** bzw. **Sakralmark,** übergeordnete Zentren in der Hirnrinde.

Füllung und Entleerung der Harnblase

Mechanische Faktoren (*Heiss*). Die Blase dehnt sich **bei der Füllung** zunächst in querer Richtung und erst später in vertikaler Richtung aus. Der *Sphincter vesicae internus* (*Heiss*), auch Detrusorschleife genannt, komprimiert die Harnröhrenöffnung. Die bogenförmigen Fasern des *M. trigonalis* (*Kalischer*) ziehen die *Uvula* in die Harnröhrenmündung und dichten dadurch weiter ab. Die stärkere Füllung der Blase komprimiert die im *Paracystium* gelegenen Venengeflechte und erhöht damit die Füllung des Uvulapolsters. Mit zunehmender Füllung werden die Fasern des schleifenförmigen *M. sphincter vesicae internus* immer stärker angespannt.

Bei der Blasenentleerung kontrahieren sich die Ringfasern. Der quere Durchmesser der Blase nimmt ab, der vertikale zu. Die Blase steigt gegen den Druck der auf ihr lastenden Baucheingeweide nach oben. Der entstehende Gegendruck führt zu einer Abknickung der Blase gegen die Harnröhre. Die Harnröhrenöffnung wird dabei dorsokaudal verlagert. Dadurch wird die Entfernung zwischen ihr und der Symphyse größer. Es werden hierdurch die in die ventrale Blasenwand gegen die Harnröhrenmündung ausstrahlenden Mm. pubovesicales gespannt, die ihrerseits die Öffnung nach vorn erweitern. Die Verkleinerung des queren Blasendurchmessers gibt den Abfluß in den venösen Geflechten frei, wodurch auch das Blut aus dem Uvulapolster abfließen kann. Die vertikale Ausdehnung spannt die in die Uvula ausstrahlenden Längsfasern **(Retractor uvulae),** die die Uvula aus der Öffnung zurückziehen und den Abfluß freigeben.

Nervöse Faktoren. Die Blasenmuskulatur wird antagonistisch vom *Sympathicus* und *Parasympathicus* (*Nn. pelvici*) versorgt. Beide enthalten afferente und efferente Fasern zu den Reflexzentren im Rückenmark und den übergeordneten Zentren im Gehirn. Der Sympathikus regelt die Füllung. Sein Reflexzentrum liegt im Lendenmark. Der Parasympathikus regelt die Entleerung. Sein Kern liegt im Sakralmark. Bei gefüllter Blase entsteht das Gefühl des Harndranges. Vom Großhirn aus kann der quergestreifte **Sphincter vesicae externus** in Tätigkeit gesetzt und der Verschluß durch ihn zusätzlich gesichert oder die Entleerung durch Leitung zu den Rückenmarkszentren in Gang gesetzt werden. Das Gefühl des Harndranges ist nicht allein von dem Füllungsgrad, son-

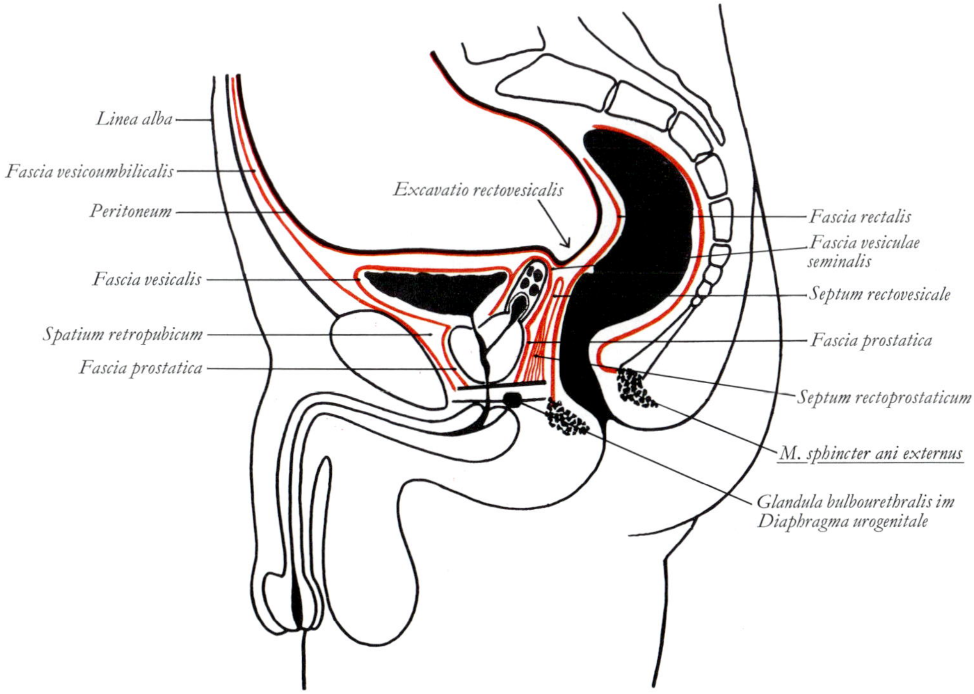

Abb. 207. Eingeweidefaszien des männlichen Beckens (rot). Bauchfell schwarz

dern auch von psychischen Faktoren abhängig. Aufregung führt zu Harndrang, geistige Ablenkung schiebt ihn hinaus. Auch Haut- und akustische Reize fördern den Harndrang.

Die Lage der Harnblase und ihre Beziehungen zum Bindegewebe des Beckens

Die Lage ist stark von ihrem Füllungszustand abhängig.

Die leere Blase liegt beim Erwachsenen hinter der Symphyse im kleinen Becken (Abb. 204, 207). Kranial ist sie durch die auf ihr ruhenden Darmschlingen schüsselförmig eingedellt. Bei der Füllung dehnt sie sich zunächst nach lateral und darauf nabelwärts aus (Abb. 208, 217). Sie schiebt dabei das Bauchfell nach oben. In dem dadurch oberhalb der Symphyse entstehenden bauchfellfreien Bereich kann der Chirurg die Harnblase operativ angehen, ohne die Peritonealhöhle zu eröffnen (*Sectio alta*). Bei starker Harnverhaltung ist auch dicht oberhalb der Symphyse eine **Punktion** und Entleerung möglich (Abb. 208), wenn diese mit dem Harnröhrenkatheter nicht durchführbar ist.

Die horizontal eingeführte Nadel soll dabei mit ihrer Spitze auf die Mitte des Kreuzbeins gerichtet sein. Größe und Ausdehnung der gefüllten Harnblase kann oberhalb der Symphyse durch Perkussion festgestellt werden.

Beim Neugeborenen und beim Kleinkind überragt auch die leere Harnblase die Symphyse.

Die **Fascia vesicoumbilicalis,** eine Verdichtung des subserösen Bindegewebes, zieht vom Nabel an der vorderen Bauchwand herab bis zum Diaphragma urogenitale (Abb. 207). Die Seiten dieser dreieckigen Platte werden von den *Ligg. umbilicalia lateralia* gebildet. Auf der Prostata und der Harnblase ist das Bindegewebe zur **Fascia prostatae** und **Fascia vesicalis** (visceralis) verdichtet (Abb. 207). Die drei Faszien begrenzen das mit lockerem

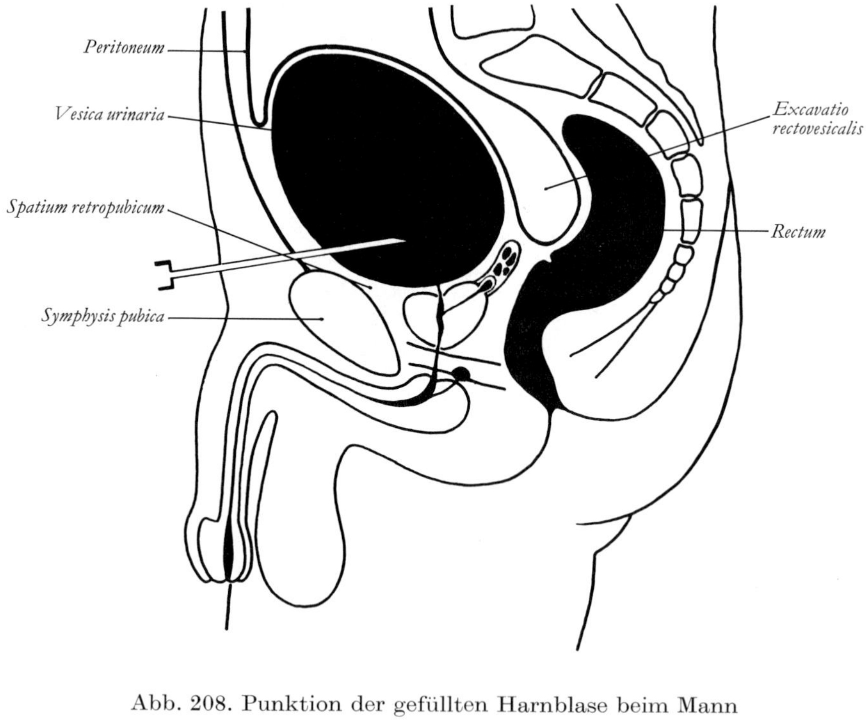

Abb. 208. Punktion der gefüllten Harnblase beim Mann

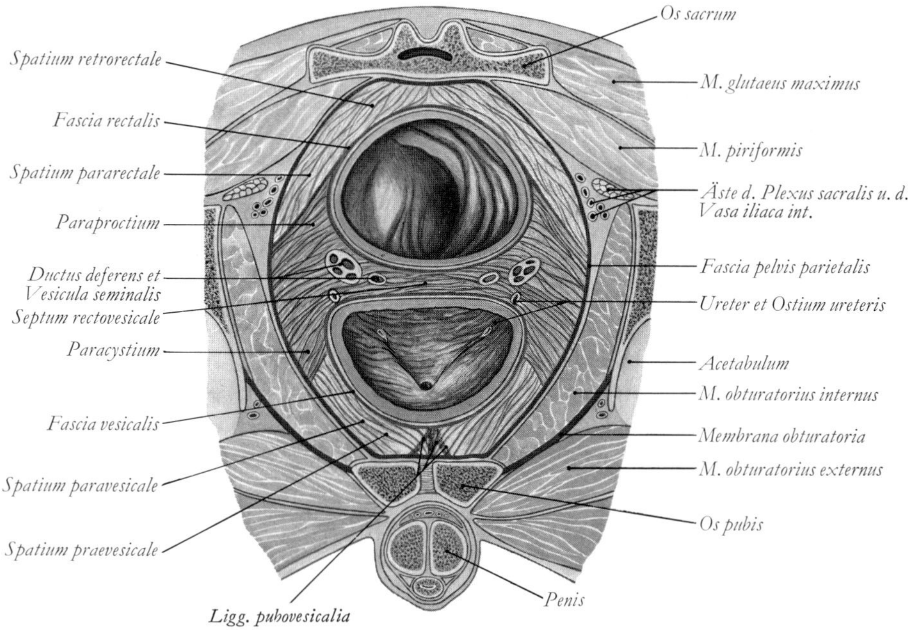

Abb. 209. Horizontalschnitt durch ein männliches Becken. Faszien, Bindegewebsräume und Bindegewebskörper (Corpus intrapelvinum, dunkleres Grau) schematisiert

Bindegewebe ausgefüllte **Spatium retropubicum** [praevesicale, *Retzii*]. Als Verstärkungszüge treffen wir in ihnen die *Ligg. puboprostatica* und *pubovesicalia.* Das Spatium retropubicum geht seitlich von der Blase (Abb. 209) kontinuierlich in das ebenfalls mit lockerem Bindegewebe ausgefüllte **Spatium paravesicale** über. Dieses grenzt nach dorsal an ein Gebiet verdichteten Bindegewebes, das **Corpus intrapelvinum.** In ihm werden die Gefäße und Nerven von der Beckenwand an die Beckenorgane herangeführt. Wir bezeichnen die Züge zur Blase als **Paracystium,** die Züge zum Rectum als **Paraproctium.** Die mittleren Züge bilden das **Septum rectovesicale.** In ihm finden wir einen spaltförmigen, mit lockerem Bindegewebe ausgefüllten Raum, das **Spatium rectovesicale.** Er ermöglicht die Verschiebung der Blase gegen das Rectum. Samenleiter, Bläschendrüse und Harnleiter liegen vor dem Spalt, sind stärker an der Harnblase verankert. Sie müssen somit zwangsläufig den Lageveränderungen der Blasenwand folgen.

Anwendung: Operativ lassen sich Rectum und Harnblase leicht im Bereich des Spatium rectovesicale trennen. Bei extraperitonealen **Blasenrupturen** können sich Urin und Blut rasch und ungehindert in den geschilderten Verschiebespalten ausbreiten. Schambeinfrakturen sind wegen der nahen Lagebeziehung nicht selten durch die Verletzung der vorderen Blasenwand kompliziert. Da die Basis der Prostata fest mit dem Blasengrund verbunden ist (Abb. 206 u. 207), wird die Prostata bei starker Blasenfüllung etwas kranialwärts verlagert (vgl. Abb. 207 u. 208).

3. Die inneren männlichen Geschlechtsorgane

Sie bestehen aus den Hoden, der Produktionsstätte der Samenfäden, den Nebenhoden, den Samenleitern, den Bläschendrüsen und der Vorsteherdrüse. Sie dienen der Samenerzeugung, -aufbewahrung und -leitung und liefern wichtige Sekrete. Hoden, Nebenhoden und ein Teil des Samenleiters gelangen beim *Descensus testis* durch den Leistenkanal in eine Ausstülpung der Bauchwand, den Hodensack.

a) Hoden, Testis und Nebenhoden, Epididymis

Die im Hodensack gelegenen **Hoden** sind seitlich abgeplattete, längliche Körper, an denen wir zwei Seitenflächen, die *Facies lateralis* und *Facies medialis*, zwei Ränder, *Margo anterior und posterior, und die Extremitas superior und inferior*, unterscheiden.

Auf der Extremitas superior ruht der Nebenhodenkopf, am Margo posterior ist der Nebenhodenkörper befestigt (Abb. 210, 211).

Der **Nebenhoden** sitzt dem Hoden dorsomedial auf und besteht aus einem breiten, abgestumpften Kopf, **Caput,** einem dünnen, im Querschnitt nahezu dreieckigen Körper, **Corpus,** und einem kräftigeren Schweif, **Cauda.** Der letztere geht mit einer Umbiegung nach dorsal in den Samenleiter über.

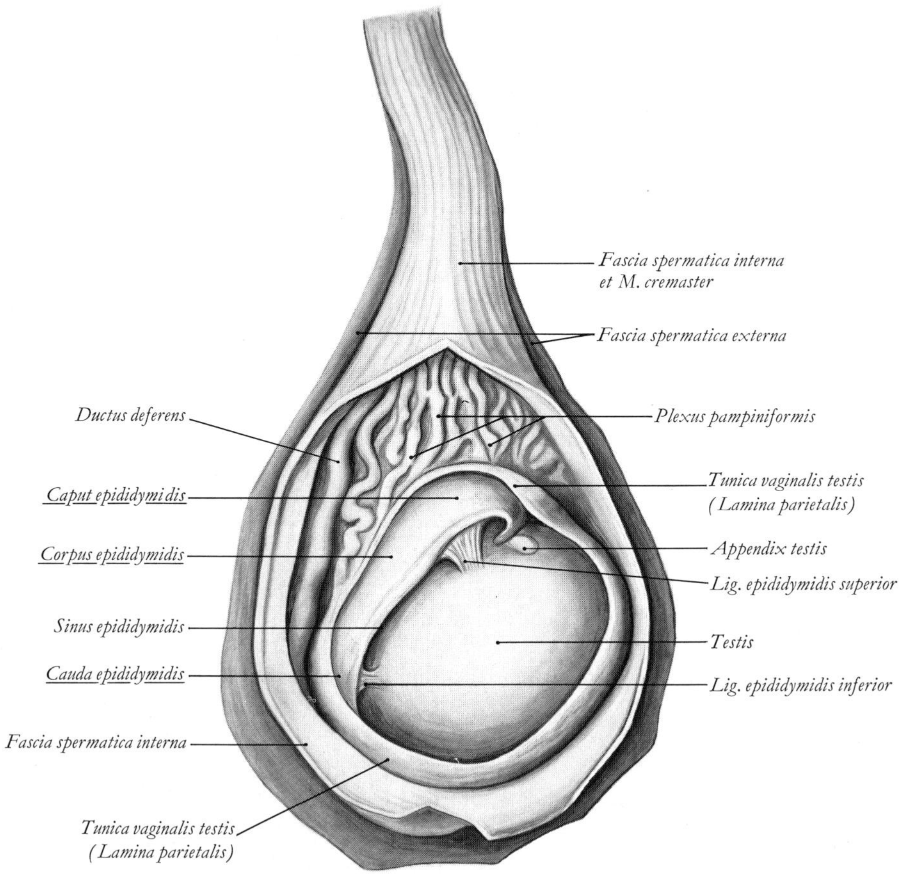

Abb. 210. Rechter Hoden, Nebenhoden und Samenstrang (Ansicht von lateral). Die Hüllen sind schichtweise eröffnet, um das Cavum scroti, den Ductus deferens und den Plexus pampiniformis zu zeigen

Hoden und Nebenhoden haben einen doppelten Bauchfellüberzug, die wir als *Lamina visceralis* [Epiorchium] und *parietalis* [Periorchium] der **Tunica vaginalis testis** bezeichnen. Zwischen den beiden Blättern liegt das **Cavum scroti,** eine Abschnürung der Bauchfellhöhle. Die Lamina visceralis überzieht den Hoden und zum Teil den Nebenhoden. Zwischen beiden bildet sie den *Sinus epididymidis* [Bursa testicularis], der oben und unten von den *Ligg. epididymidis superior* und *inferior* begrenzt wird (Abb. 210).

Neben dem Nebenhodenkopf finden wir auf dem Hoden häufig einen bläschenförmigen, ungestielten Anhang, die **Appendix testis** (das kraniale Ende des *Müller*schen Ganges, s. Abb. 201, 210). Der Nebenhodenkopf besitzt häufig ein ähnliches, aber gestieltes Bläschen, die **Appendix epididymidis** (das Ende des *Wolff*schen Ganges, s. S. 291). Im Bindegewebe des Samenstranges, neben dem Nebenhodenkopf, kann man einige, mit Zylinderepithel ausgekleidete, allseitig geschlossene Kanälchen, den Beihoden oder **Paradidymis** (Reste der Querkanälchen der Urniere, Abb. 201 u. Abb. 211) antreffen.

Bau des Hodens. Der Bauchfellüberzug gibt der Oberfläche des Hodens ein spiegelndes Aussehen. Unter der Lamina visceralis [Epiorchium] liegt eine feste, fibröse Haut, die **Tunica albuginea.** Von ihr springt in der Gegend des Nebenhodenkopfes ein bindegewebiger Fortsatz, das **Mediastinum testis,** gegen das Innere des Hodens vor. Von diesem gehen zahlreiche Bindegewebsbalken und unvollständige Scheidewände, die **Septula testis,** aus. Sie zerlegen die Drüsensubstanz des Hodens in 250–300 Läppchen, die **Lobuli testis.** Den wesentlichen Bestandteil der Läppchen bilden starkgewundene, vielfach miteinander verbundene, feine Röhren (180–300 μm dick), die Samenkanälchen, **Tubuli seminiferi contorti.** Die Zahl der Kanälchen wird von der

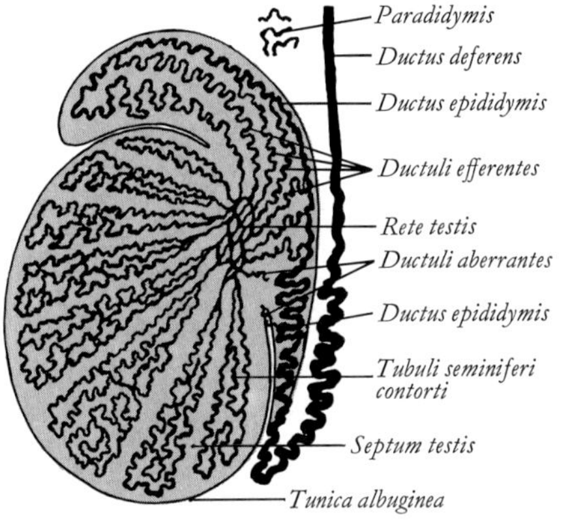

Abb. 211. Überblick über das System der Kanälchen im Hoden und Nebenhoden

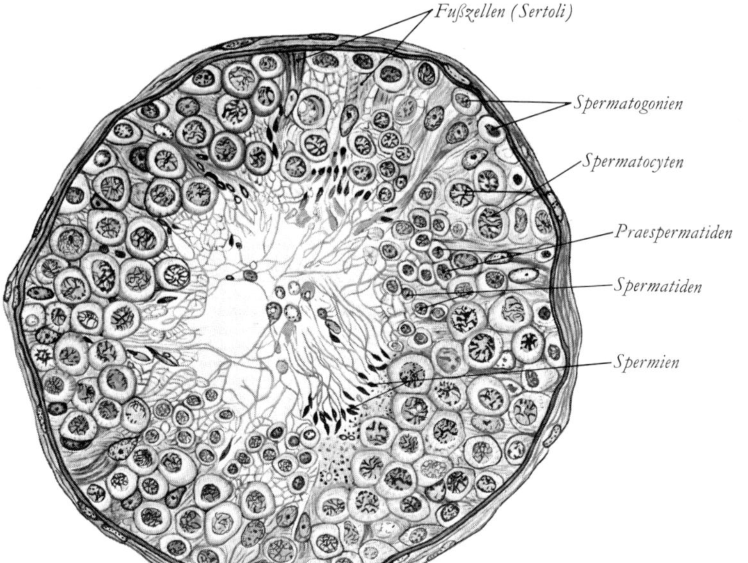

Abb. 212. Schnitt durch ein Hodenkanälchen eines gesunden 19jährigen. Nach *Stieve*. Vergr. 366×

Peripherie gegen das Innere hin kleiner, indem sie sich spitzwinklig miteinander vereinigen. Sie laufen schließlich als gerade Kanälchen, **Tubuli seminiferi recti,** auf das Mediastinum zu und bilden in ihm ein Netzwerk, das **Rete testis.** Die Samenkanälchen sind durch ein lockeres Bindegewebe, das leicht eine Isolierung der einzelnen Kanälchen ermöglicht, verbunden. In diesem Bindegewebe treffen wir Gruppen von rundlichen, mit Pigment, Kristalloiden und Fett beladenen Zellen, die **Zwischenzellen** (*Leydig*-Zellen, Interstitialzellen) des Hodens, an. Eingeschaltet in den lebhaften Stoffwechsel des Hodens, beteiligen sie sich an der Bereitung der männlichen Geschlechtshormone (*Androgene, Testosteron*).

Die Wand der Samenkanälchen besitzt eine feine Basalmembran, der außen einige Lagen von platten Bindegewebszellen und innen das Samenepithel aufgelagert sind. Das Samenepithel wechselt während der Samenbildung, der Spermiogenese, dauernd seine Form. Da die Samenbildung in rhythmischen Wellen über jedes Kanälchen hin verläuft und sie selbst stark gewunden sind, finden wir im Schnitt verschiedene Stadien der Spermiogenese nebeneinander.

Die Samenbildung, *Spermiogenese,* findet von der Pubertät bis ins hohe Alter statt. Das in den *Tubuli seminiferi contorti* gelegene Samenepithel, *Epithelium seminale,* zeigt wandständig die Ursamenzellen oder **Spermatogonien.** Es sind kleine Zellen mit chromatinreichem Kern. Aus ihnen entstehen durch Teilung und Wachstum die großen **Spermatozyten** (Spermatozyten I. Ordnung), aus diesen durch die **I. Reifeteilung** 2 **Praespermatiden** (Spermatozyten II. Ordnung) und durch die **II. Reifeteilung** je 2 **Spermatiden.**

Die **I. Reifeteilung** ist eine **Reduktionsteilung.** Aus einer diploiden (46 Chromosomen) Spermatozyte I. Ordnung entstehen durch *Meiose* (s. S. 12) zwei haploide Spermatozyten II. Ordnung (mit einem Chromosomensatz 22+x und 22+y). Die **II. Reifeteilung** ist eine **Äquationsteilung** (die Chromosomen werden, vor der Verteilung auf die Tochterzellen durch Längsspaltung halbiert). Jede *Spermatide* enthält somit einen haploiden Chromosomensatz (22+x oder 22+y).

Zwischen den rundlichen Samenbildungszellen liegen die langgestreckten *Sertoli*schen Stütz- oder **Fußzellen.** Sie sitzen mit einem verbreiterten Fuß der Basalmembran auf. Ihr chromatinarmer Kern ist dreieckig bis oval.

Die Spermatiden teilen sich nicht weiter. Sie dringen in das Cytoplasma der *Sertoli*-Zellen ein und bilden sich dort zu den Spermien um. Über den recht komplizierten Umbildungsvorgang sei hier nur erwähnt, daß der Kern sich zu dem Kopf, der Zelleib zum Mittelstück und Schwanz des Samenfadens umformt. Die *Sertoli*-Zellen führen den Spermien wahrscheinlich Nährstoffe zu.

Der reife Samenfaden (Abb. 213) ist 60 μm lang und läßt **Kopf, Hals, Mittelstück** und **Schwanz** unterscheiden. Der Schwanz besteht aus **Haupt-** und **Endstück.**

Elektronenoptisch ist die Samenzelle in ganzer Länge von einer Zellmembran umhüllt. Der **Kopf** besteht fast ausschließlich aus dem chromatinreichen Zellkern. Der vordere, in der Kantenansicht keilförmig erscheinende Teil wird von dem mehrschichtigen **Akrosom** überzogen. Die Enzyme des Akrosoms sollen bei der Durchwanderung der Zona pellucida des Eies und beim Eindringen in das Cytoplasma der Eizelle eine entscheidende Rolle spielen. Der **Hals** zeigt unmittelbar unter dem Kopf eine *Basalplatte.* Eine aus Körnchen gebildete Rosette wird als *Zentriol* gedeutet. Die im Schnitt quergestreift erscheinende Außenzone soll mit den kräftigen Außenfibrillen des Achsenfadens in Verbindung stehen. Der **Achsenfaden** reicht als längsverlaufendes Fibrillensystem vom Hals bis zum Schwanzende. Zwei *Zentralfibrillen* sind durch feine Körnchenketten mit dem Mantel aus 9 *Doppelfibrillen* verbunden. Im Bereich des Mittelstückes und des proximalen Schwanzabschnittes sind diesen 20 Fibrillen nochmals 9 *wesentlich dickere Außenfibrillen* angelagert. Im **Schwanzgebiet** wird dieses Fibrillensystem durch ringförmig verlaufende Fibrillen umscheidet. Gegen das Schwanzende hin verschwindet diese *Fibrillenscheide*; die Längsfibrillen geben ihre charakteristische Anordnung auf. Das Fibrillensystem des Achsenfadens ermöglicht die Bewegung der Spermien. Die notwendige Energie wird wohl vom **Mittelstück** geliefert. Hier kommt das Fibrillensystem des Achsenfadens in innigen Kontakt mit den Fermenten der spiralig angeordneten *Mitochondrien.*

Bau des Nebenhodens (Abb. 211). Vom Rete testis streben 12–15 kleine Ausführungsgänge, **Ductuli efferentes,** dem Kopf des Nebenhodens zu. Sie sind zunächst nur wenig geschlängelt, legen sich allmählich in immer stärkere Windungen und bilden kegelförmige Läppchen, die **Lobuli** (Coni) **epididymidis.** Die Spitzen der Kegel sind gegen das Mediastinum gerichtet. Entfaltet hat ein *Ductulus efferens* eine Länge von etwa 20 cm. Das kranialste Kanälchen biegt in den Nebenhodengang, *Ductus epididymidis*, um, der in Abständen von 10 cm nacheinander die übrigen *Ductuli efferentes* aufnimmt. Der **Ductus epididymidis** ist ebenfalls stark geschlängelt, hat entwirrt eine Länge von 6 m. Er bildet nur einen Teil des Nebenhodenkopfes, der hauptsächlich aus Ductuli efferentes besteht, dagegen den ganzen Körper und Schwanz des Nebenhodens. Von ihm können aberrierende Gänge abgehen, die nicht das Rete testis erreichen, sogenannte **Ductuli aberrantes.** Der Schwanzteil des Nebenhodenganges geht in den anfangs ebenfalls noch gewundenen Ductus deferens über.

Feinbau des Nebenhodens. Die Ductuli efferentes zeigen auf dem Querschnitt ein unregelmäßiges, gezacktes Lumen. Mit Flimmerhaaren versehene Zylinderzellen wechseln mit kubischen Zellen ab. Im Lumen finden wir häufig Samenfäden. Auf das Epithel folgen nach außen ein feines Grundhäutchen, eine dünne Muskelschicht und schließlich ein lockeres Bindegewebe, das die Kanälchen zusammenhält.

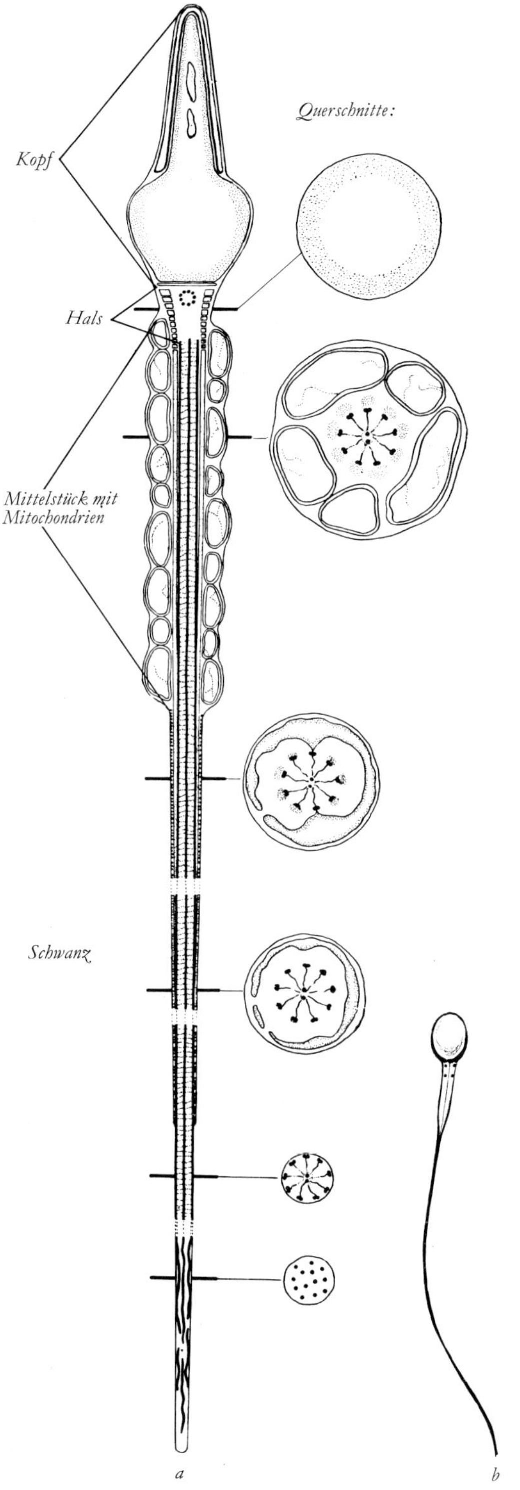

Abb. 213. Elektronenmikroskopisches Schema eines Samenfadens (*a*). Nach *Ånberg*, 1957
Reifer Samenfaden. Vergr. 1500× (*b*). Nach *Stieve*

Der Ductus epididymidis hat ein rundes, gleichmäßiges Lumen, ein sehr hohes, zweireihiges Zylinderepithel mit starren, in das Lumen vorragenden Fortsätzen (Stereozilien). Zwischen den Zylinderzellen liegen basale Ersatzzellen. Dem Epithel liegt außen ein feines Grundhäutchen und eine Ringmuskelschicht auf.

b) Samenleiter, Samenstrang und Samenbläschen

Der **Samenleiter,** *Ductus deferens,* ein 50–60 cm langer Gang, beginnt an der Cauda des Nebenhodens, steigt zunächst dorsomedial am Nebenhoden aufwärts **(Pars epididymica),** tritt dann in den Samenstrang ein **(Pars funicularis)** und verläuft in ihm an der medialen Seite der Gefäße und gelangt durch den Leistenkanal **(Pars inguinalis)** in die Bauchhöhle. Hier überkreuzt er (Abb. 124) die A. und Vv. epigastricae inferiores, die A. und V. iliaca externa und das Lig. umbilicale laterale [Chorda a. umbilicalis], verläuft verdeckt vom Bauchfell (*hier gut durchzutasten*) an der Wand des kleinen Beckens **(Pars pelvina)** abwärts, überkreuzt dabei den Ureter und zieht schließlich (Abb. 215, 216) median- und dorsalwärts zur Rückfläche der Blase. Hier erweitert er sich zur **Ampulla ductus deferentis** und gelangt zur Basis der Vorsteherdrüse (*Prostata*). Die Ampulle zeigt eine bucklige Oberfläche, Diverticula ampullae.

Feinbau. 3–4 Längsfalten der Schleimhaut geben dem Querschnitt ein sternförmiges Lumen. Unter dem zweireihigen, mit Stereocilien versehenen Epithel liegt eine zarte, bindegewebige Tunica propria. Die nach außen folgende Muskelschicht ist außerordentlich kräftig und läßt eine innere Längs-, eine mittlere Ring- und eine äußere Längsmuskelschicht unterscheiden. Sie gibt dem Gang seine Härte, die ihn beim Abtasten ohne weiteres von den Gefäßen unterscheiden läßt. Eine bindegewebige Adventitia verbindet ihn mit der Umgebung.

Der **Samenstrang,** *Funiculus spermaticus,* enthält die *Pars funicularis* des Samenleiters, Gefäße und Nerven für Hoden, Nebenhoden und Samenleiter und ist von Hüllen umgeben, die als Abkömmlinge der Bauchwand aufzufassen sind. Seine Bestandteile wurden bereits auf Seite 187 geschildert.

Die **Bläschendrüse,** *Vesicula seminalis* (Glandula vesiculosa, Abb. 215). Lateral von der Ampulle des Samenleiters liegt auf der Rückseite der Harnblase das blindsackförmige Samenbläschen. Der Scheitel ist lateral-, das kaudale Ende medialwärts gerichtet. Es hat wie die Ampulla ductus deferentis eine bucklige Oberfläche. Innen findet sich ein Netzwerk von größeren und kleineren Schleimhautfalten, die ein Labyrinth von Gruben und Kammern abgrenzen. Wenn man in ihm auch vereinzelt Samenfäden findet, so trägt es den Namen „Samenbläschen“ zu Unrecht, da es kein Reservoir für Samenfäden, sondern eine Drüse ist. Sein Ausführungsgang, **Ductus excretorius,** vereinigt sich mit dem Ductus deferens zum Ausspritzungsgang, Ductus ejaculatoris.

Feinbau. Es hat ein niedrig zylindrisches, stärker pigmentiertes Epithel. Die Muscularis ist ähnlich wie in der Ampulle und nicht so stark wie im übrigen Samenleiter.

Der **Ausspritzungsgang,** *Ductus ejaculatorius,* hat ein enges Lumen, durchsetzt in etwa 2 cm Länge die Prostata und mündet neben dem der anderen Seite mit einer feinen, punktförmigen Öffnung auf dem Samenhügel, dem *Colliculus seminalis* (Abb. 206).

c) Die Prostata und die Pars prostatica der Harnröhre

Die **Vorsteherdrüse,** *Prostata,* ist ein fester Körper von der Größe einer Eßkastanie, der die Harnröhre ringförmig umfaßt (*Pars prostatica urethrae*) und somit zwischen Harnblase und Diaphragma urogenitale liegt (Abb. 204–208). Mit ihrer Basis ist sie der Blase zugewandt. Ihre ventrale Fläche, *Facies anterior,* weist gegen die Symphyse, ihre dorsale Fläche, *Facies posterior,* grenzt an das Rectum. Seitlich liegt sie auf den Rändern der Mm. levatores ani.

Die beiden Seitenlappen, **Lobus dexter und sinister,** sind dorsal durch den **Isthmus prostatae** und ventral durch die **Pars praeurethralis prostatae** miteinander verbunden.

Die Urologen bezeichnen meist die Pars praeurethralis als *Lobus anterior*, den Isthmus als *Lobus medius* und den dorsal von der Urethra und den Ductus ejaculatorii gelegenen Teil als *Lobus posterior*.

Der Isthmus vergrößert sich nicht selten im Alter, bildet einen Mittellappen, der sich gegen die Blase und die Harnröhre vorwölbt und damit die Harnentleerung erschwert oder verhindert (*Prostatahypertrophie*).

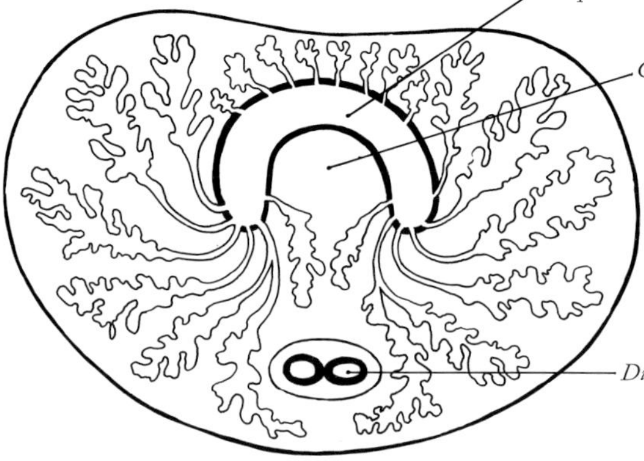

Abb. 214. Schema eines Querschnittes durch die Prostata mit Einmündungen der Prostatadrüsen

Die Prostata ist von einer festen, bindegewebigen Kapsel, *Fascia prostatae*, umgeben, die sich mittels der **Ligamenta puboprostatica** an die Rückfläche der Schambeine anheftet. Dorsal ist sie durch das **Septum rectoprostaticum** mit dem Rectum, kranial mit dem Blasengrund, verbunden.

Die **Pars prostatica** der **Harnröhre** durchsetzt die Prostata in einer Länge von 3 cm. Sie ist in der Mitte spindelförmig erweitert (Abb. 206), besitzt an ihrer Dorsalfläche den länglichen **Colliculus seminalis,** der nach oben und unten in eine Schleimhautfalte, die *Crista urethralis,* ausläuft. Auf dem Samenhügel liegen die schlitzförmigen Öffnungen der *Ductus ejaculatorii* und des *Utriculus prostaticus.*

Der **Utriculus prostaticus** ist ein Blindsack von 8–10 mm Länge und 1–6 mm Weite (Rest der *Müller*schen Gänge, s. S. 291).
Ist seine Öffnung weit, so kann sich der Katheter darin verfangen.

Gefäß- und Nervenversorgung. Die Gefäße und Nerven für Samenstrang, Hoden und Nebenhoden wurden bereits S. 188 besprochen. Die Prostata wird von der *A. vesicalis inf.*, die Verbindungen zu den *Aa. rectales* eingeht, versorgt. Die Samenbläschen und die Ductus deferentes erhalten ihr Blut aus der *A. ductus deferentis.* Das venöse Blut fließt in den mächtigen, außerhalb der Fascia prostatae liegenden *Plexus vesicoprostaticus* ab (S. 300). Alle männlichen Beckenorgane erhalten vegetative Nervenäste aus den Beckengeflechten (S. 312).

Operative Zugangswege zur Prostata. Man kann oberhalb der Symphyse die Harnblase aufsuchen, diese eröffnen und durch das Trigonum vesicae hindurch die Prostata erreichen (suprapubischer und transvesikaler Weg). Geht man suprapubisch in das Spatium retropubicum ein und drängt die Harnblase nach dorsal, so erreicht man die Pars praeurethralis der Prostata (suprapubischer und extravesikaler Weg). Schließlich kann man die Prostata vom Damm aus (perinealer Weg) und vom Mastdarm aus (rektaler Weg) erreichen.

Feinbau. Die Prostata besteht aus 30–50 tubuloalveolären Einzeldrüsen, die von Bindegewebe und starken Bündeln glatter Muskelzellen umgeben werden. Sie münden (Abb. 214) im gesamten Umfang der Pars prostatica urethrae, besonders zahlreich zu seiten des Colliculus seminalis. In den Lichtungen der Prostatadrüse findet man häufig kugelige bis ovale geschichtete Konkremente („Prostatasteine"). Sie entstehen aus dem Sekret der Drüsen.

Die Schleimhaut der *Pars prostatica urethrae* trägt ein mehrschichtiges Zylinderepithel. Nach außen von der Schleimhaut folgt eine innere Längs- und eine äußere Ringlage von glatten Muskelzellen, die mit der Blasenmuskulatur zusammenhängen. Der Colliculus enthält einen axialen Längszug von glatten Muskelzellen und elastischen Netzen, der mit den Muskelzellen des *Trigonum vesicae* zusammenhängt. Zahlreiche kavernöse Bluträume umgeben die Harnröhre und den Längsstrang des Colliculus.

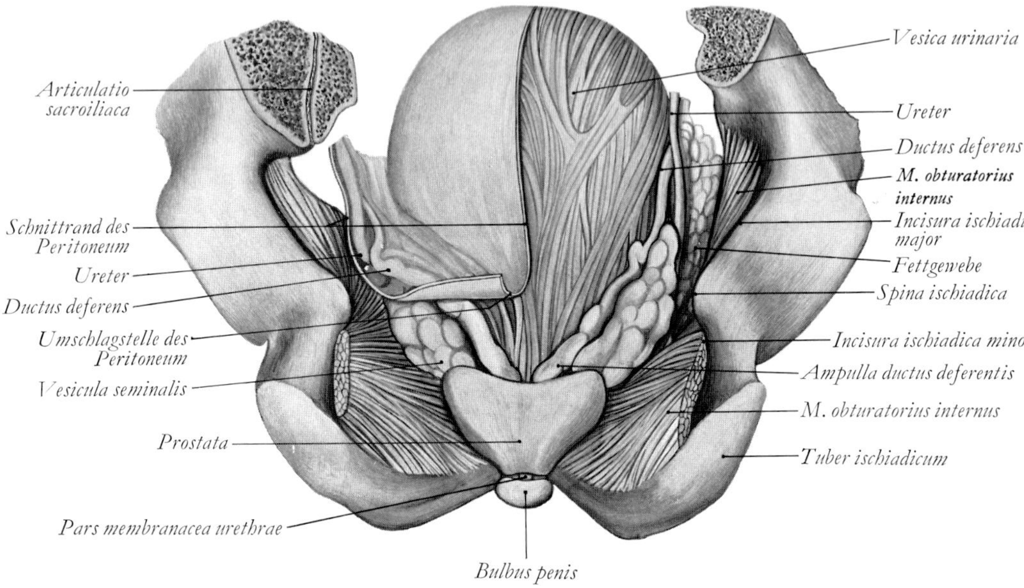

Abb. 215. Harnblase, Prostata, Harnleiter, Samenleiter mit Ampullen und Samenblasen in situ (von dorsal her dargestellt). Links ist das Bauchfell in natürlicher Lage erhalten; rechts ist die Blasenmuskulatur dargestellt

Funktion der Samenwege und Drüsen. Der *Ductus epididymis* ist ein Speicher für die Spermien (*v. Lanz*). Die noch unreif aus dem Hoden kommenden Samenfäden reifen in ihm. Außerdem sondert er ein spezifisches Sekret ab. Auch Resorption findet wahrscheinlich in ihm statt. Die Sekrete des Hodens, des Nebenhodens, der Bläschendrüsen, der Prostata und der Gland. bulbourethrales mischen sich den Samenfäden bei, machen den Hauptbestandteil des Samens (Sperma) aus. Je nach ihrem Wasserstoffionengehalt hemmen oder fördern sie die Bewegung der Spermien. Der Samen ist im Augenblick der Entleerung eine weißliche, klebrige Flüssigkeit mit alkalischer Reaktion und spezifischem Geruch. An der Luft wird er bald dünnflüssig. In dem Sperma bewegen sich die Spermien mit wellenförmigen Bewegungen 25 μm in der Sekunde vorwärts. Prostatasaft und das Sekret der Glandulae bulbourethrales fördern die Bewegung, Nebenhodensekret hemmt sie. Bei Veränderung der Zusammensetzung des Samens erlahmt die Bewegung und hört bald ganz auf.

d) Lage und Bauchfellbeziehungen der Beckenorgane

Die **Prostata** (Abb. 204, 205, 207, 215, 216) liegt zwischen dem Diaphragma urogenitale, dem Fundus der Blase und der Vorderfläche des Mastdarmes. Sie kann vom Mastdarm aus getastet werden (Abb. 205). **Die Bläschendrüsen** und **die Ampullen der Samenleiter** schieben sich zwischen Blase und Mastdarm. Sie liegen im Septum rectovesicale (Abb. 207 u. 209) und sind mit der Rückfläche der Blase fest verbunden (S. 303). **Der Samenleiter,** Ductus deferens, steigt mit der *Pars funicularis* im Samenstrang aufwärts bis zum äußeren Leistenring, Anulus inguinalis superficialis, verläuft mit der *Pars inguinalis* durch den Leistenkanal, zieht mit der *Pars pelvina* unter dem Bauchfell zunächst im Bogen nach hinten, überkreuzt die *Vasa iliaca externa* und den *Ureter* und erreicht medial von dem Samenbläschen die Prostata (Abb. 215).

Das **Peritonaeum** zieht von der Rückfläche der vorderen Bauchwand auf die kraniale Fläche der Harnblase. Es bildet zwischen Blase und Mastdarm eine Bauchfelltasche, die **Excavatio rectovesicalis,** bedeckt hier die Kuppen der Bläschendrüsen (Abb. 207, 208, 215) und schlägt auf die Vorderfläche des Mastdarmes um. Ein dreieckiges Feld der Blase zwischen den Ampullen der Samenleiter (Abb. 215) wird noch vom Bauchfell überzogen. Es entspricht dem Trigonum vesicae im Innern und liegt bei gefülltem Mastdarm und voller Blase dem Mastdarm direkt an.

IV. Die viszeralen Gefäße und Nerven des Beckens

1. Die viszeralen Äste der A. iliaca interna [hypogastrica]

(Abb. 216)

a) Die **A. umbilicalis** ist beim Fetus der Hauptast. Sie verläuft beim Erwachsenen an der Wand des kleinen Beckens zwischen der A. iliaca externa und der A. obturatoria zur seitlichen Wand der Harnblase, gibt hier die **Aa. vesicales superiores** ab und zieht als fibröser Strang, **Lig. umbilicale laterale** [Chorda a. umbilicalis], an der Bauchwand aufwärts zum Nabel.

b) Die **A. vesicalis inferior** steigt lateral von dem Samenbläschen abwärts zum Fundus der Harnblase und zur Prostata und versorgt Samenbläschen, Prostata und Blasengrund.

c) Die **A. ductus deferentis** entspringt selbständig oder aus einer der beiden vorigen Arterien, steigt abwärts bis zur Ampulla ductus deferentis und versorgt mit einem absteigenden Ast das Samenbläschen und mit einem aufsteigenden den Ductus deferens. Der letztere Ast verläuft mit dem Ductus deferens durch den Leistenkanal bis zum Nebenhoden. Sie anastomosiert mit der A. testicularis [spermatica]. Das entsprechende Gefäß bei der Frau ist die **A. uterina** (S. 322).

d) Die **A. rectalis media** [caudalis] entspringt meist aus der A. pudenda int. oder der A. vesicalis inferior, anastomosiert mit der A. rectalis superior und der A. rectalis inferior [analis] und versorgt Rectum, Samenbläschen und Prostata.

e) Die **A. pudenda interna** verläßt das kleine Becken mit der A. glutaea inferior durch das Foramen infrapiriforme, zieht um die Spina ischiadica und durch das Foramen ischiadicum minus zur Fossa ischiorectalis. Hier liegt sie (Abb. 239) in einer Duplikatur der Fascia obturatoria. Sie versorgt den untersten Teil des Mastdarmes (*A. rectalis inferior*), den Damm und die äußeren Genitalien. Über die feinere Aufzweigung am Damm s. S. 344.

Die **parietalen Äste der A. iliaca interna** s. S. 431.

2. Die Venen des kleinen Beckens

(Abb. 217)

bilden vor und zu seiten der Harnblase und der Prostata mächtige Venengeflechte, den **Plexus vesicoprostaticus.** Dieser nimmt unterhalb der Symphyse die unpaare **V. dorsalis penis** auf und anastomosiert mit den **Vv. obturatoriae** und über die *Vv. rectales mediae* mit dem **Plexus rectalis,** der hauptsächlich am bauchfellfreien Teil des Mastdarmes ausgebildet ist. Der Abfluß erfolgt durch die **V. iliaca interna** in die **V. cava inferior** und über die V. rectalis superior (cranialis) in die **Pfortader.** Weiteres über diese wichtigen Venenanastomosen S. 235.

3. Die vegetativen Nervengeflechte des kleinen Beckens

(Abb. 218)

Der sympathische **Plexus aorticus** teilt sich in die paarigen *Plexus iliaci* (auf den Aa. iliacae communes) und einen medianen, unpaaren Strang, den *Plexus hypogastricus superior* (N. praesacralis). Dieser zieht über das Promontorium in das kleine Becken und teilt sich 4–6 cm unterhalb des Promontorium in 2 Äste, *N. hypogastricus*

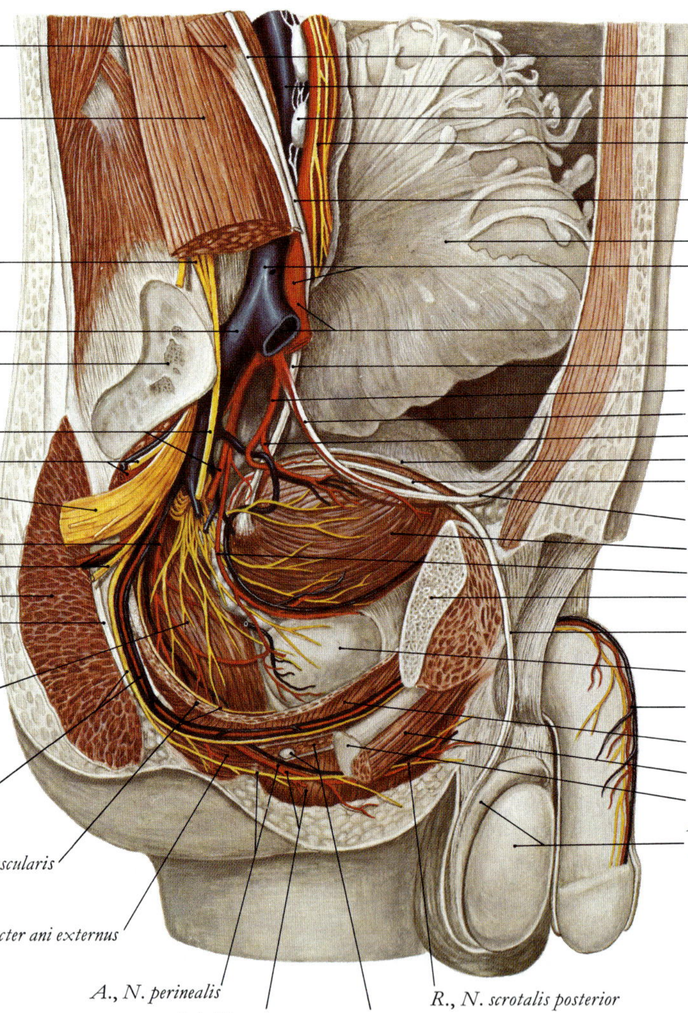

Abb. 216. Gefäße und Nerven der Beckeneingeweide und des Beckenbodens beim Mann. Paramedianschnitt von rechts her dargestellt

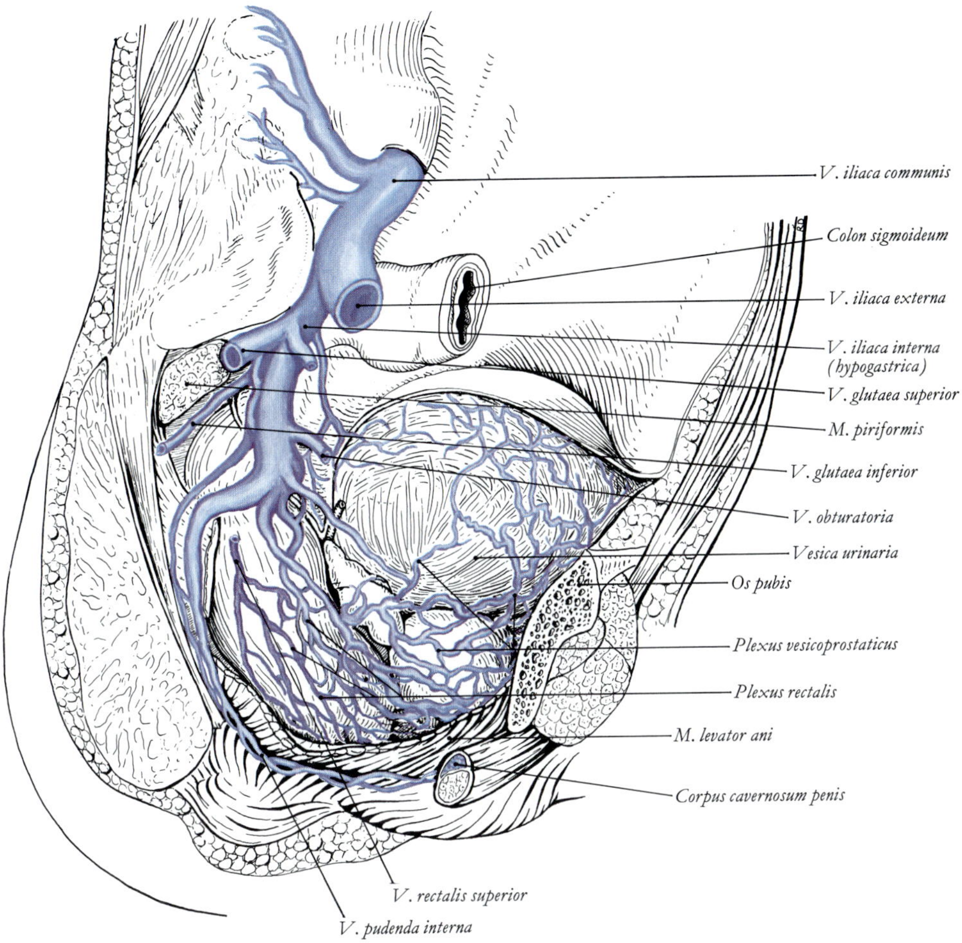

Abb. 217. Venen des männlichen Beckens am Paramedianschnitt. Die Harnblase ist stark gefüllt

dexter und sinister. Diese ziehen seitlich vom Rectum in den mächtigen **Plexus hypogastricus inferior** (pelvinus). Er empfängt auch parasympathische Fasern aus dem 3. und wir in der Gesamtheit als **Ganglion pelvinum** (bei der Frau auch **Frankenhäuser**sches **Ganglion**) bezeichnen. Die efferenten Fasern des Plexus hypogastricus inferior verlaufen mit den Arterien zu den Beckenorganen. Sie versorgen beim Mann als *Plexus rectalis medius*, *Plexus prostaticus*, *Plexus deferentialis* und *Plexus vesicalis* Rectum, Prostata, Ductus deferens, Vesicula seminalis und die Harnblase, bei der Frau Rectum, Blase und mit dem *Plexus uterovaginalis* Gebärmutter und Scheide. Sie durchbohren auch den Beckenboden und versorgen als *Nn. cavernosi penis* und *clitoridis* die männlichen und weiblichen Schwellkörper.

Hoden und Eierstöcke werden als ursprüngliche Bauchhöhlenorgane vom *Plexus testicularis* (bzw. *ovaricus*) versorgt.

Colon descendens und Colon sigmoideum erhalten vom *Plexus rectalis* aus ihre parasympathischen Fasern.

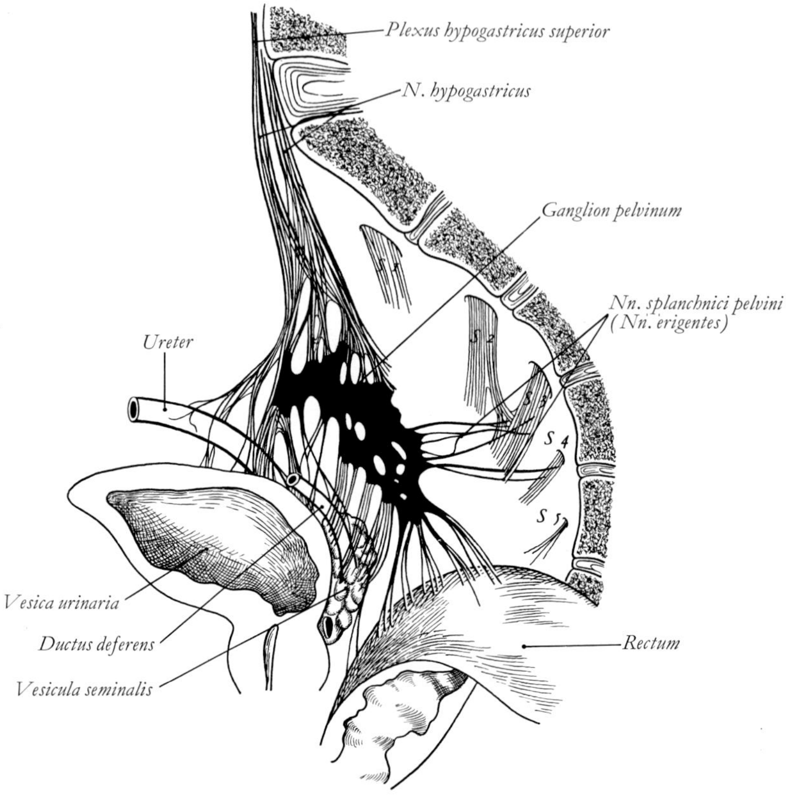

Abb. 218. Die vegetativen Beckengeflechte beim Mann. Nach *Sljivic* und *Kozincev*

V. Die Beckeneingeweide bei der Frau

1. Der Mastdarm

Die Form des Rectum zeigt keine Besonderheiten gegenüber der des Mannes. Anders sind nur die Lagebeziehungen. Sie werden bei der Gebärmutter und der Scheide besprochen.

2. Harnblase, Harnröhre und Harnleiter

Die **weibliche Harnblase** zeigt keine wesentlichen Unterschiede gegenüber der männlichen. Sie ist gewöhnlich etwas kleiner als beim Mann. Über die wichtigen Lagebeziehungen zu der Gebärmutter und der Scheide s. unten.

Die 3–5 cm lange **weibliche Harnröhre** hat einen ähnlichen Verlauf wie die Scheide, mit deren Vorderwand sie durch das Bindegewebe des Septum urethrovaginale (Abb. 229) fest verbunden ist. Sie beginnt am **Ostium** [Orificium] **urethrae internum** in der Harnblase und endet mit dem **Ostium** [Orificium] **urethrae externum** im Scheidenvorhof. Gegen die Symphyse hin macht sie einen leicht konkaven Bogen. Diese Krümmung wird bei der Kontraktion des **Sphincter urethrae** stärker. Dieser Muskel ist nicht wie beim Manne ringförmig, sondern umfaßt hängemattenartig von dorsokranial nach ventrokaudal die Harnröhre. Es handelt sich um Fasern des *M. transversus perinei profundus.*

Die weibliche Harnröhre ist stark dehnungsfähig und setzt dem Einführen des Katheters keinen stärkeren Widerstand entgegen. Von der Hinterwand ragt die **Crista urethralis** als Fortsetzung der *Uvula vesicae* gegen das Lumen vor. Die Schleimhaut legt sich in zahlreiche Längsfalten. In der Submucosa liegt ein ausgeprägtes Venengeflecht, **Corpus spongiosum urethrae.** Die Tunica muscularis läßt eine äußere Längs- und eine innere Ringlage glatter Muskulatur unterscheiden.

Feinbau. Die Schleimhaut hat im kranialen Teil ein Übergangsepithel wie die Harnblase, im kaudalen Teil geschichtetes Plattenepithel. Im kaudalen Abschnitt finden sich zahlreiche tubulöse Schleimdrüsen, Glandulae urethrales. Eine größere Gruppe dieser Drüsen mündet jederseits mit längeren Ausführungsgängen, Ductus paraurethrales, neben dem Ostium urethrae externum. Die Submucosa zeigt neben Venennetzen noch zahlreiche Noduli lymphatici.

Die Harnleiter haben eine charakteristische Lage zu den weiblichen Genitalien. Sie verlaufen ventral von der A. iliaca interna ins kleine Becken, begrenzen hier von dorsal (Abb. 219) eine Nische für den Eierstock, treten dann in die Basis des Lig. latum uteri ein, unterkreuzen hier die A. uterina, ziehen in der Höhe des Isthmus uteri, 1–1½ cm oberhalb des seitlichen Scheidengewölbes, zur Harnblase.

Die nahen Beziehungen zum seitlichen Scheidengewölbe können zu *Ureterovaginalfisteln* führen.

3. Die inneren weiblichen Geschlechtsorgane

Wir verstehen darunter jene weiblichen Genitalien, die oberhalb des Beckenbodens untergebracht sind. Die Grenze gegen die äußeren Geschlechtswerkzeuge bildet das Jungfernhäutchen.

Sie bestehen (Abb. 219) aus dem Eierstock, *Ovarium*, dem Eileiter, *Tuba uterina*, der Gebärmutter, *Uterus*, und der Scheide, *Vagina*. Der Eierstock bildet die Eizellen, läßt sie zu reifen Eiern heranwachsen und erzeugt wichtige Hormone. Der Eileiter nimmt das durch den Follikelsprung an die Oberfläche des Eierstockes gelangte Ei auf und leitet es zur Gebärmutter. Die Befruchtung des Eies erfolgt gewöhnlich schon im Eileiter. Die Gebärmutter nimmt in der Regel das befruchtete Ei in seine Schleimhaut auf, beherbergt die sich entwickelnde Frucht bis zur Reife und treibt sie bei der Geburt aus. Die Scheide dient als Begattungsorgan und Geburtskanal.

a) Lage und Bauchfellbeziehungen

Die inneren Genitalien schieben sich als frontalgestellte Platte, **Genitalplatte** genannt, zwischen Harnblase und Rectum (Abb. 219). Das Bauchfell schlägt von der oberen Fläche der Blase auf die Vorderfläche des Uterus um, überzieht diesen auch an der Rückfläche und gelangt bis an das hintere Scheidengewölbe, *Fornix vaginae*. Hier schlägt es auf die Vorderfläche des Rectum um. Es entstehen so zwischen Blase, Uterus und Rectum 2 Buchten, die flachere **Excavatio vesicouterina** und die tiefere **Excavatio rectouterina.** Eine vom kaudalen Teil des Uterus (*Cervix uteri*) kommende Bauchfellfalte verliert sich zu seiten des Rectum, **Plica rectouterina,** und trennt den kaudalen Teil der Excavatio rectouterina als *Douglas*schen Raum ab.

Von den Seitenrändern des Uterus zieht eine frontal gestellte, breite Bauchfellduplikatur, das **Lig. latum uteri,** zur seitlichen Beckenwand. Der obere freie Rand dieser Falte enthält die drehrunden Eileiter, ist gewöhnlich nach dorsal umgeklappt und wird als **Mesosalpinx** bezeichnet. Vom Tubenwinkel, jener Stelle, wo die Tube in den

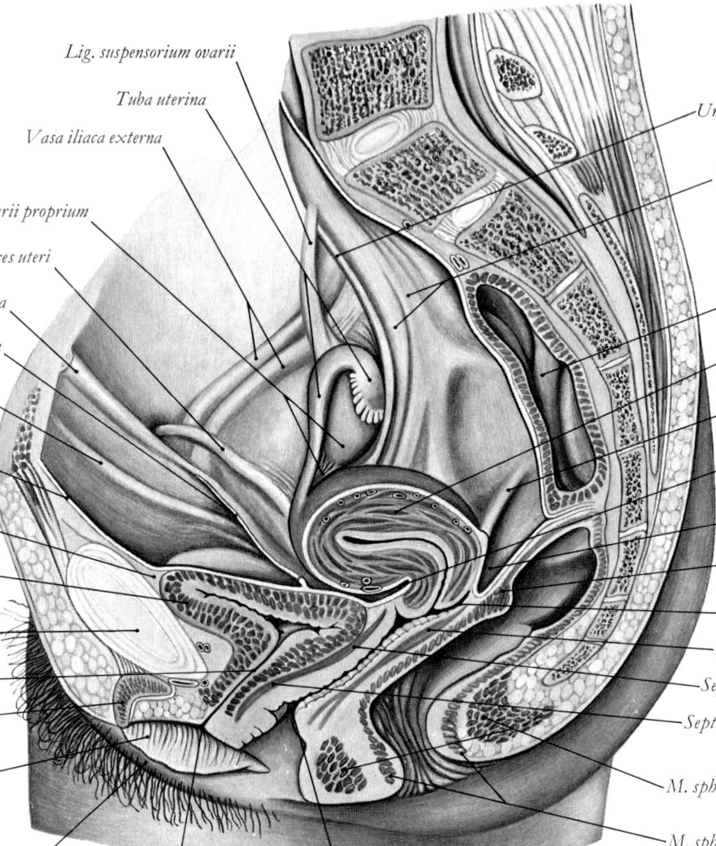

Abb. 219. Mediansagittalschnitt durch ein weibliches Becken

Uterus übergeht, zieht das **Lig. teres uteri** [Chorda uteroinguinalis] zum Leistenkanal. Das **Lig. ovarii proprium** [Chorda uteroovarica] verläuft vom Tubenwinkel zum unteren Pol des *Ovarium.* Von der dorsalen Fläche des Lig. latum geht ein kleines Gekröse zum Ovar, **Mesovarium.** Das **Lig. suspensorium ovarii** [Plica suspensoria ovarii] führt die *Vasa ovarica* in das kleine Becken zum oberen Pol des Ovarium. Bei leerer Harnblase (Abb. 219) finden wir auf dieser eine Reservefalte des Bauchfells, **Plica vesicalis transversa.** Sie verschwindet bei der Füllung der Blase allmählich.

b) Der Eierstock, das Ovarium

Der Eierstock ist ein abgeplatteter, länglich ovaler, 2,5–5 cm langer, 1,5–3 cm breiter und 0,6–1,5 cm dicker Körper. Er hat eine gegen das Beckeninnere gerichtete **Facies medialis,** eine der seitlichen Beckenwand anliegende **Facies lateralis,** einen dorsalen freien Rand, **Margo liber,** einen ventralen, angehefteten Rand, **Margo mesovaricus,** ein kaudales, uterusnahes Ende, **Extremitas uterina,** und ein kraniales, tubennahes Ende, **Extremitas tubaria.**

Durch das Eierstocksband, **Lig. ovarii proprium** [Chorda uteroovarica], ist das Ovarium am Tubenwinkel des Uterus, durch das **Mesovarium** am Lig. latum uteri befestigt (Abb. 219, 220). Durch das **Lig. suspensorium ovarii** erscheint es an der seitlichen Beckenwand aufgehängt. Bis zur Pubertät ist seine Oberfläche glatt. Durch das Reifen und Platzen der Follikel erhält es eine bucklige, mit narbigen Einziehungen versehene Oberfläche.

Das Bauchfell reicht bis zum Margo mesovaricus und setzt sich durch den weißen *Margo limitans peritonaei* gegen das rötlich-weiße Ovarium ab. Die platten Zellen des Peritonaealepithels werden hier zum höheren Keimepithel der Eierstocksoberfläche.

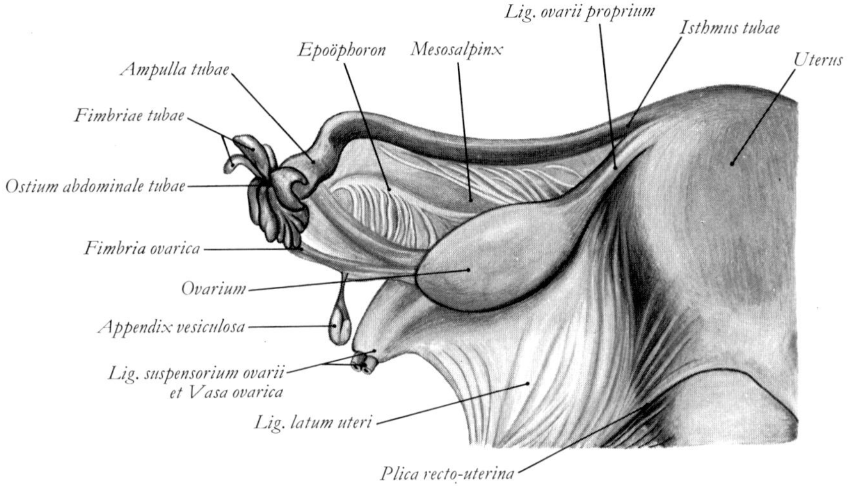

Abb. 220. Uterus von dorsal gesehen, mit linker Tube und linkem Ovarium

Feinbau. Unter dem kubischen Keimepithel liegt eine aus mehreren Bindegewebslagen bestehende Tunica albuginea. Auf sie folgt nach innen die **Rindenschicht** mit den Eifollikeln. Die kleinsten dieser Follikel liegen in der oberflächlichen Rindenschicht und bestehen aus einer jungen Eizelle, die von einem Kranz platter Epithelzellen umgeben ist. Wir nennen sie Primärfollikel. Die Primärfollikel wachsen, indem sich die Eizelle vergrößert und die platten Follikelepithelzellen kubisch, dann zylindrisch werden und sich schließlich in mehreren Lagen anordnen. Wir bezeichnen dieses Entwicklungsstadium als wachsenden oder Sekundärfollikel. In dem mehrschichtigen Follikelepithel entsteht durch Flüssigkeitsausscheidung aus den Zellen und durch Zellzerfall eine mit dem Liquor folliculi ausgefüllte Höhle. Wir sprechen jetzt vom Bläschen-, *Graaf*schen- oder Tertiärfollikel. Mit der Vergrößerung des Hohlraumes wird ein Teil der Follikelzellen als Membrana granulosa an den Rand gedrängt, ein anderer umgibt als *Corona radiata* radienförmig das Ei und bildet einen gegen die Follikelhöhle vorragenden und das Ei tragenden Hügel, den Cumulus oophorus [oviger]. Zwischen Ei und *Corona radiata* bildet sich die stark lichtbrechende Zona pellucida aus. Das den Follikel umgebende Bindegewebe liefert eine Hülle, die Theca folliculi. Sie besteht aus einer inneren zell- und gefäßreichen Schicht, dem *Stratum vasculosum*, und einer äußeren faserreichen Schicht, dem *Stratum fibrosum*. Gegen die Membrana granulosa ist sie durch eine Glashaut abgesetzt. Vgl. S. 333.

Die **Marksubstanz** besteht aus lockerem Bindegewebe, enthält zahlreiche Gefäße, glatte Muskelzellen und evtl. Reste von Urnierenkanälchen.

Die **reife Eizelle** hat einen Durchmesser von etwa 150 μm. Der 30 μm dicke Kern wird seit alters her als Keimbläschen, *Vesicula germinativa*, das Kernkörperchen als Keimfleck, *Macula germinativa*, bezeichnet.

In einer Periode von 28 Tagen wächst bei der geschlechtsreifen Frau jedesmal ein Graafscher Follikel zu einem reifen Follikel heran, wölbt sich über die Oberfläche des Ovarium vor und platzt schließlich. Das herausgeschleuderte Ei wird durch das *Ostium abdominale tubae* in die Tube aufgenommen.

Der Rest des geplatzten Follikels bildet mit Blut als zentralem Kern das **Corpus rubrum,** das sich über das **Corpus luteum** in ein **Corpus albicans** umbildet. Die Veränderungen am Corpus luteum sollen weiter unten (S. 333) mit den Veränderungen an der Uterusschleimhaut besprochen werden.

In beiden Ovarien werden ursprünglich 1 000 000 Eier angelegt. Nur 300–400 kommen in 30 Jahren zur Reife. Der weitaus größte Teil größerer und kleinerer Follikel geht unter Bildung eines *Corpus atreticum* zugrunde.

Gefäße und Nerven des Eierstockes. Die A. ovarica aus der Aorta abdominalis und der Ramus ovaricus aus der A. uterina bilden am Margo mesovaricus eine Anastomose (Abb. 225), die zahlreiche stark geschlängelte Äste durch den Hilus bis in die Rinde schickt, wo feine Kapillarnetze sich besonders in der Theca folliculi interna, auch *Stratum vasculosum folliculi* genannt, ausbreiten.

Die mit den Arterien verlaufenden Venen bilden im Hilus einen Plexus.

Die Lymphgefäße bilden in der Tunica albuginea ein Netzwerk, umgeben die Follikel, bilden im Hilus einen Plexus und verlaufen von dort mit den Vasa ovarica aufwärts zu den Nodi lymphatici lumbales.

Die Nerven gelangen mit den Gefäßen in das Ovar. Sie verzweigen sich mit ihnen und reichen bis in die Wand des Follikels.

c) Der Nebeneierstock, das Epoophoron (Epoöphoron)

ist ein Rest des Sexualteiles der Urniere und liegt zwischen den beiden Blättern der Mesosalpinx (Abb. 220, 221). Er besteht aus einem der Tube parallel verlaufenden Längsgang, Ductus epoophori longitudinalis [Gartneri], der in voller Ausbildung zu seiten des Uterus und der Vagina bis zum Hymen gelangen kann, und 6–20 blindendigenden Querkanälchen. Die letzteren münden in den Längsgang und reichen bis in den *Hilus ovarii*.

Die Kanälchen sind meist mit einem Flimmerepithel ausgekleidet und können gestielte Bläschen, *Appendices vesiculosae*, entwickeln. Aus ihnen können größere Zysten entstehen.

d) Der Beieierstock, das Paroophoron

besteht aus wenigen Querkanälchen, Resten der Urniere, die mit Zylinderepithel ausgekleidet sind und zwischen den Ästen der A. ovarica, nahe dem Hilus ovarii liegen.

e) Der Eileiter, die Tuba uterina (Salpinx)

hat eine Länge von 10–12 cm. Er verläuft in der freien Kante des Lig. latum (Abb. 221) vom Uterus zum Ovarium. In seinem Verlauf (Abb. 219) ändert er zweimal seine Richtung, indem er zunächst horizontal lateralwärts zieht, dann rechtwinklig umbiegt, vor dem Margo mesovaricus an der seitlichen Beckenwand aufwärts zieht und schließlich spitzwinklig nach dorsal umbiegt, um mit seinen Fransen, Fimbrien, das Ovarium zu umfassen. Wir unterscheiden an der Tube eine *Pars uterina*, einen *Isthmus tubae*, eine *Ampulla tubae*, ein *Infundibulum* und *Fimbriae*. Der Tubentrichter, **Infundibulum,** liegt mit seinem **Ostium abdominale** auf dem Eierstock, wobei sich die Fimbrien fächerförmig auf der Oberfläche des Ovarium ausbreiten. Die **Fimbria ovarica** befestigt den Tubentrichter am Ovar, gestattet ihm aber eine Lageänderung. Sie ist notwendig, weil sich die sprungreifen Follikel an verschiedenen Stellen des Ovarium entwickeln. Das Infundibulum mündet in eine 7–8 cm lange Erweiterung, die **Ampulla tubae.** Sie besitzt zahlreiche, stark verzweigte Schleimhautfalten und geht uteruswärts in den 3-4 cm

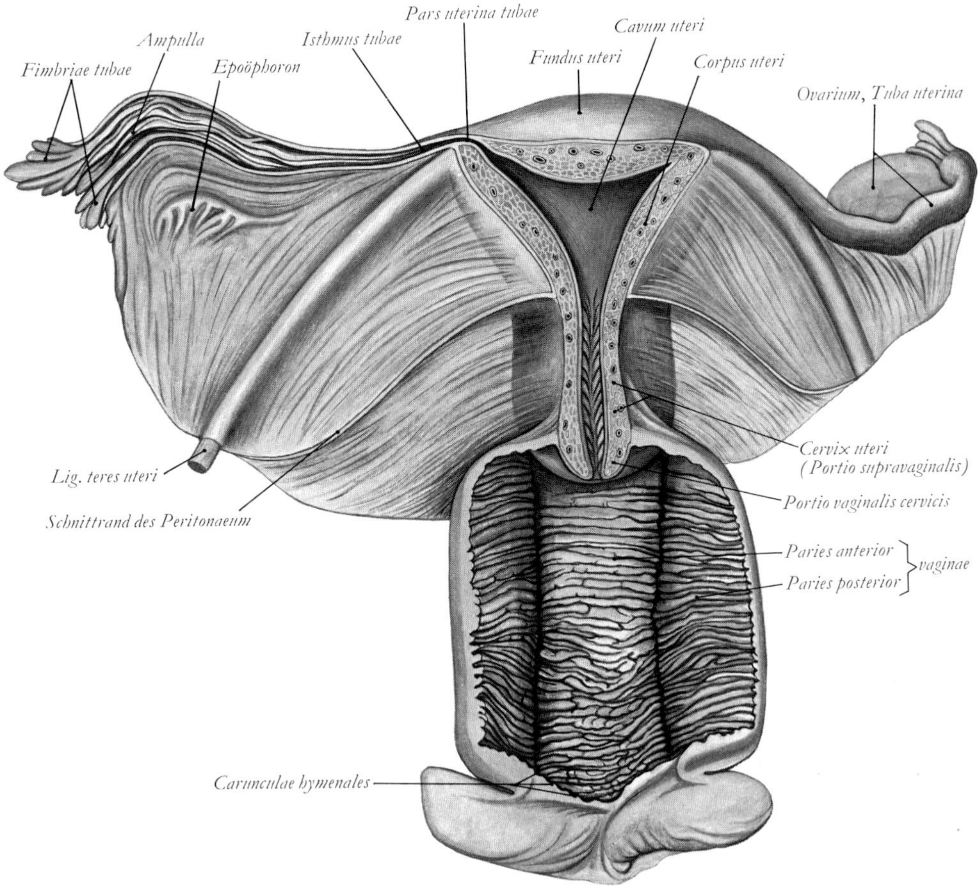

Abb. 221. Uterus, Vagina und rechte Tuba uterina von ventral eröffnet. Linker Eileiter und linker Eierstock in natürlicher Lage. Lig. latum uteri

langen engen Abschnitt, **Isthmus tubae,** über. Dieser zeigt im Innern nur wenige niedrige Schleimhautfalten und geht in die **Pars uterina tubae** über. Sie liegt in der Uteruswand und mündet mit dem **Ostium uterinum tubae** in das Cavum uteri.

Liegt beim Follikelsprung das *Ostium abdominale* an der richtigen Stelle des Ovars, so wird das Ei durch wellenförmige Kontraktionen der Tubenmuskulatur und durch den Flimmerstrom der Tubenschleimhaut angesaugt und weiterbefördert.

Nistet sich das befruchtete Ei auf dem Ovar, in der Bauchhöhle oder in der Tube ein, und entwickelt es sich dort weiter, so sprechen wir von einer Eierstocks-, Bauchhöhlen- und Eileiterschwangerschaft (Graviditas ovarica, abdominalis, tubaria).

Zusätzliche abdominale Tubenöffnungen und Nebentuben können zur Tubenschwangerschaft führen.

Beim Kinde sind die Tuben stark geschlängelt. Bleibt beim Erwachsenen die Streckung der Tube aus, so sprechen wir von Tubeninfantilismus.

Feinbau. Die Tubenschleimhaut hat ein einschichtiges, teils flimmerndes, teils sezernierendes Zylinderepithel. Der Flimmerschlag ist uteruswärts gerichtet (Eitransport). Flimmer- und Sekretionsstadium sind Funktionszustände derselben Zelle. Die Tunica muscularis besteht aus einer äußeren Längs- und einer inneren Ringschicht. Die Serosa überzieht die Tube bis auf den schmalen Anheftungsrand der Mesosalpinx. An den freien

Enden der Fimbrien geht sie in die Mucosa über. Der Mucosa fehlen im Gegensatz zum Uterus die Drüsen.

Die Arterienversorgung erfolgt durch je einen Ast der *A. ovarica* und *A. uterina*, die miteinander anastomosieren (Abb. 225). Die Venen haben den gleichen Verlauf. Die Lymphgefäße verlaufen mit denen des Eierstockes zu den *Nodi lymphatici lumbales*. Die Nerven stammen aus den Geflechten um die Gefäße.

f) Die Gebärmutter, der Fruchthalter, Uterus

Der Uterus besteht aus dem Körper, **Corpus,** einem engen kurzen Zwischenstück, **Isthmus** („unteres Uterinsegment"), und dem Hals, **Cervix** (*Collum*). Er ist ein dorsoventral abgeplatteter birnenförmiger Körper, der im Cervixgebiet rundlich wird. Als **Fundus uteri** bezeichnen wir das konvexe blind über die Tubenmündungen hinausragende Ende des Körpers. Die Tube (Abb. 221) bildet mit dem Uterus nahezu einen rechten Winkel, den Tubenwinkel. Vom Tubenwinkel ziehen das *Lig. ovarii proprium* [Chorda uteroovarica] zum Ovar, das *Lig. teres uteri* [Chorda uteroinguinalis] zum Leistenkanal. Die *Cervix* ragt mit ihrem kaudalen Ende zapfenförmig in die Scheide (Abb. 219, 221, 223). Wir stellen diesen Teil der Cervix, die **Portio vaginalis** (kurz *Portio* genannt), der **Portio supravaginalis** gegenüber. Das Scheidenrohr setzt in einer schrägen Linie an der Cervix an, indem es dorsal weiter an der Cervix heraufgreift als vorn. Der Raum zwischen Portio vaginalis und Scheidenwand wird als Scheidengewölbe, **Fornix vaginae,** bezeichnet. Wir können an ihm ein hinteres, zwei seitliche und ein vorderes Scheidengewölbe unterscheiden. Auf dem freien Ende der Portio vaginalis mündet die Uterushöhle mit dem **Muttermund,** dem *Ostium uteri* [Orificium externum uteri]. Dieser ist bei Nulliparen eine runde Öffnung, bei Multiparen ein quergestellter, oft eingerissener Spalt. Der Muttermund teilt das freie Ende der Portio vaginalis in eine vordere und hintere Muttermundslippe, *Labium anterius* und *posterius*.

Der Körper des Uterus ist im Isthmusgebiet gegen die Cervix nach ventral winklig abgeknickt (*Anteflexio*, Abb. 219). Der Winkel ändert sich mit zunehmender Füllung der Harnblase (Abb. 227) und mit der Dauer der Schwangerschaft.

Die **Uterushöhle,** das *Cavum uteri*, besteht aus dem *Cavum corporis uteri*, dem *Canalis isthmi* und dem *Canalis cervicis*.

Das **Cavum corporis uteri** ist ein dreiseitiger, quergestellter, gegen die Tubenmündungen spitzwinklig ausgezogener Spalt, der nach unten in den engen, 8 mm langen **Canalis isthmi** übergeht. Der anschließende **Canalis cervicis** mündet mit dem Muttermund, *Ostium uteri*, in die Scheide.

Der Uterus einer Nullipara hat eine Länge von etwa 6–7 cm. Schon während des Zyklus ist der Uterus gewissen Volumenschwankungen unterworfen. Nach Schwangerschaften bleibt er in sämtlichen Dimensionen vergrößert. Nach dem Erlöschen der Geschlechtstätigkeit bildet er sich wieder zurück.

An der **Uteruswand** unterscheidet man einen Bauchfellüberzug (S. 315), *Tunica serosa* oder *Perimetrium*, eine mächtige Muskelschicht, *Tunica muscularis* oder *Myometrium*, und eine Schleimhaut, *Tunica mucosa* oder *Endometrium*.

Tunica muscularis (*Myometrium*). Man unterscheidet drei Schichten mit jeweils verschiedenem Verlauf der Muskelfaserbündel (*R. Wetzstein*). In der äußeren Schicht (*Stratum supravasculare*) wechseln längsverlaufende mit zirkulären Zügen in vier Lamellen ab. Die gefäßreiche mittlere Schicht (*Stratum vasculare*) bildet den größten Anteil der Uterusmuskulatur. Sie besteht im Corpus uteri aus einem Netzwerk stark verzweigter Muskelfaserbündel. Im Bereich des Isthmus sind die Muskelfasern dieser Schicht dünner und verlaufen flach ansteigend und zirkulär. In der unter der Mukosa gelegenen inneren Schicht (*Stratum subvasculare*) sind die Muskelzüge zirkulär angeordnet. Sie sollen nach der Placentalösung zum Verschluß der eröffneten Blutgefäße beitragen.

Während der Schwangerschaft erfolgt die Größenzunahme des Uterus durch Wachstum der Muskelzellen und durch geringe örtliche Verschiebungen der netzartig angeordneten Muskelzüge des Stratum vasculare. In der Austreibungsperiode ist die netzartige Anordnung der Muskulatur (wie in der Gallen- und Harnblase) in der mittleren Schicht am besten geeignet den Inhalt des Uterus unter konzentrischen Druck zu setzen.

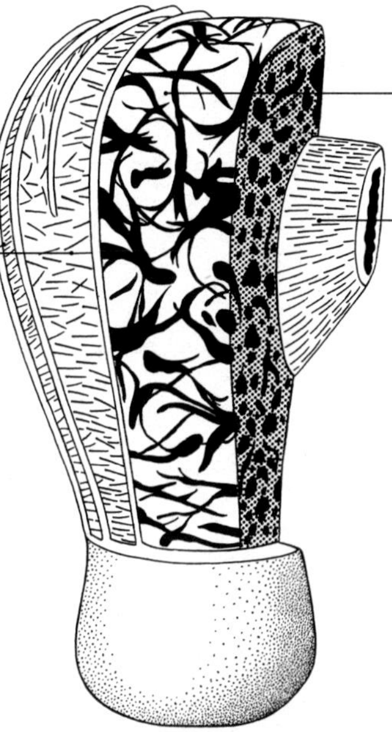

Abb. 222. Schema des Muskelfaserverlaufs im Corpus und Isthmus des Uterus. Nach *R. Wetzstein*, Arch. f. Gynäkologie, Bd. 202, J.F. Bergmann, München 1964

Nach *W. Lierse* (1960, 1962) treten absteigende Längsfasern der Corpusmuskulatur und aufsteigende Längsfasern der Scheidenmuskulatur an die Cervix heran, verlaufen in ihr in Schraubentouren von außen nach innen. Die sich überkreuzenden Spiralen beider Systeme verlaufen portiowärts steiler, im Gebiet des inneren Muttermundes horizontal. Sie bilden hier mit den Fasern des Grundgefüges und Fasern aus dem Parametrium einen *Sphincter des inneren Muttermundes*. Während der Schwangerschaft nehmen die Fasern der Portio vaginalis einen steileren Verlauf an; lediglich im Gebiet des inneren Muttermundes verlaufen sie bis zur Eröffnungsperiode in flachen Schraubentouren. Während der Geburt wird durch die Kontraktion des Corpus, durch das Vorrücken der Fruchtblase und den Pumpmechanismus des Venenblutes am inneren Muttermund eine Steilstellung der Fasern erreicht, wodurch aus dem *Sphincter* ein *Dilatator* wird.

Vom Tubenwinkel strahlen Muskelbündel in das Lig. teres uteri aus. Sie fixieren den Fundus an der vorderen Bauchwand. Von der Rückfläche der Cervix ausstrahlende Muskelbündel befestigen sie am Kreuzbein (*M. sacrouterinus*) und am Rectum (*M. rectouterinus*). Sie verlaufen in einer Bauchfellfalte, der **Plica rectouterina,** die den unteren Teil der *Excavatio rectouterina* (den ***Douglas*****schen Raum** der Kliniker) nach oben abgrenzt.

Tunica mucosa (*Endometrium*). Die 1,5–2 mm dicke Schleimhaut ist im Corpus weich, glatt und blaßgraurot. Sie geht ohne *Submucosa* in das Bindegewebe der Muskelschicht über. In der Cervix ist sie dicker, fester und bildet auf der Vorder- und Hinterwand je ein palmblattartiges Faltensystem, **Plicae palmatae** (Abb. 221).

Die *Lamina propria mucosae* besteht aus einem feinfaserigen Bindegewebe, in dessen Flechtwerk sich zahlreiche spindel-, sternförmige und auch Rundzellen finden. Bedeckt wird sie im Corpus von einer einschichtigen Lage flimmernder Zylinderzellen. Von der Oberfläche der Schleimhaut senken sich leicht geschlängelte oder spiralige, an den Enden teilweise gegabelte Drüsen bis in die Muskulatur, **Glandulae uterinae.** Sie haben eine Basalmembran und niedrig zylindrische Zellen, die zeitweise Flimmerhaare tragen. In der Cervix sind die Zylinderzellen höher und blasser, ihr Cytoplasma färbt sich schlechter. Im oberen Teil sind noch Flimmerhaare vorhanden. Am Muttermund geht das Zylinderepithel in ein mehrschichtiges Plattenepithel über. Die Uterusdrüsen machen in der Cervix allmählich Schleimdrüsen, **Glandulae cervicales,** Platz. Diese sind meist verzweigt und sondern ein glasiges, sehr zähes Sekret ab, das als Schleimpfropf (*Kristeller*) den Zervikalkanal ausfüllt. Wird das Sekret zurückgehalten, so kommt es zu zystenartigen Erweiterungen der Drüsen, die über die Oberfläche hervorragen **(Ovula Nabothi).**

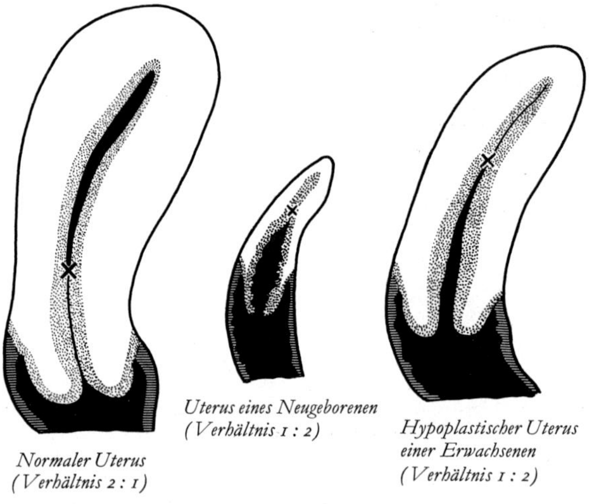

Abb. 223.
Verhältnis des Corpus uteri zur Cervix uteri; × zeigt die Grenze an. Sagittalschnitte umgezeichnet nach *Martius*.

Altersunterschiede und Abarten der Gebärmutter. Bei Neugeborenen ist der Gebärmutterkörper verhältnismäßig kurz und schmal, der Hals lang (Abb. 223). Bis zur Geschlechtsreife bildet sich allmählich die definitive Form aus. Beim infantilen, hypoplastischen Uterus ist vorwiegend der Körper in der Entwicklung zurückgeblieben. Die Proportionen von Corpus und Cervix sind die gleichen wie beim Neugeborenen. In der Menopause (S. 330) bleibt der Uteruskörper verhältnismäßig groß. Er hat Birnenform. Die Wand wird dünner, das Lumen weiter.

Da der Uterus durch Verschmelzung der beiden *Müller*schen Gänge entsteht, können wir als Entwicklungshemmungen einen Uterus bicornis, eine fehlende Verschmelzung im Fundusgebiet, und einen Uterus septatus, eine mediane Scheidewand im Uterus, antreffen.

Gefäße und Nerven des Uterus

Die **arterielle Versorgung** findet durch die beiden **Aa. uterinae** statt (Abb. 224, 225). Die A. uterina entspringt aus der A. iliaca interna und verläuft zunächst auf der Innenfläche des M. obturatorius internus (I. Strecke). Sie biegt dann nach medial um und gelangt in die Basis des *Lig. latum* (in das *Lig. cardinale uteri*) wo sie den Ureter überkreuzt (II. Strecke). Die Überkreuzungsstelle ist etwa 2 cm vom Uterus entfernt. In unmittelbarer Nähe der Cervix uteri biegt sie, nach Abgabe der *A. vaginalis*, abermals um und verläuft stark geschlängelt am Uterusrand zum Fundus uteri (III. Strecke). 9–14 Seitenäste ziehen zur *Facies vesicalis* und *rectalis uteri*. Sie gehen zahlreiche Anasto-

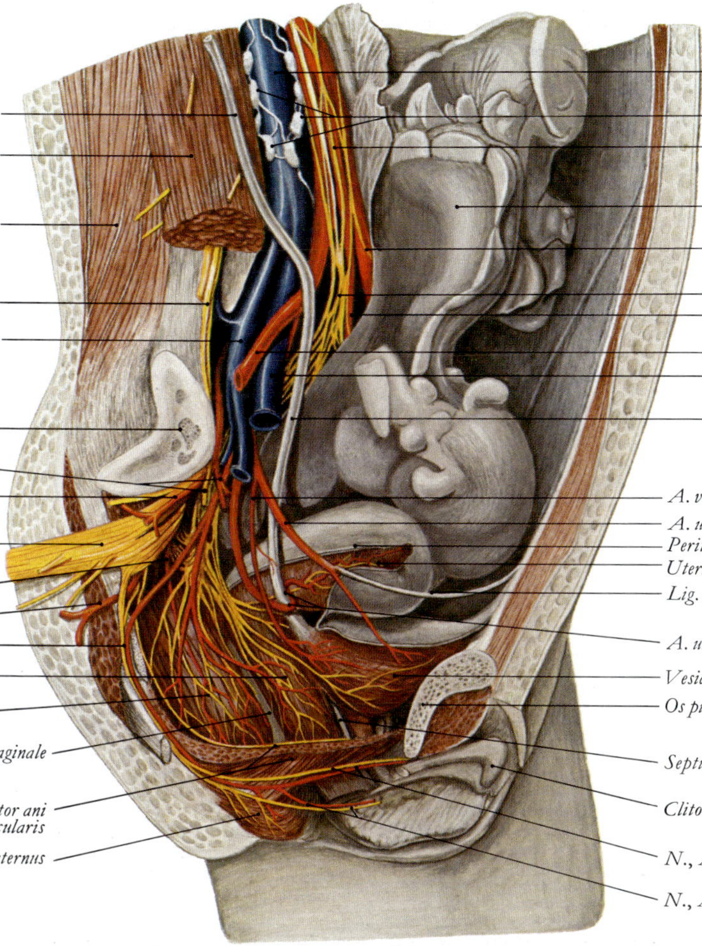

Abb. 224. Gefäße und Nerven der Beckeneingeweide und des Beckenbodens bei der Frau. Paramedianschnitt von rechts her dargestellt

mosen mit den Ästen der anderen Seite ein. Am Tubenwinkel gibt die A. uterina einen *Ramus ovaricus* und einen *Ramus tubarius* ab, die mit den gleichnamigen Ästen der *A. ovarica* **2 Arkaden** bilden, die mit zahlreichen feinen Gefäßen Eierstock und Eileiter versorgen (Abb. 225). Die unterhalb der Nierenarterien aus der Aorta entspringende **A. ovarica** verläuft im Lig. suspensorium ovarii zum Tubenpol des Ovars, entsendet einen stärkeren Ast direkt in das Ovar und anastomosiert durch die beiden Gefäßarkaden mit der A. uterina. Die starke Schlängelung der Gefäße ermöglicht die Uterusvergrößerung während der Schwangerschaft.

Im Myometrium ist besonders das *Stratum vasculare* reich an Arterien. Die relativ großen Venen bilden hier Geflechte. Korkzieherartig gewundene Arterien erreichen das *Stratum supravasculare* und bilden unter dem Endometrium Kapillarnetze, deren Blut in Venenplexus abgeleitet wird.

Während der Schwangerschaft kann die A. ovarica durch die stark erweiterten Arkaden an der Blutversorgung des Uterus teilnehmen. Bei der Exstirpation des Uterus müssen sowohl die Aa. uterinae als auch die starken Anastomosen zur A. ovarica unterbunden und durchtrennt werden. Vor der Unterbindung der A. uterina ist der Ureter schonend frei zu legen. Er unterkreuzt die Arterien und zieht etwa 1 cm oberhalb des seitlichen Scheidengewölbes nach vorn zur Harnblase.

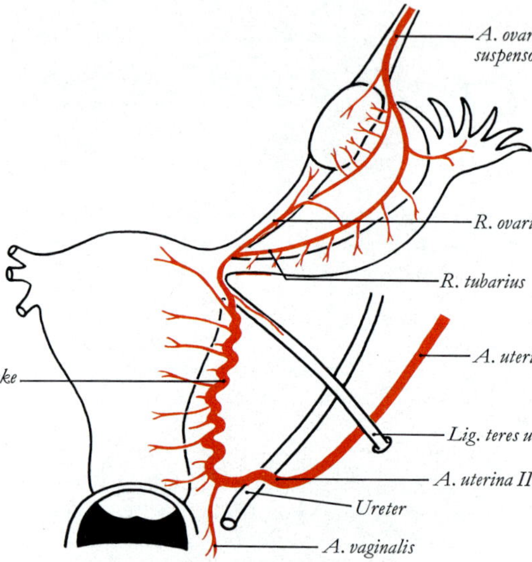

Abb. 225. A. uterina und A. ovarica. Unterkreuzung der A. uterina durch den Ureter im Lig. cardinale uteri

Die **Uterusvenen** sammeln sich in einem mächtigen Geflecht zu seiten des Uterus und der Vagina **(Plexus uterovaginalis).** Dieses steht mit dem *Plexus vesicovaginalis* und *Plexus pampiniformis* in Verbindung. Die doppelten **Vv. uterinae** münden in die V. iliaca interna. Klappen sind in den Venen schlecht ausgebildet oder fehlen vollständig.

Die **Lymphgefäße der inneren und äußeren weiblichen Genitalien** ziehen zu verschiedenen Lymphknotengruppen. Ihre Kenntnis ist von großer klinischer Bedeutung. (*Ausbreitung von Krebsmetastasen*).

Die **regionären Lymphknoten** (Abb. 226), *Nodi lymphatici* (*Nl*), liegen an den Gefäßen und in ihren Teilungswinkeln, vor dem Kreuzbein, im Lig. latum uteri und unterhalb des Leistenbandes. Nach ihrer Lage unterscheiden wir *Nl. lumbales* (in der Lendengegend neben und auf der Aorta), *Nl. iliaci communes* (neben der A. iliaca communis), *Nl. iliaci externi* und *interni* (neben den gleichnamigen Arterien), *Nl. interiliaci* (zwischen A. iliaca externa und interna), *Nl. glutaei superiores* und *inferiores* (an der Austrittsstelle der gleichnamigen Arterien), *Nl. subaortici* (im Teilungswinkel der Aorta), *Nl. sacrales* (auf der Beckenfläche des Kreuzbeins), *Nl. parauterini* (neben dem Uterus im Lig. latum), *Nl. inguinales superficiales* (auf der Ventralseite des Oberschenkels, subkutan unterhalb des Leistenbandes).

1. Die Lymphgefäße vom **Fundus** und **Corpus uteri** ziehen (Abb. 226)
   a) entlang dem Lig. ovarii proprium zur seitlichen Beckenwand und von hier mit den Lymphgefäßen vom Eierstock und Eileiter zu den **Nl. lumbales** unterhalb des unteren Nierenpoles,
   b) entlang dem Lig. teres uteri durch den Leistenkanal zu den **Nl. inguinales superficiales,**
   c) durch das Lig. latum zu den **Nl. interiliaci.**
2. Die Lymphgefäße der **Cervix uteri** können direkt oder indirekt **alle** obengenannten, im **kleinen Becken liegenden Lymphknotengruppen** erreichen.
3. Von der **Vagina** strömt die Lymphe zu den *Nl. iliaci externi, interni, communes und Nl. interiliaci.*
4. Von den **äußeren Genitalien** und dem **untersten Teil der Scheide** fließt die Lymphe zu den **Nl. inguinales superficiales.**

Nervenversorgung. Uterus und **Vagina** erhalten ihre vegetativen Nerven aus dem *Plexus hypogastricus inferior* (pelvinus, S. 313), der zu beiden Seiten des Rectum eine

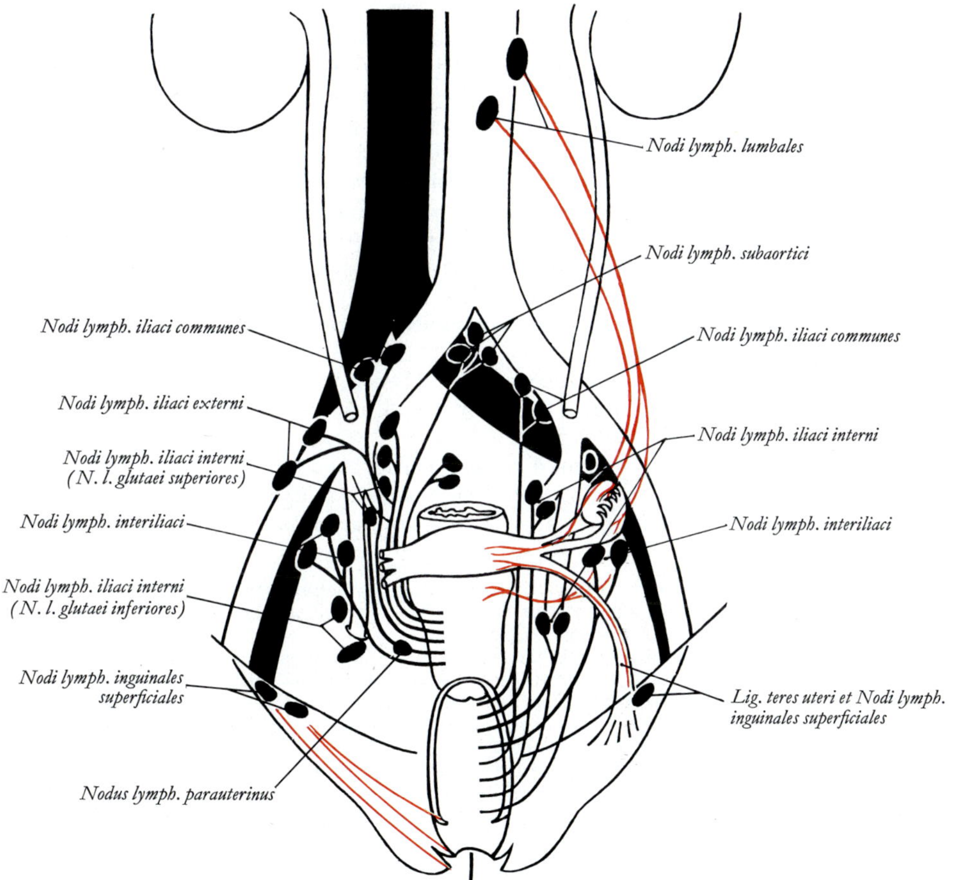

Abb. 226. Lymphabflüsse aus den weiblichen Geschlechtsorganen
Links: vom Fundus und Corpus uteri, von der Tuba uterina und vom Ovarium (rot), von der Vagina (schwarz).
Rechts: von der Cervix uteri (schwarz), vom unteren Teil der Vagina und den äußeren Geschlechtsorganen (rot)

starke Platte bildet und als **Plexus uterovaginalis** im Parametrium an die Kanten von Uterus und Vagina heranzieht. Die Gesamtheit der zahlreichen, in das Geflecht eingeschalteten Ganglienzellen bezeichnen wir als **Frankenhäusersches Ganglion.**

Die **Adnexe** bekommen ihre sympathischen Fasern durch den *Plexus ovaricus*, ihre parasympathischen wahrscheinlich aus Sakralsegmenten des Rückenmarkes über den Plexus hypogastricus. Die Fasern des *N. hypogastricus* (pelvinus) verlaufen innerhalb der *Plica rectouterina.*

Die **sympathischen Fasern** sollen anregend auf die Muskulatur des Rectum, des Uterus, der Vagina, der Blase und der Gefäße (vasokonstriktorisch) wirken. Die parasympathischen sollen die Kontraktion der glatten Muskulatur hemmen und die Gefäße erweitern (Erektion).

g) Die Scheide, Vagina

Sie ist ein 8–10 cm langes, ventrodorsal abgeplattetes Rohr, das von vorn unten nach hinten oben verläuft und mit dem oberen Ende die Portio vaginalis uteri so umfaßt, daß ein größeres dorsales, kleinere seitliche und ein ventrales Scheidengewölbe entstehen.

Sie grenzt vorn an die Harnblase und die Harnröhre; hinten wird sie oben vom Bauchfell überzogen; sie reicht hier (Abb. 219) an die Excavatio rectouterina. Hinten unten liegt sie dem Rectum an. Seitlich liegen ihr oben die Harnleiter und weiter unten die vorderen Schenkel des Levator ani an. (*Diese lassen sich an der Lebenden leicht durchtasten.*) Nachdem die Vagina das *Diaphragma urogenitale* durchbrochen hat, mündet sie in das *Vestibulum vaginae.* In der Jugend ist die Scheidenwand weich. Sie besitzt dann auf der Vorder- und Hinterwand, *Paries anterior* und *posterior,* zahlreiche quer verlaufende Falten **(Rugae),** die sich in einer vorderen und hinteren medianen Leiste, der **Columna rugarum anterior** und **posterior,** treffen (Abb. 221). Durch den Geburtsakt werden die Falten verstrichen und bilden sich nicht wieder.

Am Scheideneingang liegt das Jungfernhäutchen, der **Hymen,** oder seine Reste, die **Carunculae hymenales** (S. 337).

Die **Schleimhaut** hat ein geschichtetes Plattenepithel, das sich auf die Portio vaginalis uteri bis zum Muttermund fortsetzt. Die Tunica propria enthält vereinzelte Lymphknötchen und zahlreiche Gefäße.

Die **Tunica muscularis** besteht aus sich verflechtenden Bündeln glatter Muskelzellen. Es herrscht eine innere Längs- und eine äußere Ringschicht vor.

Das ziemlich dichte Bindegewebe außerhalb der Muscularis bezeichnen wir als **Paracolpium.**

Anwendung: Während der Geburt kann die dorsale Scheidenwand gradweise einreißen. Solche Dammrisse können sich auf die Schleimhaut beschränken, auf den M. levator ani übergreifen oder sich bis zum Anus erstrecken.

Bei Verletzungen und bösartigen Geschwülsten können sich Fisteln zu den Nachbarorganen (Rektovaginal-, Urethrovaginal-, Vesikovaginalfisteln) bilden.

Gefäß- und Nervenversorgung. Der kraniale Teil wird von der *A. vaginalis* (aus der A. uterina, Abb. 225), der mittlere von der *A. vesicalis inferior*, der kaudale von der *A. rectalis media* und aus der *A. pudenda int.* versorgt.

Die Venen bilden in der Tunica propria und in der Muscularis ein Netzwerk, verlaufen mit den gleichnamigen Arterien und münden in den *Plexus venosus uterovaginalis.*

Die Nerven kommen aus dem Plexus uterovaginalis und dem N. pudendus.

h) Lage, Befestigung und Bauchfellbeziehungen des Uterus und der Vagina

Der Uterus ruht auf den Nachbarorganen, Harnblase, Scheide und Rectum. Bei leerer oder mäßig gefüllter Blase (Abb. 219, 227a) ruht die Portio auf der hinteren Scheidenwand; der Fundus ist nach vorn gerichtet **(Anteversio),** das Corpus gegen die Cervix nach vorn abgeknickt **(Anteflexio).** Mit zunehmender Füllung der Harnblase richtet sich der Uterus auf; der nach vorn offene Flexionswinkel wird größer (Abb. 227b). Bei vollem Rectum und voller Harnblase steigt der Uterus nach oben (Abb. 227c). Die von vorn (*Lig. teres uteri*), hinten (*Lig. sacrouterinum*) und seitlich (*Lig. latum*) an den Uterus herantretenden, muskulös-bindegewebigen Leitzügel gestatten und sichern diese Lageveränderungen. Bei der Schwangerschaft gewährleisten sie die starke Ausdehnung des Fruchthalters. Durch Wachstum und Vermehrung ihrer Muskulatur werden die Ligg. teretes und Ligg. sacrouterina zu 4 starken Seilen, die vom Uterus abwärts zu ihren Fixpunkten ziehen. Während der Wehe kontrahiert sich auch die Muskulatur dieser Seile und verhindert damit, daß der Uterus nach oben ausweicht. Ohne diesen Halteapparat kann die Uterusmuskulatur die Widerstände im Geburtskanal nicht überwinden.

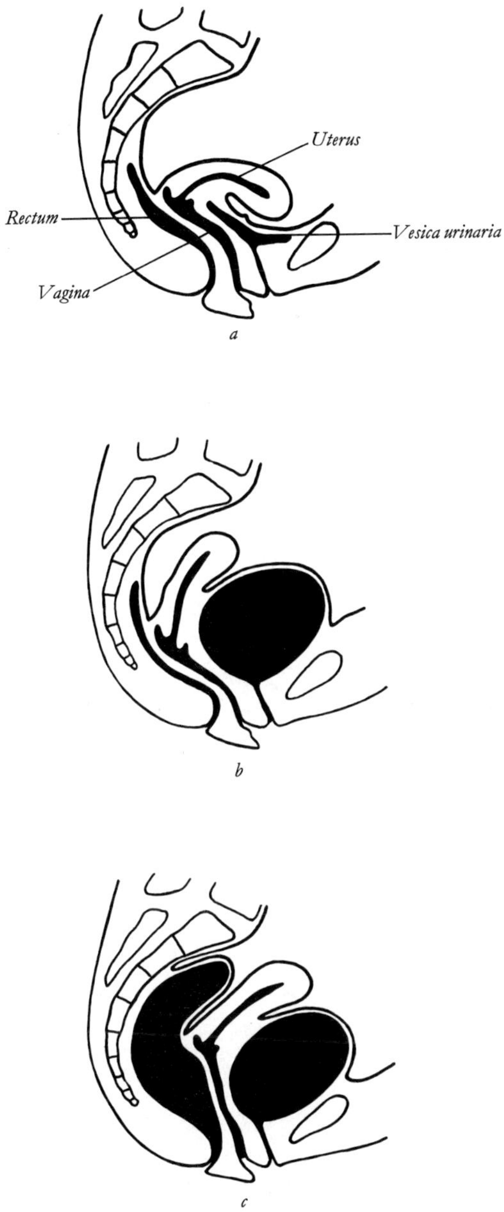

Abb. 227. Auswirkungen der Raumkonkurrenz im weiblichen kleinen Becken auf die Stellung des Uterus

a = bei leerer Harnblase und leerem Mastdarm,
b = bei voller Harnblase und leerem Mastdarm,
c = bei voller Harnblase und vollem Mastdarm

Die **Ligg. lata** ziehen als frontal gestellte, vom Bauchfell überzogene Bindegewebsplatten von der seitlichen Beckenwand an die Uteruskante. Sie trennen damit die flachere *Excavatio vesicouterina* von der tieferen *Excavatio rectouterina*. Die Bindegewebszüge des Lig. latum (*Parametrium*) gewährleisten eine Verlagerung des Uterus nach vorn, hinten und oben, bremsen aber eine Verschiebung zur anderen Seite ab. In dieser Leitplatte, die einen Teil des **Corpus intrapelvinum** darstellt (S. 347), gelangen die *Vasa uterina* und der *Plexus venosus uterovaginalis* zum Uterus und zur Vagina. Auch der Harnleiter zieht an der seitlichen Beckenwand, nahe der Hinterfläche des Lig. latum, abwärts, um sich oberhalb des Beckenbodens nach medial und vorn zu wenden. Er **unterkreuzt** hier die **A. uterina** und verläuft etwa 1 cm oberhalb des seitlichen Scheidengewölbes, 1–2 cm lateral von der Cervix zum Blasengrund.

Die physiologischen und krankhaften Lageveränderungen des Uterus beeinflussen natürlich die Lagebeziehungen des Ureter zu den Nachbarorganen. Die mächtigen Uterusvenen liegen oberhalb und unterhalb des Ureter.

Inmitten dieser Gefäße und des parametranen Bindegewebes verläuft der **Ureter** innerhalb eines Kanals, dessen bindegewebige Wand nur locker mit dem Ureter verbunden ist. Nach fachgerechter Eröffnung dieses Kanals kann der Operateur den Harnleiter leicht verlagern. **Harnleitersteine** können vom seitlichen Scheidengewölbe aus getastet werden.

An der Basis des Lig. latum verlaufen besonders kräftige, mit glatten Muskeln durchsetzte Bindegewebszüge zur Cervix. Sie werden als **Lig. cardinale uteri** bezeichnet und verhindern eine stärkere Seitwärtsverschiebung. Rechtes und linkes Lig. cardinale bilden die Achse für die Anteflexionsbewegungen.

Die Lage des Uterus ist auch von der **Körperhaltung** abhängig. Im Stehen wird er durch die Last der auf ihm ruhenden Eingeweide nach unten gedrückt und antevertiert. In Rückenlage sinkt er nach hinten, in Seitenlage seitwärts. Schon der normale Uterus ist leicht nach rechts oder links verschoben (*Dextro-Sinistropositio*).

Entzündliche Verklebungen und Schrumpfungen des Bindegewebes können zu stärkeren pathologischen Lageveränderungen führen. Ständige Wendung nach hinten (*Retroversio*) und Abknickung nach hinten (*Retroflexio*) sind als pathologische Zustände anzusehen. Da der retrovertierte und retroflektierte Uterus sein Widerlager an der hinteren Scheidenwand verliert und die Uterusachse dann in der Längsachse der Scheide liegt, besteht eine Neigung zum **Prolaps**, einer stärkeren Einstülpung des Uterus in die Scheide.

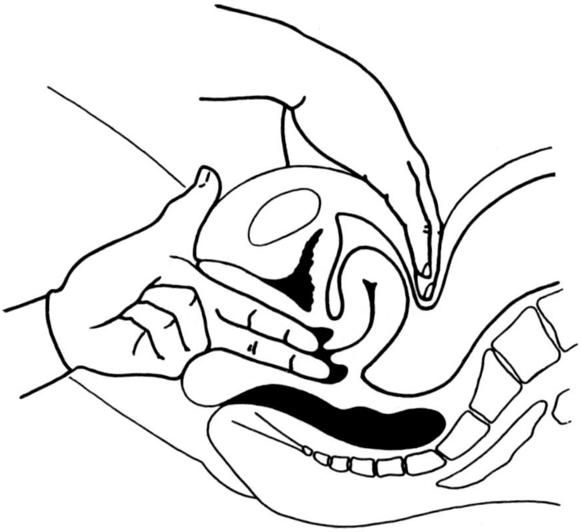

Abb. 228. Bimanuelle Untersuchung des Uterus von der Scheide und den Bauchdecken aus. Schema nach *Polano*

Form, Größe, Konsistenz und Lage des Uterus, der Zustand der Adnexe und des parametranen Bindegewebes können bei der vaginalen Untersuchung beurteilt werden (Abb. 228). Ein oder zwei Finger der einen Hand werden in die Scheide eingeführt, mit der anderen Hand tastet man durch die Bauchdecken die Organe ab.

Bei Virgines sowie vor und während der Entbindung untersucht man vom Rectum aus.

Die **Fascia visceralis** des Beckenbindegewebes (Abb. 229) umhüllt die Harnblase (*Fascia vesicalis*), die Harnröhre (*Fascia urethralis*), die Scheide (*Fascia vaginalis*) und das Rectum (*Fascia rectalis*). Auf dem Uterus ist keine Faszie ausgebildet. Das zwischen den Faszien gelegene lockere Bindegewebe ermöglicht die Größen- und gewisse Lageänderungen der Hohlorgane. Den Bindegewebskeil zwischen Rectum und hinterer

Scheidenwand bezeichnen wir als **Septum rectovaginale.** Er endet kaudal im Centrum tendineum perinei. Das Bindegewebe zwischen Fascia rectalis und Fascia vaginalis läßt eine gewisse Verlängerung der Scheide zu, ist andererseits aber so fest mit der Fascia rectalis verbunden, daß eine Senkung der Scheide beim Prolaps die vordere Rektumwand zur **Rectocele** ausbuchtet. Die vordere Scheidenwand ist durch straffes Bindegewebe mit der Harnröhrenwand fest verankert **(Septum urethrovaginale).** Im **Septum vesicovagi-**

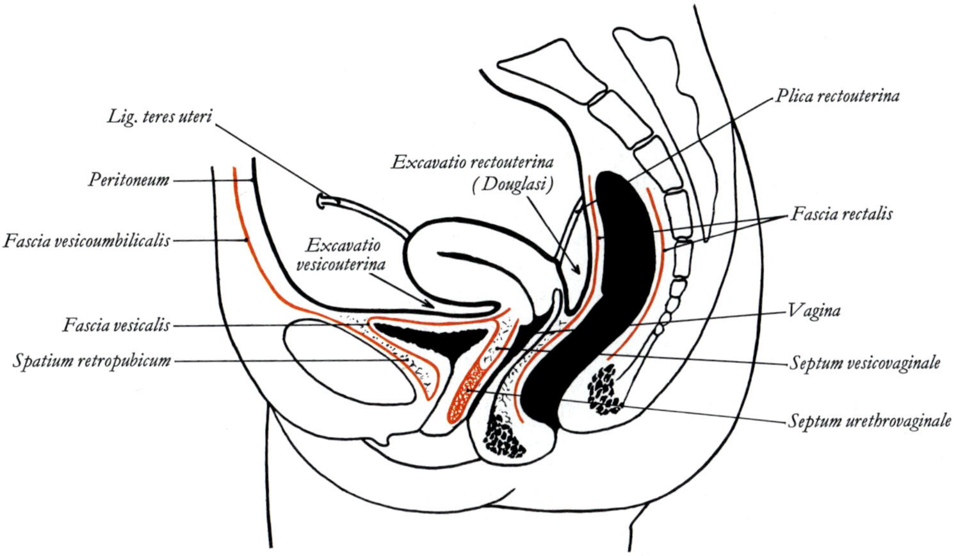

Abb. 229. Eingeweidefaszien des weiblichen Beckens (rot). Bauchfell schwarz

nale und **vesicocervicale** (*Septum vesicouterinum*) läßt sich das lockere Bindegewebe zwischen Fascia vaginalis und Fascia vesicalis operativ leicht trennen. Die Bindegewebszüge zwischen den beiden Faszien sind aber so stark, daß eine Senkung der vorderen Scheidenwand zwangsläufig die hintere Blasenwand zur **Vesicocele** ausbuchtet. Als **Paracolpium** bezeichnen wir die straffen Bindegewebszüge, die seitlich in die Fascia vaginalis ausstrahlen und die Gefäße heranführen.

Alle bisher beschriebenen Halte- und Befestigungseinrichtungen können das Absinken der Beckenhohlorgane nicht verhindern. Entscheidend für ihre normale Lage ist der Zustand des Beckenbodens, des Diaphragma pelvis und des Diaphragma urogenitale. Er hat nicht nur die Beckenorgane, sondern auch die auf ihm ruhenden Bauchorgane zu tragen und dem abdominellen Druck standzuhalten.

Ist der Beckenboden durch schwere und häufige Geburten geschwächt, kann es zum Prolaps kommen. Die Tatsache, daß eine angeborene Lähmung des Levator ani bereits in den ersten Lebensmonaten zu einem Prolaps führte, beweist die Bedeutung des Beckenbodens.

Das **Bauchfell** zieht von der vorderen Bauchwand über den Scheitel und Körper der Harnblase und geht unter Bildung der spaltförmigen **Excavatio vesicouterina** an der Corpus-Cervix-Grenze auf die Vorderfläche des Uterus über. An der Rückfläche deckt der Bauchfellüberzug Corpus und Cervix uteri und das hintere Scheidengewölbe und schlägt dann auf das Rectum um. Die **Excavatio rectouterina** ist tiefer und geräumiger. Durch die Plica rectouterina wird sie in einen unteren engeren **(Douglasschen**

Raum) und einen oberen weiteren Abschnitt unterteilt. Da die Hohlorgane des Beckens bei der Füllung das Bauchfell nach oben schieben, ist die Tiefe dieser Exkavationen auch vom Füllungszustand abhängig.

Eiter und Blut sammeln sich am tiefsten Punkt des Peritonealraumes, im *Douglas*schen Raum. Sie können vom hinteren Scheidengewölbe oder vom Rectum aus getastet und punktiert werden.

4. Die zyklischen und Schwangerschaftsveränderungen am weiblichen Genitale

Gleichzeitig mit den äußeren Zeichen der Geschlechtsreife (der Vergrößerung der Brustdrüsen, dem Wachsen von Haaren am Mons veneris, an der Vulva und in den Achselgruben, der Größenzunahme des Beckens und der Rundung der Hüften) setzen auch am inneren Genitale typische Veränderungen **(Pubertät)** ein. Der Zeitpunkt der ersten Regelblutung (die **Menarche**) zeigt den Beginn der Geschlechtsreife an. In Mitteleuropa liegt die Menarche zwischen dem 11. und 15. Lebensjahr. Rasse, Konstitution, Klima, Umgebung, Krankheiten usw. können sie um einige Jahre früher oder später auftreten lassen. Auf diese erste Blutung erfolgt bei der gesunden Frau, abgesehen von den Zeiten der Schwangerschaft, in einem Zyklus von etwa 28 Tagen immer eine neue. Zwischen dem 45.–50. Lebensjahr wird die Regelblutung schwächer, unregelmäßiger (*Klimakterium*) und hört schließlich ganz auf **(Menopause).**

Die zyklischen Veränderungen des weiblichen Genitales werden durch das Zusammenspiel der *gonadotrohen* Hypophysenvorderlappenhormone:
1. *Follikelreifungshormon* (follicle stimulating hormone = F S H),
2. *Luteïnisierungshormon* (interstitial cells stimulating hormone = I C S H),
3. *Prolactin* (luteotrophic hormone = L T H) mit den Ovarialhormonen (*Follikelhormon* und *Gelbkörperhormon* = *Progesteron*)

gesteuert.

a) Veränderungen an der Uterusschleimhaut

(Abb. 230)

α) **Proliferationsstadium** (östrogene Phase). Unter dem Einfluß des Follikelhormons beginnt in der oberflächlichen Schleimhaut, in der **Functionalis,** eine rege Zellneubildung. Die Drüsen werden länger, später spiralig. Das Epithel wird höher. Die gesamte Schleimhaut verdickt sich von 1,5 auf 3–4 mm. Dieses Stadium dauert vom 5. bis 13.–15. Tag. Man unterscheidet an ihm auch noch ein Postmenstrum (5.–10. Tag) und ein Intervall (11.–15. Tag). Zwischen den beiden Stadien läßt sich keine scharfe Grenze ziehen.

β) **Sekretionsstadium** (Prämenstrum, gestagene Phase). Mit dem Follikelsprung **(Ovulation),** der wahrscheinlich zwischen dem 14.–16. Tage des Zyklus erfolgt, nach anderer Auffassung aber auch zu anderen Zeiten erfolgen bzw. durch den Geschlechtsverkehr ausgelöst werden kann, beginnt die Bildung einer neuen endokrinen Drüse, des **Gelbkörpers** (S. 333). Ihr Sekret, das **Corpus-luteum-Hormon** (Progesteron), steuert die Sekretionsphase der Gebärmutterschleimhaut und hemmt über die Hypophyse das Wachstum neuer Follikel.

Nach der Ovulation tritt eine Erhöhung der basalen Körpertemperatur um 1°C ein.

In der **Sekretionsphase** gehen die Veränderungen in der Functionalis weiter. Das Epithel wird noch höher. Die Schlängelung der Drüsen nimmt zu. Sie sondern ein schleimiges Sekret ab. Die Drüsenschläuche werden buchtig erweitert. Die Bindegewebszellen vergrößern sich, nehmen Glykogen auf und runden sich zu epithelähnlichen Deziduazellen ab. Durch diese Vorgänge verdickt sich die Schleimhaut weiter auf 6–9 mm. In der Schleimhaut sind jetzt die günstigsten Bedingungen für die Einbettung **(Nidation)** und die Ernährung eines befruchteten Eies geschaffen.

γ) **Desquamationsstadium** (das *Menstrum*, die Regelblutung). Wird das Ei nicht befruchtet oder kommt es zu frühzeitigem Eitod, so ist die geschilderte Vorbereitung der Schleimhaut zwecklos geworden. Sie wird hinfällig (= deciduus). Aus den strotzend

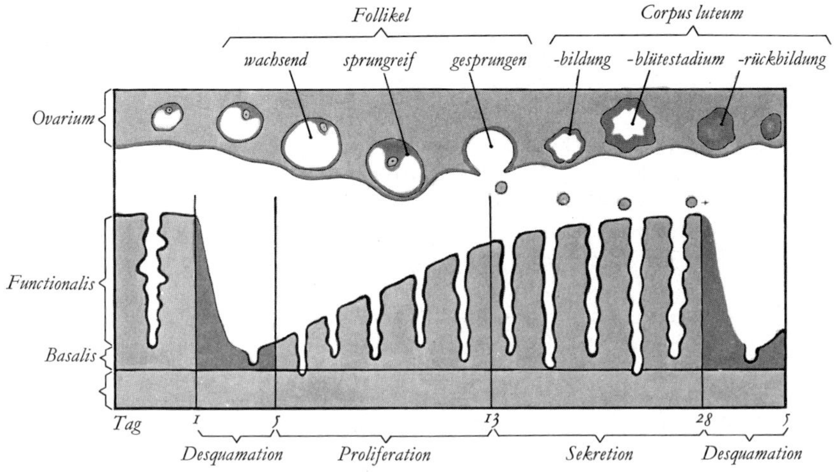

Abb. 230. Zyklische Veränderungen der Uterusschleimhaut und des Ovariums. Schema nach *Schröder*. + = Eitod

gefüllten Kapillaren kommt es zu Blutaustritten in das Gewebe. Das Epithel wird abgehoben und stückweise von der Unterlage abgerissen. Bei diesem Vorgang (**Desquamation** genannt) wird schließlich die ganze Functionalis abgestoßen (*Decidua menstruationis*).

Nur die unterste, direkt der Muskulatur aufsitzende Schicht, die **Basalis,** bleibt erhalten. Aus ihr erfolgt die Regeneration des abgestoßenen Materiales.

Die **Regelblutung** dauert gewöhnlich 4 Tage. Sie ist äußerlich gekennzeichnet durch Blutung und Abstoßung der Gewebstrümmer aus den äußeren Genitalien. Bereits am 3. Tage beginnt die Wundheilung mit der Wucherung der in der Basalis verbliebenen Drüsenreste **(Regenerationsphase).** Von ihnen aus wird die Wundfläche mit neuem Epithel versehen (epithelialisiert).

Mit einer neuen proliferativen Phase kann die Schleimhaut wieder für eine Eiaufnahme vorbereitet werden.

Nistet sich das befruchtete Ei in der Schleimhaut ein (Schema Abb. 232), so werden die geschilderten Veränderungen noch gesteigert, die Functionalis des Praemenstrum wird zur Decidua graviditatis. Sie wird erst bei der Geburt mit der Placenta und den Eihäuten abgestoßen.

b) Veränderungen in der Muskelwand des Uterus

Im Menstruationszyklus finden wir neben den Veränderungen an der Schleimhaut auch solche an der **Muskelwand** der Gebärmutter. Nach *Stieve* wird im Praemenstrum das Bindegewebe im Myometrium stark aufgelockert, weicher und ermöglicht dadurch das gleichzeitig einsetzende Wachstum der Muskelzellen. Die weiche

Beschaffenheit gestattet während der Blutung (Menstrum) die Zusammenziehung der Muskulatur. Die Muskelzellen werden schmaler und länger. Sie ermöglichen eine Weiterstellung des Cavum uteri und schaffen damit Raum für die starke (von 1,5 auf 9 mm) verdickte Schleimhaut. Während und nach der Blutung ziehen sich die glatten Muskelzellen ähnlich wie bei der Entbindung zusammen. Sie werden kurz und dick. In der Proliferationsphase bilden sie sich ähnlich wie im Wochenbette zurück. Gleichzeitig verdichtet sich dabei das Bindegewebe; seine Spalten werden enger; die Wand der Gebärmutter wird härter und derber (*Stieve*).

Besonders stark sind die **Schwangerschaftsveränderungen an der Gebärmutterwand.** Ihr Gewicht steigt auf das 20–30fache. Die vorhandenen **Stammuskelfasern** vergrößern sich auf das 10–18fache. Die Kerne vergrößern sich dabei verhältnismäßig wenig. Besonders in den tiefen Schichten der Wand entstehen aus Bindegewebszellen neue, sogenannte **Ergänzungsmuskelzellen** (*Stieve*). Die Ergänzungsmuskelzellen schließen sich den Stammuskelzellen an. Auch das Bindegewebe der Wand, sowohl Fibrozyten wie elastische und kollagene Fasern, werden vermehrt.

Bei der Entbindung ziehen sich alle Abschnitte des Gebärmutterkörpers zusammen, während sich die Wand des unteren Uterinsegmentes (*Isthmus*) weiter stellt.

Nach der Entbindung gehen nach *Stieve* vorwiegend die neugebildeten Muskelzellen zugrunde, während die Stammuskelzellen sich auf ihre ursprüngliche Größe zurückbilden, aber erhalten bleiben. Auch die bindegewebigen Elemente, sowohl Zellen wie Fasern, zerfallen zum größten Teil wieder. Nur wenige verkleinern sich und bleiben erhalten. So wird der Uterus einige Zeit nach der Entbindung nicht ganz, aber nahezu

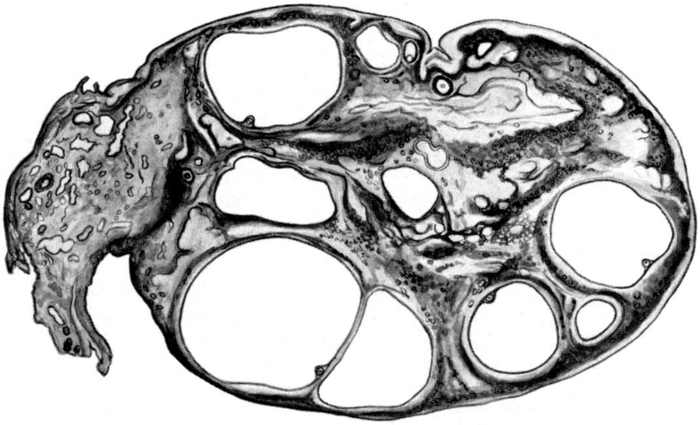

Abb. 231. Ovarium einer geschlechtsreifen Frau. Nach *Stieve*

wieder auf die ursprüngliche Größe rückgebildet. – Die Uterusveränderungen der Sekretionsphase und der ersten Hälfte der Schwangerschaft werden durch das Corpus-luteum-Hormon bewirkt.

c) Veränderungen an der Scheide und an den äußeren Genitalien

Während der Menstruation ist die Schleimhaut blutreicher, saftreicher und dicker.

Während der Schwangerschaft wächst die Scheidenwand. Alle Schichten werden dicker. Das Lumen wird weiter und länger (*Stieve*). Die Schleimhaut verfärbt sich blauviolett (*livid*). Die Scheidenabsonderung ist verstärkt. Auch an den äußeren

Genitalien tritt während der Schwangerschaft eine stärkere Auflockerung und Durchsaftung des Gewebes auf. Die Schleimhaut des Scheidenvorhofes bekommt durch die schon früh einsetzende venöse Hyperämie ein blauviolettes, „weinhefefarbiges" Aussehen.

d) Veränderungen an den Eierstöcken

Reifung und Platzen der Follikel

Bereits beim Kind finden sich neben Primär- und Sekundär- schon kleinere Tertiär- oder Bläschenfollikel. Sie wachsen wohl unter dem Einfluß des **F S H**, das die Theca interna der Follikel zur Proliferation, aber noch nicht zur Follikelhormonbildung anregt, zu Bläschen von $1^1/_2$ cm Durchmesser heran, gehen aber wieder zugrunde.

Erst unter dem Einfluß zusätzlicher, zunächst kleinerer, dann größerer Mengen von *Luteïnisierungshormon* **(I C S H)** kommt es zur Proliferation der Granulosazellen, zu starker Follikelhormonbildung, zu vollständigem Ausreifen (2,5 cm Durchmesser) und durch den ständig wachsenden Innendruck zum Platzen der stark verdünnten Wand des Follikels. Das Ei wird mit dem *Liquor folliculi* herausgeschleudert (Ovulation) und von dem Eileiter aufgenommen. Diese erste Ovulation zeigt die **Geschlechtsreife** an. In dem Eierstock der geschlechtsreifen Frau (Abb. 231) beherrschen die Bläschenfollikel das Bild. Die Oberfläche bekommt ein buckeliges Aussehen. In Rhythmen von 28 Tagen wächst einer dieser Follikel zum sprungreifen Follikel heran.

Das Corpus luteum, der Gelbkörper

Nach dem Follikelsprung fällt die Wand des geplatzten Follikels zusammen und legt sich in mäanderartige Falten (siehe Schema Abb. 232). Durch die Druckveränderung

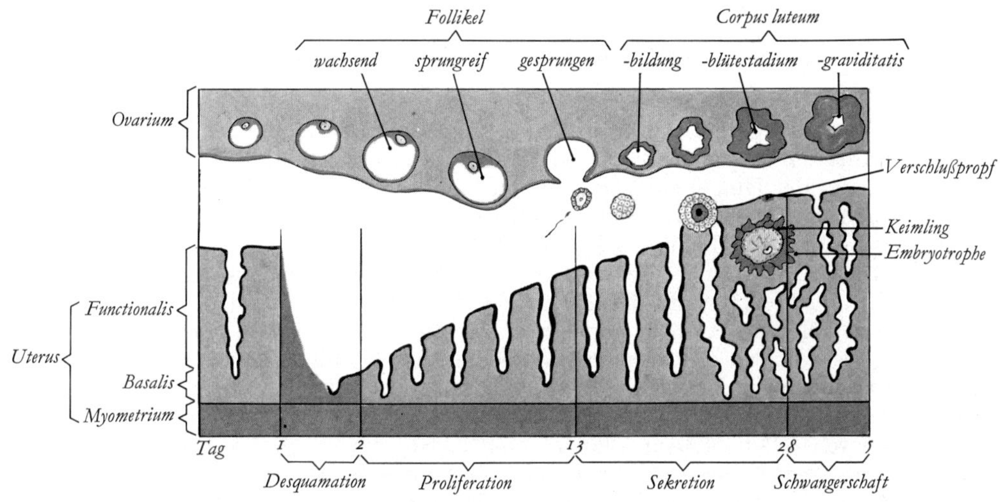

Abb. 232. Veränderungen der Uterusschleimhaut und des Eierstockes bei Eintritt einer Schwangerschaft (nach *Schröder*)

sind die Kapillaren der *Theca folliculi* geplatzt. Blut sickert in den zusammengefallenen Hohlraum, gerinnt und verschließt die Rißstelle. Das geronnene Blut wird bindegewebig organisiert und liefert einen zentralen Kern. Die Granulosa- und Thekazellen vermehren und vergrößern sich, ordnen sich in Strängen und speichern ein gelbes Lipoid, das **Luteïn.** Von der Theca folliculi aus wachsen Gefäße bis in den zentralen Bindegewebskern. Dieser gelbe Körper, *Corpus luteum*, ist in seinem **Blütestadium** haselnußgroß. Er wölbt die Oberfläche des Ovars bucklig vor.

Unter dem Einfluß des **Luteïnisierungshormons** (Vorderlappen der Hypophyse) produziert der gelbe Körper das **Corpus-luteum-Hormon** und gibt es an die Gefäße ab. Es steuert die Sekretionsphase des Uterus und hemmt die Bildung neuer Follikel. Wird das beim Follikelsprung freigewordene Ei nicht befruchtet, so bildet sich das Corpus luteum zurück und produziert kein Hormon mehr. Damit fällt der anregende und schützende Einfluß auf die für die Eiaufnahme vorbereitete Schleimhaut weg. Sie wird abgestoßen. Es tritt die Menstruation ein.

Wird dagegen das Ei befruchtet, so wächst der Gelbkörper unter dem Einfluß des vom Trophoblast gebildeten *Choriongonadotropins* zum **Corpus luteum graviditatis** heran. Sein *Corpus-luteum-Hormon* schützt und fördert das Wachstum der Gebärmutterschleimhaut, *Decidua graviditatis*, und der Frucht, stellt die Uterusmuskulatur ruhig, fördert das Wachstum der Mammae und hemmt die Ausschüttung des F S H (S. 330).

Die Choriongonadotropinbildung durch den Trophoblasten erreicht gegen Ende des 2. Monats ihren Höhepunkt, versiegt etwa bis zum 4. Schwangerschaftsmonat. Von diesem Zeitpunkt an erzeugt der Mutterkuchen, die **Placenta,** allein bis zur Geburt die benötigten Geschlechtshormone (Corpus-luteum-Hormon und Follikelhormon), fördert damit das Wachstum und die Erhaltung der Decidua graviditatis und der Frucht, hemmt die Ausschüttung des **F S H,** fördert mit seinem Follikelhormon das weitere Wachstum und die Ausbildung funktionsfähiger Mammae. Überschüssige Mengen der Placentahormone oder ihre Umwandlungsprodukte werden im Harn ausgeschieden. Sie ermöglichen die **Schwangerschaftsreaktionen.**

Das Corpus luteum stellt die Hormonproduktion ein, wird allmählich rückgebildet. Die Luteïnzellen schrumpfen, werden heller und schließlich resorbiert. Das Bindegewebe wuchert und bildet nach 2–3 Monaten eine kleine weißliche Narbe, das **Corpus albicans** oder **fibrosum.**

e) Die Einbettung des Eies, Nidation

An der Stelle, wo sich das befruchtete Ei auf die Schleimhaut legt, schwindet das Epithel. Das Ei kommt damit in das vorbereitete Bindegewebe der Functionalis, in die **Implantationshöhle,** die Brut- oder Eikammer. Der **Trophoblast** des Eies zerstört die Schleimhaut der Umgebung. Das zerstörte Gewebe dient als Nahrung für den Keim **(Embryotrophe).** Die Eintrittsstelle wird durch ein Gerinnsel, den **Verschlußpfropf,** geschlossen. Nachdem Epithel und Bindegewebe sich über der Verschlußstelle erneuert haben, zieht die Decidua kapselartig über den Keim **(Decidua capsularis).** Die *Decidua* zwischen Ei und Muskelwand nennen wir **Decidua basalis** (serotina). Sie liefert den mütterlichen Teil der Placenta. Die übrige Decidua heißt **Decidua parietalis** oder **vera.**

Nach *Stieve* entwickelt sich das Ei in den ersten Monaten nur im Bereiche des Gebärmutterkörpers. Die Schleimhaut des Isthmus verändert sich in dieser Zeit ähnlich wie im Körper, nur nicht so ausgeprägt. Die Drüsen wuchern nicht so stark. Die Bindegewebszellen bleiben kleiner. Vom 3. Schwangerschaftsmonat ab entfaltet sich der Canalis isthmi, er wird in den **Brutraum** einbezogen. Seine Wand wird zum unteren Uterinsegment. Nach der Entfaltung entwickelt sich die Schleimhaut ähnlich wie im Corpus. Doch ist die *Decidua* weniger gut entwickelt. Während der letzten Schwangerschaftsmonate wird das untere Uterinsegment rascher und stärker weitergestellt. Dadurch werden alle Schichten, die Muskelwand, die Eihäute und die Schwammschicht (*Spongiosa*) dünner. Dieser Unterschied gegenüber dem Körper läßt bei den ersten Wehen die Eihäute im Bereich des unteren Uterinsegmentes von der Muskelunterlage abreißen. Die Muskulatur läßt sich dadurch in diesem Abschnitt schneller weiterstellen.

Im Corpusgebiet bleibt die *Decidua* und auch der Mutterkuchen trotz der Muskelkontraktion bis zur Geburt des Kindes mit der Muskulatur verbunden. Der Corpusabschnitt des Brutraumes wird während der Eröffnungszeit verkleinert, der

Isthmusabschnitt entsprechend erweitert. Er liefert bei der Geburt den obersten Teil des Geburtskanales.

Die Einnistung des Eies kann an jeder Stelle der vorbereiteten Schleimhaut erfolgen. In der Regel erfolgt die Nidation nahe dem Fundus auf der ventralen oder dorsalen Wand des Corpus uteri. Der Fundus wird dabei durch den wachsenden Keim über die Abgangsstelle der Tube und des Lig. teres uteri kuppelförmig nach oben vorgebuchtet. Mit der Vergrößerung des Uterus wächst auch die Muskulatur im **Lig. sacrouterinum** und **Lig. teres uteri** (S. 327). Die **Ligg. lata uteri** werden größer und auseinandergedrängt. Vor allem wachsen auch die **Uterusgefäße.**

C. Der Damm und die äußeren Geschlechtsorgane

Unter Damm, **Perineum,** verstehen wir bei der Frau die schmale Weichteilbrücke zwischen After und dem Sinus urogenitalis, dem für Harn- und Geschlechtsöffnung gemeinsamen Vorraum (Abb. 219). Beim Mann, wo sich der Sinus urogenitalis zur Harnsamenröhre geschlossen hat, verstehen wir darunter das Gebiet zwischen After und Ansatz des Hodensackes oder Wurzel des Penis. Im weiteren Sinne nennen wir Damm das ganze Gebiet des Beckenausganges und bezeichnen es als *Regio perinealis.*

Als Regio perinealis soll hier das ganze Gebiet unterhalb des *Diaphragma pelvis* beschrieben werden. Sie wird von vielen Autoren als *Pars extravisceralis* der *Pars visceralis pelvis,* den Beckenorganen, gegenübergestellt. Sie enthält die äußeren Geschlechtsorgane mit ihren Schwellkörpern, Muskeln, Nerven und Gefäßen und daneben reichlich Fettgewebe.

I. Die äußeren Geschlechtsorgane

1. Untersuchung am Lebenden

a) bei der Frau

Bei der aufrecht stehenden Frau fällt vor der Symphyse eine dreiseitige Erhebung, der **Schamberg,** *Mons pubis* (*Veneris*), auf. Er ist durch eine Verdickung des Unterhautbindegewebes bedingt und trägt bei der geschlechtsreifen **Frau** die **Schamhaare.** Die letzteren enden nach oben (im Gegensatz zum Mann) in einer queren Linie und setzen sich nach hinten auf die großen Schamlippen fort.

Die zwischen den Oberschenkeln gelegenen, an der Außenfläche behaarten **großen Schamlippen,** *Labia majora,* stellen ein Paar pralle Hautfalten dar, die zwischen sich die mediane **Schamspalte,** *Rima pudendi,* fassen und einen gewissen Verschluß der Scheide nach außen herstellen (Abb. 233).

Die Schamspalte ist bei Frauen, die noch nicht geboren haben, gewöhnlich geschlossen. Nach mehreren Geburten bleibt sie leicht offen; unter Umständen kann sie weit klaffen.

Die mit Haaren, Talg- und Schweißdrüsen versehene Haut der Außenfläche der großen Schamlippen ist trocken und pigmentiert. Zur Innenfläche hin verschwinden allmählich die Haare, Talg- und Schweißdrüsen. Die Haut wird röter, weicher und feuchter, gleicht mehr einer Schleimhaut.

Die großen Schamlippen enthalten innen reichlich Fett- und Bindegewebe, glatte Muskulatur, Nerven und Gefäße. Nach dorsal flachen sie sich gegen den **Damm** hin allmählich ab und gehen mittels einer bogenförmigen *Commissura labiorum posterior* ineinander über. Unmittelbar ventral von dieser Kommissur liegt eine zarte querverlaufende Hautfalte, das **Frenulum labiorum,** ventral von dieser eine Vertiefung, die **Fossa vestibuli vaginae** [navicularis].

Zwischen dem ventralen Teil der großen Schamlippen ragt ein kleines rundliches Knöpfchen, der **Kitzler,** die *Clitoris,* hervor. Er wird vorn und seitlich von einer kleinen Hautfalte, dem **Praeputium clitoridis,** umgeben. Von der Rück- bzw. Unterseite des Kitzlers zieht noch ein Paar feiner Hautfalten, das *Frenulum clitoridis,* beiderseits zu den **kleinen Schamlippen.**

Die **kleinen Schamlippen,** *Labia minora,* zwei schmale dünne, fettfreie Hautfalten mit zahlreichen Talgdrüsen, umgeben den **Scheidenvorhof,** *Vestibulum vaginae.* Normal sind sie von den großen Labien verdeckt. Oft sind sie auch stärker in die Länge gezogen und hängen aus der Schamspalte heraus. Besonders große Formen nennt man auch „Hottentottenschürzen", weil sie bei Hottentottenfrauen häufig vorkommen. Die kleinen Schamlippen sind Bildungen der äußeren Haut, gleichen aber, soweit sie in der Schamspalte verborgen liegen, einer Schleimhaut. Sie bestehen aus Bindegewebe mit reichlichen elastischen Fasern und starken Venennetzen, die bei geschlechtlicher Erregung anschwellen.

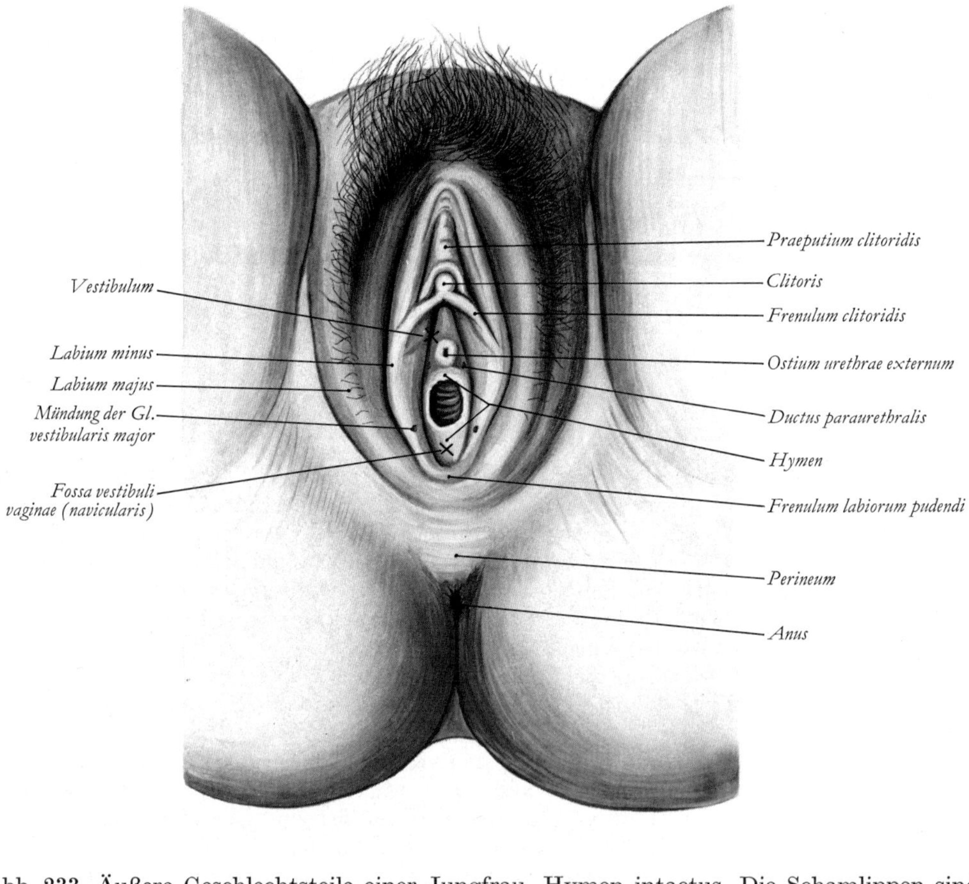

Abb. 233. Äußere Geschlechtsteile einer Jungfrau. Hymen intactus. Die Schamlippen sind auseinandergezogen

Die **Schleimhaut der Clitoris** hat zahlreiche Nervenendkörperchen. Zwischen Clitoris und Praeputium clitoridis bildet sich aus abgestoßenen Epithelzellen und dem Sekret der Talgdrüsen eine weichkäseähnliche Masse, das **Smegma clitoridis.**

Innerhalb des **Vestibulum** liegt hinten der längsovale Scheideneingang, *Ostium vaginae.* Bei Jungfrauen wird der Scheideneingang von dorsal her durch eine meistens halbmondförmige quere Hautfalte, den **Hymen** oder das Jungfernhäutchen, eingeengt. Der Hymen kann aber auch ringförmig, *anularis,* siebförmig, *cribriformis,* sein oder den Eingang vollständig verschließen, *Hymen imperforatus.* Auch vollständiges Fehlen wird beobachtet.

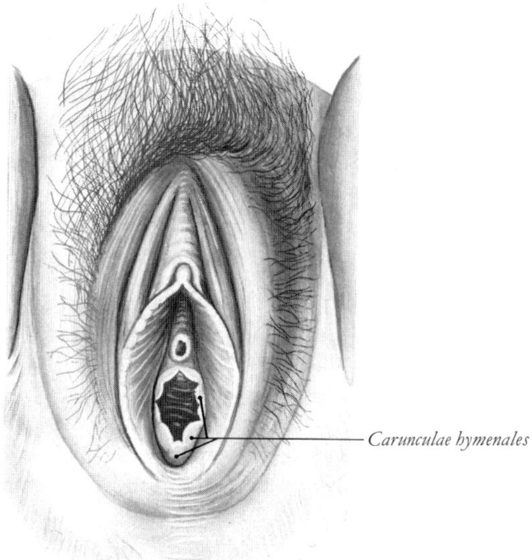

Abb. 234. Äußere Geschlechtsteile einer Frau, die noch nicht geboren hat. Hymen defloratus. Die Schamlippen sind gespreizt

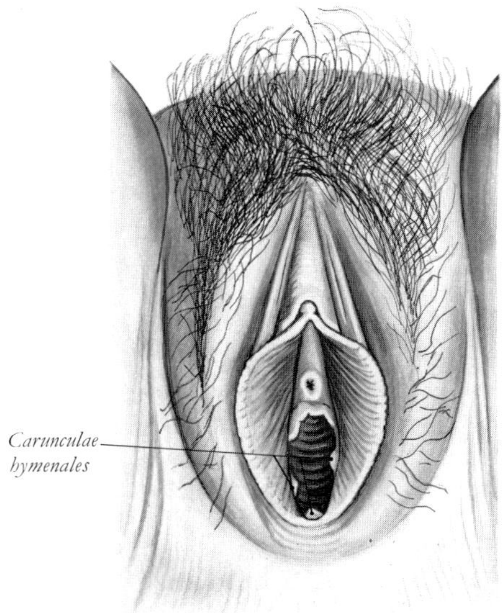

Abb. 235. Äußere Geschlechtsteile einer Frau, die geboren hat. Die Schamlippen sind gespreizt

Der Hymen ist die Grenze zwischen äußerem und innerem Genitale. Durch die Begattung zerreißt er im allgemeinen radiär (Abb. 234). Die Einrisse brauchen aber nicht einmal bis zum Rande zu gehen. Durch den Geburtsakt wird der Hymen vollständig zerquetscht. Nur spärliche Reste ragen als Wärzchen, **Carunculae hymenales,** gegen den Scheideneingang vor (Abb. 235). Etwa 1 cm ventral vom Scheideneingang sehen wir die rundliche Harnröhrenmündung, das **Ostium** [Orificium] **urethrae externum.**

Seitlich vom **Ostium vaginae** liegt jederseits an der Innenseite der kleinen Labien an der Grenze von ihrem dorsalen zum mittleren Drittel die punktförmige Mündung der *Bartholini*schen Drüse, **Glandula vestibularis major.** Die erbsengroße Drüse entspricht der *Glandula bulbourethralis,* der *Cowper*schen Drüse des Mannes, und liegt wie diese im Diaphragma urogenitale.

Man beachte die evtl. geröteten, punktförmigen Mündungen bei Entzündungen (Gonorrhoe). Abszesse der Drüsen sind an der Innenseite der großen Labien tastbar.

Zu beiden Seiten der Harnröhrenöffnung münden mittels eines feinen *Ductus paraurethralis* die **Glandulae urethrales.** Glandulae vestibulares majores und urethrales sondern ein schleimiges Sekret ab, das bei der Begattung die Einführung des Gliedes erleichtert.

b) beim Mann

Das **männliche Glied,** der *Penis,* hängt in erschlafftem Zustande mit der *Pars pendula* von der Symphyse herab und liegt auf dem Hodensack (*Scrotum*). An der Unterseite des Gliedes ist der Harnröhrenschwellkörper zu fühlen bzw. bei erigiertem Gliede zu sehen. Die **Haut des Schaftes** ist sehr dehnbar und verschieblich, muß sich den verschiedenen Volumenzuständen anpassen. Nach vorn bildet sie eine Duplikatur, die als **Vorhaut,** *Praeputium,* die **Eichel,** *Glans,* bedeckt und als Hautvorrat für die Erektion dient. Die Vorhaut hat an der Unterseite der Eichel ein zartes Halteband, das **Frenulum praeputii.**

Bei zu enger Öffnung der Vorhaut kann sie nicht über die Eichel zurückgezogen werden (*Phimose*). Das Smegma, ein käseartiges Produkt aus dem Sekret der Talgdrüsen und abgestoßenen Epithelzellen, kann dann nicht entfernt werden. Dies kann zu Entzündungen (*Balanitis*) führen. Zieht man in solchen Fällen die Vorhaut gewaltsam über die Eichel in die ringförmige Furche hinter der Eichel, das Collum glandis, zurück, so kann der peripherische Teil eingeschnürt und gestaut werden (*Paraphimose*). In tropischen Ländern, wo sich das Smegma leichter zersetzt, versuchte man durch „Beschneidung" solchen Zuständen vorzubeugen.

In dem lockeren, fettlosen **subkutanen Bindegewebe,** das die starke Verschiebung der Haut ermöglicht, liegen die **Vv. dorsales penis superficiales** [subcutaneae]. Sie scheinen durch die Haut hindurch.

Die Haut des Penis besitzt Talg-, Schweißdrüsen und Lanugohärchen. Das innere Blatt der Vorhaut und die Haut auf der Eichel gleichen einer Schleimhaut. Haare und Schweißdrüsen fehlen. Eine wechselnde Zahl von Talgdrüsen auf der Innenseite der Vorhaut, **Glandulae praeputiales** (Tyson), bilden mit abgestoßenen Epithelien das Smegma praeputii.

Der **Hodensack,** *Scrotum,* hängt unter der Peniswurzel zwischen den Oberschenkeln und vor dem Damm herab. Eine mediane Naht, *Raphe scroti,* deutet die Entstehung aus 2 Hälften an. Die Haut ist dunkler, dünn, fettlos, enthält zahlreiche große Talgdrüsen und wenige feine Haare. Sie wird durch die reichliche glatte Muskulatur im subkutanen Bindegewebe (Fleischhaut, **Tunica dartos**) in zahlreichen Runzeln gelegt. Psychische und thermische Reize führen zu einer starken Kontraktion des Hodensackes.

Kurz vor oder nach der Geburt treten die Hoden durch den Leistenkanal in den Hodensack ein (*Descensus testis*). Da der Hodensack eine Bildung der vorderen Bauchwand ist, finden wir in ihm, wenn auch modifiziert, die Schichten der vorderen Bauchwand wieder (S. 187).

Tasten wir den **Inhalt des Hodensackes** ab, so liegt vorn der Hoden und hinten der Nebenhoden, dessen Kopf oben und Schwanz unten.

Der Samenleiter (*Ductus deferens*) mit seinen Gefäßen und Hüllen (Samenstrang) zieht hinter dem Nebenhoden aufwärts zum äußeren Leistenring.

2. Die Schwellkörper, Corpora cavernosa

Um die Begattung zu ermöglichen, sind sowohl beim Mann wie bei der Frau Körper mit komplizierten Bluträumen ausgebildet, die bei erhöhter Blutfüllung anschwellen.

Sie werden als Schwellkörper bezeichnet. Ihre Anlage ist zunächst bei beiden Geschlechtern gleich (S. 293). Die geschlechtliche Differenzierung ist den zu leistenden Aufgaben angepaßt.

a) Die Schwellkörper der Frau

(Abb. 236)

bilden den Kitzler, *Corpus cavernosum clitoridis*, und umgeben als *Bulbi vestibuli* den Scheidenvorhof.

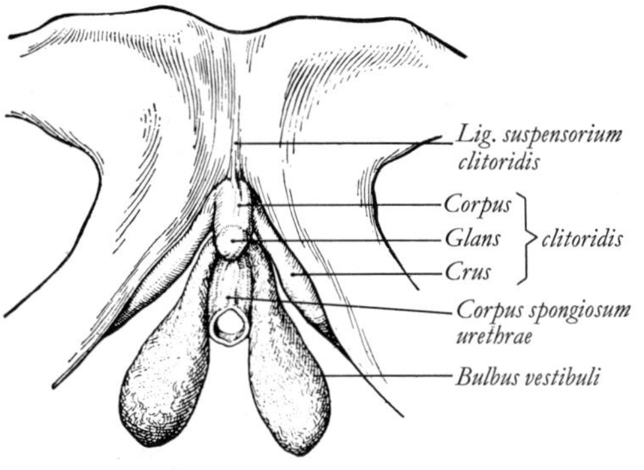

Abb. 236. Clitoris und Bulbus vestibuli

1. Das **Corpus cavernosum clitoridis.** Die unter dem M. ischiocavernosus den unteren Schambeinästen anliegenden **Crura clitoridis** vereinigen sich vor der Symphyse zum unpaaren **Corpus clitoridis,** das spitzwinklig herabhängt und sich auch bei sexueller Reizung nicht aufrichtet. Die Spitze des Corpus, **Glans clitoridis** genannt, ist vom *Praeputium clitoridis* eingehüllt (Abb. 233).

2. Die **Bulbi vestibuli** liegen als dichte Venengeflechte dem Vestibulum vaginae auf und stehen mit dem kavernösen Gewebe der Clitoris in Zusammenhang.

Funktion. Die *Bulbi vestibuli* verengen bei Füllung das Vestibulum vaginae, nähern die kleinen Schamlippen dem eingeführten männlichen Gliede. Sie werden in ihrer Wirkung durch die *Mm. bulbospongiosi* (S. 343) unterstützt. Bei Füllung des *Corpus cavernosum clitoridis* bleibt die Abknickung zwischen den *Crura* und dem *Corpus clitoridis* bestehen. Beim Einführen des Gliedes überträgt sich der Zug an den kleinen Schamlippen auf die von ihnen zum Kitzler ziehenden *Frenula clitoridis.* Dadurch wird die Eichel des Kitzlers dem Penisrücken genähert und durch reibende Bewegungen das Wollustgefühl ausgelöst.

b) Die Schwellkörper des Mannes

sind im männlichen Gliede vereinigt und bestehen aus dem Harnröhrenschwellkörper *Corpus spongiosum penis* [cavernosum urethrae], und dem eigentlichen Penisschwellkörper, *Corpus cavernosum penis.*

1. Das **Corpus spongiosum penis** [cavernosum urethrae]. Die paarigen Bulbi vestibuli der Frau entsprechen beim Mann einem unpaaren, die Harnsamenröhre umgebenden Schwellkörper (Abb. 237). Dieser ist hinten zwiebelförmig zum *Bulbus penis* verdickt, verjüngt sich nach vorn zum Schaft, *Corpus,* und endet schließlich mit der Eichel, der *Glans penis.*

Der **Bulbus** liegt dem Diaphragma urogenitale auf und ist an der freien Fläche vom *M. bulbospongiosus* umgeben. Die Harnsamenröhre tritt (Abb. 198, 204), nachdem sie das Diaphragma urogenitale verlassen hat, schräg von oben her in den Bulbus ein. Auf dem hinteren, freien Ende (Abb. 198, 204) ruhen die paarigen **Glandulae bulbourethrales** (Cowpersche Drüsen). Ihre feinen Ausführungsgänge durchsetzen ebenfalls den *Bulbus* und münden etwas weiter vorn in die Harnröhre (Abb. 206).

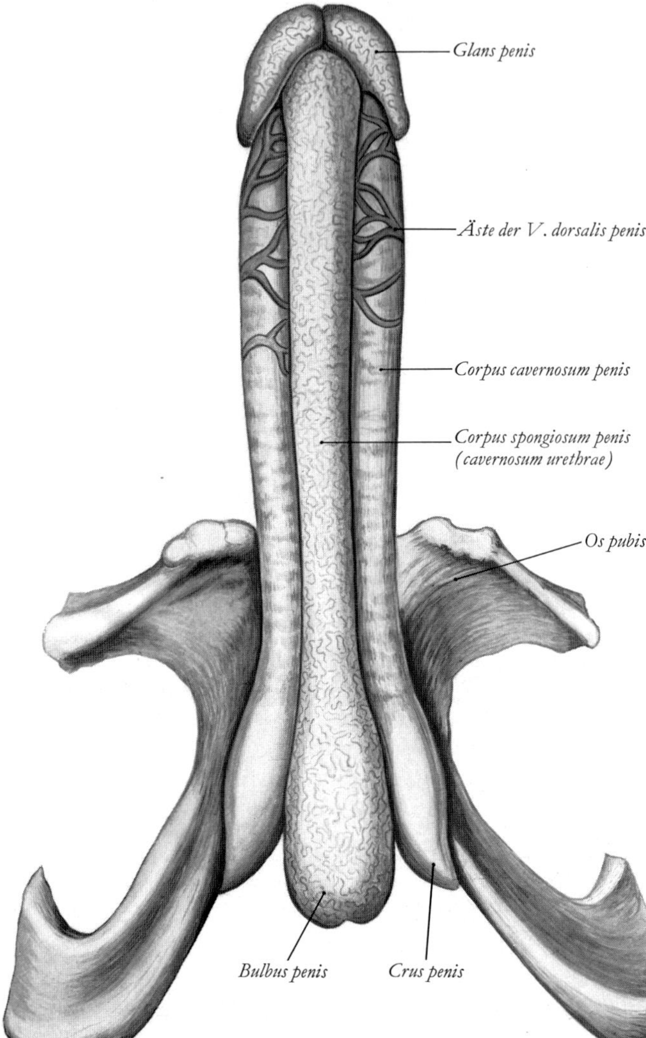

Abb. 237. Schwellkörper des Penis in erigiertem Zustande. Von ventral gesehen

Das **Corpus** liegt als sichtbarer und tastbarer Wulst (Abb. 237, 238) der Unterseite des *Corpus cavernosum penis* an. Die Harnsamenröhre verläuft in ihm nicht genau zentral, sondern der Oberseite näher. Die **Glans penis** bildet die Spitze des Gliedes und nimmt in ihrer glockenförmigen Höhlung (Abb. 198, 204, 237) die Spitze des *Corpus cavernosum penis* auf.

2. Das **Corpus cavernosum penis** entspringt wie die Clitoris mit den paarigen **Crura** von den unteren Schambeinästen. Vor der Symphyse vereinigen sich die beiden Crura

zum **Corpus penis.** Eine Furche auf der Unterseite nimmt das *Corpus spongiosum penis*, eine weitere auf der Oberseite die *V. dorsalis penis* auf (Abb. 238).

Eine sehr feste, etwa 1 mm dicke, weiße bindegewebige Hülle, die **Tunica albuginea,** umschließt das kavernöse Schwellgewebe. Eine bindegewebige mediane Scheidewand trennt das Schwellgewebe nur unvollständig in eine rechte und linke Hälfte. Sie erhält dadurch (Abb. 204, 206, 238) ein kammförmiges Aussehen, heißt **Septum penis** [pectiniforme].

Das **Schwammgewebe der Schwellkörper** besteht aus einem Netzwerk von Bindegewebsbalken. Diese enthalten viel glatte Muskulatur, sind an der Oberfläche von Endothel bedeckt und begrenzen ein Labyrinth von feinen venösen Bluträumen (Lakunen). Diese kavernösen Labyrinthe sind im Rindengebiet des *Corpus cavernosum penis* feiner, im Zentrum größer, im *Corpus spongiosum penis* besonders fein (Abb. 238).

Arterielle Versorgung. Das Corpus cavernosum penis erhält sein Blut hauptsächlich aus der **A. profunda penis.** Dazu kommen Äste aus der *A. dorsalis penis.* Die Arterienäste im Schwellkörper haben bei erschlafftem Gliede einen geschlängelten Verlauf, um sich dem bei der Erektion verlängerten Gliede anpassen zu können. Wir nennen sie deshalb **Rankenarterien,** *Aa. helicinae.* Das Corpus spongiosum penis erhält verschiedene Äste. Es versorgen die kleine **A. bulbi penis** [urethrae] den Bulbus, die **Aa. urethrales** den Schaft, die **A. dorsalis penis** die Eichel. Die Äste anastomosieren miteinander.

Der **venöse Abfluß** erfolgt durch die gleichnamigen Venen. Der Abfluß aus dem Corpus spongiosum penis erfolgt hauptsächlich durch die **V. dorsalis penis.** Da diese zwischen *Lig. arcuatum pubis* und *Lig. transversum perinei* [praeurethrale] (S. 283) dauernd ungehinderten Abfluß hat, bleibt das Corpus *spongiosum penis* auch bei stärkster Erektion weich und die Harnsamenröhre für die Ausstoßung des Samens durchgängig.

Bei der Erektion werden die mit Intimapolstern ausgestatteten *Aa. helicinae* geöffnet. Das Blut strömt in die venösen Lakunen der Schwellkörper. Die Trabekelmuskulatur erschlafft. Durch die Vergrößerung der Lakunen wird die Tunica albuginea gespannt. In den aus den Lakunen ableitenden Venen wird der Blutstrom durch die gespannte Tunica albuginea gedrosselt. Am Ende der Erektion werden die Aa. helicinae wieder geschlossen, die Tunica albuginea entspannt und der venöse Rückfluß freigegeben. Durch die Kontraktion der glatten Balkenmuskulatur wird die Entleerung der Lakunen und damit die Erschlaffung des Gliedes beschleunigt.

3. Harnsamenröhre und Penis

Die männliche Harnröhre, *Urethra masculina* (Abb. 198, 204, 206), beginnt mit dem **Ostium** [Orificium] **urethrae internum** an der Harnblase und mündet mit dem **Ostium** [Orificium] **urethrae externum** auf der Spitze der Eichel. Sie ist etwa 24 cm lang und läßt eine die Prostata durchsetzende **Pars prostatica** (3–4 cm), eine das Diaphragma urogenitale durchbohrende **Pars membranacea** [diaphragmatica] (1 cm) und eine vom Schwellkörper umgebene **Pars spongiosa** (20 cm) unterscheiden. Das Lumen ist abwechselnd weit und eng. Gleich hinter der engsten Stelle, dem Ostium externum, einer schlitzförmigen Öffnung von 5–7 mm Höhe, liegt die weite **Fossa navicularis.** Es folgen dann die enge **Portio intermedia,** die weite **Fossa bulbi** s. **Ampulla urethrae,** die enge *Pars membranacea* und die weite *Pars prostatica.* Auf dem Querschnitt (Abb. 238) ist das Lumen im Bereich der Fossa navicularis ein sagittaler Spalt, im distalen Teil des Corpus ein querer Spalt, im proximalen Teil des Corpus sternförmig.

Über die Pars prostatica s. S. 308.

Die **enge Pars membranacea** wird von dem quergestreiften, willkürlichen **Sphincter urethrae** (diaphragmaticae, Abb. 194) umgeben.

Dieser Muskel kann dem Einführen des Katheters einen größeren Widerstand entgegensetzen. Der Kliniker unterscheidet eine unterhalb des Muskels gelegene vordere, und eine oberhalb des Muskels gelegene hintere Harnröhre. Die Unterscheidung ist für die Behandlung und Prognose der Harnröhrenerkrankungen deshalb wichtig, weil in die vordere Harnröhre nur die kleinen *Glandulae urethrales*, die *Lacunae urethrales* und die *Glandulae bulbourethrales*, in die hintere dagegen die recht kompliziert gestalteten *Vesiculae seminales*, die *Glandulae prostaticae* und die Samenwege münden.

Die **Pars spongiosa** läßt die bereits erwähnten Teile, *Fossa navicularis, Portio intermedia* und *Fossa bulbi* (s. Ampulla urethrae) unterscheiden. Die mit geschichtetem Zylinderepithel versehene Schleimhaut legt sich in Längsfalten, die bei der Ausdehnung verstreichen. Sie besitzt kleine Buchten, die **Lacunae urethrales** (Abb. 206), und vereinzelte verzweigte tubulöse Drüsen, **Glandulae urethrales.**

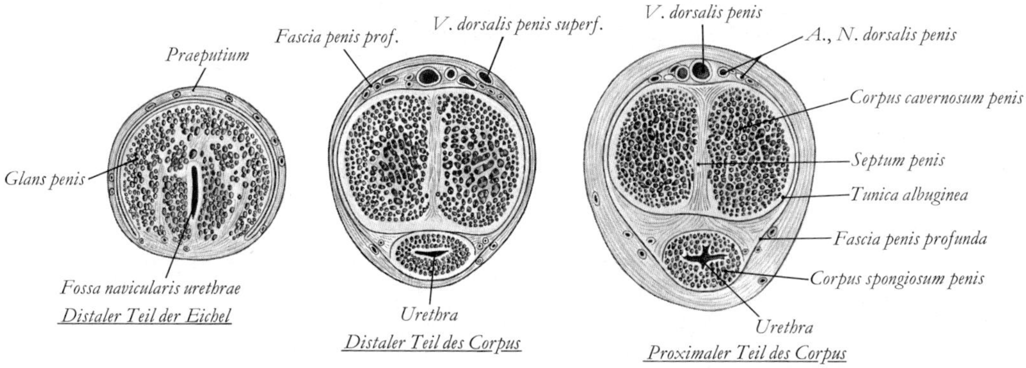

Abb. 238. Drei Querschnitte durch das männliche Glied

Die **Krümmungen der Harnröhre.** Bei erschlafftem, herabhängendem Penis (Abb. 204) hat die Harnröhre einen S-förmigen Verlauf. Die nach vorn konvexe Krümmung, **Curvatura praepubica,** läßt sich durch Heben des Penis ausgleichen. Die nach vorn konkave, dorsokaudal von der Symphyse gelegene Krümmung, **Curvatura infrapubica,** bleibt bestehen (*zu beachten bei Einführung des Katheters!*).

Der **Penis.** Corpus cavernosum penis und Corpus spongiosum penis werden durch die **Fascia penis profunda** (Abb. 238) zu einem einheitlichen Körper, dem Penis, zusammengefaßt. Die unpaare V. dorsalis penis und die paarigen A. und N. dorsalis penis verlaufen innerhalb, die Vv. dorsales penis superficiales [subcutaneae] außerhalb dieser Faszie. Die stärkere Fascia penis profunda und die zartere **Fascia penis superficialis** wirken bei der Erektion als Verschiebeflächen zwischen Haut und Schwellkörpern des Gliedes.

Zwei Bänder, das Lig. suspensorium penis, eine dreieckige Platte, die von der Symphyse zum *Dorsum penis* zieht, und das Lig. fundiforme penis, das von der *Linea alba* kommt, sich nach unten in zwei Schenkel teilt und die Peniswurzel schleuderförmig umkreist, heften den Penis an die vordere Beckenwand.

Die Größe des Penis ist individuell sehr verschieden. Sie ist außerdem von der Blutfüllung abhängig (s. Erektion).

Den in erschlafftem Zustand vor dem Hodensack herabhängenden Teil bezeichnen wir auch als **Pars pendula** und stellen ihn dem am Knochen befestigten Teil, der **Pars affixa,** gegenüber.

Entwicklungshemmungen. Verschmelzen die Genitalfalten nicht vollständig (S. 291), so kann die Harnröhre unten teilweise offen bleiben (*Hypospadie*). Bleibt das Wachstum des Geschlechtshöckers und der Verschmelzungsvorgang der Genitalfalten und Genitalwülste vollständig aus, so sprechen wir von Zwittern.

II. Die Muskeln des Dammes

(Abb. 194–196)

Bei niederen Tieren wird die Kloake, die gemeinsame Öffnung für den Darmkanal und die Harn- und Geschlechtswege, von einem einheitlichen Schließmuskel, dem Sphincter cloacae, umgeben. Mit der Sonderung der Kloake in eine selbständige Darmöffnung und den Sinus urogenitalis wird die ursprünglich einheitliche Muskelmasse in eine den Sinus urogenitalis und eine den After umgebende Muskelmasse geteilt. Es entstehen der äußere Schließmuskel des Afters und die Muskeln des äußeren Genitales. Variationen in der Anordnung der Muskeln weisen noch auf die ursprünglich einheitliche Anlage hin.

1. Der M. sphincter ani externus

ist der willkürliche Schließer des Afters. Er umgibt ringförmig das untere Rektumende, heftet sich hinten teils an der Haut, teils am **Lig. anococcygeum,** einer bindegewebigen Scheidewand zwischen Anus und Steißbein, an und geht vor dem After gekreuzt oder ungekreuzt in die Haut oder in die Muskulatur des Sinus urogenitalis über. Diese Ringmuskeln werden durchsetzt von der Längsmuskulatur des Darmes und dem M. levator ani.

2. Die den Sinus urogenitalis umgebende Muskulatur

sondert sich 1. in quere Züge, die **Mm. perinei** (S. 283)
2. in die die **Schwellkörper umgebenden Muskeln:**

a) **M. bulbospongiosus** (bulbocavernosus, bei der Frau auch Constrictor cunni genannt). Tiefe Fasern entspringen vom Trigonum urogenitale; oberflächliche hängen mit dem Sphincter ani externus zusammen. Die bei der Frau durch den Scheidenvorhof getrennten Muskeln (Abb. 195) ziehen über den *Bulbus vestibuli* und die Glandula vestibularis major hinweg und setzen mit oberflächlichen Fasern am *Corpus cavernosum clitoridis* an. Tiefe Fasern vereinigen sich vor der Clitoris mit Fasern der anderen Seite.

Beim Orgasmus schließt der Muskel den Scheideneingang um den eingeführten Penis.

Beim Manne, wo der Sinus urogenitalis zur Harnsamenröhre geschlossen ist, umgibt der Muskel (Abb. 196) den Bulbus penis. Er entspringt von einer medianen Raphe, vom Diaphragma urogenitale und vom Sphincter ani externus, zieht schräg nach vorn zur Faszie des Penis oder umgibt den Bulbus ringförmig.

Er verkürzt und verengt die Harnröhre und entleert sie stoßweise.

b) **M. ischiocavernosus.** Der Muskel entspringt vom *Crus* des *Corpus cavernosum clitoridis* (bzw. *penis*), umhüllt (Abb. 194–196) diese Schwellkörper, setzt vorn an ihrer *Tunica albuginea* an und vereinigt sich teils auf dem Dorsum der Schwellkörper schlingenförmig mit Fasern der anderen Seite.

Der Muskel hilft bei der Erektion und unterstützt die Ejakulation.

Vor dem Anus strahlen Muskelzüge des Sphincter ani externus, des M. bulbospongiosus, des Diaphragma urogenitale und der Muskulatur des Rectum in einen Bindegewebskeil, **Centrum tendineum,** aus. In dieses Zentrum strahlen auch Bindegewebszüge des Septum rectovaginale bzw. des Septum rectoprostaticum ein.

III. Die Gefäße und Nerven der äußeren Geschlechtsorgane

(Abb. 239, 240)

1. Die A. pudenda interna

der kaudalste viszerale Ast der A. iliaca interna, verläßt mit der **gleichnamigen Vene** und dem **N. pudendus** zusammen das Becken durch das Foramen infrapiriforme, gelangt für eine kurze Strecke in die Gesäßgegend, zieht um die Spina ischiadica und durch

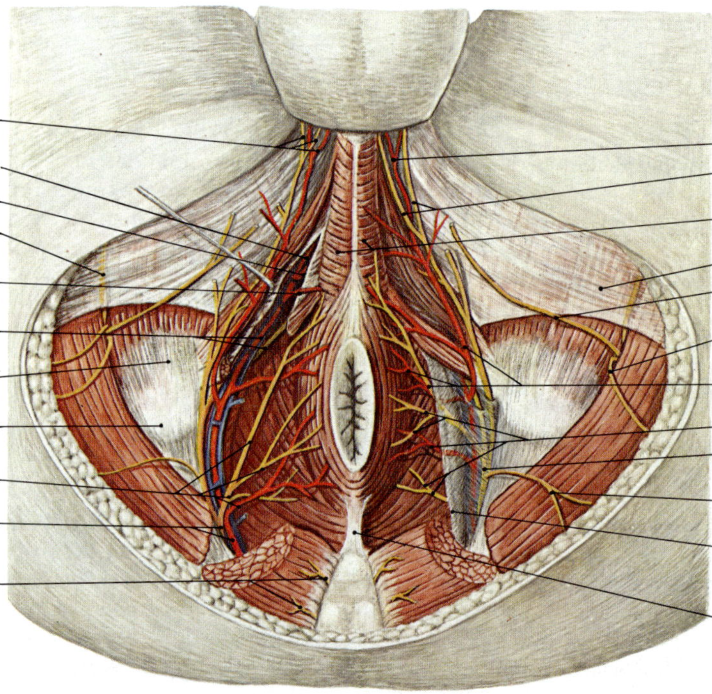

Abb. 239. Nerven und Blutgefäße der Regio analis, Regio perinealis und der Fossa ischiorectalis des Mannes. Unterrand des M. glutaeus maximus eingeschnitten. Auf der rechten Bildhälfte ist der *Alcock*sche Kanal geschlossen. Auf der linken Bildhälfte ist das Diaphragma urogenitale durchtrennt. Die oberflächlichen Äste der A. pudenda interna und des N. pudendus sind auf beiden Seiten etwas nach lateral verlagert

das Foramen ischiadicum minus zur Fossa ischiorectalis. Das Gefäß-Nervenbündel liegt hier zunächst zwischen 2 Blättern der Fascia obturatoria (*Alcock*scher Kanal, Abb. 239). Nach der Entfernung dieser Faszienscheide sehen wir oberflächlich einen Nervenast; es folgen die Arterie, die Vene und ein weiterer Nervenast.

Die A. pudenda interna gibt bereits im Faszienkanal (*Alcock*) die **A. rectalis inferior** [analis] mit 2–3 Ästen zur Haut und zu den Muskeln des Anus und zum Fettgewebe der Fossa ischiorectalis ab.

Der Stamm teilt sich in 2 Endäste, die oberflächliche *A. perinealis* und die tiefe *A. penis* (*clitoridis*).

Die **A. perinealis** (Abb. 239, 240) verläuft unter der oberflächlichen Faszie schräg über das Diaphragma urogenitale zur Haut und den Muskeln des Dammes und mit langen Ästen, *Rr. scrotales* (*labiales*) *posteriores* zur Rückseite des Scrotum (bzw. zu den Labia majora).

Die **A. penis** (Abb. 239) verläuft am Ramus ossis pubis, im oder oberhalb des Diaphragma urogenitale ventralwärts und gibt in ihrem Verlaufe

1. die *A. bulbi penis* [urethrae] an den Bulbus penis [corporis cavernosi urethrae],
2. die *Aa. urethrales* an das Corpus spongiosum penis [cavernosum urethrae] ab. Diese verlaufen in dem Schwellkörper bis zur Glans.

Nahe dem Schambogen teilt sich die *A. penis* in ihre 2 Endäste:

a) Die **A. profunda penis** dringt mit mehreren Ästen in das Corpus cavernosum penis ein, verläuft in ihm unter Astabgabe bis zur Spitze und anastomosiert mit der Arterie der anderen Seite und mit der *A. dorsalis penis*.

b) Die **A. dorsalis penis** gelangt (Abb. 194, 216) zwischen M. transversus perinei profundus und Lig. transversum perinei [praeurethrale] auf die Dorsalseite des Penis, verläuft dort unter der Fascia penis profunda, neben der unpaaren V. dorsalis penis bis

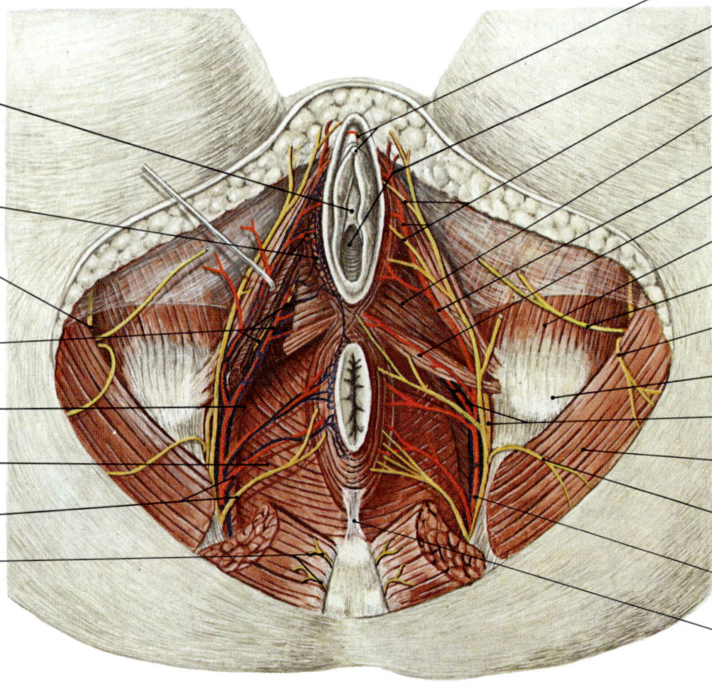

Abb. 240. Nerven und Blutgefäße der Regio analis, Regio perinealis und der Fossa ischiorectalis der Frau. Unterrand des M. glutaeus maximus eingeschnitten. *Alcock*scher Kanal auf beiden Seiten eröffnet. Auf der linken Bildhälfte ist das Diaphragma urogenitale durchtrennt. Die oberflächlichen Äste der A. pudenda interna und des N. pudendus sind auf beiden Seiten etwas nach lateral verlagert

zur Eichel. Sie versorgt in der Hauptsache die Eichel, gibt auch Äste an das Corpus cavernosum penis ab und geht Anastomosen mit den anderen Penisarterien ein.

Die **A. clitoridis** (Abb. 240) ist wesentlich schwächer und teilt sich in gleicher Weise in die *A. bulbi vestibuli vaginae, A. urethralis*, die *A. profunda* und *dorsalis clitoridis.*

2. Die V. pudenda interna

verläuft größtenteils paarig neben der gleichnamigen Arterie. Sie steht durch die *V. rectalis inferior* [analis] mit dem *Plexus venosus rectalis* in Verbindung, der gleichzeitig auch noch einen Abfluß zur *V. rectalis superior* und damit zur Pfortader hat (S. 235). Sie nimmt weiter die Vv. scrotales (labiales) posteriores und die V. profunda penis (clitoridis) aus dem Corpus cavernosum penis (bzw. clitoridis) auf.

Einen von den Arterien abweichenden Verlauf nehmen:

a) die **V. dorsalis penis** (Abb. 194, 217, 237). Sie nimmt mit den Penis umgreifenden Ästen das Blut aus der Eichel und dem Corpus spongiosum penis auf. Dazu kommen noch Äste aus dem Corpus cavernosum penis, die die Tunica albuginea durchbohren. Sie gelangt zwischen *Lig. arcuatum pubis* und *Lig. transversum perinei* [praeurethrale] in die Beckenhöhle, wo sie in den hinter der Symphyse gelegenen **Plexus venosus vesicoprostaticus** einmündet. Sie sichert damit einen dauernden Abfluß aus den genannten Schwellkörpern (S. 339).

b) Die **Vv. dorsales penis superficiales** [subcutaneae]. Sie nehmen das Blut aus der Haut des Penis auf, verlaufen auf der Fascia penis superficialis (durch die Haut durchscheinend) zur Symphyse und münden in benachbarte Venen (V. saphena magna oder V. femoralis und V. dorsalis penis).

3. Die Lymphgefäße

vom Damm und den äußeren Genitalien verlaufen zu den oberflächlichen Leistenlymphknoten, **Nodi lymphatici inguinales superficiales.**

4. Die Nerven

für den Damm und die äußeren Genitalien sind:

a) Der **N. pudendus** (S. 440). Er verläuft mit den Gefäßen (S. 344) und teilt sich ähnlich wie die Gefäße auf.

1. Die **Nn. rectales inferiores** [anales] ziehen zur Haut des Anus und zum M. sphincter ani externus.
2. Die **Nn. perinei,** Dammnerven, teilen sich in
   a) die *Nn. scrotales (labiales) posteriores* zur Haut des Scrotum (Labia majora),
   b) die *Rr. musculares* zu den Dammuskeln.
3. Der **N. dorsalis penis** (clitoridis) gelangt mit der gleichnamigen Arterie auf den Penisrücken und gibt dort zahlreiche Äste zur Haut, zum Corpus cavernosum penis und zur Eichel ab.

Im Verlauf und in der Verzweigung der Vasa pudenda und des N. pudendus sind beträchtliche Variationen möglich.

b) **Sympathische und parasympathische Fasern** aus den vegetativen Beckengeflechten (S. 313) durchbohren mit der Harnröhre als *Nn. cavernosi penis* (*clitoridis*) das Diaphragma urogenitale, gehen Verbindungen zum N. pudendus ein und versorgen die Schwellkörper.

D. Der Bindegewebsapparat des Beckens

(Abb. 207, 209, 229, 241–244)

Die Beckenorgane sind großen Volumen- und Lageveränderungen unterworfen. Das Bindegewebe des Beckens soll diese Veränderungen ermöglichen und gleichzeitig zur Befestigung der Organe und zur Erhaltung ihrer normalen Lage dienen. Es unterteilt das Becken in verschiedene Räume. Diesen Kammern bzw. ihren Scheidewänden kommt eine praktische Bedeutung für die Fortleitung von Entzündungen, Ergüssen usw. zu. Obwohl die einzelnen Faszien bereits beim Beckenboden (S. 280) besprochen sind, erfordert die funktionelle und praktische Wichtigkeit doch noch eine kurze zusammenfassende Darstellung.

Der Beckenboden trennt den eigentlichen Raum des kleinen Beckens (die Pars intrapelvina) von der Dammgegend oder Regio perinealis (Pars extrapelvina). Das diese beiden Räume ausfüllende Bindegewebe soll nacheinander besprochen werden.

I. Das Bindegewebe des kleinen Beckens (Pars intrapelvina)

Die Binnenschichten der Bauchwand, *Fascia transversalis* und *Peritonaeum parietale*, setzen sich an der Linea terminalis in das kleine Becken fort. Sie kleiden hier die seitlichen Beckenwände und den Beckenboden von kranial her aus. Beim Übergang vom Beckenboden zu den Organen setzen sich beide Schichten auf die Organe fort. Das *Peritonaeum parietale* wird zum *Peritonaeum viscerale*, die *Fascia transversalis*, im Becken *Fascia pelvis parietalis* genannt, zur *Fascia pelvis visceralis*. Während Fascia transversalis und Peritoneum im Bereich der Bauchwand meist eng aneinander liegen, weichen sie im Becken teils weit auseinander. Zwischen ihnen entsteht das **Spatium subperitonaeale pelvis** (Abb. 241).

Dieser subperitoneale Raum ist mit Binde- und Fettgewebe ausgefüllt, das die Vergrößerung und Verkleinerung und die damit verbundenen Verlagerungen der Organe ermöglicht. Das nur locker mit der Unterlage verbundene Bauchfell wird bei der Füllung der Organe von den Beckenwänden abgehoben und legt sich ihnen bei der Entleerung wieder an (vgl. Harnblase, S. 300).

Das **subperitoneale Bindegewebe des Beckens** läßt sich einteilen in:

1. Die **Fascia pelvis visceralis,** die als wechselnd starke Bindegewebsscheide Harnblase, Rektum, Scheide, Prostata und weibliche Harnröhre als *Fascia vesicalis, rectalis, vaginalis, prostatae und urethralis* einhüllt (Abb. 207, 229).
2. das **Corpus intrapelvinum** (*Hafferl*), Pfeiler straffen Bindegewebes, die von der seitlichen Beckenwand zu den Organen ziehen und die Gefäße an sie heranführen. Wir bezeichnen diese Pfeiler auch als **Paracystium** (neben der Harnblase), **Parametrium** (neben dem Uterus), **Paracolpium** (neben der Scheide), **Paraproctium** (neben dem Rectum). Diese Bindegewebspfeiler strahlen auch in die zwischen den Organen gelegenen Septen (*Septum rectovaginale, vesicovaginale, rectovesicale*) ein (Abb. 209, 244).

3. **Spatia,** mit lockerem Bindegewebe ausgefüllte Räume, die wir nach ihrer Lage als *Spatium retropubicum* [praevesicale], *paravesicale, vesicovaginale, rectovaginale, pararectale und retrorectale* bezeichnen (Abb. 209, 244).

Das die Vasa uterina begleitende, an die Cervix uteri herantretende straffere Bindegewebe nennen wir **Lig. cardinale.**

Auch unabhängig von den Gefäßen finden wir verstärkte Bindegewebszüge, denen auch glatte Muskulatur beigemischt sein kann. Wir können sie als Führungs- und Haltebänder der Organe auffassen. Sie wurden bereits bei den Organen besprochen **(Ligg. recto-** bzw. **sacrouterina, Ligg. puboprostatica** und **pubovesicalia, Ligg. teretes uteri).**

Die das kleine Becken auskleidende **parietale Beckenfaszie** ist zwar ein einheitliches Blatt, aber verschieden dick. Dort, wo sie dem Knochen anliegt (hinter der Symphyse, vor dem Kreuzbein, an der Linea terminalis), ist sie dünn und schlecht vom Knochen zu trennen. Die den M. obturatorius internus deckende **Fascia obturatoria** ist kräftig (Abb. 241). Sie ist noch durch den **Arcus tendineus m. levatoris ani** verstärkt, von dem der vordere Teil der Fasern des Levator ani entspringt (Abb. 192, 193). Über dem M. piriformis ist die parietale Beckenfaszie zart. Etwas kräftiger ist sie auf der kranialen Fläche des M. levator ani. Wir nennen sie hier **Fascia diaphragmatis pelvis superior.** Sie reicht vom **Arcus tendineus fasciae pelvis** (Abb. 192, 193, 241) bis zu den Beckenorganen. Hier geht sie in die *Fascia pelvis visceralis* [endopelvina] über.

Die **Fascia pelvis visceralis** [endopelvina] bildet eine Art bindegewebiger Kapseln um die meisten Beckenorgane (Prostata, Bläschendrüsen, Harnblase und Mastdarm) und verliert sich allmählich nach kranial (Abb. 207, 229).

Die von der *Fascia visceralis* gelieferten Kapseln der Beckenorgane setzen der Ausbreitung von Entzündungen gewisse Schranken.

In der Umgebung des Uterus fehlt die bindegewebige, von der Fascia visceralis gelieferte Kapsel (Abb. 229).

Da das Parametrium unmittelbar in das Bindegewebe des Uterus übergeht, können Uterusentzündungen ohne Schranken auf das Parametrium übergreifen (*Parametritis*) und sich leicht im gesamten subperitonaealen Bindegewebe ausbreiten.

Die *Ureteren* und *Ductus deferentes* liegen innerhalb der Fascia pelvis visceralis (in Abb. 241, 242 gestrichelt).

Die Äste der Vasa iliaca interna durchbohren die Fascia pelvis parietalis und verlaufen in den Pfeilern des Corpus intrapelvinum zu den Beckenorganen. An den Beckenöffnungen (S. 284) setzt sich die Fascia pelvis parietalis auf die Gefäße und Nerven fort, bildet eine Art Scheide, die sich allmählich verliert.

II. Das Bindegewebe der Dammgegend (Pars extrapelvina)

1. Im Bereich der Fossa ischiorectalis

Die **Fascia diaphragmatis pelvis inferior** überzieht als relativ dünne Muskelfaszie die Unterfläche des *M. levator ani* (Abb. 241, 242, 196).

Die **Fascia obturatoria** ist auch im Bereich der *Fossa ischiorectalis* recht kräftig. Sie umscheidet hier (Abb. 241) A. u. V. pudenda int. und den N. pudendus (*Alcock*scher Kanal).

Eine **Oberflächenfaszie** fehlt im Bereich der *Fossa ischiorectalis.* Das Fett- und lockere Bindegewebe der Fossa ischiorectalis ist leicht komprimierbar und ermöglicht die Erweiterung des Geburtskanales und die Öffnung des Anus beim Stuhlgang.

Nach ventral setzt sich die *Fossa ischiorectalis* als schmaler, spaltförmiger Raum zwischen M. levator ani und Diaphragma urogenitale fort (**Recessus pubicus,** Abb. 242).

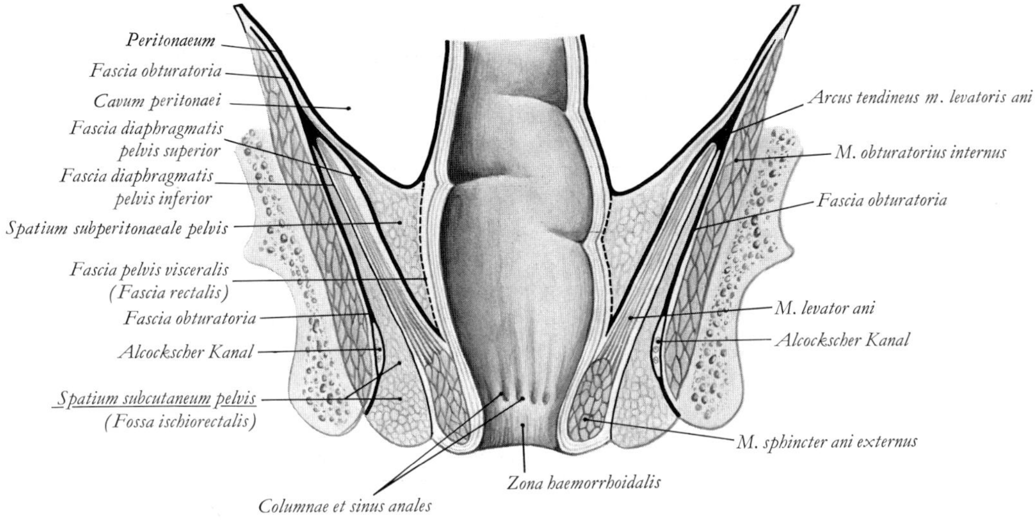

Abb. 241. Schematisierter Frontalschnitt durch das Becken mit den Beckenfaszien. Fascia pelvis visceralis gestrichelt

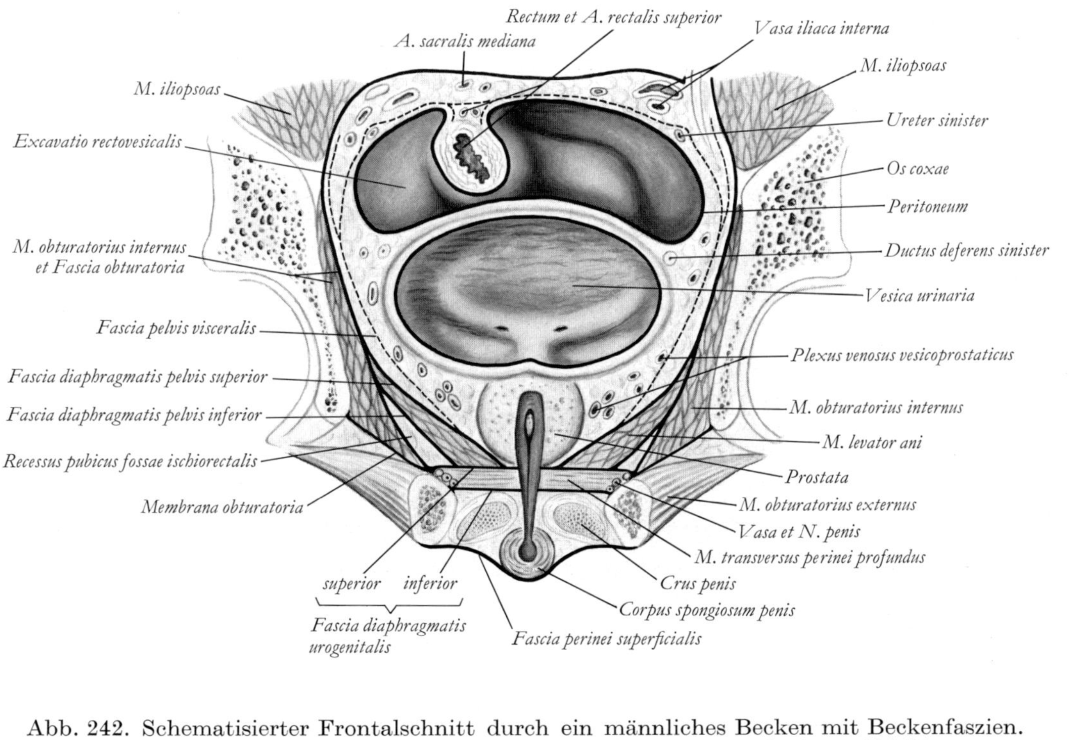

Abb. 242. Schematisierter Frontalschnitt durch ein männliches Becken mit Beckenfaszien. Nach einem Präparat des Berliner Anatomischen Institutes und einer Abbildung von *W. Waldeyer*

2. Im Bereich des Diaphragma urogenitale

Die **Fascia diaphragmatis urogenitalis superior** überzieht die Innen- oder Beckenfläche des *M. transversus perinei profundus*. Sie steht (Abb. 242) mit der *Fascia diaphragmatis pelvis inferior* und der *Fascia obturatoria* in Zusammenhang.

Die **Fascia diaphragmatis urogenitalis inferior** überzieht die Außen- oder Dammfläche des *M. transversus perinei profundus* (Abb. 242).

Die **Fascia superficialis perinei,** eine allgemeine Oberflächenfaszie, die im Bereich der *Fossa ischiorectalis* fehlt, ist im Bereich des *Diaphragma urogenitale* vorhanden. Sie ist hinten am freien Rande des *M. transversus perinei profundus* und seitlich an den Sitz- und Schambeinästen fest angeheftet. Nach vorn setzt sie sich in die *Fascia penis profunda*, die *Tela subcutanea* der vorderen Bauchwand und die *Tunica dartos* des Hodensackes fort. Es entsteht so ein hinten und seitlich abgeschlossener, nach vorn offener Bindegewebsraum, der den hinteren Teil des *Corpus spongiosum penis* und die *Crura penis* enthält (Abb. 242).

Reißt bei Beckenbrüchen die Harnröhre ein, so ergießt sich Harn und Blut in diesen Raum, das *Spatium perinei superficiale.* Da eine Ausbreitung nach hinten, zur *Fossa ischiorectalis*, und seitlich, zum Oberschenkel, unmöglich ist, bahnen sich die Ergüsse einen Weg zum Penis, zum Scrotum und zur vorderen Bauchwand.

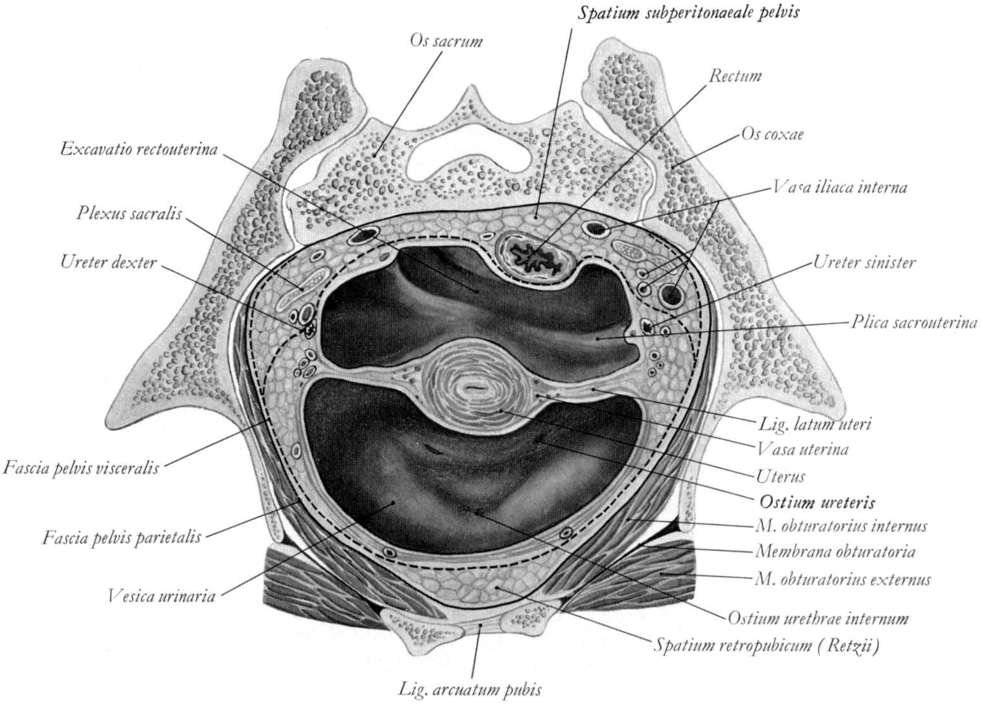

Abb. 243. Horizontalschnitt durch ein weibliches Becken. Schematisiert nach einer Abbildung von *Sellheim* 1903

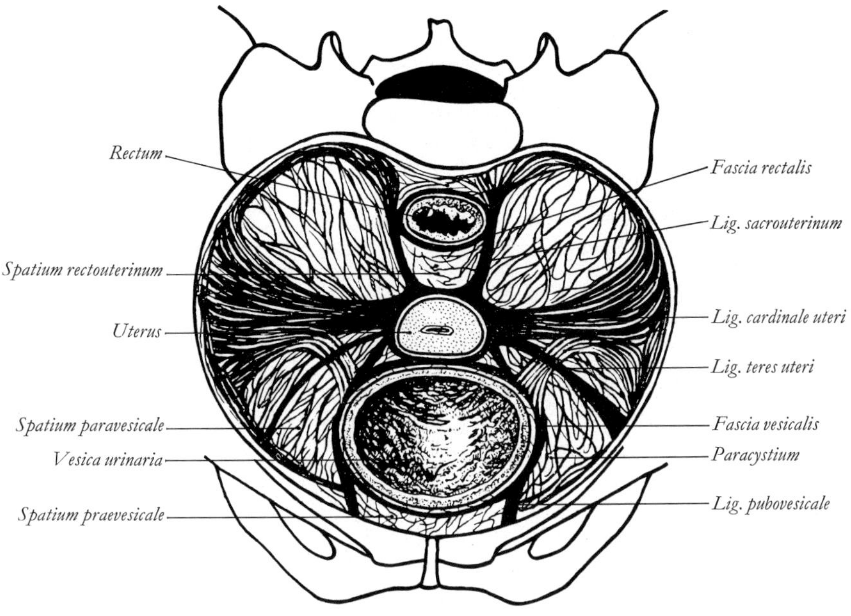

Abb. 244. Beckenbodenbindegewebe der Frau und seine Bänder. Schema umgezeichnet nach *Tandler*

Die untere Gliedmaße

Die untere Gliedmaße wird dorsal und lateral durch die *Crista iliaca* und ventral durch die Leistenfurche, unter der das Leistenband liegt, abgegrenzt.

Das **Bein** ist auch ein **Stützorgan.** Es sind deshalb die Knochen des Beckengürtels, die Hüftbeine, fest an dem Achsenskelett (dem Kreuzbein) verankert und zu dem wenig nachgiebigen Beckenring geschlossen. Dieser knöcherne Ring beherbergt die Beckenorgane und wurde bereits beim Becken besprochen.

Die Bewegung des Beines gegen den Rumpf erfolgt im Hüftgelenk. Den beweglichen Teil der unteren Gliedmaße bezeichnen wir als **freie untere Gliedmaße.**

Vergleichen wir die **obere** mit der unteren **Gliedmaße,** so stellen wir bei der ersteren, die als **Greiforgan** ausgebildet ist, eine größere Beweglichkeit fest. Der dem Beckengürtel entsprechende Schultergürtel ist mit dem Rumpf durch ein funktionelles Kugelgelenk, das Brustbein-Schlüsselbeingelenk, verbunden.

Die große Beweglichkeit der oberen Gliedmaße bedingt auch eine unterschiedliche Muskelanordnung. Bei der oberen Gliedmaße ziehen große Muskeln vom Rumpf zum Arm und zum Schultergürtel. Beim Bein dagegen greifen die Muskeln nicht in dem Maße auf den Rumpf über.

A. Systematische Anatomie der unteren Gliedmaße

I. Der Bewegungsapparat

1. Das Oberschenkelbein, Femur

(Abb. 245)

Das Oberschenkelbein ist der längste und stärkste Röhrenknochen, überhaupt der größte Knochen des Skelettes. Das kräftige Mittelstück, der **Schaft,** ist leicht nach dorsal konkav gekrümmt und hier durch einen aufgerauhten Pfeiler, **Linea aspera** [Crista femoris], verstärkt. Sie wirkt wie die Leisten an einem profilierten Träger der Technik querschnittsparend (*Pauwels*). Für den Ursprung und Ansatz von Muskeln bildet sie eine mediale und laterale Lippe, *Labium mediale und laterale.* Nach distal laufen die beiden Lippen auseinander und fassen zwischen sich ein dreieckiges, ebenes Feld, die **Facies poplitea** (*Planum popliteum*). Auf oder neben der *Linea aspera* liegen ein oder mehrere Ernährungslöcher, **Foramina nutricia.** Das **proximale Endstück** bildet mit dem Schaft einen verschieden großen Winkel (**Schenkelhalswinkel,** s. S. 355). Ein von ventral nach dorsal abgeplatteter Hals, **Collum femoris,** trägt den nicht genau sphärischen, von hyalinem Knorpel überzogenen Kopf, **Caput femoris.** Der medial und aufwärts gerichtete Kopf entspricht etwa $^2/_3$ einer Kugeloberfläche. Unterhalb seiner Mitte zeigt er eine kleine Grube, die **Fovea capitis femoris,** für den Ansatz eines runden Bandes, des *Lig. capitis femoris.* Die Form des Schenkelhalses (von oben nach unten dick, von vorn

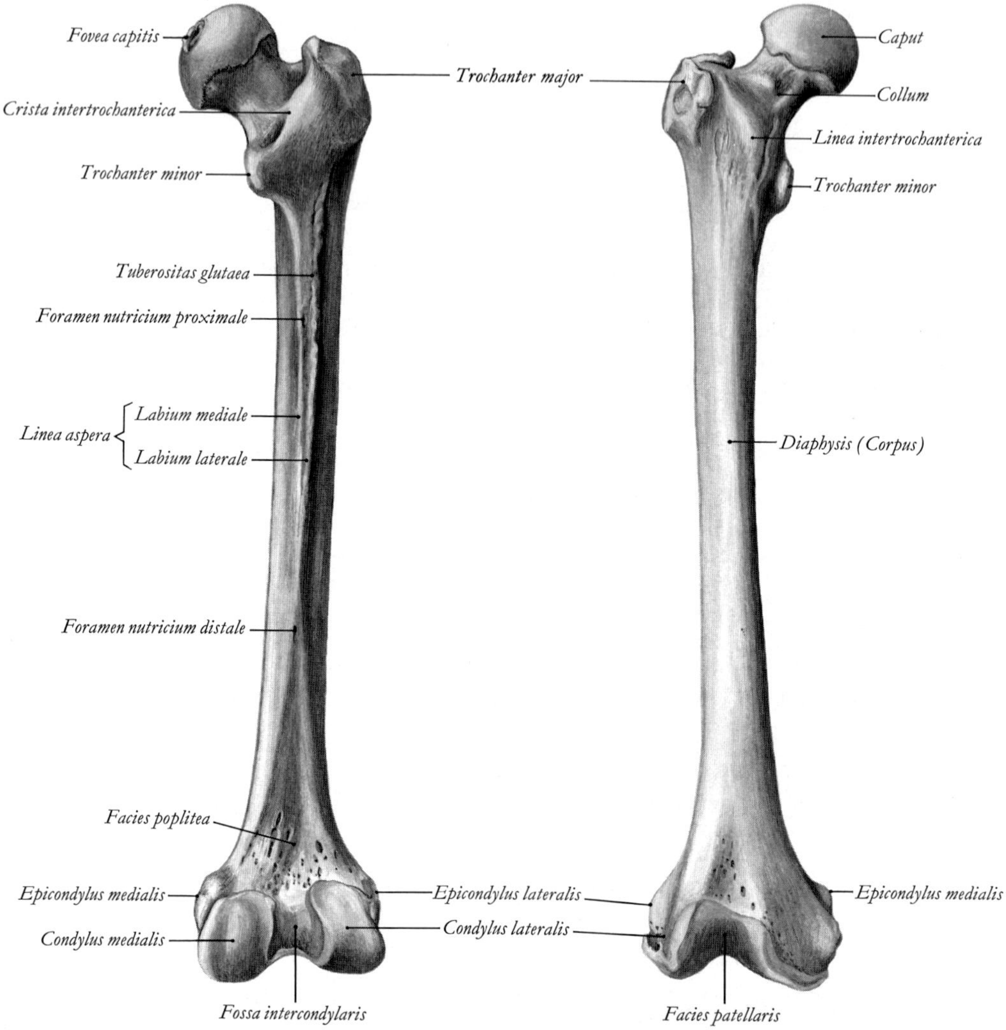

Abb. 245. Femur von dorsal und von ventral

nach hinten abgeplattet) entspricht der Belastung, der Aufgabe, zu tragen. Man kann ihn mit dem Arm eines Kranes vergleichen, der die Last des Körpers zu tragen hat. Als Ausdruck dieser Belastung finden wir im Innern (auf dem Längsschnitt) ein Balkenwerk der Spongiosa, das den Streben eines Kranes entsprechen würde (Abb. 248, 21). Schwindet im Alter ein großer Teil der Streben, so kommt es nicht selten zu der *Schenkelhalsfraktur*.

Dort, wo der Hals winklig in den Schaft übergeht, finden sich verschiedene Rauhigkeiten und Erhebungen, die den Hüftmuskeln als Ansatz und als Hebelarme dienen. Von der hinteren Fläche erhebt sich nach lateral und oben der große Rollhügel, **Trochanter major,** nach medial der kleine Rollhügel, **Trochanter minor.** Der große, in der Verlängerung des Schaftes gelegene Rollhügel ist an der medialen Seite leicht ausgehöhlt **(Fossa trochanterica).** Die beiden Rollhügel werden vorn durch eine manchmal schwach angedeutete, rauhe Linie, die **Linea intertrochanterica,** hinten durch eine kräftige Leiste, die **Crista intertrochanterica,** verbunden. Der große Rollhügel läßt sich am Lebenden von außen her durch die bedeckenden Weichteile gut fühlen (Abb. 299, 300). Der kleine Rollhügel liegt tief in der umgebenden Muskulatur eingebettet und ist nicht tastbar.

Die *mediale* Lippe der *Linea aspera* läuft mit einer Leiste, der **Linea pectinea** (für *M. pectineus*), auf den kleinen Rollhügel, die *laterale* Lippe auf den großen Rollhügel zu. Sie ist verdickt und aufgerauht zur **Tuberositas glutaea** (Ansatz des *M. glutaeus maximus*). Ist diese Rauhigkeit besonders stark, so spricht man von einem *Trochanter tertius*.

Das massige **distale Endstück** des Femur gleicht einer Rolle. Diese ist hinten (Abb. 245) durch eine tiefe Grube, die **Fossa intercondylaris,** in zwei überknorpelte Knorren, den **Condylus medialis** und **lateralis,** geteilt. Vorn findet sich zwischen den überknorpelten Knorren eine sattelförmige, ebenfalls überknorpelte Vertiefung, die **Facies patellaris.** Sie dient der Kniescheibe, *Patella,* als eine Art Gleitbahn bei den Bewegungen im Kniegelenk.

Die **Condyli** sind von ventral nach dorsal stark, von medial nach lateral leicht konvex gekrümmt. Bei der Seitenansicht oder beim Sagittalschnitt durch die *Condyli* stellen wir fest, daß der Krümmungsradius von hinten nach vorn zunimmt. Die Kondylenfläche entspricht somit nicht einem Kreisbogen, sondern einer Spirallinie. Die Seitenflächen der *Condyli* sind durch rauhe Erhebungen, den **Epicondylus medialis** und **lateralis,** überhöht. Sie dienen den Seitenbändern des Kniegelenkes zum Ursprung.

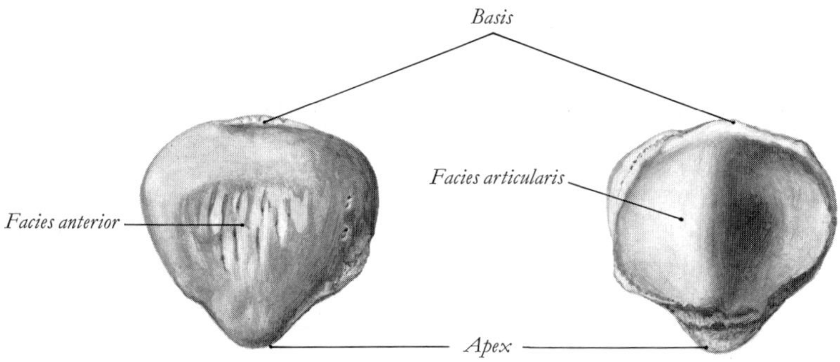

Abb. 246. Rechte Patella von ventral und von dorsal

Der Winkel, den die Längsachse des Collum femoris mit der Längsachse des Femurschaftes bildet, wird als **Collodiaphysenwinkel (Schenkelhalswinkel)** bezeichnet. Er ist beim Neugeborenen und Säugling am größten (bis 143°), wird dann kontinuierlich kleiner (Durchschnittswert beim Erwachsenen 126°).

Unter **Femurtorsion** verstehen wir den Winkel, den die oben erwähnte Halsachse mit einer queren Tangente bildet, welche die beiden Dorsalflächen der Femurkondylen verbindet. Er ist beim Neugeborenen größer (32°) als beim Erwachsenen (12°).

Bei beiden Winkeln sind beträchtliche individuelle Schwankungen möglich. Extreme Abweichungen vom Durchschnittswert (z.B. zu großer Schenkelhalswinkel = *Coxa valga,* zu kleiner Schenkelhalswinkel = *Coxa vara*) beeinträchtigen die Stabilität des Hüftgelenkes.

Die Kniescheibe, Patella

Die Kniescheibe ist ein platter, im Querschnitt leicht keilförmiger Knochen, der mit der breiten **Basis patellae** proximal und mit dem zugespitzten **Apex patellae** distal gerichtet, als Sesambein und Führungsbein in die Sehne des *M. quadriceps* eingeschaltet ist. Die Sehnenfasern des Quadriceps ziehen über und durch die Kniescheibe und dann als Kniescheibenband, *Lig. patellae*, zur *Tuberositas tibiae*. Die Vorderfläche der Kniescheibe ist rauh, die Rück- oder Gelenkfläche, **Facies articularis,** bis auf die Spitze überknorpelt. Die *Facies articularis* gleitet auf der *Facies patellaris femoris*, zeigt eine große, laterale und eine kleinere, mediale Delle, die durch eine flache Leiste getrennt werden.

2. Das Hüftgelenk, Articulatio coxae

(Abb. 247, 254)

Das Hüftgelenk ist das Gelenk zwischen Oberschenkelkopf und der Pfanne (*Acetabulum*) des Hüftbeines (S. 268). Der Rand der Gelenkpfanne wird durch einen faserknorpeligen Ring, das **Labrum acetabulare,** so erhöht, daß nahezu $^2/_3$ des Kopfes in der Pfanne liegen. Das Hüftgelenk ist somit eine Abart des Kugelgelenkes, die wir Nuß-

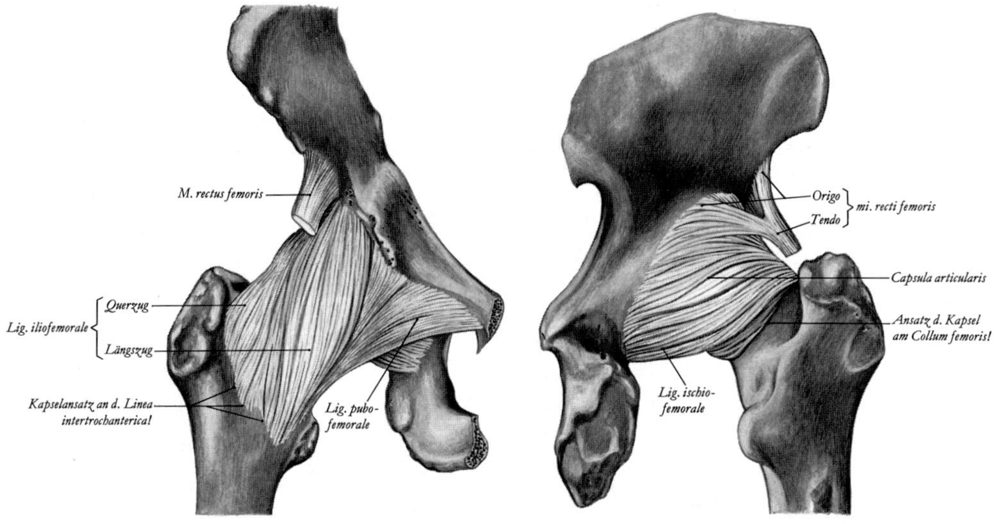

Abb. 247. Kapsel und Bänder des Hüftgelenkes von ventral und von dorsal

gelenk, **Articulatio cotylica** [Enarthrosis sphaeroidea], nennen. Das *Labrum acetabulare* überbrückt auch die *Incisura acetabuli* und ist hier mit dem **Lig. transversum acetabuli,** einem Bandzug, verschmolzen, der die Inzisur bis auf ein kleines Loch (für den Durchtritt von Gefäßen) verschließt. Die stärkste Stelle der Pfanne ist das Dach (vgl. Frontalschnitt, Abb. 248). Hier findet in der Hauptsache die Übertragung der Last des Rumpfes auf den Oberschenkelkopf statt. Hier ist auch die breiteste Stelle der überknorpelten *Facies lunata*. Die **Fossa acetabuli** ist mit einem fettreichen Bindegewebspolster (*Pulvinar*) ausgefüllt. Der Knochen ist hier relativ dünn (*Gelenkprozesse können hier ins Becken durchbrechen*). In der Nähe der *Incisura acetabuli* entspringt ein rundes Band, das **Lig. capitis femoris** (Abb. 249), das zur *Fovea capitis femoris* zieht. Es führt den *R. acetabularis* der *A. obturatoria* zum Gelenkkopf. Es hat keine großen mechanischen Aufgaben. Bei der Belastung des Femurkopfes wird es gegen das Polster der *Fossa acetabuli* gepreßt, wodurch seine Einklemmung verhindert wird.

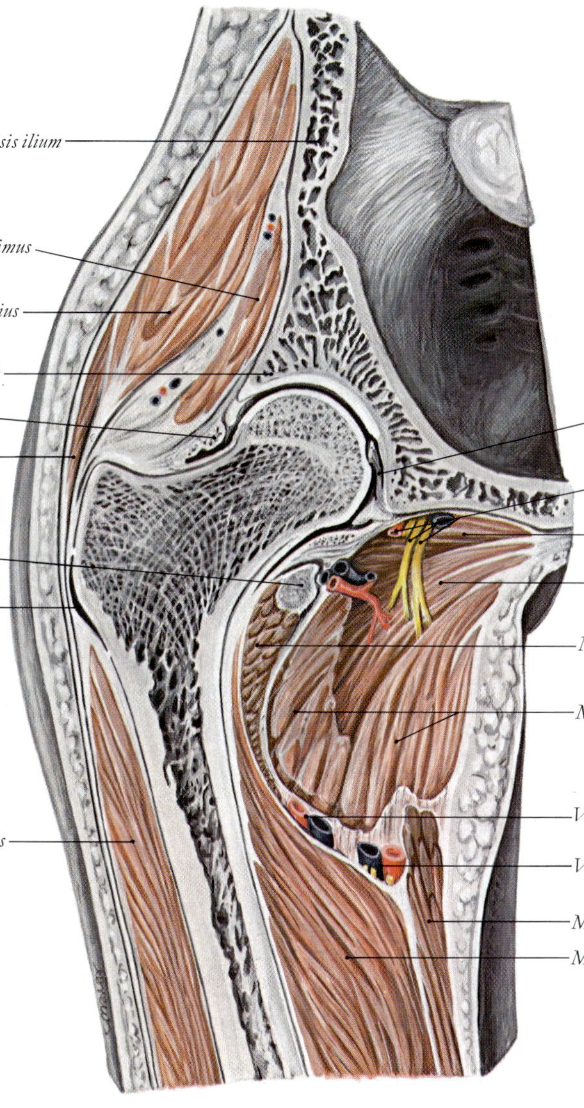

Abb. 248. Frontalschnitt durch ein rechtes Hüftgelenk

Die kräftige **Gelenkkapsel** entspringt vom knöchernen Rand der Gelenkpfanne. Das *Labrum acetabulare* springt als freie Lippe in den Gelenkraum vor (Abb. 248). Die Kapsel hüllt vorn den ganzen Schenkelhals ein und setzt an der *Linea intertrochanterica* an. Hinten umschließt sie nur $^2/_3$ des Schenkelhalses. Sie setzt hier bereits 1,5 cm medial von der *Crista intertrochanterica* an (*Bedeutung für Schenkelhalsbrüche, die intrakapsulär, extrakapsulär und gemischt sein können*).

In die Kapsel sind 4 Bänder eingebaut.

1. Das **Lig. iliofemorale** (Abb. 247), das stärkste Band des menschlichen Körpers, entspringt von der *Spina iliaca anterior inferior* [Tuberculum ilicum], verbreitert sich

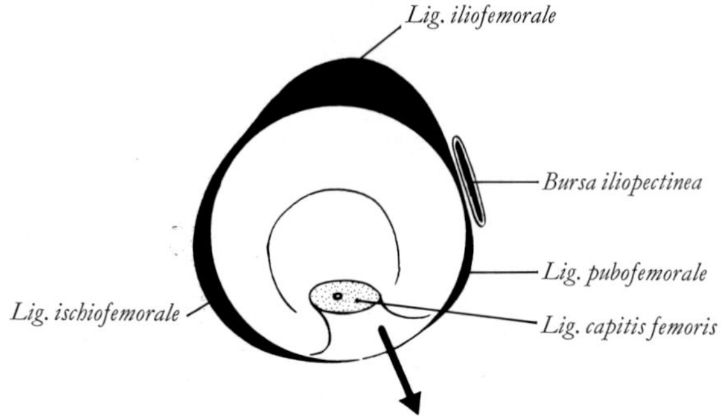

Abb. 249. Schnitt durch die Kapsel des Hüftgelenkes. Schwache Stellen der Kapsel: zwischen Lig. pubofemorale und Lig. ischiofemorale (Pfeil) und an der Bursa iliopectinea

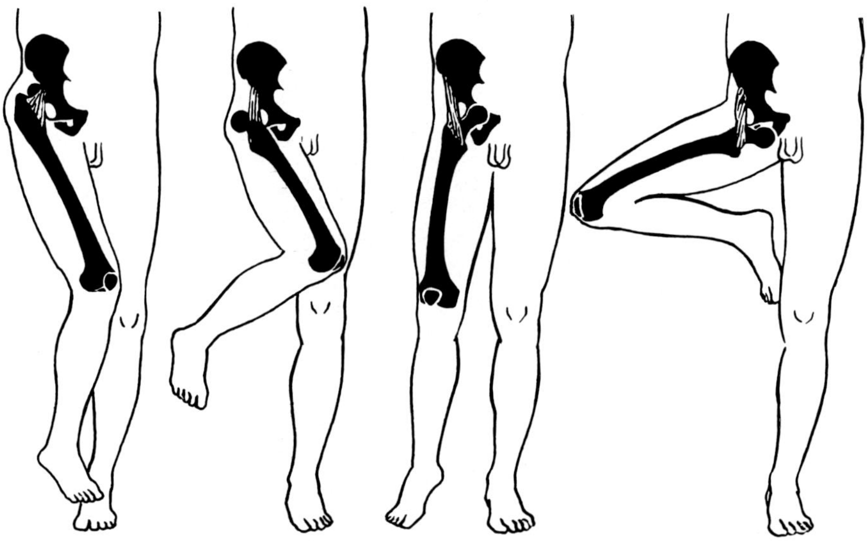

Abb. 250. Zwangsstellungen des Beines bei Hüftgelenksluxation. Nach *v. Lanz-Wachsmuth* und *Treves-Keith*

nach distal fächerförmig und setzt am *Trochanter major* (Querzug) und an der *Linea intertrochanterica* (Längszug) an. Es hemmt die Überstreckung im Hüftgelenk und damit das Hintenüberkippen des Beckens. Der zum Trochanter ziehende Teil hemmt noch die Adduktion und Außenrollung des Beines oder beim Standbein das zu starke Absinken des Beckens zur anderen Seite.

2. Das **Lig. pubofemorale** (pubocapsulare, Abb. 247) entspringt vom oberen Schambeinast und strahlt nach lateral und vorn in die Kapsel aus und erreicht das untere Ende der Linea intertrochanterica. Zwischen ihm und dem *Lig. iliofemorale* bleibt eine schwache Kapselstelle, auf der gewöhnlich die **Bursa iliopectinea**, ein Schleimbeutel für den *M. iliopsoas*, liegt. In etwa 15% der Fälle kommuniziert dieser Schleimbeutel mit der Gelenkhöhle. Es hemmt die Abduktion des Beines.

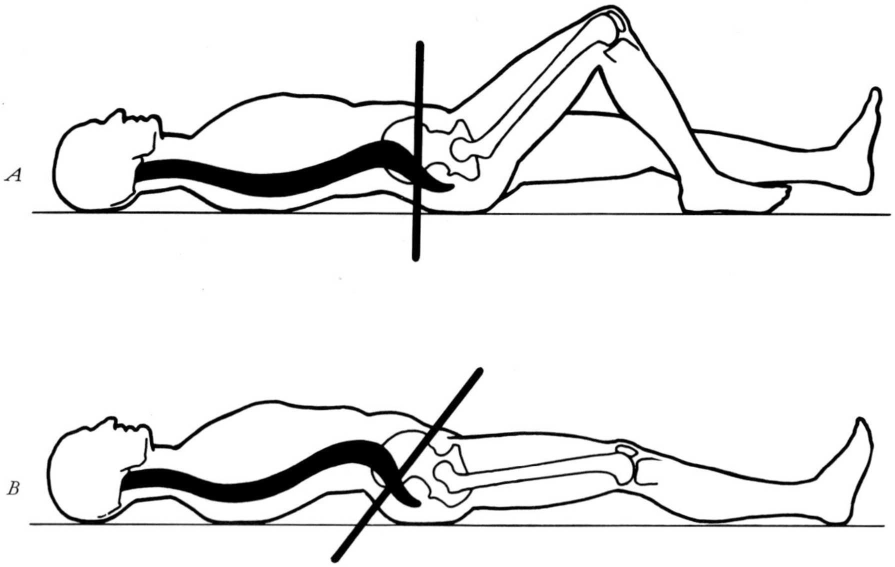

Abb. 251. Entlastungsstellung des kranken Hüftgelenkes (*A*). „Maskierung" eines in Beugestellung versteiften Hüftgelenkes durch Verstärkung der Lendenlordose und Kippung des Beckens nach vorne (*B*). Umzeichnung nach *Treves-Keith*

3. Das **Lig. ischiofemorale** (ischiocapsulare, Abb. 247) liegt dorsal, entspringt vom Sitzbein, läuft in einer Schraubentour nahezu horizontal nach vorn gegen das *Lig. iliofemorale* und setzt am oberen Ende der Linea intertrochanterica an. Es hemmt die Einwärtsrollung und die Streckung.

4. Die **Zona orbicularis** (Abb. 248) umkreist mit ihren Ringfaserzügen den Schenkelhals und liegt direkt der Synovialschicht auf. In Streckstellung des Hüftgelenkes preßt sie den Schenkelkopf in die Pfanne.

Zwischen den drei Längsbändern gibt es je eine schwache Kapselstelle, durch die der Kopf bei Verrenkungen austreten kann. Praktisch am wichtigsten ist die Lücke zwischen *Lig. ischiofemorale* und *pubofemorale* (Abb. 249).

Hüftgelenksverrenkungen sind selten, aber immer die Folge großer Gewalteinwirkungen. Das Lig. capitis femoris reißt, der Kopf tritt nach unten aus der Pfanne. Das kräftige Lig. iliofemorale bleibt immer erhalten und bestimmt die Zwangshaltung des Beines. Ist der Kopf nach hinten gepreßt, so kann er auf der Darmbeinschaufel (Luxatio iliaca 57%) oder auf dem Sitzhöcker (Luxatio ischiadica 18%) liegen. Bei der **Luxatio iliaca** (Abb. 250) ist die Leistengegend eingesunken; das Bein ist mäßig gebeugt, innenrotiert und adduziert. Es erscheint verkürzt. Bei der **Luxatio ischiadica** ist die Leistengegend eingesunken; das Bein ist noch stärker gebeugt, innenrotiert, adduziert und verkürzt. In Rückenlage ruht es auf dem gesunden Bein. Ist der Kopf nach vorn verlagert, so kann er vor dem oberen Schambeinast (Luxatio suprapubica 20%) oder vor dem Foramen obturatum (Luxatio obturatoria 5%) stehen. Bei der **Luxatio suprapubica** ist der Oberschenkelkopf über dem Schambein zu tasten; das Bein ist gestreckt, außenrotiert, abduziert und scheinbar verlängert. Bei der **Luxatio obturatoria** ist der Oberschenkelkopf vor dem Foramen obturatum zu tasten; das Bein ist gebeugt und stark außenrotiert und abduziert.

Bewegungen im Hüftgelenk sind fast immer mit Bewegungen der Wirbelsäule und Veränderung der Beckenneigung (S. 277) verbunden.

Da das Hüftgelenk in leichter Beugung, Außenrotation und Abduktion am meisten entspannt ist, bringt der Patient das Bein bei Hüftgelenksentzündung (*Coxitis*) mit Erguß reflektorisch in diese Entlastungsstellung. Da die Beugung durch Kippen des Beckens nach vorn und stärkere Lordose der Wirbelsäule (Abb. 251) ausgeglichen werden

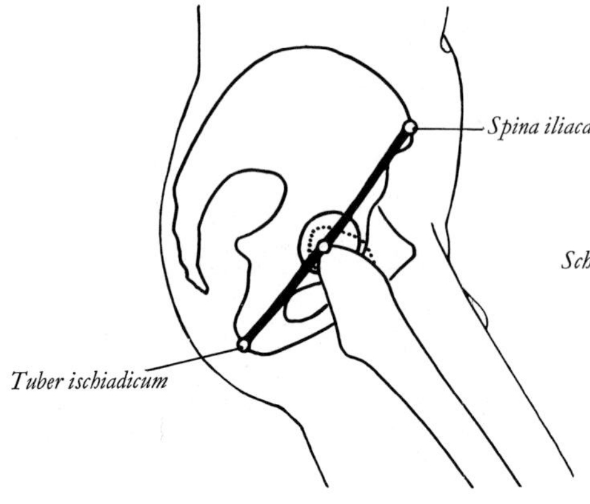

Abb. 252. *Roser-Nélaton*'sche Linie. Sie wird bei mäßiger Beugung im Hüftgelenk von der Trochanterspitze nicht überschritten. Punktierte Linie = Trochanterhochstand bei Fraktur oder Luxation

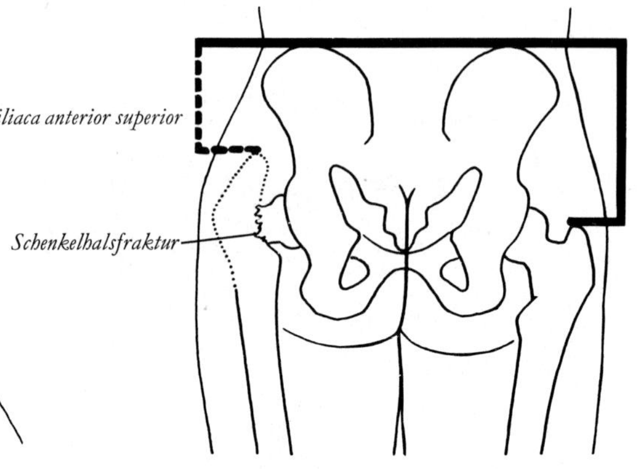

Abb. 253. Fritz *Lange*'sche Linie (Horizontale durch die beiden Cristae iliacae). Der Abstand der beidseitigen Trochanteren von dieser Linie ist normalerweise gleich groß. Nach *v. Lanz-Wachsmuth*

kann, wird ein ungeschulter Beobachter die Entlastungsstellung, das Liegen mit „hohlem Kreuz", leicht übersehen. Gleicht man durch Anheben des gesunden Beines die Lendenlordose aus, so nimmt das kranke Bein zwangsläufig die Entlastungsstellung ein (*Thomas*scher Handgriff).

Untersuchung am Lebenden. Ein mächtiger Muskelkegel, der vom Becken entspringt und am Oberschenkel ansetzt, lagert sich von dorsal, lateral und ventral um das Hüftgelenk. Der Oberschenkelkopf ist deshalb nur bei mageren Menschen von vorn, unterhalb der Mitte des Leistenbandes zu tasten. Da der Trochanter major nur von wenig Weichteilen bedeckt ist (Abb. 248), ist er leicht abzutasten. Die Bestimmung seiner Lage zum Hüftbein ist deshalb für die Beurteilung des Hüftgelenkes von großer klinischer Bedeutung. Von den zahlreichen Hilfslinien seien erwähnt:

1. Die **Roser-Nélaton**sche Linie (Abb. 252). Die von der Spina iliaca anterior superior zum Tuber ischiadicum gezogene Linie tangiert bei mäßiger Beugung (45°) die Trochanterspitze. Zu beachten ist, daß sich die Trochanterspitze bei der Adduktion senkt und bei der Abduktion hebt.
2. Die **F. Lange**sche Linie (Abb. 253). Die Horizontale über den Darmbeinkämmen hat beim horizontalgestellten Becken beiderseits den gleichen Abstand von der Trochanterspitze. Bei Schenkelhalsbruch (links) und Luxatio coxae congenita ist der Abstand kleiner.

Im Röntgenbild erkennen wir bei ventrodorsalem Strahlengang (Abb. 254), daß die Rumpflast durch das breite Pfannendach auf den Oberschenkelkopf übertragen wird. Der dünne Pfannengrund verbreitert sich nach unten „tränenförmig". Bei regelrechter Lage des Schenkelkopfes geht die obere Begrenzung des Foramen obturatum bogenförmig in die untere Begrenzung des Schenkelhalses über **(Shenton**sche **Linie).**

Mechanik des Hüftgelenkes. Das Hüftgelenk hat als modifiziertes Kugelgelenk unendlich viele Achsen, die durch den Mittelpunkt des Schenkelkopfes gehen. Für die Bewegungen sind **3 Hauptachsen** maßgebend. Um eine **quere,** die Mittelpunkte der beiden Schenkelköpfe verbindende **Flexionsachse** erfolgt die Beugung und Streckung des Beines bzw. des Rumpfes. Um die **sagittale,** durch die Mitte des Femurkopfes gehende **Abduktionsachse** wird die Ab- und Adduktion des Beines bzw. beim Standbein die Seitwärts-

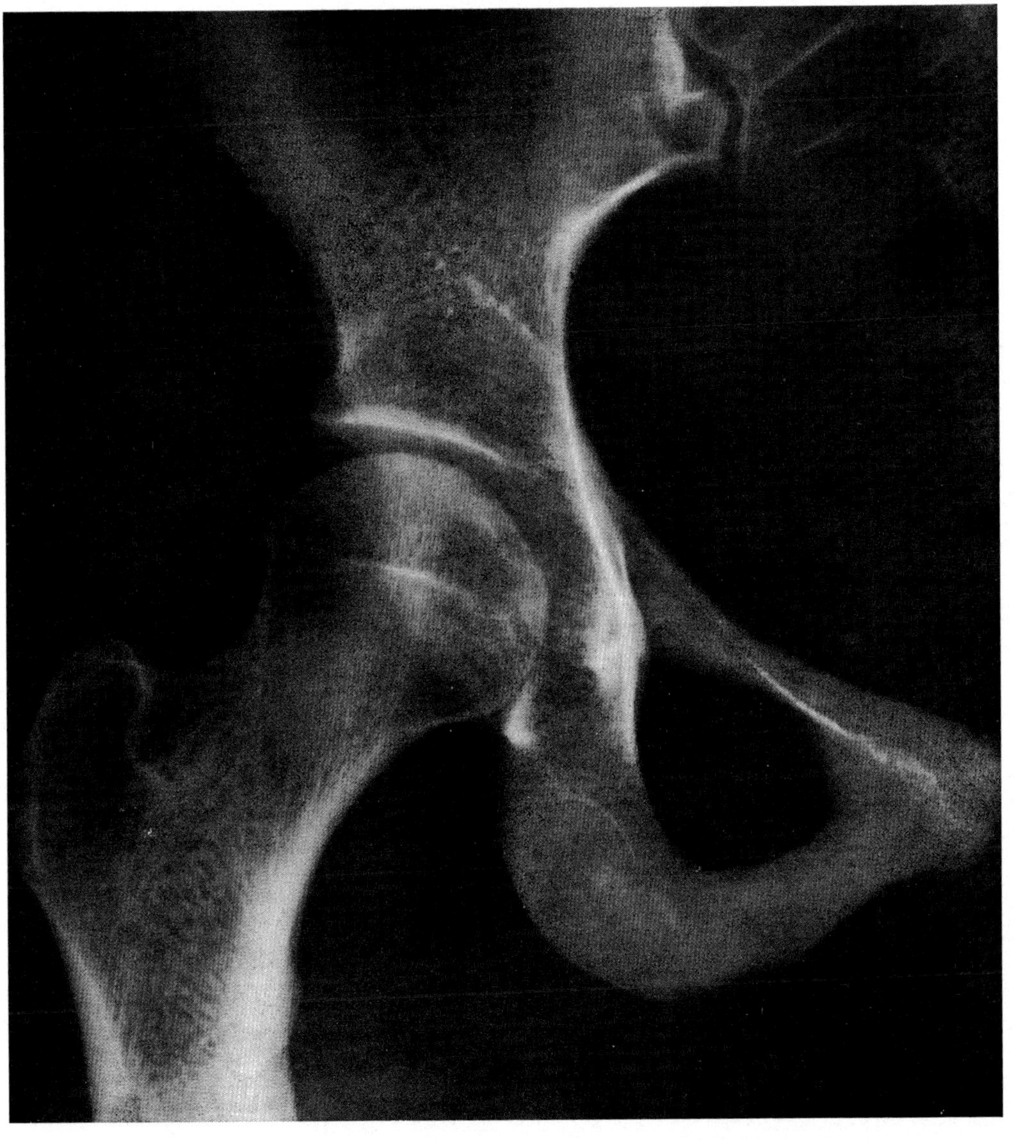

Abb. 254. Röntgenbild des rechten Hüftgelenkes einer 29jährigen Frau. Aufnahme des Institutes für Röntgendiagnostik der Charité Berlin.

neigung des Beckens ausgeführt. Um die **vertikale,** von der Mitte des Schenkelkopfes zur *Fossa intercondylaris* verlaufende **Kreiselungsachse** erfolgt die Innen- und Außenrotation des Beines oder beim Standbein die Drehung des Beckens auf dem Oberschenkel.

1. Alle 3 Längsbänder (vor allem aber der Längszug des Lig. iliofemorale) bremsen die Streckung ab. Sie verhindern im Stehen das Hintenüberkippen des Beckens und sparen damit viel Muskelkraft ein. Die Beugung wird ausschließlich durch die Streck-

muskeln abgebremst. Die Außenrotation wird durch den Querzug des Lig. iliofemorale, die Innenrotation durch das Lig. ischiofemorale, die Abduktion durch das Lig. pubofemorale, die Adduktion durch das Lig. ischiofemorale und den Querzug des Lig. iliofemorale abgebremst.

2. Von der Normalstellung aus, bei nicht völlig gespanntem Lig. iliofemorale, sind folgende Bewegungen möglich:

1. Streckung 13°,	Beugung 120°,
2. Adduktion 10°,	Abduktion 40°,
3. Außenrotation 13°,	Innenrotation 36°.

Bei Beugung wird durch Entspannung der Bänder der Bewegungsumfang in allen Ebenen größer. Ist in Normalstellung ein Grätschen beider Beine bis 80° möglich, so können sie bei 60° Beugung nahezu in eine Ebene gegrätscht werden. Der reine „Querspagat" der Artisten ist durch eine verstärkte Lendenlordose vorgetäuscht. Ebenso wird stärkeres Abspreizen eines Beines durch Seitwärtsneigung der Lendenwirbelsäule vorgetäuscht. Man achte also stets darauf, wie weit Bewegungen im Hüftgelenk durch Mitbewegungen des Beckens bzw. der Wirbelsäule beeinflußt werden.

3. Die Muskeln des Hüftgelenkes

Die auf das Hüftgelenk wirkenden Muskeln sind

1. Die Hüftmuskeln,
2. die vom Becken entspringenden Oberschenkelmuskeln.

Die Hüftmuskeln entspringen breitflächig vom Becken und setzen am oberen Femurende, im Bereich der Trochanteren, an. Die vom Becken kommenden Oberschenkelmuskeln setzen entweder gestaffelt weiter distal am Femur an (Adduktoren) oder ziehen über das Kniegelenk hinweg zum proximalen Ende der Unterschenkelknochen (Beuger und Strecker). Ansätze der Hüft- und Ursprünge der Oberschenkelmuskeln überschneiden sich in der Umgebung des Hüftgelenkes. Beim Standbein balancieren beide Muskelgruppen das Becken auf dem Oberschenkel; das Spielbein bewegen sie in den verschiedenen Ebenen des Raumes.

a) Die Hüftmuskeln

entspringen breitflächig von den Innen- und Außenflächen des Beckens, konvergieren zum Ansatz hin und setzen am oberen Ende des Femur an. Sie bilden damit einen Muskelkegel um das Hüftgelenk.

α) Innere oder vordere Hüftmuskeln (Abb. 259, 261)

Der **M. iliopsoas** besteht aus dem *M. psoas major*, dem inkonstanten (nur 30%) *M. psoas minor* und dem *M. iliacus.*

Der **M. psoas major** ist ein in den Bauchraum, an die Lendenwirbelsäule vorgeschobener Beinmuskel. Er bildet mit dem *M. quadratus lumborum* die muskulöse Begrenzung der hinteren Bauchwand (S. 189).

Ursprung: *M. iliacus* in der Fossa iliaca; *M. psoas major* an der Wirbelsäule mit einer oberflächlichen Schicht (12. Brust- bis 4. Lendenwirbelkörper und zugehörige *Disci intervertebrales*) und einer tiefen Schicht (Processus costarii aller Lendenwirbel); *M. psoas minor*, eine Abspaltung des vorigen, an dem 12. Brust- und 1. Lendenwirbelkörper.

Ansatz: *M. iliacus* und *M. psoas major* gemeinsam kurzsehnig am Trochanter minor; *M. psoas minor* an der Fascia iliaca und Eminentia iliopectinea.

Wirkung: *M. iliacus* und *M. psoas major* sind zusammen starke Beuger im Hüftgelenk. Außerdem rotieren sie den Oberschenkel auswärts und adduzieren ihn. Bei Rückenlage helfen sie durch Beugung im Hüftgelenk den Rumpf aufrichten. Der *Psoas major* beugt außerdem die Lendenwirbelsäule nach vorn und neigt sie (bei einseitiger Wirkung) seitlich.

Ihre Funktion als Rotatoren im Hüftgelenk ist abhängig von der Stellung dieses Gelenkes, vom Torsionswinkel und vom Collodiaphysenwinkel (*A. Hennig* und *T. v. Lanz*). Sie ist somit von Mensch zu Mensch verschieden. Bei durchschnittlicher Femurtorsion (12°) rollt der M. iliopsoas bei Kreiselstellung von 0° nach innen, bei stärkerer Femurtorsion nach außen. Je größer der Schenkelhalswinkel ist, um so mehr rollt er nach außen.

Innervation: Kurze Äste des Plexus lumbalis und des N. femoralis (L_2–L_3).

Praktische Bemerkungen: Der *Iliopsoas* wird von der derben Fascia iliaca und Fascia psoica eingehüllt, die mit dem Leistenband verwachsen sind und hier als Arcus iliopectineus [Pars interlacunaris fasciae ilicae] bezeichnet werden. Dieser Faszienstreifen trennt die laterale Lacuna musculorum (für den Durchtritt des Iliopsoas und des N. femoralis) von der Lacuna vasorum (für den Durchtritt der A. und V. femoralis). Die derben Faszien leiten Eiteransammlungen von der Wirbelsäule (*Wirbelkaries*) durch die *Lacuna musculorum* zum Oberschenkel und verhindern den Einbruch in das kleine Becken.

Zwischen Hüftgelenk und Iliopsoas liegt ein Schleimbeutel, die Bursa iliopectinea. Da sie in etwa 15% mit dem Hüftgelenk in Verbindung steht, können die eben erwähnten Senkungsabszesse auch in das Hüftgelenk durchbrechen.

β) Äußere oder hintere Hüftmuskeln (Abb. 255–257)

Die äußeren Hüftmuskeln bedecken in mehreren Schichten das Becken und das Hüftgelenk von hinten und von der Seite. Sie sind fächerförmig um das Hüftgelenk angeordnet, indem sie von den großen Flächen der Außen- und Innenseite des Beckens entspringen und einem relativ kleinen Ansatzfeld am proximalen Femurende zustreben. Diese fächerförmige Anordnung gibt den Hüftmuskeln die vielseitige Wirkungsmöglichkeit.

1. **M. glutaeus maximus,** der große Gesäßmuskel (Abb. 255, 256), bildet im wesentlichen das Relief des Gesäßes. Er ist von einer dünnen Muskelfaszie überzogen, die feine Scheidewände zwischen die sehr groben Muskelbündel in die Tiefe schickt. Der Unterrand des Muskels ist nahe dem Ansatz durch einen stärkeren Faszienstreifen, den Sitzhalfter, nach oben gerafft. An dieser Stelle kreuzt die querverlaufende Gesäßfurche (*Sulcus glutaeus*) spitzwinklig den schräg verlaufenden Muskel. Er **entspringt** an der Außenfläche des Darmbeines von dem kleinen Feld hinter der *Linea glutaea posterior*, von der *Fascia thoracolumbalis*, vom Seitenrand des Kreuz- und Steißbeines und vom *Ligamentum sacrotuberale*. Der schräg abwärts verlaufende Muskel **setzt** mit dem unteren Drittel an der *Tuberositas glutaea* des Femur **an.** Die oberen Zweidrittel strahlen in einen besonders verstärkten Teil der Oberschenkelfaszie, den *Tractus iliotibialis fasciae latae,* aus (Abb. 255).

Wirkung: Antagonist des Iliopsoas. Streckung und Außenrotation im Hüftgelenk. Die oberen Fasern ab-, die unteren adduzieren. Streckung im Hüftgelenk bedeutet beim Spielbein Rückwärtsheben des Oberschenkels, beim Standbein Aufrichten des Beckens (beim Berg- und Treppensteigen, beim Aufstehen aus dem Sitz). Er verhindert beim aufrechten Gang das Überkippen nach vorn, ist deshalb beim Menschen wesentlich stärker als beim Vierfüßler.

Die in den *Tractus iliotibialis* ausstrahlenden Fasern spannen zusammen mit dem *Tensor fasciae latae* die Fascia lata und helfen bei der Schlußrotation und Feststellung des Kniegelenkes.

Nervenversorgung: N. glutaeus inf. (L 5, S 1 [2]).

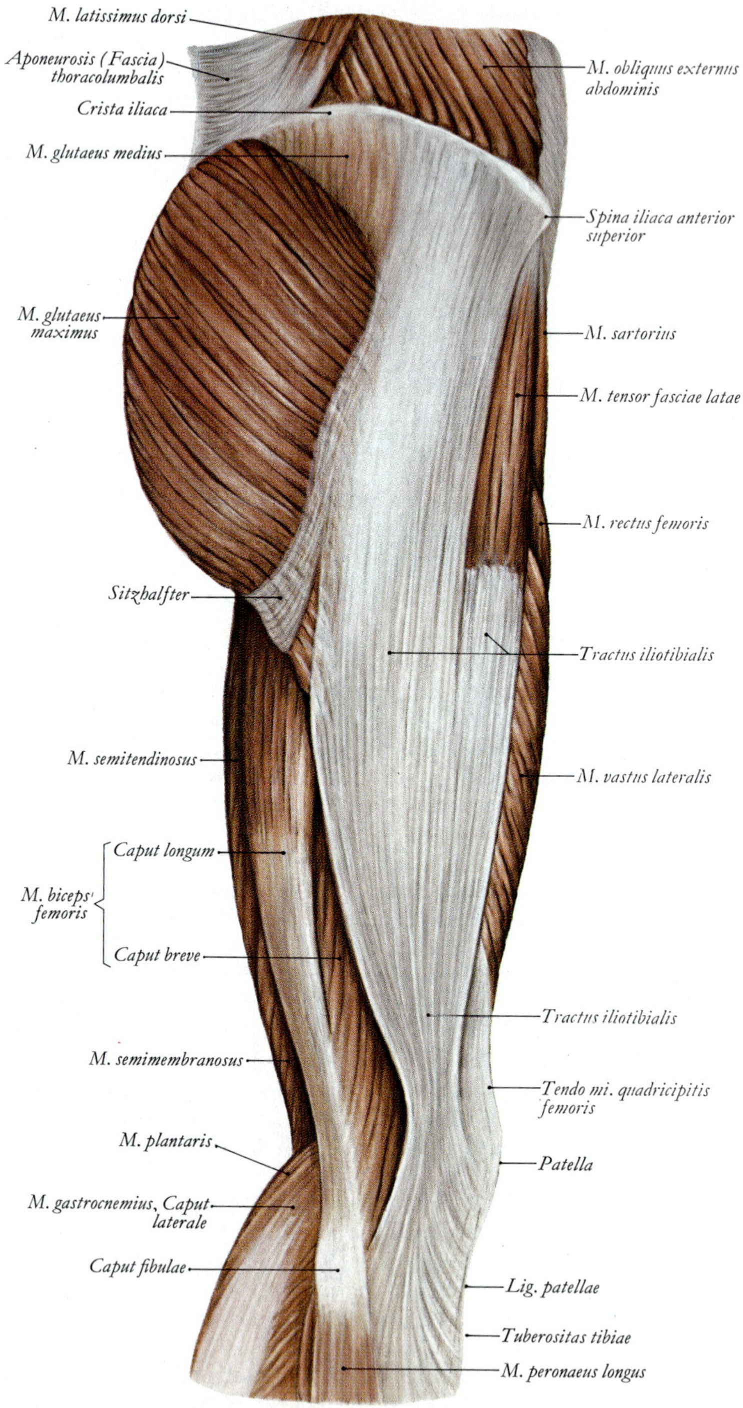

Abb. 255. Oberflächliche Muskeln der Hüfte und des Oberschenkels von lateral

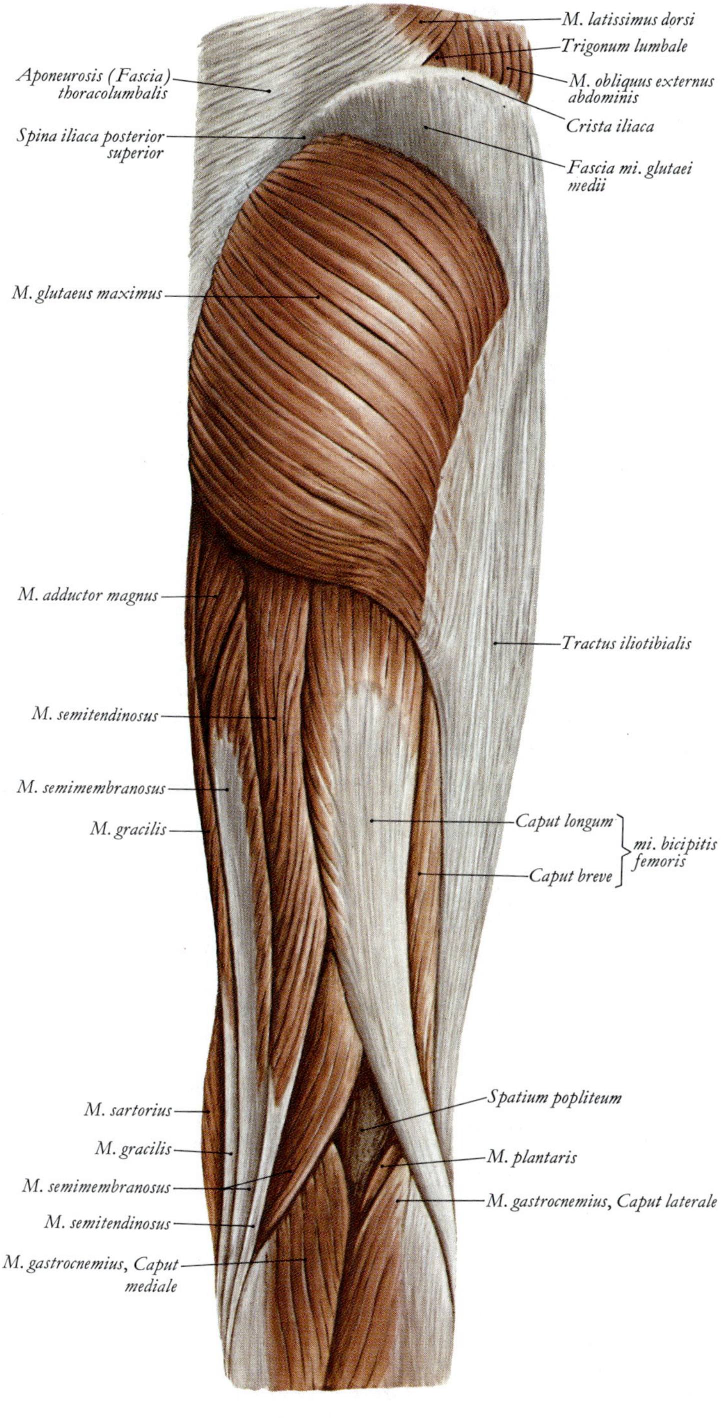

Abb. 256. Oberflächliche Schicht der Gesäß- und der dorsalen Oberschenkelmuskeln

Zwischen Trochanter major und Innenfläche des Muskels liegt die große *Bursa trochanterica*, zwischen Endsehne und Ansatz am Knochen finden sich eine oder mehrere *Bursae glutaeofemorales*. Im Stehen deckt der Muskel das Tuber ischiadicum, beim Sitzen gleitet er an ihm herauf, läßt es frei, so daß wir nicht auf dem Muskel, sondern auf dem Sitzknorren sitzen.

2. **M. tensor fasciae latae,** der Spanner der Oberschenkelbinde (Abb. 255), **entspringt** von der *Spina iliaca anterior superior*, verläuft vor dem Trochanter major schräg nach hinten zum Tractus iliotibialis. Mittels des *Tractus iliotibialis* **setzt** er am Schienbein **an.** Der platte, am meisten ventral gelegene Hüftmuskel ist als eine Abspaltung des M. glutaeus medius aufzufassen (*beide vom N. glutaeus superior versorgt*).

Wirkung: Da er vor der Beugungs- und vor der Kreiselungsachse verläuft, beugt er im Hüftgelenk (hebt den Oberschenkel nach vorn oder neigt das Becken nach vorn) und rotiert den Oberschenkel nach innen. Er hilft bei der Schlußrotation des Kniegelenkes und sichert das gestreckte Knie.

Nervenversorgung: N. glutaeus superior (L 4–5).

Tractus iliotibialis. Zwischen Glutaeus maximus und Tensor fasciae latae liegt (Abb. 255) ein dreieckiges Faszienfeld, das den *M. glutaeus medius* deckt, oben vom Darmbeinkamm entspringt und nach unten in den Tractus iliotibialis ausstrahlt. In diesen vom Becken zum Schienbein ziehenden Faszienstreifen strahlen, wie oben beschrieben, von vorn der *Tensor fasciae latae* und von hinten die oberen zwei Drittel des *Glutaeus maximus* ein. Er wird bei der Verlagerung des Körpergewichtes auf das Standbein durch die unter ihm gelegenen Glutäalmuskeln gespannt, wirkt dann wie eine seitliche Zuggurtung, die nach *Pauwels* die Biegungsbeanspruchung an der Außenfläche des Femur stark reduziert.

3. **M. glutaeus medius,** der mittlere Gesäßmuskel, bildet (Abb. 257) die mittlere Schicht der äußeren Hüftmuskeln. Er **entspringt** vom Darmbein zwischen Darmbeinkamm und Linea glutaea anterior und **setzt** an der Außenfläche des Trochanter major **an.** Die fächerförmig angeordneten Muskelfasern konvergieren zu diesem; dabei ziehen die vorderen Fasern mehr nach hinten, die hinteren weiter nach vorn. Zwischen dem Trochanter und der Ansatzsehne liegt ein Schleimbeutel.

Die hinteren Fasern sind vom Glutaeus maximus, die vorderen von einer derben Faszie bedeckt.

Wirkung: Die vorderen Fasern beugen im Hüftgelenk und rotieren nach innen, die hinteren strecken und rotieren nach außen. Alle Fasern zusammen abduzieren den Oberschenkel oder neigen (bei festgestelltem Oberschenkel) das Becken seitlich und fixieren es auf dem Oberschenkel. Beim Gehen ist er am Standbein gut zu sehen und zu tasten.

Nervenversorgung: N. glutaeus superior (L 4–5).

Praktische Anmerkung: Da beim regulären Gang die Last des Körpers auf das Standbein verlagert und auf ihm im Gleichgewicht gehalten werden muß, ist der Glutaeus medius für ihn von besonderer Bedeutung. Er verhindert das Herabkippen nach der Spielbeinseite. Ist er gelähmt oder werden bei der angeborenen Hüftgelenksverrenkung (*Luxatio coxae congenita*) Ursprung und Ansatz zu sehr genähert (was zur passiven Insuffizienz des Muskels führt), so sinkt das Becken beim Gehen auf der Spielbeinseite ab (*Trendelenburg*sches Zeichen). Bei beidseitiger Lähmung des Muskels entsteht eine schwere Gehstörung (*Watschelgang*).

Die tiefe Schicht der äußeren Hüftmuskeln (Abb. 257)

besteht aus dem *M. glutaeus minimus*, dem *M. piriformis*, dem *M. obturatorius internus* mit den beiden *Mm. gemelli*, dem *M. quadratus femoris* und dem sehr versteckt liegenden *M. obturatorius externus*. Alle diese Muskeln kommen vom Becken und konvergieren fächerförmig zum Trochanter major bzw. zur Fossa trochanterica.

4. **M. glutaeus minimus,** der kleine Gesäßmuskel, ist vollständig vom Glutaeus medius verdeckt (Abb. 257). Er **entspringt** zwischen Linea glutaea anterior und inferior [supraacetabularis] und **setzt** am Vorderrand des Trochanter major **an.**

Zwischen Trochanterspitze und Sehne liegt ein Schleimbeutel.

Wirkung: Wie Glutaeus medius.

Nervenversorgung: N. glutaeus superior.

5. **M. piriformis,** der birnenförmige Muskel, ist mit seinem Ursprung in das Becken gewandert. Er **entspringt** an der Kreuzbeinvorderfläche im Bereich des 2. bis 4. Sakralwirbels, zieht durch das Foramen ischiadicum majus, teilt es in ein **Foramen suprapiriforme** und **infrapiriforme** (zum Durchtritt von Nerven und Gefäßen) und **setzt** an der Spitze des Trochanter major **an.**

Bursa m. piriformis zwischen Trochanter und Sehne.

Wirkung: Außenrollung des Oberschenkels bei Streckstellung oder leichter Beugestellung im Hüftgelenk. Bei stark gebeugtem Oberschenkel wirkt er als Innenroller.

Nervenversorgung: Direkter Ast des Plexus sacralis (S 1–2).

6. **M. obturatorius internus,** der innere Hüftlochmuskel, ist wie der Piriformis ins kleine Becken gewandert. Er **entspringt** dort von der Membrana obturatoria und angrenzendem Knochen, zieht durch das Foramen ischiadicum minus, biegt hier rechtwinklig um und **setzt** in der Fossa trochanterica **an.** An der Umbiegungsstelle liegt zwischen Knochen und Sehne ein Schleimbeutel.

7. **M. gemellus superior** (Ursprung: Spina ischiadica) } Die Zwillingsmuskeln,
8. **M. gemellus inferior** (Ursprung: Tuber ischiadicum) }

gesellen sich dem Obturatorius internus beim Austritt aus dem Foramen ischiadicum minus zu.

Wirkung: Die Muskeln 6–8 rollen den Oberschenkel in jeder Stellung nach außen.

Nervenversorgung: Die 3 Muskeln werden direkt aus dem Plexus sacralis versorgt.

9. **M. quadratus femoris,** der viereckige Schenkelmuskel, **entspringt** vom Tuber ischiadicum und **setzt** an der Crista intertrochanterica **an.**

Wirkung: Er rollt den Oberschenkel nach außen.

Nervenversorgung: N. ischiadicus.

10. **M. obturatorius externus,** der äußere Hüftlochmuskel, **entspringt** von der Außenfläche der Membrana obturatoria und angrenzendem Knochen. Die Sehne **zieht** über die Dorsalfläche des Schenkelhalses **zur** Fossa trochanterica. Sie wird dort meist erst sichtbar, wenn man den Quadratus femoris und den Obturatorius internus auseinanderzieht.

Wirkung: Außenrollung und Adduktion des Oberschenkels.

Nervenversorgung: Lagemäßig gehört er schon zu den Adduktoren des Oberschenkels und erhält entsprechend einen Ast des N. obturatorius (L 3–4).

b) Die Muskeln des Oberschenkels

Die Oberschenkelmuskeln hüllen den Oberschenkelknochen allseitig so ein, daß nur der Trochanter major und die Condylen abzutasten sind. Deshalb gibt uns der Trochanter bei der Beurteilung von Verrenkungen und Schenkelhalsbrüchen einen wichtigen Orientierungspunkt. Da die Oberschenkelmuskeln gegen das Knie hin in Sehnen übergehen oder schon vorher Ansatz am Femur gewinnen, verjüngt sich der Oberschenkel gegen das Knie hin.

Die Oberschenkelmuskulatur wird von der Oberschenkelbinde, der **Fascia lata** (Abb. 305), trikotartig umschlossen. Sie ist lateral und dorsal derb, aponeurotisch, nach medial und ventral dünn. Der derbe, laterale Streifen wird auch als **Tractus iliotibialis** bezeichnet (S. 366). Nach proximal hängt sie mit dem Beckenkamm und dem Leistenband zusammen. Nach distal ist sie mit der Patella und der Tibia verwachsen. Unterhalb des Leistenbandes findet sich in der Faszie der **Hiatus saphenus** [Fossa ovalis], eine ovale, dünnere Stelle für den Durchtritt der Vena saphena magna. Er wird lateral von einem scharfen, sichelförmigen Rande, dem **Margo falciformis,** umrahmt. Das obere Horn der Sichel, *Cornu superius*, strahlt in das Leistenband, das untere, *Cornu inferius*, in die *Fascia pectinea* aus. Der Hiatus saphenus ist mit einer feinen, siebartig durchlöcherten Membran, der *Fascia cribrosa*, bedeckt. Durch die feinen Löcher treten zahlreiche Blut-, Lymphgefäße und Nerven.

Topographisch können wir eine ventrale oder Extensoren-, eine dorsale oder Flexoren- und eine mediale oder Adduktorengruppe unterscheiden.

Funktionell lassen sie sich aufgliedern in Muskeln, die

1. nur auf das Hüftgelenk wirken (Adduktoren),
2. nur auf das Kniegelenk wirken (3 Vasti des M. quadriceps, kurzer Bizepskopf),
3. auf das Hüft- und Kniegelenk wirken (alle übrigen).

Von der Schenkelbinde ziehen Scheidewände, **Septa intermuscularia,** in die Tiefe zur *Linea aspera*, an deren Lippen sie ansetzen. Es werden so die Strecker von den Beugern und Adduktoren getrennt. Für einzelne Muskeln, besonders *Sartorius*, *Gracilis* und *Tensor fasciae latae*, sind noch eigene, selbständige, bindegewebige Führungsröhren ausgebildet. Solche Führungsröhren sichern, wie wir es schon beim Rectus abdominis und Erector spinae [trunci] sahen, die spezifische Wirkung.

α) Vordere Muskeln des Oberschenkels (Extensoren, Abb. 270, 271)

1. **M. sartorius** (Abb. 258, 312) wird mit Unrecht Schneidermuskel genannt, da nicht er, sondern die oberen Adduktoren beim Schneidersitz besonders beansprucht werden. Der platte, schmale Muskel **entspringt** an der Spina iliaca anterior superior, verläuft in einer eigenen Loge der Fascia lata in einer Schraubentour nach distal, medial und dorsal um den Oberschenkel, liegt hinter dem Epicondylus medialis femoris und **setzt** an der medialen Fläche der *Tibia* **an.** Hier beteiligt er sich an der Bildung des *Pes anserinus*.

Wirkung: Er beugt im Hüft- und Kniegelenk, rollt bei Beugung im Kniegelenk den Unterschenkel nach innen und den Oberschenkel nach außen.

Nervenversorgung: N. femoralis (L 2–3).

2. **M. quadriceps femoris,** der vierköpfige Schenkelmuskel, **entspringt** (Abb. 258, 259) nur mit seinem langen Kopf, dem *Rectus femoris*, vom Becken. Die 3 kurzen Köpfe, die *Vasti*, entspringen vom Oberschenkel und umhüllen ihn vorn und seitlich. Nach distal vereinigen sich die 4 Muskeln zu der einheitlichen Quadrizepssehne, in deren Verlauf die Patella als Sesambein eingeschaltet ist.

a) **M. rectus femoris,** der gerade Schenkelmuskel, **entspringt** mit einem geraden Sehnenzug von der Spina iliaca anterior inferior (Tuberculum ilicum) und einem querverlaufenden Sehnenzug vom oberen Rand des Acetabulum. Der doppelt gefiederte Muskel liegt in einer Rille des *Vastus intermedius* eingebettet (Abb. 259) und ist bis zum Übergang in die gemeinsame Quadrizepssehne gegenüber den anderen Muskelköpfen relativ selbständig.

b) Der **M. vastus medialis entspringt** vom distalen Teil der *Linea intertrochanterica* und vom *Labium mediale lineae asperae.*

c) Der **M. vastus lateralis entspringt** von der Basis des *Trochanter major* und dem *Labium laterale lineae asperae.*

d) Der **M. vastus intermedius entspringt** von der Vorderfläche des Femur, unterhalb der Linea intertrochanterica. Die am weitesten distal entspringenden Fasern ziehen selbständig zur Kniegelenkskapsel, spannen sie und verhindern ihre Einklemmung bei der Streckung **(M. articularis genus).**

Die **gemeinsame Endsehne** schließt die knorpelfreie Fläche der Patella als Sesambein und Führungsbein ein. Das Sehnenstück von der Patella bis zur Tuberositas tibiae bezeichnen wir als **Lig. patellae.** Schwächere Faserzüge verlaufen auch zu seiten der Patella, zwischen ihr und Seitenbändern des Kniegelenkes über die Kniegelenkskapsel zur Tibia. Sie heißen **Retinacula patellae** (Reservestreckapparat, akzessorischer Streckapparat).

Sie ermöglichen beim Bruch der Patella noch eine gewisse Streckung, wenn sie nicht mit zerrissen sind. Außerdem halten sie die Patella in ihrer Gleitrinne. Ist die Gleitrinne schlecht ausgebildet, so kann es zu habituellen Luxationen der Patella nach außen kommen.

Wirkung: Als Strecker im Kniegelenk ist der M. quadriceps für den aufrechten Stand (hier als Haltemuskel) und Gang unentbehrlich. Der M. rectus femoris ist zusätzlich Beuger im Hüftgelenk.

Bei Lähmung des Muskels ist Stehen und Gehen sehr erschwert. Der Patient kommt, sobald er im Knie einknickt, in Gefahr, zu fallen.

Nervenversorgung: Alle 4 Köpfe werden vom N. femoralis versorgt (Rectus L 2–4, Vastus medialis und lateralis L 3–4, Vastus intermedius L 2–4).

β) Muskeln der medialen Seite (Adduktoren, Abb. 258–260)

Die Adduktoren schieben sich als Keil zwischen die vordere und hintere Muskelgruppe. Die Schneide dieses Keiles setzt an der *Linea aspera* an. Die breite Basis des Keiles greift am Becken an. Ihre Ursprünge umkreisen das Foramen obturatum, liegen in einem vom *Pecten ossis pubis* über die *Symphyse* zum *Tuber ischiadicum* reichenden Bogen (Abb. 260). Sie setzen gestaffelt an einer von der Linea pectinea über die Linea aspera bis zum Epicondylus medialis reichenden Linie an. Mit Ausnahme des M. gracilis wirken sie nur auf das Hüftgelenk. Alle Adduktoren werden vom **N. obturatorius** versorgt. Außerdem erhält der M. pectineus noch einen Ast vom N. femoralis, der M. adductor magnus vom N. tibialis. Die Muskeln sind in 3 Schichten angeordnet.

1. (oberflächliche) Schicht

1. **M. pectineus,** der Kammuskel, **entspringt** vom *Pecten ossis pubis* und angrenzendem *Ramus superior ossis pubis.* Der platte, viereckige Muskel bildet mit dem Iliopsoas die dreieckige Fossa iliopectinea und **setzt** an der *Linea pectinea* des Femur **an.**

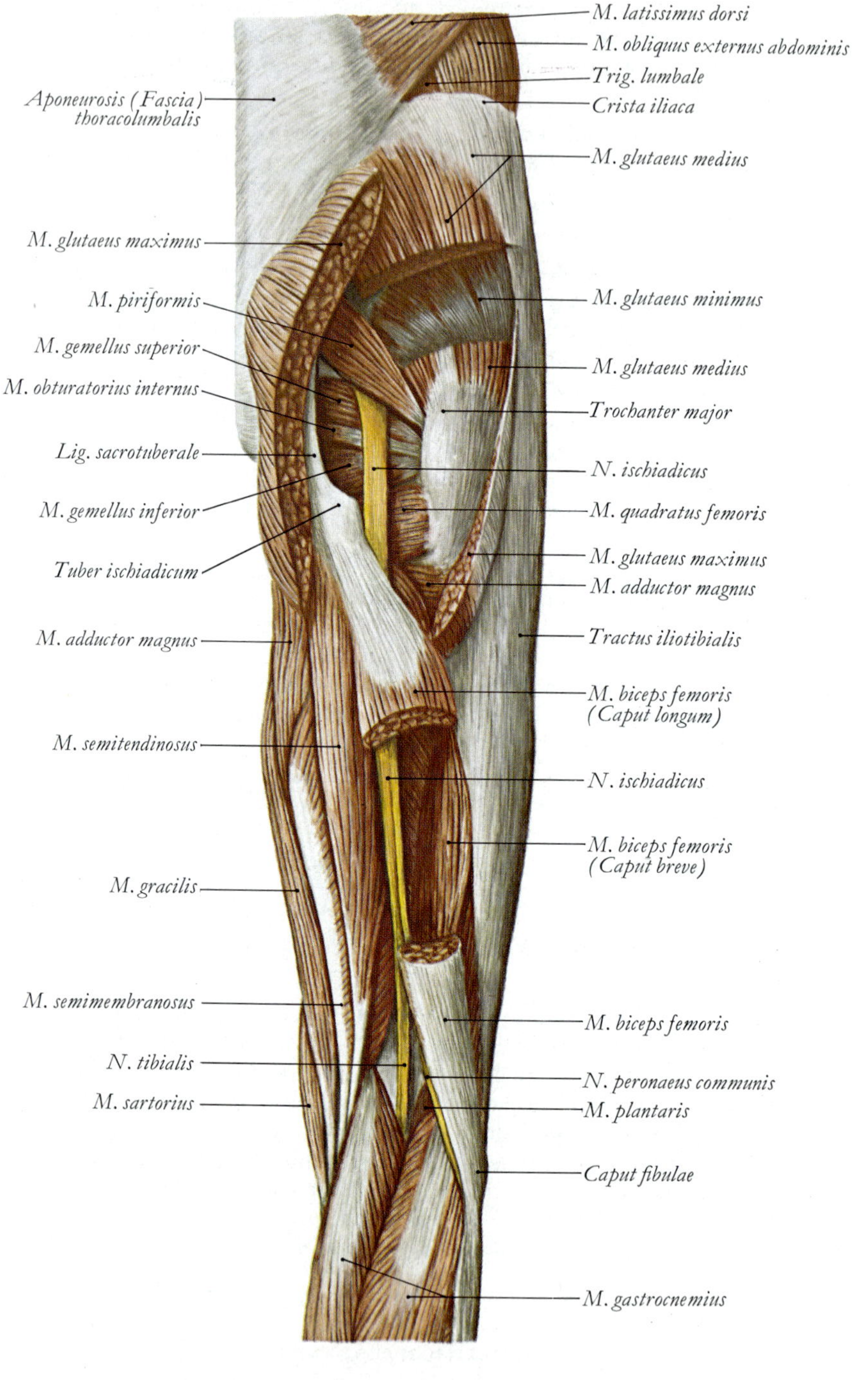

Abb. 257. Die mittlere und tiefe Schicht der äußeren Hüftmuskeln, dorsale Oberschenkelmuskeln. Um tiefere Schichten zu zeigen, wurde der M. glutaeus maximus, der M. glutaeus medius und der lange Kopf des M. biceps femoris teilweise entfernt

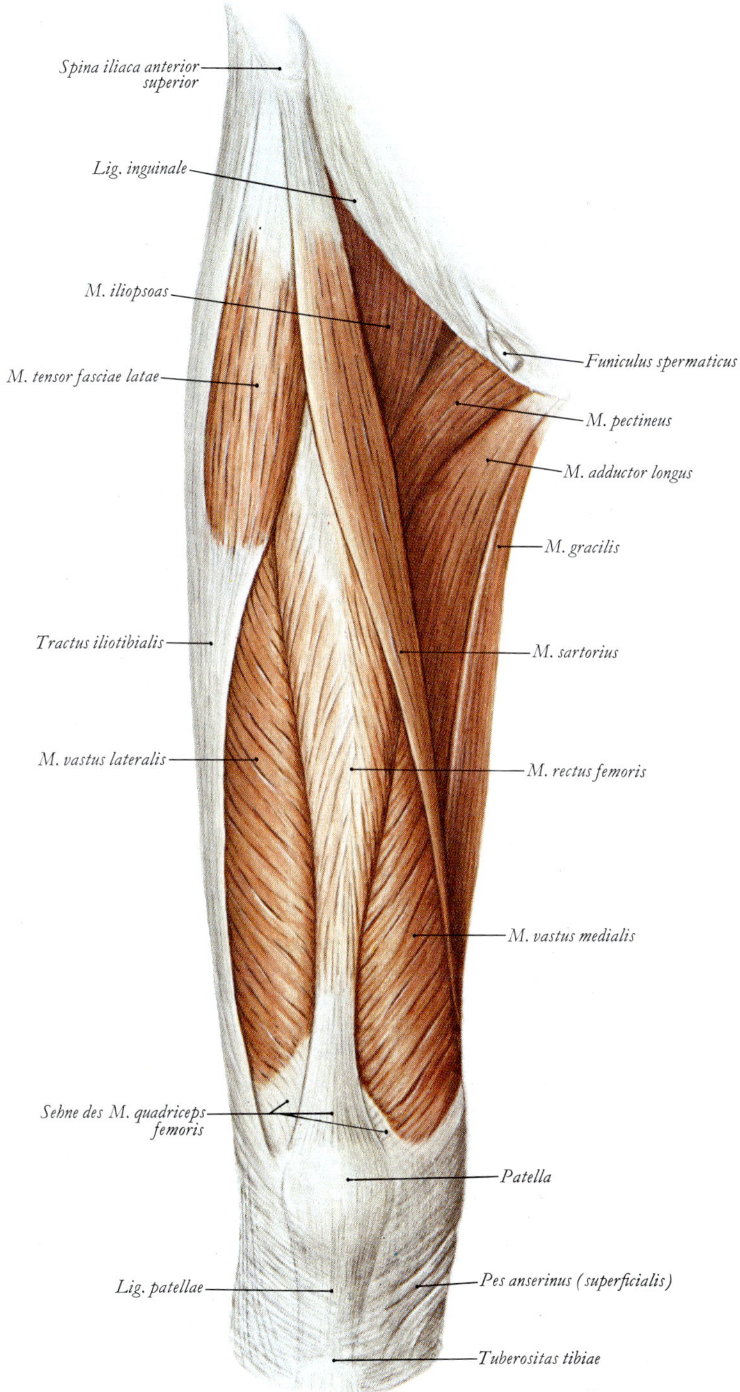

Abb. 258. Oberflächliche Schicht der ventralen Oberschenkelmuskeln

2. **M. adductor longus,** der lange Anzieher, **entspringt** zwischen *Tuberculum pubicum* und Symphyse, verbreitert sich nach distal und **setzt** am mittleren Drittel des *Labium mediale lineae asperae* **an.**

3. **M. gracilis,** der schlanke Muskel, **entspringt** medial vom vorigen zwischen *Tuberculum pubicum* und Symphyse, bildet abwärtsziehend die mediale Begrenzung des Oberschenkels, verschwindet nach distal hinter dem Sartorius, verläuft wie dieser hinter dem Epicondylus medialis femoris und **setzt** wie dieser mittels des *Pes anserinus* an der medialen Seite der Tibia **an.**

2. (mittlere) Schicht

4. **M. adductor brevis,** der kurze Anzieher, **entspringt** neben der Symphyse vom unteren Schambeinast, verbreitert sich nach distal und **setzt** am proximalen Drittel des *Labium mediale lineae asperae* **an.**

3. (tiefe) Schicht

5. **M. adductor magnus,** der große Anzieher, **entspringt** weiter dorsal als die vorigen Muskeln, unterhalb des Foramen obturatum vom *Tuber ischiadicum und Ramus ossis ischii.* Der fächerförmige Muskel **setzt** mit seinen proximalen Fasern am *Labium mediale lineae asperae* **an**; die distalen ziehen mit langer Sehne zum *Epicondylus medialis femoris.* Zwischen den beiden Teilen ist eine Lücke, der Adduktorenschlitz, **Hiatus tendineus** [adductorius]. Der Adduktorenschlitz ist die distale Öffnung des Adduktorenkanales.

Der **Canalis adductorius,** der Adduktorenkanal, führt die Schenkelgefäße von der Ventralseite des Oberschenkels zur Kniekehle. Er wird begrenzt (Abb. 259) von dem *Vastus medialis,* dem *Adductor longus* und *magnus* und der **Lamina (Membrana) vastoadductoria,** die vom Adductor longus und magnus quer zum Vastus medialis zieht.

Zu den Adduktoren kann man noch den Obturatorius externus zählen, der bereits bei den äußeren Hüftmuskeln besprochen wurde.

Wirkung der Adduktoren: Sie ist nur zu verstehen, wenn man die Lage zu den 3 Hauptachsen (S. 360) des Hüftgelenkes untersucht. Alle Adduktoren sind Anzieher des Beines, da sie medial von der Adduktionsachse liegen. Beim Standbein neigen sie das Becken zur gegenüberliegenden Seite. Sie sind somit Antagonisten der äußeren Hüftmuskeln (Abb. 260). Mit ihnen zusammen balancieren sie das Becken auf dem feststehenden Oberschenkel. Da die Ursprünge aller Adduktoren mit Ausnahme des Adductor magnus vor der Flexionsachse liegen, beugen sie im Hüftgelenk. Der letztere ist ein starker Strecker im Hüftgelenk. Alle Adduktoren, mit Ausnahme des distalen Teiles des Adductor magnus, rollen den Oberschenkel nach außen, der letztere Teil nach innen. Der *Gracilis* hilft als einziger zweigelenkiger Muskel außerdem im Kniegelenk beugen und innenrotieren.

Die Adduktoren bewirken den kräftigen Schenkelschluß des Reiters. Auch beim Skilaufen werden sie besonders beansprucht. Bei beiden Sportarten fühlt der Anfänger in ihnen besonders den Muskelkater.

→

Abb. 259. M. iliopsoas und tiefe Schicht der Oberschenkelmuskeln von ventral gesehen. M. sartorius, M. rectus femoris, M. pectineus und M. adductor longus teilweise entfernt

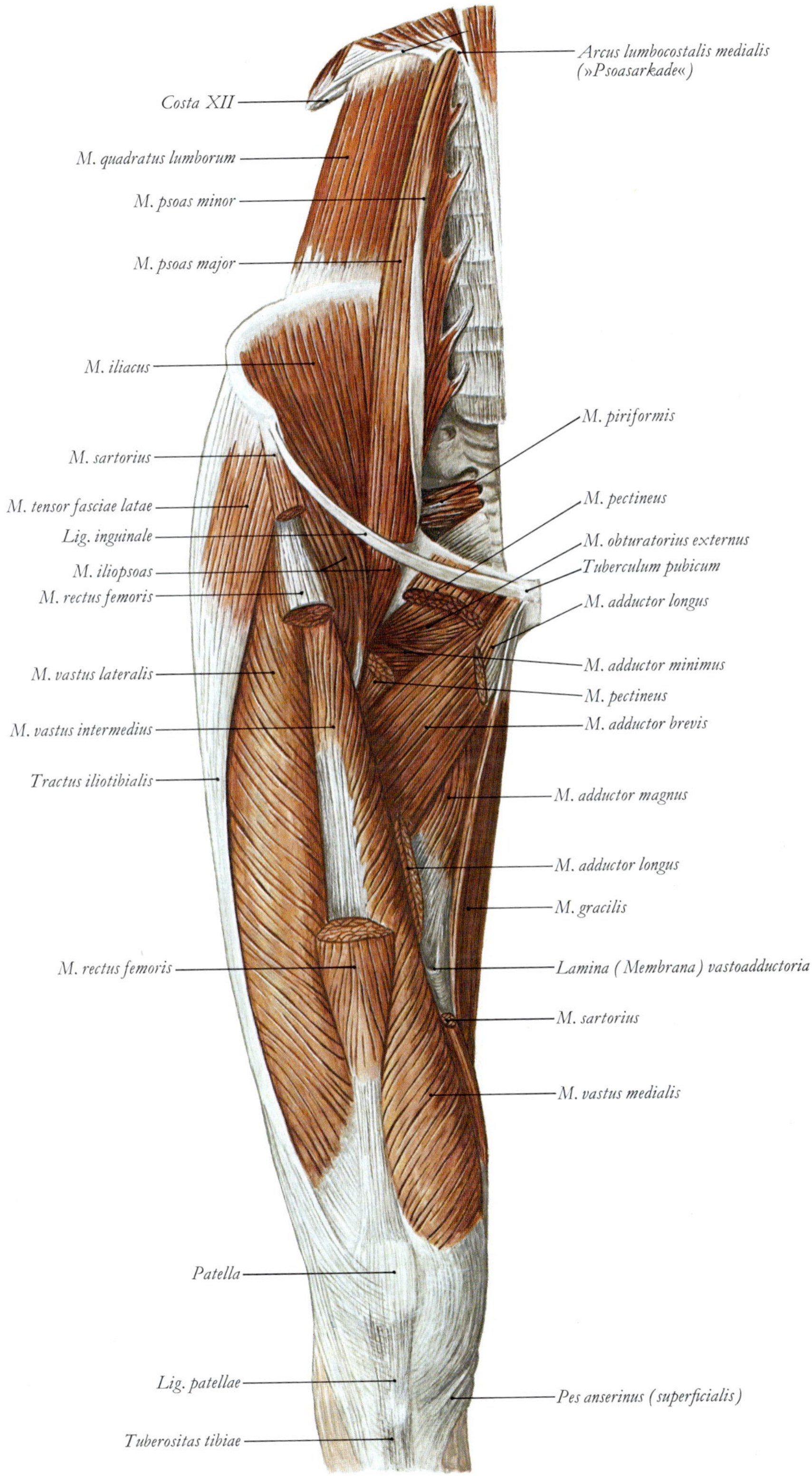
Arcus lumbocostalis medialis (»Psoasarkade«)
Costa XII
M. quadratus lumborum
M. psoas minor
M. psoas major
M. iliacus
M. piriformis
M. sartorius
M. pectineus
M. tensor fasciae latae
M. obturatorius externus
Lig. inguinale
Tuberculum pubicum
M. iliopsoas
M. rectus femoris
M. adductor longus
M. adductor minimus
M. vastus lateralis
M. pectineus
M. vastus intermedius
M. adductor brevis
Tractus iliotibialis
M. adductor magnus
M. adductor longus
M. gracilis
M. rectus femoris
Lamina (Membrana) vastoadductoria
M. sartorius
M. vastus medialis
Patella
Lig. patellae
Pes anserinus (superficialis)
Tuberositas tibiae

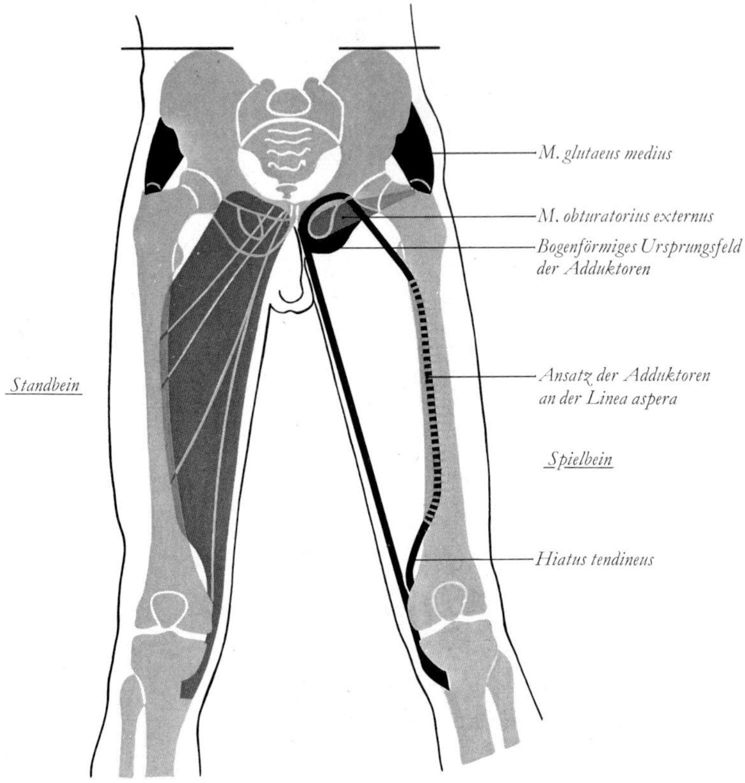

Abb. 260. Das Zusammenspiel der Adduktoren mit dem M. glutaeus medius. Die linke Adduktorengruppe ist nur in Umrissen gezeichnet

γ) Hintere Muskeln des Oberschenkels (Flexoren, Abb. 255-257, 261)

Es sind 3 Muskeln, der *Biceps femoris*, der *Semimembranosus* und der *Semitendinosus*, die gemeinsam vom Tuber ischiadicum entspringen, an der Rückseite des Oberschenkels herabziehen, sich gegen die Kniekehle in eine mediale Gruppe (den Semitendinosus und Semimembranosus) und den lateralen Biceps femoris sondern und am Unterschenkel ansetzen. Wir nennen sie deshalb auch die **ischiocrurale Muskelgruppe.** Sie ist der Antagonist des Quadriceps femoris, **beugt im Kniegelenk** und **streckt im Hüftgelenk.** Die mediale Gruppe rollt den Unterschenkel nach innen, der lateral gelegene Biceps nach außen. Sie werden vom N. tibialis versorgt. Der am Oberschenkel entspringende kurze Bizepskopf kann nur auf das Kniegelenk wirken. Er wird vom N. peronaeus versorgt.

1. **M. biceps femoris,** der zweiköpfige Schenkelmuskel, **entspringt** mit dem langen Kopf gemeinsam mit dem M. semitendinosus vom *Tuber ischiadicum*, mit dem

kurzen Kopf vom mittleren Drittel des *Labium laterale lineae asperae*. Die gemeinsame Endsehne **setzt** am *Caput fibulae* und an der Unterschenkelfaszie **an.** Der lange Kopf deckt den N. ischiadicus (Abb. 257).

Zwischen seiner Endsehne und dem Lig. collaterale fibulare kommt ein Schleimbeutel vor.

2. **M. semitendinosus,** der halbsehnige Muskel, **entspringt** gemeinsam mit dem vorigen vom *Tuber ischiadicum.* Der schlanke Muskel geht in der Mitte des Oberschenkels in eine lange, schnurförmige Sehne (daher sein Name) über, die mit dem Sartorius und Gracilis hinter dem Epicondylus medialis femoris verläuft und mit den genannten Muskeln mittels des *Pes anserinus* an der medialen Fläche der Tibia **ansetzt.** Der Muskelbauch wird oberhalb der Mitte von einer schrägen *Intersectio* [Inscriptio] *tendinea* durchsetzt.

Pes anserinus, der Gänsefuß (Abb. 261). Der *M. sartorius* der vorderen, der *M. gracilis* der medialen und der *M. semitendinosus* der hinteren Gruppe treffen sich, eng aneinandergeschmiegt, hinter dem Epicondylus medialis femoris. Ihre Endsehnen verbreitern sich gegen den Ansatz hin wie die Schwimmhäute zwischen den Zehen der Gänse und setzen, sich überlagernd, an der medialen Fläche der Tibia an. Zwischen den Sehnen und dem Knochen liegt die *Bursa anserina.*

3. **M. semimembranosus,** der halbhäutige Muskel, **entspringt** mit einer langen, flachen Sehne, die bis zur Mitte des Oberschenkels herabreicht, vom *Tuber ischiadicum.* Der nach distal kräftiger werdende Muskelbauch bildet eine Rinne für den Semitendinosus, begrenzt von medial die Kniekehle und geht dann in die kurze Endsehne über. Diese **setzt** mit einem queren (unter dem Lig. collaterale tibiale gelegenen) und einem senkrechten Faserzug am *Condylus medialis tibiae* **an.** Der senkrechte Faserzug setzt sich nach unten, über den M. popliteus hinweg, bis zur *Linea m. solei* [poplitea] fort (Lacertus fibrosus popliteus, Abb. 266). Mit einem dritten Faserzug verstärkt sie die Kniegelenkkapsel von hinten **(Lig. popliteum obliquum).**

Zwischen dem senkrechten Faserzug und der Tibia liegt ein Schleimbeutel, ein weiterer zwischen Ansatzsehne und medialem Kopf des M. gastrocnemius.

Wirkung: Die ischiocruralen Muskeln beugen als zweigelenkige Muskeln im Kniegelenk und strecken im Hüftgelenk (ziehen den Oberschenkel zurück oder heben das Becken). Gemeinsam adduzieren sie das Bein. Bei gebeugtem Knie rollen der lateral ansetzende *M. biceps femoris* nach außen, die medial ansetzenden *Semitendinosus* und *Semimembranosus* nach innen.

Bei gleichzeitiger Streckung im Hüftgelenk und Beugung im Kniegelenk wird die ischiocrurale Gruppe frühzeitig insuffizient. Ursprung und Ansatz werden zu sehr genähert, der Muskel wird „zu lang", um weiter wirken zu können (passive Insuffizienz). Bei gleichzeitiger Streckung im Kniegelenk und Beugung im Hüftgelenk werden Ursprung und Ansatz zu weit entfernt; die Muskeln werden so stark gedehnt, daß die weitere Beugung im Hüftgelenk abgebremst oder das Bein zwangsläufig im Kniegelenk gebeugt wird. Durch Training kann die Nachgiebigkeit der Muskeln gesteigert werden. Es gelingt dann, mit gestrecktem Kniegelenk („durchgedrückten Knien") den Rumpf so stark im Hüftgelenk zu beugen, daß die Fingerspitzen oder gar die Hohlhandfläche den Erdboden berühren. Bei nicht vollständig gestrecktem Kniegelenk ist diese Übung relativ leicht.

Die rautenförmige **Kniekehle, Fossa poplitea,** wird kranial an der lateralen Seite vom *Biceps femoris*, an der medialen Seite vom *Semimembranosus* und *Semitendinosus* begrenzt. Die kaudale Begrenzung bilden die beiden Köpfe des *M. gastrocnemius* und lateral der *M. plantaris.* Sie enthält die Kniekehlengefäße, den N. tibialis und peronaeus und reichliches Fettgewebe. Trotz der kräftigen, deckenden **Fascia poplitea** sinkt diese bei der Beugung stark ein. Die begrenzenden Oberschenkelmuskeln springen dabei deutlich unter der Haut hervor und sind einzeln gut abzutasten.

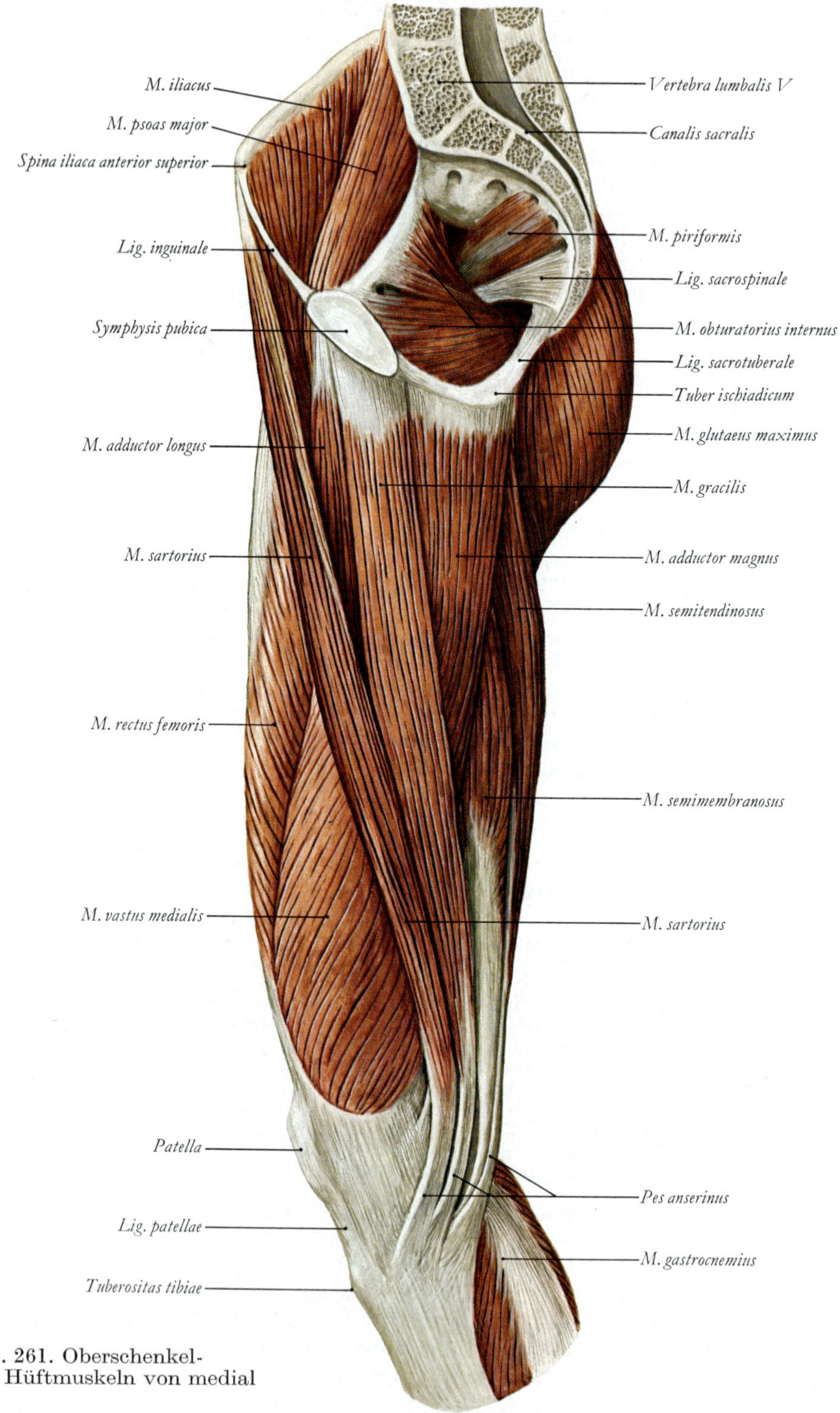

Abb. 261. Oberschenkel- und Hüftmuskeln von medial

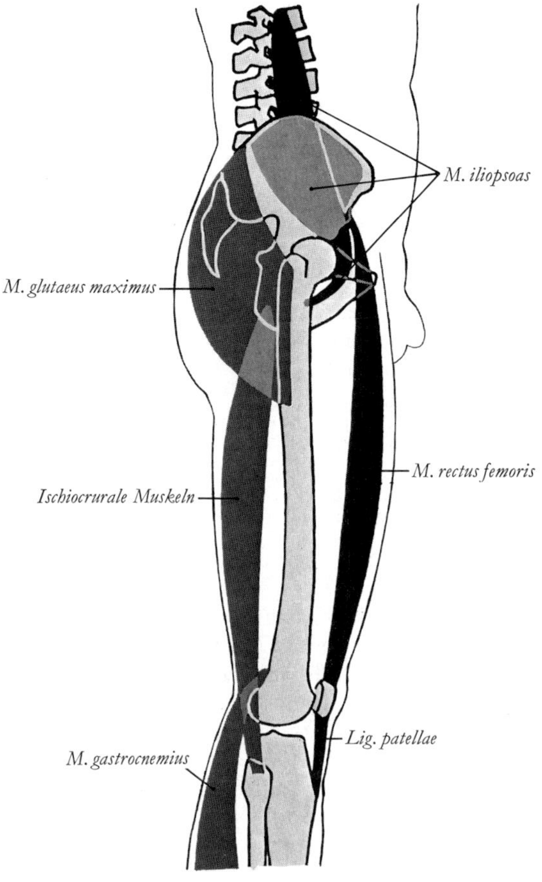

Abb. 262. Übersicht über die wichtigen Beuger und Strecker des Hüftgelenkes und des Kniegelenkes. Ansicht von lateral. Verdeckte Muskelteile grau

Das **Zusammenspiel der Hüft- und Oberschenkelmuskeln** sei nochmals an Hand der Abb. 260 und 262 erörtert, da nur so die Balance des Beckens auf dem Standbein zu verstehen ist. Die vor der transversalen Flexionsachse liegenden **Beuger** (Iliopsoas, Rectus femoris, vordere Adduktoren, vorderer Teil des Glutaeus medius) fixieren das Becken nach vorn, wobei Rectus femoris und Iliopsoas bei weitem die meiste Kraft entwickeln. Die hinter der Flexionsachse liegenden **Strecker** (Glutaeus maximus, hintere Anteile des Glutaeus medius, Adductor magnus, ischiocrurale Muskeln) fixieren das Becken von hinten (verhindern das Vornüberfallen). Sie sind nahezu dreimal stärker als die Beuger. Außerdem benötigen die Strecker eine große Kraft für das Abheben vom Boden, Aufstehen aus dem Sitzen, Treppensteigen usw. Die seitliche Balance des Beckens halten (Abb. 260) die Adduktoren und die äußeren Hüftmuskeln, vor allem der Glutaeus medius. Vor- und Zurücknehmen einer Hüfte regeln die **Außen- und Innenrotatoren.** Außer den beschriebenen müssen aber auch noch die Bauch-, Rücken-, Hals- und Nackenmuskeln mitwirken, um den Rumpf auf dem Oberschenkelkopf des Standbeines in Balance zu halten.

4. Die Knochen des Unterschenkels

(Abb. 263, 264)

Das Skelett des Unterschenkels besteht aus dem Schienbein und dem Wadenbein.

a) Das Schienbein, Tibia,

der bei weitem stärkere der beiden Knochen, ist die knöcherne Säule des Unterschenkels. Das **Mittelstück** ist eine dreikantige Säule mit einer scharfen, vorderen, direkt unter der Haut liegenden Kante, dem **Margo anterior.** Der schwächere, dem Wadenbein zugewandte **Margo interosseus** dient zur Anheftung der *Membrana interossea.* Der **Margo medialis** ist abgerundet. Die **Facies medialis** ist leicht konvex und in der ganzen Länge unter der Haut fühlbar.

Die engen Beziehungen zur Haut haben dem Knochen den Namen Schienbein (Hautbein, altdeutsch *schin*, engl. *skin*) gegeben. Tibia bedeutet Flöte. Der Knochen kann mit einer Schalmei, deren Mundstück der Knöchel darstellt, verglichen werden.

Die **Facies lateralis** ist leicht konkav. Die **Facies posterior** (Abb. 264) zeigt im oberen Teil die schräg medialwärts absteigende rauhe **Linea m. solei** [poplitea]. Nahe dem unteren Ende der Linie liegt ein großes Ernährungsloch. Auf dem kräftigen Mittelstück ruht wie ein Kapitell das kräftige **proximale Endstück.** Seitlich springen die Schienbeinknorren, **Condylus medialis** und **lateralis,** vor. Sie tragen an ihrem proximalen Ende die planen, überknorpelten Gelenkflächen, **Facies articulares superiores,** für die Verbindung mit den beiden Condylen des Femur. Zwischen den beiden Flächen liegt eine Erhebung, die **Eminentia intercondylaris,** mit zwei stumpfen Graten, dem **Tuberculum intercondylare mediale** und **laterale.** Vor und hinter der Erhebung liegen rauhe Vertiefungen, die **Area intercondylaris anterior** und **posterior** (für die Anheftung der Kreuzbänder). An der Vorderfläche des proximalen Endstückes erhebt sich die **Tuberositas tibiae,** die nach distal in die vordere Schienbeinkante ausläuft. Der besonders stark seitlich überhängende **Condylus lateralis tibiae** trägt die ovale, überknorpelte **Facies articularis fibularis** zur Verbindung mit der Fibula. Das ebenfalls verdickte, distale Endstück trägt die viereckige, in sagittaler Richtung konkave **Facies articularis inferior** zur Verbindung mit dem Fuß. Sie geht kontinuierlich in die ebenfalls überknorpelte Gelenkfläche an dem inneren Knöchel über. Dieser, an der Innenseite gelegene, kräftige Fortsatz, **Malleolus medialis,** bildet mit dem distalen Wadenbeinende, dem äußeren Knöchel, **Malleolus lateralis,** eine Gabel (Malleolengabel), die das Sprungbein zwischen sich faßt. An der lateralen Seite des Endstückes findet sich eine Aushöhlung, **Incisura fibularis,** für die Anlagerung der Fibula. An der hinteren Fläche des *Malleolus medialis* verläuft eine vertikale Furche: **Sulcus malleolaris** für die Sehnen des *M. tibialis posterior* und *M. flexor digitorum longus.*

Retroversio tibiae nennt man die Rückwärtsneigung des Tibiakopfes gegen den Schaft. Der Retroversionswinkel, gebildet von der proximalen Gelenkfläche der Tibia und der Horizontalen, beträgt beim erwachsenen Europäer durchschnittlich 6°. Im Mutterleib ist der Winkel sehr groß (bis 39°). Er ermöglicht eine starke Beugung im Kniegelenk und damit bei dem engen Raum in der Fruchthöhle das Anziehen der Beine an den Rumpf. Die starke *Retroversio tibiae* ist (nach *Nauck*) mechanisch, nicht phylogenetisch zu erklären. Nach der Geburt erfolgt eine schnelle Rückbildung. Bei Völkern, die in Hockstellung ruhen (Ostasien usw.), besteht eine stärkere *Retroversio tibiae* zeitlebens. Da in der Hockstellung gleichzeitig eine starke Dorsalflexion des Fußes besteht, ist mit der *Retroversio tibiae* eine Vergrößerung der überknorpelten, distalen Gelenkfläche der Tibia (nach vorn) verbunden.

Torsion der Tibia. Beim Erwachsenen ist das distale Schienbeinende um einen Winkel von 5–20° gegen das proximale Ende nach außen gedreht. Die Fußspitzen werden dadurch entsprechend nach außen gerichtet. Dem Neugeborenen fehlt die Torsion.

b) Das Wadenbein, Fibula (gr. Perone)

ist ein schlanker, federnder Knochen an der lateralen Seite der Tibia. Es ist ungefähr so lang wie die Tibia, aber gegen diese nach distal verschoben. Das obere Ende, der Kopf, **Caput,** steht nicht mit dem Femur, sondern mit der abwärts gerichteten, ovalen *Facies articularis fibularis* des *Condylus lateralis tibiae* in Verbindung. Das *Caput* ist nach oben zu einer Spitze, **Apex capitis fibulae,** ausgezogen. Das distale Ende, der äußere Knöchel, **Malleolus lateralis,** reicht tiefer herab als die Tibia. Er bildet mit dem *Malleolus medialis* die Malleolengabel, die das Sprungbein zwischen sich faßt.

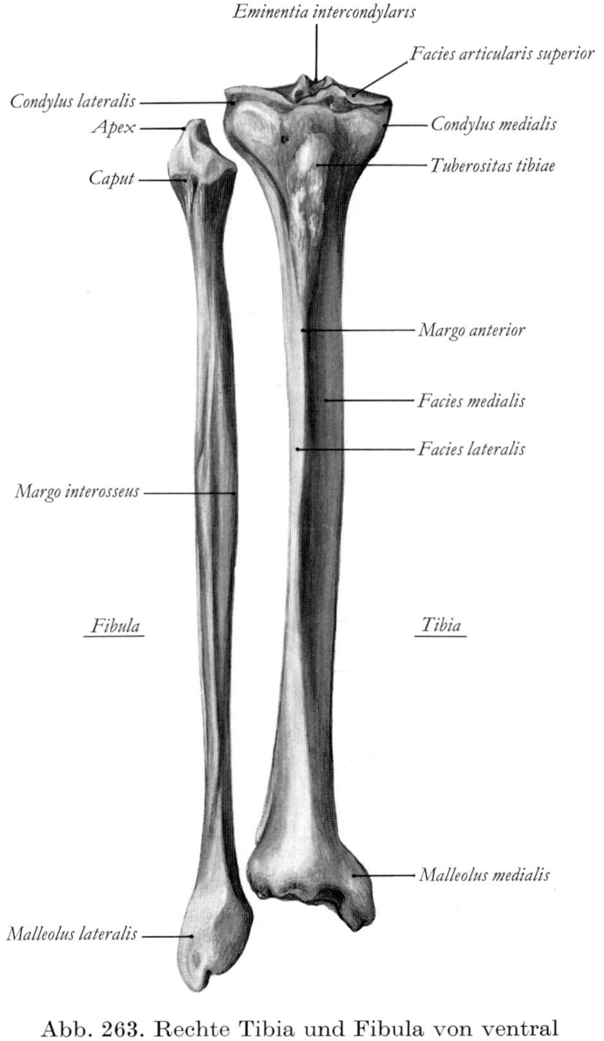

Abb. 263. Rechte Tibia und Fibula von ventral

Der schlanke **Schaft** zeigt 3 Kanten, den scharfen **Margo anterior** und die stumpfen **Margo posterior** und **Crista medialis.** Die 3 Kanten begrenzen 3 Flächen, die **Facies medialis, lateralis** und **posterior.** Diagonal über die *Facies medialis* verläuft der **Margo interosseus** (zur Anheftung der *Membrana interossea*).

An der Dorsalfläche des *Malleolus lateralis* läuft eine Rille für die Wadenbeinmuskeln herab.

Da der *Malleolus lateralis* schwächer und länger als der *Malleolus medialis* ist, bricht er häufiger. Auch oberhalb der Malleolen bricht das Wadenbein häufiger als das Schienbein.

Das Wadenbein ist in Rückbildung begriffen. In der Ontogenese wird der Dickenunterschied (4:1) zwischen Tibia und Fibula immer größer. Die Verbindung der Fibula mit dem Kniegelenk geht verloren. Bei manchen Tieren ist die Fibula noch stärker rückgebildet. Sie hat nur noch die Aufgabe der Gabelbildung für das Sprunggelenk. Die eigentlich stützende Aufgabe wird von der Tibia übernommen.

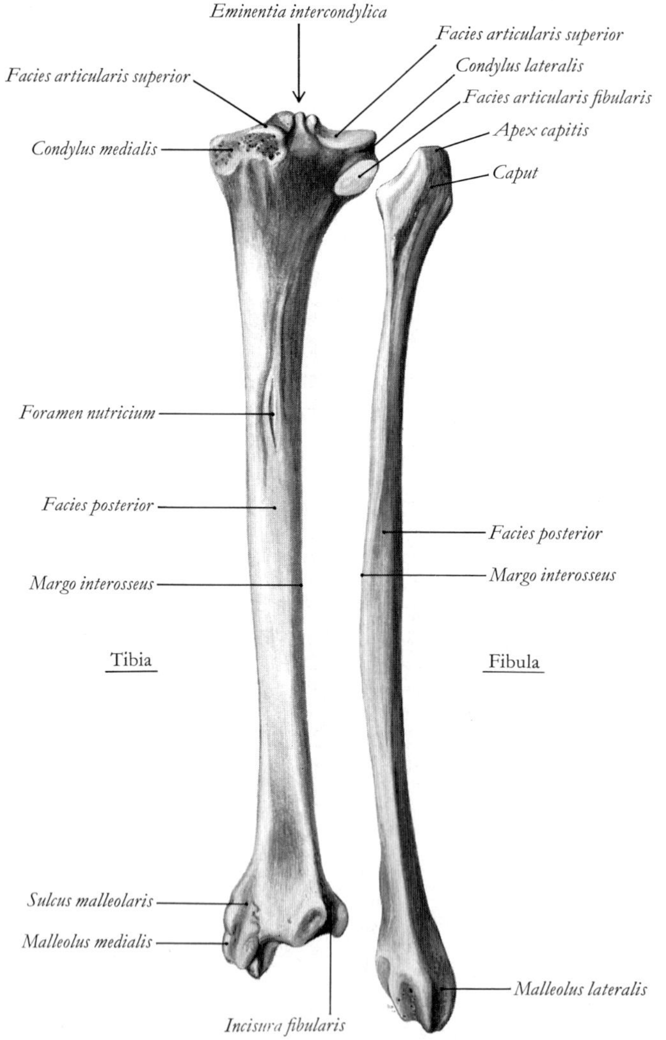

Abb. 264. Rechte Tibia und Fibula von dorsal

5. Das Kniegelenk, Articulatio genus

Im Kniegelenk artikulieren die beiden längsten und stärksten Röhrenknochen des Körpers, das Femur und die Tibia. Dazu kommt noch als größtes Sesambein die Kniescheibe. Entsprechend den auf die langen Hebelarme wirkenden Kräften sind auch die artikulierenden Gelenkflächen die größten des Körpers. Wir führen im Kniegelenk um eine quere Achse Beugung und Streckung (*Ginglymus*) und bei gebeugtem Knie um eine Längsachse noch eine Rotation (*Articulatio trochoidea*) aus. Man kann es somit als *Trochoginglymus* bezeichnen.

a) Die Gelenkkörper und Gelenkflächen

Die **Condylen des Femur** kann man mit Rädern oder Rollen vergleichen. Sie sind aber nicht kreisförmig, sondern spiralig geformt (Abb. 274). Die Krümmung ist hinten stärker als vorn. Die Rollen stehen außerdem nicht parallel, sondern weichen nach hinten und unten (wie manchmal alte Wagenräder) auseinander. Bei vertikaler Stellung der Schaftachse reicht der mediale Condylus des Femur tiefer herab als der laterale. Bei der gewöhnlichen schrägen Stellung des Oberschenkelschaftes stehen die beiden Condylenflächen ungefähr horizontal. Der Condylus lateralis springt weiter nach vorn vor. Die überknorpelten Condylen sind hinten durch die *Fossa intercondylaris* getrennt, vorn durch die *Facies patellaris* miteinander verbunden.

Die **Gelenkflächen der Tibia** sind nahezu plan und um den Retroversionswinkel der Tibia (6°) nach hinten geneigt.

Da die Femurcondylen auch noch in der queren Richtung konvex gestaltet sind, passen die Gelenkflächen keineswegs aufeinander. Diese Inkongruenz wird annähernd ausgeglichen: 1. durch den Knorpelbelag, 2. durch die Menisken.

Der **Gelenkknorpel** ist an den Stellen der stärksten Druckübertragung dicker. Da er bei der Belastung verformbar ist, stehen beim belasteten Knie größere Flächen der Knochen in Kontakt als beim unbelasteten.

Die **Menisken** (Abb. 270) sind C- bzw. kreisförmige, faserknorpelige Scheiben, die im Querschnitt keilförmig sind. Ihre breite Außenkante ist mit der Gelenkkapsel verwachsen. Sie sind verformbar und auf der Tibia verschieblich, gleichsam als transportable Gelenkpfannen aufzufassen.

In äußerster Streckung steht der schwächer gekrümmte Teil der Femurcondylen mit der Tibia in Verbindung. Da sich das Gelenk beim Standbein in äußerster Streckung befindet, sind die Berührungs- und Druckübertragungsflächen am größten. Beim gebeugten Spielbein artikulieren die stärker gekrümmten hinteren Teile der Femurcondylen mit der Tibia. Die Berührungsflächen sind klein, was die Kreiselung begünstigt.

b) Die Gelenkkapsel, Capsula articularis
(Abb. 265, 266)

Die Gelenkkapsel setzt an der Tibia nahe den Knorpelrändern an. Am Femur entspringt sie vorn 1–2 cm oberhalb der Knorpelränder; hinten reicht sie etwas näher an die Gelenkfläche heran; seitlich bleiben die Epicondylen außerhalb der Kapsel. In die Vorderwand ist die Kniescheibe eingelassen. Die **Epiphysenlinien** liegen im allgemeinen außerhalb der Kapsel. Nur vorn tritt (Abb. 273) die Epiphysenlinie des Femur mit der Gelenkhöhle und der *Bursa suprapatellaris* in Verbindung (*Gelenkprozesse können hier auf die Epiphysenlinie übergreifen und umgekehrt*).

Verstärkt ist die Kapsel vorn (Abb. 265) durch die Quadrizepssehne, das *Lig. patellae* und das *Retinaculum patellae mediale* und *laterale*, seitlich durch das *Lig. colla-*

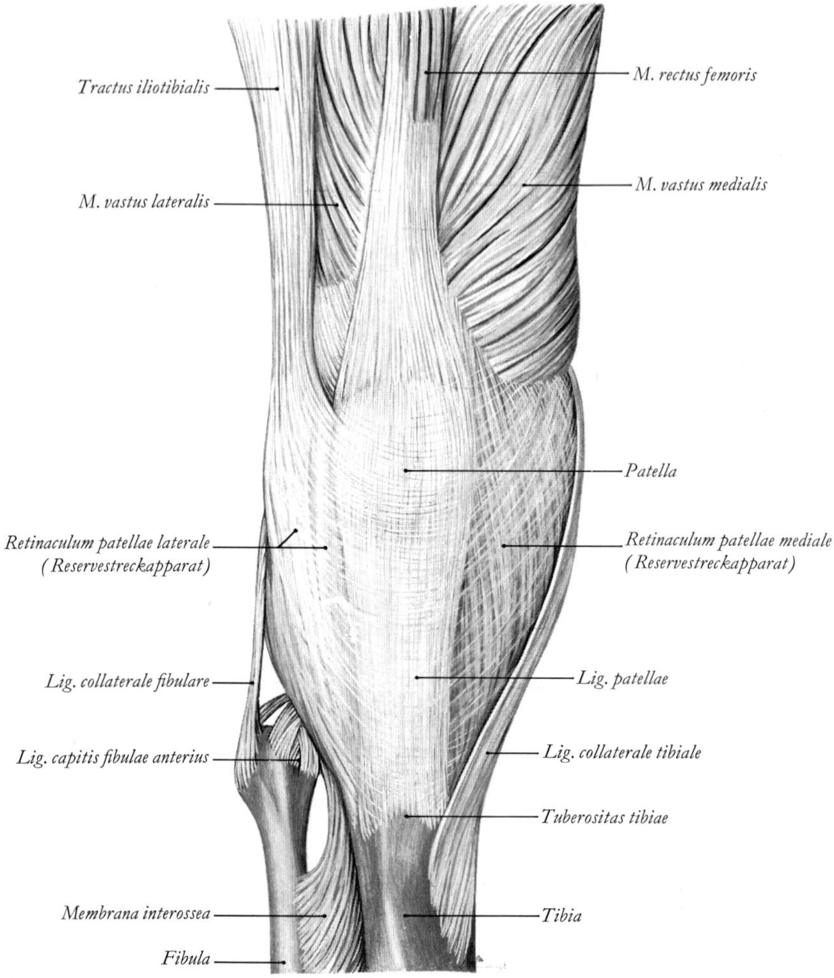

Abb. 265. Rechtes Kniegelenk von ventral

terale tibiale (und *fibulare*), hinten (Abb. 266) durch das *Lig. popliteum obliquum*. Die Hinterwand zeigt zahlreiche fettgefüllte Löcher für den Durchtritt von Gefäßen. Bei starken Gelenkergüssen kann hier die Kapsel vorgebuchtet werden (*evtl. Durchbruch in die Kniekehle*).

In der Normalstellung (Streckung) sind die hinteren Kapselteile gespannt. Bei 25° Beugung ist die Kapsel am meisten entspannt.

Erkrankte Gelenke nehmen reflektorisch diese **Ruhestellung** ein. Bei langem Krankenlager erreichen wir sie durch die **Knierolle.** Bei starker Beugung schmerzt das erkrankte Gelenk, weil dabei am wenigsten Raum in der Kapsel ist.

c) Die äußeren Bänder des Kniegelenkes

(Abb. 265–269)

1. Das starke Kniescheibenband, **Lig. patellae,** verläuft von der abwärtsgerichteten Spitze der *Patella* zur *Tuberositas tibiae*. Es gehört zur Sehne des M. quadriceps femoris.

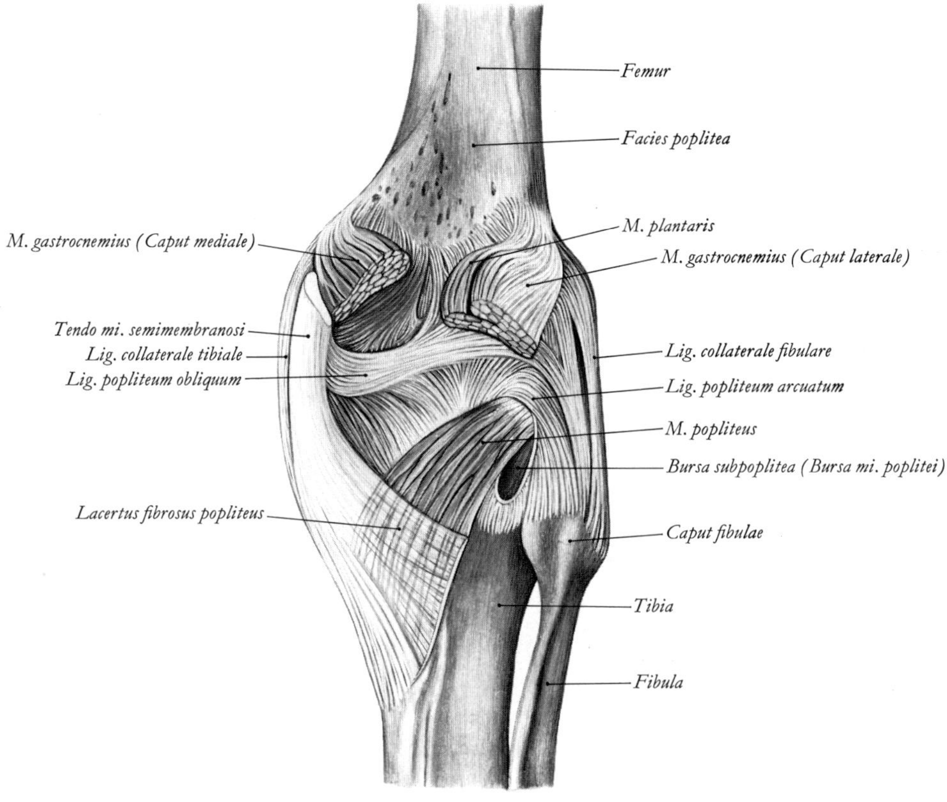

Abb. 266. Rechtes Kniegelenk von hinten. Gelenkkapsel und Ansatz des M. semimembranosus (Pes anserinus profundus)

2. Das **Lig. collaterale tibiale** (Abb. 265, 268) ist fest mit der Kapsel und dem *Meniscus medialis* verwachsen. Es entspringt vom *Epicondylus medialis femoris*, wird nach unten breiter und setzt mit den langen vorderen Faserzügen am Schienbein, mit den kürzeren hinteren am Meniscus medialis an. Bei der Streckung sind alle Faserzüge, bei der Beugung nur die hinteren, kürzeren gespannt. Mit zunehmender Beugung wird das Ursprungsfeld der kurzen Fasern unter die langen verlagert.

3. Das **Lig. collaterale fibulare** zieht vom *Epicondylus lateralis* zum *Caput fibulae*. Es ist drehrund und durch die Sehne des M. popliteus (Abb. 268) von der Gelenkkapsel getrennt. Es ist bei Streckung und Außenkreiselung gespannt, bei Beugung und Innenkreiselung entspannt (Abb. 269). Die Seitenbänder sichern das Gelenk in Streckstellung.

4. Das **Lig. popliteum obliquum** (Abb. 266) wird durch Faserzüge der Sehne des *M. semimembranosus* gebildet. Es verläuft schräg auf- und lateralwärts und verstärkt von hinten die Kapsel.

5. Das **Lig. popliteum arcuatum** verläuft von der Kapsel im Bogen über den M. soleus zum Wadenbeinkopf.

6. Das **Retinaculum patellae mediale** und **laterale** (Abb. 265) sind seitliche Teile der Quadrizepssehne. Sie verlaufen zwischen Patella und Seitenbändern, sind mit der Faszie verwachsen, nur künstlich darstellbar. Das laterale Band ist noch durch den starken

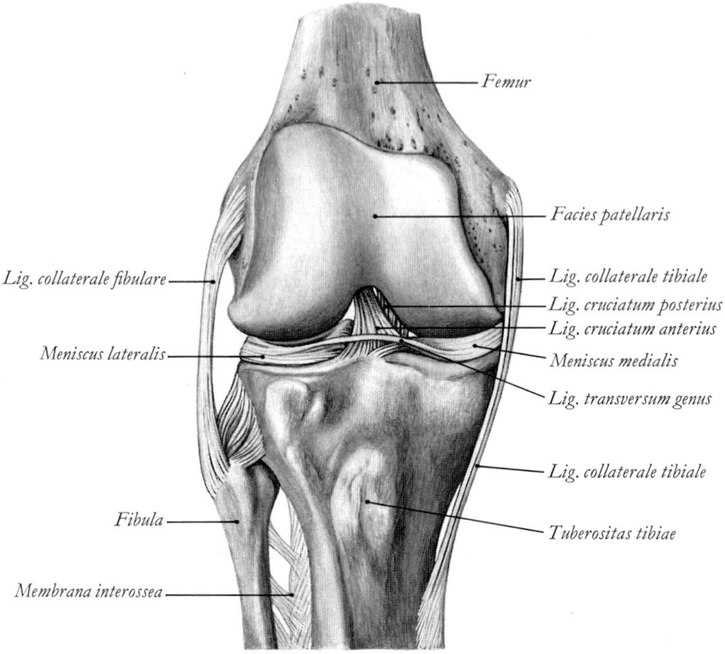

Abb. 267. Bänder des Kniegelenkes von ventral. Gelenkkapsel entfernt

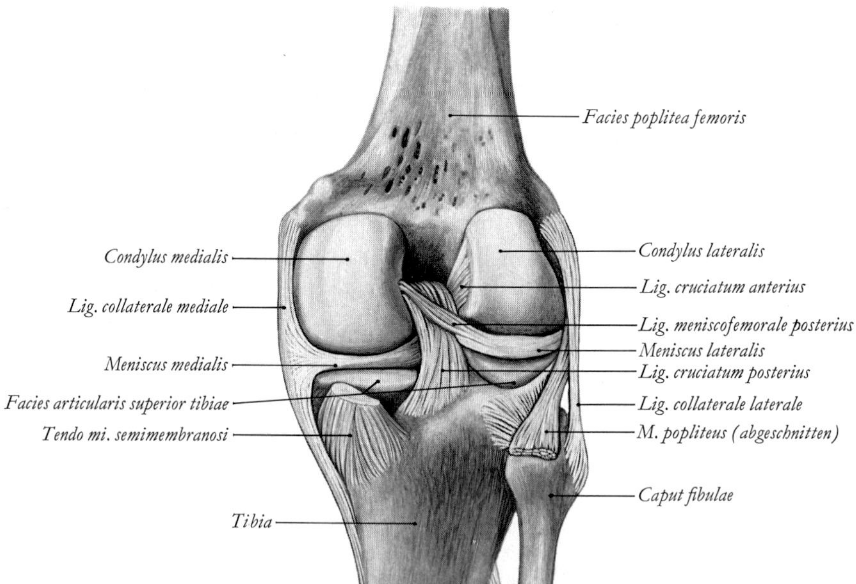

Abb. 268. Bänder des Kniegelenkes von dorsal. Gelenkkapsel entfernt

Tractus iliotibialis verstärkt. Die oberflächlichen Längszüge und tiefen, von den Epicondylen fächerförmig zum Seitenrande der Patella ausstrahlenden Querzüge halten die Kniescheibe in ihrer Gleitbahn. Beim Querbruch der Patella ermöglichen sie noch eine gewisse Streckung. Daher werden sie vom Kliniker auch „akzessorischer Streckapparat" (Reservestreckapparat) genannt.

d) Die inneren Bänder des Kniegelenkes

(Abb. 267–273)

1. **Lig. cruciatum anterius,** das vordere Kreuzband, verläuft von der *Area intercondylaris anterior tibiae* zur Innenseite des *Condylus lateralis femoris.*

2. **Lig. cruciatum posterius,** das hintere Kreuzband, verläuft von der *Area intercondylaris posterior* zur Innenseite des *Condylus medialis femoris.*

Die Kreuzbänder sichern das gebeugte Knie. Bei Beugung und Streckung, bei Außen- und Innenkreiselung spannen sich bzw. erschlaffen verschiedene Anteile der Bänder. Bei Zerstörung der Bänder läßt sich das Femur auf der Tibia von vorn nach hinten verschieben (*Schubladenphänomen*).

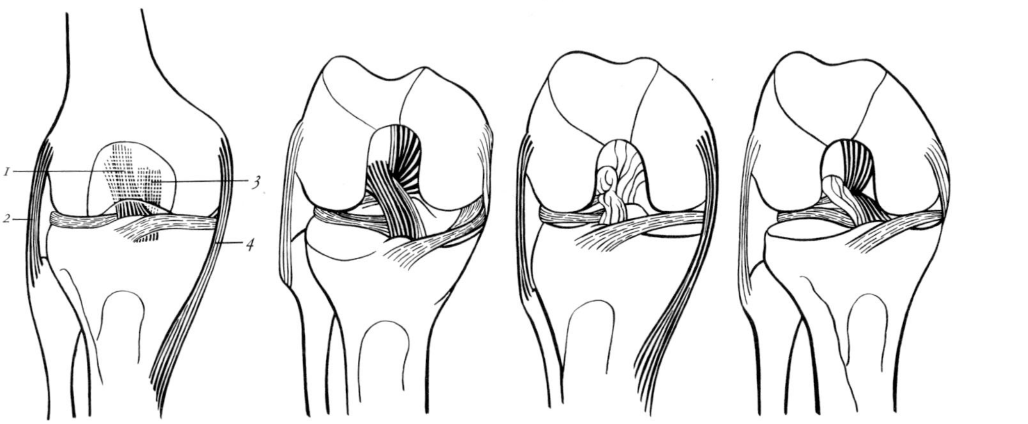

Abb. 269. Hemmung der Bewegungen des Kniegelenkes durch Bänder. Die gespannten Bandzüge sind schwarz, die entspannten heller dargestellt. Menisci sind gestrichelt. Schemata verändert nach *v. Lanz-Wachsmuth*
1 = Lig. cruciatum anterius; *2* = Lig. collaterale fibulare; *3* = Lig. cruciatum posterius; 4 = Lig. collaterale tibiale

Beim Standbein bilden Ober- und Unterschenkel eine Säule. Die Versteifung erfolgt ohne Energieaufwand und ohne Ermüdung der Muskeln durch den Bandapparat des Kniegelenkes. Das gespannte Lig. cruciatum anterius erzwingt eine Außenrotation des Unterschenkels, bei der die Fußspitzen nach außen weisen, wodurch die Standfläche vergrößert wird.

Bei der Streckung spannen sich die medialen Faserzüge der beiden Kreuzbänder und die beiden Seitenbänder, bei der Beugung die lateralen Teile des *Lig. cruciatum anterius* und die medialen Teile des *Lig. cruciatum posterius.* Die Innenkreiselung wird durch die Kreuzbänder gehemmt, die sich umeinander wickeln. Die Außenkreiselung wird durch die Seitenbänder, besonders durch das tibiale, gehemmt (Abb. 269).

Die Kreuzbänder wandern beim Keimling von dorsal in das Gelenk ein, indem sie die Synovialhaut vor sich herschieben. Vereinzelt kommt auch beim Erwachsenen noch eine vertikale Scheidewand vor, die das Gelenk in eine mediale und laterale Hälfte teilt. Als letzter Rest dieser embryonalen Scheidewand ist die *Plica synovialis infrapatellaris* aufzufassen.

3. Die **Menisci** (Abb. 270) sind bindegewebige, von Faserknorpel überzogene Scheiben, die sich keilförmig zwischen Femur und Tibia schieben, die Inkongruenz der artikulierenden Flächen ausgleichen und die Druckübertragungsflächen vergrößern. Der

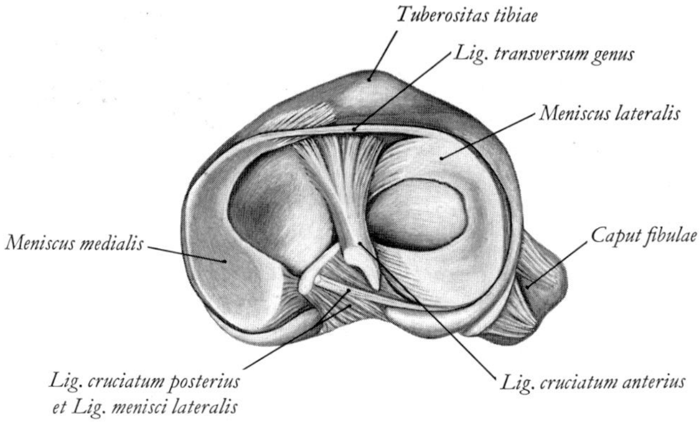

Abb. 270. Proximale Fläche der Tibia mit den Menisci und den Kreuzbändern

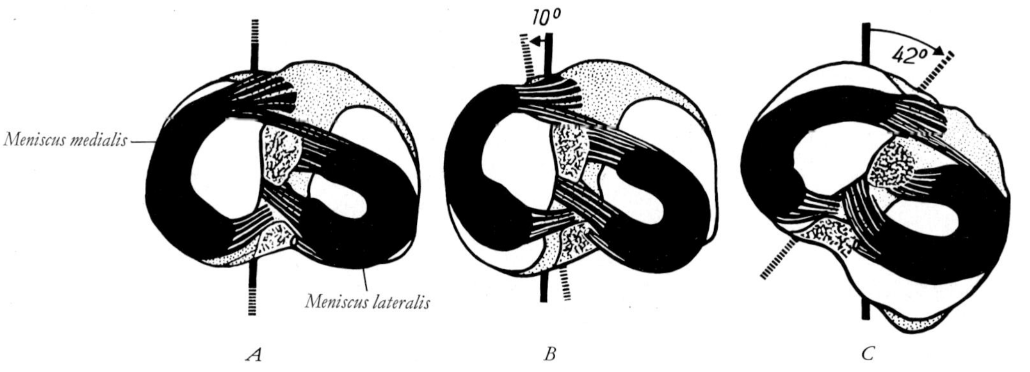

Abb. 271. Verlagerung der Menisci bei Bewegungen im Kniegelenk. Die schwarze Gerade gibt die Rotationsstellung des Femur, die gestrichelte Gerade jene der Tibia an. *A* = stärkste Beugung, *B* = rechtwinklige Beugung und 10° Innenrotation, *C* = rechtwinklige Beugung und 42° Außenrotation. Nach v. *Lanz-Wachsmuth*

Meniscus medialis ist C-förmig, größer und weniger beweglich, der **Meniscus lateralis** kreisförmig, kleiner und stärker beweglich. Es sind **befestigt:** die freien Enden der Menisken zwischen den überknorpelten Flächen der Tibiacondylen, die breiten Außenkanten an der Gelenkkapsel, der *Meniscus medialis* am tibialen Seitenband, der *Meniscus lateralis* durch das *Lig. meniscofemorale posterius* [menisci fibularis] am hinteren Kreuzband. Vorn sind sie meistens durch das *Lig. transversum genus* untereinander verbunden.

Bei stärkerer Beugung werden sie mit den Femurcondylen auf der Tibia nach hinten verlagert (Abb. 271). Auch bei den Kreiselungen werden sie von den Femurcondylen mitgeführt. Der nicht mit dem lateralen Seitenband verwachsene und daher beweglichere laterale Meniskus wird ausgiebiger verlagert.

Der mit dem Lig. collaterale tibiale verwachsene und weniger bewegliche Meniscus medialis ist bei nicht muskulär gesicherten Kreiselungsbewegungen gefährdet. Er reißt meist in seinem vorderen Schenkel ein. 95% aller Meniskusschäden entfallen auf den medialen Meniskus. Es ist eine besonders häufige Sport- (besonders Ski-) Verletzung. Die Menisken können auch von der Kapsel abreißen und zwischen den Knochenenden eingeklemmt werden.

e) Die Gelenkhöhle, Cavum articulare

(Abb. 267, 268, 272–274)

Die Gelenkhöhle ist durch die in das Gelenk vorspringenden Bänder, Falten und Menisken sehr buchtenreich gestaltet. Die beiden Menisken, die Ligg. cruciata und die Plica synovialis infrapatellaris teilen die Gelenkhöhle in vier unvollständig getrennte Kammern und Gelenke, die **medialen** und **lateralen Meniskofemoral-** und **Meniskotibialgelenke** (Abb. 267, 268). Von vorn schiebt sich (Abb. 272, 273) ein von Synovialhaut überzogener Fettwulst, das **Corpus adiposum infrapatellare** [genus], in das Gelenk vor. Er wird durch die **Plica synovialis infrapatellaris** in der *Fossa intercondylaris femoris* festgeheftet, füllt von vorn den weiten Spalt zwischen Oberschenkel- und Schienbeinknorren. Von dem Fettwulst verlaufen oft 2 Fettfalten, die **Plicae alares,** im Bogen zu den Seitenrändern der Patella.

Wird bei der Beugung der Spalt zwischen den Knochen größer, so preßt der Luftdruck diese Fettpolster weiter in das Gelenk; die Haut neben dem Lig. patellae sinkt ein. Bei der Streckung werden sie aus dem Gelenk herausgepreßt und wölben die Haut neben dem Lig. patellae vor.

Entzündliche Vergrößerung und narbige Umwandlung setzen die Formbarkeit und Verschieblichkeit des Fettkörpers herab und stören den Bewegungsablauf empfindlich **(Hoffasche Krankheit).**

Weiter kompliziert wird die Gelenkhöhle noch durch Schleimbeutel, die mit dem Gelenk in Verbindung stehen.

f) Kommunizierende Schleimbeutel des Kniegelenkes

(Abb. 265, 266, 273)

1. Die **Bursa suprapatellaris** (Abb. 265, 273) liegt oberhalb der Patella, bedeckt von der Quadrizepssehne. Sie ist sehr geräumig, wird von dem *M. articularis genus* (Abb. 272) gespannt und vor Einklemmung bewahrt. Beim Erwachsenen steht sie meist mit dem Gelenk in Verbindung. Der Schleimbeutel und die in seiner Umgebung liegende Gleitschicht lockeren Bindegewebes ermöglichen die ausgedehnte Verschiebung der Quadrizepssehne gegen den Femurschaft.

2. Der **Recessus subpopliteus** (Bursa m. poplitei, Abb. 266) liegt zwischen der Gelenkkapsel und der Ursprungssehne des *M. popliteus*. Er kann mit der *Articulatio tibiofibularis* kommunizieren und diese Höhle mit der Kniegelenkshöhle in Verbindung setzen.

3. Die **Bursa m. semimembranosi,** zwischen hinterer Kapselwand und Ansatzsehne des M. semimembranosus.

4. Die **Bursa subtendinea m. gastrocnemii medialis,** zwischen Kapsel und Ursprungssehne des medialen Gastrocnemiuskopfes, kann kommunizieren.

g) Nicht oder sehr selten kommunizierende Schleimbeutel
(Abb. 273)

1. **Bursae praepatellares (subcutanea, subfascialis, subtendinea).** Sie liegen vor der Patella (unter der Haut, der Faszie oder der Sehne). Sie stehen nie mit den Gelenkhöhlen in Verbindung. Meist sind nicht alle ausgebildet. Sie sind als Verschiebespalten aufzufassen, die die ausgedehnten Verschiebungen der Patella gegen die Haut ermöglichen.
2. **Bursa infrapatellaris subcutanea,** zwischen Haut und Lig. patellae.
3. **Bursa infrapatellaris profunda,** zwischen Tibia und Rückfläche des Lig. patellae.

Anwendung. Das große Cavum articulare und die mit ihm kommunizierenden Schleimbeutel stellen einen einheitlichen Erkrankungsraum dar. Die Synovialschicht liefert große sezernierende und resorbierende Flächen. Bei stärkeren Gelenkergüssen erhält das Knie durch Füllung der Bursa suprapatellaris Birnenform; die Patella wird vom Femur abgehoben. Nähert man die Patella durch Fingerdruck dem Femur, so „tanzt" sie zurück (*Ballotement,* tanzende Patella). Bei Infektion des Gelenkes bedeuten die großen resorbierenden Flächen der Synovialis eine große Gefahr; die schnelle Resorption von Toxinen kann zum Kreislaufkollaps und -tod führen. Frühzeitige Resektion des Kniegelenks und Ausräumen aller resorbierenden Häute ist oft lebensrettend. Bei der Resektion soll das Bein um 3 cm verkürzt werden, weil ein verkürztes, im Kniegelenk versteiftes Bein das Vorschwingen des Spielbeines erleichtert.

Entzündungen der Bursa prae- und infrapatellaris sind bei Berufen, in denen Arbeit in kniender Stellung verrichtet wird (z.B. Fußbodenleger), häufig. Bei ihnen ist, im Gegensatz zu Ergüssen im Kniegelenk, das Zeichen der tanzenden Patella nicht auslösbar.

h) Die Mechanik des Kniegelenkes

Das Bein soll in der Hauptsache als Tragsäule dienen. Gleichzeitig muß das Vorführen des Spielbeines und die Anpassung des Fußes an den Boden gewährleistet sein. In äußerster Streckung bilden Ober- und Unterschenkel eine Säule, einen Winkel von 180°. Beim Vorheben des Beines (beim Gehen, Laufen, Springen) wird im Kniegelenk gebeugt, um 1. die Beuger des Oberschenkels zu entspannen und 2. das Bein zu verkürzen und damit das Vorschwingen zu erleichtern. Ein in Streckstellung versteiftes Kniegelenk erfüllt die Aufgaben der Tragsäule vollständig; erschwert ist nur das Vorschwingen des Spielbeines. Ein in Beugestellung versteiftes Kniegelenk setzt die Leistung des Beines sehr stark herab. Beugung und Streckung im Kniegelenk findet um eine quergestellte, durch die Femurkondylen verlaufende Flexionsachse statt.

Die **Streckung** kann beim Erwachsenen bis zu einem Winkel von 180° erfolgen. Femur und Tibia bilden dann eine gerade Linie. Beim Neugeborenen ist wegen der größeren *Retroversio tibiae* keine so weitgehende Streckung möglich. Eine Überstreckung des Knies wird als *Genu recurvatum* bezeichnet. In der letzten Phase der Streckung erfolgt die zwangsläufige **Schlußrotation,** eine Außenrotation der Tibia bei feststehendem Femur oder eine Innenrotation des Femur bei feststehender Tibia.

Von der Streckstellung aus rollen die Femurcondylen zunächst auf der Tibia wie die Räder eines Wagens auf dem Boden ab. Von einer Beugung von etwa 20° an gleiten dann die Oberschenkelrollen, auf der Stelle abrollend, über die Tibia. Diesen zweiten Akt der Beugung kann man als „Gleitrollen" bezeichnen. Die Menisken werden dabei auf der Tibia nach hinten geführt (Abb. 269, 271 A). Eine aktive Beugung ist bis 130°, eine passive bis 160° möglich. Es schlagen dann die Fersen am Gesäß an.

Kreiselung im Kniegelenk (Abb. 269, 271 B u. C). Neben Beugung und Streckung kann im Kniegelenk noch eine **Außen-** und **Innenkreiselung** des Unterschenkels erfolgen. Bei vollständiger Streckung sind die Seitenbänder so gespannt, daß eine Kreiselung unmöglich ist. Mit zunehmender Beugung nimmt die Kreiselungsfähigkeit zu. Sie erfolgt hauptsächlich im Meniskotibialgelenk, indem bei Außenkreiselung des Unterschenkels der laterale Meniskus nach vorn und der mediale nach hinten geführt und bei Innenkreiselung des Unterschenkels der laterale Meniskus nach hinten und der mediale nach vorn geführt wird. Dabei sind die Bewegungen des lateralen Meniskus ergiebiger als die des medialen. Die starke Befestigung des medialen Meniskus am tibialen Seitenband hemmt seine Bewegungen. Er ist deshalb bei unkontrollierten Drehbewegungen (vor allem Außenrotationen) besonders gefährdet. 95% aller Meniskusverletzungen entfallen auf ihn. Neben dem tibialen Seitenband und dem *Lig. meniscofemorale posterius* [menisci fibularis] wirken noch die verschiedenen Anteile der Kreuzbänder hemmend auf die Kreiselungsbewegungen.

Schmerzen im gebeugten Kniegelenk, die bei Außenkreiselung des Unterschenkels stärker werden, deuten auf eine Verletzung des *Meniscus medialis* hin. Bei Verletzung des *Meniscus lateralis* sind dagegen die Schmerzen bei Innenkreiselung heftiger (*Steinmann*-Zeichen).

Der **Bewegungsumfang der Kreiselung** ist individuell verschieden. Die Innenkreiselung des Unterschenkels beträgt 5–10°; die Außenkreiselung nimmt mit zunehmender Beugung von 30–50° zu.

Die **Patella** ruht in der Streckstellung des Kniegelenkes mit dem distalen Teil ihrer Gelenkfläche auf dem proximalen Teil der *Facies patellaris femoris*. Mit zunehmender

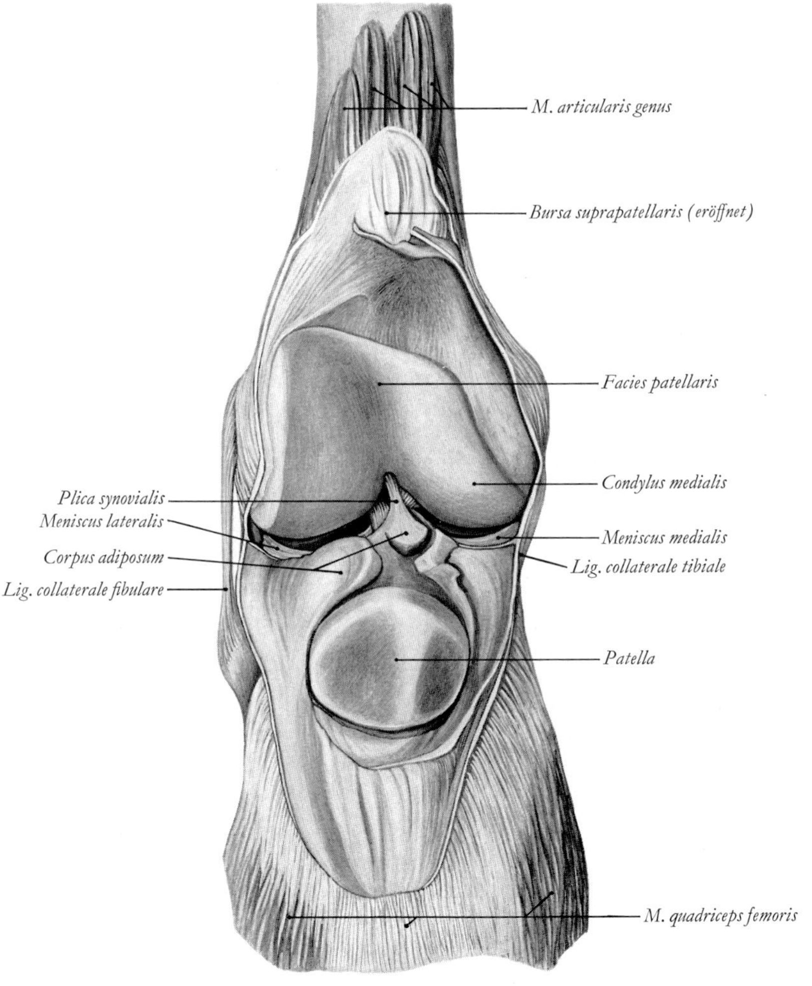

Abb. 272. Kniegelenk durch suprapatellaren Bogenschnitt eröffnet. Sehne des M. quadriceps femoris mit Patella nach unten geklappt

Beugung kippt sie etwas. Es schleift dann der proximale Teil ihrer Gelenkfläche auf dem distalen Teil der *Facies patellaris femoris.* Dabei gelangt sie in den tieferen Teil ihrer Gleitrinne und ist damit stärker gegen Seitwärtsverschiebungen gesichert. Bei erschlafftem Quadriceps läßt sich die Patella seitwärts verschieben, aber nicht von der Unterlage abheben. Bei den Bewegungen des Kniegelenkes wird die Kniescheibe nur wenig verlagert. Die Facies patellaris des Femur verlagert sich vielmehr gegen die Patella. Gegenüber der Haut verschiebt sich die Patella dagegen beträchtlich. Von der Streckung bis zur stärksten Beugung legt sie einen Weg von 5–7 cm zurück. Diese weitgehende Verschiebung gegen die Umgebung wird ermöglicht durch Verschiebespalten, die **Bursae praepatellares** und **suprapatellaris.**

i) Normal- und Fehlbelastung des Kniegelenkes

Beim normalen Kniegelenk verläuft die **Traglinie** vom Mittelpunkt des Oberschenkelkopfes mitten durch das Kniegelenk, das obere Sprunggelenk und die Ferse (Abb. 275 A). Die **Innenzügel** (Gracilis, Semitendinosus, Sartorius) und die **Außenzügel** (Biceps femoris und die in den Tractus iliotibialis einstrahlenden Muskeln) sind gleichmäßig beansprucht. Die Körperlast wird gleichmäßig vom medialen und lateralen Gelenkteil getragen.

Beim **X-Bein** (Genu valgum, Abb. 275 B) verläuft die Traglinie lateral vom Kniegelenk. Die Ebene des oberen Sprunggelenkes ist medialwärts geneigt; das Fersenbein ist medialwärts abgeknickt (Knickfuß, *Pes valgus*). Der Gegendruck vom Boden (Pfeil) deckt

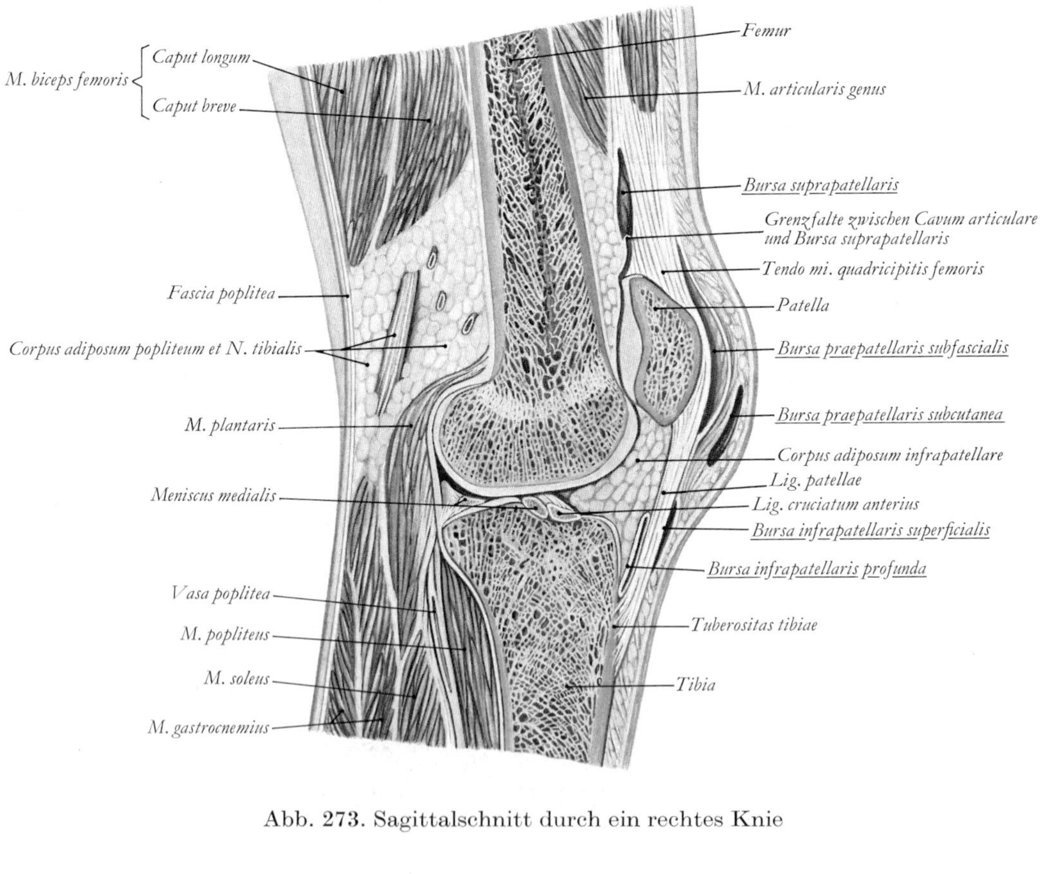

Abb. 273. Sagittalschnitt durch ein rechtes Knie

sich nicht mit der Traglinie, verläuft medialwärts von ihr. Der laterale Meniskus und Gelenkknorpel sind überbelastet, werden stärker abgenützt. Das tibiale Seitenband und die Innenzügel sind überdehnt.

Beim **O-Bein** (Genu varum, Abb. 275 C) verläuft die Traglinie medial vom Kniegelenk. Die Ebene des oberen Sprunggelenkes ist lateralwärts geneigt; das Fersenbein ist lateralwärts geknickt (Klumpfuß, *Pes varus*). Der Gegendruck vom Boden (Pfeil) verläuft lateral von der Traglinie. Der mediale Meniskus und Gelenkknorpel sind überbelastet, werden stärker abgenützt. Das fibulare Seitenband und die Außenzügel sind überdehnt.

6. Die Muskeln des Kniegelenkes

Die **Streckung** erfolgt nahezu ausschließlich durch den **Quadriceps.** Die Leistung des Rectus femoris wird durch Streckung im Hüftgelenk (Gesäßmuskeln) gesteigert. Die Arbeit des Tensor fasciae latae ist unerheblich. Die **Beugung** erfolgt in der Hauptsache durch die ischiocruralen Muskeln. Die Leistung des Sartorius, Gracilis, Gastrocnemius und Popliteus ist geringer.

Der wesentlichste **Außenrotator** ist der **Biceps femoris.** Die **Innenrotation** erfolgt in der Hauptsache durch den **Semimembranosus,** in geringerem Maße durch die Muskeln des *Pes anserinus* und den *Popliteus.* Der Quadriceps ist etwa dreimal stärker als alle Beuger.

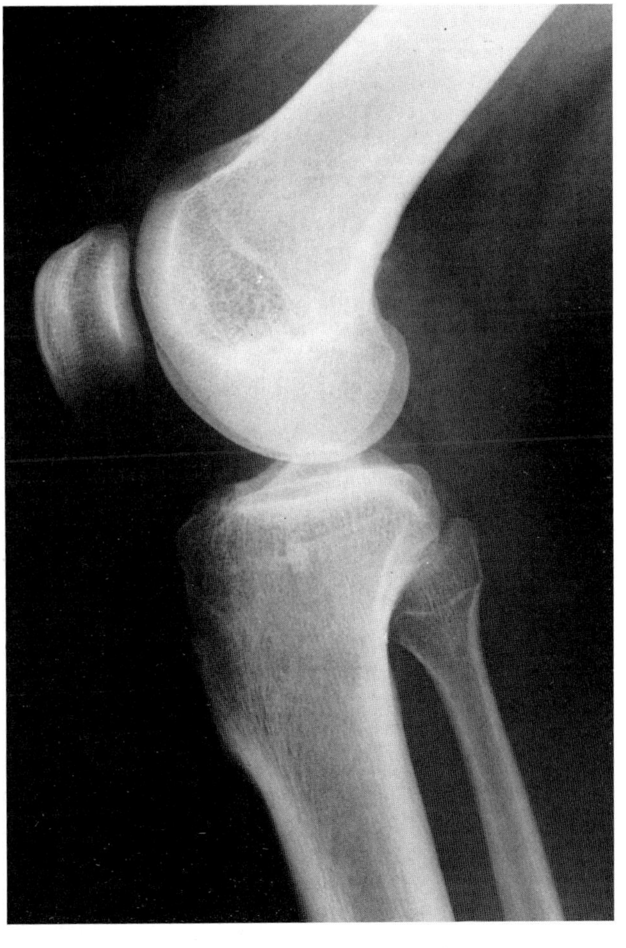

Abb. 274.
Röntgenbild eines rechten Kniegelenkes. (Film lateral aufliegend). (Aufnahme des Instituts für Klinische Strahlenkunde der Universität Mainz, Direktor: Prof. Dr. med. *L. Diethelm*)

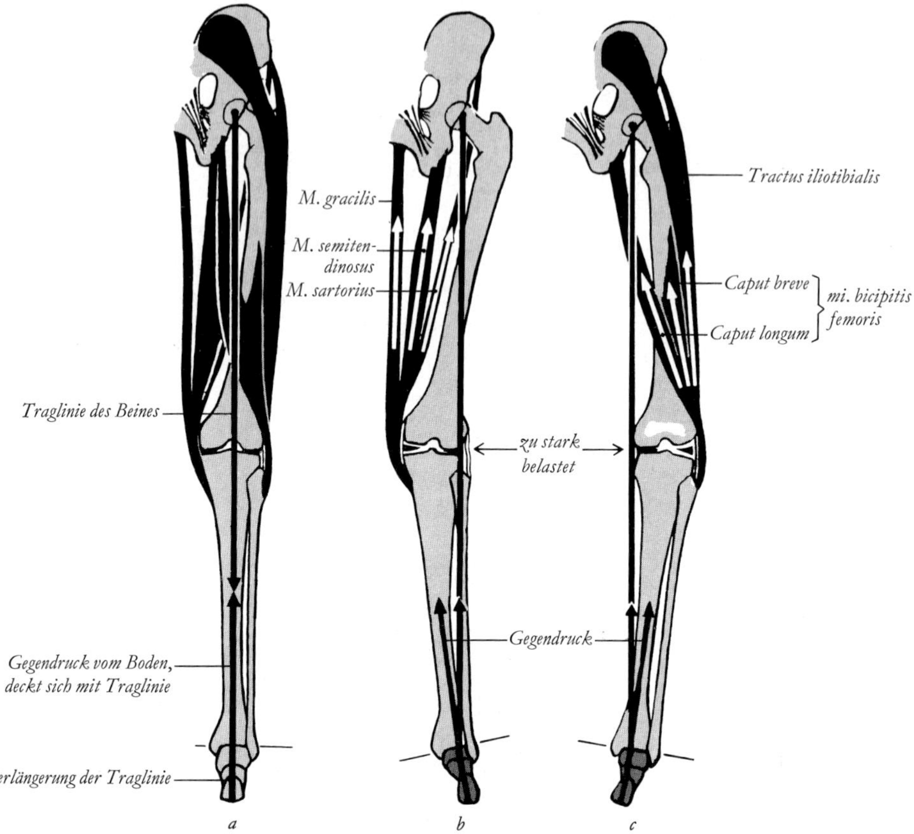

Abb. 275. Normale Belastung und Fehlbelastungen des Beines. In bei Fehlbelastungen überanstrengte Muskeln sind jeweils Pfeile eingezeichnet. Die jeweils überbelastete Hälfte des Kniegelenkes durch Pfeile angegeben. *a* = normales Bein; *b* = X-Bein; *c* = O-Bein. Nach *v. Lanz-Wachsmuth* geändert

7. Die Verbindungen der Unterschenkelknochen

Tibia und Fibula sind proximal durch ein ziemlich straffes Gelenk, die *Articulatio tibiofibularis*, im Schaftbereich durch eine Zwischenknochenhaut, die *Membrana interossea*, und distal durch eine Bandhaft, die *Syndesmosis tibiofibularis*, verbunden.

1. Die **Articulatio tibiofibularis** ist ein planes Gelenk, das geringe Gleitbewegungen von vorn nach hinten und umgekehrt ermöglicht. Die Gelenkkapsel ist vorn und hinten durch ein *Lig. capitis fibulae anterius* und *posterius* verstärkt. In etwa 2% kommuniziert die Gelenkhöhle mittels des *Recessus subpopliteus* mit dem Kniegelenk.

2. Die **Membrana interossea cruris** spannt sich zwischen den *Margines interossei* der Tibia und Fibula aus. Die Fasern verlaufen vorwiegend fibular- und distalwärts. Sie ist oben breit, enthält hier ein Loch für den Durchtritt der *Vasa tibialia anteriora*, wird nach unten hin schnell schmaler und geht hier in das Zwischenknochenband der *Syndesmosis tibiofibularis* über. Nahe dem unteren Ende liegt ein kleines Loch für den Durchtritt des Endastes der *A. peronaea* [fibularis].

3. Die **Syndesmosis tibiofibularis** hat unter den Knochenverbindungen der unteren Extremität eine Sonderstellung, indem meist eine Gelenkhöhle und damit auch der Gelenkknorpel fehlen. Die gegenüberliegenden Flächen der beiden Knochen sind aufgerauht und durch ein starkes Zwischenknochenband verbunden. Außerdem verläuft auf der Vorder- bzw. Hinterfläche der distalen Enden der beiden Knochen je ein breites Band, das **Lig. tibiofibulare anterius** und **posterius.** Diese starken Bänder halten die Knochen zusammen. Nur bei starker Dorsalflexion des Fußes werden die Knochen etwas auseinandergedrängt. Bei der Plantarflexion nähern sie sich wieder.

Eine Aussackung der Gelenkhöhle des oberen Sprunggelenkes kann sich von unten her zwischen Tibia und Fibula schieben. Dann sind auch meistens die angrenzenden Knochenflächen überknorpelt.

8. Das Skelett des Fußes

Mit der Entstehung des aufrechten Ganges ist besonders der Fuß ein ausgesprochenes Stützorgan geworden. So finden wir denn von den höheren Affen, die den Fuß auch noch als Greiforgan benutzen, zum Menschen hin eine typisch menschliche Umformung des Fußskelettes. Besonders charakteristisch für den Menschenfuß ist die Reduktion der Zehen, die kräftige Entwicklung der Fußwurzel und die Stellung der Fußwurzelknochen zueinander.

Am Fußskelett unterscheiden wir die Fußwurzel, den **Tarsus,** den Mittelfuß, **Metatarsus** und die Zehen, **Digiti.**

Zehen und Mittelfuß (Abb. 276) sind wie bei der Hand fünfstrahlig. Darauf folgen nach proximal vier nebeneinander gelegene Knochen, von medial nach lateral die 3 Keilbeine, *Ossa cuneiformia*, und das Würfelbein, *Os cuboideum*. Sie entsprechen der distalen Reihe der Handwurzelknochen. Die 3 Keilbeine stellen über das zwischengeschaltete Kahnbein, *Os naviculare*, die Verbindung mit dem Sprungbein, dem *Talus*, her. Das Würfelbein steht mit dem Fersenbein in Verbindung. Sprungbein und Fersenbein entsprechen der proximalen Reihe der Handwurzelknochen, sind aber auf zwei reduziert. Sie liegen nicht neben-, sondern übereinander. Es kommt dadurch (Abb. 278) eine ausgesprochene Längswölbung des Fußes zustande. Der äußere Fußrand ist weniger gewölbt als der innere. Der **äußere Wölbungsbogen** verläuft (Abb. 278) vom *Tuber calcanei* über das *Os cuboideum* zum Köpfchen des *Os metatarsale V*. Der **innere Wölbungsbogen** beginnt hinten ebenfalls mit dem *Tuber calcanei*, verläuft über den *Talus*, das *Os naviculare*, das *Os cuneiforme mediale* zum Caput des *Os metatarsale I* bzw. zu den darunter gelegenen *Ossa sesamoidea*.

Das zwischen den Keilbeinen und dem Sprungbein gelegene Kahnbein entspricht dem Os centrale niederer Tiere. An der Hand ist der entsprechende Knochen meist verlorengegangen bzw. sein Material mit einem benachbarten Knochen verschmolzen.

a) Die Fußwurzelknochen, Ossa tarsi

(Abb. 276–280)

α) Das Sprungbein, Talus

besteht aus dem überknorpelten Kopf, **Caput tali,** dem Hals, **Collum tali,** und dem Körper, **Corpus tali.** Der **Körper** trägt auf seiner Oberseite eine überknorpelte, von hinten nach vorn breiter werdende Rolle, **Trochlea tali.** Sie wird umfaßt von der Gabel der Unterschenkelknochen („Malleolengabel"). Auch die Seitenflächen der *Trochlea* sind überknorpelt (für den Kontakt mit dem *Malleolus medialis* und *lateralis*). Die laterale Fläche, *Facies malleolaris lateralis*, ist **dreieckig,** setzt sich auf eine seitliche Ausladung, den *Proc. lateralis tali* (Abb. 276), fort und läßt am einfachsten den rechten und linken

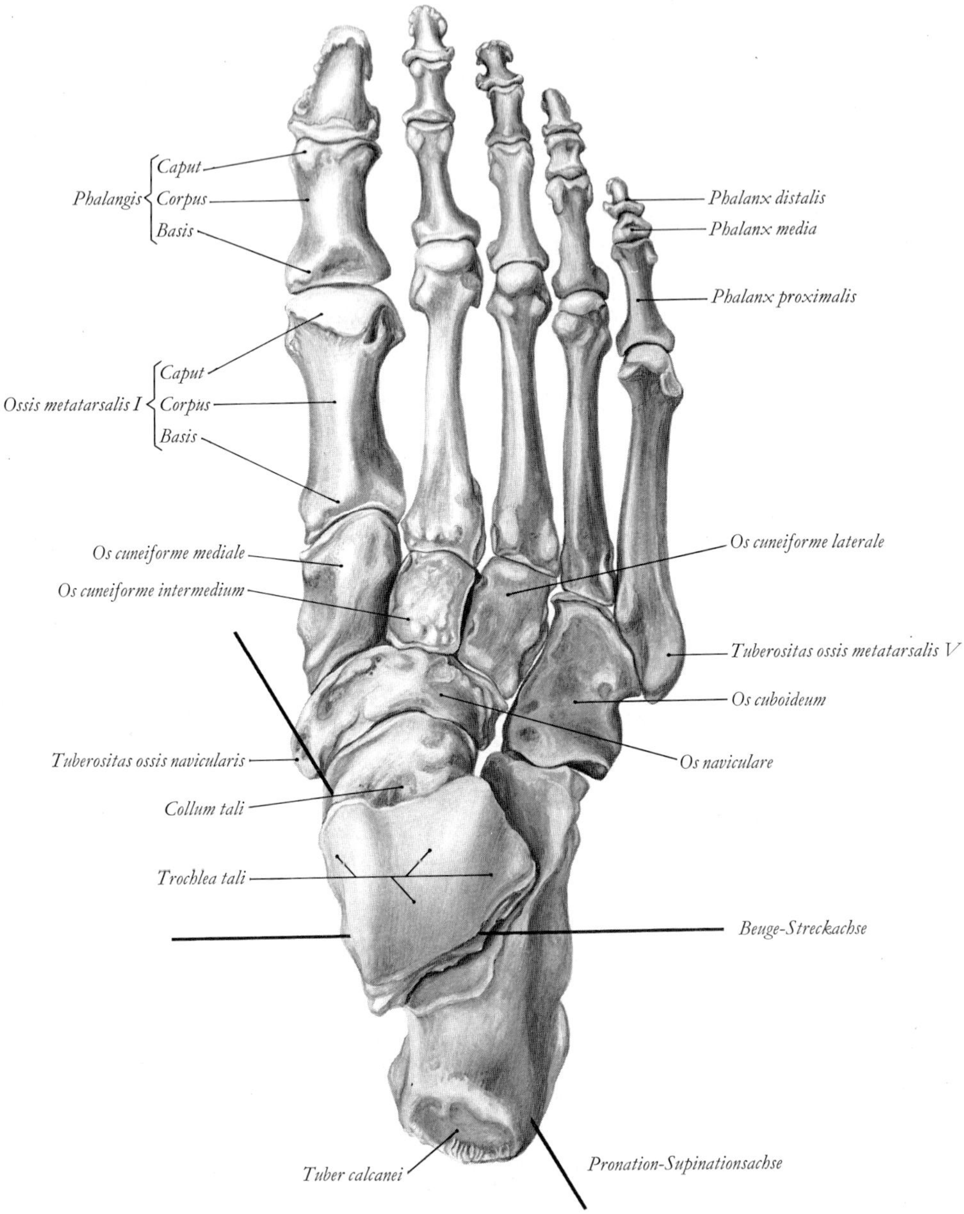

Abb. 276. Rechtes Fußskelett von dorsal

Talus unterscheiden. Die *Facies malleolaris medialis* (Abb. 278) ist **kommaförmig** gestaltet. Vom Taluskörper geht nach hinten der **Processus posterior tali** ab. Gewöhnlich ist der letztere durch eine Furche (für Sehne des *M. flexor hallucis longus*) in ein laterales und mediales Höckerchen, *Tuberculum mediale* und *laterale*, geteilt.

Das größere *Tuberculum laterale* kann selbständig bleiben und im Röntgenbild mit einer Fraktur verwechselt werden.

Der **Hals** und der überknorpelte **Kopf** sind nach vorn, medial und unten gerichtet. Der kugelige Kopf ruht in einer Pfanne, die vom *Os naviculare* und dem überknorpelten *Lig. calcaneonaviculare plantare* („Pfannenband“) gebildet wird. Die überknorpelte Gelenkfläche des Kopfes (*Facies articularis navicularis*, Abb. 280) setzt sich an der distalen Fläche des Talus unmittelbar in 2 Gelenkfacetten, *Facies articularis calcanea anterior* und *media*, fort. Eine tiefe Furche, der **Sulcus tali,** trennt die beiden letzteren von der großen *Facies articularis calcanea posterior*. Der *Sulcus tali* bildet mit dem darunterliegenden *Sulcus calcanei* einen nach lateral sich öffnenden Tunnel, den *Sinus tarsi*. In

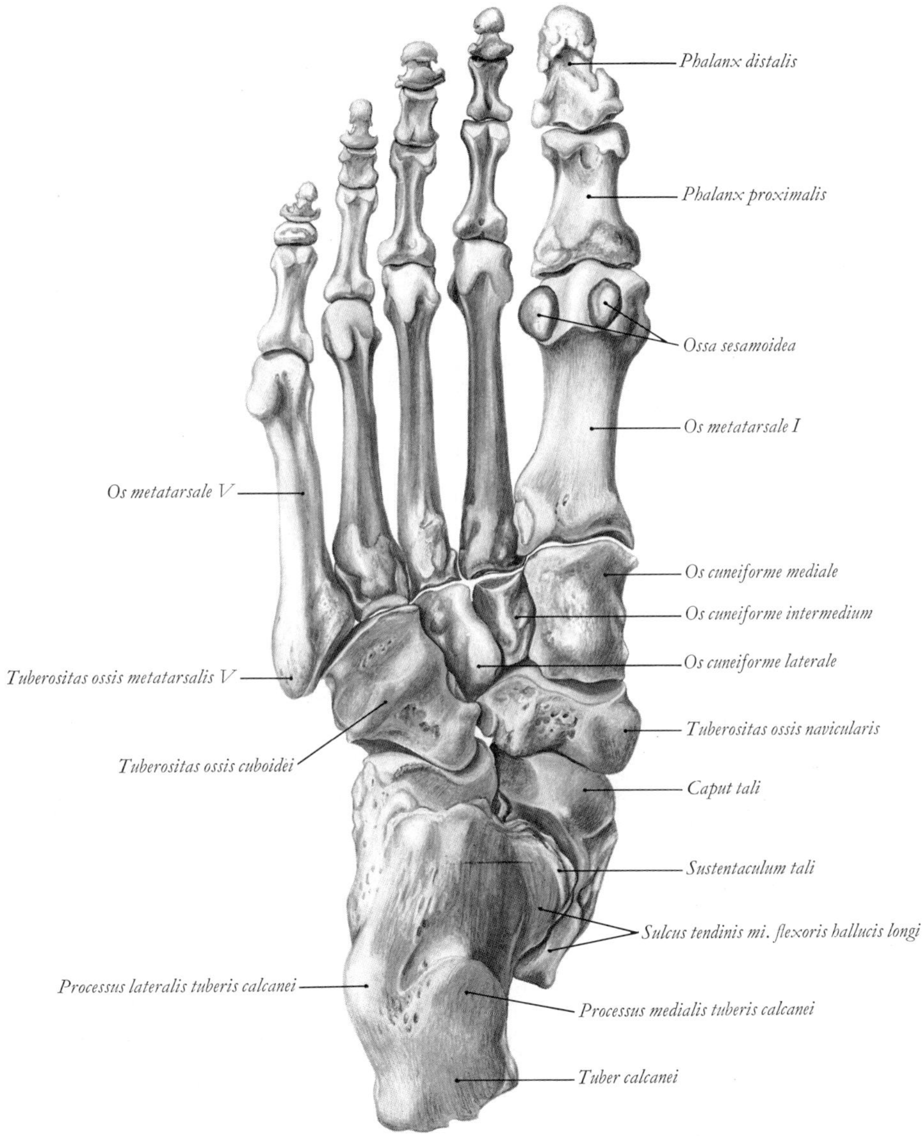

Abb. 277. Fußskelett von plantar

ihm liegt ein sehr kräftiges Zwischenknochenband, das **Lig. talocalcaneum interosseum** (Abb. 283). Es trennt die **Articulatio subtalaris** [A. talocalcanearis] von der **Articulatio talocalcaneonavicularis.**

β) Das Fersenbein, Calcaneus

der größte Knochen des Fußes, ist (Abb. 280) länglich viereckig, seitlich zusammengedrückt. Seine Längsachse ist vorwärts, aufwärts und lateralwärts gerichtet. Bei aufrechter Körperstellung ruht nur der hintere Teil, der die knöcherne Grundlage der Ferse (*Calx*) liefernde Fersenhöcker, **Tuber calcanei,** auf dem Boden. Auf der proximalen

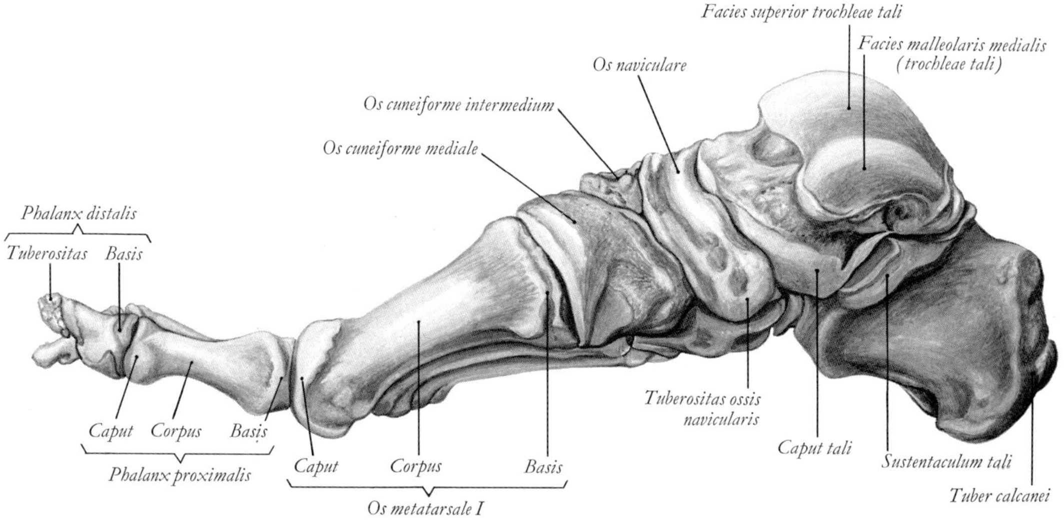

Abb. 278. Rechtes Fußskelett von medial

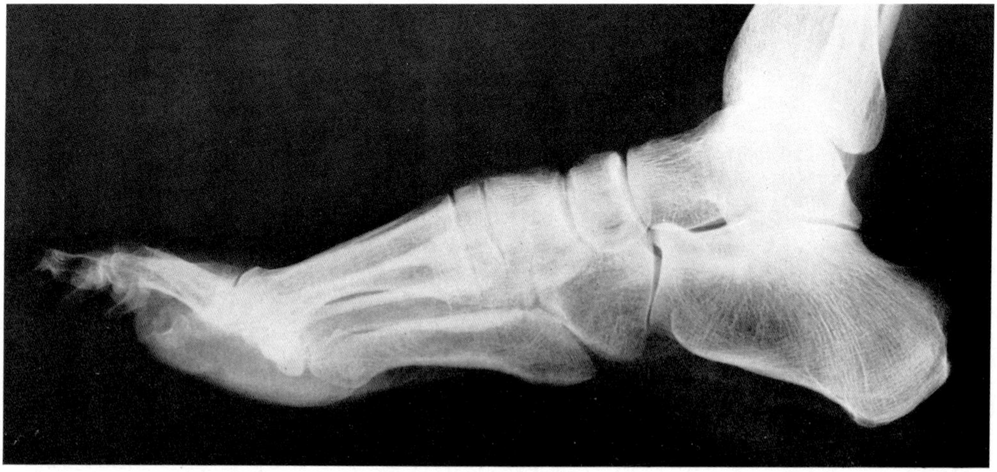

Abb. 279. Röntgenbild eines rechten Fußes (Film lateral aufliegend). (Aufnahme des Instituts für Klinische Strahlenkunde der Universität Mainz, Direktor: Prof. Dr. med. *L. Diethelm*)

Fläche ruht der Talus. Die distale Fläche steht mit dem Würfelbein, *Os cuboideum*, in Verbindung. Von der Hauptmasse des Knochens, dem **Corpus calcanei,** gehen 3 Fortsätze (*Sustentaculum tali, Tuber calcanei, Trochlea peronaealis* [Proc. trochlearis] ab.

Das **Sustentaculum tali** geht medialwärts ab und trägt wie eine Konsole das Sprungbein. Unter dem *Sustentaculum* verläuft die Sehne des *M. flexor hallucis longus* in einem eigenen Sulcus. Auf dem *Sustentaculum* befindet sich die *Facies articularis talaris media.*

Der Fersenhöcker, **Tuber calcanei,** geht plantarwärts (Abb. 278) ab, ruht auf dem Boden und ist durch eine Furche in einen größeren medialen *Processus medialis tuberis calcanei,* und einen kleineren lateralen Höcker, *Processus lateralis tuberis calcanei,* geteilt (Abb. 277).

Die **Trochlea peronaealis** [Proc. trochlearis] ist ein variabler Fortsatz an der lateralen Fläche des *Calcaneus.* Unter ihm verläuft die Sehne des *M. peronaeus* [fibularis] *longus,* über ihm die Sehne des *M. peronaeus brevis.*

Der den Talus nach hinten überragende Teil des *Calcaneus* stellt den kurzen Hebelarm des Fußes dar. An ihm setzt die vom Unterschenkel kommende Achillessehne an. An der plantaren Seite entspringt von ihm ein großer Teil der plantaren Fußmuskeln. Es kann hier ein vom *Processus medialis tuberis calcanei* ausgehender **Calcaneussporn** ausgebildet sein.

Die proximale Fläche (Abb. 280) trägt drei überknorpelte Gelenkflächen für die Artikulation mit dem Talus. Die **Facies articularis talaris anterior** und **media** sind nicht selten zu einer einheitlichen Gelenkfläche verschmolzen und immer durch den rauhen **Sulcus calcanei** von der konvexen **Facies articularis talaris posterior** getrennt.

Die distale Fläche trägt die konkav-konvexe **Facies articularis cuboidea** für die Verbindung mit dem Würfelbein.

Die mediale Fläche bildet mit dem oben erwähnten *Sustentaculum tali* eine Art Hohlkehle, in welcher die Muskeln, Gefäße und Nerven von der Unterschenkelrückseite zur Fußsohle ziehen. Die in dieser Hohlkehle verlaufende Sehne trägt gleichzeitig das überhängende *Sustentaculum tali* und verhindert das Einknicken nach medial.

Die hintere Fläche ist im oberen Abschnitt glatt (Schleimbeutel für die Achillessehne), im unteren Abschnitt rauh für den Ansatz der Achillessehne, *Tendo calcaneus* (Achillis).

γ) Das Kahnbein, Os naviculare (Abb. 276, 277)

liegt am medialen Fußrande zwischen dem Sprungbein und den 3 Keilbeinen. In seiner proximalen, konkaven Gelenkfläche ruht der Kopf des Sprungbeines.

Die distale Fläche trägt 3 Gelenkflächen für die 3 Keilbeine.

Die mediale Fläche zeigt einen stumpfen, plantarwärts gerichteten Höcker, die **Tuberositas ossis navicularis.** Er kann als selbständiger Knochen, *Os tibiale externum,* ausgebildet sein.

δ) Die Keilbeine, Ossa cuneiformia (Abb. 276, 277)

helfen mit ihrer Keilform das Quergewölbe des Fußes bilden. Die Schneide des Os cuneiforme mediale ist dorsalwärts, die des Os cuneiforme intermedium und laterale plantarwärts gerichtet. Das mittlere Keilbein ist kürzer und reicht auch nicht so weit plantarwärts. Die proximalen, überknorpelten Flächen artikulieren mit dem *Os naviculare,* die distalen mit den *Ossa metatarsalia I, II* und *III.* Auch die einander zugewandten Flächen zeigen überknorpelte Gelenkfacetten. Das Os cuneiforme laterale hat lateral noch eine Gelenkfläche für das Würfelbein. Dort, wo das *Os metatarsale II* mit

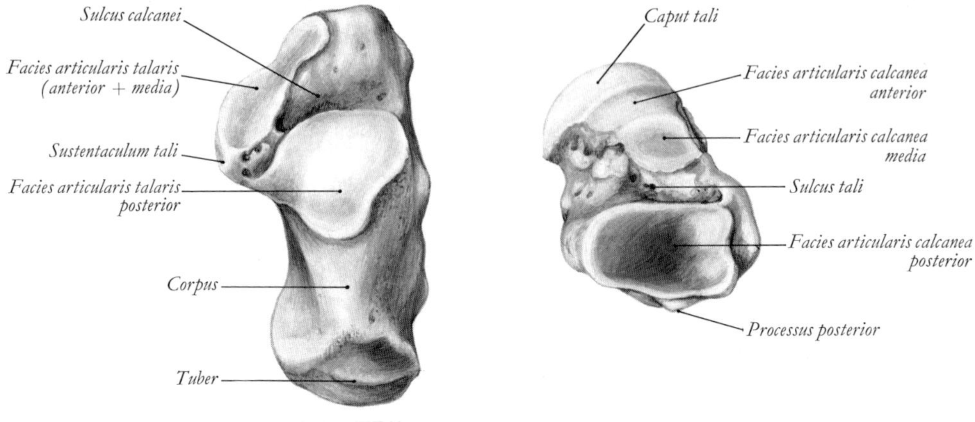

Abb. 280. Rechtes Fersenbein (Calcaneus) von proximal, rechtes Sprungbein (Talus) von distal

dem *Cuneiforme mediale* und *laterale* in Verbindung tritt (Abb. 276), tragen diese beiden Knochen noch kleine Gelenkflächen. Das *Cuneiforme laterale* hat außerdem noch eine kleine, überknorpelte Facette für die Verbindung mit dem *Os metatarsale IV*.

ε) Das Würfelbein, Os cuboideum (Abb. 276, 277)

stellt am lateralen Fußrand die Gewölbeverbindung zwischen dem *Calcaneus* und den *Ossa metatarsalia IV* und *V* her. Entsprechend hat es überknorpelte Gelenkflächen proximal für den *Calcaneus*, distal für die *Ossa metatarsalia IV* und *V*, medial für das *Cuneiforme laterale* und manchmal noch für das *Naviculare*. Auf der *Tuberositas ossis cuboidei* der plantaren Fläche schleift die Sehne des M. peronaeus longus.

b) Die Mittelfußknochen, Ossa metatarsalia

(Abb. 276, 277)

Die 5 Mittelfußknochen sind plantarwärts gekrümmte Röhrenknochen, die je eine kräftige **Basis**, einen dreiseitigen Schaft, **Corpus**, und einen seitlich abgeplatteten Kopf, **Caput**, besitzen. Das **Os metatarsale I** ist das kräftigste (die Abrollung des Fußes erfolgt hauptsächlich über die große Zehe) und gleichzeitig das kürzeste. Vom *Os metatarsale II*, dem längsten Mittelfußknochen, nimmt die Länge bis zum V. allmählich ab.

Die nahezu planen, proximalen Gelenkflächen der Basen artikulieren in der **Lisfrancschen Linie** mit den *Cuneiformia* bzw. dem *Cuboid*. Die einander zugewandten Seiten der Basen tragen überknorpelte Gelenkflächen. Da das *Os metatarsale II* weiter proximal zwischen die *Cuneiformia* reicht, trägt seine Basis auch seitliche Gelenkflächen für das *Cuneiforme mediale* und *laterale*.

Die Basis des *Os metatarsale I* trägt an der plantaren Fläche eine Erhebung, die **Tuberositas ossis metatarsalis I** (für den Ansatz der Sehnen des *M. peronaeus longus* und des *M. tibialis anterior*). Die Basis des *Os metatarsale V* ladet lateralwärts zu der kräftigen **Tuberositas ossis metatarsalis V** (für die Sehne des *M. peronaeus brevis*) aus. Diese Rauhigkeit ist gut am lateralen Fußrand durchzutasten und weist dem Chirurgen den Weg in die *Lisfranc*sche Amputationslinie.

Die seitlich abgeplatteten Köpfe, **Capita,** tragen eine konvexe Gelenkfläche, die sich auch auf die Plantarfläche erstreckt. Die abgeplatteten Seitenflächen besitzen Grübchen und Höckerchen für den Ansatz von Bändern. An der plantaren Fläche des *Caput ossis metatarsalis I* liegen in 2 Rinnen zwei große **Sesambeine.** Auch am Kopf des Os metatarsale V kann ein unpaares Sesambein vorkommen. Diese Sesambeine ruhen beim Standbein auf dem Boden und bewegen sich mit den Sehnen bei den Bewegungen in den Grundgelenken der Zehen.

Die Köpfe des *Os metatarsale I* und *V* bzw. ihre Sesambeine bilden die vorderen Stützpunkte, das *Tuber calcanei* den hinteren Stützpunkt der Längswölbung des Fußes.

c) *Die Zehenknochen, Ossa digitorum pedis*

(Abb. 276, 277)

entsprechen vollständig den Fingerknochen. Sie sind aber gegenüber der Hand und dem Greiffuß der Primaten in Rückbildung begriffen (S. 393). Wir unterscheiden ein Grund-, Mittel- und Endglied, eine **Phalanx proximalis, media** und **distalis.** Die Großzehe hat immer, die fünfte Zehe in etwa $\frac{1}{4}$ der Fälle nur 2 Glieder. Die Glieder der Großzehe sind besonders kräftig, da über sie hauptsächlich die Abrollung des Fußes erfolgt. Verlust der Großzehe beeinträchtigt stark den Gang. Die Mittel- und Endphalangen der 2. bis 5. Zehe sind besonders stark reduziert. An jedem Glied unterscheiden wir eine **Basis phalangis,** ein **Corpus phalangis** und ein **Caput** [Trochlea] **phalangis.** Die Endphalanx besitzt an Stelle des Caput eine **Tuberositas phalangis distalis** [unguicularis].

9. Die Gelenkverbindungen des Fußes, Articulationes pedis

Eine ausgiebige Bewegung erfolgt nur in den beiden Sprung- und in den Zehengelenken. Sonst sind die Gelenke der Fußwurzel und des Mittelfußes so stark durch Bänder fixiert, daß ein federndes Gewölbe entsteht, das bei Belastung nur geringe Verschiebungen ermöglicht.

Mögen diese zahlreichen Gelenke in der Hauptsache statische Aufgaben haben, so gestatten sie in ihrer Gesamtheit doch eine **Verwindung** des Fußes beim Abrollen. Diese Verwindung des Vorderfußes gegen den Hinterfuß läßt sich am besten beim hohen Zehenstand beobachten. Zehen und Köpfe der Mittelfußknochen sind in Pronationsstellung gegen den Boden gepreßt; der Calcaneus ist durch den Zug des großen Wadenmuskels supiniert. Von dieser Verwindungsmöglichkeit kann man sich überzeugen, indem man die Ferse festhält und mit der anderen Hand den Vorderfuß proniert.

a) *Das obere Sprunggelenk, Articulatio talocruralis*

(Abb. 281–283)

Im oberen Sprunggelenk artikuliert die *Trochlea* des Sprungbeines mit den distalen Enden der *Tibia* und *Fibula.* Um eine **quere** (Abb. 276), durch die Malleolen gehende **Achse** erfolgt **Heben** und **Senken** der Fußspitze, **Dorsal-** und **Plantarflexion** des Fußes. Von der Mittelstellung aus ist durchschnittlich eine Dorsalflexion von 20° und eine Plantarflexion von 30° möglich. Die Malleolengabel gewährleistet eine ausgesprochene Knochenführung des **Scharniergelenkes.** In starker Plantarflexion sind seitliche Wackelbewegungen möglich, weil die Trochlea tali in dieser Stellung die Malleolengabel nicht ganz ausfüllt. Bei stärkerer Dorsalflexion des Fußes wird die Gabel durch die sich nach vorn verbreiternde *Trochlea* auseinandergedrängt; es spannen sich die Bandzüge der *Syndesmosis tibiofibularis* (S. 393).

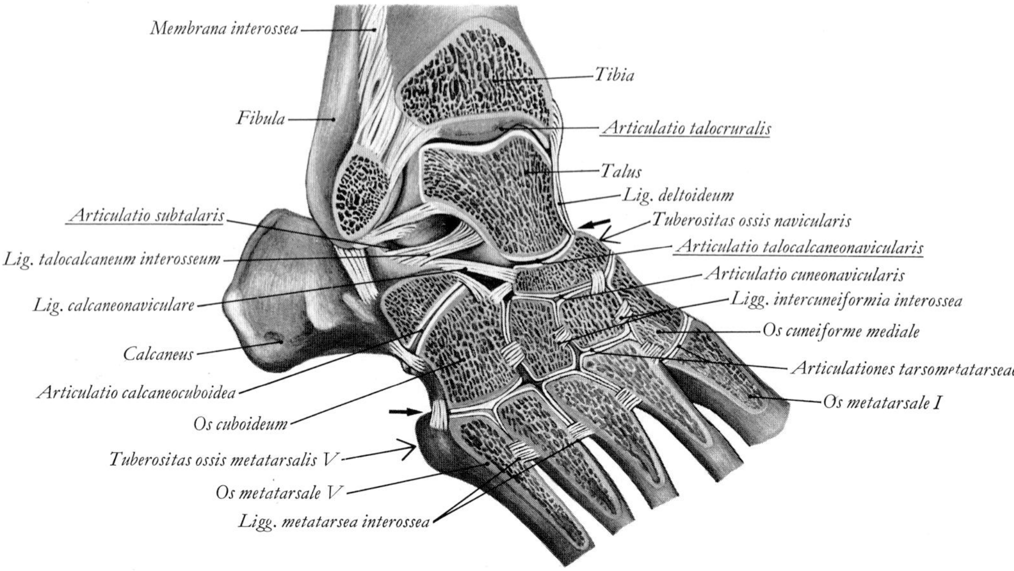

Abb. 281. Bänder und Gelenke des rechten Fußes von dorsal gesehen. Die oberflächlichen Teile sind abgeraspelt. Die Pfeile am medialen und lateralen Fußrand zeigen den Zugang zur *Chopart*schen (Orientierung: Tuberositas ossis navicularis) und *Lisfranc*schen (Orientierung: Tuberositas ossis metatarsalis V) Amputationslinie

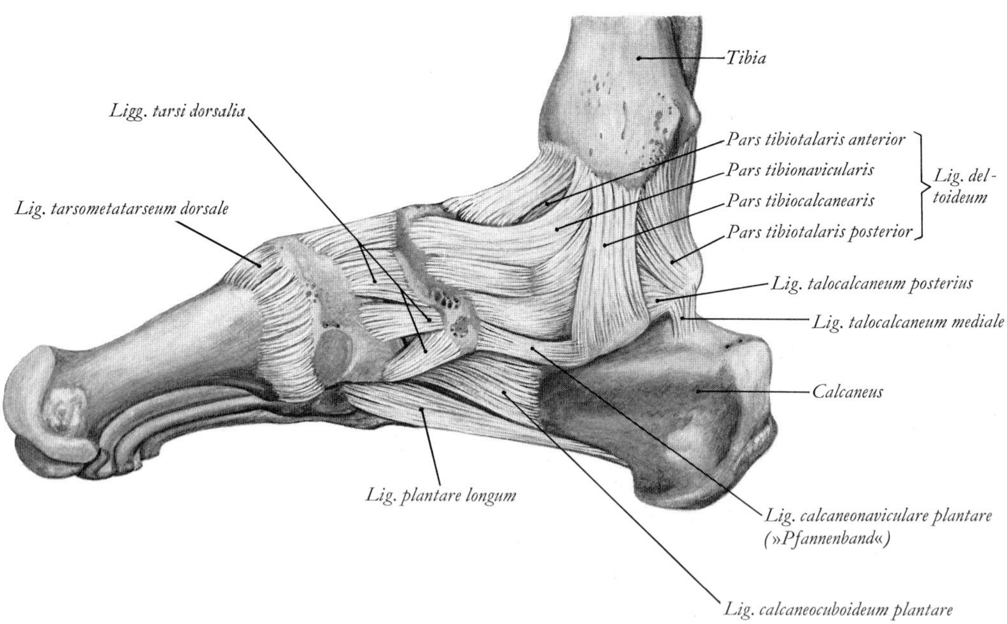

Abb. 282. Bänder des rechten Fußes, von der medialen Seite gesehen

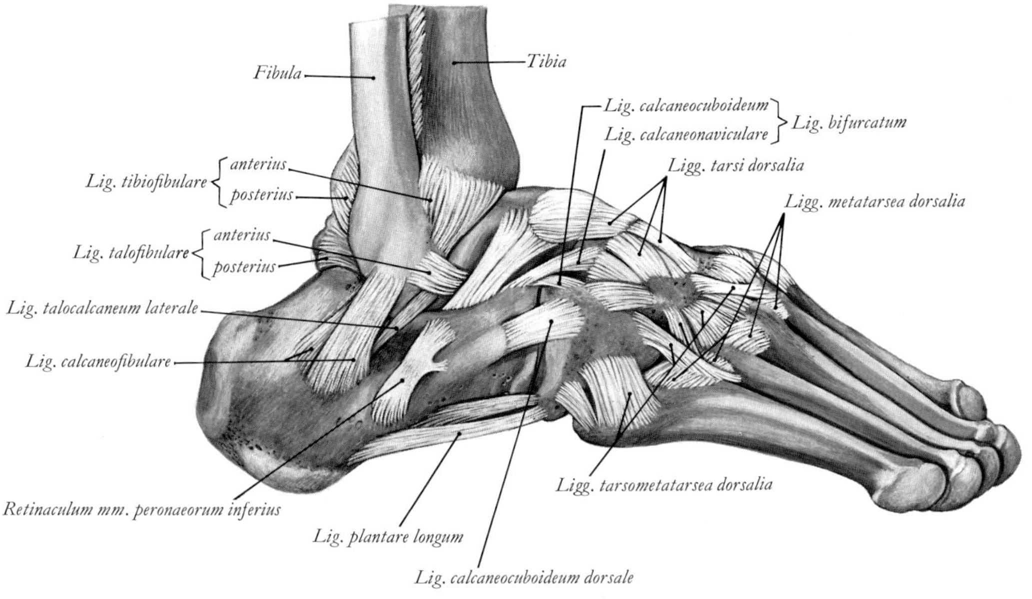

Abb. 283. Bänder des rechten Fußes, von der lateralen Seite gesehen

Gesichert wird das obere Sprunggelenk weiter durch kräftige Bänder, die von den Malleolen zum Talus bzw. Calcaneus und Naviculare ziehen.

Das **Lig. deltoideum** (Abb. 282) strahlt vom *Malleolus medialis* fächerförmig zum *Talus*, *Calcaneus* und *Naviculare* aus und läßt somit eine *Pars tibiotalaris anterior* und *posterior*, *tibiocalcanearis* und *tibionavicularis* unterscheiden.

Vom **Malleolus lateralis** ziehen (Abb. 283) das **Lig. talofibulare anterius** und **posterius** nahezu horizontal nach vorn bzw. hinten zum Talus, das **Lig. calcaneofibulare** nahezu senkrecht nach unten zum Calcaneus.

Die fächerförmige Anordnung dieser Seitenbänder sichert das Gelenk in jeder Stellung. Diese seitlichen Bänder sind so stark, daß beim Einknicken des Fußes nach medial bzw. lateral häufig die Malleolen eher als die Bänder abreißen (Abb. 284).

Die **Gelenkkapsel** setzt an den Rändern der überknorpelten Flächen an, läßt die Malleolen frei und greift nach vorn noch etwas auf den Talushals über. Vorn und hinten ist sie sehr zart und leicht verletzbar. Vorn ist sie mit den Sehnenscheiden der Streckersehnen verwachsen, wodurch eine Einklemmung bei der Dorsalflexion verhindert wird.

b) Das untere Sprunggelenk

(Abb. 276, 281–283)

Anatomisch besteht es aus zwei vollständig getrennten Kammern, der *Articulatio subtalaris* [talocalcanearis] und der *Articulatio talocalcaneonavicularis*. Funktionell ist es ein einheitliches Gelenk, das wir mit *Mollier* auch als **Scharniergelenk** bezeichnen können. Die **Achse** verläuft von lateral hinten unten nach medial vorn oben, vom *Tuber calcanei* durch den Hals des *Talus* nahe der *Facies articularis navicularis* (Abb. 276). Um diese schräg zu den Hauptebenen verlaufende Achse erfolgt das **Einwärts-** und **Aus-**

wärtskanten des Fußes, das Heben und Senken des medialen bzw. lateralen Fußrandes, die **Supination** und **Pronation** des Fußes. Der schräge Verlauf der Achse erklärt, daß mit der Supination des Fußes (Heben des medialen Fußrandes) eine zwangsläufige Adduktion und Plantarflexion des Vorderfußes („Maulschellenbewegung") mit der Pronation (Heben des lateralen Fußrandes) eine zwangsläufige Abduktion und Dorsalflexion verbunden sind. Der Bewegungsumfang für Pro- und Supination betägt je 30°.

In der hinteren Abteilung, der **Articulatio subtalaris,** artikulieren die konvexe *Facies articularis talaris posterior* des *Calcaneus* mit der konkaven *Facies articularis calcanea posterior* des *Talus.* Die an den Rändern der Gelenkflächen ansetzende Kapsel wird seitlich durch das **Lig. talocalcaneum mediale** und **laterale,** im Sinus tarsi durch das **Lig. talocalcaneum interosseum** (Abb. 281) verstärkt.

In der vorderen Abteilung, der **Articulatio talocalcaneonavicularis,** artikulieren *Talus, Calcaneus* und *Naviculare.* Die Gelenkpfanne wird vom *Naviculare,* den *Facies articulares talares anterior* und *media* des Calcaneus und dem ebenfalls überknorpelten **Lig. calcaneonaviculare plantare,** der Gelenkkopf vom *Caput tali* und den *Facies articulares calcanea anterior* und *media* (auf der Unterfläche des Talushalses) gebildet. Der Kopf entspricht nicht ganz einer Kugel. Diese Inkongruenz wird durch eine Nachgiebigkeit der Pfanne ausgeglichen.

Das **Lig. calcaneonaviculare plantare,** auch **Pfannen-** oder **Plattfußband,** hat eine große Bedeutung für die Erhaltung der Fußwölbungen. Erschlafft es selbst oder der *M. tibialis posterior,* mit dessen Sehne es fest verbunden ist, so kann der Taluskopf plantarwärts absinken.

Neuere Untersuchungen (*R. v. Volkmann*) zeigen, daß nicht das Pfannenband, sondern das Sustentaculum tali und der vor diesem liegende Teil des Calcaneus den Taluskopf tragen.

Das **Lig. talonaviculare** verstärkt dorsal die Gelenkkapsel.

Das **Lig. talocalcaneum interosseum** stellt eine mächtige Bandmasse aus sich überkreuzenden Faserzügen dar, die den *Sinus tarsi* weitgehend ausfüllt, den *Talus* gegen den *Calcaneus* befestigt, ein Abrutschen des *Talus* verhindert und zu ausgiebige Bewegungen im unteren Sprunggelenk hemmt. Es bremst vor allem die Supination ab.

Die Hauptpronatoren sind die *Mm. peronaei.* Schwächer wirkt der *M. extensor digitorum longus* und der *M. peronaeus tertius.* Der *M. tibialis anterior* proniert nur aus Supinationsstellungen.

Der *M. triceps surae* ist der stärkste Supinator. Schwächere Supinatoren sind der *M. tibialis posterior,* der *M. flexor hallucis longus,* der *M. flexor digitorum longus* und der *M. tibialis anterior.*

c) Die Articulatio calcaneocuboidea

Die miteinander artikulierenden Flächen des Fersenbeins und Würfelbeins sind sattelförmig. Die Kapsel folgt den Rändern der Gelenkflächen und ist durch dorsale und plantare Bänder (*Lig. calcaneocuboideum plantare* und *dorsale*) verstärkt. Das Gelenk bildet zusammen mit der *Articulatio talocalcaneonavicularis* die **Chopartsche,** S-förmige **Gelenklinie,** in der man den Vorderfuß amputieren, vom Hinterfuß abtrennen kann. Die am medialen Fußrande tastbare *Tuberositas ossis navicularis* weist dem Chirurgen den Weg in den Spalt. Das sehr versteckt liegende **Lig. bifurcatum** [bipartitum] (Abb. 283) befestigt den Vorderfuß am Calcaneus. Es besteht aus 2 Zügen, dem **Lig. calcaneonaviculare** und dem **Lig. calcaneocuboideum.** Da der Vorderfuß erst nach Durchtrennung dieses Bandes heruntergeklappt werden kann, wird es auch als Schlüsselband des *Chopart*schen Gelenkes bezeichnet. Auch funktionell arbeitet die *Articulatio calcaneocuboidea* mit der *Articulatio talocalcaneonavicularis* zusammen, indem in ihnen

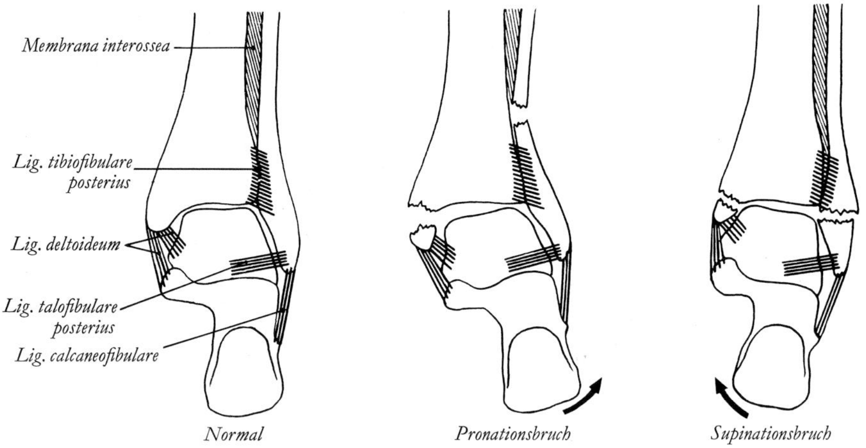

Abb. 284. Bänder der Sprunggelenke und ihre Rolle bei Knöchelbrüchen. Verändert nach *Treves-Keith*

bei den Umwendbewegungen des Fußes (der Pro- und Supination) gleichsinnige Bewegungen wie im unteren Sprunggelenk, aber um eine mehr sagittal verlaufende Achse erfolgen.

d) Die restlichen Gelenke der Fußwurzel

Die Verbindungen zwischen *Os naviculare, Os cuneiforme mediale, intermedium* und *laterale* und *Os cuboideum*, sind durch die **Ligg. tarsi dorsalia, plantaria** und **interossea** gesichert. Es handelt sich um Amphiarthrosen, die nur eine geringe Bewegung zulassen. Ihre Gelenkhöhlen kommunizieren weitgehend untereinander und mit den *Articulationes tarsometatarseae II* und *III* und den *Articulationes intermetatarseae* (zwischen den Basen der Metatarsalia) *I* und *II*.

Diese Tatsache erklärt das rasche Ausbreiten entzündlicher Prozesse in den Fußgelenken.

e) Die Fußwurzelmittelfußgelenke, Articulationes tarsometatarseae

sind ebenfalls straffe Gelenke. Nur das I., IV. und V. Gelenk besitzt eine gewisse Beweglichkeit. Meist sind 3 Gelenkhöhlen, eine selbständige für das I., eine gemeinsame für das II. und III. und eine gemeinsame für das IV. und V. Gelenk vorhanden. Die Gelenkhöhlen kommunizieren noch mit denen der *Articulationes intermetatarseae.* Die Gelenkkapseln werden durch die **Ligg. metatarsea interossea, dorsalia** und **plantaria** verstärkt.

In der Gelenklinie zwischen Tarsus und Metatarsus wird die Amputation nach *Lisfranc* ausgeführt. Hinter der seh- und tastbaren *Tuberositas ossis metatarsalis V* gelangt man in diese *Lisfrancsche Amputationslinie.* Bei der Führung des Messers ist zu beachten, daß das *Os metatarsale II* weiter gegen die Fußwurzel vorspringt.

f) Die Zehengrundgelenke, Articulationes metatarsophalangeae,

sind eingeschränkte Kugelgelenke. Die kleinen Pfannen der *Phalanges proximales* werden plantar durch eine faserknorpelige Scheibe, die **Lamina fibrocartilaginea plan-**

taris, die in die Gelenkkapsel eingewebt ist, vergrößert. An der Großzehe enthält sie immer die S. 399 erwähnten Sesambeine. Seitlich wird die Kapsel durch die **Ligg. collateralia** und die mehr plantar gerichteten **Ligg. plantaria** verstärkt. Das die Köpfe der Mittelfußknochen und die faserknorpeligen Scheiben verbindende **Lig. metatarseum transversum profundum** [Ligg. capitulorum transversa] bremst den Horizontalschub ab.

Funktionell sind die Zehengrundgelenke nur zweiachsig. Sie erlauben eine Dorsal- und eine Plantarflexion und nur in Streckstellung eine Abduktion und eine Adduktion der Zehen. Die Spreizung der Zehen wird mit zunehmender Plantarflexion durch die exzentrisch gelagerten Kollateralbänder mehr und mehr eingeschränkt.

g) Die Mittel- und Endgelenke der Zehen, Articulationes interphalangeae pedis,

sind wie die der Finger typische Scharniergelenke, besitzen eine dünne Kapsel und **Ligg. collateralia.** Führungsleisten (auf der Pfanne) und die Führungsrinnen (auf dem Caput) sind noch bei den Mittelgelenken vorhanden, fehlen aber den Endgelenken.

Beim belasteten Fuß sind die Grundphalangen dorsal, die Mittel- und Endphalangen plantar flektiert.

h) Wichtige Fußsohlenbänder

Außer den bei den Gelenken erwähnten kurzen oder auch tiefen Bändern, die sich im wesentlichen zwischen zwei benachbarten Knochen ausspannen, sind noch 2 Bänder besonders hervorzuheben.

1. Das **Lig. plantare longum,** das lange Sohlenband, entspringt an der ganzen plantaren Fläche des *Calcaneus,* setzt mit den Hauptfasern an der *Tuberositas ossis*

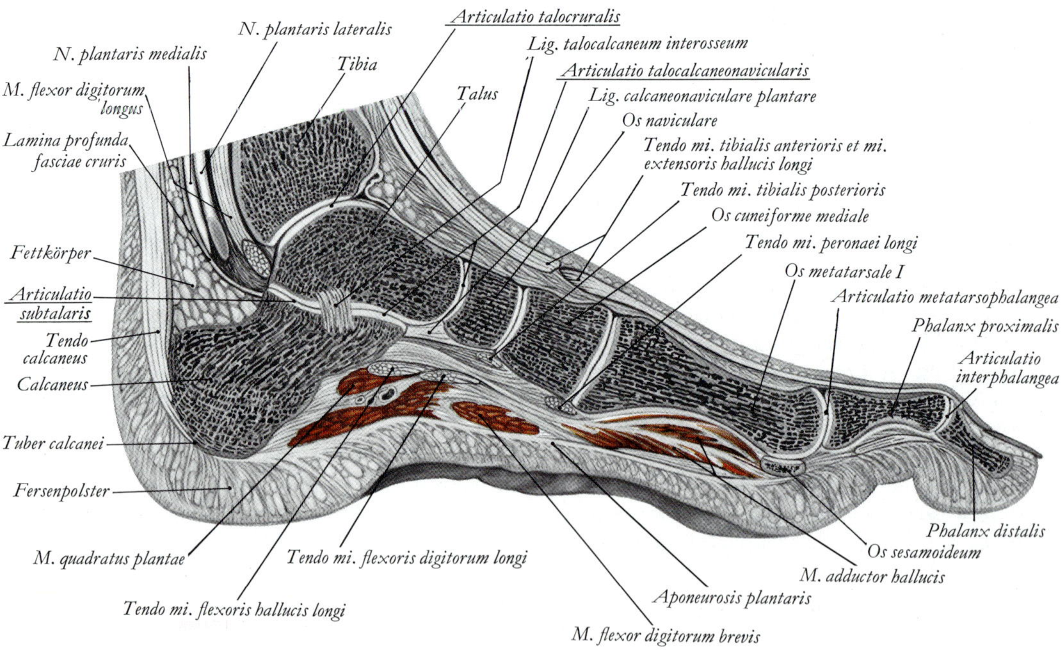

Abb. 285. Sagittalschnitt durch einen rechten Fuß. Der Schnitt ist durch die große Zehe gelegt

cuboidei an und schließt mit oberflächlichen Fasern, die zu den Basen der Mittelfußknochen II–V ausstrahlen, den *Sulcus* für die Sehne des *M. peronaeus longus* zu einem Kanal.

2. Das **Lig. calcaneonaviculare plantare** verläuft mit starken Faserzügen vom *Sustentaculum tali* des Calcaneus zum *Os naviculare.* Mit der überknorpelten Dorsalseite hilft es die Pfanne des vorderen Sprunggelenkes bilden (*Pfannenband*).

Diese beiden starken, längs verlaufenden Bänder, besonders das *Lig. plantare longum*, verspannen die Längswölbung des Fußes. Unterstützt werden sie dabei durch die Fußsohlenmuskeln (Abb. 285) und die Plantaraponeurose (vgl. unten).

i) Statik und Mechanik des Fußes

Der menschliche Fuß ist eine federnde Gewölbekonstruktion mit einer **Längswölbung** und einem **Quergewölbe.** Die **Längswölbung** ist an der medialen Seite höher als an der lateralen. Medial läuft der Wölbungsbogen vom Tuber calcanei über Talus, Naviculare, die 3 Cuneiformia zu den Köpfen der Mittelfußknochen I–III (Abb. 285). Lateral läuft der Wölbungsbogen vom Tuber calcanei über das Cuboid zu den Köpfen der Mittelfußknochen IV–V (Abb. 283). Durch das **Quergewölbe** wird plantar eine Rinne für die Aufnahme der Fußsohlenmuskeln geschaffen. Die Verklammerung des Quergewölbes erfolgt, abgesehen von den Bändern, vor allem durch die am mittleren und seitlichen Keilbein ansetzenden Sehnenzüge des *M. tibialis posterior* und den Zug des *M. peronaeus longus* (Abb. 286 A).

Die **Längswölbung** wird, im Gegensatz zum Quergewölbe, nicht durch die Form der Bausteine (vergl. Abb. 278 und Abb. 286), sondern

1. durch die kräftigen **plantaren Fußbänder,** vor allem durch das Lig. calcaneonaviculare plantare, das Lig. plantare longum und die Plantaraponeurose,
2. durch die **Fußsohlenmuskeln**

gesichert. Sie fangen den Horizontalschub auf. Die Fußmuskeln erhöhen ihren Tonus verkürzen sich aber auch etwas, was aus der Tatsache zu ersehen ist, daß der belastete Fuß kürzer als der unbelastete ist. Überdehnung der Bänder und Ermüdung der Muskeln können zur Abflachung der Wölbungen führen. Betroffen sind vor allem Berufe, die lange Zeit stehen und stehend schwere Arbeit verrichten müssen.

Abflachung der Längswölbung bezeichnen wir als Plattfuß (*Pes planus*). Da dabei der innere Knöchel tiefer treten muß, kommt es meist zur Ausbildung eines Plattknickfußes (*Pes planovalgus*). Bei der Abflachung des Quergewölbes nähern sich die mittleren Mittelfußknochen dem Boden. Sie sind außerdem auseinandergespreizt (Spreizfuß). Dieser ist meist mit einer Abduktion der Großzehe und einer Ballenbildung am Grundgelenk der Großzehe verbunden (*Hallux valgus*). Training und Stärkung der kurzen und langen Fußsohlenmuskeln wirken erhaltend auf die Fußgewölbe.

Von den langen Muskeln kommt dem *M. tibialis posterior* eine besondere Bedeutung zu, weil er das Quergewölbe verklammert (Abb. 286 A), das Lig. calcaneonaviculare plantare von unten stützt und damit dem Tiefertreten des Taluskopfes entgegenwirkt („Antiplanusmuskel"). Die unter dem Sustentaculum tali verlaufende Sehne des *M. flexor hallucis longus* (Abb. 278) bremst das Einknicken nach innen ab („Antivalgusmuskel").

Die Umwandlung des Greiffußes der Anthropoïden zum Standfuß des Menschen zeigt in der Phylogenese und Ontogenese eine Aufrichtung des Fersenbeines im Sinne der Pronation. Zwangsläufig ist damit auch eine Erhöhung der Längswölbung, das beim Neugeborenen noch wesentlich flacher als beim Erwachsenen ist, verbunden.

Ein Urteil über das Fußgewölbe geben uns die Fußabdrücke (Abb. 287). Eine Überhöhung des Fußgewölbes bezeichnen wir als **Hohlfuß.**

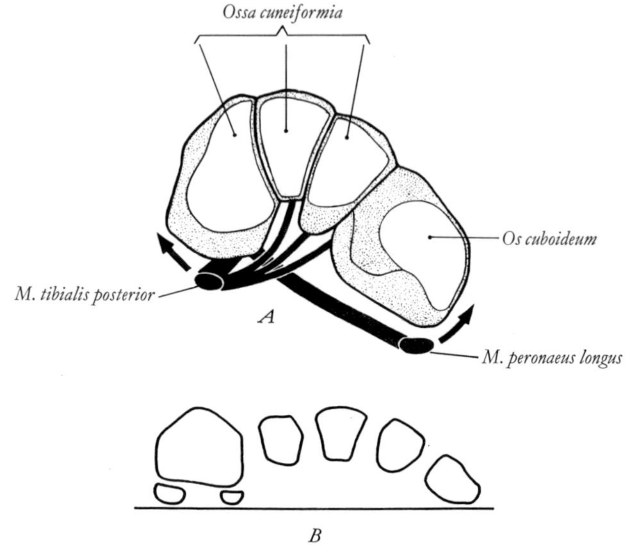

Abb. 286. Querwölbung des Fußes. Verklammerung der Wölbung des Vorfußes durch die Sehnen des M. tibialis posterior und des M. peronaeus longus (*A*). Nur noch geringe Querwölbung im Bereich der Köpfe der Mittelfußknochen (*B*). Nach *v. Lanz-Wachsmuth*

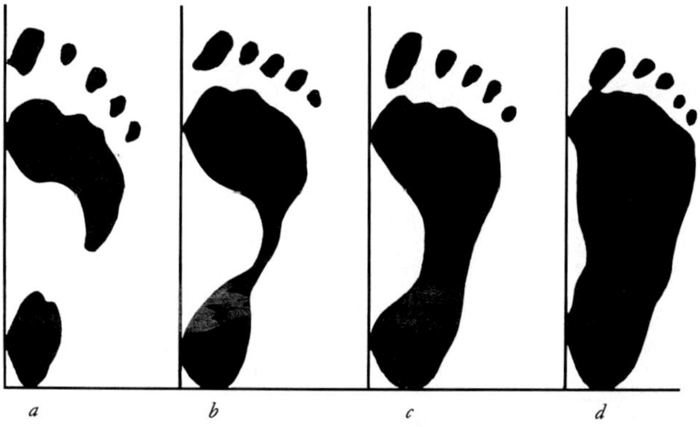

Abb. 287. Fußabdrücke: a, b, c normaler Fuß mit sehr hoher, hoher und niedriger Wölbung, d Plattfuß. Nach *Treves-Keith*

Die besonders belasteten Stellen des Fußes sind mit **Baufett** gepolstert (Abb. 285). Hinten ist es das Fersenpolster, vorn das Polster unter den Köpfen der Mittelfußknochen und unter den Endgliedern der Zehen. Die vorderen Stützpunkte der Längswölbung sind die Köpfe der Mittelfußknochen. Die Druckverteilung nimmt hier von medial nach lateral allmählich ab. Sie ändert sich natürlich mit der Art der Belastung des Fußes. Die Großzehe liegt meistens gerade dem Boden auf. Bei den übrigen Zehen sind die Grund- und Mittelglieder meist dorsal, die Endglieder plantar flektiert. Sie krallen sich am Boden fest. Der erste Strahl, die Großzehe, ist bei weitem am kräftigsten. Sie ist für das Stehen und Abrollen des Fußes von großer Bedeutung. Ihr Verlust ist deshalb besonders hoch zu werten.

Eine stärkere Verhornung und Schwielenbildung an den besonders druckbelasteten Stellen zeigt dem geübten Beobachter, daß der Fuß fehlbelastet ist. Fehlbelastete Punkte sind sehr häufig entzündet und beim Stehen und bei Fingerdruck schmerzhaft.

Man kann den Fuß als einen zweiarmigen Hebel auffassen, dessen Drehpunkt durch den Talus geht (Abb. 285). Der Talus nimmt die Körperlast auf und überträgt sie auf den kürzeren hinteren und den längeren vorderen Hebelarm. Die Trajektorien verlaufen im kürzeren Arm steiler, im längeren schräger. Der am kurzen Hebelarm angreifende dreiköpfige Wadenmuskel (M. triceps surae) hat beim Fersenheben und Abrollen des Fußes bei weitem die meiste Arbeit zu leisten. Er ist deshalb bei Ballettänzerinnen besonders gut ausgeprägt. Alle übrigen auf die Sprunggelenke wirkenden Muskeln sind wesentlich schwächer. Sie haben mehr die Aufgabe, durch leichte Dorsal- bzw. Plantarflexion im oberen und Pronation und Supination im unteren Sprunggelenk und durch Dorsal- bzw. Plantarflexion der Zehen die Fußsohle der Neigung und den Unebenheiten des Bodens anzupassen.

10. Die Muskeln und Faszien des Unterschenkels

Sie sind so um die Unterschenkelknochen herumgelagert, daß nur die Facies medialis, der Margo [Crista] anterior der Tibia und die beiden Malleolen unbedeckt bleiben. Die proximal kräftigen Muskelbäuche gehen nach distal in lange Sehnen über, die über die Sprunggelenke hinweg zu den Knochen der Fußwurzel, des Mittelfußes und der Zehen ziehen. Hinten formen die Muskeln die sehr charakteristische, individuell variable Wade (*Sura*). Von der kräftigen Unterschenkelbinde, *Fascia cruris*, gehen 2 Scheidewände, das *Septum intermusculare cruris anterius* und *posterius*, in die Tiefe zur Fibula. Sie trennen dadurch die Muskeln in 3 Gruppen, eine vordere, eine laterale und eine hintere.

a) Die vordere oder Extensorengruppe

(Abb. 288, 289)

Sie füllt den Raum zwischen Tibia, Membrana interossea und Fibula und wird vom **N. peronaeus profundus** versorgt.

1. **M. tibialis anterior,** der vordere Schienbeinmuskel, **entspringt** von der *Facies lateralis tibiae*, der *Membrana interossea* und der *Fascia cruris*. Seine kräftige Sehne wird oberhalb der Malleolen durch das *Retinaculum mm. extensorum superius* [Lig. transversum cruris], auf dem Fußrücken durch das kreuz- bzw. y-förmige *Retinaculum mm. extensorum inferius* [Lig. cruciforme] gegen das Skelett gefesselt, weil sie sich sonst bei der Dorsalflexion von der Unterlage abheben würde. Sie **setzt** am medialen Rande der *Basis ossis metatarsalis I* und an der plantaren Fläche des *Os cuneiforme mediale* **an.** Zwischen der Endsehne und den beiden Knochen liegt ein Schleimbeutel.

2. **M. extensor hallucis longus,** der lange Großzehenstrecker, **entspringt** vom mittleren Drittel der *Fibula* und der *Membrana interossea,* bedeckt von den beiden benachbarten Muskeln. Der doppelt gefiederte Muskel erscheint in der distalen Hälfte des Unterschenkels zwischen den beiden benachbarten Muskeln, verläuft in einer eigenen Sehnenscheide durch das mittlere Fach unter dem *Retinaculum inferius* und **setzt** an der End- und zum Teil auch an der Grundphalanx der Großzehe **an.**

3. **M. extensor digitorum longus,** der lange Zehenstrecker, **entspringt** vom proximalen Teil der *Tibia,* dem *Margo anterior* der *Fibula,* der *Membrana interossea* und der *Fascia cruris.* Die zunächst einfache Sehne spaltet sich in 4 Sehnen, die in einer eigenen Sehnenscheide durch das *laterale* Sehnenfach unter dem *Retinaculum inferius* verlaufen und in die Dorsalaponeurose der Zehen II–V ausstrahlen.

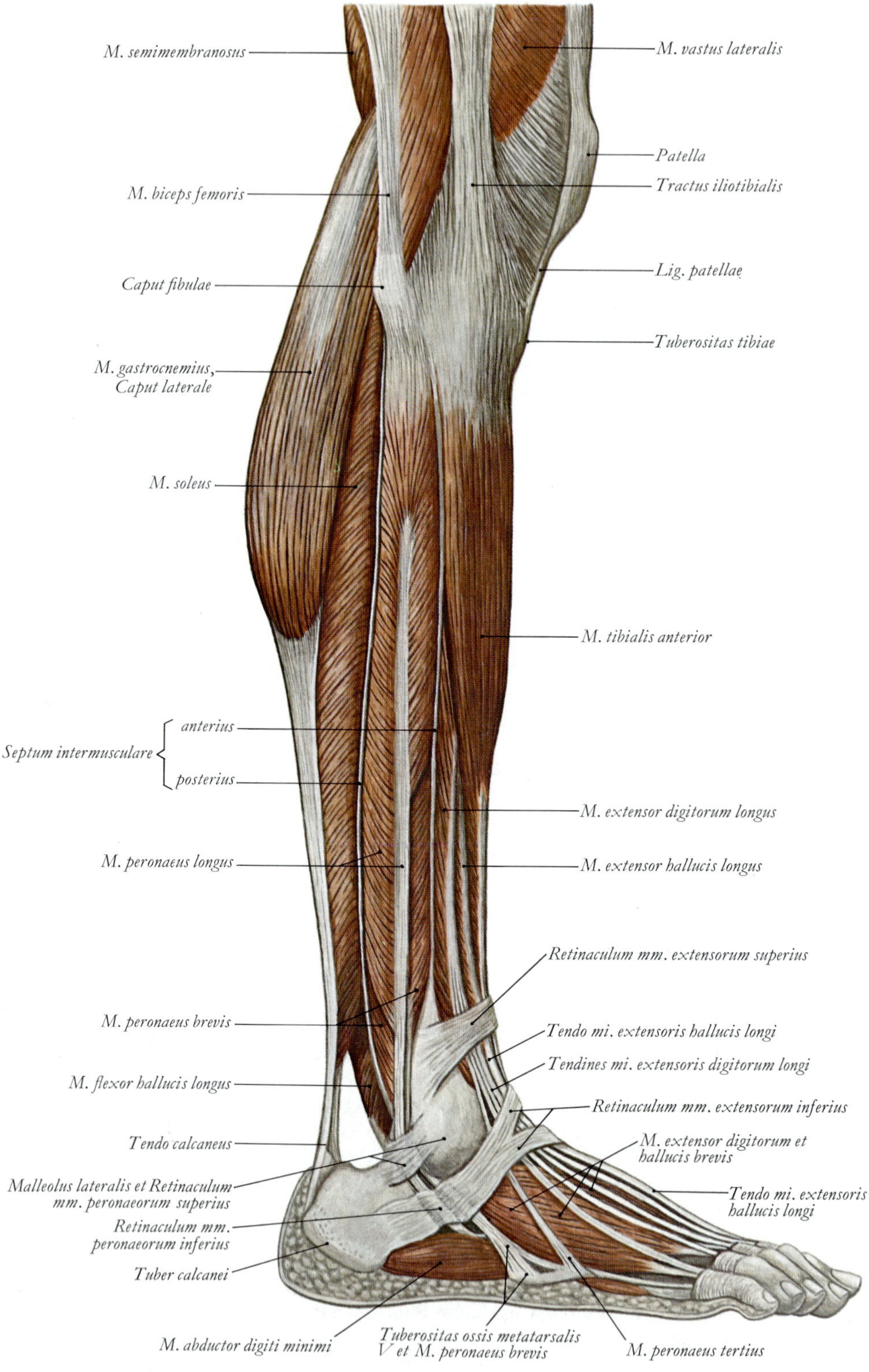

Abb. 288. Unterschenkel- und Fußrückenmuskeln von lateral

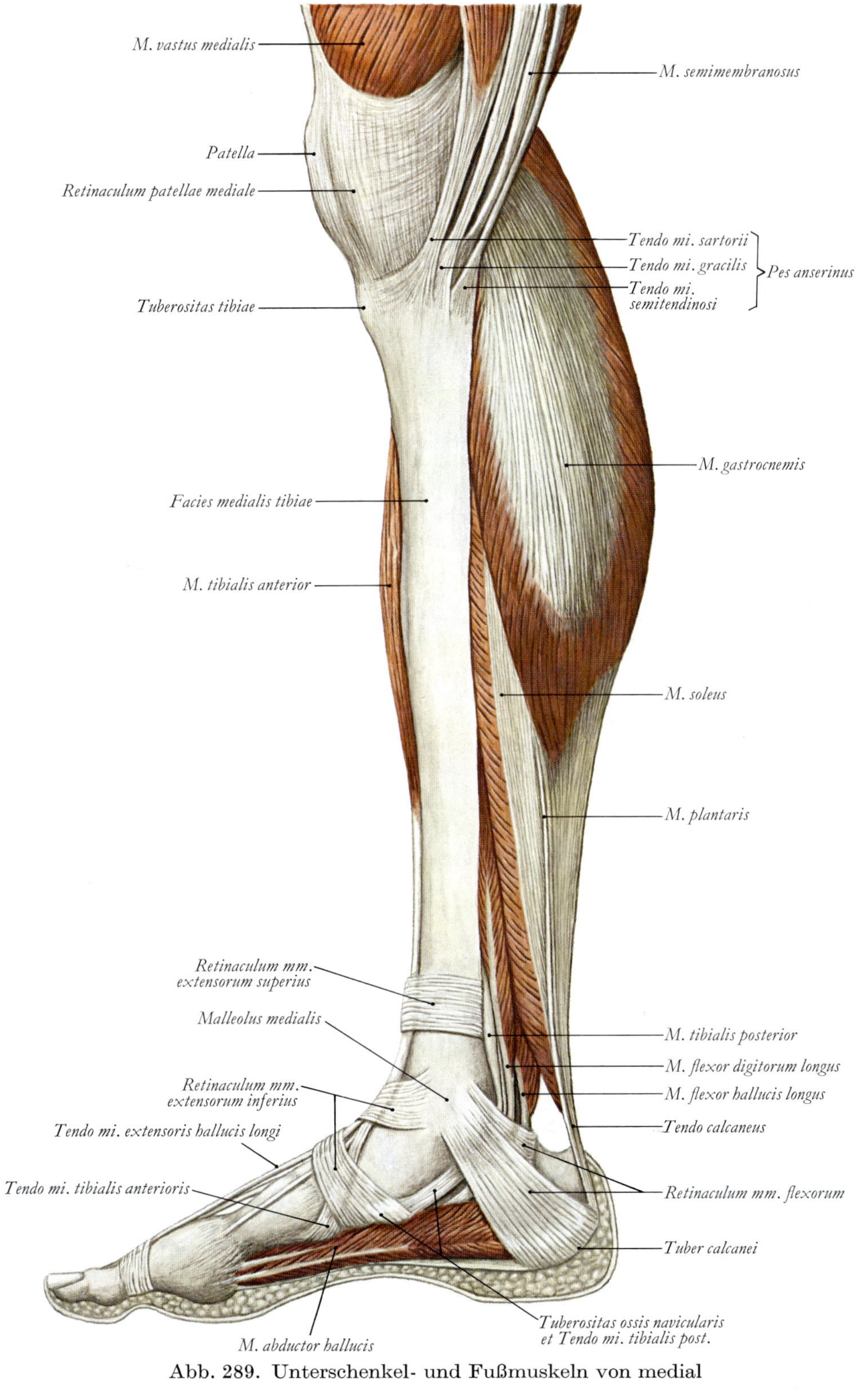

Abb. 289. Unterschenkel- und Fußmuskeln von medial

Meist spaltet sich von dem gemeinsamen Muskelbauch noch eine 5. Sehne ab, die zur Basis des *Metatarsale V* zieht **(M. peronaeus tertius).**

b) Die seitliche oder Peronaeusgruppe

(Abb. 288)

Sie bedeckt die Außenfläche des Wadenbeins (lat. fibula; griech. perone). Ihre Sehnen gelangen hinter dem *Malleolus lateralis* zum lateralen Fußrand und zur Fußsohle. Sie liegen in einer eigenen Faszienloge und werden von einem eigenen Nerven, dem **N. peronaeus** [fibularis] **superficialis,** versorgt.

1. **M. peronaeus** [fibularis] **longus,** der lange Wadenbeinmuskel, **entspringt** vom Kopf und den oberen $^2/_3$ des Schaftes der Fibula und den Wänden seiner Faszienloge (*Fascia cruris* und *Septa intermuscularia*).

2. **M. peronaeus** [fibularis] **brevis,** der kurze Wadenbeinmuskel, **entspringt** von den unteren $^2/_3$ des Schaftes der Fibula. **Beide Muskeln** verlaufen, der lange den kurzen deckend, abwärts, gelangen an die Rückfläche des *Malleolus lateralis,* erhalten hier eine gemeinsame Sehnenscheide und werden durch das **Retinaculum mm. peronaeorum superius** und **inferius** an das Skelett gefesselt. Der kurze Muskel verläuft oberhalb und der lange unterhalb der *Trochlea peronaealis* (Processus trochlearis) des Calcaneus. Der *Peronaeus brevis* **setzt** dann an der *Tuberositas ossis metatarsalis V* **an** und sendet gewöhnlich noch eine kleine, akzessorische Strecksehne zur kleinen Zehe.

Die Sehne des *Peronaeus longus* wendet sich aber um den lateralen Rand des Os cuboideum zur Fußsohle und verläuft in dem vom *Lig. plantare longum* überbrückten Kanal (vgl. S. 405) nach medial und distal und **setzt** am *Cuneiforme mediale* und der Basis des *Metatarsale I*, gegenüber dem Ansatz des M. tibialis anterior, **an.**

An der Umbiegungsstelle unter dem Cuboid ist die Sehne verbreitert und überknorpelt manchmal zu einem Sesambein umgewandelt. In dem vom Cuboid und Lig. plantare longum gebildeten, osteofibrösen Kanal hat die Sehne nochmals eine Sehnenscheide.

c) Die hintere oder Flexorengruppe

(Abb. 288–291)

Sie besteht aus einer oberflächlichen Schicht, dem dreiköpfigen Wadenmuskel, *M. triceps surae,* dem kleinen *M. plantaris* und einer tiefen Schicht, dem Kniekehlenmuskel, *M. popliteus,* und drei langen Muskeln (*M. flexor digitorum longus, M. flexor hallucis longus* und *M. tibialis posterior*). Oberflächliche und tiefe Schicht sind durch das tiefe Blatt der *Fascia cruris* voneinander getrennt. Die Flexorengruppe wird vom **N. tibialis** versorgt.

α) Oberflächliche Schicht oder Wadenmuskeln (Abb. 288–290)

1. **M. triceps surae,** der dreiköpfige Wadenmuskel, besteht aus dem zweiköpfigen Wadenmuskel, **M. gastrocnemius,** und dem Schollenmuskel, **M. soleus,** der als der dritte Kopf aufgefaßt wird. Der kleine, meist vorhandene **M. plantaris** ist als eine Abspaltung des lateralen Gastrocnemiuskopfes aufzufassen. Der *M. gastrocnemius* wirkt auf das Kniegelenk und auf die Sprunggelenke, der *M. soleus* nur auf die Sprunggelenke. Die mächtige Muskelmasse setzt an dem kurzen Hebelarm des Fußes an, hebt die Ferse und hebelt beim Gehen, Laufen, Springen den Fuß vom Boden ab. Bei feststehendem Fuß und Verlagerung des Schwerpunktes vor die quere Sprunggelenks-

achse wird sie die Unterschenkelknochen und das Femur halten bzw. nach hinten ziehen. Die Größenentwicklung der Wadenmuskulatur geht deshalb konform mit dem Erwerb des aufrechten Ganges.

a) **M. gastrocnemius entspringt** mit 2 Köpfen **(Caput mediale** und **laterale)** von den Condylen des Femur. Die beiden Köpfe treffen sich spitzwinklig, begrenzen von distal die Kniekehle und gehen in eine breite, platte Sehne über, die sich mit der des *M. soleus* vereinigt. Die beiden Köpfe reichen unterschiedlich weit nach distal (schiefe Form der Wade).

Unter der medialen Ursprungssehne liegt ein Schleimbeutel, *Bursa subtendinea m. gastrocnemii medialis.* In der lateralen Ursprungssehne treffen wir in etwa 20 % ein Sesambein, *Fabella* genannt, an. Wesentlich seltener kommt ein Sesambein in der medialen Ursprungssehne vor.

b) **M. plantaris,** meist fälschlich Sohlenspanner genannt, **entspringt** mit einem schlanken Muskelbauch vom *Condylus lateralis femoris* und der Gelenkkapsel. Die zierliche Sehne verläuft (Abb. 290) zwischen *Gastrocnemius* und *Soleus* und **setzt** an der Trizepssehne, der Sprunggelenkkapsel oder dem Calcaneus **an.**

c) **M. soleus,** der Schollenmuskel (flach wie eine Scholle), **entspringt** (Abb. 291) in einem hufeisenförmigen Bogen 1. von der *Linea m. solei* [poplitea] der **Tibia,** 2. von einem **Sehnenbogen,** der die *A.* und *V. tibialis post.* und den *N. tibialis* überbrückt und 3. vom Kopf und oberen Drittel der **Fibula** und weiter distal mittels des **Septum intermusculare posterius** vom mittleren Drittel der Fibula. Die Fasern ziehen zu einer platten Sehne, die sich mit der des Gastrocnemius zur Achillessehne vereinigt.

In der oberen Hälfte ist der Muskel weitgehend vom Gastrocnemius zugedeckt. Er erhält hier durch die beiden Gastrocnemiusköpfe eine keilartige Verformung (Abb. 290). Distal quellen die Fasern neben der gemeinsamen Endsehne hervor. Die Muskelfasern reichen individuell verschieden weit an der Endsehne herab. Gerade diese Tatsache bestimmt weitgehend die Form der Wade.

Die gemeinsame Endsehne, **Tendo calcaneus** (auch Achillessehne genannt, weil Achilles angeblich an einer Verletzung dieser Sehne gestorben sein soll) **setzt** am unteren Rande des *Tuber calcanei* **an.**

Zwischen der Sehne, die gegen den Ansatz wieder breiter wird, und dem oberen glatten Teil des *Tuber calcanei* liegt die *Bursa tendinis calcanei,* die entzündet ziemliche Schmerzen beim Gehen hervorruft. Zwischen Haut und Achillessehne findet sich die *Bursa subcutanea calcanea.*

β) Tiefe Schicht der Flexorengruppe (Abb. 291)

Die 3 langen Muskeln liegen nicht in derselben Reihenfolge nebeneinander wie die entsprechenden Strecker. Der *M. flexor digitorum longus* ist mit seinem Ursprung von lateral nach medial verlagert (man vergleiche die Strecker, Abb. 288) und muß deshalb auf dem Wege zu seinem Ansatz die beiden übrigen Muskeln, den *M. tibialis posterior* am Unterschenkel, den *M. flexor hallucis longus* an der Fußsohle, überkreuzen. Sie liegen in einem von Tibia, Fibula, Membrana interossea und tiefem Blatt der Fascia cruris gebildeten Köcher (Abb. 293) und werden vom **N. tibialis** versorgt.

1. **M. flexor digitorum longus,** der lange Zehenbeuger, **entspringt** von der Rückfläche der Tibia, distal vom M. soleus, überkreuzt oberhalb der Malleolen den *M. tibialis posterior,* verläuft durch den *Sulcus malleolaris tibiae,* gelangt unter dem *Retinaculum mm. flexorum* [Lig. laciniatum] in einer eigenen Sehnenscheide zur Fußsohle. Hier überkreuzt er die Sehne des *M. flexor hallucis longus,* geht mit ihr eine Verbindung ein und spaltet sich in 4 Endsehnen, die an den Basen der Endglieder der Zehen II–V **ansetzen.** An der Fußsohle bekommt er als zusätzlichen Kopf den *M. quadratus plantae,* der die schräge Zugrichtung in eine gerade, sagittale überführt.

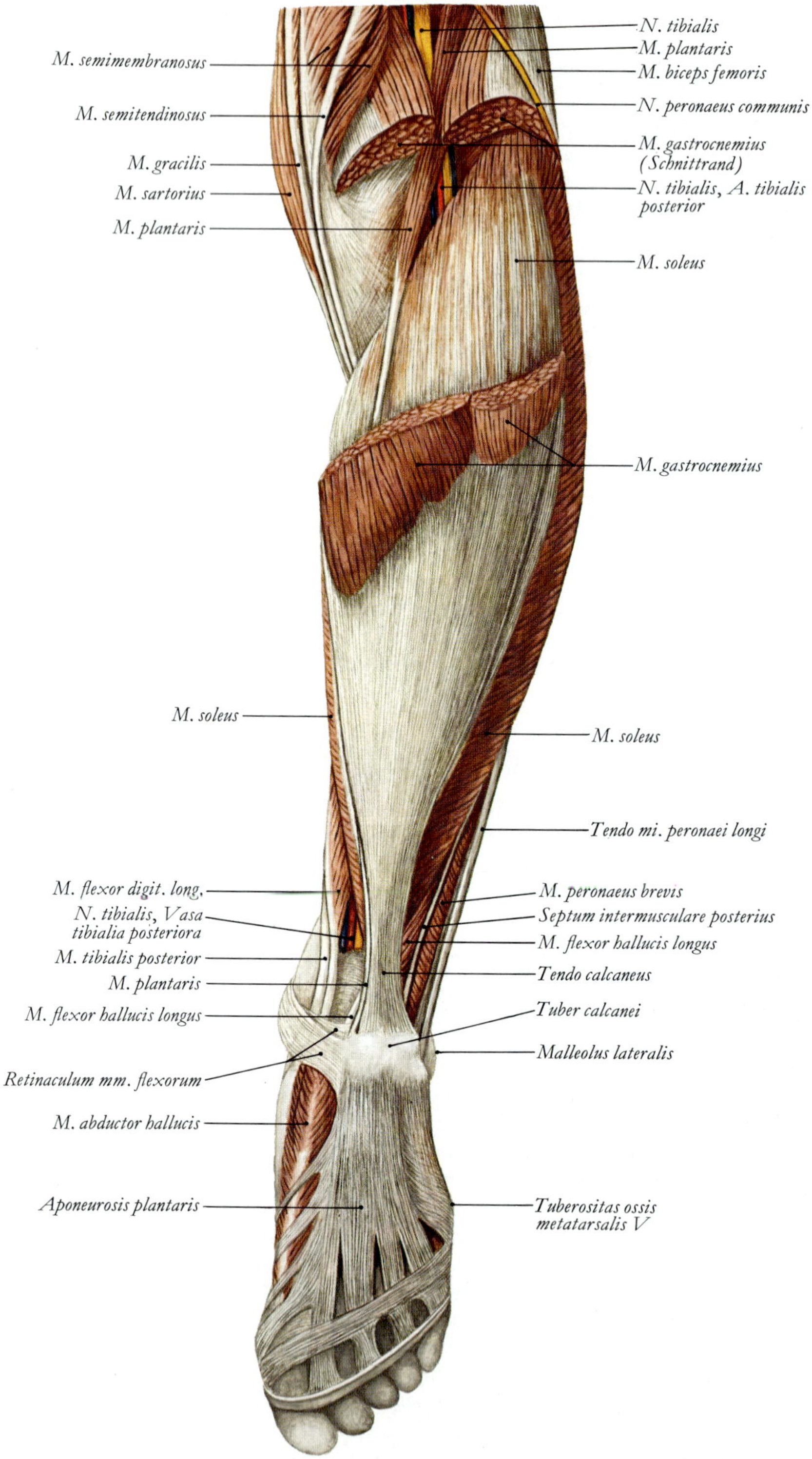

Abb. 290. Waden- und Fußsohlenmuskeln. Oberflächliche Schicht. Der M. gastrocnemius ist gefenstert, um den M. soleus und den M. plantaris zu zeigen

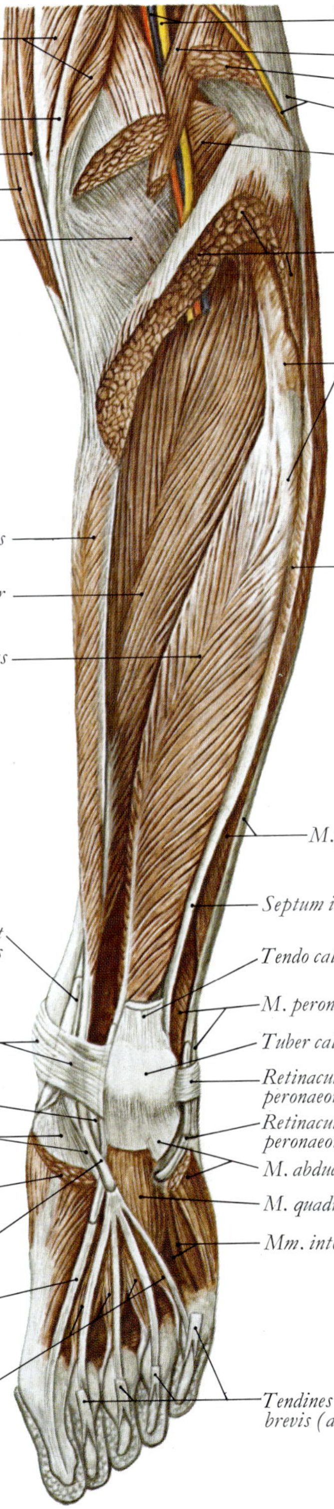

Abb. 291. Tiefe Flexoren des Unterschenkels. M. gastrocnemius und M. soleus größtenteils entfernt. An der Fußsohle Plantaraponeurose und M. flexor digitorum brevis entfernt; M. abductor hallucis teilweise entfernt, M. abductor digiti minimi gefenstert

2. **M. tibialis posterior,** der hintere Schienbeinmuskel, **entspringt** von der *Membrana interossea* und angrenzenden Teilen der *Tibia* und *Fibula,* unterkreuzt den *Flexor digitorum longus,* liegt in einer eigenen Sehnenscheide im *Sulcus malleolaris,* bedeckt vom *Retinaculum mm. flexorum,* und **setzt** mit einem stärkeren Faserzug an der *Tuberositas ossis navicularis* und mit einem schwächeren am *Cuneiforme intermedium* und *laterale* an (Abb. 286 A).

3. **M. flexor hallucis longus,** der lange Großzehenbeuger, der stärkste der drei langen Muskeln, **entspringt** am weitesten lateral, von den zwei distalen Dritteln der *Fibula* und der *Membrana interossea.* Er verläuft in einer eigenen Sehnenscheide in einem nach ihm benannten Sulcus des Sprungbeins und des Fersenbeins, bedeckt vom *Retinaculum mm. flexorum,* zur Fußsohle, wo er den *Flexor digitorum longus* unterkreuzt und am Nagelglied der großen Zehe **ansetzt.**

4. **M. popliteus,** der Kniekehlenmuskel, **entspringt** vom *Condylus lateralis femoris* und der Gelenkkapsel. Die Ursprungssehne verläuft zwischen Kapsel und *Lig. collaterale fibulare* des Kniegelenkes und geht in einen platten Muskelbauch über, der oberhalb der *Linea m. solei* [poplitea] der Tibia **ansetzt.** Die medial über den Muskel hinwegziehenden straffen Bindegewebszüge stellen die distalen Ausstrahlungen der Semimembranosussehne (*Lacertus fibrosus popliteus*) dar, die an der *Linea m. solei* verankert sind. Der M. popliteus liegt hier in einem von Tibia und Sehne gebildeten Köcher.

Unter der Ursprungssehne liegt der *Recessus subpopliteus* [Bursa m. poplitei], der immer mit der Kniegelenkshöhle und manchmal mit der *Articulatio tibiofibularis* kommuniziert.

Wirkung: Er beugt im Kniegelenk, rotiert den Unterschenkel nach innen und spannt die Kapsel.

d) Die Wirkung der Unterschenkelmuskeln auf den Fuß

Sie wird am besten zusammenfassend an Hand der Abb. 292 besprochen. Es sind dort eingetragen die **quere Flexionsachse** (oberes Sprunggelenk), die **schräge Pro- und Supinationsachse** (unteres Sprunggelenk) und die Lage der Sehnen zu den Achsen.

Alle Sehnen, die vor der queren Achse liegen (*M. tibialis anterior, M. extensor hallucis longus, M. extensor digitorum longus, M. peronaeus tertius*), beugen nach dorsal, alle, die hinter ihr liegen (*M. tibialis posterior, M. flexor digitorum longus, M. flexor hallucis longus, M. triceps surae, M. peronaeus brevis, M. peronaeus longus*), dagegen nach plantar.

Alle Sehnen, die medial von der Pro- und Supinationsachse verlaufen (*M. tibialis anterior, M. tibialis posterior, M. flexor digitorum longus, M. flexor hallucis longus, M. triceps surae*), heben den medialen Fußrand (Auswärtskanten, Supinieren). Alle Sehnen, die lateral von dieser Achse liegen (*M. peronaeus brevis, M. extensor hallucis longus, M. extensor digitorum longus, M. peronaeus tertius*), heben den lateralen Fußrand (Einwärtskanten, Pronieren).

Aus dem Verlauf der Achse (vgl. S. 401) ergibt sich, daß mit der Supination gleichzeitig eine Adduktion und Plantarflexion des Vorderfußes, mit der Pronation eine Abduktion und Dorsalflexion des Vorderfußes verbunden ist.

Die Abb. 292 macht weiter verständlich, daß Muskeln in bezug auf das obere Sprunggelenk (quere Achse) Synergisten, in bezug auf das untere Sprunggelenk (schräge Achse) Antagonisten sein können.

Die unter dem *Sustentaculum tali* verlaufende Sehne des *M. flexor hallucis longus* trägt das *Sustentaculum* und damit den *Talus* und verhindert das Einknicken des Fußes nach medial.

Bei **feststehendem Fuß** ziehen die hinter der queren Achse verlaufenden Muskeln den Unterschenkel nach hinten. Entsprechend ziehen die vor der queren Achse verlaufenden Muskeln den Unterschenkel nach vorn. Die medial von der schrägen Achse ver-

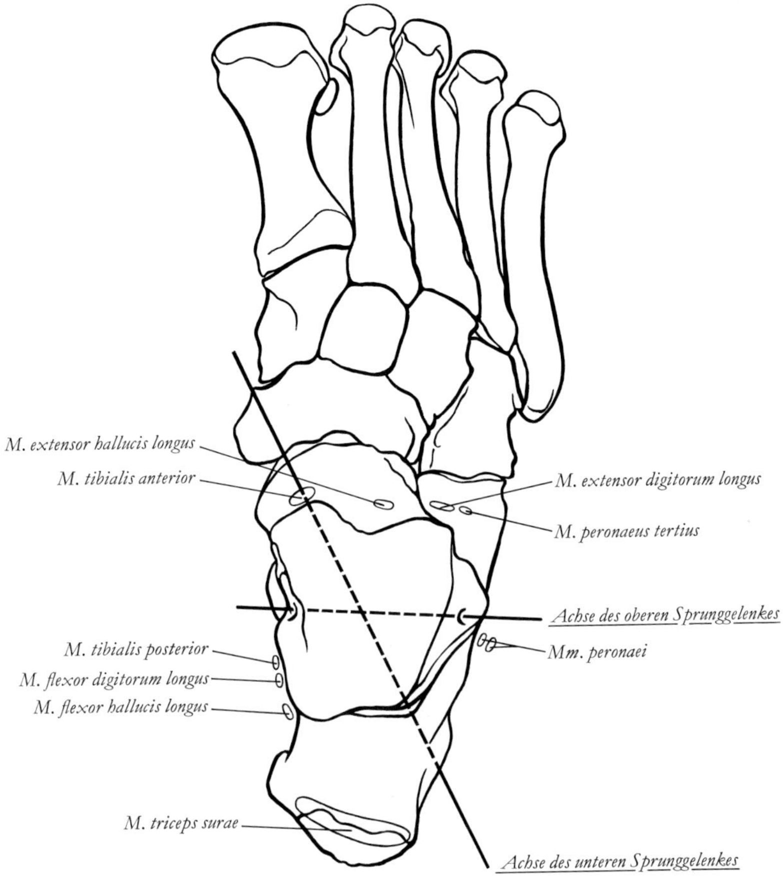

Abb. 292. Die Achse des oberen Sprunggelenkes (quer) und die Achse des unteren Sprunggelenkes (schräg). Die auf die beiden Gelenke wirkenden Muskeln sind in ihrer Lage zu den Achsen schematisch eingetragen. Nach *Mollier*

laufenden Muskeln ziehen den Unterschenkel nach medial, die lateral von ihr liegenden nach lateral.

Ausfall der einen Gruppe bedeutet Überwiegen der Antagonisten. Fallen die *Peronaei* [Fibulares] aus, so haben die *Tibiales* (*M. tibialis ant.* und *post.*) das Übergewicht; wir gehen auf dem lateralen Fußrand **(Klumpfuß)**. Ausfall *M. tibialis ant.* und *post.* ergibt ein Übergewicht der *Peronaei* **(Platt-Knickfuß)**.

Fallen die Strecker aus, so schleift die Fußspitze auf dem Boden **(Spitzfuß)**.

Ausfall der Beuger ergibt ein Übergewicht der Strecker. Die Hacke ruht auf dem Boden **(Hackenfuß)**.

Die zu den Zehen ziehenden langen Strecker strecken auch die Zehen, die langen Beuger beugen sie.

Der oberhalb des Kniegelenkes entspringende *Gastrocnemius* beugt außerdem das Kniegelenk. Der gesamte *Triceps surae* hebt die Ferse, winkelt beim Gehen, Laufen, Springen den Fuß vom Boden ab, ermöglicht den Zehenstand, und ist der stärkste Supinator.

Die Entwicklung der mächtigen Wadenmuskulatur geht parallel mit dem Erwerb des aufrechten Ganges. Sie muß vor allem deshalb so kräftig sein, weil sie an dem kurzen Hebelarm des Fußes ansetzt. Die relativ schlanke Wadenmuskulatur der Neger wird mit einem relativ längerem Hebelarm (*Tuber calcanei*) erklärt.

Wichtig für das Arbeitsvermögen der Muskeln ist, daß sie durch Verstärkungen der Unterschenkelfaszie: *Retinaculum mm. extensorum superius* [Lig. transversum cruris] und *inferius* [Lig. cruciforme], *Retinaculum mm. flexorum* [Lig. laciniatum], *Retinaculum mm. peronaeorum superius* und *inferius* festgehalten und geführt werden.

e) Faszien und Muskellogen des Unterschenkels und Fußes

Tibia, Fibula und die sie verbindende Membrana interossea bilden eine Trennwand zwischen der vorderen Streckergruppe und der hinteren Beugergruppe. Die Unterschenkelbinde, **Fascia cruris,** hüllt die 3 oberflächlichen Muskelgruppen ein.

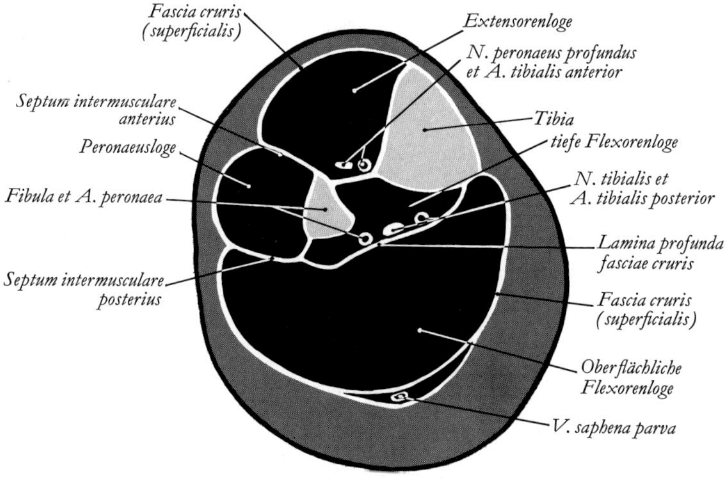

Abb. 293. Faszien und Muskellogen des Unterschenkels I. Querschnitt im mittleren Drittel

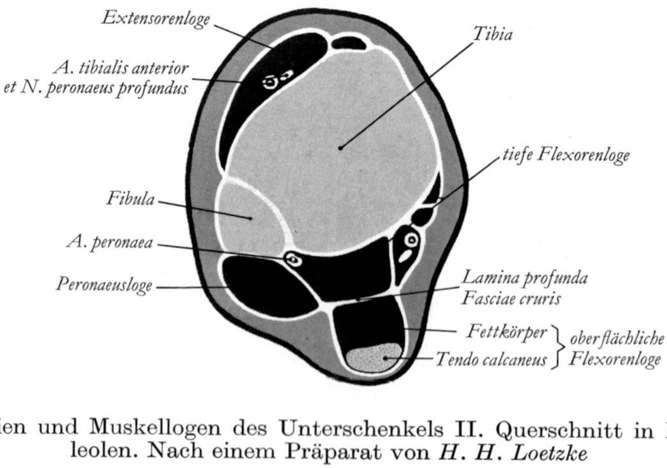

Abb. 294. Faszien und Muskellogen des Unterschenkels II. Querschnitt in Höhe der Malleolen. Nach einem Präparat von *H. H. Loetzke*

Ihre Stärke wechselt streckenweise mit der mechanischen Beanspruchung. Sie ist an der Tibia direkt, an der Fibula indirekt mittels des **Septum intermusculare anterius** und **posterius** verankert (Abb. 293). Die *Lamina profunda* der **Fascia cruris** trennt die tiefen Beuger vom Triceps surae. Sie zieht vom Septum intermusculare posterius nach medial zur Fascia cruris. So entstehen 3 osteofibröse Muskellogen für die Strecker-, Peronaeus- und tiefe Beugergruppe und eine fibröse Loge für den dreiköpfigen Wadenmuskel.

1. **Die Streckerloge** endet proximal in Höhe der Tuberositas tibiae. Die Fascia cruris ist im oberen Drittel besonders kräftig, weil sie hier Muskelfasern zum Ursprung dient. Sie läßt sich hier nur scharf von den Muskeln trennen. Distal wird sie dünner, um in Höhe der Knöchel zum **Retinaculum mm. extensorum superius** [Lig. transversum cruris] und auf dem Fußrücken zum **Retinaculum mm. extensorum inferius** [Lig. cruciforme] besonders verstärkt zu werden. Diese Retinacula fesseln die Streckersehnen an das Skelett. Das untere Retinaculum setzt sich nach distal in die **Fascia dorsalis pedis** fort. Sie ist seitlich an den randständigen Mittelfuß- und Zehenknochen angeheftet; distal geht sie in die Dorsalaponeurose der Zehen über. Die Streckerlogen des Unterschenkels und Fußes stellen einen einheitlichen Erkrankungsraum dar. Außer den Muskeln enthalten sie noch eine Gefäß- und Nervenstraße, die *Vasa tibialia anteriora* und den *N. peronaeus profundus.*

2. **Die Peronaeusloge** enthält die beiden Wadenbeinmuskeln und den *N. peronaeus superficialis.* Sie beginnt unterhalb des Caput fibulae; proximal ist sie für den Ursprung von Muskelfasern verstärkt (Abb. 288); distal wird sie schwächer. Hinter dem lateralen Knöchel ist sie zum **Retinaculum mm. peronaeorum superius,** an der Seite des Calcaneus zum **Retinaculum mm. peronaeorum inferius** verstärkt. Weiter distal geht sie in einen osteofibrösen Kanal für den Peronaeus longus an der Fußsohle über.

3. Die **tiefe Beugerloge** enthält die tiefen Beuger, die *Vasa peronaea,* die *Vasa tibialia posteriora* und den *N. tibialis.* Hinter dem medialen Knöchel ist sie durch das **Retinaculum mm. flexorum** [Lig. laciniatum] verstärkt. Ein tiefes Blatt des Retinaculum fesselt die Sehnen an das Skelett (Abb. 289). Zwischen tiefem und oberflächlichem Blatt werden die Vasa tibialia posteriora und der N. tibialis zur Fußsohle geführt.

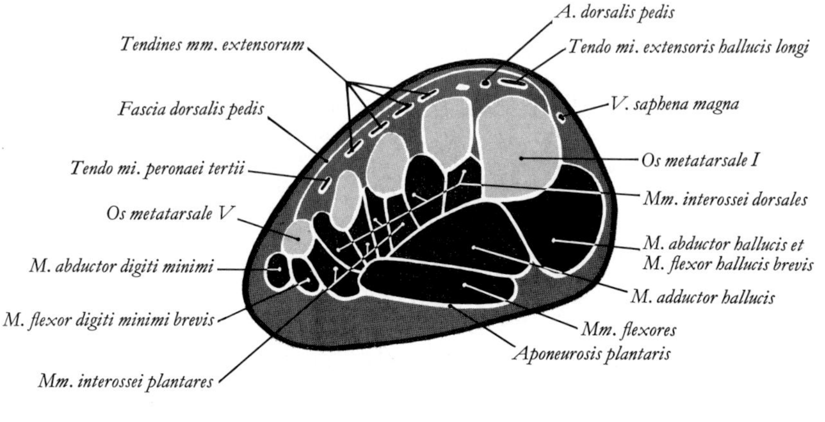

Abb. 295. Querschnitt durch den Mittelfuß in Höhe der Basis der Metatarsalknochen. Nach einem Präparat von *H. H. Loetzke*

4. Die fibröse **Trizepsloge** enthält proximal (Abb. 293) die mächtigen Trizepsköpfe. Nach distal wird sie schnell enger und endet am Tuber calcanei. Hier enthält sie die Achillessehne und zwischen ihr und der Lamina profunda fasciae cruris einen keilförmigen (Abb. 310, 317) verformbaren **Fettgewebskörper,** durch den Gefäße an die Sehne herangeführt werden. Das Peritendineum der Sehne ist nach *J. Lang* in mehreren Schichten angeordnet, wodurch die Verschiebung erleichtert wird. Nach proximal setzt sich die Trizepsloge ohne Grenze in die Kniekehle fort.

An der Fußsohle, **Planta pedis,** ist die Oberflächenfaszie zur derben **Aponeurosis plantaris** (Abb. 290) differenziert. Sie entspringt am Tuber calcanei. Ihr stärkerer Mittelstreifen spaltet sich in 5 Zügel auf, die am Bandapparat der Grundgelenke verankert sind und damit die Längswölbung sichern helfen. Querzüge, *Fasciculi transversi,* verbinden die Zügel und fangen den Querschub ab. Über den kurzen Groß- und Kleinzehenmuskeln wird die Aponeurose dünner. Ein mediales und ein laterales Septum verankern die Plantaraponeurose am Knochen und bilden damit eine **Großzehen-, Mittel-** und **Kleinzehenloge.** Die seitlichen Logen enthalten die Muskeln der Groß- und Kleinzehe. Die Mittelloge beherbergt in der oberflächlichen Schicht den M. flexor digitorum brevis, in der mittleren den Flexor digitorum longus und den Quadratus plantae und in der tiefen den Adductor hallucis. Straffe Bindegewebszüge verbinden die Plantaraponeurose auch mit der Cutis. Sie begrenzen fettgefüllte Druckkammern, die sich bei der Belastung abflachen. Die **Fascia dorsalis pedis profunda** und die **Fascia plantaris profunda** ziehen vom Mittelfußknochen zu Mittelfußknochen und bilden osteofibröse Kammern für die Mm. interossei (Abb. 295).

11. Muskeln, Sehnenscheiden und Schleimbeutel des Fußes

Außer den Sehnen der Unterschenkelmuskeln finden wir am Fuß noch schwächere **Fußrücken-** und stärkere **Fußsohlenmuskeln.** Die letzteren sind mit der Umbildung des Greiffußes zum Standfuß vorwiegend zu Spannmuskeln geworden.

a) Die Muskeln des Fußrückens

(Abb. 288, 321)

1. **M. extensor hallucis brevis,** der kurze Großzehenstrecker, und 2. **M. extensor digitorum brevis,** der kurze Zehenstrecker, entspringen vom *Calcaneus* (nahe dem *Sinus tarsi*). Ihre Sehnen strahlen zusammen mit den langen Streckern in die Dorsalaponeurose der Zehen aus. Die 5. Zehe erhält meistens keine Sehne.

Wirkung: Streckung der Zehen.

Nervenversorgung: *N. peronaeus profundus.*

b) Die Fußsohlenmuskeln

(Abb. 291, 296–298)

α) Die Muskeln des Großzehenballens

1. **M. abductor hallucis,** der Abzieher der großen Zehe, **entspringt** vom *Processus medialis tuberis calcanei,* vom *Retinaculum mm. flexorum* und der *Aponeurosis plantaris* und **setzt** unter Einschaltung des medialen Sesambeines an der Grundphalanx der großen Zehe **an.**

2. **M. flexor hallucis brevis,** der kurze Großzehenbeuger, **entspringt** vom *Cuneiforme mediale* und *Lig. plantare longum* und **setzt** zweiköpfig (über das mediale und laterale Sesambein) an der Basis der Grundphalanx der großen Zehe **an.**

3. **M. adductor hallucis,** der Großzehenanzieher, **entspringt** mit dem **Caput obliquum** vom *Cuneiforme laterale* und angrenzenden Knochen und Bändern, mit dem **Caput transversum** von den Gelenkkapseln der Metatarsophalangealgelenke II–IV (evtl. V) und **setzt** mit einheitlicher Sehne nach Einschaltung des lateralen Sesambeines an der Grundphalanx der großen Zehe **an.**

Ein *Opponens hallucis* fehlt dem Menschen, ist bei einigen Affen vorhanden.

Wirkung: Sie abduzieren, beugen und adduzieren die große Zehe. Das *Caput obliquum* des *M. adductor hallucis* verspannt aktiv das Quergewölbe des Fußes.

Nervenversorgung: Abductor und medialer Flexorkopf durch *N. plantaris medialis,* Adductor und lateral Flexorkopf durch *N. plantaris lateralis.*

β) Die Muskeln des Kleinzehenballens

1. **M. abductor digiti minimi,** der Kleinzehenabzieher, **entspringt** vom *Tuber calcanei* und der *Aponeurosis plantaris* und **setzt** an der *Tuberositas ossis metatarsalis V* und der Basis der Grundphalanx **an.**

2. **M. flexor digiti minimi brevis,** der kurze Kleinzehenbeuger, **entspringt** von der *Basis ossis metatarsalis V* und dem *Lig. plantare longum* und **setzt** an der Basis der Grundphalanx **an.**

3. **M. opponens digiti minimi,** der Kleinzehengegensteller, **entspringt** mit dem vorigen zusammen (*Basis ossis metatarsalis V* und *Lig. plantare longum*), **setzt** aber am lateralen Rande des *Os metatarsale V* **an.**

Wirkung: Die Muskeln abduzieren, beugen und opponieren die kleine Zehe.

Nervenversorgung: Gemeinsam vom *N. plantaris lateralis.*

γ) Die mittlere Fußsohlenmuskeln

Sie verlaufen mit den Sehnen der langen Zehenbeuger in einer gemeinsamen Faszienloge.

1. **M. flexor digitorum brevis,** der kurze Zehenbeuger, **entspringt** vom *Tuber calcanei* (Processus medialis) und der *Aponeurosis plantaris* und **setzt** mit 4 Sehnen, die von denen des *Flexor digitorum longus* durchbohrt werden, an der Basis der Mittelphalanx der Zehen II–V **an** (Abb. 296).

Wirkung: Beugung der Mittelphalangen.

Nerv: *N. plantaris medialis.*

2. **M. quadratus plantae,** der Sohlenviereckmuskel, **entspringt,** bedeckt vom vorigen, vom *Calcaneus* und **setzt** an der Sehne des *Flexor digitorum longus* **an** (Abb. 291).

Wirkung: Er kann als ein plantarer Kopf des *Flexor dig. longus* aufgefaßt werden, hilft plantar beugen. Die schräge Zugrichtung des langen Zehenbeugers wird durch ihn zu einer sagittalen.

Nerv: *N. plantaris lateralis.*

3. **Mm. lumbricales,** die Regenwurmmuskeln, **entspringen** von den Sehnen des langen Zehenbeugers und strahlen am medialen Rande der Grundphalangen II–V in die Dorsalaponeurose aus.

Nervenversorgung: Die beiden medialen vom *N. plantaris medialis,* die beiden lateralen vom *N. plantaris lateralis.*

4. **Mm. interossei**, die Zwischenknochenmuskeln (Abb. 297, 298). Wir unterscheiden wie an der Hand 4 dorsale und 3 plantare. Die Achse verläuft nicht durch den dritten Strahl (wie bei der Hand), sondern durch die zweite Zehe. Die vier dorsalen **entspringen** zweiköpfig von den zugewendeten Flächen der *Metatarsalia I–V*. Die Sehnen konvergieren zur Achse und **setzen** an der Grundphalanx und Dorsalaponeurose der Zehen II–IV **an.**

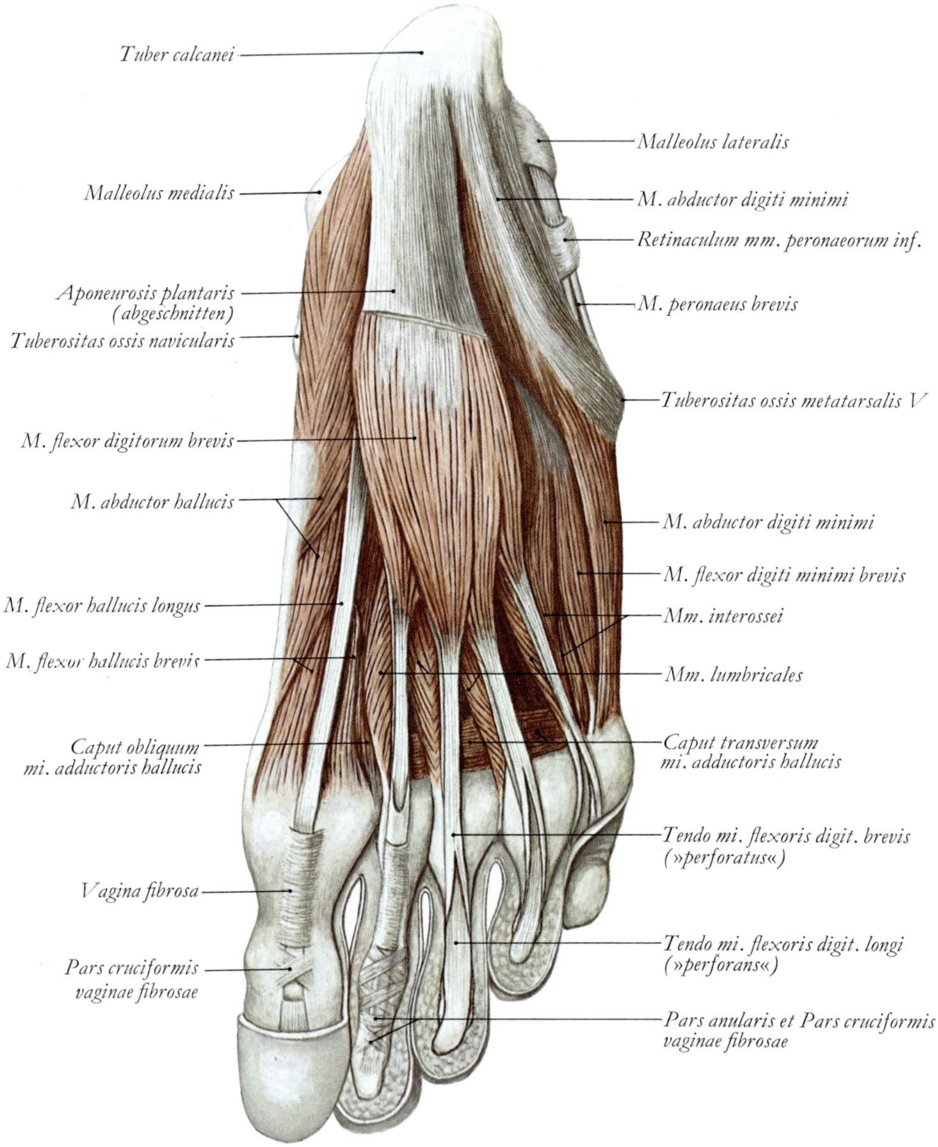

Abb. 296. Oberflächliche Schicht der Fußsohlenmuskeln. Die Aponeurosis plantaris und die Sehnenscheiden der 3.–5. Zehe wurden entfernt

Die 3 plantaren Interossei **entspringen** einköpfig vom medialen Rande der *Metatarsalia III–V*. Ihre Sehnen divergieren von der Achse und **setzen** an der Dorsalaponeurose und Grundphalanx III–V **an.**

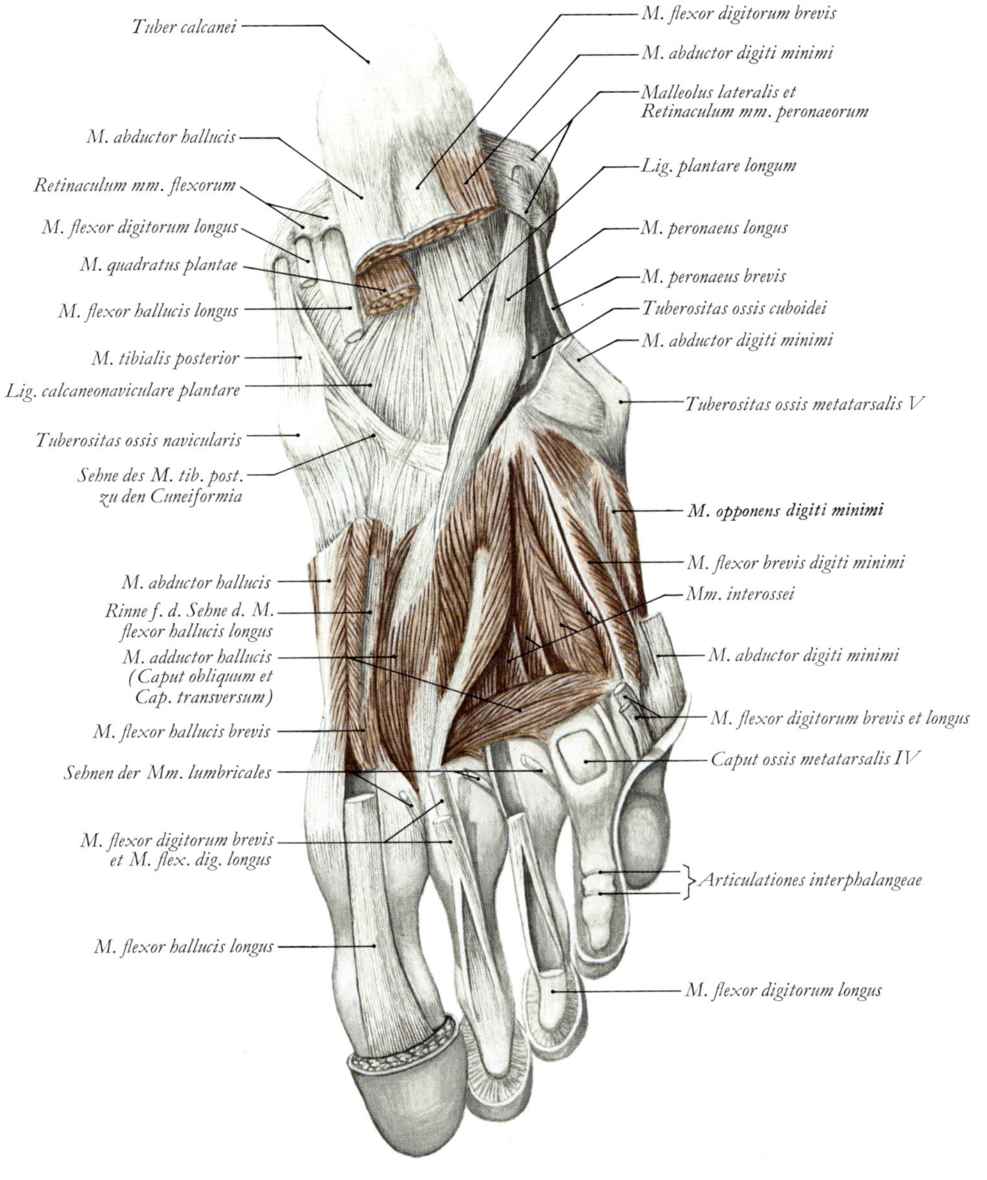

Abb. 297. Die tiefe Schicht der Fußsohlenmuskeln

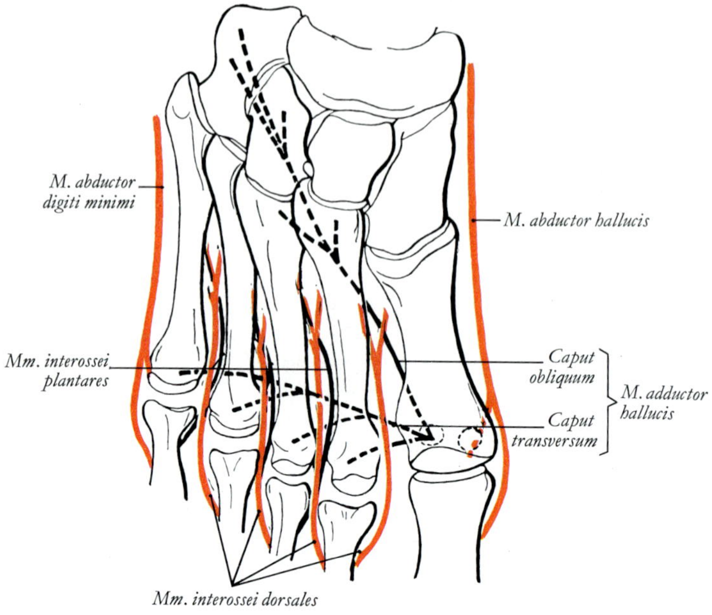

Abb. 298. Abduktoren (rot) und Adduktoren (schwarz) der Zehen. Die Adduktion – Abduktionsachse zieht durch die 2. Zehe

Wirkung: Die dorsalen spreizen, die plantaren ziehen die Zehen zusammen. Gemeinsam beugen sie die Grundphalanx und strecken die übrigen Phalangen.

Nervenversorgung: *N. plantaris lateralis.*

δ) Sehnenscheiden und Schleimbeutel am Fuß

Die langen Sehnen der Unterschenkelmuskeln haben dort, wo sie ihre Richtung ändern und durch Retinacula an den Knochen gefesselt sind, Sehnenscheiden.

1. Die 3 Streckersehnen besitzen unter dem Retinaculum mm. extensorum inferius [Lig. cruciforme] selbständige Sehnenscheiden. Die Scheide des *Tibialis anterior* reicht nach proximal bis unter das Retinaculum mm. extensorum superius. Die Scheide des *Extensor hallucis* reicht am weitesten nach distal, bis zur Basis des Mittelfußknochens.

2. Die Sehnen der beiden Peronaei haben streckenweise eine gemeinsame Scheide, die oberhalb des lateralen Knöchels beginnt und am Cuboid endet. Sie werden durch das **Retinaculum mm. peronaeorum superius** und **inferius** am Knochen fixiert. Der *M. peronaeus longus* hat in seinem osteofibrösen Kanal an der Fußsohle eine weitere Sehnenscheide.

3. Auch die Sehnen der 3 tiefen Beuger werden um den medialen Knöchel, unter dem **Retinaculum mm. flexorum** [Lig. laciniatum] in eigenen Sehnenscheiden geführt. Sie beginnen oberhalb des Knöchels. Die Scheide des *M. tibialis posterior* endet

bereits vor dem Ansatz an der Tuberositas ossis navicularis. Die beiden übrigen Scheiden reichen bis zur Überkreuzung der Sehnen an der Fußsohle.

4. Die Sehnenscheiden der Zehen reichen vom distalen Viertel der Mittelfußknochen bis zu den Endgliedern. Sie sind durch die *Vagina fibrosa* verstärkt, die über dem Schaft des Grund- und Mittelgliedes kräftig und über dem Gelenk dünn ist. Hier werden die schmale *Pars anularis* und die Schrägzüge der *Pars cruciformis* bei der Beugung zusammengeschoben, um Ausweichmöglichkeiten für die Sehne zu schaffen.

5. **Schleimbeutel.** Die *Bursa tendinis calcanei* und die *Bursa subcutanea calcanea* wurden bereits S. 411 erwähnt. Manchmal findet man über den Malleolen eine *Bursa subcutanea malleoli lateralis* und eine *Bursa subcutanea malleoli medialis*. Häufig beobachtet man auch eine *Bursa subtendinea m. tibialis anterioris* zwischen der Sehne und dem Os cuneiforme mediale. Außerdem können sich an besonders druckbelasteten Stellen des Fußes atypische subkutane Schleimbeutel ausbilden.

12. Untersuchung am Lebenden

Das Skelett des Beines ist nur an wenigen Stellen unter den Weichteilen zu sehen. Wesentliche Teile können aber abgetastet werden (Abb. 299, 300).

Der Darmbeinkamm ist in ganzer Länge als Grenze gegen die Lendengegend zu sehen und zu tasten. An der *Spina iliaca posterior superior* ist die Haut straff angeheftet und zum Lendengrübchen, *Fossula lumbalis*, eingezogen. Das *Tuber ischiadicum* ist im Stehen·vom Glutaeus maximus bedeckt, aber von der Gesäßfurche aus unter dem Muskel für den tastenden Finger zugänglich. Am besten tastet man es bei gebeugtem Hüftgelenk. *Spina iliaca anterior inferior*, *Eminentia iliopubica* [*iliopectinea*] und *Caput femoris* sind nur bei mageren Menschen unterhalb des Leistenbandes tastbar. Besser ist das *Tuberculum pubicum* zu tasten. Bei der rektalen und vaginalen Untersuchung lassen sich die Beckenfläche des Kreuzbeines und die *Spina ischiadica* tasten.

Der *Trochanter major* ist nur von wenig Weichteilen bedeckt. Ist beim belasteten Standbein die Muskulatur angespannt, so sinkt die Haut über dem Trochanter zur *Trochanterengrube* ein. Bei entspannter Muskulatur läßt er sich bis auf die Spitze relativ gut abtasten. Hilfslinien S. 360. Der Oberschenkelschaft ist allseitig von mächtiger Muskulatur eingehüllt. Er läßt sich deshalb nur bei starker Abmagerung durchtasten.

Am distalen Femurende ist der *Epicondylus medialis*, am besten am gestreckten Knie, zu sehen und zu fühlen. Der *Epicondylus lateralis* tritt weniger hervor, ist aber zwischen Tractus iliotibialis und Bizepssehne zu tasten. Der *Condylus medialis* ist in halber Beugestellung, der *Condylus lateralis* in äußerster Beugung am besten sicht- und fühlbar. Bei muskelschwachen Individuen sind von hinten die *Fossa intercondylaris* und die *Facies poplitea* zu tasten. Die *Patella* ist gut zu sehen und an den Seitenrändern am besten abtastbar. Von der **Tibia** liegt die ganze Innenfläche unter der Haut. Sie ist hier der Untersuchung leicht zugänglich. Der *Condylus medialis* wird lediglich von dem flachen Pes ansernius gekreuzt. Die vordere Schienbeinkante ist in den oberen $2/3$ gut zu tasten. An ihrem oberen Ende springt die *Tuberositas tibiae* deutlich hervor. Im unteren Drittel wird die Kante von der Sehne des Tibialis anterior verdeckt. Von vorn läßt sich das untere Schienbeinende zwischen den Streckersehnen abtasten. Der *Malleolus medialis* ist gut sichtbar und fühlbar.

Von der **Fibula** sind lediglich das obere und untere Ende, *Caput* und *Malleolus lateralis* zu tasten und zu sehen. Am Fersenbein springt das *Tuber calcanei* am deutlichsten vor. Es läßt sich aber auch seitlich gut abtasten. Unter der Spitze des inneren Knöchels ist das *Sustentaculum tali* fühlbar. An den Fußrändern sind die *Tuberositas ossis navicularis* und die *Tuberositas ossis metatarsalis V* gut sicht- und tastbare Merkpunkte. Das übrige *Fußskelett* ist am besten vom Fußrücken für die Untersuchung zugänglich. Lediglich die Köpfe der Mittelfußknochen sind auch von der Fußsohle aus zu fühlen. Der Kopf des

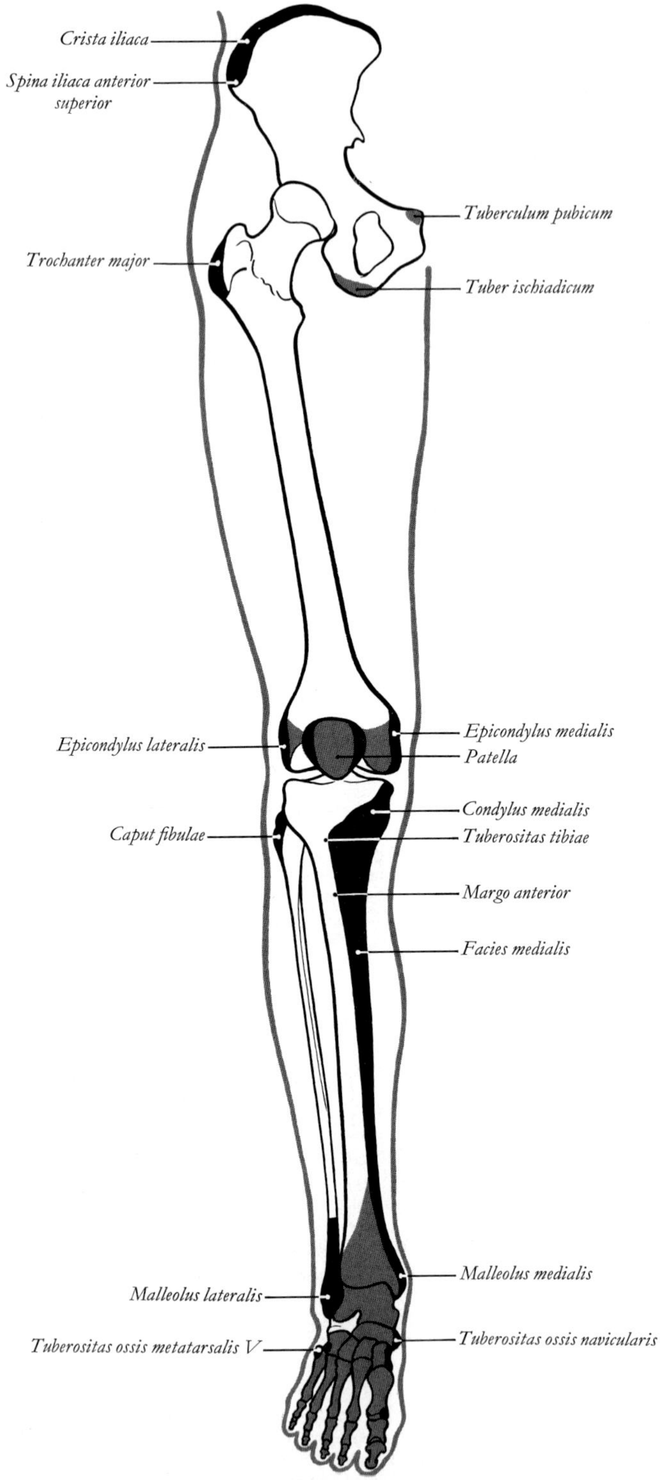

Abb. 299. Beinskelett von ventral. Praktisch wichtige, direkt tastbare Skeletteile schwarz. Durch dünne Muskeln oder Sehnen hindurch indirekt tastbare Teile grau. In Anlehnung an *v. Lanz-Wachsmuth*

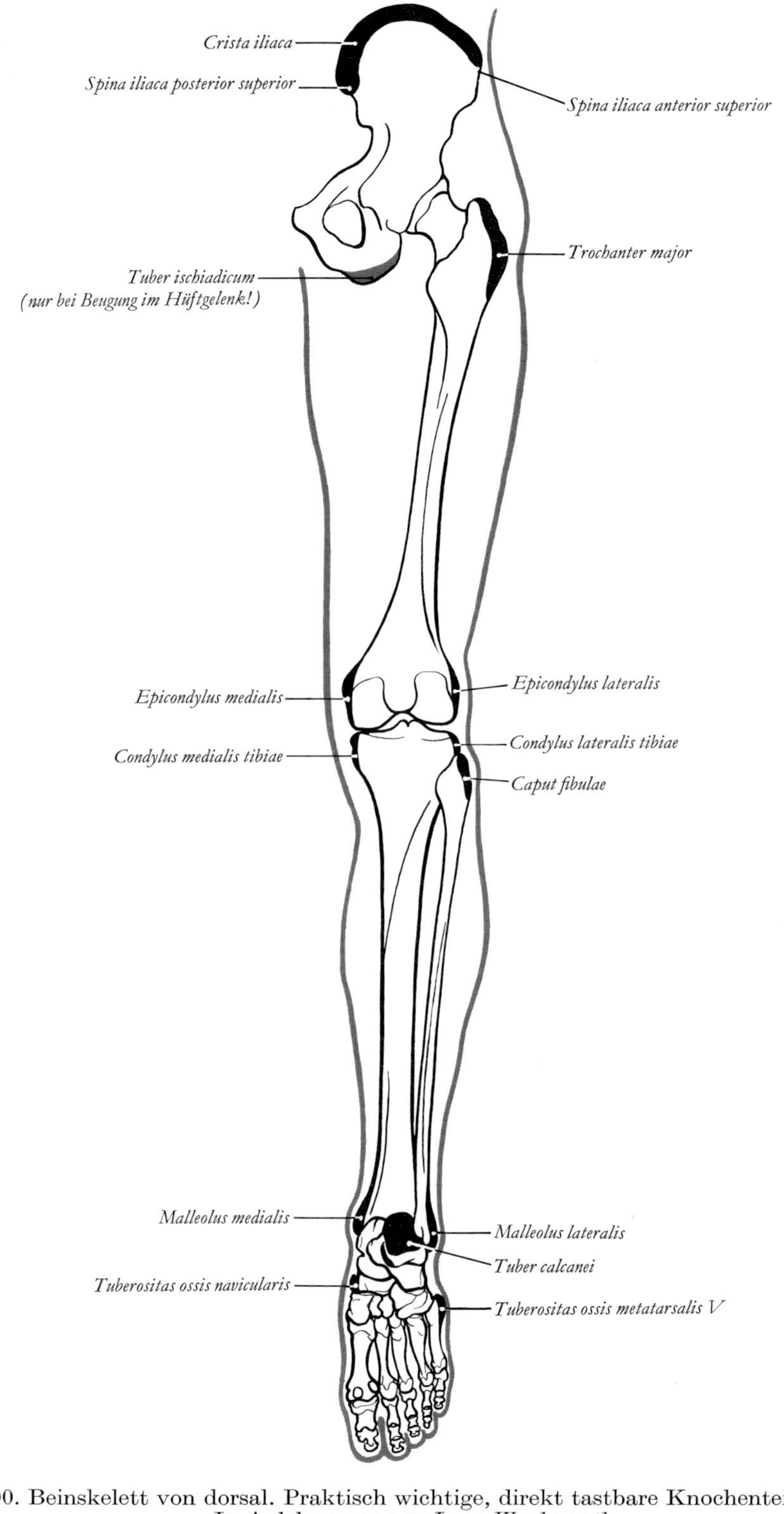

Abb. 300. Beinskelett von dorsal. Praktisch wichtige, direkt tastbare Knochenteile schwarz. In Anlehnung an *v. Lanz-Wachsmuth*

Talus wölbt sich bei Plantarflexion zwischen den Streckersehnen vor. Der Hals des Talus läßt sich gut fassen, wenn die beiden untersuchenden Finger in die Knöchelgruben gelegt werden. Die Trochlea tali läßt sich bei Plantarflexion zwischen den Sehnen in ihrem vorderen Bereich abtasten.

II. Übersicht über die Arterienversorgung der unteren Gliedmaße

(Abb. 301, 302)

Die **Aorta abdominalis** gibt vor dem 4. Lendenwirbelkörper die starken *Aa. iliacae communes* ab und setzt sich in die schwache *A. sacralis mediana* [Aorta caudalis] fort.

Die **A. iliaca communis** gabelt sich vor der Articulatio sacroiliaca in die *A. iliaca interna* für den Beckengürtel (Beckenwand, Beckeneingeweide, Damm und Gesäßgegend) und die *A. iliaca externa* für die freie Extremität.

Die **A. iliaca externa** verläuft an der Grenze zwischen großem und kleinem Becken zur Lacuna vasorum und geht unter dem Leistenbande in die **A. femoralis** über. Kurz vorher gibt sie ab:

1. **A. epigastrica inferior.** Sie verläuft (Abb. 124, 128) an der Rückseite der vorderen Bauchwand, innerhalb der Rektusscheide, und anastomosiert mit der *A. epigastrica superior* (aus der A. thoracica interna). Sie begrenzt von medial den Anulus inguinalis profundus und gibt hier ab:

a) *A. cremasterica* bzw. *A. lig. teretis uteri* (bei der Frau),
b) *R. pubicus*, anastomosiert mit A. obturatoria (evtl. *Corona mortis*, S. 285).

2. **A. circumflexa ilium profunda.** Sie verläuft (Abb. 301) hinter dem Leistenband und dem Darmbeinkamm entlang und anstomosiert mit der *A. iliolumbalis* (A. iliaca interna).

Die **A. femoralis,** die Fortsetzung der A. iliaca externa, beginnt in der *Lacuna vasorum* unterhalb des Leistenbandes und reicht bis zum *Hiatus tendineus* [adductorius], wo sie in die **A. poplitea** übergeht. Sie gibt, von kleinen Hautästen abgesehen, folgende größere Äste ab:

1. **A. epigastrica superficialis** zur Haut der Unterbauchgegend,

2. **A. circumflexa ilium superficialis** zur Haut in Richtung der Spina iliaca anterior superior.

3. **Aa. pudendae externae** zur Haut und zu den Lymphknoten der Regio inguinalis (*Rr. inguinales*), zum Hodensack (*Rr. scrotales anteriores*) bzw. zu den großen Schamlippen (*Rr. labiales anteriores*).

4. **A. profunda femoris.** Sie geht dorsal und lateral ab, ist fast so stark wie der Hauptstamm und gibt ab:

a) *A. circumflexa femoris medialis.* Sie wendet sich oberhalb des *M. pectineus* nach hinten zur Fossa trochanterica.

α) *Ramus ascendens* anastomosiert mit der A. obturatoria.
β) *R. profundus* anastomosiert mit den Aa. glutaeae.
γ) *R. acetabularis* zieht zum Hüftgelenk.

b) *A. circumflexa femoris lateralis.* Sie verläuft unter dem M. rectus femoris lateralwärts und teilt sich in:

α) *R. ascendens*, der aufwärts ziehend mit der A. circumflexa femoris medialis anastomosiert und angrenzende Muskeln versorgt.
β) *R. descendens*, der abwärts zieht, angrenzende Muskeln versorgt und mit den Aa. perforantes und dem Rete articulare genus anastomosieren kann.

c) *Aa. perforantes I, II, III*, die Endäste der A. profunda femoris, ziehen durch Schlitze zwischen den Adduktoren (nahe ihrem Ansatz am Femur) zur Rückseite des Oberschenkels, zu den Flexoren.

Die I. gibt die *A. nutricia femoris superior*, die III. die *A. nutricia femoris inferior* für das Femur ab. Sie können untereinander, mit den Aa. glutaeae, mit den Aa. circumflexae femoris und mit dem Rete articulare genus anastomosieren.

5. **A. genus descendens** geht im Adduktorenkanal ab, durchbricht die Lamina vastoadductoria, versorgt den Vastus medialis, gibt *Rami articulares* zum Rete articulare genus und einen *R. saphenus* (neben dem N. saphenus) zum Unterschenkel ab.

Die **A. poplitea,** die Fortsetzung der A. femoralis, reicht vom Adduktorenschlitz bis zum Sehnenbogen des Soleus, wo sie sich in die A. tibialis anterior und posterior teilt. Sie gibt ab:

1. **Äste zum Rete articulare genus:**
   a) *A. genus superior medialis,*
   b) *A. genus superior lateralis,*
   a) und b) um den Oberschenkel nach vorn,
   c) *A. genus inferior medialis,*
   d) *A. genus inferior lateralis,*
   c) und d) um Tibia bzw. Fibula nach vorn.
2. **A. genus media.** Sie zieht von hinten her in das Gelenk (für Kreuzbänder und Synovialfalten).
3. **Aa. surales** für die Wadenmuskulatur.

Die **A. tibialis anterior,** der eine Endast der *A. poplitea*, zieht durch eine Öffnung im oberen Drittel der Membrana interossea cruris zur Vorderfläche des Unterschenkels, verläuft zwischen den Extensoren abwärts und geht unter dem Retinaculum mm. extensorum inferius [Lig. cruciforme] in die *A. dorsalis pedis* über. Außer Muskelästen gibt sie **anastomosierende Äste** ab:

1. proximal zum **Rete articulare genus:**
   a) *A. recurrens tibialis posterior*, vor } dem Durchtritt durch die Membrana
   d) *A. recurrens tibialis anterior*, nach } interossea,
2. distal zum **Rete malleolare (mediale** und **laterale),** einem Gefäßnetz, das die Knöchel umgibt:
   a) *A. malleolaris anterior lateralis,*
   b) *A. malleolaris anterior medialis.*

Die **A. dorsalis pedis,** der Endast der *A. tibialis anterior*, verläuft an der lateralen Seite der Sehne des M. extensor hallucis longus. Sie gibt ab:

1. zum medialen Fußrande *Aa. tarseae mediales*, unbedeutende kleine Äste,
2. zum lateralen Fußrande
   a) *A. tarsea lateralis* (unter den langen und kurzen Streckern),
   b) **A. arcuata** (in Höhe der *Lisfranc*schen Gelenklinie unter den Sehnen). Die beiden letzteren bilden einen Gefäßbogen, aus dem die *Aa. metatarseae dorsales* hervorgehen. Jede der letzteren teilt sich in 2 *Aa. digitales dorsales* für die Zehen. Die *A. metatarsea I* schickt den **R. plantaris profundus** zum Gefäßbogen der Sohlenfläche.

Die **A. tibialis posterior,** der andere Endast der *A. poplitea*, beginnt unter dem Sehnenbogen des Soleus, verläuft zwischen tiefen und oberflächlichen Beugern unter der Lamina profunda der Fascia cruris abwärts bis zum medialen Knöchel, wo sie unter dem Retinaculum mm. flexorum [Lig. laciniatum] in einem eigenen Kanal in die beiden Endäste, die schwächere **A. plantaris medialis** und die stärkere **A. plantaris lateralis,** übergeht. Sie gibt ab:

1. *R. circumflexus fibulae*, einen Muskelast um die Fibula nach vorn;
2. **A. peronaea** [fibularis]; sie verläuft an der Rückfläche der Fibula in einem Knochenmuskelkanal (gebildet von Fibula, M. flex. hall. long. und M. tibialis post.) bis zum lateralen Knöchel. Äste:

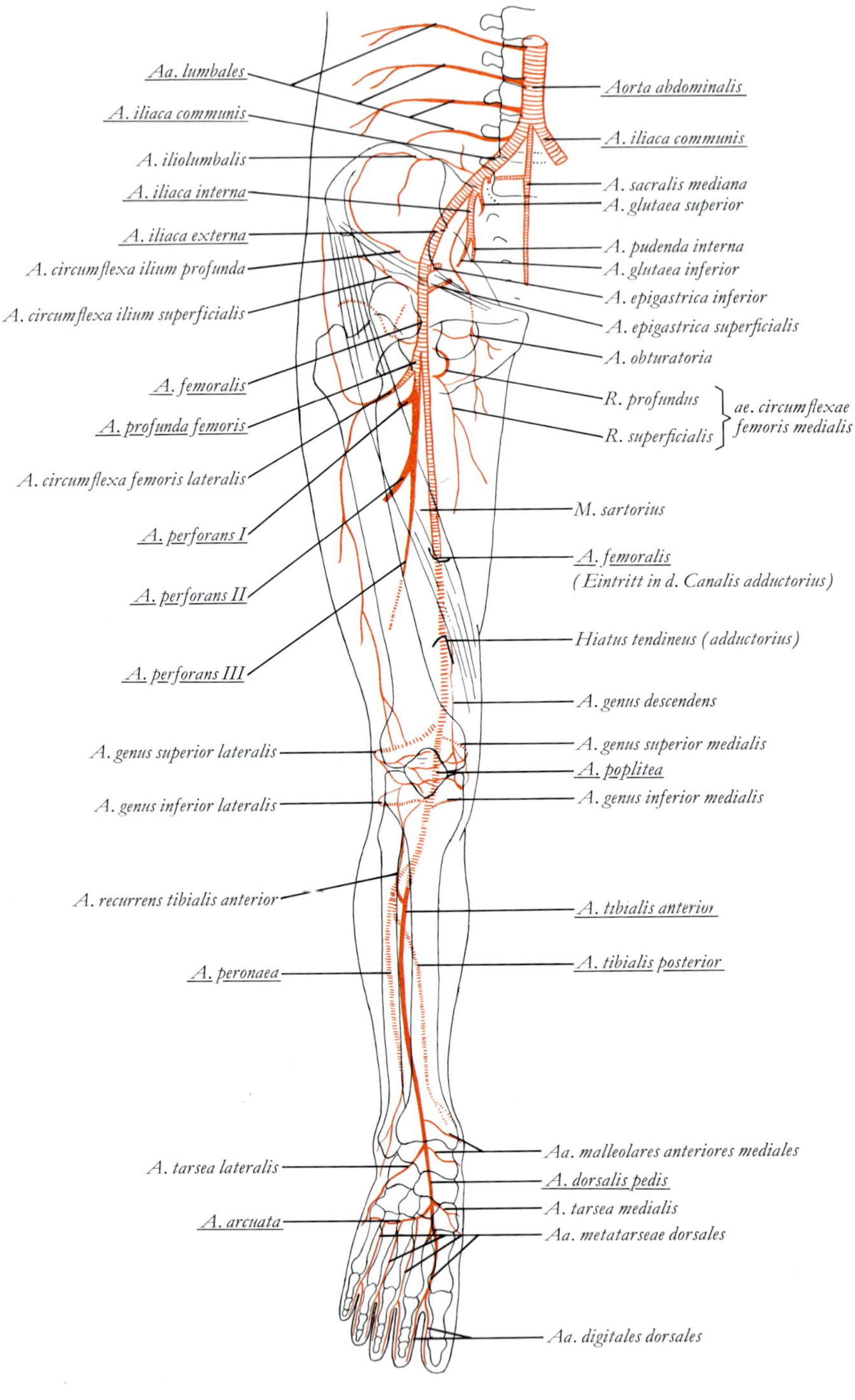

Abb. 301. Schema der Arterien des Beines. Von ventral gesehen. Die dorsal gelegenen Arterien sind gestrichelt

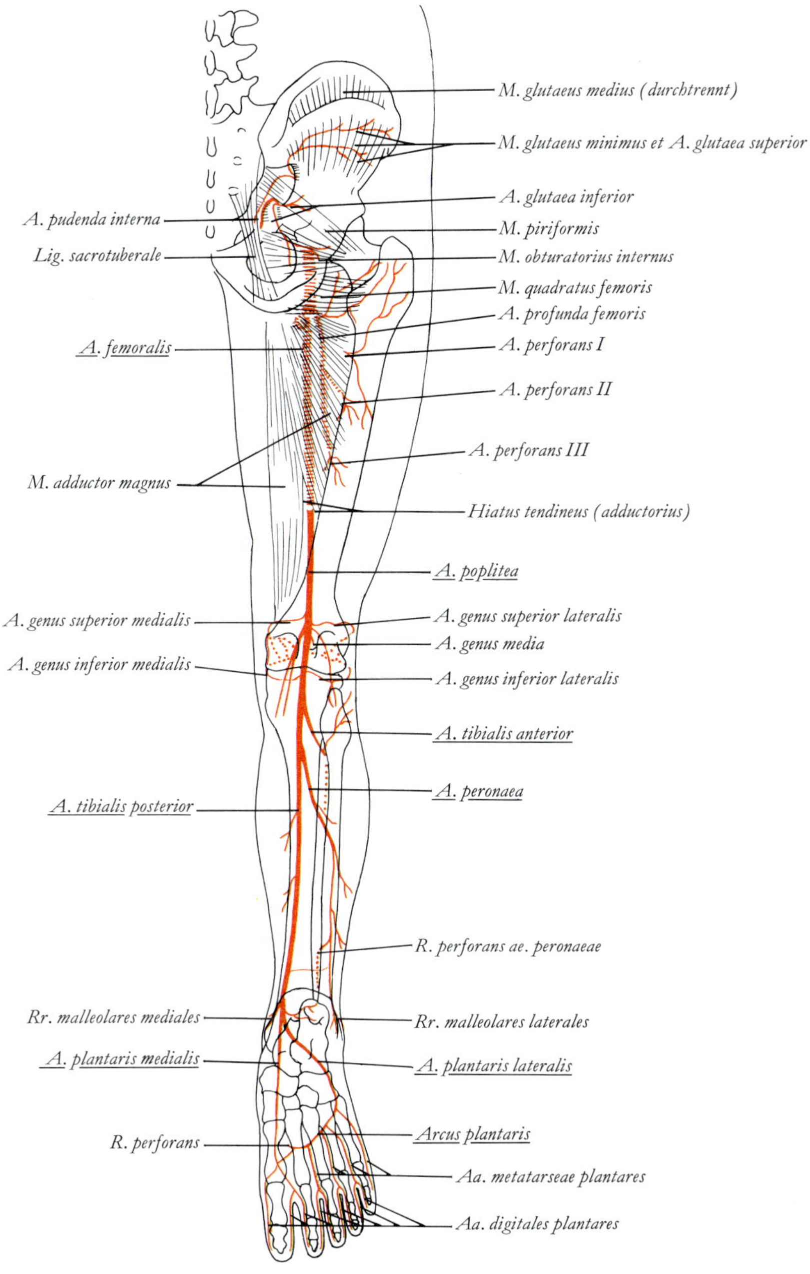

Abb. 302. Schema der Arterien des Beines. Von dorsal und plantar gesehen. Ventral gelegene Arterien sind gestrichelt

a) *A. nutricia fibulae,*
b) *Ramus perforans,* distal durch Membrana interossea zum Rete malleolare laterale,
c) *Ramus communicans,* oberhalb des Sprunggelenkes zur A. tib. post.,
d) *Rr. malleolares laterales,* zum Rete malleolare laterale,
e) *Rami calcanei,* zum Rete calcaneum (am Fersenhöcker).

3. A. nutricia tibiae;
4. Rr. malleolares mediales, zum Rete malleolare mediale;
5. Rami calcanei, zum Rete calcaneum.

Die **A. plantaris medialis,** der schwächere Endast der *A. tibialis posterior,* verläuft am medialen Fußrand mit einem *R. superficialis* und einem *R. profundus* zwischen M. abductor hallucis und M. flexor digit. brevis.

Die **A. plantaris lateralis,** der stärkere Endast der *A. tibialis post.,* zieht zwischen M. flex. dig. brevis und M. quadratus plantae lateralwärts, versorgt mit einem *R. superficialis* den lateralen Rand des Fußes bzw. der kleinen Zehe. Der Hauptast verläuft als **Arcus plantaris** auf den Basen der Mittelfußknochen und anastomosiert mit dem *R. plantaris profundus* (aus der A. dorsalis pedis).

Wichtige Gefäßverbindungen im Bereich der unteren Gliedmaße

A. **Im Hüftbereich** anastomosieren **Äste der A. iliaca interna:**

1. *A. iliolumbalis,* hinter dem Psoas zum Darmbein,
2. *A. glutaea superior,* durch das Foramen suprapiriforme,
3. *A. glutaea inferior,* durch das Foramen infrapiriforme,
4. *A. obturatoria,* durch den Canalis obturatorius,

untereinander und mit den **Ästen der A. iliaca externa** und der **A. femoralis.**

Diese sind:

1. *A. circumflexa ilium profunda* (aus A. iliaca externa),
2. *A. circumflexa femoris medialis* } meist aus der } A. profunda femoris.
3. *A. circumflexa femoris lateralis* }
4. *Aa. perforantes I, II, III* Endäste der

Diese zahlreichen Gefäßverbindungen ermöglichen nur in günstigen Fällen (*J. Lang*) die Erhaltung des Beines bei **Unterbindung der A. iliaca externa** oder der **A. femoralis** proximal vom Abgang der *A. profunda femoris.*

B. **Im Bereich des Knies** bilden besonders an der Vorderfläche ein feines Netzwerk, **Rete articulare genus** bzw. **Rete patellae:**

1. *R. descendens der A. circumflexa fem. lateralis* }
2. *A. genus descendens* } Aus der A. femoralis,
3. *Rami musculares* (zu den Oberschenkelmuskeln) }
4. *Aa. genus superiores* (*medialis* und *lateralis*) } aus der A. poplitea,
5. *Aa. genus inferiores* (*medialis* und *lateralis*) }
6. *A. recurrens tibialis anterior* }
7. *A. recurrens tibialis posterior* } aus der A. tibialis anterior,
8. *R. circumflexus fibulae* aus der A. tibialis posterior.

Das *Rete articulare genus* reicht meist nicht für einen Kollateralkreislauf aus. **Unterbindung der A. poplitea** führt immer zum **Absterben des Unterschenkels.** Wird die *A. femoralis* zwischen dem Abgang der *A. prof. fem.* und der *A. genus descendens* unterbunden, so kann evtl. der Kollateralkreislauf genügen, weil der *R. descendens* der *A. circumflexa fem. lateralis,* die *A. genus descendens* und die *Rr. musculares* zu den Flexoren des Oberschenkels stärker erweiterungsfähig sind als die kleinen Skelettäste der *A. poplitea.*

C. **Im Bereich der Knöchelgegend und des Fersenhöckers** bestehen reichliche Gefäßnetze zwischen den 3 Unterschenkelarterien.

1. **Rete malleolare mediale,** gebildet aus:
   a) *A. malleolaris anterior medialis* aus der A. tibialis ant.,
   b) *Rr. malleolares mediales* aus der A. tibialis post.
2. **Rete malleolare laterale,** gebildet aus:
   a) *A. malleolaris anterior lateralis* aus der A. tibialis ant.
   b) *R. perforans* } aus der A. peronaea [fibularis].
   c) *Rr. malleolares laterales* }
3. **Rete calcaneum,** gebildet aus:
   a) *Rami calcanei* aus der A. tibialis post.,
   b) *Rami calcanei* aus der A. peronaea.

Bei **Verlegung** oder **Unterbindung** einer der 3 Unterschenkelarterien (*A. tib. ant.*, *A. tib. post.*, *A. peronaea*) ist ein genügender Kollateralkreislauf möglich. Deshalb bei Durchtrennung einer der 3 Hauptarterien proximales und distales Ende unterbinden!

D. **Im Bereich der Fußwurzel und des Mittelfußes** haben wir:

1. **Rete dorsale pedis,** aus:
   a) *A. dorsalis pedis,*
   b) *A. tarsea lateralis,*
   c) *Ramus perforans* der A. peronaea.
2. **Arcus plantaris,** aus:
   a) *A. plantaris lateralis,*
   b) *A. plantaris medialis.*

Das *Rete dorsale pedis* und der *Arcus plantaris* stehen mittels des *R. plantaris profundus* und zahlreicher kleiner Äste in Verbindung. So wird auch bei belastetem Fuß eine gute Gefäßversorgung gesichert.

E. **Im Bereiche der Zehen** anastomosieren die beiden *Aa. digitales plantares* miteinander und mit den schwächeren *Aa. digitales dorsales.*

Die **A. iliaca interna** [hypogastrica] verläuft ins kleine Becken, teilt sich häufig in 2 Hauptstämme, die 5 parietale und 5 viszerale Äste abgeben.

I. Rami parietales

1. **A. iliolumbalis** verläuft hinter dem Psoas auf- und lateralwärts. Äste:
   a) *Ramus lumbalis* für Psoas und Quadratus lumborum,
   b) *Ramus iliacus* zum M. iliacus (Anastomose mit A. circumfl. ilium prof.),
   c) *Ramus spinalis* zum Wirbelkanal.
2. **A. obturatoria** zieht unterhalb der Linea terminalis zum Canalis obturatorius. Äste:
   a) *Ramus pubicus* (hinter Lacuna vasorum Anastomose mit A. epigastrica inferior). Er kann sehr stark sein. Man beachte ihn bei Schenkelhernienoperationen!
   b) *Ramus anterior* für oberflächliche } Schicht der Adduktoren,
   c) *Ramus posterior* für tiefe }
   d) *Ramus acetabularis* durch Incisura acetabuli zum Lig. capitis femoris.
3. **A. sacralis lateralis** verläuft vor den Foramina sacralia pelvina und sendet *Rami spinales* in den Sakralkanal. Sehr häufig gibt es eine obere und eine untere.
4. **A. glutaea superior** zieht durch das Foramen suprapiriforme zur Gesäßgegend
   a) *Ramus superficialis,* zwischen M. glut. maximus und medius,
   b) *Ramus profundus,* zwischen M. glut. medius und minimus.

5. **A. glutaea inferior** läuft durch das Foramen infrapiriforme hauptsächlich zum M. glut. maximus.

Die kleine *A. comitans n. ischiadici* ist der Rest der A. ischiadica niederer Formen.

II. Rami viscerales

1. **A. umbilicalis** zieht beim Fetus an der vorderen Bauchwand aufwärts zum Nabel und weiter zum Mutterkuchen (Placenta). Beim Erwachsenen ist nur der Anfangsteil durchgängig für Blut zur Harnblase (*Aa. vesicales superiores*). Der Rest wird zum *Lig. umbilicale laterale* [Chorda a. umbilicalis].
2. **A. vesicalis inferior** zum Blasengrund, zur Prostata und Samenbläschen.
3. a) **A. ductus deferentis** (beim Manne) ist sehr klein, zieht zum Ductus deferens. Sie kann aus der A. iliaca interna, aus der A. umbilicalis oder aus den Aa. vesicales entspringen.

   b) **A. uterina** (bei der Frau) verläuft zum Isthmus uteri, zieht unter Abgabe von Ästen stark geschlängelt 1 cm lateral vom Uterus aufwärts bis zum Tubenwinkel. Äste:

   α) *A. vaginalis* zum oberen Teil der Scheide,

   β) *Ramus ovaricus* zum Eierstock } anastomosieren mit der A. ovarica.

   γ) *Ramus tubarius* zur Tube } anastomosieren mit der A. ovarica.
4. **A. rectalis media** [haemorrhoidalis media] zieht oberhalb des Levator ani zum Rectum.
5. **A. pudenda interna** verläuft durch das Foramen infrapiriforme aus dem Becken, dann sofort durch das Foramen ischiadicum minus zur Fossa ischiorectalis. Äste:

   a) *A. rectalis inferior* [analis] zum Anus,

   b) *A. perinealis* zum Damm, zum Hodensack (*Rr. scrotales posteriores*) bzw. großen Schamlippen (*Rr. labiales posteriores*),

   c) **A. penis** bzw. **clitoridis** zum Penis bzw. zur Clitoris:

   α) *A. bulbi penis* [urethrae] (bzw. *bulbi vestibuli*) zum Bulbus penis bzw. Bulbus vestibuli,

   β) *A. urethralis* zum Corp. spongiosum penis [cavernosum urethrae] bis zur Eichel.

Endäste der A. penis (bzw. clitoridis):

γ) **A. profunda penis** (bzw. **clitoridis**), für das Corpus cavernosum penis (bzw. clitoridis), in ihm nach vorn verlaufend;

ζ) **A. dorsalis penis** (bzw. **clitoridis**), auf dem Penis- (bzw. Clitoris-) rücken nach vorn verlaufend zur Haut und zur Eichel.

Nähere Einzelheiten vgl. S. 345.

III. Die Venen der unteren Gliedmaße

Die **Begleitvenen,** Vv. comitantes, begleiten die gleichnamigen Arterien und sind mit ihnen durch eine gemeinsame Gefäßscheide verbunden. Durch die **arteriovenöse Koppelung** (S. 85) wird das Blut in den klappenreichen Venen entgegen der Schwere herzwärts bewegt. Nur die V. femoralis und V. poplitea sind einfach, alle übrigen paarig. Die paarigen Venen sind untereinander durch zahlreiche Anastomosen verbunden.

Zahlreiche **Vv. perforantes** seu **communicantes** verbinden die tiefen Begleitvenen mit den oberflächlichen Hautvenen. Durch sie kann bei Krampfadern (*Varizen*) und bei und nach *Thrombosen* eine Blutverschiebung in beiden Richtungen erfolgen.

Die **Hautvenen** sammeln sich zu 2 großen Stämmen:

1. Die **V. saphena magna** entsteht am medialen Fußrande und verläuft (Abb. 305), vor dem medialen Knöchel, am medialen Rande des Unter- und Oberschenkels zum Hiatus saphenus [Fossa ovalis], wo sie in die V. femoralis mündet. Manchmal kommt am Oberschenkel noch eine **V. saphena accessoria** vor.

   Die V. saphena magna neigt vor allem im Bereich des Unterschenkels zur Krampfader-(Varizen-)Bildung.

2. Die **V. saphena parva** entsteht am lateralen Fußrande, verläuft über die Mitte der Wade (Abb. 305) in einem eigenen Faszienfach (Abb. 293) zur V. poplitea.

IV. Die Lymphgefäße und Lymphknoten der unteren Gliedmaße

lassen sich in oberflächliche, auf der oberflächlichen Faszie liegende, und tiefe, den Gefäßstraßen folgende, gliedern:

Die **oberflächlichen Lymphgefäße** bilden am Dorsum und an der Planta pedis ein feines Netzwerk, dessen Abflüsse den beiden Hautvenen folgen. Die die V. saphena magna begleitenden Lymphgefäße erhalten von der Streckseite des Beines dauernd Zuflüsse und ziehen ununterbrochen bis zur Leistengegend, zu den **Nodi lymphatici (NL.) inguinales superficiales.** Nachdem die Lymphe in dieser ersten Station gefiltert ist, ziehen die Lymphbahnen durch die Faszie zu den **NL. inguinales profundi.**

Die die V. saphena parva begleitenden, oberflächlichen Lymphgefäße ziehen in der Kniekehle teils zu den *Nl. poplitei* und den tiefen Lymphgefäßen, teils um den Oberschenkel zu den die V. saphena magna begleitenden, oberflächlichen Lymphgefäßen.

Die **tiefen Lymphgefäße** (von den Knochen, Gelenken, Muskeln usw.) verlaufen **in** den großen **Gefäßstraßen,** am Unterschenkel mit den A. und Vv. tibiales *anteriores* und posteriores und A. und Vv. peronaeae. Die vor der Membrana interossea mit den A. und Vv. tibiales anteriores verlaufenden Lymphgefäße können im oberen Drittel 1 bis 2 **NL tibiales anteriores** durchströmen. Die hinteren, mit der A. tibialis posterior und A. peronaea verlaufenden Lymphgefäße ziehen ohne Unterbrechung bis zur Kniekehle, wo die **3 Lymphstraßen** sich vereinigen und sich in **3–4 NL. poplitei** einsenken. Nach oben folgen die tiefen Lymphbahnen der A. und V. poplitea, der A. und V. femoralis und erreichen die **NL. inguinales profundi.** Diese liegen unterhalb des Leistenbandes in wechselnder Zahl und Größe neben den Vasa femoralia.

Nachdem sich der oberflächliche Lymphstrom mit dem tiefen in den *Nl. inguinales profundi* vereinigt hat, durchströmt er meist einen in der Lacuna vasorum liegenden, großen Lymphknoten (*Rosenmülleri*). Proximal folgen die Lymphgefäße und -knoten den Vasa iliaca. Nachdem sich ihnen der Lymphstrom aus dem Becken zugesellt hat, ziehen sie durch die **NL. lumbales** zur Cisterna chyli.

V. Übersicht über die Nervenversorgung der unteren Gliedmaße

(Abb. 303, 304)

Allgemeines. Da die unteren Gliedmaßen als Knospen der ventralen Rumpfwand entstehen, werden sie auch nur von den **Rami ventrales** der Spinalnerven versorgt. Die mit der Gliedmaßenbildung verbundenen, komplizierten Umlagerungen des Baumateriales führen zu Plexusbildungen der ventralen Nervenäste. Über Plexusbildung usw. siehe S. 101. Die untere Gliedmaße erhält ihre Nervenversorgung aus dem Lenden-Kreuzbeingeflecht, dem *Plexus lumbosacralis*.

1. Der Plexus lumbosacralis

Die **Rami ventrales** der 5 *Nn. lumbales*, der 5 *Nn. sacrales*, des *N. coccygeus* und noch ein Teil des *N. thoracicus 12* sind untereinander durch Schlingen (*Ansae*) verbunden und bilden den *Plexus lumbosacralis*. Dieser versorgt die untere Gliedmaße und den Damm.

Die **Rami dorsales** der Lenden- und Kreuzbeinnerven sind schwach, verlieren sich in den tiefen Rückenmuskeln. Nur die stärkeren Äste erreichen als *Nn. clunium superiores* (aus L1–L3) und *Nn. clunium medii* (S1–S3) die Haut der Hüfte und des Gesäßes.

Der **Plexus lumbosacralis** besteht aus folgenden Teilen:

Plexus lumbalis Th12–L4,	*Plexus sacralis* L4–S3,
Plexus pudendus S3–S5,	*Plexus coccygeus* S5–Co.

a) Der Plexus lumbalis (Th 12–L4)

Er wird gebildet aus dem unteren Ast des *R. ventralis* des 12. Thorakalnerven, den *Rr. ventrales* der *Nn. lumbales 1-3* und dem oberen Ast des *R. ventralis* des *N. lumbalis 4.* Der Plexus lumbalis liegt zwischen oberflächlichem und tiefem Teil des M. psoas. Er gibt außer kurzen, direkt aus dem Geflecht abgehenden *Rr. musculares* für den M. quadratus lumborum, den M. psoas major und minor, folgende Äste ab:

1. **N. iliohypogastricus** (aus Th12 und L1). Er verläuft zwischen der Rückfläche der Niere und Vorderfläche des Quadratus lumborum, gelangt zunächst zwischen M. transversus abdominis und M. obliquus internus abdominis, dann zwischen die beiden M. obliqui abdominis. Der Endast zieht zur Haut über dem Anulus inguinalis superficialis.
   a) *Rami musculares* zu den Bauchmuskeln,
   b) *Ramus cutaneus lateralis* zieht über die Mitte der Crista iliaca zur Haut der Hüftgegend,
   c) *Ramus cutaneus anterior* tritt oberhalb des Anulus inguinalis superficialis zur Haut der Regio inguinalis und Regio pubica.
2. **N. ilioinguinalis** (aus L1). Er verläuft wie der vorige zwischen den Bauchmuskeln. Der Endast tritt durch den Anulus inguinalis superficialis.
   a) *Rami musculares* zu den Bauchmuskeln,
   b) *Nn. scrotales (labiales) anteriores* zur Haut des Mons pubis und des Hodensackes bzw. der großen Schamlippen.
3. **N. genitofemoralis** (L1 und L2). Er durchbohrt den M. psoas major (evtl. treten seine beiden Endäste gesondert durch), verläuft auf ihm abwärts und teilt sich in:
   a) *Ramus femoralis.* Dieser zieht lateral von der A. femoralis durch die Lacuna vasorum und versorgt die Haut und die Umgebung des Hiatus saphenus [Fossa ovalis].
   b) *Ramus genitalis.* Er zieht lateral und dorsal vom Funiculus spermaticus (bzw. Lig. teres uteri) durch den Leistenkanal, versorgt den M. cremaster, die Haut des Hodensackes (der großen Schamlippen) und des angrenzenden Teiles des Oberschenkels.
4. **N. cutaneus femoris lateralis** (L2 und L3). Er zieht schräg über den M. iliacus zur Spina iliaca anterior superior und gelangt unterhalb des Leistenbandes zur Haut der lateralen Seite des Oberschenkels.

5. **N. femoralis** (L1–L4). Er gelangt in der Rinne zwischen M. psoas major und M. iliacus zur Lacuna musculorum und weiter zum Oberschenkel. Äste:
   a) *Rami musculares* oberhalb des Leistenbandes für den M. iliopsoas, unterhalb des Leistenbandes für M. quadriceps, M. sartorius und M. pectineus,
   b) *Rami cutanei anteriores*, Hautäste für die Vorderfläche des Oberschenkels und des Knies,
   c) *N. saphenus* verläuft lateral von der A. femoralis, zieht mit ihr in den Adduktorenkanal, durchbohrt die Lamina vastoadductoria und zieht mit der V. saphena magna abwärts bis zum medialen Fußrand.
      α) *Ramus infrapatellaris* zur Haut der medialen Seite des Knies und unterhalb desselben,
      β) *Rami cutanei cruris mediales* zur Haut der medialen und vorderen Fläche des Unterschenkels, des medialen Knöchels und evtl. des medialen Fußrandes bis zur großen Zehe.

Das **Autonomgebiet** des *N. femoralis* liegt in einem handbreiten Hautstreifen an den unteren $2/3$ der Vorderseite des Oberschenkels, das Autonomgebiet des *N. saphenus* in der Haut der Facies medialis tibiae.

6. **N. obturatorius** (L2–L4). Er zieht als einziger Nerv des Plexus lumbalis nach medial, an die Innenseite des kleinen Beckens, verläuft unterhalb der Linea terminalis nach vorn, durch den Canalis obturatorius zu den Adduktoren. Äste:
   a) *Ramus muscularis* zum M. obturatorius externus. Er geht vor dem Eintritt in den Canalis obturatorius ab.
   b) *Ramus anterior*. Er zieht vor dem M. adductor brevis abwärts und gibt Muskeläste für den M. pectineus (dieser wird auch vom N. femoralis innerviert), M. adductor longus und brevis und M. gracilis und als Endast den **Ramus cutaneus** für die mediale Fläche des Oberschenkels ab.
   c) *Ramus posterior* [profundus]. Er zieht hinter dem M. adductor brevis abwärts und versorgt mit Ästen das Hüftgelenk und den M. adductor magnus.

Autonomgebiet. Kleiner Hautbezirk auf der medialen Seite des Oberschenkels, am Übergang des mittleren in das untere Drittel.

b) Der Plexus sacralis (L 4–S 3)

Er liegt an der Vorderfläche des Kreuzbeines vor dem M. piriformis und hinter der A. iliaca interna. Der aus L4 und L5 kommende Anteil, der Truncus lumbosacralis, verbindet sich mit S1–S3 zu einem einheitlichen, kräftigen Geflecht. Äste:

1. **Rami musculares,** kurze, direkt aus dem Plexus hervorgehende Äste für die Mm. piriformis, obturatorius int., gemelli und quadratus femoris.
2. **N. glutaeus superior** (L4–S1) verläuft durch das Foramen suprapiriforme, dann zwischen M. glutaeus medius und M. glutaeus minimus und versorgt diese Muskeln und den M. tensor fasciae latae.
3. **N. glutaeus inferior** (L5–S2) durch das Foramen infrapiriforme zum M. glutaeus maximus. *R. articularis* zum Hüftgelenk.
4. **N. cutaneus femoris posterior** (S1–S3). Er zieht mit dem N. ischiadicus durch das For. infrapiriforme und dann abwärts bis zur Kniekehle; Äste:
   a) *Nn. clunium inferiores* ziehen um den unteren Rand des M. glutaeus maximus zur Haut des Gesäßes.
   b) *Rami perineales* zur Haut des Dammes und der Schamgegend.
   c) Die *Endäste* (Abb. 305) versorgen, durch die Faszie hindurchtretend, die Haut der Rückseite des Oberschenkels.

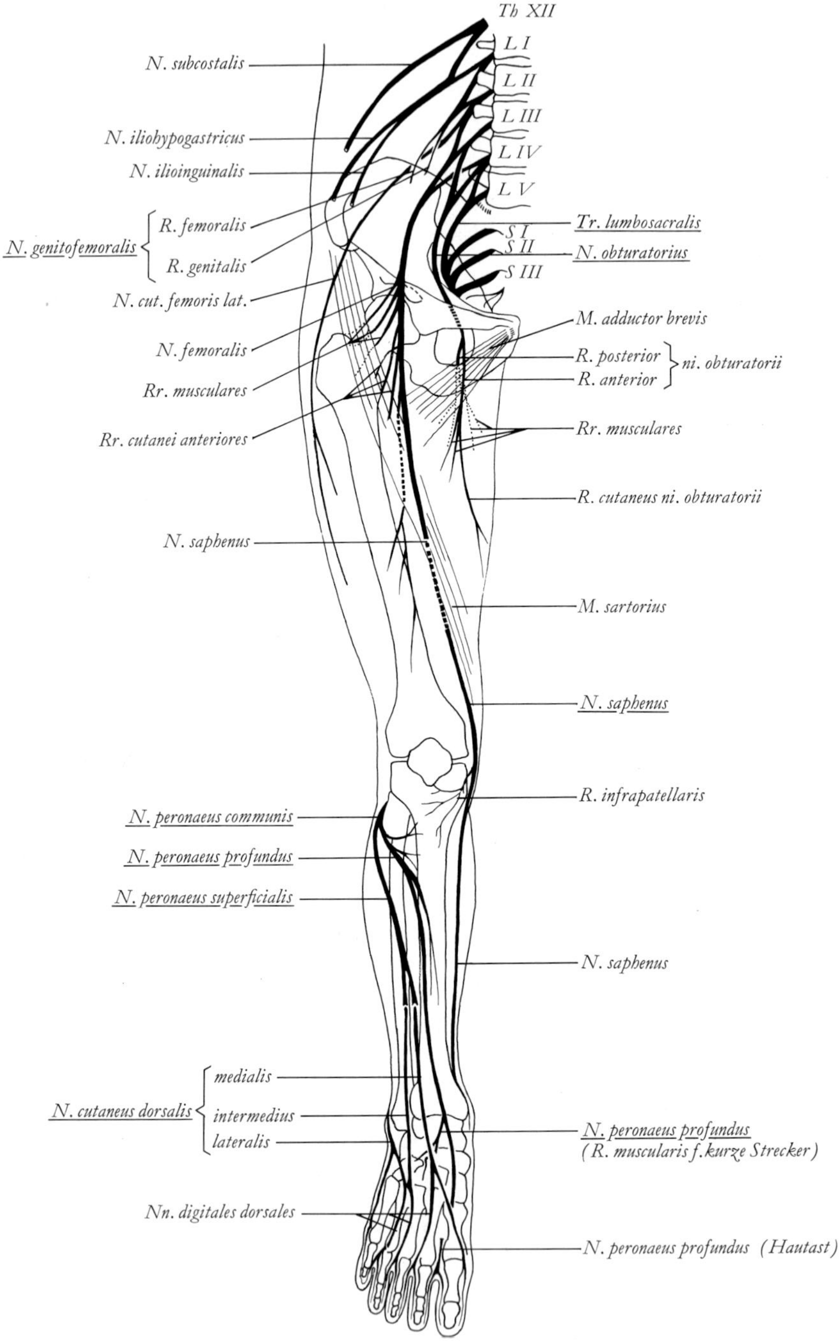

Abb. 303. Plexus lumbosacralis und Nerven des Beines. Von ventral gesehen

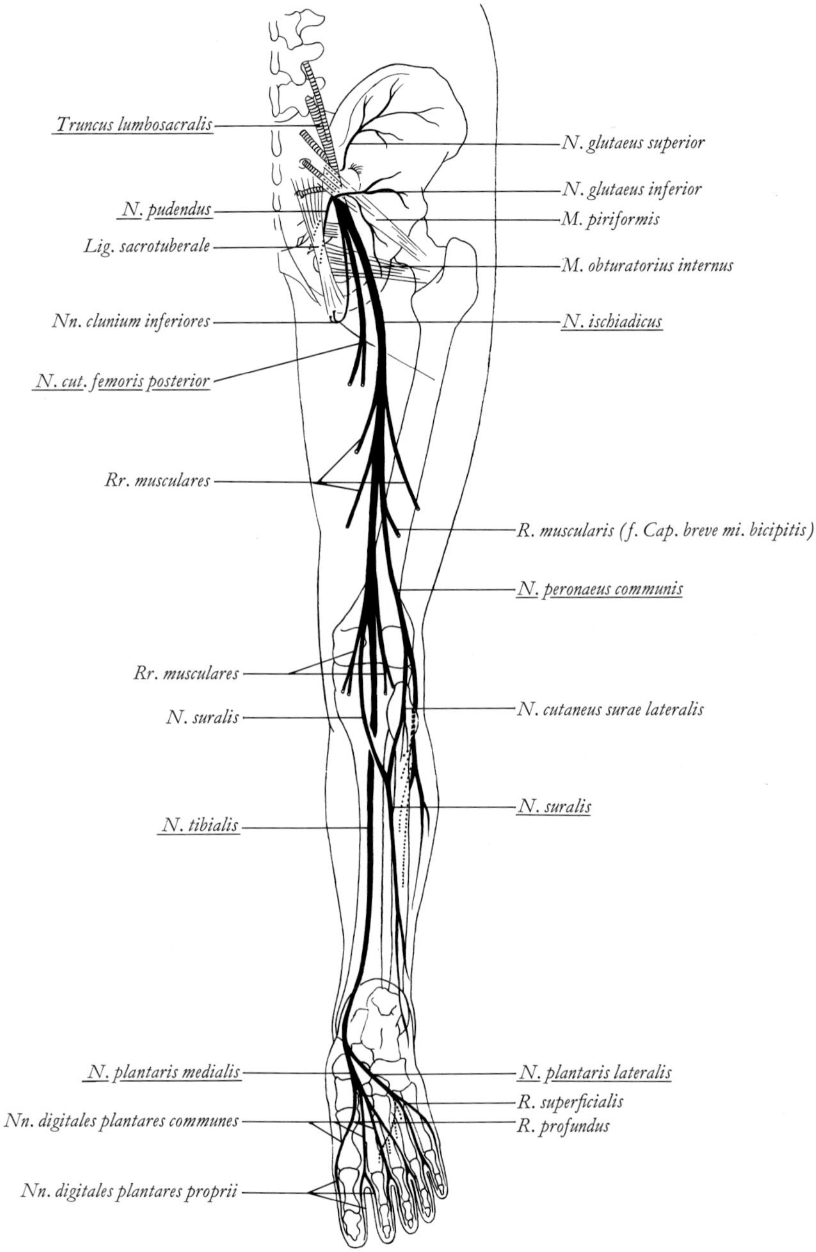

Abb. 304. Nerven des Beines von dorsal gesehen

5. **N. ischiadicus** (L4–S3). Er verläßt das Becken durch das Foramen infrapiriforme, zieht über den M. obturatorius internus, die Mm. gemelli, den M. quadratus femoris hinweg, dann ungefähr in der Mitte zwischen Tuber ischiadicum und Trochanter major zum Oberschenkel, wo er vom langen Bizepskopf bedeckt ist. Hier teilt er sich meist in seine beiden Hauptäste, **N. tibialis** und **N. peronaeus** [fibularis] **communis.**

Die Teilung des N. ischiadicus kann beliebig hoch, manchmal schon im Becken erfolgen. Der eine Endast kann den M. piriformis durchbohren.

I. Die Oberschenkeläste:

a) *Rr. musculares* für den M. obturatorius internus, die Mm. gemelli, den M. quadratus femoris, wenn sie nicht direkt aus dem Plexus kommen.

Ein kleiner Ast zum Hüftgelenk.

b) *Rami musculares* aus dem Tibialisteil für die Mm. semimembranosus, semitendinosus, biceps femoris (Caput longum) und adductor magnus (dorsaler, am Condylus inserierender Teil).
c) *Rami musculares* aus dem Peronaeusteil für M. biceps femoris (Caput breve).
d) *Rami articulares* zum Kniegelenk.

II. Die Hauptäste:

e) **N. peronaeus** [fibularis] **communis** (L4–S2). Er verläuft an der medialen Seite des M. biceps femoris, dann unterhalb des Caput um die Fibula zur Streckseite des Unterschenkels, wo er sich in den *R. superficialis* und *R. profundus* teilt. Es gehen von ihm ab:

Vor der Teilung in die Endäste:

α) *Rami musculares* zum Caput breve des M. biceps femoris.
β) *N. cutaneus surae lateralis.* Er entspringt in der Kniekehle, tritt durch die Faszie und versorgt die laterale Seite der Haut der Wade bis zum lateralen Knöchel.
γ) *Ramus communicans peronaeus.* Er durchbohrt über dem lateralen Gastrocnemiuskopf die Faszie und verbindet sich mit dem **N. suralis** (aus dem N. tibialis).

Die Endäste:

ζ) **N. peronaeus superficialis.** Er versorgt mit *Rami musculares* die Mm. peronaei longus und brevis, verläuft unter dem M. peronaeus longus abwärts, durchbohrt im unteren Drittel des Unterschenkels die Faszie und teilt sich in:

N. cutaneus dorsalis medialis und
N. cutaneus dorsalis intermedius,

die die Haut des Fußrückens versorgen und aus sich die

Nn. digitales dorsales pedis

hervorgehen lassen, die ihrerseits den medialen Fußrand und die einander zugewandten Seiten der 2.–5. Zehe versorgen.

ε) **N. peronaeus profundus.** Er gelangt durch das Septum intermusculare cruris anterius in die Streckerloge, verläuft mit den Vasa tibialia anteriora zum Fußrücken und versorgt mit *Rami musculares*

am Unterschenkel M. tibialis anterior, M. extensor digitorum longus und M. extensor hallucis longus,
am Fußrücken M. extensor digitorum brevis und M. extensor hallucis brevis,

mit *Rami articulares* die Gelenke und

mit *Nn. digitales dorsales hallucis lateralis* und *digiti secundi medialis* die einander zugewandten Flächen der 1. und 2. Zehe.

Autonomgebiet des *N. peronaeus.* Schmaler Hautstreifen am Fußrücken, etwas lateral von der Mitte.

f) **N. tibialis** (L4–S3). Er verläuft lateral von der V. poplitea durch die Kniekehle, gelangt unter dem Sehnenbogen des M. soleus zwischen die oberflächliche und tiefe Beugermuskulatur, zieht lateral von den Vasa tibialia posteriora abwärts bis hinter den medialen Knöchel, wo er in die Endäste, *N. plantaris medialis und lateralis*, zerfällt.

α) *Rami musculares* für die dorsalen Unterschenkelmuskeln (Mm. gastrocnemius, soleus, plantaris, popliteus, tibialis posterior, flexor digitorum longus, flexor hallucis longus).

β) *Rami articulares* für Knie- und die Sprunggelenke.

γ) *N. suralis* zieht zunächst subfaszial an der lateralen Seite der V. saphena parva abwärts, durchbohrt dann die Faszie und verbindet sich mit dem *Ramus communicans peronaeus.* Er gelangt hinter den lateralen Knöchel und versorgt mit

Rami calcanei laterales die Regio calcanea und als **N. cutaneus dorsalis lateralis** den lateralen Rand des Fußes und der kleinen Zehe.

δ) *N. interosseus cruris* verläuft hinter und auf der Membrana interossea cruris herab zum Sprunggelenk.

Endäste des N. tibialis:

ε) **N. plantaris medialis** gelangt zwischen Knochen und dem M. abductor hallucis zur Fußsohle, versorgt hier zunächst mit *Rr. musculares* die Mm. abductor hallucis und flexor digitorum brevis und teilt sich in einen medialen und lateralen Zweig.

Der mediale Zweig versorgt den M. flexor hallucis brevis und als *N. plantaris hallucis medialis* die Haut der großen Zehe.

Der laterale Zweig bildet 3 **Nn. digitales plantares communes,** die die Mm. lumbricales 1 und 2 versorgen und sich in 6 **Nn. digitales plantares proprii** teilen, die die Haut der einander zugewandten Flächen der 1. bis 4. Zehe versorgen.

ζ) **N. plantaris lateralis** verläuft lateral von der gleichnamigen Arterie, versorgt den M. quadratus plantae und den M. abductor digiti minimi und teilt sich dann in 2 Endäste:

R. superficialis, Hautast, versorgt mit **Nn. digitales plantares communes** und **Nn. digitales plantares proprii** die Haut des lateralen Fußrandes, der kleinen Zehe und der lateralen Fläche der 4. Zehe.

R. profundus, Muskelast, versorgt M. flexor digiti minimi brevis, M. opponens digiti minimi, sämtliche Mm. interossei, die Mm. lumbricales 3 und 4, M. adductor hallucis und den lateralen Kopf des M. flexor hallucis brevis.

Autonomgebiet des N. tibialis: Haut der Fußsohle und der Ferse.

c) *Der Plexus pudendus*

Das Schamgeflecht versorgt die Beckeneingeweide, die Muskeln des Beckenbodens, die Haut des Dammes und die äußeren Genitalien. Es gibt ab

im Becken:

1. **Nn. rectales medii** zum Rectum und M. levator ani. Sie haben Verbindung zum sympathischen Plexus hypogastricus inferior.

2. **Nn. vesicales inferiores** zum Blasengrund,
3. **Nn. vaginales** zur Vagina,
4. **N. m. levatoris** zum M. levator ani,
5. **N. m. coccygei** zum M. coccygeus

aus dem Becken:

6. **N. pudendus** [S(2)3–S4]. Er zieht durch das Foramen infrapiriforme aus dem Becken, durch das Foramen ischiadicum minus zur Fossa ischiorectalis und teilt sich folgendermaßen auf:
   a) *Nn. rectales inferiores* [anales] zum Sphincter ani externus und zur Haut in der Gegend des Anus.
   b) *Nn. perinei*:
      α) Rami musculares zu den Mm. transversus perinei superficialis, ischiocavernosus und bulbospongiosus,
      β) Rami cutanei zum Damm,
      γ) Nn. scrotales (bzw. labiales) posteriores zur Haut des Hodensackes bzw. der großen Schamlippen.
   c) *N. dorsalis penis* (bzw. *clitoridis*). Er verläuft mit der gleichnamigen Arterie, versorgt den M. transversus perinei prof., gelangt unter der Symphyse zum Rücken des Penis (der Clitoris) und versorgt die Haut des Penis, des Praeputium, der Glans und der Schleimhaut der Urethra.

d) Der Plexus coccygeus (S 5-Co)

versorgt mit *Nn. anococcygei* die Haut über dem Steißbein und bis zum Anus. Muskeläste sollen noch zum M. coccygeus und M. levator ani ziehen.

2.) Muskelgruppen und ihre Nervenversorgung

kurz zusammengefaßt.

Innere Hüftmuskeln (Iliopsoas) Vordere Oberschenkelmuskeln (Quadriceps, Sartorius) M. pectineus (auch vom N. obturatorius)	**N. femoralis**
M. glutaeus medius M. glutaeus minimus M. tensor fasciae latae	**N. glutaeus superior**
M. glutaeus maximus	**N. glutaeus inferior**
M. piriformis	**direkt** aus dem **Plexus sacralis**
M. obturatorius internus Mm. gemelli M. quadratus femoris	**direkt** aus dem **Plexus sacralis** oder aus dem **Stamm des N. ischiadicus**
Adduktoren des Oberschenkels Pectineus auch vom N. femoralis, Adductor magnus auch vom N. tibialis.	**N. obturatorius**
Ischiocrurale Muskeln mit Ausnahme des Caput breve m. bicipitis (N. peronaeus communis) + Ast zum Adductor magnus Flexorengruppe des Unterschenkels Fußsohlenmuskeln	**N. tibialis**
Extensorengruppe des Unterschenkels Muskeln des Fußrückens	**N. peronaeus** [fibularis] **profundus**
Peronaeusgruppe des Unterschenkels	**N. peronaeus** [fibularis] **superficialis.**

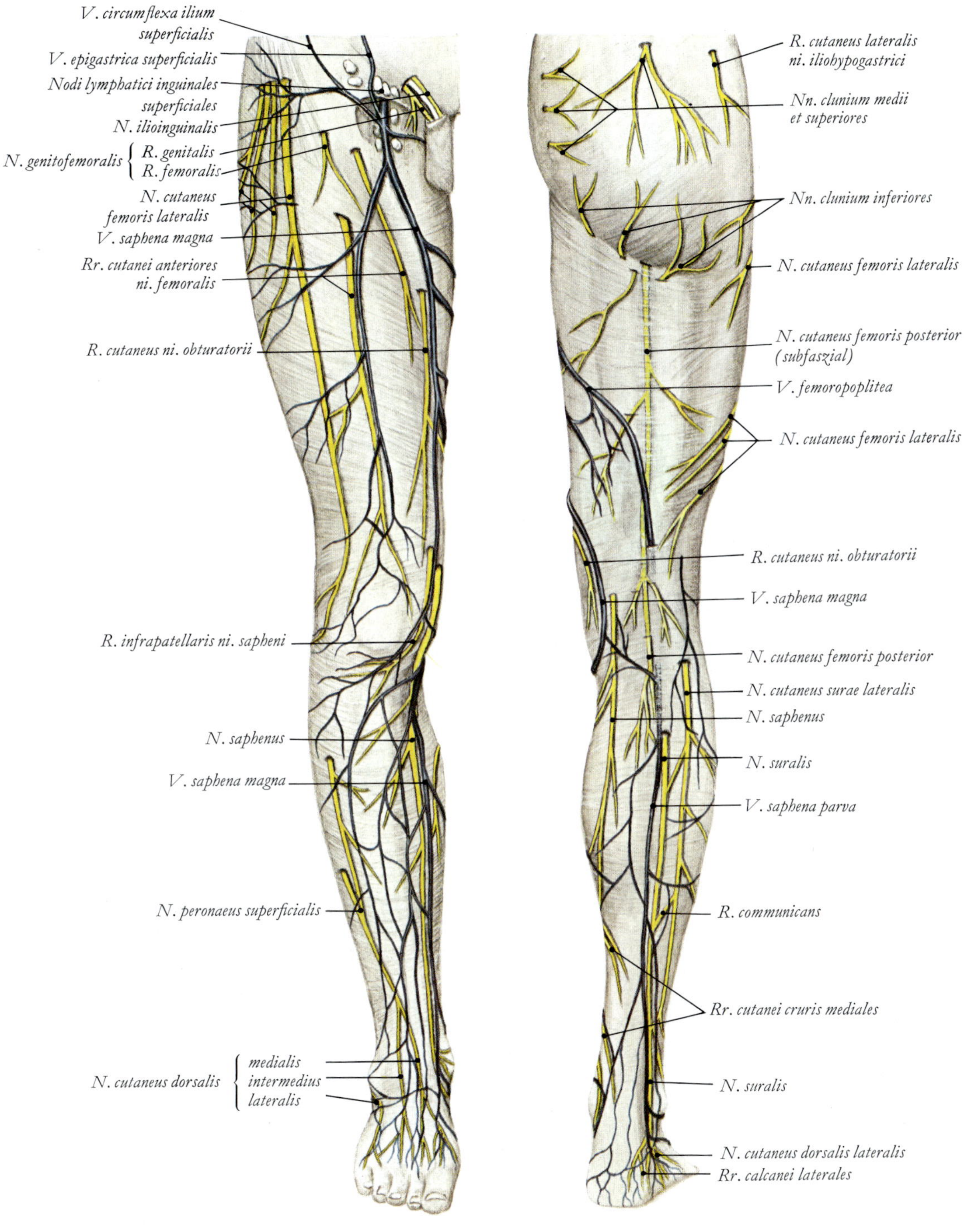

Abb. 305. Hautnerven und Hautvenen des Beines

B. Propädeutik der topographischen und angewandten Anatomie der unteren Gliedmaße

An seinem proximalen Ende geht das Bein in das Becken über. Aus praktischen Erwägungen wird die untere Gliedmaße abgegrenzt gegen den Rumpf: ventral durch das Leistenband, lateral und dorsal durch den Darmbeinkamm und gegen die andere Seite durch das Kreuzbein.

I. Die Gesäßgegend, Regio glutaea

(Abb. 306)

Grenzen. Die proximale Grenze bildet der Darmbeinkamm (*Crista iliaca*), die distale die Hautfurche am Übergang des Gesäßes in die Oberschenkelrückseite (Gesäßfurche, *Sulcus glutaeus*), die mediale das Kreuzbein und die laterale eine Senkrechte durch die Spina iliaca anterior superior (entspricht etwa dem Verlauf des M. tensor fasciae latae).

Praktische Bedeutung. Die Region ist durch gewaltige Muskeln gekennzeichnet. Besonders der infolge der Aufrichtung stark entwickelte große Gesäßmuskel gibt dieser Region ihre typisch menschliche Form. In der Tiefe werden die Muskeln durch das Skelett unterlagert. Verletzungen der Gesäßgegend sind häufiger als die anderer dorsaler Regionen (Prügelstrafe, teilweiser Kontakt mit der Sitzfläche). Sie kann als operativer Zugang zum Hüftgelenk dienen. In ihr werden intramuskuläre Injektionen durchgeführt.

Anatomie am Lebenden. Die äußere Form der Region wird durch den beim Menschen kräftigen M. glutaeus maximus und das, besonders bei der Frau stark entwickelte subkutane Fettpolster (sekundäres Geschlechtsmerkmal) geprägt. Das Gesäß wird von den beiden Gesäßbacken (*clunes, nates*) gebildet. Im Bereich der Afterspalte berühren sie sich, besonders bei fettleibigen Menschen (Wundlaufen bei Märschen). Über dem Kreuzbein ist das Fettpolster stets schwach. Bei bettlägerigen, schwerkranken Patienten kann die Haut über dem Kreuzbein durch Druck geschädigt werden („Decubitalgeschwüre").

Bei Hottentottenfrauen ist das subkutane Fettgewebe der Gesäßgegend als Rassenmerkmal besonders stark entwickelt – *Steatopygie*.

Die Haut der Regio glutaea ist mit der Faszie des großen Gesäßmuskels durch Bindegewebszüge verbunden. In die Maschen dieser Züge ist Fettgewebe eingelagert („Druckkonstruktion"). Die Haut ist deshalb nicht leicht abhebbar. Eiterungen breiten sich in den subkutanen Bindegewebskammern nur langsam aus.

Die Gesäßfurche (*Sulcus glutaeus*), in Streckhaltung des Hüftgelenkes besonders tief, entspricht nicht dem Unterrand des M. glutaeus maximus. Sie ist mit einer von medial nach lateral bogenförmig verlaufenden Verstärkung der Fascia glutaea (Sitzhalfter) durch straffe Bindegewebszüge verbunden. Lage und Form dieser Furche sind von der Stellung des Beckens und den Bewegungen des Hüftgelenkes abhängig (Asymmetrie der beidseitigen Furchen bei Erkrankungen des Hüftgelenkes).

Der Darmbeinkamm ist oft sichtbar und stets von der Spina iliaca anterior superior bis Spina iliaca posterior superior tastbar. Der hintere obere Darmbeinstachel ist mit der Haut durch Bindegewebszüge verbunden. Seine Lage ist deshalb durch ein Hautgrübchen markiert (*Fossula lumbalis*).

Am großen Rollhügel (*Trochanter major*) des Femur ist die laterale Fläche gut tastbar.

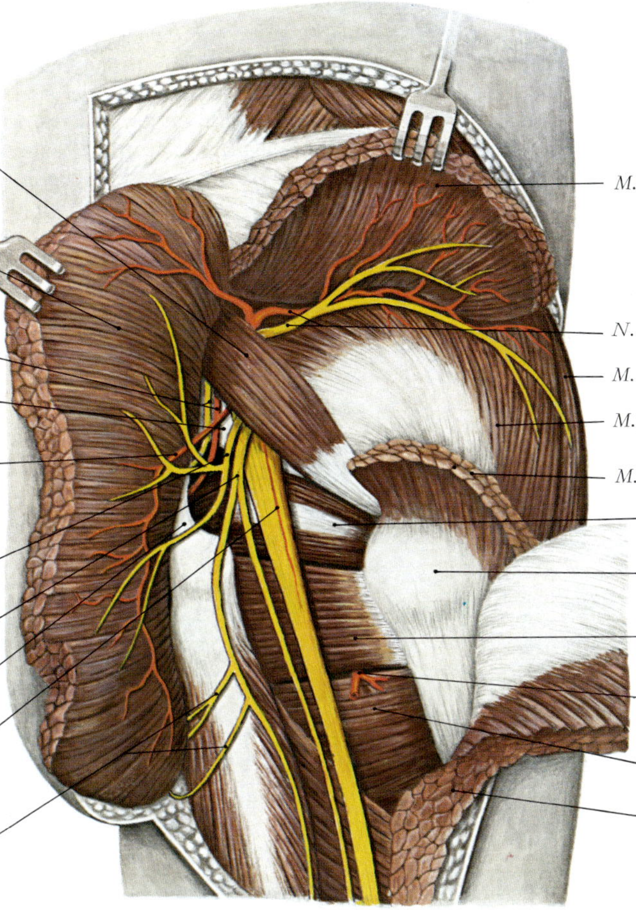

Abb. 306. Regio glutaea

Das Tuber ischiadicum („Sitzhöcker") wird in Streckstellung des Hüftgelenkes vom großen Gesäßmuskel verdeckt. Erst in Beugestellung gleitet der Muskel über den Sitzhöcker hinweg und gibt ihn der Betastung frei.

Die hintere Fläche des Kreuzbeines (*Os sacrum*) ist leicht zu tasten. Das in der Medianlinie an das Kreuzbein kaudal anschließende Steißbein (*Os coccygis*) hat im oberen Abschnitt der Afterfurche seinen Druckpunkt (Schmerzen nach Sturz, bei Frauen nach Entbindungen).

Oberflächliche Region (Abb. 305). Die Fascia glutaea ist kräftig und entsendet in den grobbündeligen großen Gesäßmuskel Bindegewebssepten. Im Bereich der freien, von diesem Muskel nicht verdeckten Dorsalfläche des M. glutaeus medius ist sie aponeurotisch.

Ergüsse und Eiterungen im M. glutaeus maximus breiten sich nicht sofort aus, erzeugen aber durch Spannung in den Bindegewebskammern starken Schmerz.

Die **Blutgefäße** der oberflächlichen Region sind in der Hauptsache Äste der tiefen Gefäße und aus der Nachbarschaft. Sie durchbohren den M. glutaeus maximus und die oberflächliche Faszie (seltene Wanderung tiefer Eiterungen mit den perforierenden Blutgefäßen in den Unterhautbereich).

Die **Lymphe** des subkutanen Bereichs fließt medial und lateral um den Oberschenkel herum zu den *Nodi lymphatici inguinales superficiales* ab.

Die **sensiblen Nerven** (Hautnerven, Abb. 305) liegen der Fascia glutaea unmittelbar auf und treten aus den Randgebieten in die Region ein. Die *Nn. clunium superiores* (Rr. dorsales aus L1–L3) überschreiten den Darmbeinkamm, die kurzen *Nn. clunium medii* (Rr. dorsales aus S1–S3) kommen aus den Foramina sacralia posteriora. Die *Nn. clunium inferiores* (2–3 Äste) sind dagegen ventrale Nerven. Sie zweigen in der tiefen Regio glutaea aus dem *N. cutaneus femoris posterior* und auch aus dem *N. pudendus* ab, umgreifen den Unterrand des M. glutaeus maximus und treten von unten her in die Region ein. Ein kleines laterales Feld über dem M. glutaeus medius wird vom *R. cutaneus lateralis ni. iliohypogastrici* versorgt.

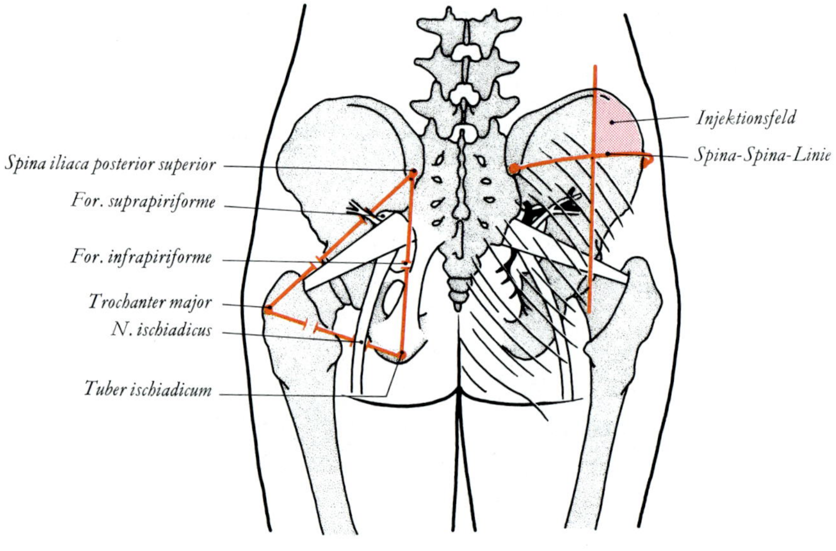

Abb. 307. Links: Hilfslinien für die Auffindung des For. supra- und infrapiriforme sowie des N. ischiadicus
Rechts: Feld für intraglutaeale Injektion

Die *Nn. clunium* entstammen zum Teil Rückenmarkssegmenten, aus denen auch der Genitalbereich versorgt wird (S 2–S 4). Durch Reizung dieser Nerven (Prügelstrafe) können reflektorische Einwirkungen auf den Genitalbereich entstehen (cuto-viscerale Reflexe).

Tiefe Regio glutaea (Abb. 306). Der große Gesäßmuskel bedeckt einen Bindegewebsraum (*Stratum subglutaeum*), in dem sich Gefäße und Nerven befinden. Den Boden dieses Raumes bilden, außer dem medialen Drittel des *M. glutaeus medius*, der *M. piriformis*, *M. obturatorius internus* und die *Mm. gemelli* und schließlich der *M. quadratus femoris*. Verlauf und Funktion dieser Muskeln S. 366–367.

Das *Foramen ischiadicum majus* stellt eine wichtige Verbindung zwischen Becken und Stratum subglutaeum dar. Durch den M. piriformis wird es in zwei ungleichartige Abschnitte (*Foramen suprapiriforme, Foramen infrapiriforme*) unterteilt. Das Foramen suprapiriforme ist ein schmaler Spalt und führt kurze Blutgefäße für alle Gesäßmuskeln (*Vasa glutaea superiora*) und den gleichnamigen Nerven (*N. glutaeus superior* für M. glutaeus medius, M. glutaeus minimus und M. tensor fasciae latae).

Aufsuchen des Foramen suprapiriforme. Medialer Drittelpunkt der Spina-Trochanterlinie, Abb. 307.

Das *Foramen infrapiriforme* ist wesentlich größer und führt der Region z.T. überregionale Gefäße und Nerven zu:

1. *N. ischiadicus, N. cutaneus femoris posterior* zur Dorsalseite des Oberschenkels,
2. *Vasa pudenda interna* und *N. pudendus* durch das *Foramen ischiadicum minus* zur *Fossa ischiorectalis* (S. 284, 344).
3. *N.* und *Vasa glutaea inferiora* sind relativ kurz und verzweigen sich an der Innenfläche des großen Gesäßmuskels.

Aufsuchen des Foramen infrapiriforme: Mitte der Spina-Tuberlinie, Abb. 307.

Der *N. ischiadicus* wird in der Regel von einem kleinen Ast der A. glutaea inferior begleitet (A. comitans ni. ischiadici). Nur sehr selten ist beim Menschen ein bei niederen Tieren vorkommendes großes dorsales Begleitgefäß des N. ischiadicus, *A. ischiadica*, vorhanden. Im subglutaealen Bindegewebsraum ist der N. ischiadicus durch den kräftigen M. glutaeus maximus gut geschützt. Erst am Übergang zum Oberschenkel, unterhalb des Unterrandes dieses Muskels, hat er eine oberflächliche Lage.

Aufsuchen des N. ischiadicus. Medialer Drittelpunkt der Trochanter-Tuberlinie, Abb. 307.

Der *N. pudendus* und die *Vasa pudenda* verlassen bereits nach kurzem Verlauf durch das Foramen ischiadicum minus die Region (Abb. 306). Sie liegen in der Regio glutaea der *Spina ischiadica* unmittelbar auf.

Die **Lymphe** der tiefen Regio glutaea fließt durch das Foramen infrapiriforme (und suprapiriforme) zu den *Nodi lymphatici iliaci interni* ab.

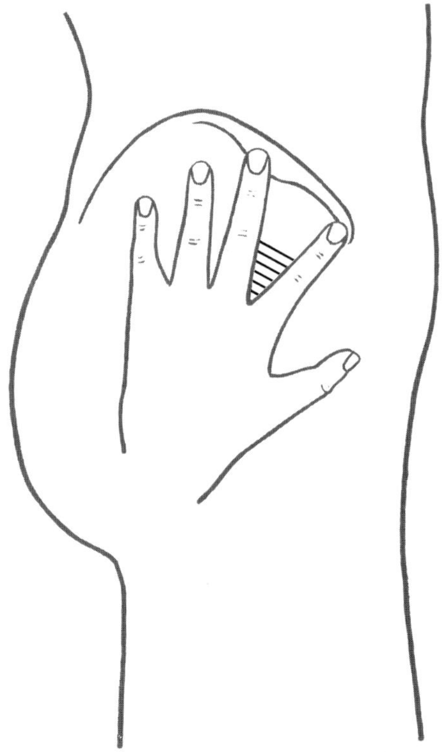

Abb. 308. Intragluteale Injektion nach A. v. Hochstetter

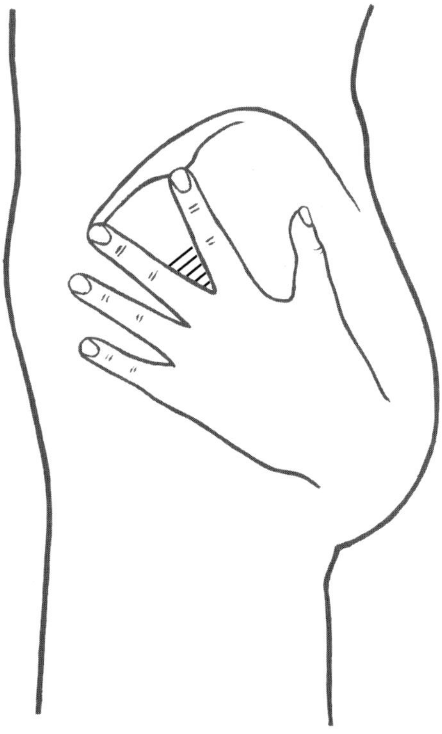

Abb. 309. Intragluteale Injektion nach A. v. Hochstetter

Mit den Nerven und Blutgefäßen können Eiterungen aus dem Becken durch das Foramen supra- und infrapiriforme in den subglutaealen Bindegewebsraum gelangen (Senkungsabszesse). Häufig nicht erkannt, gelangen sie durch das Foramen ischiadicum minus in die *Fossa ischiorectalis* oder mit dem N. ischiadicus bis in die Kniekehle. Auch Baucheingeweide (Darm) können durch diese Öffnungen treten (*Hernia ischiadica*). Da diese Hernien unter dem M. glutaeus maximus verborgen liegen, sind sie schwer erkennbar.

Intraglutaeale Injektionen (Abb. 307–309). Die kräftigen Gesäßmuskeln bieten sich für intramuskuläre Injektionen an. Bei der Durchführung dieser Injektionen sind die anatomischen Gegebenheiten streng zu beachten. Die Wahl der Kanüle und die Einstichtiefe richtet sich nach der individuell verschiedenen Stärke der Muskeln und des subkutanen Fettgewebes. Verletzungen der Nerven und Gefäße des Foramen supra- und infrapiriforme sind zu vermeiden. Daraus ergibt sich, daß der große Gesäßmuskel (M. glutaeus maximus) für diese Einspritzungen nicht in Frage kommt. Ort der Wahl ist deshalb das Feld des M. glutaeus medius.

Zwei Methoden haben sich bewährt:

I. Injektion im „äußeren-oberen Quadranten" (Abb. 307). Die „Spina-Spina-Linie" (Spina iliaca anterior superior – Spina iliaca posterior superior) und eine Senkrechte durch ihre Mitte teilt die Gesäßgegend in 4 Quadranten. Im oberen und äußeren (kranio-lateralen) Quadranten wird in Richtung nach kranial und lateral eingestochen. Die Crista iliaca (vorher tasten!) darf von der Injektionsnadel nicht überschritten werden.

II. Ventroglutaeale Injektion (nach *A. von Hochstetter*). Diese Methode ist sowohl am stehenden als auch am liegenden Erwachsenen gut anwendbar.

Injektionen auf der rechten Körperseite (Abb. 308). Der Handteller der linken Hand liegt auf dem rechten Trochanter major des Patienten. Die Spitze des Zeigefingers tastet die Spina iliaca anterior superior, der maximal abgespreizte Mittelfinger die Crista iliaca. Einstich senkrecht zur Sagittalebene des Körpers zwischen Zeige- und Mittelfinger in Höhe der Grundphalangen.

Injektion auf der linken Körperseite (Abb. 309). Der Vorgang ist ähnlich. Nur tastet der Mittelfinger die Spina iliaca anterior superior, der abgespreizte Zeigefinger die Crista iliaca.

II. Der Oberschenkel, Femur

Die **Grenzen** sind: proximal die Leistenfurche und die Gesäßfurche, distal eine handbreit oberhalb der Basis patellae gedachte Transversalebene.

Ärztliche Bedeutung und Form. Der Oberschenkel ist eine Durchgangsregion: seine großen Nerven- und Gefäßstraßen sind überregional, sie kommen aus benachbarten Regionen und ziehen in solche. Die subinguinalen Lymphknoten (Nodi lymphatici inguinales) haben wichtige Einzugsgebiete. Der Schaft des Oberschenkelknochens ist von kräftigen Muskeln umhüllt und durch diese gut geschützt. Bei Brüchen des Femurs ist die Ruhigstellung der Bruchenden (wegen der kräftigen Muskeln) schwierig. Blutungen aus der *A. femoralis* sind lebensbedrohlich.

Die Muskeln und das bei der Frau besser entwickelte Unterhautfett bedingen die Form des Oberschenkels. Die Haut, dorsal derber als ventral, ist im allgemeinen gut verschieblich. Je nach Trainings- und Ernährungszustand ist das Muskelrelief, besonders auf der Ventralseite, erkennbar. Bei dünnhäutigen Menschen ist auch der Verlauf der großen, subkutanen Venen sichtbar (*V. saphena magna*, Krampfadern!).

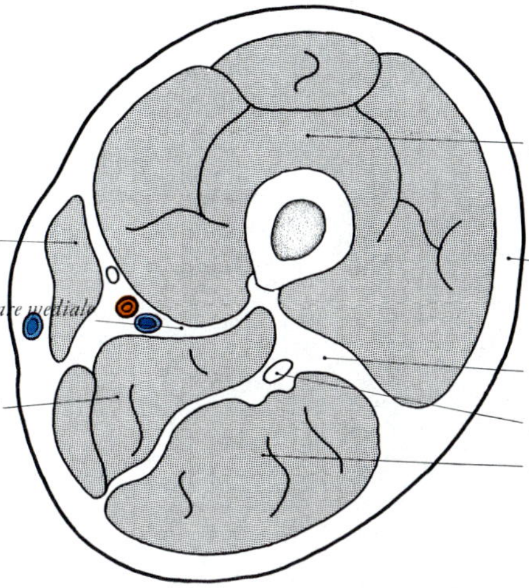

Abb. 310. Querschnitt durch die Mitte des Oberschenkels

Muskellogen des Oberschenkels (Abb. 310). Die kräftige *Fascia lata* umhüllt die gesamte Muskulatur des Oberschenkels. Von ihr gehen Bindegewebssepten aus, welche zur *Crista femoris* (*Linea aspera*) ziehen (*Septum intermusculare mediale* und *laterale*). Die beiden Septen trennen eine ventrale mächtige Loge der Strecker von einer dorsalen Loge. Die für den aufrechten Gang und Stand erforderliche starke Extensorengruppe (M. quadriceps) umgreift schalenförmig den Oberschenkelknochen. Sie ist stärker als alle anderen Oberschenkelmuskeln zusammen. Der M. sartorius liegt in einer eigenen, von der Fascia lata gebildeten Hülle. In der dorsalen Loge liegen zwei Muskelgruppen: die Adduktoren medial, zwischen Strecker und Beuger eingelagert, und die Flexoren (Beuger). Beide Gruppen sind voneinander nur durch lockeres Bindegewebe getrennt, das mit dem *Stratum subglutaeale* zusammenhängt und sich bis in die Kniekehle fortsetzt.

1. Die Oberschenkelrückseite, Regio femoris posterior

(Abb. 305, 311)

Grenzen. Seite 446, 449.

Ärztliche Bedeutung. Als dorsale Region ist die Oberschenkelrückseite geschützt. Nur beim Sitzen ergeben sich durch den Kontakt mit der Sitzfläche Verletzungsmöglichkeiten. Von den relativ häufigen Erkrankungen des *N. ischiadicus* abgesehen, hat die Region keine große ärztliche Bedeutung.

Anatomie am Lebenden. Im proximalen Teil ist die hintere Seite des Oberschenkels durch das geschlossene Paket der Beuger des Kniegelenkes gewölbt. Im distalen Abschnitt und am Übergang zur Kniekehle wird sie flacher, weil die Muskeln auseinanderweichen.

Oberflächliche Lage des N. ischiadicus. Unterhalb des Sulcus glutaeus liegt der N. ischiadicus von Haut, Unterhaut und Fascia lata bedeckt, relativ oberflächlich (Aufsuchung, Verletzungsgefahr).

Oberflächliche Region (Abb. 305). Zwischen Haut und Fascia lata sind in der Regel keine großen Gefäße und Nerven vorhanden. Der von dieser Faszie bedeckte *N. cutaneus* *femoris posterior* entsendet perforierende Äste zur Haut. Ähnlich gelangen auch kleinere Arterien aus der Tiefe in die Region. Häufig verläuft im distalen Teil der Region eine subkutane Vene aus der Kniekehle kommend nach medial zur Oberschenkelvorderseite. Sie verbindet die *V. saphena parva* bzw. die *V. poplitea* mit der *V. saphena magna*

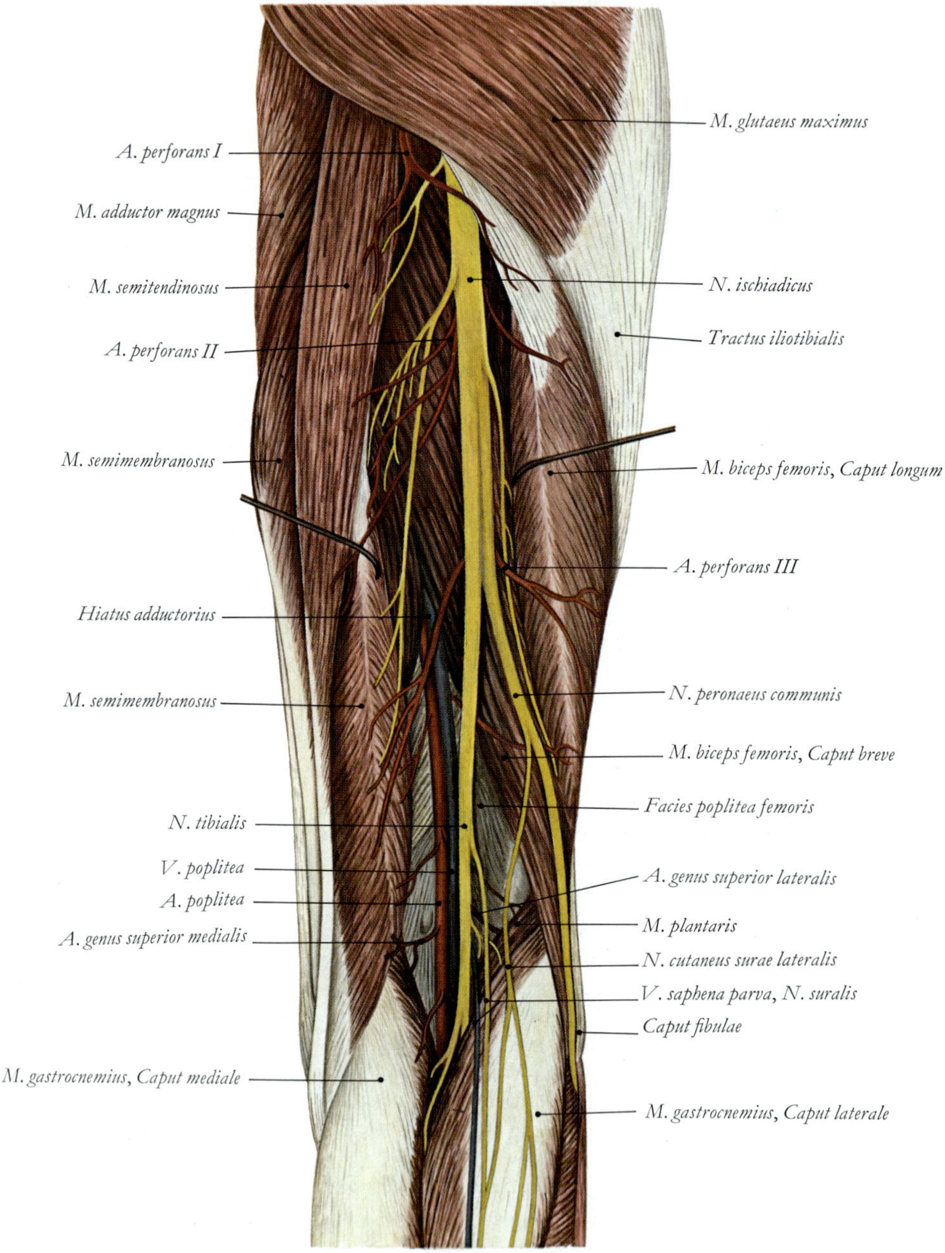

Abb. 311. Regio femoris posterior.

(*V. femoropoplitea*, venöser Kollateralkreisverlauf bei Unwegsamkeit der V. poplitea, Abb. 305). Selten verläuft die V. saphena parva über die Kniekehle hinweg und mündet in eine der perforierenden Venen der dorsalen Oberschenkelregion.

Tiefe Region (Abb. 305, 311). Der *N. cutaneus femoris posterior* zieht zwischen Fascia lata und den vom Tuber ossis ischii entspringenden Beugern (von medial nach lateral: M. semimembranosus, M. semitendinosus und Caput longum des M. biceps femoris) ungefähr in der Mitte der Region zur Kniekehle. Der *N. ischiadicus* ist, von einer kurzen Strecke unmittelbar unterhalb des Unterrandes des großen Gesäßmuskels abgesehen, von den Beugern verdeckt. Er verläuft vom Foramen infrapiriforme kommend im Bindegewebsraum zwischen den Beugern und dem M. adductor magnus zur Fossa poplitea. Im Nerven sind bereits am Foramen infrapiriforme die Fasern in die beiden Anteile: *N. tibialis* und *N. peronaeus communis* geordnet. Die *A. comitans ni. ischiadici* liegt seiner Dorsalfläche so auf, daß sie auch beim äußerlich nicht geteilten Nerven die beiden Anteile markiert. Die sichtbare Teilung findet in der Regel erst am Übergang zur Regio poplitea statt. „Hohe Teilungen", in beliebiger Höhe, kommen als Variationen vor.

Da sich die frühere *A. ischiadica* in der Phylogenese zurückgebildet hat, ist in der dorsalen Oberschenkelregion kein eigenes großes Blutgefäß vorhanden. Sie wird deshalb von ventral durch perforierende Äste der *A. profunda femoris* versorgt (*A. perforans I, II, III*).

Der *N. tibialis* setzt die Verlaufsrichtung des N. ischiadicus geradlinig fort, der *N. peronaeus communis* wendet sich nach lateral und lehnt sich der Sehne des M. biceps femoris an (*Leitmuskel*).

Die beiden großen Blutgefäße des Oberschenkels, *A.* und *V. femoralis*, gelangen durch den Adduktorenschlitz (*Hiatus adductorius* s. *tendineus*, S. 372) von ventral her in die Fossa poplitea. Hier vereinigen sie sich mit dem N. tibialis. Die *Aa. perforantes I, II* und *III* durchbohren die Mm. adductores. Sie anastomosieren untereinander und mit den benachbarten Gefäßen (A. glutaea inferior und mit dem Rete articulare genus).

Dehnung des N. ischiadicus (Lasèguesches Zeichen). Beim auf dem Rücken liegenden Patienten wird eine Beugung im Hüftgelenk bei gleichzeitiger Streckung im Kniegelenk und im oberen Sprunggelenk durchgeführt. Bei *Ischias* entstehen dabei in gedehnten Nerven starke Schmerzen. Entspannungsstellung: Streckung im Hüftgelenk und Beugung im Kniegelenk.

Lähmung des N. ischiadicus S. 471.

2. Die Oberschenkelvorderseite, Regio femoris anterior

(Abb. 305, 312, 314)

Grenzen. Proximal das Lig. inguinale bzw. die Leistenfurche, medial der M. gracilis, lateral der M. tensor fasciae latae und der Tractus iliotibialis, distal eine handbreit oberhalb der Basis patellae gedachte Transversalebene.

Praktische Bedeutung. Die Region beinhaltet die größte Arterie des Beines (A. femoralis). Die *Nodi lymphatici inguinales* superficiales gehören zu den wenigen großen Lymphknotengruppen, welche unter der Haut tastbar sind. Die *V. saphena magna* und ihre Zuflüsse weisen häufig Krampfadern (Varizen) auf. An der proximalen Grenze der Region können an einer „schwachen" Stelle, unter dem medialen Drittel des Leistenbandes Baucheingeweide in die Region gelangen (Schenkelbrüche).

Anatomie am Lebenden. Bei der Frau ist das subkutane Bindegewebe in der Regel fettreicher als beim Mann. Bei mageren Menschen sind die oberflächlichen Muskeln gut erkennbar: M. sartorius, M. vastus medialis und lateralis, M. rectus femoris, oberflächliche Adduktoren. Auch der Verlauf der V. saphena magna ist oft sichtbar.

Abdrücken der A. femoralis. Etwas medial von der Mitte des Leistenbandes (Mitte des Abstandes Spina iliaca anterior superior – Tuberculum pubicum) fühlt man den Puls der A. femoralis. Hier drückt man die Arterie bei Blutungen gegen die Eminentia iliopectinea ab (sonst Verblutung nach 3–5 Minuten).

Topographische Einteilung der Region. Der schräg von lateral nach medial verlaufende M. sartorius teilt die vordere Oberschenkelregion in zwei ungleichartige Abschnitte ein. Lateral vom Muskel ist die Region arm an Nerven und Blutgefäßen; medial und zum Teil von ihm verdeckt liegen dagegen wichtige Blutgefäße und Nerven. In die Tiefe der Adduktorenmuskeln führt der *Canalis obturatorius* mit seinem Inhalt: *Vasa obturatoria, N. obturatorius.* Von besonderer Bedeutung sind deshalb innerhalb der übergeordneten Regio femoris anterior zwei kleinere Regionen: die Regio subinguinalis und die Regio obturatoria (s. adductoria).

Verlauf der A. femoralis (Abb. 312). Die *A. iliaca externa* erreicht unter der Mitte des Leistenbandes den Oberschenkel. Ab hier heißt sie *A. femoralis.* Sie zieht etwas steiler als der M. sartorius nach distal und medial, um durch den Hiatus adductorius (Hiatus tendineus, Adduktorenschlitz, S. 372) nach dorsal in die Kniekehle zu gelangen. Zwischen Leistenband und Oberrand des M. sartorius liegt die Arterie unter der Haut und der Fascia lata (I. Strecke) gut zugänglich. Im mittleren Bereich des Oberschenkels verdeckt sie der M. sartorius (II. Strecke). Im distalen Drittel der Region verläuft sie im Canalis adductorius verdeckt vom M. sartorius und von der *Membrana* (*Lamina*) *vastoadductoria* (III. Strecke).

Regio subinguinalis (Abb. 305, 312, 314). Das Leistenband, der M. sartorius und der M. adductor longus begrenzen ein Dreieck (*Trigonum femorale-Scarpae*). Innerhalb dieses Dreiecks bilden der M. iliopsoas und der M. pectineus eine Rinne – *Fossa iliopectinea* –, welche die wichtigen Blut- und Lymphgefäße der Region und den N. femoralis beinhaltet. Das Trig. femorale bildet die muskuläre Grundlage der Regio subinguinalis.

Oberflächliche Region. Zwischen Haut und Fascia lata liegen als praktisch wichtige Gebilde die subkutanen *Nodi lymphatici inguinales superficiales* und die *subkutanen Venen*. Oberflächliche Arterien und Nerven sind von geringerer Bedeutung. *Nodi lymphatici inguinales superficiales* (Abb. 305) sind tastbar und in 2 Zügen angeordnet:

a) Parallel dem Leistenband (Schrägzug) mit Einzugsgebieten von der ventrolateralen Bauchwand, der oberflächlichen Regio glutaea, dem äußeren Genitale, dem Damm, dem After und dem Fundus uteri (entlang des Lig. teres uteri = Chorda uteroinguinalis).

b) Parallel der V. saphena magna (Längszug) für den oberflächlichen Lymphstrom des Beines.

Die oberflächlichen Venen (Abb. 305) kommen aus allen Richtungen („Venenstern"): von der vorderen Bauchwand (*V. epigastrica superficialis*), von der seitlichen Bauchwand (*V. circumflexa ilium superficialis*), vom äußeren Genitale (*Vv. pudendae externae*) und vom Bein (*V. saphena magna*). Sie durchbohren oft in einem gemeinsamen Stamm die Fascia lata im Bereich des *Hiatus saphenus* (Fossa ovalis). Alle diese Venen können sich bei Bedarf an der Bildung von Kollateralkreisläufen beteiligen. Die *V. saphena magna* anastomosiert über die mediale Seite des Oberschenkels hinweg (*V. femoropoplitea*, Abb. 305) mit der *V. poplitea* (Kollateralkreislauf bei Unwegsamkeit der V. femoralis). Die *V. epigastrica superficialis* anastomosiert mit den oberflächlichen und tiefen Venen der vorderen Bauchwand und hat über die *Vv. parumbilicales* (S. 195) und Venen des *Lig. teres hepatis* Verbindungen zur *V. portae* (Umgehungskreislauf bei Stauungen der Pfortader. *Caput medusae*, S. 236). Die *V. circumflexa ilium super-*

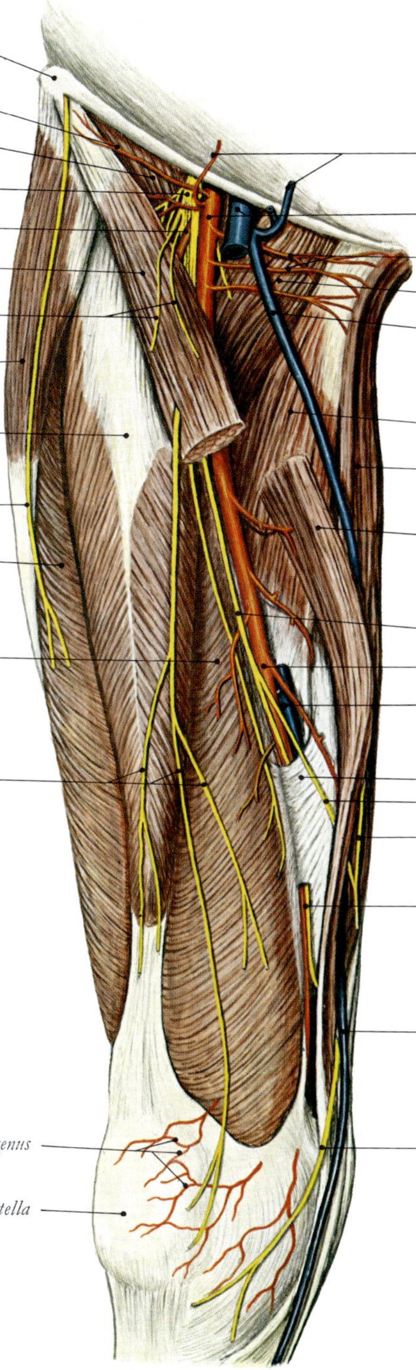

Abb. 312. Regio femoris anterior I. Der M. sartorius ist durchtrennt und im mittleren Drittel etwas nach medial verlagert

ficialis anastomosiert über die *Vv. thoracoepigastricae* mit der *V. axillaris* bzw. mit der *V. subclavia* (Umgehungskreislauf für die V. cava inferior).

Die oberflächlichen Arterien sind alle Äste der A. femoralis (*A. circumflexa ilium superficialis, A. epigastrica superficialis, Aa. pudendae externae*). Im Gegensatz zu den gleichnamigen Venen sind sie von geringerer Bedeutung.

Die *Hautnerven* entstammen dem *Plexus lumbalis* (L1–L4) und durchbohren die Fascia lata: *N. cutaneus femoris lateralis* (im lateralen Teil der Region); *Rr. cutanei anteriores* (im mittleren Bereich), *R. femoralis ni. genitofemoralis* (Hautfeld im Bereich des Hiatus saphenus), *R. cutaneus ni. obturatorii* (mediale Seite des Oberschenkels).

Tiefe Regio subinguinalis (Abb. 312, 314).

Der *Hiatus saphenus* (Fossa ovalis, Abb. 305) ist nur selten eine echte Lücke in der Fascia lata. Die Faszie ist meist an dieser Stelle dünn und vielfach von durchtretenden Blut- und Lymphgefäßen siebartig durchlöchert (*Lamina cribrosa*). Dadurch wird der Hiatus saphenus zur schwachen Stelle der Fascia lata: Eiterungen und Hernien können hier aus der Tiefe an die Oberfläche treten. Die tiefste Stelle des Scarpaschen Dreiecks (*Trig. femorale*, S. 450) bildet die Rinne zwischen M. iliopsoas und M. pectineus. In diese lagern sich, von kranial aus dem Becken bzw. Bauchraum kommend, die großen Gefäße und Nerven der Region ein (*Lacuna vasorum* und *Lacuna musculorun*, S. 187 Abb. 313). Am weitesten lateral liegt auf dem M. iliopsoas der bereits in seine Äste geteilte *N. femoralis*. Medial neben diesem liegt die Schenkelarterie (*A. femoralis*) und noch weiter medial die gleichnamige Vene (*V. femoralis*). Mit der Oberschenkelvene verlaufen wichtige Lymphgefäße, welche die subfasziale Lymphe der Oberschenkelvorder- und -medialseite in die *Nodi lymphatici iliaci interni* ableiten. Sie treten, in lockeres Bindegewebe eingebettet, im medialen Winkel zwischen Schambeinast, *Lig. lacunare* und Leistenband durch die Lacuna vasorum. Diese Durchtrittsstelle der Lymphgefäße, *Anulus femoralis*, ist eine schwache Stelle der Bauchwand, obwohl sie durch eine bindegewebige Platte, *Septum femorale*, normalerweise verschlossen ist (S. 187, Abb. 313).

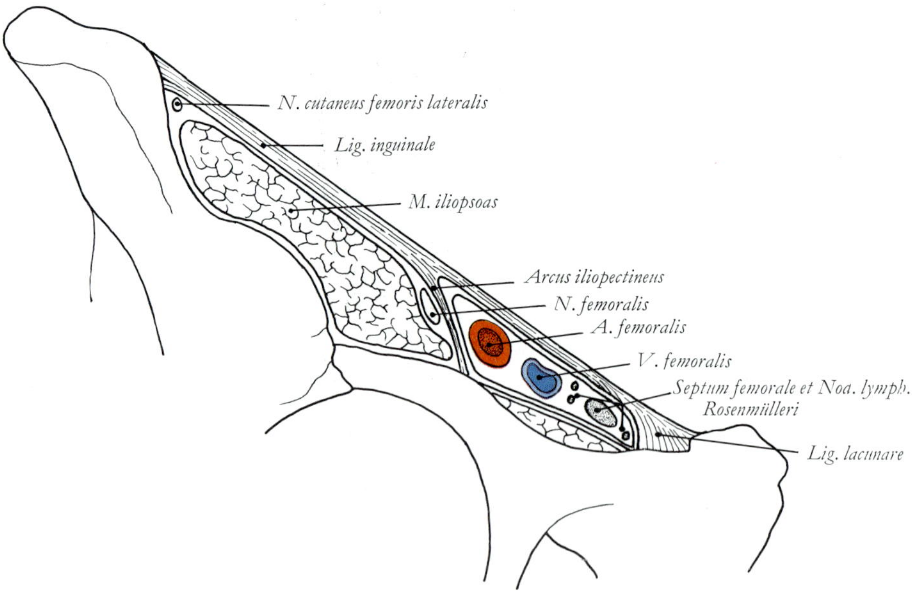

Abb. 313. Lacuna musculorum, Lacuna vasorum

Ein **Schenkelbruch, Hernia femoralis,** kommt bei Frauen wesentlich häufiger vor als bei Männern. Der Bruch gelangt, bei schwach entwickeltem *Septum femorale,* entlang der Lymphgefäße durch den *Anulus femoralis* hindurch (innere Bruchpforte) unter die Fascia lata. Ein häufig im Bereich des Schenkelringes liegender Lymphknoten (*Nodus lymphaticus anuli femoralis-Rosenmüller*) wird beiseite geschoben. Der nun in der Fossa iliopectinea gelegene Bruch wölbt die dünne Lamina cribrosa des Hiatus saphenus vor und wird unter der Haut sichtbar („äußere Bruchpforte"). Einklemmungsgefahr besteht sowohl an der inneren als auch äußeren Bruchpforte. *Corona mortis* – S. 187.

Der *N. femoralis* (L1–L4) kommt durch die Lacuna musculorum in die Region (Abb. 313). Er liegt, bereits in Äste aufgeteilt, verdeckt von der Fascia iliopsoica auf dem gleichnamigen Muskel. (Schädigung des Nerven bei Senkungsabszessen, S. 363). Noch im Trig. femorale versorgt er den M. sartorius, den M. pectineus (dieser Ast unterkreuzt A. und V. femoralis!). Andere Muskeläste treten in den M. iliopsoas und M. quadriceps femoris ein. Die Mehrzahl der sensiblen Äste (*Rr. cutanei anteriores*) durchbohrt die Fascia lata und versorgt die Haut der Vorderseite und teilweise der medialen Seite des Oberschenkels. Der längste sensible Ast des N. femoralis – *N. saphenus* – verläuft mit den Vasa femoralia im *Canalis adductorius,* durchbohrt an der unteren Grenze der Region die *Lamina vastoadductoria,* nachdem er eine Anastomose mit dem Hautast des N. obturatorius gebildet hat. Der N. saphenus ist wichtiger Hautast für die Innenseite des Unterschenkels, die mediale Knöchelgegend und den medialen Fußrand.

Äste der A. femoralis, S. 426, *Unterbindung der A. femoralis,* S. 430.

V. saphena magna. Aus Zuflüssen der oberflächlichen Fußvenen entsteht in der Gegend des medialen Knöchels die V. saphena magna als größte subkutane Vene des Beines. Sie zieht an der medialen Seite des Unterschenkels nach kranial und überschreitet das Kniegelenk hinter dem Epicondylus medialis. Ihr Verlauf am Oberschenkel entspricht etwa dem Zug des M. sartorius. Am Hiatus saphenus wendet sie sich in die Tiefe und mündet, nachdem sie vorher die Äste des „Venensternes" aufgenommen hat, in die V. femoralis. Sowohl am Oberschenkel als auch am Unterschenkel können zusätzliche *Vv. saphenae accessoriae* vorkommen.

Canalis adductorius (*Hunteri*). Etwas unterhalb der Mitte des Oberschenkels geht ein Teil der Fasern des M. adductor longus und des M. adductor magnus in eine Aponeurose über (*Lamina* oder *Membrana vastoadductoria,* Abb. 312, 314), welche sich am M. vastus medialis anheftet. Diese Aponeurose überbrückt die Rinne zwischen den obengenannten Muskeln und begrenzt ventral den *Canalis adductorius.* Der Adduktorenkanal endet am *Hiatus adductorius* (*tendineus,* S. 372, Abb. 315) und führt A. und V. femoralis in die Kniekehle.

Durchbohrt wird die Lamina vastoadductoria vom *N. saphenus* und von den *Vasa genus descendentia.* In seltenen Fällen können Eiterungen durch den Adduktorenkanal von der Vorderseite des Oberschenkels in die Kniekehle gelangen.

Regio obturatoria (Abb. 314). Der zwischen Becken und Oberschenkel eingelagerte Keil der Adduktoren hat eine eigene Gefäß- und Nervenversorgung. Der *Canalis obturatorius* verbindet den Raum des kleinen Beckens mit der Loge der Adduktoren. Er wird kranial von einer Rinne im Os pubis und kaudal von einem sichelförmigen Rand der Membrana obturans begrenzt. Seinen Inhalt bilden *A.* und *V. obturatoria, N. obturatorius* und *Lymphgefäße.*

3 Schichten der Adduktoren, Seite 369.

A. und N. obturatorius teilen sich jeweils in einen oberflächlichen und einen tiefen Ast. Die oberflächlichen Äste liegen vor dem M. adductor brevis, die tiefen hinter diesem Muskel. Der *R. superficialis ni. obturatorii* versorgt die Haut der medialen Oberschenkelseite.

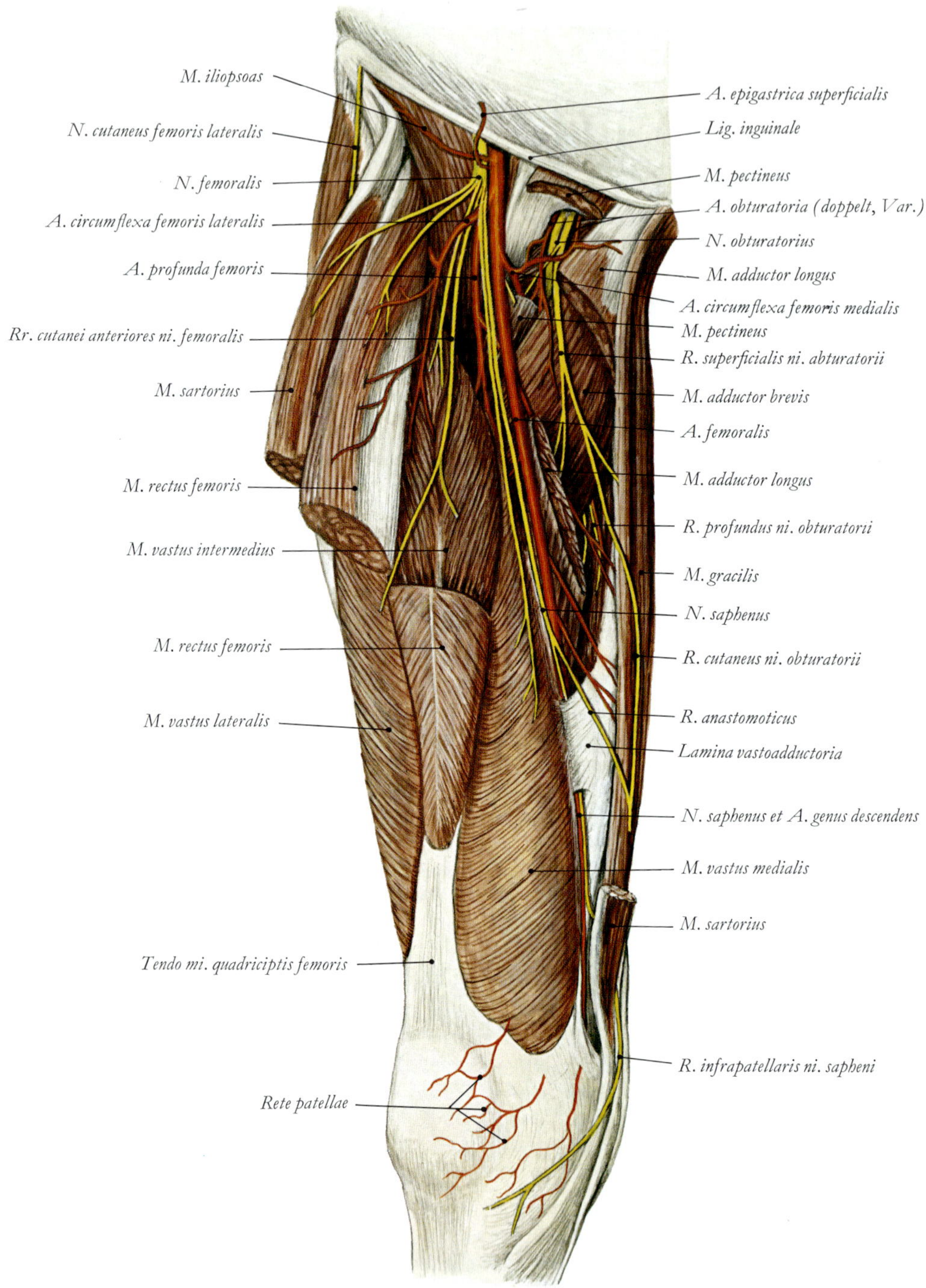

Abb. 314. Regio femoris anterior II

Durch den Canalis obturatorius kann sich eine *Hernia obturatoria* vorstülpen. Sie bleibt unter der oberflächlichen Schicht der Adduktoren versteckt und ist schwer zu diagnostizieren (evtl. „Reithosenparästhesien" an der Haut der Innenseite des Oberschenkels).

III. Die Kniegegend, Regio genus

Grenzen. Die proximale Grenze bildet eine Transversalebene handbreit oberhalb der Basis patellae, die distale eine ebensolche Ebene durch die Tuberositas tibiae.

Ärztliche Bedeutung. Der vordere Teil der Kniegegend (*Regio genus anterior*) enthält das Skelett des Kniegelenkes (Femur, Patella und Tibia). Wegen der häufigen Erkrankungen dieses Gelenkes tritt die dorsale Region (*Regio poplitea*) in ihrer ärztlichen Bedeutung etwas zurück, obwohl sie die Weichteile (Muskeln) der Kniegegend und den Gefäßnervenstrang des Beines beinhaltet.

Anatomie am Lebenden. Die Patella liegt unmittelbar unter der etwas derben, gut verschieblichen Haut. Bei gestrecktem Kniegelenk und erschlafftem M. quadriceps femoris läßt sich die Kniescheibe in ihrer Gleitrinne am Femur (Facies patellaris) seitwärts verschieben. Tastbar sind in dieser Stellung ihre Basis, die Spitze und die Kanten. Bei einiger Übung lassen sich sogar die seitlichen Anteile ihrer Dorsalfläche abtasten. Ihre Vorderfläche ist in jeder Stellung des Kniegelenkes tastbar.

Die Sehne des M. quadriceps (*Lig. patellae*) tastet man am besten bei leicht gebeugtem Kniegelenk und gespanntem Muskel. Bei gestrecktem Gelenk springt, besonders bei erschlafftem M. quadriceps, neben dem Lig. patellae auf beiden Seiten je ein Wulst vor: es wölbt sich der Fettkörper des Kniegelenkes *(Corpus adiposum infrapatellare)* nach vorne durch.

Gelenkspalt des Kniegelenkes: Seitlich neben dem Lig. patellae ist in Streckstellung ungefähr in Höhe der Spitze der Kniescheibe der Gelenkspalt zu fühlen (dabei Kniegelenk passiv bewegen!). Auch die Druckpunkte für die vorderen Anteile der *Menisci* liegen hier.

Bursa suprapatellaris. Sie erstreckt sich 3–4 Querfinger nach proximal von der Basis patellae und kommuniziert in der Regel mit dem Raum des Kniegelenkes. Injektionen in den Gelenkraum deshalb unmittelbar oberhalb der Basis patellae!

Eine Injektion ins Kniegelenk kann auch medial oder lateral unmittelbar neben dem Ligamentum patellae durchgeführt werden. Der Eingriff wird in Beugestellung des Gelenkes von mindestens 90° durchgeführt. Die Lage des Gelenkspaltes läßt sich durch passive Bewegungen des Kniegelenkes feststellen.

Tastbar sind auch die Condylen des Femur und der Tibia sowie die Epicondylen, ferner das Caput fibulae bei gebeugtem Kniegelenk (hier oberflächliche Lage des N. peronaeus communis).

In der hinteren Kniegegend sinkt bei Beugung im Kniegelenk die Haut in eine tiefe Grube ein: *Fossa poplitea.* In Streckstellung verschwindet diese Vertiefung, die Haut kann sich sogar vorwölben. Diese Verlagerungen der Haut entstehen einerseits durch Verformungen des Fettkörpers (*Corpus adiposum popliteum*), welcher in der Tiefe der Gegend liegt, andererseits durch verschiedene Spannung der *Fascia poplitea.*

Die Begrenzungsmuskeln der Kniekehlenraute sind besonders in Beugestellung sichtbar und tastbar. Lateral strebt die Sehne des M. biceps femoris dem Caput fibulae zu (Leitmuskel für den N. peronaeus communis!). Medial verlaufen die Sehnen des M. semitendinosus und semimembranosus. Die beiden Köpfe des M. gastrocnemius sind als Wülste sichtbar.

1. Die Kniekehlengegend, Regio poplitea

(Abb. 311, 315)

In der **oberflächlichen Region** verläuft in der Rinne zwischen den beiden Gastrocnemiusköpfen, in die Fascia poplitea eingebettet, die *V. saphena parva* (Abb. 305). Sie mündet nach Durchbohrung der Fascia poplitea in die V. poplitea (S. 433). Die *Fascia poplitea* ist derb und mit kräftigen Querzügen kollagener Fasern durchsetzt. In Beugestellung ist sie entspannt und gestattet die Betastung der tiefen Regio poplitea. Die Haut der Kniekehlengegend wird von Endästen des *N. cutaneus femoris posterior* innerviert.

Tiefe Region (Abb. 315). Die Kniekehlenraute (*Rhombus popliteus*) liegt in der Längsachse des Oberschenkels. Der obere Teil der Raute wird lateral vom M. biceps femoris, medial vom M. semimembranosus und, diesem aufgelagert, der Sehne des

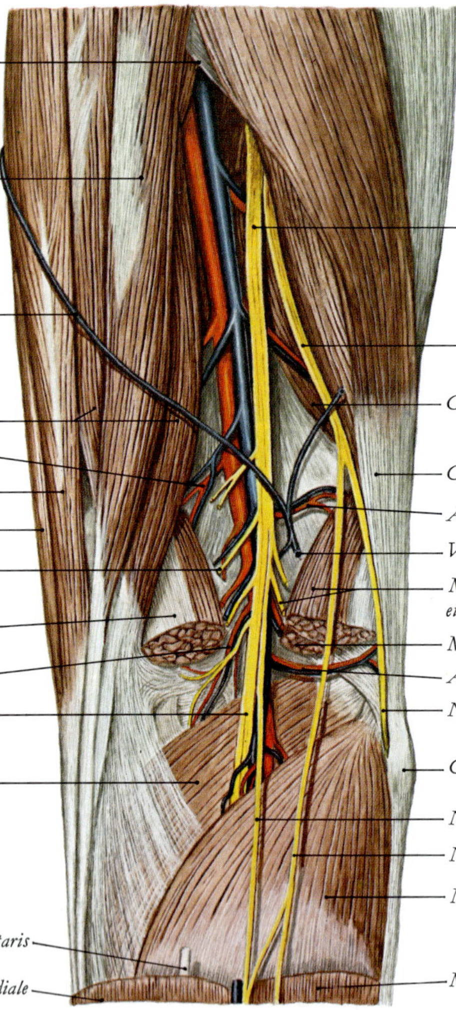

Abb. 315. Regio poplitea

M. semitendinosus begrenzt. Der untere Abschnitt wird von den beiden Köpfen des M. gastrocnemius umrandet. Diese Muskeln, die Facies poplitea des Femur und die Fascia poplitea umschließen einen großen Bindegewebsraum, das *Spatium popliteum.* Der Raum ist normalerweise von einem mächtigen Fettkörper erfüllt (*Corpus adiposum popliteum,* Abb. 273), in den die Gefäße und Nerven der Region eingebettet sind.

Spatium popliteum als Eiterungsraum. In den Fett-Bindegewebsraum führen in der Hauptsache zwei Wege:

I. Das *Stratum subglutaeum* (S. 444), der Bindegewebsraum zwischen den ischiocruralen Muskeln und dem M. adductor magnus und das Spatium popliteum hängen zusammen (Weg des N. ischiadicus).

II. Von der Ventralseite des Oberschenkels führt der Adduktorenschlitz (Hiatus adductorius, tendineus) in das Spatium popliteum. Auf diesem Weg gelangen aus dem Canalis adductorius die Vasa femoralia in die Region. (Sie heißen hier *Vasa poplitea.*)

Auf beiden Wegen können Eiterungen aus der Gesäßgegend und von der Vorderseite des Oberschenkels in die tiefe Regio poplitea gelangen (Senkungsabszesse).

Gefäß-Nervenstrang. Der N. ischiadicus teilt sich in der Regel an der oberen Grenze der Region in zwei Äste (Abb. 315). Der *N. tibialis* setzt dessen Verlaufsrichtung geradlinig fort und liegt in der Kniekehlenraute mittelständig. Der *N. peronaeus communis* wendet sich dagegen nach lateral, um, dem medialen Bizepsrand angelagert, in Richtung Caput fibulae zu verlaufen. In der Regio poplitea vereinigen sich N. tibialis und Vasa poplitea zu einem Gefäßnervenstrang. Wegen der verschiedenen Herkunftswege dieser Gebilde liegt der Nerv der Gefäßscheide der Vasa poplitea nur locker auf. Im oberen und mittleren Drittel der Region ist der Gefäßnervenstrang sowohl von dorsal nach ventral als auch von lateral nach medial so gestaffelt, daß zuerst der Nerv kommt, dann die V. poplitea, dann die A. poplitea (NeVA). Im distalen Drittel der Region ist diese Staffelung nicht mehr gegeben.

In der Region gibt der N. tibialis den *N. suralis* (früher N. cutaneus surae medialis), der N. peronaeus communis den *N. cutaneus surae lateralis* ab. Der N. suralis verläuft zunächst mit der V. saphena parva und vereinigt sich oft in der Wadengegend mit dem oben erwähnten Ast des N. peronaeus, um bis zum lateralen Fußrand zu ziehen (Abb. 305).

Sehr selten hat sowohl der N. suralis als auch der N. cutaneus surae lateralis einen tiefen Verlauf. Beide Nerven liegen dann zunächst zwischen dem M. soleus und dem M. gastrocnemius. Erst weiter distal durchbohren sie den letztgenannten Muskel und gelangen in ihre oberflächliche Lage.

Lymphwege. Im Corpus adiposum popliteum liegen 3–5 nur bei Schwellung tastbare *Nodi lymphatici poplitei.* Sie sind entlang des Gefäßnervenstranges angeordnet und nehmen sowohl einen Teil der oberflächlichen (entlang der V. saphena parva) als auch die tiefe Lymphe der Rückseite des Unterschenkels auf.

Topographische Gliederung in Stockwerke. Dem Aufbau des ihr vorgelagerten Skeletts entsprechend, läßt sich die Region in drei Stockwerke einteilen:

I. Proximales Stockwerk, entspricht der Facies poplitea des Femur. Der Gefäßnervenstrang ist in den Fettkörper eingebettet. Die zutiefst liegende A. poplitea ist bei supracondylären Frakturen des Femur gefährdet. Sie gibt hier die *Aa. genus superior medialis* und *lateralis* ab.

II. Mittleres Stockwerk, in Höhe der Gelenkkapsel des Kniegelenkes. Bei Streckstellung des Gelenkes liegt die A. poplitea der Gelenkkapsel auf. Sie gibt einen unpaaren Kapselast, *A. genus media,* ab, der N. tibialis einen *R. articularis.*

III. Distales Stockwerk, in Höhe des oberen Tibiaendes und des diesem Knochen aufgelagerten M. popliteus. Er unterpolstert die Arterie. Verletzungen des Gefäßes bei Tibiabrüchen in dieser Höhe sind deshalb selten. Die Arterie gibt hier die *Aa. genus inferior medialis* und *lateralis* ab.

Dauerunterbindung der A. poplitea ist nicht zulässig. In 80% würde sie zum Absterben des Fußes oder sogar des Unterschenkels und Fußes führen.

2. Die vordere Kniegegend, Regio genus anterior

Die Form der vorderen Kniegegend wird durch das Skelett des Kniegelenkes (Femur, Tibia, Patella) und durch die Sehne des M. quadriceps femoris bestimmt. Alle diese Gebilde sind unter der Haut tastbar.

Gefäße und Nerven. Das *Rete articulare genus* und das *Rete patellae* (S. 430) versorgen die Region. Als Kollateralkreislauf für die A. poplitea reichen sie aber meist nicht aus.

Die sensiblen Hautäste entstammen dem *N. femoralis* (*Rr. cutanei anteriores*) und dem *N. saphenus*. Dieser kommt an der oberen Grenze der Region unter dem M. sartorius zum Vorschein und gibt einen unterhalb der Kniescheibe bogenförmig von medial nach lateral verlaufenden *R. infrapatellaris* ab (Abb. 305).

M. quadriceps femoris, *Lig. patellae* und *Reservestreckapparat* des Kniegelenkes (akzessorischer Streckapparat) S. 369, *Patella* S. 355.

Wegen ihrer exponierten Lage ist die Kniescheibe häufig verletzt. Bei starken Stauchungen bricht sie sternförmig („Sternfraktur"). Die Dislokation der Bruchstücke ist gering, die Quadrizepssehne intakt. Bei zu starker Anspannung der Quadrizepssehne reißt sie quer. Der Bruchspalt ist tastbar.

Bursae synoviales: „Schleimbeutel" am Kniegelenk S. 387, 388.

Kniegelenk (S. 381).

IV. Der Unterschenkel, Regio cruris

Grenzen. Zwei Horizontalebenen: eine durch die Tuberositas tibiae, die andere etwas oberhalb der Malleolen, grenzen den Unterschenkel von der Kniegegend und vom Fuß ab.

Ärztliche Bedeutung. Wie der Oberschenkel ist auch der Unterschenkel hauptsächlich Durchgangsregion. Durch die ungleichmäßige Ausbildung der Muskeln liegt der größte Knochen des Unterschenkels, das Schienbein (*Tibia*) mit seiner Vorderkante und der medialen Fläche ungeschützt unter der Haut (Abb. 293). Brüche dieses Knochens sind deshalb häufig. Scharfe Bruchkanten können die Haut durchbohren („offener Bruch"). Andererseits kann man durch Betastung der Tibia Erkrankungen des *Periost*es feststellen. Es ist auch relativ einfach, von der medialen Fläche der Tibia Periost für Verpflanzungen zu entnehmen.

Das Blut in den Venen des Unterschenkels hat bei seinem Weg zum Herzen die längste Strecke zu überwinden. „Krampfadern" an diesen Venen kommen deshalb häufig vor.

Schließlich liegt an der unteren Grenze der Region die stärkste Sehne des menschlichen Körpers: die Achillessehne. Ihre Überbeanspruchung bei bestimmten Berufen und Sportarten führt zu Erkrankungen und Rissen.

Anatomie am Lebenden. Die Form des Unterschenkels wird vom Skelett und von den Muskeln geprägt. Ferner ist sie abhängig von der Konstitution, vom Trainingszustand und vom Ernährungszustand (Unterhautfettgewebe).

Die Haut ist, oft auch bei der Frau, behaart und über den Muskeln gut verschieblich. Mit den Knochen ist sie dagegen durch Bindegewebszüge fester verbunden. Wegen der etwas schlechteren Blutversorgung der Haut über der medialen Tibiafläche ist die Heilung der Verletzungen in diesem Bereich verzögert.

Die vordere Kante (*Margo anterior*) und die mediale Fläche (*Facies medialis*) der Tibia sind ganz zu tasten, von der Fibula dagegen nur das Köpfchen (*Caput*) und die untere Hälfte. Die oberflächlichen Muskeln sind bei Kontraktion gut zu erkennen. Bei Zehenstand springen an der Wade die beiden Gastrocnemiusköpfe und der M. soleus hervor. Die stark hervortretende Achillessehne ist für den Menschen charakteristisch. Für die Form der Wade ist nicht nur der M. gastrocnemius sondern auch der M. soleus, die Länge der Achillessehne und das Tuber calcanei verantwortlich.

Bei farbigen Rassen ist die Achillessehne kürzer, dafür das Fleisch des M. triceps surae länger. Bei Weißen ist dies umgekehrt.

Muskellogen des Unterschenkels (Abb. 293). Durch Tibia und Fibula und die Membrana interossea wird der Bewegungsraum der Unterschenkelmuskeln in zunächst einmal zwei Logen eingeteilt: eine vordere Extensorenloge und eine hintere Flexorenloge. Die *Fascia cruris* umhüllt die Muskeln, entsendet aber lateral zwei bindegewebige *Septa intermuscularia* (anterius und posterius) zur Fibula, welche die Mm. peronaei zu einer Peronaeusloge abgrenzen. Während die, wegen der exzentrischen Lage der Tibia etwas nach lateral verschobene, Loge der Extensoren und die auf der Fibula liegende Loge der Mm. peronaei keine weitere Unterteilung erfahren, ist in der Loge der Flexoren zwischen dem M. triceps surae und den tiefen Muskeln eine Verschiebeschicht ausgebildet (*Lamina profunda fasciae cruris*, Fascia cruris profunda).

Gefäß- und Nervenstraßen des Unterschenkels (Abb. 293). Die Extensorenloge hat einen eigenen Gefäßnervenstrang: *N. peronaeus profundus*, *Vasa tibialia anteriora*, ebenso die Flexorenloge: *N. tibialis*, *Vasa tibialia posteriora*. Die Peronaeusloge hat nur einen Nerven (*N. peronaeus superficialis*). Ein eigenes Blutgefäß fehlt. Die Region wird durch *Vasa perforantia* aus der Flexorenlage durch das Septum intermusculare posterius hindurch versorgt (aus den Vasa peronaea).

Subkutane Nerven und Gefäße (Abb. 305). Zwischen Haut und Fascia cruris verlaufen zwei große Venen, welche durch Queranastomosen miteinander verbunden sind. Die *V. saphena magna*, von der medialen Seite des Fußes kommend, liegt ungefähr in einer Linie, welche den medialen Knöchel mit dem hinteren Umfang des Condylus medialis femoris verbindet. Sie überschreitet das Kniegelenk hinter dem Epicondylus medialis des Femur. Weiterer Verlauf S. 453. Die *V. saphena parva* kommt vom lateralen Fußrand, wendet sich aber bald der Mitte der Unterschenkelrückseite zu. Sie verläuft hier, in eine Duplikatur der Fascia cruris eingebettet, in der Rinne zwischen beiden Gastrocnemiusköpfen. In der Kniekehle mündet sie in die V. poplitea.

Manchmal überschreitet die V. saphena parva die Kniekehle und mündet mit einem Ast in eine V. perforans. Sie kann auch durch eine Anastomose über die mediale Seite des Oberschenkels hinweg mit der V. saphena magna verbunden sein (*V. femoropoplitea*, Abb. 305). Beide Unterschenkelvenen entarten häufig varikös (Krampfadern).

Die oberflächlichen Lymphgefäße des Unterschenkels verlaufen mit den beiden großen subkutanen Venen und münden in die *Nodi lymphatici poplitei* (Zug der V. saphena parva) und in die *Nodi lymphatici inguinales* (Zug der V. saphena magna).

Der sensible *N. saphenus* verläuft als Endast des N. femoralis an der medialen Seite des Unterschenkels mit der V. saphena magna und versorgt die Haut über dem Schienbein, die mediale Knöchelgegend, den medialen Fußrand zuweilen bis zur großen Zehe (Abb. 305). Die Hälfte der Verletzungen des N. femoralis betreffen diesen Ast.

Der *N. cutaneus surae lateralis* und der *N. suralis* versorgen die Haut der Wade. Letzterer zieht bis zum lateralen Fußrand und zur Haut der Zehen (*N. cutaneus dorsalis lateralis*). Der *N. peronaeus superficialis* wird in der unteren Hälfte des Unterschenkels oberflächlich und verläuft als *N. cutaneus dorsalis intermedius* und *medialis* zum Fußrücken und zu den Zehen (Abb. 305).

Die Haut des Unterschenkels wird aus perforierenden Ästen der tiefen Arterien versorgt. Eine bei Primaten noch vorhandene *A. saphena* kommt als Variation selten vor.

1. Die Wadengegend, Regio cruris posterior

(Abb. 316)

Grenzen. Proximal und distal: S. 458. Nach medial reicht sie bis zum Margo medialis tibiae, nach lateral bis zum Septum intermusculare posterius.

Oberflächliche Region. Subkutane Blutgefäße und Nerven. Siehe oben!

Tiefe Region. Gekennzeichnet ist sie durch die starke Entwicklung des zwischen Fascia cruris (superficialis) und Fascia cruris profunda (Lamina profunda fasciae cruris) eingelagerten M. triceps surae. Dieser, durch die Aufrichtung des Menschen geprägte Muskel, ist stärker als alle anderen Muskeln des Unterschenkels zusammengenommen. Erst nach seiner Entfernung wird die im Bereich der Fascia cruris profunda liegende Gefäß-Nervenstraße der Region sichtbar (Abb. 316). Sie liegt den tiefen Flexoren auf (M. flexor digitorum longus, M. tibialis posterior, M. flexor hallucis longus) (Abb. 291, 293).

Die *A. poplitea* teilt sich noch in der Kniekehlengegend, meist am Unterrand des M. popliteus in 2 Äste: in die *A. tibialis posterior* und den *Truncus tibiofibularis*. Letzterer gibt ab die *A. tibialis anterior*, welche nach Durchbohrung der Membrana interossea in die Regio cruris anterior gelangt, und die *A. peronaea* (A. fibularis).

Gefäß- und Nervenstraßen. Sie liegen im Bereich der Fascia cruris profunda, verdeckt vom M. triceps surae (Abb. 293):

I. tibiale Straße: Vasa tibialia posteriora und N. tibialis, Leitmuskel: M. tibialis posterior,

II. fibulare Straße: Vasa peronaea (Vasa fibularia), ohne Nerven, Leitmuskel: M. flexor hallucis longus.

Mit beiden Straßen verlaufen auch Lymphgefäße.

Die *A. tibialis posterior* mit ihren Begleitvenen und dem *N. tibialis* erreicht unter dem Sehnenbogen des *M. soleus* die Region (Abb. 316). Sie liegt dem M. tibialis posterior auf und wendet sich in ihrem Verlauf zunehmend nach medial. An der unteren Grenze der Region liegt sie in der Mitte des Abstandes der Achillessehne vom medialen Knöchel. Hier ist ihr Puls tastbar. Die *Vasa peronaea* (fibularia) liegen in der gleichen Schicht, nur weiter lateral in unmittelbarer Nähe der Fibula. Nach dem Durchtritt unter dem Sehnenbogen des M. soleus liegt die A. fibularis zunächst frei, um alsbald unter den M. flexor hallucis longus zu verschwinden (Abb. 316).

Verletzungen dieser Gefäße und Nerven sind selten, weil sie der M. triceps surae schützt. Nur im unteren Drittel der Region nähert sich die A. tibialis posterior mit dem N. tibialis der Oberfläche. Hier kann die Arterie zwischen der Achillessehne und der Tibia bzw. dem Malleolus tibiae unterbunden werden. Der Hautschnitt wird entlang der medialen Tibiakante geführt. Nach Durchtrennung der oberflächlichen Faszie wird der M. triceps surae nach lateral abgedrängt und die Lamina profunda fasciae cruris aufgesucht. In ihrem Bereich trifft man zunächst die Vasa tibialia posteriora, dann den N. tibialis und dann die Vasa peronaea.

Tiefe Flexoren S. 411.

2. Die Schienbeingegend, Regio cruris anterior

(Abb. 317)

Grenzen. Proximale und distale Grenze: S. 458. Medial wird sie begrenzt vom Margo medialis tibiae, lateral vom Septum intermusculare anterius.

Oberflächliche Region: Subkutane Blutgefäße und Nerven: S. 459.

Tiefe Region. Die Extensorenloge wird begrenzt von Tibia, Membrana interossea, Fibula, Septum intermusculare anterius und der Fascia cruris (Abb. 293). Durch die exzentrische Lage des Schienbeins ist sie etwas nach lateral (fibular) verlagert. Der *M. tibialis anterior* schließt unmittelbar an die Tibia an. Sein Muskelfleisch überragt die vordere Tibiakante (Abb. 289, wichtig bei Verletzungen!). Neben ihm liegt der M. extensor hallucis longus und weiter lateral, am Septum intermusculare anterius, der M. extensor digitorum longus (Abb. 317).

Gefäßnervenstrang. Gefäße und Nerven gelangen auf verschiedenen Wegen in die Region. Der aus der Regio poplitea kommende *N. peronaeus* (fibularis) *communis* schlingt sich schraubenförmig um das Collum fibulae (Abb. 317). Hier hat er unterhalb des Wadenbeinköpfchens seine oberflächliche Lage (Verletzungen, Anästhesie). Vom M. peronaeus longus teilweise verdeckt, liegt er der Fibula unmittelbar auf und teilt sich in seine Endäste: der *N. peronaeus superficialis* versorgt die Peronaeusloge, der *N. peronaeus profundus* durchbohrt das Septum intermusculare anterius und gelangt in die Extensorenloge (Abb. 317).

Die *A. tibialis anterior* entspringt aus der A. poplitea und dringt am Oberrand der Membrana interossea in die Extensorenloge. Mit ihren *Vv. comitantes* vereinigt sie sich mit dem *N. peronaeus profundus* zu einem Gefäß-Nervenstrang, der auf der Membrana interossea in Richtung Fußrücken verläuft (Abb. 317).

Die *A. tibialis anterior* darf, wie alle Arterien des Unterschenkels und des Fußes, an beliebiger Stelle unterbunden werden. Sie verläuft in einer Linie, welche die Mitten der Abstände Tuberositas tibiae – Capitulum fibulae und Malleolus medialis – Malleolus lateralis verbindet. Nach Durchtrennung der Fascia cruris wird sie im oberen Drittel der Region zwischen M. extensor digitorum longus und M. tibialis anterior aufgesucht. Im unteren Drittel der Region liegt sie zwischen M. extensor hallucis longus und M. tibialis anterior (Abb. 317).

Brüche der Tibia sind wegen der subkutanen Lage des Knochens häufig. Besonders ihr unteres Drittel ist gefährdet. Hier sind auch Verletzungen des N. peronaeus durch Bruchstücke möglich.

Praktische Bedeutung der subkutanen Lage der Tibia: S. 458.

3. Die Wadenbeingegend, Regio peronaea (fibularis)

(Abb. 317)

Zwischen Fascia cruris (superficialis), Septum intermusculare anterius und posterius und Fibula ist die Peronaeusloge eingelagert. Sie besteht aus dem oberflächlichen *M. peronaeus longus* und dem tiefen *M. peronaeus brevis*. Der *N. peronaeus superficialis* liegt zwischen beiden Muskeln. An der unteren Grenze der Region durchbohrt er die Fascia cruris und teilt sich in seine beiden Hautäste: *N. cutaneus dorsalis medialis* und *intermedius*. Eine eigene größere Arterie ist in dieser Region nicht vorhanden. Sie wird deshalb von *Rr. perforantes* aus der *A. peronaea* durch das Septum intermusculare posterius hindurch versorgt.

Brüche der Fibula. Obwohl die beiden Mm. peronaei den Knochen überlagern, bieten sie ihm oft keinen ausreichenden Schutz gegen direkte Gewalteinwirkung. Das dünne Wadenbein kann an beliebiger Stelle brechen. Reißt der mediale Knöchel ab, so wird die Fibula auf Biegung beansprucht und bricht loco classico im unteren Viertel.

V. Der Fuß, Pes

Grenzen. Eine Horizontalebene oberhalb der Malleolen grenzt den Fuß vom Unterschenkel ab. Diese Abgrenzung ermöglicht es, die Malleolen-Regionen, deren Erkrankungen in den meisten Fällen auch den Fuß betreffen, mit diesem zusammen zu besprechen.

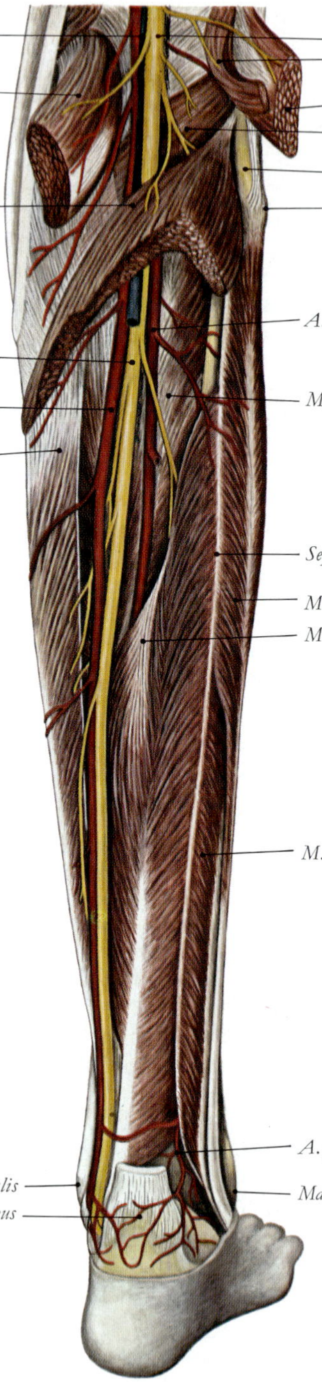

Abb. 316. Regio cruris posterior

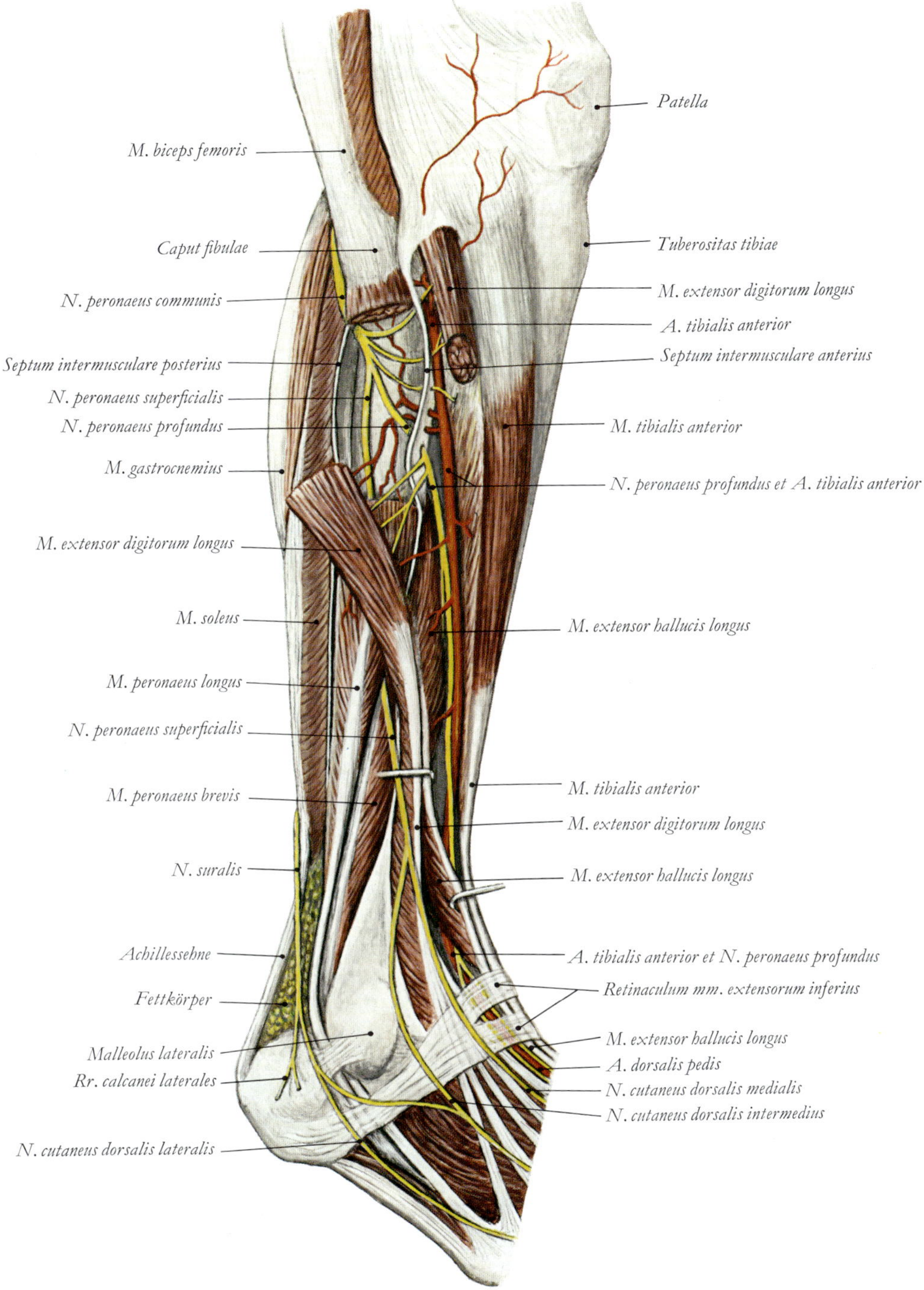

Abb. 317. Regio cruris anterior und Regio peronaea. Muskeln zum Teil durchtrennt und beidseitig gezogen

Die **ärztliche Bedeutung** des Fußes ist in seiner Funktion als dem am meisten belasteten Abschnitt des Bewegungsapparates begründet. Das knöcherne Fußgerüst, seine Muskeln, Sehnen und Bänder sind häufig den Anforderungen nicht gewachsen. Der Fuß ist besonders exponiert, weil er den Kontakt mit dem Boden herzustellen hat. Auch aus dieser Tatsache ergeben sich Verletzungsmöglichkeiten. Die periphere Lage des Fußes bringt seine Versorgung mit Blut in eine weniger günstige Situation. Störungen des Kreislaufs machen sich deshalb häufig zunächst am Fuß bemerkbar. Die Sehnenscheiden der Extensoren am Fußrücken werden wegen ihrer oberflächlichen Lage durch ungeeignetes Schuhwerk mechanisch gereizt. Ihre Entzündungen sind häufig (Sehnenscheiden des M. tibialis anterior und des M. extensor hallucis longus). Die subkutanen Venen der Knöchelgegend und vor allem des Fußrückens sind unter der Haut sichtbar und können intravenösen Injektionen dienen.

Anatomie am Lebenden. Am Übergang zum Fuß sind die beiden Knöchel (Malleolus medialis und lateralis) tastbar. Der laterale Knöchel steht etwa 1 Querfinger tiefer als der mediale. (Gleichstand der Knöchel pathologisch!) Die Haut der Knöchelgegend und des Fußrückens ist dünn und gut verschieblich. Bei ungünstiger Kreislauflage sind Ödeme in dieser Gegend häufig. Am Fußrücken liegen die Extensorensehnen unmittelbar unter der Haut. Bei Dorsalflexion springt besonders die Sehne des *M. extensor hallucis longus* vor. Lateral neben ihr sucht man den Puls der *A. dorsalis pedis* (S. 471).

An der Fußsohle sind wegen der besonderen Druckkonstruktion (S. 466) weder Knochen noch Muskeln tastbar.

Das Fersenbein (*Calcaneus*) springt beim Menschen stark vor. Gleiches gilt auch für die Achillessehne. Das Skelett des medialen und des lateralen Fußrandes ist von den Malleolen bis zu den Zehen tastbar. Am medialen Rand sind wichtige Skelettpunkte das *Sustentaculum tali* unterhalb des Knöchels, und weiter vorne die *Tuberositas ossis navicularis.* Diese springt bei Senkfuß besonders stark vor (dahinter Chopartsche Linie, Abb. 277). In ähnlicher Weise markiert am lateralen Fußrand die *Tuberositas ossis metatarsi V* die Lisfrancsche Linie.

1. Die Knöchelgegenden, Regiones malleolares

Die **Regio malleolaris lateralis** ist Durchgangsregion hauptsächlich für die beiden Mm. peronaei (Mm. fibulares). Zwischen Haut und oberflächlicher Faszie liegt ein Venennetz. Aus diesem und aus Venen des lateralen Fußrandes entsteht die *V. saphena parva* (Abb. 305). Der *N. suralis* gibt sensible *Rr. calcanei laterales* ab und verläuft am lateralen Fußrand als *N. cutaneus dorsalis lateralis* (Abb. 305). *Rete malleolare laterale,* S. 428.

Subfaszial liegen unterhalb des Knöchels und hinter ihm in eine Sehnenscheide eingehüllt die Sehnen des *M. peronaeus brevis* und *longus.* Die Sehne des kurzen Wadenbeinmuskels liegt in einer Knochenrinne der Fibula, die des langen Muskels unmittelbar hinter ihr. Beide Muskeln werden am Skelett durch Haltebänder festgehalten (*Retinaculum mm. peronaeorum superius* zur Befestigung am *Malleolus lateralis, Retinaculum mm. peronaeorum inferius* zur Befestigung am lateralen Fußrand). Der laterale Knöchel steht 1 Querfinger tiefer als der mediale.

Regio malleolaris medialis (Abb. 318). Sie ist Durchgangsregion für Muskeln und für den Gefäßnervenstrang der Flexorenloge des Unterschenkels zur Fußsohlengegend.

Subkutan liegt ein ausgedehntes Netz von Hautvenen. Sie bilden das Quellgebiet der *V. saphena magna.* Vor dem medialen Knöchel und über ihm verlaufen sensible Äste des *N. saphenus,* über dem Calcaneus Hautäste des N. tibialis (*Rr. calcanei*).

Rete malleolare mediale und *Rete calcaneum* S. 431.

In der tiefen Region befinden sich Sehnen, Nerven und Blutgefäße hinter dem medialen Knöchel. Der *M. tibialis posterior* (in Abb. 318 nicht beschriftet) liegt dem Malleolus dorsal und distal unmittelbar auf. Diesem schließt sich dorsal die Sehne des

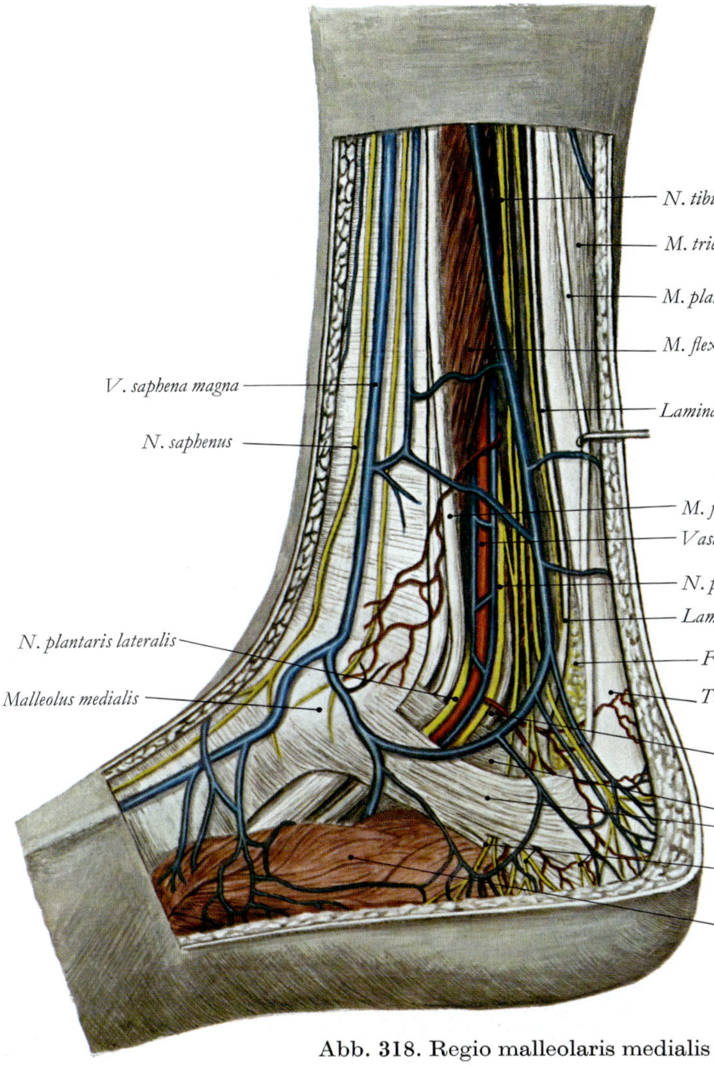

Abb. 318. Regio malleolaris medialis

M. flexor digitorum longus an, nachdem dieser Muskel etwa handbreit oberhalb des Knöchels vom *M. tibialis posterior* unterkreuzt wurde (*Chiasma crurale*). Noch weiter dorsal, in der Mitte des Abstandes Knöchel–Achillessehne liegt der Gefäßnervenstrang mit dem bereits in Endäste (*N. plantaris lateralis, N. plantaris medialis*) geteilten *N. tibialis* und den Vasa tibialia posteriora. Noch weiter dorsal und am tiefsten in der Region liegt die Sehne des *M. flexor hallucis longus*. Alle erwähnten Muskelsehnen sind in Sehnenscheiden eingebettet. In ihrer Loge werden sie durch ein Halteband, *Retinaculum mm. flexorum* (Lig. laciniatum), festgehalten. Es besteht aus einer oberflächlichen und einer tiefen Schicht und entsendet kräftige Septa in die Tiefe, so daß für die erwähnten Gebilde 4 Kanäle in einer Staffelung von vorn nach hinten entstehen: 1. *M. tibialis posterior*, 2. *M. flexor digitorum longus*, 3. *Gefäßnervenkanal*, 4. *M. flexor hallucis longus*. Als Folge einer Kompression der Nerven in diesem Bereich kann es zu Sensibilitätsstörungen an der Fußsohle kommen („Tarsaltunnel-Syndrom").

Puls der A. tibialis posterior. Bei Verdacht auf Durchblutungsstörungen des Fußes ist nicht nur der Puls der A. dorsalis pedis, sondern stets auch der Puls der A. tibialis posterior zu tasten. Er liegt am Mittelpunkt einer Linie, welche die höchste Vorwölbung des Innenknöchels mit dem Ansatz der Achillessehne verbindet (*R. Strigl*). Weiteres s. S. 471.

2. Die Fersengegend, Regio calcanea

Subkutane Lage der Achillessehne. Durch die starke Entwicklung des Tuber calcanei entfernt sich die an ihm ansetzende Achillessehne von den tiefen Flexoren. Sie wölbt die Haut sichtbar vor und ist operativ leicht zugänglich. Auch sind Risse in ihr leicht tastbar. Zwischen den Malleolen und der Sehne sinkt die Haut in die Knöchelgruben (*Sulci malleolares*) ein. Die Haut der Ferse ist derb und gleicht sich der Fußsohlenhaut an.

Gleitlager des Tendo calcaneus. Der Achillessehne liegt dorsal die *Fascia cruris* (Lamina superficialis) auf. Vor der Sehne überzieht die *Lamina profunda* dieser Faszie die tiefen Flexoren und die Mm. peronaei. Zwischen Achillessehne und dem tiefen Faszienblatt ist ein Fettkörper eingelagert. Zwischen der *Fascia cruris* und der Hinterfläche der Sehne liegt ein gut vaskularisiertes, vielblättriges Verschiebegewebe (*J. Lang*, Abb. 318). Entzündungen dieses Gewebes sind schmerzhaft und können die Achillessehne schädigen.

Die Sehne wird von Ästen der *A. peronaea* und der *A. tibialis posterior* versorgt. Die Gefäße treten von ventral durch den vorgelagerten Fettkörper in die Sehne ein. Zusätzlich wird sie noch versorgt aus Gefäßen des Tuber calcanei und des M. soleus. Daraus ergibt sich, daß eine Strecke etwa 3–5 cm oberhalb des Tuber calcanei in der arteriellen Versorgung benachteiligt ist (*J. Lang*). Hier reißt die Achillessehne am häufigsten.

Im Fersenpolster liegt ein dichtes arterielles und venöses Netz (*Rete calcaneum*, S. 431). Die Hautnerven entstammen dem N. tibialis und dem N. suralis (*Rr. calcanei*).

Tuber calcanei und Fußform. Die Mittelachse des Unterschenkels geht normalerweise in die Achse des Fersenbeinhöckers über (Verbindungslinie der Mitte des Knöchelabstandes mit der Mitte des Fersenballens). Beim Knickfuß schneiden sich beide Achsen in einem nach lateral, beim Klumpfuß in einem nach medial offenen Winkel (Abb. 275).

3. Die Fußsohlengegend, Planta pedis

(Abb. 319, 320)

Die Haut der Planta pedis ist an den Stellen der stärksten Druckbelastung dick, im Hohlfuß dagegen zart. Sie neigt zur Schwielenbildung, ist reich an Schweißdrüsen und beim Gesunden gut durchblutet. Bei Durchblutungsstörungen ist sie blaß und fühlt sich kühl an.

Druckkonstruktion der Fußsohle. Mit der Plantaraponeurose ist die Haut der Fußsohle durch Bindegewebssepta verbunden. In die Kammern zwischen den Septen ist Fettgewebe eingelagert (Funktionsfett). Es bleibt in der Regel auch bei stärkerer Abmagerung erhalten. Ist es zu spärlich vorhanden (meist konstitutionell bedingt), sind längere Fußmärsche unmöglich.

Infolge dieser Konstruktion ist die Haut der Fußsohle nicht verschieblich. Subkutane Entzündungen und Eiterungen der Fußsohle breiten sich wegen der Abkammerung zunächst nicht aus, verursachen aber starken Spannungsschmerz. Die dazugehörige Schwellung (Ödem) liegt am Fußrücken.

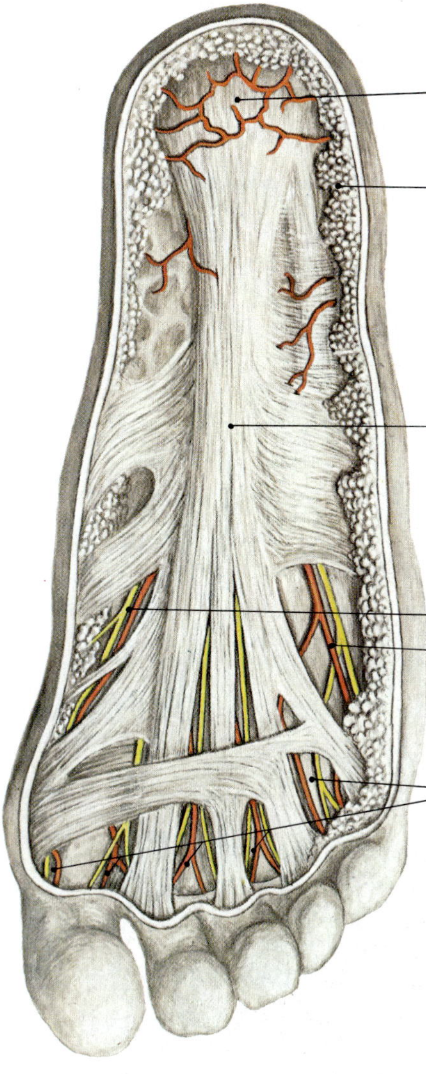

Abb. 319. Planta pedis I. Aponeurosis plantaris

Druckbelastung der Fußsohle. Beim normalen Fuß liegt die stärkste Belastung an der Ferse und im Bereich des Kopfes des *Os metatarsale I* und *II*. Beim Senkfuß wird der mediale Fußrand zusätzlich belastet, beim Plattspreizfuß die Ferse und das Köpfchen des *Os metatarsale II* und *III* (Mittelballen), beim Klumpfuß dagegen der laterale Fußrand.

Muskelkammern der Fußsohle. Wie an der Hohlhand sind an der Fußsohle 3 durch Bindegewebssepta voneinander getrennte Muskelkammern (Logen) vorhanden.

Großzehenloge (Großzehenballen) S. 418.

Mittelloge, S. 419.

Kleinzehenloge (Kleinzehenballen) S. 419.

Jede Muskelloge kann Entzündungs-, Erguß- oder Eiterungsraum sein. Das kollaterale Ödem liegt auch hier am Fußrücken.

Schichten der Mittelloge. Für das Verständnis der Lage der Gefäße und Nerven der Fußsohle ist die Kenntnis des Schichtenbaues der Mittelloge unerläßlich:

1. *Aponeurosis plantaris* (oberflächliche Schicht, Abb. 319).
2. *M. flexor digitorum brevis* (Abb. 296).
3. *M. flexor digitorum longus* und *M. quadratus plantae* (Abb. 291).
4. *M. adductor hallucis* und *Lig. plantare longum* (Abb. 282, 297).
5. *Mm. interossei* (tiefe Schicht, Abb. 295, 297).

Gefäße und Nerven (Abb. 320). Die Endäste der *A. tibialis posterior* und des *N. tibialis* gelangen aus der medialen Knöchelgegend (Abb. 318) unter dem *M. abductor hallucis* in die Schicht zwischen *M. flexor digitorum brevis* und *M. quadratus plantae* und *M. flexor digitorum longus*. Der laterale Gefäßnervenstrang (*Vasa plantaria late-*

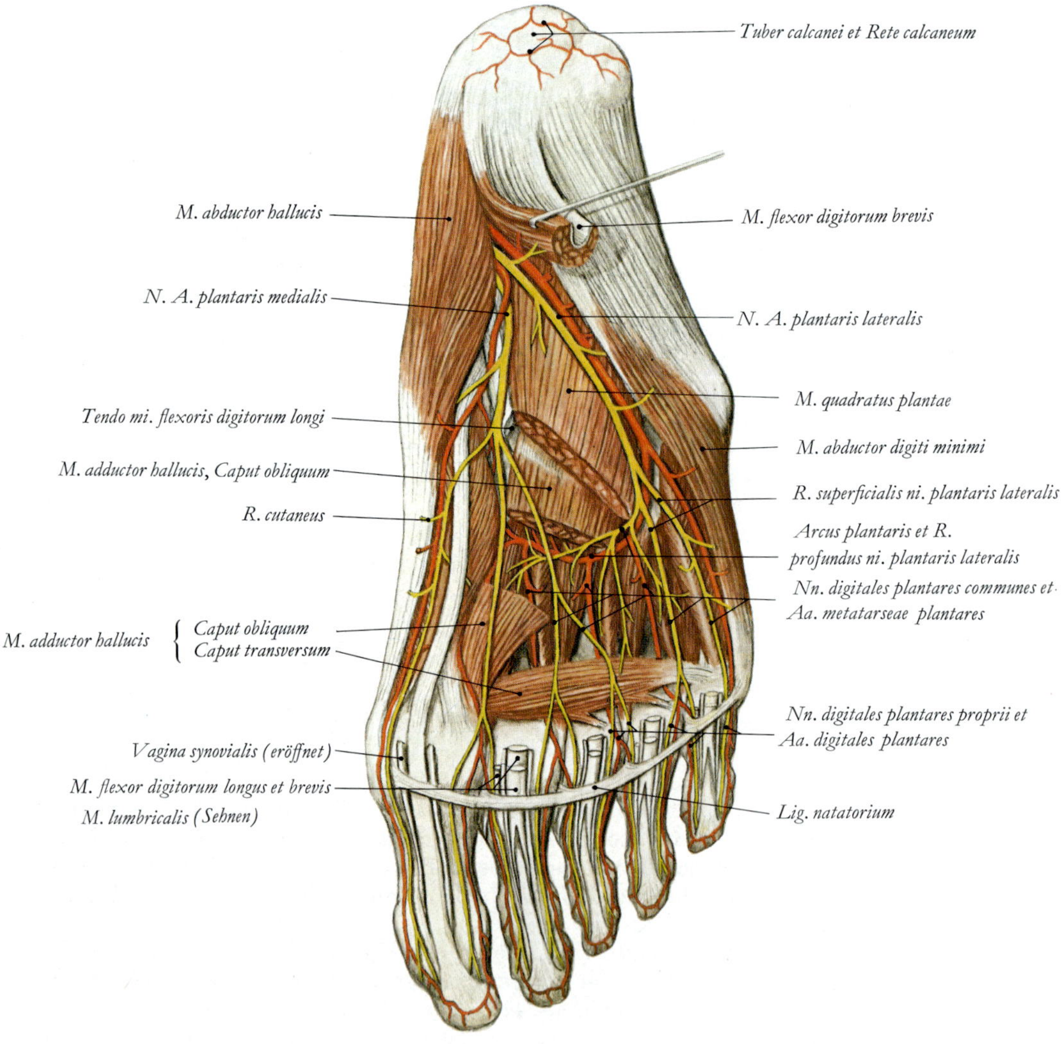

Abb. 320. Planta pedia II

ralia, N. plantaris lateralis) verläuft auf dem M. quadratus plantae in Richtung Kleinzehe. Der mediale Gefäßnervenstrang (*Vasa plantaria medialia, N. plantaris medialis*) teilt sich auf den Sehnen des M. flexor digitorum longus und den Mm. lumbricales in seine Äste.

Lateraler Gefäßnervenstrang. Der *N. plantaris lateralis* teilt sich in einen *R. superficialis* für die Haut des lateralen Drittels der Fußsohle (Haut über dem Tuber calcanei ausgenommen) der V. und der lateralen Hälfte der IV. Zehe und in einen *R. profundus*. Dieser verläuft in der tiefen Schicht auf den Mm. interossei. Er versorgt alle Mm. interossei, die 2 lateralen Mm. lumbricales, den M. adductor hallucis, den lateralen Kopf des M. flexor hallucis brevis, den M. flexor digiti minimi brevis und den M. opponens digiti minimi.

Die *A. plantaris lateralis* gibt den ebenfalls auf den Mm. interossei verlaufenden *Arcus plantaris* (tiefer Fußsohlenbogen) ab. Dieser anastomosiert durch den *Ramus plantaris profundus* mit der *A. dorsalis pedis*. Aus dem Arcus gehen die *Aa. metatarseae plantares* ab. Sie verzweigen sich in die *Aa. digitales*.

Medialer Gefäßnervenstrang. Der *N. plantaris medialis* gibt die *Nn. digitales plantares* für die Haut der Zehen I–III und der medialen Hälfte der IV. Zehe. Außerdem versorgt er die medialen $^2/_3$ der Fußsohlenhaut (Haut über dem Tuber calcanei ausgenommen). Seine Muskeläste ziehen zum M. flexor digitorum brevis, zu den 2 medialen Mm. lumbricales und zu den Muskeln des Großzehenballens (ausgenommen: M. adductor hallucis und Caput laterale des M. flexor hallucis brevis). Die *A. plantaris medialis* ist oft schwach. Sie versorgt die mediale Fußseite, die große Zehe und die mediale Seite der II. Zehe. In der Tiefe der Fußsohle anastomosiert sie mit dem Arcus plantaris.

Lage der Arterien zu den Nerven. Die Arterien liegen meist näher zum jeweiligen Fußrand als die Nerven (Abb. 320).

Innervation der Haut der Fußsohle. Segmental wird die Haut der Fußsohle von L5, S1 und S2 (*Plexus sacralis*) versorgt. Das mediale und mittlere Drittel gehört mit den Zehen I–III zu L5, das laterale Drittel mit den Zehen IV, V zu S1. Das Segment S2 versorgt den lateralen Fußrand.

Nerven der Fußsohle sind am Fersenballen der *N. tibialis* und der *N. suralis* (*Rr. calcanei mediales et laterales*), an der übrigen Fußsohle für das mediale und mittlere Drittel der *N. plantaris medialis* und für das laterale Drittel der *N. plantaris lateralis*.

Vergleich der Fußnerven mit den Handnerven. Der N. plantaris lateralis entspricht dem N. ulnaris, der N. plantaris medialis dem N. medianus.

Plantaraponeurose der Fußsohle (S. 418).

Fußskelett, -bänder, -wölbungen, -gelenke S. 393, 399, 405.

4. Die Fußrückengegend, Dorsum pedis

(Abb. 321)

Im Gegensatz zur Fußsohle ist die Haut am Fußrücken dünn und gut verschieblich (leichte Ödembildung!). Die Subcutis ist locker und fettarm. Die Hautvenen und die Sehnen der Extensoren sind durch die Haut zu sehen. Die oberflächlichen Venen bilden über dem Mittelfuß bogenförmige Anastomosen und Netze (*Rete venosum*). Aus diesen entstehen die beiden Vv. saphenae. Subkutane Hautnerven sind: *N. cutaneus dorsalis medialis* und *intermedius* (aus dem *N. peronaeus superficialis*) und der *N. cutaneus dorsalis lateralis* (aus dem *N. suralis*).

Fascia dorsalis pedis, Muskeln des Fußrückens S. 418.

Tiefe Region. Unmittelbar unter der oberflächlichen Faszie (*Fascia dorsalis pedis superficialis*) liegen die Sehnen des *M. extensor digitorum longus* und die des *M. extensor hallucis longus*. Unter die Sehnen des erstgenannten ist der *M. extensor digitorum brevis*

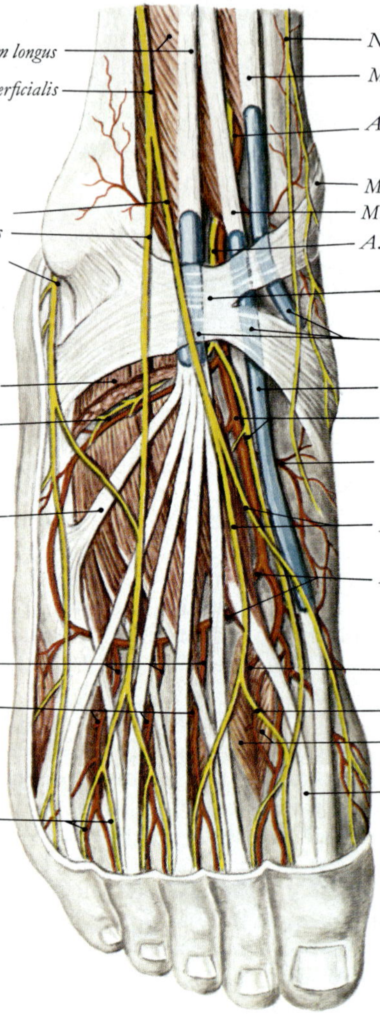

Abb. 321. Dorsum pedis

eingelagert. Die *Fascia dorsalis pedis profunda* schließt die flache Muskel-Sehnenkammer gegen das Fußskelett und die Mm. interossei ab. In diese Kammer ist auch die Gefäßnervenstraße eingelagert.

Die *A. dorsalis pedis* ist die Fortsetzung der A. tibialis anterior. In Höhe der beiden Malleolen liegt sie mit ihren Begleitvenen zwischen dem *M. tibialis anterior* und dem *M. extensor hallucis longus*. Am Übergang in den Fußrücken unterkreuzt sie die Sehne des *M. extensor hallucis longus* und verläuft lateral neben dieser in Richtung zur großen Zehe in einer Linie, welche die Mitte des Knöchelabstandes mit dem 1. Zwischenzehenraum verbindet. Größere Äste sind die *A. tarsea lateralis* und die *A. arcuata*, aus der die *Aa. metatarseae dorsales* für die II.–V. Zehe entstehen. Die beiden größeren Arterien liegen unter dem M. extensor digitorum brevis. Der Endast der A. dorsalis pedis kann die zugewandten Seiten der I. und II. Zehe versorgen. In anderen Fällen erreicht sie die große Zehe nicht. Sie durchbohrt die Mm. interossei im Spatium interosseum I und gelangt zur Fußsohle.

Sowohl die Arterien als auch die Venen des Fußrückens anastomosieren untereinander. Die A. arcuata verbindet sich mit der A. tarsea lateralis, die dorsalen Metatarsalarterien schicken Rr. perforantes zur Fußsohle.

Puls der A. dorsalis pedis. Bei Verdacht auf periphere Durchblutungsstörungen ist der Nachweis des Pulses der A. dorsalis pedis unerläßlich. Leitgebilde für die Fußrückenarterie ist die Sehne des *M. extensor hallucis longus.* Sie springt bei Dorsalflexion des Fußes vor. Unmittelbar lateral neben dieser Sehne ist der Puls der A. dorsalis pedis zu suchen. In seltenen Fällen weicht die Arterie von dieser typischen Lage ab, noch seltener fehlt sie. Gleichzeitige Prüfung des Pulses der *A. tibialis posterior* ist deshalb erforderlich.

Sehnenscheiden am Fußrücken. Die Sehnen des *M. extensor digitorum longus*, des *M. extensor hallucis longus* und des *M. tibialis anterior* sind im Bereich der Knöchelbeuge mit Sehnenscheiden ausgestattet. Durch ungünstiges Schuhwerk können Entzündungen (*Tendovaginitis*) entstehen. Bei Bewegung der entzündeten Sehnen ist die Reibung durch Palpation leicht feststellbar. Besonders gefährdet sind die Sehnenscheiden des *M. tibialis anterior* und des *M. extensor hallucis longus.*

VI. Lähmungen der großen Nerven des Beines

N. femoralis (L1–L4). Der M. quadriceps femoris ist gelähmt und atrophisch. Streckung im Kniegelenk ist gegen Widerstand nicht möglich. Kniebeugestellung und Treppensteigen unmöglich. Patienten schleudern das Bein, gehen und stehen mit überstrecktem Knie. Sensibler Ausfall an der Haut über der Facies medialis tibiae (*N. saphenus*). Patellarreflex erloschen.

N. glutaeus inferior (L5, S1, S2). Lähmung und Atropie des M. glutaeus maximus. Treppensteigen, Aufstehen vom Sitzen nicht möglich. Gehen und Stehen nicht wesentlich erschwert.

N. glutaeus superior (L4, L5, S1). M. glutaeus medius, minimus und M. tensor fasciae latae gelähmt. Abduktion im Hüftgelenk unmöglich. Beim Stehen auf dem kranken Bein senkt sich das Becken der gesunden Seite (Trendelenburgsches Zeichen).

N. ischiadicus (L4, L5, S1–S3). Atrophie der Unterschenkel- und Fußmuskulatur. Gehen erschwert, da der Fuß nicht abgerollt werden kann.

N. tibialis (L4, L5, S1, S2). Lähmung der Beuger des Fußes. Stehen auf Zehen nicht möglich. Da alle Mm. interossei gelähmt sind: „Krallenfuß“ (Mittel- und Endphalangen in Plantarflexion).

N. peronaeus communis (L4, L5, S1, S2). Lähmung der Mm. peronaei und der Extensoren. Dorsalflexion des Fußes nicht möglich. Fußspitze und äußerer Fußrand gesenkt. Charakteristischer Gang: Fußspitze hängt herunter und schleift am Boden. Patient versucht dies durch übermäßiges Hochheben des Fußes zu verhindern („Steppergang“, „Hahnentritt“).

Sachregister

Alle Zahlen sind Seitenzahlen, kursiv gedruckte Zahlen weisen auf Hauptstellen des Textes hin.

A

B

D

E

F

G

H

M

N

O

P

Q

R

T

W

X

Y

Z